Collection dirigée par **Aymeric Rouchaud**

Abdushahid Izzaoui
Mathilde Larquey
Julian Trajkovski

Les annales des (très) bien classés

2016-2017-2018-2019-2020

3e édition

Vuibert

Pour aller plus loin dans votre entraînement et mettre toutes les chances de votre côté, téléchargez les 18 dossiers des ECNi 2016, des ECNi blanches 2016 et des ECNI 2017 :

- Soit par flashcode :

- Soit à l'adresse suivante :
www.vuibert/site/662078

Création de la maquette intérieure et mise en pages : Patrick Leleux PAO
Couverture : Primo & Primo
Illustrations : Magnard

ISBN : 978-2-311-66207-8

Les auteurs

Abdushahid Izzaoui s'est classé 159e aux ECNi 2018. Il est actuellement interne en Anesthésie-Réanimation à Toulouse.

Mathilde Larquey s'est classée 7e aux ECNi 2019. Elle est actuellement interne en Néphrologie à Montpellier.

Julian Trajkovski s'est classé 8e aux ECNi 2020. Il commence son internat en Anesthésie-Réanimation à Besançon.

Le directeur de collection

Aymeric Rouchaud s'est classé 14e aux ECNi 2017. Il est actuellement interne en Radiologie à Lyon.

Remerciements

Merci à Aymeric pour son coaching pour les ECNi ainsi que tout au long de l'ouvrage.

Merci à Philippine pour ses magnifiques schémas, ses relectures ainsi que son énorme investissement pour cet ouvrage.

Merci à Camille, Paul et Stan pour ces années d'externat.

Merci à Jamal pour ses conseils et sa disponibilité.

Abdou

Avant tout, merci à Abdou qui a eu la motivation d'initier le projet et de le mener à bien avec la rigueur et l'excellence dont il a toujours fait preuve.

Merci à Marion, devenue ma femme entre *L'abrégé des TBC* et *Les annales des TBC*.

Et comme toujours, merci à mon chat Orphée.

Aymeric

Merci à ma famille pour leur amour et soutien inconditionnels.

Merci à mes amis qui ont su faire de ces années d'excellents souvenirs entre galères et sushis.

Enfin, merci à Réglisse, le plus beau des chats.

Mathilde

Merci à ma famille qui a su s'adapter et être présente pendant ces années compliquées.

Merci à Matilde qui m'a soutenu et épaulé dans ce projet comme dans tous les autres.

Merci à mes amis, les copains de la Fac pour ces superbes années, les Piroulets et Maude à mes côtés depuis toujours.

Julian

Avant-propos

La réussite aux ECNi est le fruit d'un travail assidu, rigoureux, mais surtout méthodique. L'apprentissage et la révision des cours en sont une partie essentielle ; l'**entraînement** également, si ce n'est la plus importante !

Réaliser les annales des ECNi, notamment dans les derniers mois avant le concours est **PRIMORDIAL** afin de mettre toutes les armes de votre côté pour briller aux ECNi. Vous remarquerez que les questions des annales se ressemblent d'année en année, et que plusieurs questions (parfois au mot près !) tombent d'une année à l'autre.

Cet ouvrage a la particularité de recueillir les annales de l'ECNi corrigées de la manière la plus rigoureuse et précise possible, avec une explication détaillée pour **CHACUNE des propositions** de chaque question. Des **rappels de cours** sous forme de **tableaux**, des **schémas**, des **astuces pratiques**, des **pièges à éviter** et des **extraits de *L'Abrégé des (très) bien classées*** permettent d'approfondir vos connaissances et de ne pas vous contenter d'une simple correction en « Vrai/Faux », et ce, afin d'optimiser au maximum le temps de travail accordé à la réalisation des annales.

Ce livre, reprenant les **dernières recommandations en vigueur** pour les ECNi et mis à jour au fil de l'avancée des connaissances et des nombreux retours des lecteurs, s'inscrit comme **LA référence** et **le plus complet** des livres de corrections des ECNi !

Après les réactions extrêmement positives des deux premières éditions, l'histoire se poursuit avec la correction des ECNi 2020 intégralement réalisée par Julian, 8e au classement 2020. C'est avec grand plaisir que nous attendons vos retours sur la page Facebook de L'ATBC et répondrons à vos éventuelles questions afin de vous proposer une amélioration continue du livre et le rendre le plus complet possible !

Abdushahid, Mathilde, Julian et Aymeric

Sommaire

ECNi 2018

Corrigés

ECNi 2019

Énoncés

Corrigés

Énoncés

Corrigés

Énoncés

Corrigés

ECNi 2020

Énoncés

Corrigés

Énoncés

Pour télécharger les 18 dossiers de chacune des ECNi (2016, 2017) et les épreuves blanches 2016, rendez-vous à l'adresse suivante :

www.vuibert/site/662078

ou directement avec ce flashcode :

ECNi 2018

Dossier 1

Items 197, 257, 261, 265, 266, 308, 343

Énoncé

(Corrigé p. 20)

Un homme de 54 ans, tabagique au long cours et hypertendu depuis 12 ans (traitement par inhibiteur calcique), consulte son médecin traitant pour un épisode isolé d'hématurie macroscopique totale, sans caillot. Il a pour autre antécédent une appendicectomie dans l'enfance. L'hémogramme est le suivant : Hb 10,4 g/dL (VGM 78 μm^3), GB 8 g/L, plaquettes 247 g/L. La créatininémie est à 110 µmol/L (débit de filtration glomérulaire estimé à 65 ml/min/1,73 m^3). Une échographie rénale a montré une masse hyper-échogène de 7 cm sur le rein droit.

Q1. Quels sont les éléments (présents ou à rechercher à l'interrogatoire et à l'examen clinique) pouvant faire évoquer une tumeur maligne du rein ? (une ou plusieurs réponses exactes)

A. Le tabagisme
B. L'hypertension artérielle chronique
C. Le traitement par inhibiteur calcique au long cours
D. Un antécédent familial de néoplasie endocrinienne multiple
E. Des douleurs lombaires

Q2. Quel(s) examen(s) demandez-vous en première intention ?

A. Cytologie urinaire avec examen anatomo-pathologique
B. Examen cyto-bactériologique des urines
C. Dosage sérique de l'érythropoïétine
D. Scanner abdomino-pelvien avec et sans injection de produit de contraste
E. Ponction echoguidée de la masse

Q3. Vous avez demandé un scanner abdomino-pelvien. Sur la coupe montrée ci-dessous, quelles sont les propositions vraies ? (une ou plusieurs réponses exactes)

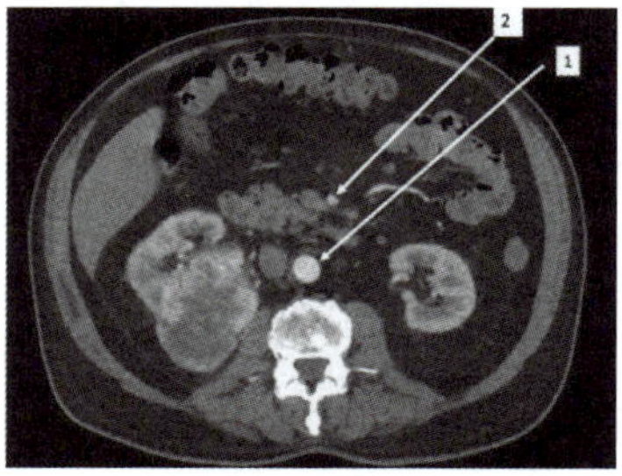

A. Il s'agit d'un scanner abdominal avec injection
B. Il s'agit d'une coupe coronale
C. La structure numéro 1 est la veine cave inférieure
D. La coupe passe à hauteur du 3e duodénum
E. La structure numéro 2 correspond à l'artère mésentérique inférieure

Le radiologue conclut à une tumeur de 7 cm évoquant un carcinome rénal à cellules claires du rein droit sans envahissement loco-régional ni veineux. Le bilan d'extension est négatif. Vous portez l'indication d'une néphrectomie totale élargie droite, et obtenez l'accord de l'anesthésiste. L'acte chirurgical est réalisé par voie cœlioscopique avec un saignement per-opératoire de 800 mL. En post-opératoire immédiat, le drain est non productif. Ses constantes sont une pression artérielle à 120/80 mmHg avec une fréquence cardiaque à 105/min. L'hémoglobine dosée 6 h après la chirurgie est de 6,7 g/dL, les plaquettes à 120 g/L, le bilan d'hémostase est normal. Vous décidez en accord avec l'anesthésiste de transfuser le patient.

Q4. Quelles sont les propositions vraies ? (une ou plusieurs bonnes réponses)

A. Le patient doit recevoir des culots globulaires
B. Le patient doit recevoir des culots plaquettaires
C. En cas de transfusion de culots globulaires, vous prescririez des culots O négatif

D. Il faut disposer d'un résultat de recherche d'agglutinines irrégulières de moins de 48 h
E. Il n'existe, depuis 2003, aucun risque de transmission d'agents pathogènes infectieux par une transfusion de culot globulaire

Q5. Le patient a reçu 2 culots globulaires. Le lendemain, l'hémoglobine est remontée à 10 g/dL et la créatininémie est mesurée à 168 µmol/L. Quelle(s) est (sont) la(les) proposition(s) vraie(s) ?

A. Il s'agit d'une insuffisance rénale aiguë
B. Il faut recalculer le débit de filtration glomérulaire
C. Un obstacle sur le rein contro-latéral est probable
D. Il peut s'agir d'une insuffisance rénale fonctionnelle
E. Il faut prescrire un ionogramme sur un échantillon urinaire

L'état du patient et l'hémoglobine se sont stabilisés. L'anatomo-pathologiste confirme le diagnostic de carcinome rénal à cellules claires. Vous le classez pT2aN0M0R0. Trois mois après la chirurgie, le patient a une fonction rénale qui s'est stabilisée : la créatininémie est à 214 µmol/L (débit de filtration glomérulaire estimé à 29 mL/min/1,73 m^2).

Q6. Quelles sont les propositions exactes ? (une ou plusieurs bonnes réponses)

A. Il présente une insuffisance rénale chronique modérée
B. Son traitement anti-hypertenseur doit comporter un inhibiteur du système rénine-angiotensine
C. La cible de LDL cholestérol à atteindre est de 1,3 g/L
D. Il doit suivre un régime ne comportant pas plus que 1,5 g/kg de poids de protéines
E. Il faut préconiser un régime pauvre en sucres rapides

Q7. Vous lui annoncez qu'il a une insuffisance rénale chronique sévère. Quel(s) risque(s) court-il ?

A. Diminution progressive de la diurèse
B. Augmentation du risque cardio-vasculaire
C. Hyperphosphorémie
D. Dysfonction érectile
E. Cancer du rein contro-latéral

Q8. Le médecin traitant du patient vous contacte pour la prise en charge en Affection de longue durée (ALD) par l'Assurance maladie de votre patient. Quelle(s) est (sont) la(les) réponse(s) vraie(s) ?

A. Le dossier d'ALD est rempli par le patient et validé par le médecin spécialiste
B. Le médecin traitant doit préciser dans la demande le protocole de soins envisagé comprenant traitements, examens et consultations
C. Le protocole de soins doit être validé par le médecin-conseil de l'Assurance maladie
D. En cas de prise en charge en ALD, reste à la charge du patient uniquement le ticket modérateur
E. Le tiers payant est la partie des soins payée par l'assuré qu'il soit ou non inscrit en ALD

Après trois ans de suivi, pendant lesquels le patient n'a pas interrompu son tabagisme, et avec un contrôle médiocre de la pression artérielle malgré le traitement par IEC, le patient a un débit de filtration glomérulaire estimé à 12 mL/min/1,73 m^2. Le patient a une diminution de l'appétit et un dégoût de la viande. À l'examen clinique, la PA est à 172/95 mmHg, il existe de discrets œdèmes des membres inférieurs, mais pas d'anomalie à l'auscultation pulmonaire. L'auscultation cardiaque est sans particularité. L'ionogramme sanguin montre une kaliémie à 6 mmol/L, une bicarbonatémie est à 18 mmol/L.

Q9. Quelle est votre interprétation de l'électrocardiogramme ci-dessous ?

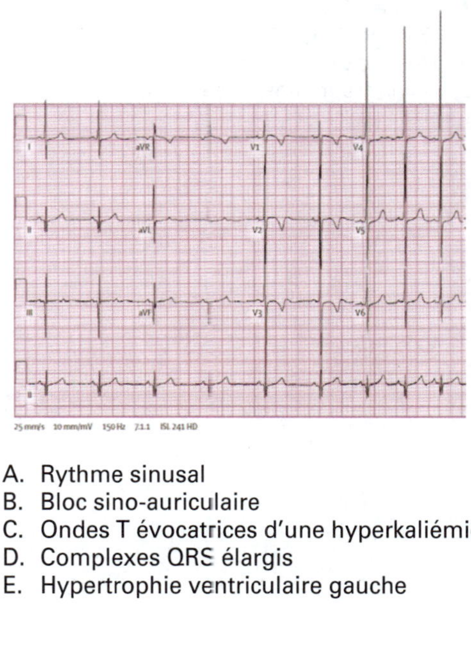

A. Rythme sinusal
B. Bloc sino-auriculaire
C. Ondes T évocatrices d'une hyperkaliémie
D. Complexes QRS élargis
E. Hypertrophie ventriculaire gauche

Q10. Pour diminuer le syndrome œdémateux, que préconisez-vous à ce stade ? (une ou plusieurs réponses exactes)

A. Un régime pauvre en sel (moins de 6 g/j)
B. Une restriction hydrique
C. Un diurétique de l'anse (furosémide)
D. Un diurétique thiazidique (hydrochlorothiazide)
E. Une ultrafiltration sanguine (début de l'hémodialyse)

Q11. Le syndrome œdémateux s'est amendé sous furosémide. Le patient qui surveille régulièrement son bilan biologique revient vous voir car le biologiste lui a conseillé de consulter en urgence. Son ionogramme indique : créatininémie 280 µmol/L, potassium 4,9 mmol/L, bicarbonates 21 mmol/L, calcémie 2,68 mmol/L, phosphorémie 1,38 mmol/L. Quelles sont la(les) cause(s) possible(s) dans le contexte de la nouvelle anomalie biologique constatée ?

A. Prise excessive de calcium
B. Prise de furosémide
C. Insuffisance rénale chronique
D. Hyperparathyroïdie secondaire
E. Métastases osseuses d'un cancer du rein

Q12. Il n'a aucun symptôme à part des douleurs du rachis lombaire, diffuses. Son électrocardiogramme est superposable à ses précédents électrocardiogrammes. Quel(s) examen(s) complémentaire(s) préconisez-vous pour explorer cette anomalie biologique ?

A. Calcémie ionisée
B. Test de PAK
C. Dosage de la PTH
D. Dosage de la PTHrp
E. Scintigraphie osseuse

Q13. Vous avez découvert des métastases osseuses. La fonction rénale du patient continue à se dégrader, et vous réévaluez les possibilités de traitement de l'insuffisance rénale terminale.
Quelles propositions sont exactes ? (une ou plusieurs réponses exactes)

A. Un cancer métastatique est une contre-indication à la mise en dialyse
B. L'hémodialyse confère un avantage de survie par rapport à la dialyse péritonéale
C. La confection d'une fistule artério-veineuse est contre-indiquée compte tenu du pronostic engagé
D. Un cathéter veineux central tunnelisé peut être mis en place pour débuter une hémodialyse.
E. On doit discuter une transplantation à partir d'un donneur cadavérique

Q14. L'épouse du patient vous dit qu'elle a entendu parler lors d'une émission de télévision de la possibilité de donner un rein. D'une manière générale, concernant les donneurs vivants, quelles sont les propositions vraies ? (une ou plusieurs bonnes réponses)

A. Seules les personnes ayant un lien génétique avec le receveur peuvent être donneurs
B. La transplantation peut se faire en condition ABO incompatible
C. La compatibilité Rhésus doit être respectée.
D. L'incompatibilité HLA entre donneur et receveur est une contre-indication formelle
E. Le donneur est rémunéré sur une base proportionnelle au délai d'attente du receveur

Dossier 2

Items 22, 23, 32, 224, 228

Énoncé

(Corrigé p. 32)

Vous suivez pour sa première grossesse une patiente de 24 ans atteinte d'un syndrome de Turner (formule 45, X). En raison d'une insuffisance ovarienne, sa grossesse a été obtenue par don d'ovocytes. Le bilan pré-gestationnel maternel a été effectué et n'a pas contre-indiqué la grossesse. Elle mesure 1 m 46 et pèse 74 kg, soit un indice de masse corporelle (IMC) de 35 kg/m^2. Elle est actuellement à 11 semaines d'aménorrhée plus 2 jours (11 + 2 SA). Ses antécédents comprennent : une appendicectomie par cœlioscopie, un asthme épisodique sans traitement de fond, plusieurs infections urinaires hautes.

Q1. Quel(s) examen(s) complémentaire(s) prescrivez-vous en début de grossesse ?

A. Frottis cervico-utérin
B. Antigène HBs
C. Glycémie à jeun
D. Explorations fonctionnelles respiratoires
E. Examen cytobactériologique des urines

Q2. Concernant le dépistage de la trisomie 21 dans le cas présent, quelle(s) est (sont) la(les) proposition(s) exacte(s) ?

A. La mesure de la clarté nucale s'effectue sur une coupe axiale du fœtus
B. Le dépistage combiné du premier trimestre prend en compte l'âge gestationnel
C. Le dépistage séquentiel intégré du second trimestre n'est pas possible en raison du syndrome de Turner
D. L'âge de la patiente est pris en compte pour le calcul du risque combiné du premier trimestre
E. L'hCG total est pris en compte pour le dépistage combiné du premier trimestre

Q3. Les sérologies concernant la toxoplasmose ont été réalisées à 11 + 5 SA et 16 + 1 SA et étaient négatives pour les IgG et les IgM. La patiente vous montre le résultat de sa dernière sérologie réalisée à 22 + 2 SA qui révèle des IgG et des IgM franchement positives. Quelle(s) est (sont) la(les) proposition(s) exacte(s) ?

A. Il s'agit d'une séroconversion toxoplasmique
B. L'instauration d'un traitement par spiramycine est licite
C. Une amniocentèse doit être proposée au moins 4 semaines après la date présumée de la séroconversion
D. Un test d'avidité des IgG est indiqué
E. Une réaction croisée avec d'autres agents infectieux peut expliquer ce résultat sérologique

Q4. Vous instaurez un traitement par piramycine. Concernant cette molécule et la classe pharmacologique à laquelle elle appartient, quelle(s) est (sont) la(les) proposition(s) exacte(s) ?

A. La spiramycine a une action parasiticide sur *Toxoplasma gondii*
B. Elle agit par inhibition de la synthèse des protéines bactériennes par fixation à une sous-unité ribosomale
C. Elle est active sur *Mycoplasma hominis*
D. *Pseudomonas aeruginosa* est naturellement résistant
E. Il s'agit de la classe thérapeutique employée dans le traitement de la coqueluche

Q5. Vous décidez de rechercher une transmission materno-fœtale de *Toxoplasma gondii*. Quelle(s) est (sont) la(les) proposition(s) exacte(s) ?

A. La recherche du parasite est réalisée par une choriocentèse
B. Le génome de *Toxoplasma Gondii* est recherché dans le liquide amniotique
C. Une recherche des IgG spécifiques est effectuée sur sang fœtal

D. Une choriorétinite doit être recherchée par échographie fœtale
E. Une anémie fœtale doit être recherchée par la mesure des vitesses cérébrales en échographie Doppler

Q6. Vous avez réalisé une amniocentèse à 27 SA. Le soir même de la réalisation du geste, la patiente vient consulter pour des douleurs abdominales intermittentes qui durent depuis plusieurs heures. Il n'y a pas de perte vaginale de liquide ou de sang. La température est à 37,2 °C. La pression artérielle est à 120/70 mmHg. Le col est raccourci au toucher vaginal et mesuré à 18 mm par échographie endo-vaginale. Quel(s) traitement(s) instaurez-vous ?
A. Bétaméthasone
B. Maintien du traitement par spiramycine
C. Indométacine
D. Atosiban
E. Sulfate de magnésium

Q7. Après 24 heures de prise en charge en hospitalisation, la patiente constate des pertes de liquide malodorantes par le vagin. Les contractions utérines ont repris et sont douloureuses. La température est à 39,3 °C. Elle a des frissons. Un enregistrement cardiotocographique est réalisé et montre une tachycardie fœtale et objective 5 contractions utérines toutes les 10 minutes. Quel est le diagnostic le plus probable ?
A. Appendicite aiguë
B. Pyélonéphrite aiguë
C. Listériose
D. Septicémie à toxoplasme
E. Chorioamniotite

Devant cette chorioamniotite et la présence d'anomalies du rythme cardiaque fœtal, vous réalisez une césarienne en urgence sous anesthésie générale. Dès l'extraction de l'enfant, un saignement abondant d'origine endo-utérine est observé. Une délivrance manuelle du placenta est réalisée et l'hystérotomie est suturée. L'utérus reste mou et un saignement important persiste extériorisé par voie vaginale malgré la perfusion d'ocytociques. La patiente est stable au point de vue hémodynamique.

Q8. Quelle(s) option(s) thérapeutique(s) peut (peuvent) être utilisée(s) dans cette situation ?
A. Perfusion de mifépristone
B. Ligature des artères utérines
C. Perfusion de méthotrexate
D. Perfusion de sulprostone
E. Ligature des artères iliaques externes

Une perfusion de sulprostone est mise en place. Un Hemocue révèle un taux d'hémoglobine de 6 g/dL. Les pertes sanguines sont estimées à 1 500 mL. La pression artérielle est à 100/60 mmHg et la fréquence cardiaque est à 130 battements par minute (bpm). Un bilan biologique est réalisé. L'anesthésiste commande des produits sanguins labiles en « urgence vitale ».
Après 30 minutes, le saignement semble se tarir et les résultats du bilan biologique sont disponibles : leucocytes 15,2 g/L ; plaquettes 70 g/L ; hémoglobine 5,7 g/dL ; taux de prothrombine 60 % ; temps de céphaline activée 32/30 ; fibrinogénémie 0,5 g/L ; D-dimères élevés.

Q9. Parmi les éléments de ce bilan, lequel (lesquels) entre(nt) dans la définition d'une coagulation intravasculaire disséminée (CIVD) biologique ?
A. Plaquettes
B. Leucocytes
C. Fibrinogène
D. D-dimères
E. Hémoglobine

Compte tenu du bilan biologique, une transfusion d'un concentré plaquettaire et de 4 culots globulaires est pratiquée ainsi qu'une injection de 1,5 g de fibrinogène. Une heure après la naissance, le saignement est désormais tari. La patiente est surveillée 3 heures en salle de réveil avant d'être transférée en réanimation. La césarienne a permis la naissance d'une fille pesant 790 grammes prise en charge immédiatement par l'équipe de néonatologie.
L'examen clinique à 5 minutes de vie est le suivant : fréquence respiratoire 70/min, tirage intercostal et sus-sternal, entonnoir xyphoïdien intense, battement modéré des ailes du nez, geignement expiratoire au stéthoscope, respiration paradoxale, cyanose généralisée, hypotonie, besoins en oxygène (O_2) à 50 % pour maintenir une saturométrie à 90 %.

Q10. À propos de l'état clinique néonatal, quelle(s) est (sont) la(les) proposition(s) exacte(s) ?
A. Il s'agit d'une détresse respiratoire transitoire
B. Le score d'Apgar n'est pas interprétable en cas de prématurité
C. Les besoins en oxygène de cet enfant constituent un signe de gravité
D. Le score de Silverman est de 8
E. La cyanose généralisée est en faveur d'une anémie du nouveau-né

Q11. L'état respiratoire de l'enfant s'améliore mais après 36 heures en néonatologie, son état se dégrade brutalement. Une radiographie pulmonaire est réalisée. Quel(s) diagnostic(s) pouvez-vous retenir à l'interprétation de ce cliché ?

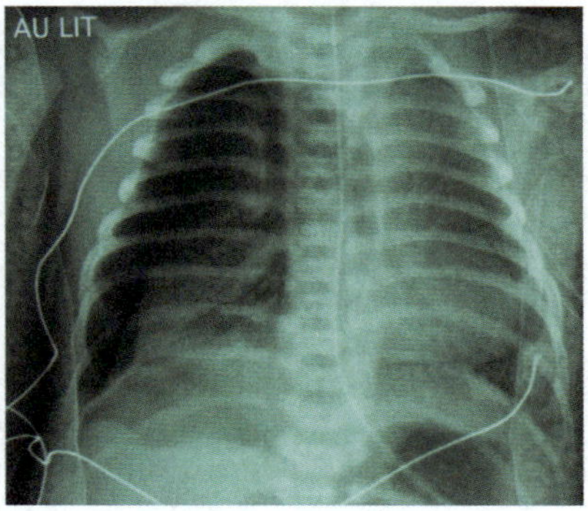

A. Épanchement pleural liquidien gauche
B. Atélectasie rétro-cardiaque gauche
C. Pneumothorax droit
D. Hernie diaphragmatique gauche
E. Pneumopéritoine droit

Q12. Vous diagnostiquez un pneumothorax droit. Après exsufflation de ce dernier, l'état respiratoire de l'enfant s'améliore nettement. Par ailleurs, à 48 heures de la césarienne, la maman se plaint d'une douleur thoracique. Chez cette patiente, quelle(s) pathologie(s) devez-vous éliminer en premier lieu ?

A. Œdème aigu cardiogénique
B. Dissection aortique
C. Pneumopathie bactérienne
D. Péricardite
E. Embolie pulmonaire

Outre la douleur thoracique, la patiente se plaint d'une dyspnée. La pression artérielle est à 130/70 mmHg. Les pouls sont symétriques. La température est à 37,5 °C. Vous décidez de réaliser d'emblée un angioscanner pulmonaire en urgence.

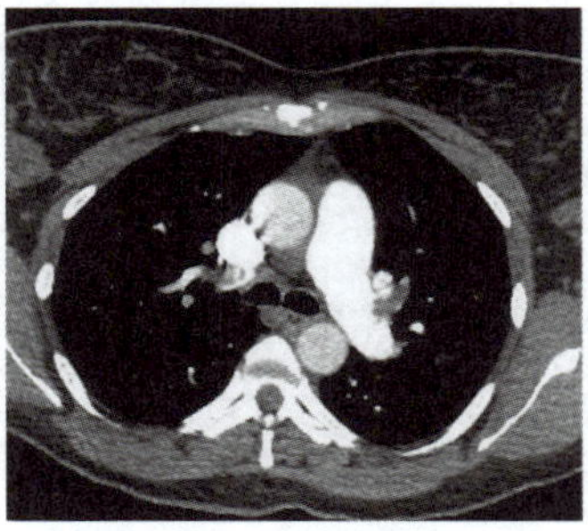

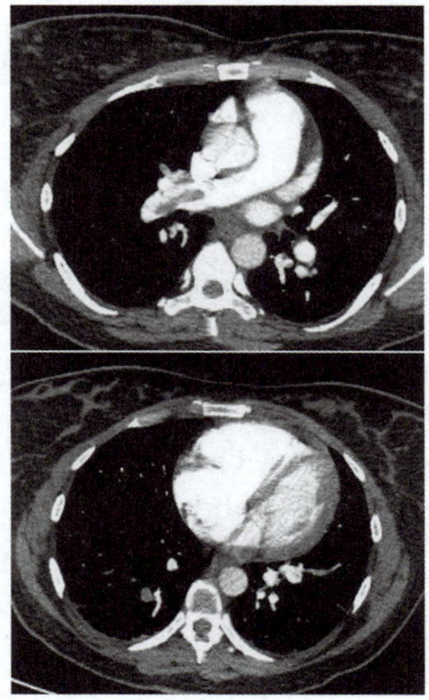

Q13. Quelle(s) anomalie(s) identifiez-vous sur ces 3 clichés ?

A. Dilatation du ventricule gauche
B. Dissection de l'aorte ascendante
C. Cœur pulmonaire aigu
D. Embolie pulmonaire bilatérale
E. Pneumomédiastin

Q14. Une embolie pulmonaire est diagnostiquée. Une héparinothérapie à dose curative est introduite. La patiente est retransférée en maternité après 48 h. Elle souhaite allaiter mais s'inquiète car elle a un herpès labial. Que lui répondez-vous au sujet de l'allaitement ? (une ou plusieurs réponses exactes)

A. L'allaitement est possible malgré le traitement par héparine
B. L'allaitement n'est pas possible, l'enfant étant prématuré
C. L'herpès labial contre-indique l'allaitement.
D. Elle n'aura pas de montée de lait en raison du syndrome de Turner
E. L'allaitement n'est pas recommandé chez cette patiente devant les complications de l'accouchement

Dossier 3

Items 106, 130, 229, 234, 337

Énoncé

(Corrigé p. 45)

Vous prenez en charge en hôpital de jour une patiente de 91 ans, adressée par son médecin traitant et ses enfants, pour des troubles mnésiques et des troubles de l'équilibre avec chutes. Dans ses antécédents, vous notez une hypertension artérielle traitée par amlodipine (inhibiteur calcique), un diabète de type 2 depuis 10 ans traité par régime seul, une hypercholestérolémie traitée par pravastatine (statine), une acuité visuelle diminuée par une dégénérescence maculaire liée à l'âge, une surdité appareillée, une fracture du poignet droit sur chute, une ostéoporose traitée par supplémentation vitamino D-calcique. Cette ancienne professeur d'anglais, veuve depuis 15 ans, vit seule dans une maison sans aide à domicile. La cuisinière est à gaz, la patiente fait sa cuisine, et elle ne conduit plus depuis un an parce qu'elle ne se sentait plus en sécurité. Faire les courses est également devenu plus difficile, et sa fille remplit son réfrigérateur une fois par semaine.

Q1. **Pour l'évaluation de la dépendance, parmi les propositions suivantes, laquelle (lesquelles) correspond(ent) à une fonction instrumentale ?**

A. Se laver
B. Faire les courses
C. Préparer un repas
D. S'habiller
E. Gérer ses médicaments

Q2. **Un patient dépendant peut bénéficier de l'allocation personnalisée à l'autonomie. Sélectionnez la(les) proposition(s) juste(s) parmi les suivantes :**

A. Elle concerne les patients de plus de 60 ans
B. Elle est attribuée aux personnes GIR 5 et 6 selon la grille AGGIR
C. Son montant dépend du niveau de dépendance
D. Son montant dépend des revenus individuels
E. Elle concerne aussi les patients en EHPAD

L'échelle IADL (*Instrumental activities of daily living*) est à 6/8. La patiente est peu informative, mais elle se dit fatiguée dès qu'elle essaye de faire un effort. Elle vient accompagnée de sa fille qui trouve sa maman triste, et qui mentionne l'apparition progressive de troubles de la mémoire antérograde, l'obligeant à noter les informations. Elle a du mal à retrouver certains objets, ou les prénoms de ses enfants qu'elle confond parfois, ce qui l'attriste. Il y a un mois, elle s'est perdue dans un quartier qu'elle connaissait bien auparavant, ce qui a inquiété sa fille et justifié la consultation.

L'examen neurologique est normal, sans syndrome pyramidal ni parkinsonien. Le MMS est à 23/30, avec un rappel des 3 mots à 2/3. Concernant l'évaluation de la mémoire récente dans le bilan neuropsychologique, l'encodage est normal mais la patiente présente un déficit du rappel libre bien corrigé par l'indiçage (réactivité 87,5 %). La batterie rapide d'efficience frontale (BREF) est à 15/18.

Q3. **Vous évoquez un trouble neurocognitif majeur selon le DSM-V. Quel(s) critère(s) parmi les suivants en fait (font) partie ?**

A. Évolution lente progressive
B. Déclin dans au moins un domaine cognitif
C. Altération de la mémoire
D. Interférence des troubles cognitifs avec l'autonomie
E. Aggravation des troubles lors des épisodes confusionnels

Q4. L'IRM cérébrale montre une leucopathie vasculaire stade III de Fazekas, avec deux séquelles vasculaires ischémiques lacunaires, ainsi qu'une atrophie hippocampique stade I de Scheltens. Le bilan neuropsychologique montre une atteinte visuo-verbale de profil sous-cortical, et un syndrome dyséxécutif. Quel(s) diagnostic(s) parmi les suivants évoquez-vous ?

A. Maladie d'Alzheimer
B. Maladie cérébrovasculaire
C. Hydrocéphalie chronique
D. Dépression
E. Dégénérescence lobaire fronto-temporale

Q5. Vous retenez le diagnostic de trouble neurocognitif majeur d'origine cérébro-vasculaire et de syndrome dépressif. Quel(s) élément(s) dans le cadre du traitement parmi les suivants mettez-vous en route à ce stade ?

A. Équilibre des facteurs de risque cardiovasculaire
B. Inhibiteur de l'acétylcholine estérase
C. Suivi psychologique
D. Protection juridique
E. Allocation personnalisée à l'autonomie

Q6. La patiente est sédentaire, pèse 70 kg pour 1,52 m, soit un indice de masse corporelle de 30 kg/m^2. La pression artérielle est à 133/65 mmHg, la fréquence cardiaque à 45/min. Sa fille vous signale que la patiente a toujours un pouls lent lorsqu'elle prend ses constantes à la maison, entre 40 et 50/min. L'index de pression systolique est à 1,2. HbA1C 7,9 %, albumine 31 g/L, CRP 2 mg/L (normale < 5), hémoglobine 12 g/dL. Concernant les facteurs de risque cardio-vasculaire de cette patiente, quelle(s) mesure(s) prenez-vous ?

A. Régime hypocalorique
B. Régime hypoglucidique
C. Régime hyperprotidique
D. Régime désodé
E. Activité physique adaptée

Q7. Concernant l'index de pression systolique (IPS), quelle(s) proposition(s) est (sont) juste(s) ?

A. Il permet le dépistage de l'artériopathie oblitérante des membres inférieurs
B. Sa mesure est contre-indiquée en cas d'ischémie critique
C. Il se calcule par le ratio de la pression artérielle de cheville sur la pression artérielle humérale
D. Une IPS supérieure à 1,30 traduit des artères incompressibles, rigides et calcifiées
E. Il permet de suivre l'évolutivité de l'artériopathie oblitérante des membres inférieurs

La patiente rapporte également trois chutes récentes, alors que sa fille précise qu'elle ne tombait pas avant. La patiente mentionne une sensation vertigineuse lors de la première chute, fugace, mais évoque surtout une maladresse à chaque fois, comme lorsqu'elle a buté dans le rebord d'un trottoir. Les explorations ORL réalisées en ville sont normales.

Q8. Vous effectuez une recherche d'hypotension orthostatique. Choisissez-la(les) proposition(s) juste(s) parmi les suivantes :

A. Une recherche négative élimine une hypotension orthostatique
B. Une accélération de la fréquence cardiaque > 100/min évoque une dysautonomie
C. Une baisse de la pression artérielle systolique ≥ 20 mmHg à l'orthostatisme confirme le diagnostic
D. L'absence de symptômes à l'orthostatisme écarte le diagnostic
E. Une baisse isolée de la pression artérielle diastolique ≥ 10 mmHg à l'orthostatisme confirme le diagnostic

Q9. Vous confirmez l'hypotension orthostatique chez cette patiente. Quel(s) facteur(s), dans le cas de cette patiente, parmi les suivants a (ont) pu y contribuer ?

A. Diabète non insulinodépendant
B. Hypertension artérielle
C. Inhibiteur calcique
D. Sédentarité
E. Taux d'hémoglobine

Q10. L'index de pression systolique est à 1,2. Quelle(s) mesure(s) thérapeutique(s) en première intention prenez-vous concernant cette hypotension orthostatique ?

A. Contention veineuse de classe 2
B. Ajout de midodrine
C. Ajout de fludrocortisone
D. Arrêt du traitement antihypertenseur
E. Activité physique régulière

Q11. La patiente amène un électrocardiogramme. Quelle(s) anomalie(s) notez-vous ?

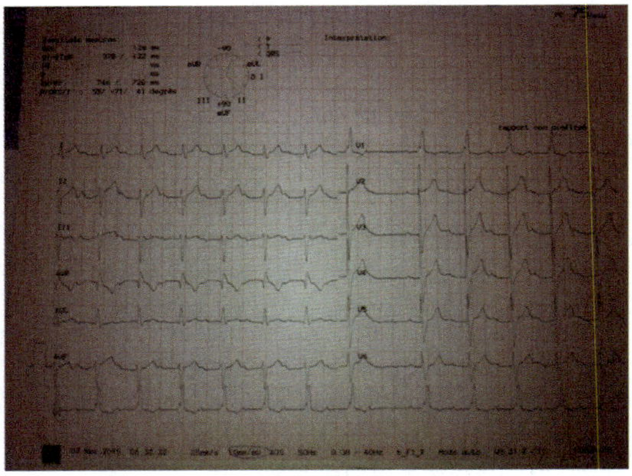

A. Rythme sinusal
B. Bloc auriculoventriculaire du second degré
C. Bloc sinoatrial paroxystique
D. Axe gauche des QRS
E. Bloc de branche droit

Q12. Au vu de l'ensemble du dossier, quelle(s) anomalie(s) recherchez-vous sur le holter demandé par le médecin traitant ?
A. Dysfonction sinusale
B. Fibrillation auriculaire paroxystique
C. Tachycardie ventriculaire paroxystique
D. Cardiopathie ischémique
E. Bloc auriculoventriculaire de haut degré

Q13. Le holter montre une dysfonction sinusale (bloc sinoatrial de haut degré) et nodale (BAV2 Mobitz2) avec des périodes longues de bradycardie entre 35 et 40 par minute, sans fibrillation auriculaire. Quel(s) traitement(s) décidez-vous ?
A. Pose de pacemaker double chambre
B. Arrêt de l'inhibiteur calcique
C. Traitement anticoagulant curatif
D. Amiodarone
E. Abstention thérapeutique et surveillance

Finalement, les examens montrent une clairance de créatinine à 27 mL/min. Vous récupérez une valeur un an auparavant à 29 mL/min dont l'origine vasculaire et diabétique avait été retenue.

Q14. Quel impact sur votre traitement en cours ou à venir apporte cette information ?
A. Contre-indication à un traitement par inhibiteur de l'enzyme de conversion de l'angiotensine
B. Contre-indication à un traitement par bisphosphonates si indiqué
C. Contre-indication à un régime hyperprotidique
D. Contre-indication à un traitement par denosumab si indiqué
E. Contre-indication à la pravastatine

Dossier 4

Items 155, 180, 203, 206, 222

Énoncé

(Corrigé p. 56)

Patient âgé de 63 ans, fumeur actif 45 paquets-année, consulte pour une altération de l'état général avec une perte de poids de 8 kg en 4 mois. Il est retraité depuis 3 ans alors qu'il était infirmier dans un service de maladies infectieuses dans un hôpital public en France. Il n'y a pas de notion de terrain atopique. Le patient ne prend aucun traitement. Il présente une anorexie, une fatigue intense, une légère fièvre fluctuante autour de 38 °C apparue depuis 4 semaines et une dyspnée stade II MRC.

Q1. Ce patient consommait 1 verre de whisky par jour et 75 cL de vin par jour. Il est sevré depuis 3 mois à la suite de la découverte d'une cirrhose. À propos de la cirrhose, quelle(s) est (sont) la(les) proposition(s) exacte(s) ?

A. A une définition histologique
B. Est une cicatrice fibreuse du parenchyme hépatique
C. Est une maladie irréversible
D. Peut être asymptomatique
E. Peut être diagnostiquée sans biopsie hépatique

L'examen clinique est sans particularité. Il n'a pas de signe d'hypertension portale, pas de signe de sepsis sévère. Le bilan biologique montre : Na = 135 mmol/L, K = 3,7 mmol/L, CRP = 15 mg/L, créatinine = 80 µmol/L, urée = 6,1 mmol/L, Hb = 137 g/L, plaquettes = 120 g/L, PNN = 7,45 g/L, TP = 43 %, TCA = 35/28, ASAT = 69 UI/L, ALAT = 33 UI/L, phosphatase alcaline = 146 UI/L, gamma-GT = 236 UI/L.
Le patient a des expectorations quotidiennes abondantes. Devant la dyspnée, vous réalisez les gaz du sang artériels en air ambiant : pH = 7,49, PCO_2 = 29 mmHg, PO_2 = 75 mmHg, HCO_3 = 22 mmol/L.

Q2. Quelle est votre interprétation (une seule réponse) ?

A. Alcalose métabolique compensée
B. Alcalose métabolique décompensée
C. Alcalose mixte décompensée
D. Alcalose respiratoire compensée
E. Alcalose respiratoire décompensée

Q3. La radiographie pulmonaire montre une opacité basale gauche. Vous complétez par la réalisation d'un scanner thoracique. Quelle(s) est (sont) la (les) proposition(s) vraie(s) ?

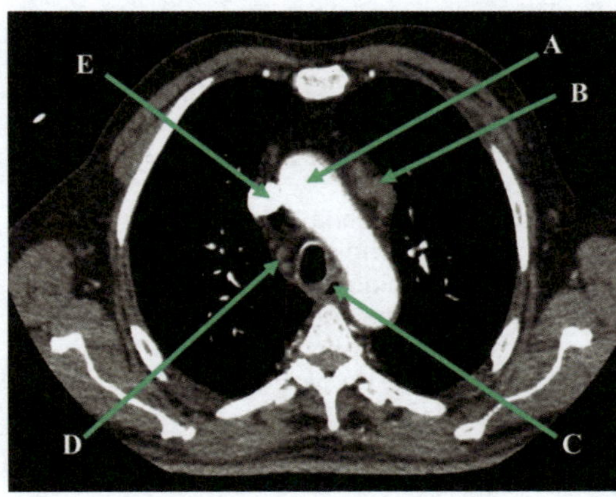

A. Le repère A correspond à la crosse de l'aorte
B. Le repère B correspond au tronc de l'artère pulmonaire
C. Le repère C correspond à la bronche souche gauche
D. Le repère D correspond à l'œsophage
E. Le repère E correspond à la veine cave inférieure

Q4. Les fenêtres médiastinales montrent des adénopathies. Voici une coupe de tomodensitométrie thoracique en fenêtre parenchymateuse. Qu'observez-vous ? (une ou plusieurs réponses exactes)

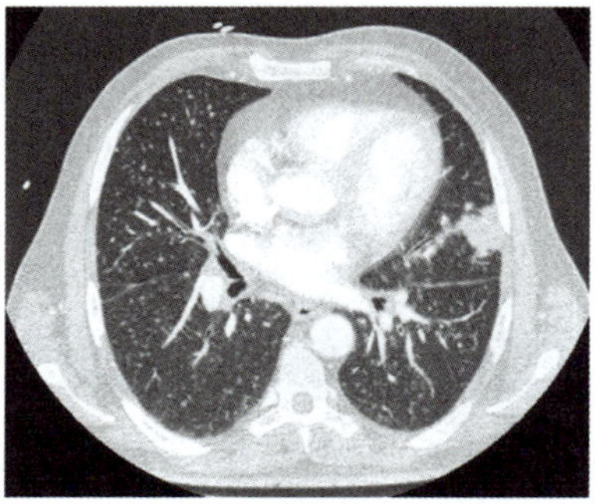

A. Des micronodules
B. Des réticulations intralobulaires
C. Du rayon de miel
D. Un aspect en « lâcher de ballons »
E. Un nodule d'environ 3 cm

Q5. Quelle(s) hypothèse(s) diagnostique(s) peut (peuvent) expliquer l'ensemble du tableau clinico-radiologique thoracique ?
A. Bronchiolite diffuse
B. Carcinome pulmonaire stade I
C. Lymphangite carcinomateuse
D. Pneumopathie d'hypersensibilité
E. Tuberculose pulmonaire

Q6. Vous suspectez une miliaire tuberculeuse. Comment réalisez-vous le diagnostic en première intention (une ou plusieurs bonnes réponses) ?
A. Examen des crachats adressé en mycobactériologie à la recherche de bacilles acido-alcoolo-résistants (BAAR)
B. Examen cytobactériologique des urines adressé en mycobactériologie à la recherche de bacilles acido-alcoolo-résistants (BAAR)
C. Lavage broncho-alvéolaire adressé en mycobactériologie à la recherche de bacilles acido-alcoolo-résistants (BAAR)
D. Ponction ganglionnaire par écho-endoscopie bronchique adressée en mycobactériologie à la recherche de bacilles acido-alcoolo-résistants (BAAR)
E. Ponction transthoracique guidée par scanner de la masse adressée en mycobactériologie à la recherche de bacilles acido-alcoolo-résistants (BAAR)

Q7. L'analyse des expectorations montre 10 à 100 BAAR/champ au direct. Vous retenez le diagnostic de miliaire tuberculose à *M. tuberculosis*. Quel(s) examen(s) doit (doivent) être pris en considération dans votre bilan préthérapeutique ?
A. Bilan hépatique
B. Créatinémie
C. Examen ophtalmologique
D. Exploration fonctionnelle respiratoire
E. Sérologie VIH

Q8. Quel(s) traitement(s) antituberculeux allez-vous proposer en première intention à votre patient ?
A. Isoniazide
B. Streptomycine
C. Ethambutol
D. Rifampicine
E. Pyrazinamide

Q9. Quelle(s) est (sont) l'(les) autre(s) mesure(s) à mettre en place chez ce patient ?
A. Corticothérapie inhalée
B. Demander la prise en charge à 100 % au titre de l'affection longue durée
C. Isolement respiratoire
D. Notification anonyme à l'Agence régionale de santé (ARS)
E. Notification anonyme au Centre de lutte antituberculeuse (CLAT) du département du domicile du cas

Q10. Vous débutez une association d'isoniazide, de rifampicine et d'éthambutol. Après 2 semaines, le patient quitte l'hôpital. Vous le suivez tous les mois en consultation, mais vous avez des doutes sur l'observance du traitement par le patient. Comment surveillez-vous son observance ? (une ou plusieurs réponses exactes)
A. Coloration des dents
B. Coloration des urines
C. Dosage de l'uricémie
D. Dosage des transaminases
E. Vision des couleurs

Q11. Le patient se pose la question du rôle de sa profession dans la survenue de la tuberculose. Vous consultez le tableau des maladies professionnelles 40b du régime général. Ce tableau indique que (une ou plusieurs réponses exactes) :
A. L'affection de votre patient est dans la liste des affections pouvant être reconnues en maladie professionnelle
B. Le délai de prise en charge indique que le patient doit avoir été exposé plus de 6 mois pour être reconnu en maladie professionnelle
C. Le métier de votre patient est dans la liste limitative des travaux

D. Le patient peut être directement reconnu en maladie professionnelle
E. La demande de reconnaissance en maladie professionnelle devra passer devant le comité régional de reconnaissance des maladies professionnelles

Régime général tableau 40

Maladies dues aux bacilles tuberculeux et à certaines mycobactéries atypiques (Mycobacterium avium/intracellulare, Mycobacterium kansassii, Mycobacterium xenopi, Mycobacterium marinum, Mycobacterium fortuitum)

Tableaux équivalents : RA 16

Date de création : décret du 26/12/1957/Dernière mise à jour : décret du 06/06/2014

DÉSIGNATION DES MALADIES	DÉLAI DE PRISE EN CHARGE	LISTE LIMITATIVE DES TRAVAUX SUSCEPTIBLES DE PROVOQUER CES MALADIES
-B- Affections dues à *Mycobacterium tuberculosis, Mycobacterium bovis, Mycobacterium africanum* : – infection tuberculeuse latente ; – tuberculose pulmonaire ou pleurale ; – tuberculose extra-thoracique. L'infection tuberculeuse latente sera attestée par l'évolution des tests tuberculiniques (IDR et/ou IGRA). L'étiologie des autres pathologies devra s'appuyer, à défaut de preuves bactériologiques, sur des examens anatomo-pathologiques ou d'imagerie, ou à défaut, par traitement d'épreuve spécifique.	6 mois	**-B-** Travaux de laboratoire de bactériologie. Travaux effectués par le personnel de soins et assimilé, de laboratoire, d'entretien, de service ou des services sociaux, mettant le personnel au contact de produits contaminés ou de malades dont les examens bactériologiques ont été positifs.

Q12. Le patient vous demande de quel avantage il peut bénéficier en cas d'une éventuelle reconnaissance en maladie professionnelle ? (une ou plusieurs bonnes réponses)

A. Une impossibilité de licenciement
B. Une indemnisation du préjudice des cas secondaires familiaux éventuels
C. Une meilleure indemnisation de l'arrêt maladie
D. Une prise en charge à 100 % des traitements
E. Une rente en fonction du dernier salaire et du taux d'incapacité

	Mesures	Valeurs prédites	% de la valeur prédite
CVF	2,96	3,42	116
VEMS	2,52	2,48	98
VEMS/CVF	79	73	
VR	1,75	1,56	89
CPT	4,90	4,98	102
DLCO			51
DLCO/VA			50

Après 9 mois de traitement antituberculeux, le patient n'a plus de fièvre. Il a pris 6 kg de poids. Il ne tousse plus. Le seul symptôme résiduel est une dyspnée qui s'aggrave progressivement. Le patient doit s'arrêter lors de la marche en terrain plat après une distance de 30 mètres. L'auscultation pulmonaire est normale. La radiographie thoracique est considérée comme normale. Les prélèvements microbiologiques sont stériles. Vous réalisez des explorations fonctionnelles respiratoires.

Q13. Quelle est votre interprétation de ces explorations fonctionnelles respiratoires (une ou plusieurs bonnes réponses) ?

A. Syndrome ventilatoire obstructif
B. Syndrome ventilatoire restrictif
C. Distension thoracique
D. Trouble de la diffusion du monoxyde de carbone
E. Explorations fonctionnelles normales

Q14. La tomodensitométrie thoracique ne retrouve plus les anomalies précédemment décrites et le parenchyme pulmonaire paraît normal. Par contre il existe une dilatation anormale des artères pulmonaires. Vous suspectez une hypertension pulmonaire associée à une hypertension portale. Dans quel groupe de la classification clinique internationale des hypertensions pulmonaires allez-vous classer ce patient ?

A. Groupe 1
B. Groupe 2
C. Groupe 3
D. Groupe 4
E. Groupe 5

Dossier 5

Items 104, 133, 358, 359

Énoncé

(Corrigé p. 68)

Une femme de 87 ans est amenée aux urgences par les pompiers suite à une chute à son domicile. La patiente est restée au sol pendant une durée estimée à 4 heures. Elle présente une impotence fonctionnelle du membre inférieur droit avec une douleur au pli de l'aine droit. Elle présente aussi une déformation douloureuse du poignet droit. À l'admission aux urgences, elle a une fréquence cardiaque à 106 battements par minute, sa tension artérielle est à 155/75 mmHg, la saturation en oxygène est à 91 % et sa glycémie capillaire est à 1,44 g/L (8 mmol/L). Dans ses antécédents, on retrouve une appendicectomie à l'âge de 12 ans, un diabète non insulino-dépendant traité par metformine. La patiente rapporte plusieurs chutes au cours des derniers mois.

Q1. Sur les radiographies du poignet pratiquées aux urgences, quelle(s) est (sont) la(les) proposition(s) exactes(s) ?

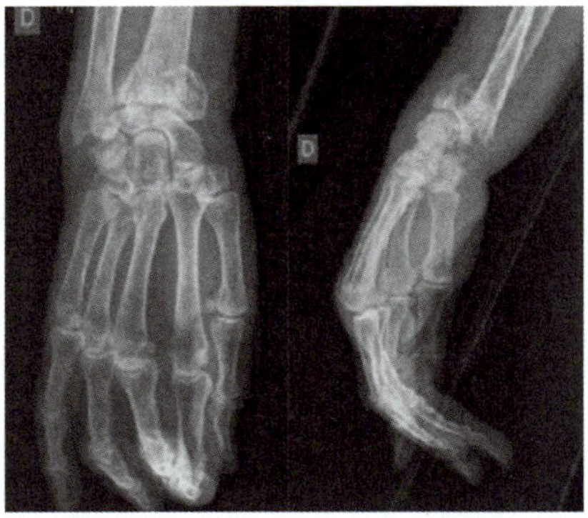

A. La glène radiale est antéversée
B. La fracture du radius est extra-articulaire
C. La ligne bistyloïdienne est verticalisée
D. Il existe un excès de longueur du radius par rapport à l'ulna
E. La fracture du radius a un siège métaphysaire

Q2. À l'examen clinique, quel(s) élément(s) retrouvez-vous si la fracture du radius est non compliquée ?

A. Une déformation de face en baïonnette médiale
B. Une déformation en dos de fourchette
C. Une hypoesthésie de la pulpe des 3 premiers doigts
D. Une douleur élective de la tabatière anatomique
E. Une saillie de la styloïde de l'ulna

Lors de l'examen clinique initial, la patiente ne parvient pas à effectuer une flexion active de l'articulation interphalangienne du pouce.

Q3. Quelle(s) est (sont) la(les) proposition(s) exacte(s) ?

A. Ceci peut être dû à une compression du nerf médian au poignet
B. Ceci doit évoquer une autre cause que la fracture elle-même
C. Ceci peut être dû à une paralysie du long abducteur du pouce
D. Ceci peut être dû à une paralysie de l'opposant du pouce
E. Ceci peut être dû à une atteinte du tendon du long fléchisseur du pouce

Q4. Quel(s) examen(s) d'imagerie prescrit(s) en première intention vous paraît (paraissent) pertinent(s) pour son impotence fonctionnelle du membre inférieur droit ?

A. Tomodensitométrie du bassin et de la hanche droite
B. Radiographie du bassin de face
C. Radiographie de la hanche droite de profil
D. Scintigraphie osseuse
E. Angio-tomodensitométrie du bassin et du membre inférieur droit

Q5. Au vu de la radiographie du bassin ci-jointe, quelle est la proposition exacte ?

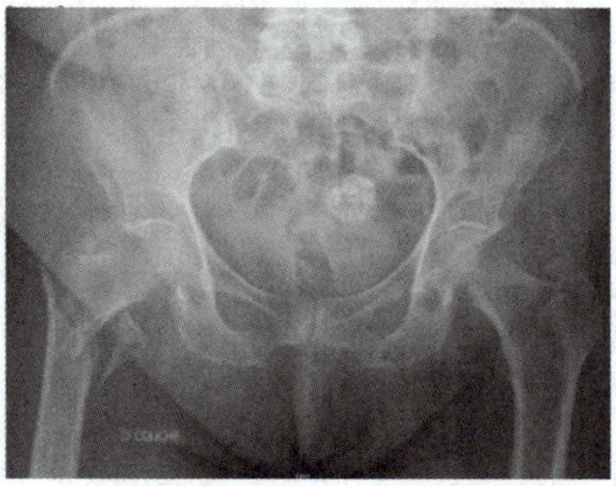

A. Il s'agit d'une fracture de type 1 selon la classification de Garden
B. Il s'agit d'une fracture de type 2 selon la classification de Garden
C. Il s'agit d'une fracture de type 3 selon la classification de Garden
D. Il s'agit d'une fracture de type 4 selon la classification de Garden
E. La classification de Garden ne s'applique pas pour ce type de fracture

Q6. Au vu de la radiographie du bassin ci-jointe, quelle(s) est (sont) la(les) proposition(s) exacte(s) ?
A. Il existe une déformation en coxa vara
B. Il existe des lacunes à « l'emporte-pièce » de l'aile iliaque gauche
C. Il s'agit d'une fracture sous-capitale
D. Il s'agit d'une fracture du massif trochantérien
E. Il existe une perte de congruence de l'articulation coxo-fémorale droite

Vous expliquez à la patiente qu'elle présente une fracture du fémur proximal qui nécessite une intervention chirurgicale. La patiente est réticente à une intervention par crainte d'éventuelles complications.

Q7. Quelle(s) proposition(s) est (sont) exacte(s) ?
A. En l'absence d'intervention, la consolidation de la fracture est possible
B. En l'absence d'intervention, il existe un risque majeur de décès lié à des complications du décubitus
C. L'intervention est nécessaire pour permettre une verticalisation rapide de la patiente
D. L'augmentation du délai avant l'intervention modifie la morbi-mortalité dans les suites de celle-ci
E. Une intervention chirurgicale de stabilisation permet de lutter efficacement contre la douleur

Q8. Concernant l'anesthésie, que pouvez-vous affirmer à cette patiente ? (une ou plusieurs réponses exactes)
A. Le choix entre l'anesthésie générale ou locorégionale n'a pas de véritable influence sur la morbi-mortalité postopératoire
B. Il faudra obligatoirement poser un cathéter veineux et que le patient reste à jeun qu'il s'agisse d'une anesthésie générale ou locorégionale
C. Il n'existe pas de risque cardiaque sous anesthésie locorégionale
D. Si l'anesthésiste opte pour une anesthésie locorégionale, la patiente n'est pas obligée de rester en salle de réveil
E. Plusieurs antalgiques sont habituellement utilisés de manière multimodale pour réduire la consommation de morphine en post-opératoire

Q9. Avant sa chute, la patiente se déplaçait sans aide technique au domicile. Depuis quelques mois, elle utilisait une canne pour se promener et lorsqu'elle effectuait ses courses, elle s'aidait d'un rollator.
Quelle(s) est (sont) la(les) proposition(s) exacte(s) ?
A. Le score de mobilité de Parker tient compte de la marche à l'extérieur du domicile
B. Le score de mobilité de Parker est un score de qualité de vie
C. Le score de mobilité de Parker s'échelonne entre 0 et 9
D. Le score de mobilité de Parker tient compte de la localisation du trait de fracture
E. Après une fracture de l'extrémité supérieure du fémur, la récupération du score de mobilité de Parker antérieur est la règle

Q10. Parmi les éléments suivants, lequel (lesquels) conduit (conduisent) à retarder la prise en charge chirurgicale de la patiente ?
A. Le refus de la patiente d'être opérée
B. Un traitement antiagrégant plaquettaire
C. Une ouverture cutanée en regard de la styloïde ulnaire
D. Une hyperkaliémie accompagnée de modifications à l'ECG
E. Un ulcère veineux de la jambe droite

Q11. Chez cette patiente, vous avez opté pour une ostéosynthèse du fémur proximal à l'aide d'un matériel intramédullaire. Dans les suites d'une telle intervention, quelle(s) est (sont) la(les) proposition(s) exacte(s) ?
A. Il existe un risque important de luxation
B. Le risque infectieux au niveau du site opératoire est faible

C. La complication principale est le cal vicieux.
D. Si au bout d'un mois, la fracture n'est pas consolidée, il s'agit d'un retard de consolidation
E. Si au bout de 8 mois, la fracture n'est pas consolidée, il s'agit d'une pseudarthrose

Q12. 5 jours après l'ostéosynthèse, la patiente glisse sur le sol mouillé en se rendant aux toilettes et fait une nouvelle chute. La patiente se plaint d'une recrudescence des douleurs au niveau de la hanche droite. Vous effectuez des radiographies du bassin et de la hanche droite. Quelle(s) est (sont) la(les) proposition(s) exacte(s) ?
A. Il existe un déplacement secondaire par rapport aux clichés de réduction per-opératoire
B. Il existe une luxation de la hanche droite.
C. Il existe une rupture du matériel
D. Il existe un risque élevé d'ostéonécrose de la tête fémorale
E. Il existe une diminution de l'efficacité d'action de l'ilio-psoas

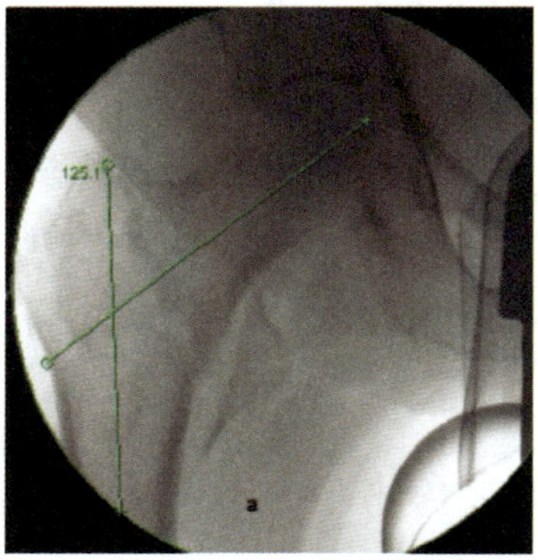

(a) radiographie de hanche de réduction per-opératoire

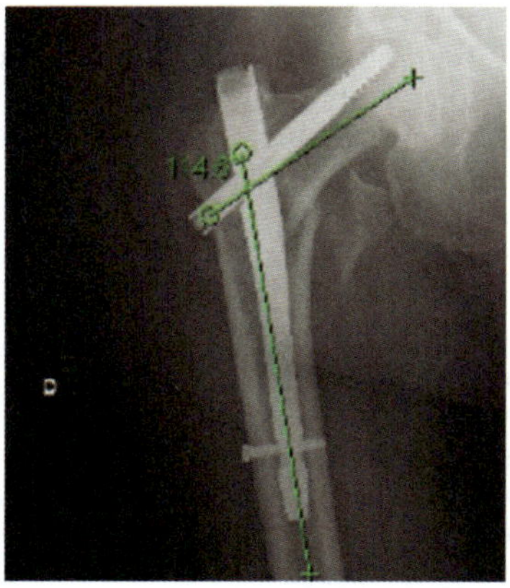

(b) radiographie actuelle

Q13. Au décours de sa chute, la patiente se plaint également de douleurs rachidiennes que vous situez principalement à la jonction thoraco-lombaire et qui s'accompagnent de douleurs plus diffuses. Une IRM thoraco-lombaire est effectuée. Il n'y a pas d'anomalie transitionnelle. Au vu de cet examen, quelle(s) est (sont) la(les) proposition(s) exacte(s) ?
A. Il existe une déformation du corps vertébral de T12
B. Il s'agit d'une séquence en T1
C. Il existe un antélisthésis de L4 sur L5
D. La fracture de T12 est récente
E. Il existe des signes de dégénérescence discale entre L1 et L2

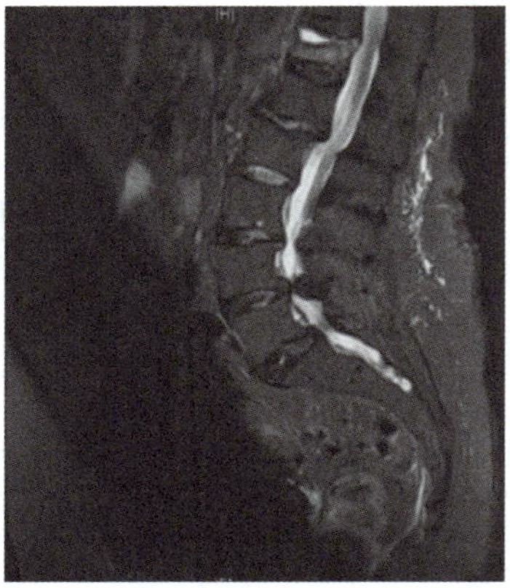

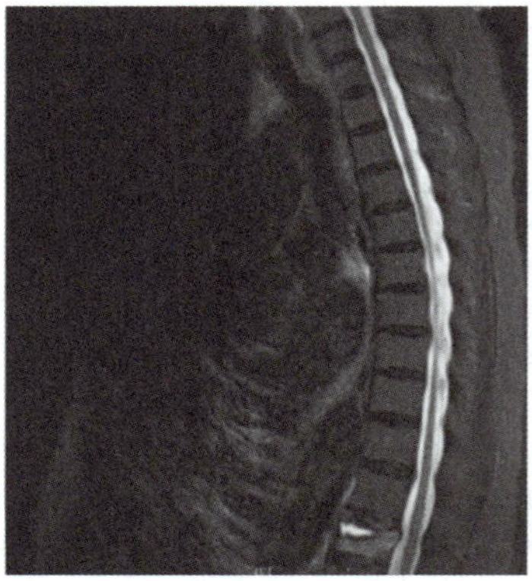

Q14. La patiente est réopérée de la hanche droite. Dans les suites de l'intervention, elle présente un état d'agitation. Quel(s) élément(s) de l'examen clinique vous semble(ent) important(s) dans la recherche étiologique de cet état d'agitation ?
A. La réalisation d'un toucher rectal
B. La palpation abdominale
C. L'examen des paires crâniennes
D. Une mesure de la glycémie capillaire
E. La réalisation du test de l'horloge

Dossier 6

Items 31, 43, 45, 143, 151, 283, 354

Énoncé

(Corrigé p. 78)

Un garçon de 5 mois est amené aux urgences pédiatriques fin septembre par ses parents parce qu'ils trouvent qu'il ne respire pas comme d'habitude. Vous n'avez que peu d'information sur la grossesse et la naissance, il est né à 36 semaines d'aménorrhée, dans un pays en voie de développement. Il pesait 2 300 g. Les parents sont arrivés en France quand il avait un mois. Il est alimenté depuis la naissance par un allaitement maternel mixte associant un lait pour nourrisson standard.

Depuis deux jours les parents signalent que son nez coule et qu'il tousse. Ils n'ont pas pris la température mais l'ont trouvé « chaud ». Depuis hier, il mange moins bien et il a vomi son dernier biberon et n'a rien voulu boire depuis. Aucun médecin n'a été consulté. À l'examen clinique sa fréquence respiratoire est de 65 par minute, sa fréquence cardiaque est de 150 battements par minute, il a un tirage intercostal modéré et de discrets battements des ailes du nez, sa température corporelle est de 39,3 °C. Sa saturation en O_2 est de 90 %.

Q1. Parmi les éléments suivants, quel(s) est (sont) celui ou ceux qui est (sont) un ou des critère(s) de gravité de bronchiolite aiguë chez cet enfant ?

A. Sa naissance prématurée
B. Le tirage intercostal
C. La fréquence respiratoire
D. La température élevée
E. Ses difficultés alimentaires

Q2. Chez cet enfant quel(s) est (sont) l'(les) examen(s) indispensable(s) ?

A. Une PCR multiplex à la recherche de virus respiratoires
B. Un test rapide de grippe
C. Une radiographie de thorax
D. Un gaz du sang artériel
E. Une échographie cardiaque

Q3. Devant cette radiographie de thorax, quelle(s) est (sont) la(les) réponse(s) exacte(s) ?

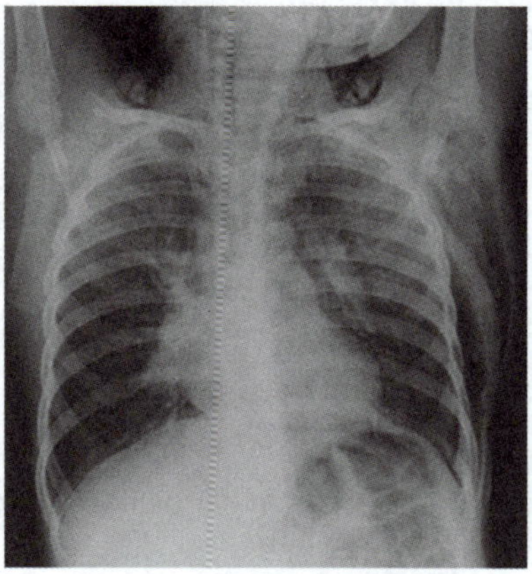

A. Présence d'une distension thoracique
B. Présence d'un épanchement pleural
C. Présence d'un pneumomédiastin
D. Présence d'une condensation alvéolaire lobaire moyenne
E. L'arc supérieur gauche n'est pas visible

L'enfant est hospitalisé pendant 4 jours pour le traitement de sa bronchiolite compliquée d'un pneumomédiastin. Il a été alimenté les deux premiers par sonde nasogastrique ; le recours à la perfusion n'a pas été nécessaire. Ses signes respiratoires s'améliorent. Alors qu'il serait sortant, il présente des vomissements suivis douze heures plus tard d'une diarrhée profuse avec une température à 37,3 °C.

Q4. Quelle(s) est (sont) la(les) cause(s) possible(s) de cette diarrhée aiguë ?

A. Une infection à adénovirus
B. Une infection à norovirus
C. Une infection à entérovirus
D. Une infection à *Clostridium difficile*
E. Une infection à VRS

Q5. Concernant l'épisode de gastroentérite aiguë d'origine virale, quel(s) est (sont) l'(les) énoncé(s) exact(s) ?

A. Il s'agit d'une infection évitable par des précautions « gouttelettes »
B. Il s'agit d'une infection nosocomiale certaine
C. Le germe responsable de la diarrhée est résistant aux solutés hydro-alcooliques
D. Il faut faire une déclaration auprès de l'ARS (Agence régionale de santé) de cette infection
E. Il s'agit d'une infection manu-portée

Compte tenu de la sévérité du tableau, une réhydratation intraveineuse est décidée. Un prélèvement sanguin est réalisé au moment de la pose de la perfusion. Les résultats de ce bilan sont les suivants : natrémie 125 mmol/L, kaliémie 3,7 mmol/L, glycémie 7,4 mmol/L.

Q6. Quel(s) est (sont) le(s) diagnostic(s) possible(s) chez cet enfant ?

A. Mucoviscidose
B. Réhydratation orale par de l'eau pure donnée par les parents
C. Réhydratation intraveineuse par un soluté pas assez riche en sodium
D. Entérocolite ulcéro-nécrosante
E. Syndrome hémolytique et urémique

Q7. À la fin de la pose de la perfusion, l'enfant fait des mouvements cloniques des 4 membres pendant 1 minute. Il n'a pas de déficit post-critique. Parmi les diagnostics suivants, lequel (lesquels) peut (peuvent) être envisagé(s) chez cet enfant ?

A. Une convulsion fébrile complexe
B. Une convulsion occasionnelle liée à l'hyponatrémie
C. Une épilepsie de type de syndrome de West
D. Une thrombose veineuse cérébrale
E. Une méningite à streptocoque B

Après quelques jours, son état clinique s'est amélioré et vous préparez la sortie, il pèse 6 000 g et en reprenant le carnet de santé vous constatez qu'il n'a pas été suivi depuis son arrivée en France et qu'aucune vaccination n'a été effectuée. Vous vous inquiétez de son développement psychomoteur.

Q8. Quelles sont les acquisitions attendues pour son âge ?

A. Empile deux cubes
B. Répète une syllabe
C. Prend les objets avec la pince pouce-index
D. Joue avec ses mains
E. Rit aux éclats

Q9. Compte tenu du retard vaccinal et de son âge, parmi les vaccins suivants, quel(s) est (sont) celui (ceux) auquel (auxquels) la priorité doit être accordée ?

A. Grippe
B. Pneumocoque
C. *Haemophilus influenzae B*
D. Méningocoque B
E. Rougeole

Q10. Avant la sortie, parmi les conseils alimentaires suivants, lequel (lesquels) donnez-vous aux parents ?

A. Utiliser des biberons stérilisés
B. Les biberons peuvent être préparés avec de l'eau du robinet
C. En cas d'antécédents familiaux d'allergie, l'introduction de l'arachide doit être différée
D. Le lait de vache pourra remplacer le lait infantile à partir de l'âge de 1 an
E. Il faudra donner 5 fruits et légumes par jour 1 mois après le début de la diversification

Q11. Vous le revoyez 2 mois après pour un nouvel épisode de gêne respiratoire. Les parents vous disent qu'il est resté encombré et tousse depuis son dernier épisode. Son poids est de 6 100 g. Quel(s) est (sont) le(s) diagnostic(s) possible(s) compte tenu de l'histoire de cet enfant ?

A. Asthme du nourrisson

B. Mucoviscidose
C. Coarctation de l'aorte
D. Déficit immunitaire
E. Œsophagite à éosinophile

Q12. Vous suspectez un déficit immunitaire. Si ce diagnostic était confirmé, quel(s) vaccin(s) serait (seraient) contre-indiqué(s) chez cet enfant ?

A. Grippe injectable
B. Varicelle
C. Pneumocoque
D. Méningocoque C
E. Hépatite B

Q13. Aucun dépistage néonatal n'a été proposé à cet enfant. Pour les enfants nés dans les maternités françaises, le dépistage néonatal de la mucoviscidose :

A. Nécessite un consentement signé des parents pour la recherche génétique éventuelle
B. Est proposé au premier jour de vie en cas de retard à l'émission du méconium
C. Est proposé au troisième jour de vie
D. Consiste en l'analyse du gène CFTR lorsque le dosage de la trypsine immunoréactive est inférieur au seuil de positivité
E. Est sensible mais peu spécifique

Q14. Cet enfant présente une mutation homozygote delta-F508. Quelle prise en charge mettez-vous en œuvre ?

A. Séances de kinésthérapie respiratoire quotidiennes
B. Alimentation normale
C. Interruption de l'allaitement maternel
D. Supplémentation orale de vitamines liposolubles
E. Calendrier vaccinal standard

Dossier 1

Corrigé

(Énoncé p. 2)

Question 1

Quels sont les éléments (présents ou à rechercher à l'interrogatoire et à l'examen clinique) pouvant faire évoquer une tumeur maligne du rein ? (une ou plusieurs réponses exactes)

A. Le tabagisme
B. L'hypertension artérielle chronique
C. Le traitement par inhibiteur calcique au long cours
D. Un antécédent familial de néoplasie endocrinienne multiple
E. Des douleurs lombaires

Rappel : Facteurs de risque de cancer du rein

- L'insuffisance rénale chronique (1er facteur de risque)
- Le tabagisme
- L'obésité
- L'HTA
- Les facteurs génétiques :
  - Von Hipple Lindau (carcinome rénal à cellules claires + phéochromocytome + tumeur kystique du pancréas, hémangioblastomes du cervelet et de la rétine)
  - Sclérose tubéreuse de Bourneville
  - Birt-Hogg-Dubé
- Les expositions toxiques : amiante, cadmium, solvants

On peut donc cocher le ***tabagisme*** et l'***HTA chronique*** d'après l'énoncé.
Le cancer du rein n'entre pas dans le spectre des ***néoplasies endocriniennes multiples (NEM)***.

NEM 1 (« 3P ») : gène ménine = syndrome de Wermer	NEM 2A : gène RET = syndrome de Sipple	NEM 2B : gène RET = syndrome de Gorlin
• Parathyroïde (1er à apparaître) • Pituitaire (hypophyse) • Pancréas	• CMT (1er à apparaître) • Phéochromocytome bilatéral (50 %) • Parathyroïde	• CMT • Phéochromocytome • Marfan

Même si 65 % des cancers du rein sont asymptomatiques, on peut parfois retrouver :
- Une hématurie macroscopique totale intermittente
- Des ***lombalgies*** ± une masse palpable du flanc
- Une varicocèle gauche
- Un syndrome paranéoplasique (polyglobuline ou anémie, hypercalcémie, syndrome inflammatoire, syndrome de Stauffer [= hépatomégalie non métastatique avec cholestase anictérique]

Les IEC sont des ***protecteurs rénaux*** par vasodilatation de l'artère efférente et diminution de la pression glomérulaire. Ils permettent la mise au repos et la protection des néphrons encore fonctionnels.

Question 2

Quel(s) examen(s) demandez-vous en première intention ?

A. Cytologie urinaire avec examen anatomo-pathologique
B. Examen cyto-bactériologique des urines
C. Dosage sérique de l'érythropoïétine
D. Scanner abdomino-pelvien avec et sans injection de produit de contraste
E. Ponction échoguidée de la masse

Devant la suspicion d'un cancer rénal, il est courant de demander une ***échographie rénale en 1re intention***. C'est un examen de dépistage qui retrouve classiquement des tumeurs du rein hyperéchogènes. Mais l'échographie est peu précise pour analyser une tumeur du rein. Ici, elle a déjà été réalisée et retrouve une masse de 7 cm. Il va falloir caractériser cette masse, savoir si elle se développe aux dépens du rein, quelle est sa classification Bosniak si elle est de nature kystique, etc.

On va donc bien sûr réaliser une imagerie fine : la ***TDM abdomino-pelvienne*** est l'examen de référence (en l'absence d'insuffisance rénale sévère). Elle comprend :

- Une phase sans injection
- Un temps vasculaire
- Un temps cortical
- Un temps tubulaire
- Un temps excrétoire tardif

La ponction de la masse rénale n'est généralement pas faite car il existe un ***fort risque de faux négatif*** (10 %).

REMARQUE : Indications de la biopsie dans le cancer du rein

- Doute diagnostique, aspect atypique de carcinome
- Petite tumeur > 4 cm, localisée, chez un patient âgé ± comorbidités (évaluer l'agressivité)
- Patient avec ATCD de tumeur extrarénale (pour écarter une M + rénale du cancer primitif)
- Patients avec tumeur du rein métastatique (preuve histologique avant traitement antiangiogénique)

La cytologie urinaire est utile devant une hématurie isolée, en dépistage d'une tumeur vésicale ou des voies urinaires (fumeur, ATCD de cancer urothélial, etc.). Ici, on sait qu'il existe une masse. Bien sûr, la masse s'est peut-être développée aux dépens du pyélon pour envahir ensuite le rein et dans ce cas la cytologie pourrait s'avérer positive, mais cet examen est long (résultat à 3 mois) et constitue plutôt un ***examen de DÉPISTAGE*** lorsque l'hématurie est nue, sans point d'appel étiologique.

Pour trancher entre tumeur rénale et tumeur urothéliale, le plus simple est de réaliser une imagerie en coupes fines.

L'ECBU va permettre de confirmer et de quantifier l'hématurie (fausse hématurie +++), de rechercher une cause infectieuse (très fréquent) associée. C'est un examen rapide, non invasif, peu coûteux, il est donc difficile de ne pas le cocher…

On retrouve une ***polyglobulie secondaire*** dans 5 % des cancers rénaux. Ce syndrome paranéoplasique résulte de la sécrétion d'***EPO*** par les cellules tumorales. On ne va cependant pas doser l'EPO pour poser le diagnostic de cancer du rein, son élévation n'étant ni systématique ni spécifique du cancer du rein.

Question 3

Sur la coupe montrée ci-dessous, quelles sont les propositions vraies ?
(une ou plusieurs réponses exactes)

A. Il s'agit d'un scanner abdominal avec injection
B. Il s'agit d'une coupe coronale
C. La structure numéro 1 est la veine cave inférieure
D. La coupe passe à hauteur du 3e duodénum
E. La structure numéro 2 correspond à l'artère mésentérique inférieure

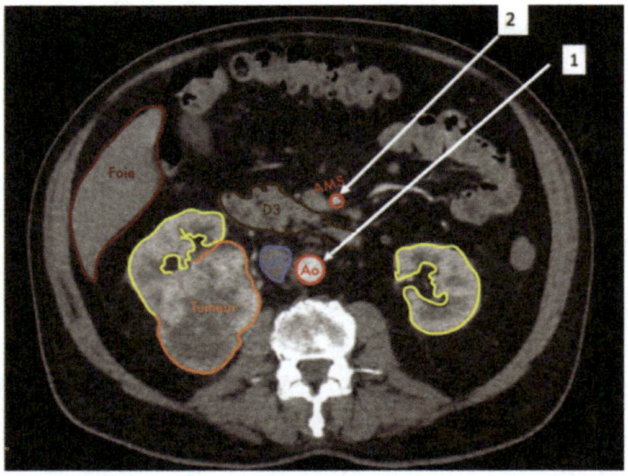

Il s'agit d'une TDM abdominale ***injectée*** en coupe ***axiale*** (transversale).

Astuce pratique !

Faire la différence entre temps artériel et temps portal à la TDM injectée

1. ***Regarder les reins***
   - Au temps artériel : différenciation corticale/médullaire
   - Au temps portal : rein homogène et rehaussé
2. ***Regarder la rate***
   - Au temps artériel : rate très hétérogène et tigrée
   - Au temps portal : rate homogène

Ici, on voit bien la différenciation cortico-médullaire des reins, nous sommes donc au temps artériel, ce qui colle bien avec le rehaussement de la structure n° 1 qui, vous l'aviez deviné, est l'***aorte abdominale***.

Cette question a pu poser problème à un grand nombre d'étudiants lors de l'ECNi 2018 mais il s'agissait en fait d'une question d'anatomie pure. L'étudiant connaissant les éléments de la pince aorto-mésentérique pouvait, malgré les difficultés d'interprétation de la TDM, répondre à ce QCM.

L'artère mésentérique inférieure (AMI) est trop difficile à voir sur un scanner pour un étudiant 2e cycle (calibre trop fin), on ne vous demandera pas à l'ECNi de l'identifier sur une seule coupe.

Rappel : Élément passant par la pince aorto-mésentérique

- Duodénum
- Pancréas
- Veine rénale gauche

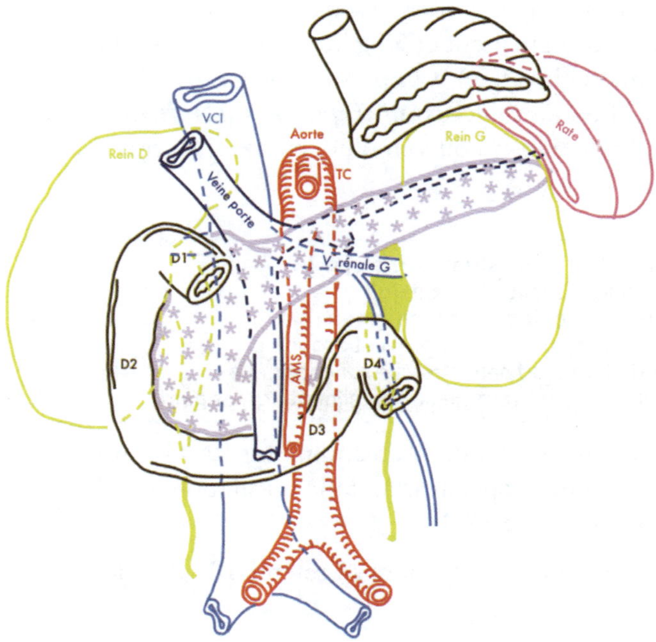

REMARQUE : Le syndrome de la pince aorto-mésentérique

Le syndrome de la pince aorto-mésentérique (ou syndrome de Wilkie) est une pathologie rare définie comme une compression des éléments passant dans la pince, secondaire à une fermeture de l'angle entre l'aorte et l'artère mésentérique ***supérieure***.

Question 4

Quelles sont les propositions vraies ? (une ou plusieurs bonnes réponses)

A. Le patient doit recevoir des culots globulaires
B. Le patient doit recevoir des culots plaquettaires
C. En cas de transfusion de culots globulaires, vous prescririez des culots O négatif
D. Il faut disposer d'un résultat de recherche d'agglutinines irrégulières de moins de 48 h
E. Il n'existe, depuis 2003, aucun risque de transmission d'agents pathogènes infectieux par une transfusion de culot globulaire

D'après cet énoncé, on peut dire que la chirurgie a été assez hémorragique (perte de 800 mL), mais qu'en post-opératoire, le patient est stable hémodynamiquement et que l'hémostase a été faite (drain non productif).
L'anémie aiguë retrouvée sur le bilan est donc secondaire à la chirurgie. On va donc transfuser le patient avec des culots globulaires car Hb < 7 g/dL, même si le patient n'est pas symptomatique. La transfusion n'est pas une urgence, on va réaliser une transfusion isogroupe isorhésus.

Les RAI doivent dater de ***moins de 72 h***. C'est bête de perdre un point sur cette question.

Rappelez-vous : RAI = 3 lettres = 3 jours.

Il existe bien une thrombopénie, mais le seuil de transfusion plaquettaire se situe autour de 20 g/L en l'absence de saignement et 50 g/L en présence de saignement (seuil plus élevé en ophtalmologie et neurochirurgie). On ne va donc pas transfuser de plaquettes.
Bien évidemment, il existe toujours un ***risque de transmission iatrogène bactérienne, virale et parasitaire*** lors d'une transfusion sanguine, même si ce risque est très faible.

Question 5

Quelle(s) est (sont) la(les) proposition(s) vraie(s) ?
A. Il s'agit d'une insuffisance rénale aiguë
B. Il faut recalculer le débit de filtration glomérulaire
C. Un obstacle sur le rein contro-latéral est probable
D. Il peut s'agir d'une insuffisance rénale fonctionnelle
E. Il faut prescrire un ionogramme sur un échantillon urinaire

On retrouve une augmentation de la créatininémie de 110 µmol/L (chez le médecin traitant) à 168 µmol/L (en post-opératoire), donc on suppose que l'évolution s'est faite en peu de temps. Il s'agit donc d'une ***IRA***.

Si l'on voulait être rigoureux, il faudrait se référer à la ***classification KDIGO de l'insuffisance rénale aiguë*** :

	IRA stade 1	IRA stade 2	IRA stade 3
Créatininémie ↑	• de +50 % en ≤ 7 jours • de +26 µmol/L en ≤ 48 h	multipliée par 2	• multipliée par 3 • ≥ 354 µmol/L • avec nécessité de dialyse
Diurèse ↓	< 0,5 mL/kg depuis < 12 h	< 0,5 mL/kg depuis > 12 h	• < 0,3 mL/kg depuis > 24 h • anurie > 12 h

Il n'est pas utile de calculer le DFG. Ce calcul n'est valable que dans ***l'insuffisance rénale chronique***.
Une échographie a déjà été réalisée, complétée par une TDM. Il y a peu de risque d'avoir ***une IRA obstructive*** sur le rein controlatéral. Mais si l'on veut être systématique, il faudrait repasser un coup d'échographie pour s'assurer de l'absence d'obstacle sur les voies urinaires.
L'origine la plus plausible de cette IRA post-opératoire chez un patient très anémié est l'IRA ***fonctionnelle*** par ***hypovolémie vraie*** (perte sanguine). On va s'assurer de la nature fonctionnelle (≠ organique) grâce à la réalisation d'un ***ionogramme + urée + créatinine plasmatique et urinaire***.

Question 6

Quelles sont les propositions exactes ? (une ou plusieurs bonnes réponses)
A. Il présente une insuffisance rénale chronique modérée
B. Son traitement anti-hypertenseur doit comporter un inhibiteur du système rénine-angiotensine
C. La cible de LDL cholestérol à atteindre est de 1,3 g/L
D. Il doit suivre un régime ne comportant pas plus que 1,5 g/kg de poids de protéines
E. Il faut préconiser un régime pauvre en sucres rapides

Le DFG estimé à 29 mL/min/1,73 m^2 correspond à une ***IRC de stade 4*** (entre 15 et 29 mL/min), soit une insuffisance rénale chronique ***SÉVÈRE*** (et non modérée).

L'objectif n° 1 est la ***néphroprotection***, qui comprend :

<table>
<tr><td>Contrôle de la TA</td><td colspan="2"><u>Cible</u> : TA < 140/90 mmHg voire < 130/80 mmHg si Pu > 0,3 g/L
→ Régime hyposodé < 6 g/jour ± diurétiques si hypervolémie
→ Antihypertenseur : IEC ou ARA2 (dosage créatininémie + K$^+$ à +8 J)</td></tr>
<tr><td>Réduction de la Pu</td><td colspan="2"><u>Cible</u> : Pu < 0,5 g/L
→ Régime hypoprotidique : 0,8 g/kg/jour
→ Antihypertenseur : IEC ou ARA2 (dosage créatininémie + K$^+$ à +8 J)</td></tr>
<tr><td>Prise en charge des autres FRCV</td><td colspan="2"><u>Cible</u> : LDLc < 0,7-1 g/L
→ Régime hypolipémiant + statine
→ Sevrage tabagique
→ Traitement d'un diabète</td></tr>
<tr><td>Éviter les médicaments néphrotoxiques</td><td colspan="2">• AINS
• Anticoagulants : HBPM, fondaparinux, NACO si DFG < 30 mL/min
• Metformine
• Aminosides</td></tr>
<tr><td rowspan="9">Prise en charge des complications</td><td>Anémie</td><td><u>Cible</u> : • Hb entre 10 et 12 g/dL (si > 13 = risque accru d'IC, d'IDM)
• Ferritine entre 100 et 200 ng/mL
→ Supplémentation en fer (PO ou IV +++) si :
Ferritine < 100 ng/mL
→ Érythropoïétine (IM ou SC) si :
• Hb < 10 g/dL à 2 reprises à 15 jours d'intervalle
• Symptômes gênants (dyspnée, angor, asthénie)
• Autre cause d'anémie éliminée</td></tr>
<tr><td>Thromboses</td><td>→ Anticoagulation à dose préventive si :
• Syndrome néphrotique avec albuminémie < 20 g/L
• GEM avec albuminémie < 25 g/L</td></tr>
<tr><td>HyperPh</td><td>→ Chélateur du phosphore alimentaire
Carbonate de Ca^{2+} ou résines échangeuses d'ions non calciques <u>PENDANT les repas</u>
→ Restriction d'aliments riches en Ph (banane, chocolat, fruits secs)</td></tr>
<tr><td>Hypocalcémie et hyperPTH</td><td>→ Apports de calcium : 1 g/j <u>EN DEHORS des repas</u>
→ Supplémentation en 1-OH-vit.D ou cholécalciférol</td></tr>
<tr><td>Acidose</td><td><u>Cible</u> : bicarbonatémie > 22 mmol/L
→ Alcalinisation par eau de Vichy</td></tr>
<tr><td>Hyponatrémie</td><td>→ Limitation des apports hydriques</td></tr>
<tr><td>Déficit immunitaire</td><td>→ Vaccination contre la grippe
→ Hépatite B (≥ stade 3B, en prévention de la transplantation)</td></tr>
<tr><td>Troubles digestifs</td><td>→ Antiémétiques si nausées, vomissements
→ IPP si ulcères</td></tr>
<tr><td>Troubles neurologiques</td><td>→ Possible indication de dialyse si syndrome urémique (crampes, troubles du sommeil, polynévrites, encéphalopathie)
→ Supplémentation en B9 et B12 si carences</td></tr>
</table>

→

Suppléance de la fonction rénale	→ **Transplantation** (la meilleure option) : envisagée au stade d'IRC terminale, inscription sur la liste si DFG < 20 mL/min → **Hémodialyse** (la plus utilisée) : • Coût : 25 000-50 000 €/an • Fréquence : 3 ×/semaine pendant 4-6 h • Nécessite une CEC (fistule artério-veineuse, anticoagulation efficace, circuit extracorporel), un générateur d'hémodialyse, un dialyseur + installation de traitement de l'eau → Transferts diffusifs : diffusion des électrolytes (urée, créatinine) → Transferts convectifs : diffusion de l'eau (pression) → **Dialyse péritonéale :** mieux tolérée mais moins efficace → Transferts diffusifs → Ultrafiltration

Le régime hypoprotidique à ***0,8 g/kg***/jour doit permettre une diminution de la protéinurie. Ce patient n'est ***pas diabétique*** et n'a ***pas d'hypertriglycéridémie***. On va déjà mettre le patient sous restriction protéique, restriction sodée, restriction hydrique… Évitons de lui interdire le sucre !

Question 7

Quel(s) risque(s) court-il ?
A. Diminution progressive de la diurèse
B. Augmentation du risque cardio-vasculaire
C. Hyperphosphorémie
D. Dysfonction érectile
E. Cancer du rein contro-latéral

Comme vu à la question précédente, la néphroprotection doit permettre de ***limiter l'augmentation du risque cardiovasculaire et l'hyperphosphorémie***.
Les maladies cardiovasculaires sont la 1re cause de morbi-mortalité chez les patients avec IRC. Il existe des FRCV propres à l'état urémique, au traitement dialytique et à la transplantation rénale. Ils sont liés à un effacement du rythme tensionnel nycthéméral, à l'anémie, à l'hypovolémie, à l'hyperhomocystéinémie, à l'hyperparathyroïdie secondaire, à la résistance à l'insuline et à l'accumulation de produits de glycosylation.

Une hyperphosphorémie apparaît suite à une diminution de l'excrétion rénale du phosphore en lien avec la réduction de la fonction rénale. Elle est initialement compensée par la sécrétion de FGF23, hypophosphorémiant.
La diurèse, ainsi que l'excrétion sodée, sont maintenues jusqu'au stade d'IRC terminale, stade à partir duquel elles deviennent rapidement dépendantes de l'épuration extra-rénale.

La fréquence des ***troubles de l'érection*** peut être majorée chez les patients en IRC. Elle est estimée entre 50 % à 70 % selon le stade de l'insuffisance rénale (source Urofrance). Les principales causes de dysfonctions érectiles chez les patients hémodialysés sont les perturbations endocriniennes, la neuropathie urémique, l'atteinte tissulaire liée à l'insuffisance rénale chronique et les prises médicamenteuses.

Comme vu Q1, l'IRC est le ***1er facteur de risque de cancer du rein***. Ce n'est pas parce que le patient a eu un cancer du rein à droite qu'il ne peut pas en avoir un à gauche.

Question 8

Quelle(s) est (sont) la(les) réponse(s) vraie(s) ?

A. Le dossier d'ALD est rempli par le patient et validé par le médecin spécialiste
B. Le médecin traitant doit préciser dans la demande le protocole de soins envisagé comprenant traitements, examens et consultations
C. Le protocole de soins doit être validé par le médecin-conseil de l'Assurance maladie
D. En cas de prise en charge en ALD, reste à la charge du patient uniquement le ticket modérateur
E. Le tiers payant est la partie des soins payée par l'assuré qu'il soit ou non inscrit en ALD

Le dossier d'ALD est ***rempli par le médecin traitant***, en précisant ***le protocole de soins envisagé***, et doit être ***accepté par le médecin-conseil de l'Assurance maladie*** pour permettre une prise en charge à 100 % de l'assuré.

La mise en ALD « exonérante » ouvre le droit à ***l'exonération du ticket modérateur*** (c'est-à-dire la partie qui reste habituellement à la charge du patient après remboursement par l'Assurance maladie), pour les soins et traitements liés à cette pathologie.

Le tiers payant est l'***avance de frais de soins*** par le patient, remboursés *a posteriori* par l'Assurance maladie. Être au tiers payant signifie que le patient n'a pas à avancer les frais.

Nouvelles recos

Depuis le 1er janvier 2017, **les patients en ALD (et les femmes enceintes) ont droit au tiers payant** chez les professionnels de santé libéraux, pour tous les soins et traitements en rapport avec leur ALD (et la grossesse). **Il n'y a donc plus d'avance de frais.**
→ L'Assurance maladie verse directement le prix de la consultation ou de l'acte médical aux professionnels de santé.
Les professionnels de santé libéraux peuvent également proposer le tiers payant sur la part obligatoire à tous les assurés, quelle que soit leur situation, mais ce n'est pas une obligation.

Le tiers payant est donc la partie des soins payée par l'assuré lorsqu'il n'est PAS en ALD.

Question 9

Quelle est votre interprétation de l'électrocardiogramme ci-dessous ?

A. Rythme sinusal
B. Bloc sino-auriculaire
C. Ondes T évocatrices d'une hyperkaliémie
D. Complexes QRS élargis
E. Hypertrophie ventriculaire gauche

Cet ECG montre un rythme régulier ***sinusal*** (une onde P pour chaque QRS et un QRS pour chaque onde P, avec une onde P positive en D2) à 60 bpm.

L'espace PP est régulier, sans allongement de l'intervalle (BSA II type 1), sans onde P non conduite (BSA II type 2), sans rythme d'échappement (BSA III). (Remarque : un BSA I n'est pas détectable sur l'ECG.) L'espace PR est normal à < 3 pc, soit 0,12 s (normale < 5 pc, soit 0,2 s), il n'y a pas de BAV.

Les QRS sont fins à 1 pc, soit 0,04 s (normale < 2 pc, soit 0,08 s), il n'y a pas de bloc de branche. Les QRS sont positifs en DI et nuls en AVF, l'axe est donc d'environ 0° (normal de −30° à +90°). L'indice de Sokolov $R_{V5} + S_{V1}$ est à 30 + 20 = 50 mm, soit > 35 mm, il existe donc une ***hypertrophie ventriculaire gauche, diastolique*** (onde T positive en V5 V6).

Les ondes T sont positives (sauf V1, V2, V3 qui peuvent être physiologiques), de taille normale.

Question 10

Pour diminuer le syndrome œdémateux, que préconisez-vous à ce stade ? (une ou plusieurs réponses exactes)

A. Un régime pauvre en sel (moins de 6 g/j)
B. Une restriction hydrique
C. Un diurétique de l'anse (furosémide)
D. Un diurétique thiazidique (hydrochlorothiazide)
E. Une ultrafiltration sanguine (début de l'hémodialyse)

La prise en charge d'un syndrome œdémateux est assez standardisée. On va instaurer une ***restriction sodée*** (régime hyposodé à moins de 6 g/jour). Je vous rappelle que le régime désodé (à 2 g/jour) est indiqué dans la prise en charge de l'OAP. ***Un diurétique de l'anse*** est associé pour favoriser l'excrétion sodée, afin d'obtenir un bilan sodé négatif.
La restriction hydrique est utile dans l'hyperhydratation intracellulaire / hyponatrémie. Ici, le patient n'a que des signes d'hyperhydratation extracellulaire (OMI), il n'est pas question du stock hydrique mais du stock sodé.
Le diurétique thiazidique est utile dans la gestion de l'HTA. Il peut être utilisé ponctuellement en association avec les diurétiques de l'anse lorsqu'ils ne sont plus suffisants pour permettre l'excrétion hydrosodée si le DFG > 30 mL/min. Mais ils ne sont pas utilisés en 1re intention.
L'ultrafiltration sanguine permet de restaurer l'efficacité des diurétiques. Elle permet en effet de gérer le stock hydrique et le stock sodé, mais on ne va pas débuter une dialyse chez ce patient stable tant que les techniques médicamenteuses simples n'ont pas été testées.

Question 11

Quelles sont la(les) cause(s) possible(s) dans le contexte de la nouvelle anomalie biologique constatée ?

A. Prise excessive de calcium
B. Prise de furosémide
C. Insuffisance rénale chronique
D. Hyperparathyroïdie secondaire
E. Métastases osseuses d'un cancer du rein

Il existe sur ce bilan une ***hypercalcémie*** (> 2,6 mmol/L) et une ***hyperphosphorémie*** (> 1,25 mmol/L).

	Hypophosphorémie	Phosphorémie normale	Hyperphosphorémie
Hypocalcémie	• Ostéomalacie • Hypovitaminose D • Hyperparathyroïdie 2dR		• Insuffisance rénale chronique • Syndrome de lyse • Hypoparathyroïdie
Calcémie normale	Hyperparathyroïdie 2dR	Ostéoporose	
Hypercalcémie	Hyperthyroïdie primitive		• ***Métastases osseuses*** • ***Intoxication au calcium*** • ***Intoxication à la vitamine D***

Chez ce patient aux ATCD de cancer rénal, LA cause à évoquer est bien sûr les ***métastases osseuses*** du cancer rénal.

L'hyperparathyroïdie secondaire est, comme son nom l'indique, secondaire à une ***HYPOCALCÉMIE***. Ici, il s'agit d'une hypercalcémie.
Une intoxication au calcium (rare, mais possible dans ce contexte d'IRC probablement supplémenté en Ca^{2+}) se traduit par une hypercalcémie et une ***hyperphosphorémie***. En effet, l'apport de Ca^{2+} en grande quantité (au point d'avoir une hypercalcémie) entraîne une diminution compensatrice de la PTH qui est hypercalcémiante et hypophosphorémiante.
L'insuffisance rénale chronique serait à l'origine d'une hypocalcémie par déficit en 1-OH-hydroxylase et donc en 1-25-OH-vit.D3. ***L'hyperparathyroïdie secondaire*** se définit par une augmentation de la PTH compensatoire avec habituellement une calcémie basse ou normale basse (d'ailleurs, l'IRC est une cause d'hyperparathyroïdie secondaire).
Le furosémide à forte dose est hypocalcémiant (contrairement aux thiazidiques qui sont hypercalcémiants).

Question 12

Quel(s) examen(s) complémentaire(s) préconisez-vous pour explorer cette anomalie biologique ?
A. Calcémie ionisée
B. Test de PAK
C. Dosage de la PTH
D. Dosage de la PTHrp
E. Scintigraphie osseuse

Je vous laisse relire la conduite à tenir devant une hypercalcémie.

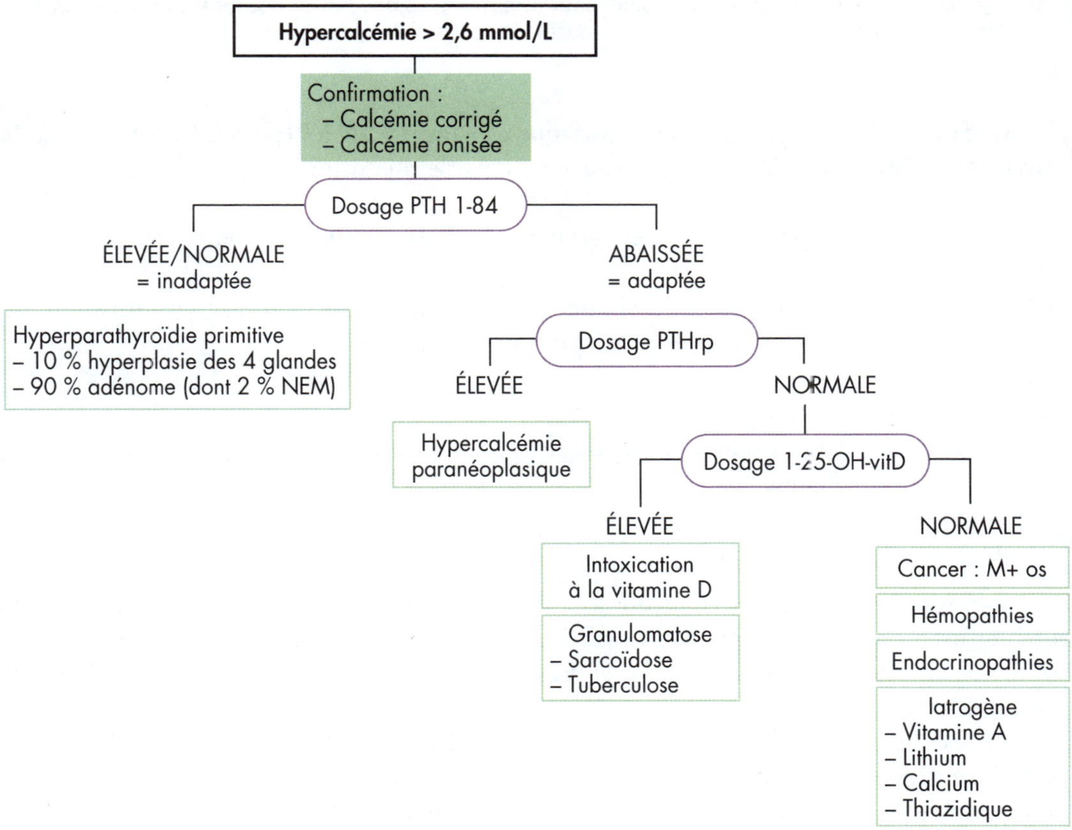

On peut se poser la question de la ***scintigraphie osseuse*** dans ce contexte d'hypercalcémie + ATCD de cancer + douleurs lombaires. Je pense qu'il faut la cocher, à la recherche de métastases osseuses (très probables).

REMARQUE : Le test de PAK

Ce test cherche à déterminer le mécanisme d'une ***hypercalciurie quand il n'y a pas d'hypercalcémie associée*** (qui signerait une probable hyperparathyroïdie). Après 3 jours de jeûne calcique, on dose la calciurie qui devrait être effondrée. Si elle est anormalement normale ou augmentée, on soupçonne une ***fuite rénale primitive du calcium***.
→ On soumet alors le malade à une charge calcique (PO ou IV). On dose à distance :

La calciurie	Si elle était effondrée et remonte → hypercalciurie absorptive digestive
La PTH	• Si elle est effondrée (= adaptée) → pas d'hyperparathyroïdie primaire • Si elle reste dosable (inadaptée) → hyperparathyroïdie primaire probable, même en l'absence d'hypercalcémie

Question 13

Quelles propositions sont exactes ? (une ou plusieurs réponses exactes)

A. Un cancer métastatique est une contre-indication à la mise en dialyse
B. L'hémodialyse confère un avantage de survie par rapport à la dialyse péritonéale
C. La confection d'une fistule artério-veineuse (FAV) est contre-indiquée compte tenu du pronostic engagé
D. Un cathéter veineux central tunnelisé peut être mis en place pour débuter une hémodialyse
E. On doit discuter une transplantation à partir d'un donneur cadavérique

⚠ **au piège !!** Le ***cancer non en rémission*** est une ***CONTRE-INDICATION* à la transplantation** mais n'est pas une contre-indication à la mise en dialyse.

Je vous rappelle ici les ***principales contre-indications à la transplantation rénale*** :
- Refus du patient
- **Cancer (+++)** ou hémopathie maligne requérant un traitement, non en rémission
- Comorbidités cardio-vasculaires ou respiratoires majeures
- FEVG < 35 %
- Troubles psychiatriques aigus non stabilisés
- Dépendance à l'alcool ou addiction aux drogues sans projet de sevrage
- Démence avérée évoluée
- Âge > 85 ans
- Traitement conservateur choisi

L'hémodialyse et la ***dialyse péritonéale*** sont à peu près similaires en terme de survie, mais sont inférieures à la transplantation rénale. Le gros avantage de l'hémodialyse par rapport à la dialyse péritonéale est la durée pendant laquelle on peut pratiquer cette technique (environ 20 ans).
L'item C est faux car la réalisation d'une FAV est relativement peu invasive, et dialyser sur une FAV est bien plus confortable que sur un cathéter tunnelisé, donc chez ce patient avec une espérance de vie significative, on va préférer ***réaliser une FAV***.

Question 14

D'une manière générale, concernant les donneurs vivants, quelles sont les propositions vraies ? (une ou plusieurs bonnes réponses)

A. Seules les personnes ayant un lien génétique avec le receveur peuvent être donneurs
B. La transplantation peut se faire en condition ABO incompatible
C. La compatibilité Rhésus doit être respectée
D. L'incompatibilité HLA entre donneur et receveur est une contre-indication formelle
E. Le donneur est rémunéré sur une base proportionnelle au délai d'attente du receveur

Rappel : Les 4 grands principes éthiques du don d'organe

Les 4 grands principes éthiques inscrits dans la loi de bioéthique :
1. ***Le consentement présumé*** (inviolabilité du corps humain)
2. ***La gratuité du don*** (non-patrimonialité du corps humain)
3. ***L'anonymat du don***
4. ***L'interdiction de publicité***

Un don d'organe (rein, foie, poumon) peut être réalisé par toute ***personne majeure*** qui peut prouver un lien avec le patient transplanté :
- Apparenté (famille élargie)
- Conjoint
- Vie commune > 2 ans avec le receveur
- Lien affectif étroit et stable depuis > 2 ans avec le receveur
- Cas particulier : don croisé (2 couples)

Le consentement du donneur doit être vérifié par le ***Comité donneurs vivants*** et le ***président du tribunal de grande instance***.
Les transplantations d'organes sont faites en tenant compte de la ***COMPATIBILITÉ DES GROUPES SANGUINS ABO et HLA*** sauf dans la transplantation rénale à donneur vivant +++ (protocoles d'induction intensifs). Le groupe Rhésus n'est pas pris en compte lors de la transplantation rénale.
L'incompatibilité HLA n'est donc pas une contre-indication formelle sous protocole adapté, mais cela ne dispense pas du ***test du cross-match*** (LT du donneur *via* un prélèvement de ganglion mis en contact avec le sérum du receveur) qui, s'il est positif en pré-opératoire, contre-indique la greffe.

Dossier 2

Corrigé

(Énoncé p. 5)

Question 1

Quel(s) examen(s) complémentaire(s) prescrivez-vous en début de grossesse ?

A. Frottis cervico-utérin
B. Antigène HBs
C. Glycémie à jeun
D. Explorations fonctionnelles respiratoires
E. Examen cytobactériologique des urines

Le frottis cervico-utérin (FCU) est recommandé chez toutes les femmes de 25 à 65 ans (vaccinées ou non), ayant eu des relations sexuelles, dans le cadre du dépistage du cancer du col de l'utérus, à raison de 2 FCU à 1 an d'intervalle puis 1 FCU tous les 3 ans. Nous sommes face à une patiente de 24 ans, il n'y a pas d'indication à réaliser le FCU.
J'en profite pour vous signaler que le frottis est tout à fait possible pendant la grossesse et doit être proposé à toute femme enceinte non à jour de son dépistage.

Nouvelles recos

Dépistage national organisé du cancer du col (2018)

La ministre chargée de la Santé a annoncé en mai 2018 la mise en place d'un programme national de dépistage organisé du cancer du col de l'utérus. Il s'agit du 3e programme national de dépistage organisé du cancer, après celui du cancer du sein et du cancer colorectal.
Ce programme s'adresse à toutes les femmes asymptomatiques âgées de 25 à 65 ans inclus. Les femmes concernées qui n'ont pas réalisé de FCU dans les 3 dernières années seront invitées par courrier à se rendre chez un médecin généraliste, un gynécologue ou une sage-femme pour effectuer cet examen. Ce frottis sera pris en charge à 100 % par l'Assurance maladie, sans avance de frais, sur présentation du courrier.

Nouvelles recos

Évaluation de la recherche des papillomavirus humains (HPV) en dépistage primaire des lésions précancéreuses et cancéreuses du col de l'utérus (HAS juillet 2019)

Depuis juillet 2019, il existe une nouvelle stratégie de dépistage du cancer du col utérin (CCU) pour les femmes de 30 à 65 ans ***(les modalités de dépistage restent les mêmes entre 25 et 30 ans)*** :

- À partir de 30 ans, la HAS recommande que le **test HPV** remplace l'examen cytologique ;

- Le test HPV sera réalisé chez les femmes de **plus de 30 ans**, **3 ans** après le dernier examen cytologique dont le résultat était normal ;
- Le rythme entre deux dépistages par test HPV est de 5 ans, dès lors que le résultat du test est **négatif** ;
- Si le test HPV est **positif**, il faut réaliser **un examen cytologique réflexe** (FCU) :
  - si le résultat de la cytologie est **ASC-US** ou « **anomalies plus sévères** », la femme doit être rappelée pour colposcopie,
  - si le résultat de la cytologie est **négatif**, **un test HPV** est réalisé **un an** plus tard. Si ce test HPV de triage, réalisé un an plus tard, est ***positif***, une **colposcopie** doit être faite ; si ce test HPV de triage est ***négatif***, un nouveau test de dépistage par **test HPV** doit être proposé **5 ans** plus tard.

Algorithme de triage des femmes âgées de 30 à 65 ans auxquelles un test HPV a été proposé en dépistage primaire du CCU

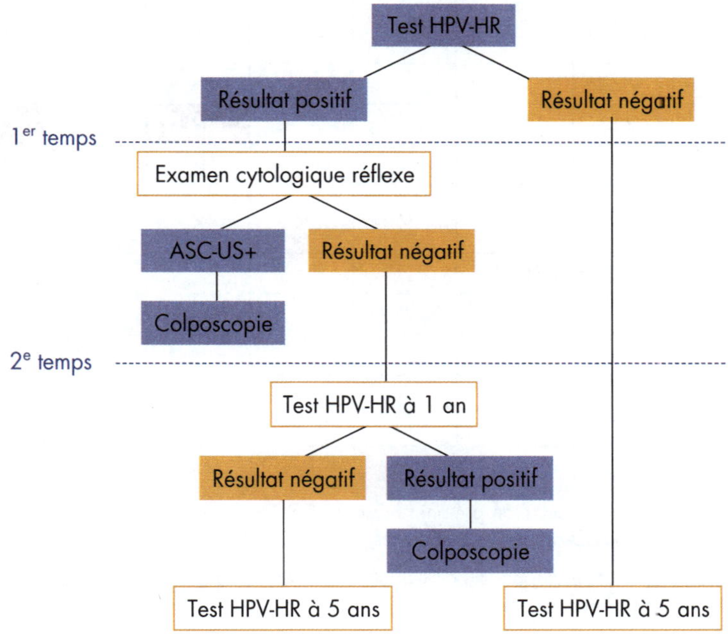

Ayant fait plusieurs infections urinaires, la patiente devra bénéficier d'un ECBU mensuel jusqu'à la fin de la grossesse (*voir* tableau page suivante).

	PC*	Cs 1 < 10 SA	Cs 2 < 15 SA	Cs 3 4e mois 16-19 SA	Cs 4 5e mois 20-24 SA	Cs 5 6e mois 25-28 SA	Cs 6 7e mois 29-32 SA	Cs 7 8e mois 33-S6 SA	Cs 8 9e mois 37-41 SA
Objectif		Diagnostic + datation grossesse	Déclaration grossesse + date de fin						Pronostic obstétrical
Examen clinique		✔		✔	✔	✔	✔	✔	✔ + présentation
Examen gynéco	± FCU								
Obligatoire		Toxo Rubéole Syphilis Ag HBs	Toxo si (-) Rubéole si (-)	Toxo si (-) Rubéole si (-) → 18 SA	Toxo si (-)	Toxo si (-)	Toxo si (-)	Toxo si (-)	Toxo si (-)
Proposé en systématique	VIH	VIH T21	VIH T21	Entretien FdR de stress					
Proposé éventuellement		ECBU$	ECBU$	ECBU$	ECBU$	ECBU$	ECBU$	ECBU$	ECBU$
ABO + Rh-K	✔	✔						✔	
RAI	✔	✔				✔		✔	
NFS		±				✔			
Glycosurie BU*		✔	✔	✔	✔	✔	✔	✔	✔
1re écho		**11-13 + 6 SA**							
2e écho				**20-25 SA**					
3e écho							**30-35 SA**		
Prélèvement streptoB									✔
Cs PA									✔

PC = péri-conceptionnel. Cs PA = consultation pré-anesthésique. * BU = recherche de Pu et d'infection urinaire asymptomatique (≥ 10^5). $ ECBU = si ATCD d'infections urinaires, de diabète ou de BU positive.

Examen clinique = poids, TA, hauteur utérine (à partir du 4e mois), bruits du cœur, mouvements fœtaux, recherche de contraction utérine, signes fonctionnels urinaires.

✔ Si femme Rh- ou femme Rh+ avec passé transfusionnel.

Les facteurs de risques de développer un diabète gestationnel sont (d'après le Collège d'Endocrinologie) :

- Âge maternel ≥ 35 ans
- IMC ≥ 25
- ATCD de diabète au 1er degré
- ATCD personnel de DG ou de macrosomie

→ Il est donc recommandé, chez cette patiente avec un IMC de 35 kg/m^2, de demander :

- ***Une glycémie à jeun (GAJ)*** au 1er trimestre avec un seuil fixé à 0,92 g/L
- ***Une HGPO avec 75 g de glucose*** entre 24 et 28 semaines, seuils fixés à 0,92 g/L à T0, 1,80 g/L à +1 h, 1,53 g/L à +2 h, si la GAJ du 1er trimestre est normale

Il n'y a aucun intérêt à réaliser des EFR.

Question 2

Concernant le dépistage de la trisomie 21 dans le cas présent, quelle(s) est (sont) la(les) proposition(s) exacte(s) ?

A. La mesure de la clarté nucale s'effectue sur une coupe axiale du fœtus
B. Le dépistage combiné du premier trimestre prend en compte l'âge gestationnel
C. Le dépistage séquentiel intégré du second trimestre n'est pas possible en raison du syndrome de Turner
D. L'âge de la patiente est pris en compte pour le calcul du risque combiné du premier trimestre
E. L'hCG total est pris en compte pour le dépistage combiné du premier trimestre

Le dépistage de la trisomie 21 (T21) est proposé à toutes les femmes enceintes depuis 1997. Ce risque de T21 est évalué à partir de :

- ***L'âge de la mère biologique***
- ***L'âge gestationnel***
- La mesure de la ***clarté nucale (CN) à l'échographie***
- Des résultats de la prise de sang : ***β-hCG*** (pas l'hCG total → cancer du testicule) ***+ PAPP-A***

réalisés entre 11 et 13 + 6 semaines d'aménorrhée. Si le risque est > 1/250, un geste invasif (amniocentèse ou biopsie de trophoblaste) est proposé.

La grossesse ayant été obtenue par don d'ovocytes, ce n'est donc pas ***l'âge de la patiente*** qu'il faut prendre en compte dans le calcul mais l'***âge de la donneuse d'ovocyte***.

La mesure de la CN se fait sur une coupe ***sagittale*** du fœtus.

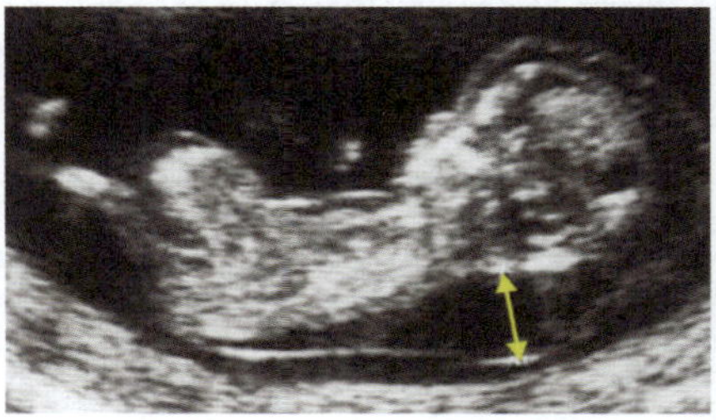

Rappel : Augmentation de l'épaisseur de la clarté nucale (diagnostic différentiel)

- Syndrome de Turner (XO)
- Aberrations chromosomiques : trisomie 21, trisomie 18, trisomie 13

REMARQUE : Usage des tests utilisant le cfDNA

La HAS préconise qu'un test ADNlcT21 soit proposé à toutes les femmes enceintes dont le niveau de risque de trisomie 21 fœtale estimé est compris entre 1/1000 et 1/51 après un dépistage combiné du 1er trimestre (ou à défaut un dépistage par les marqueurs sériques seuls du 2e trimestre).
Elle recommande aussi qu'un caryotype fœtal soit proposé d'emblée à toutes les femmes enceintes dont le niveau de risque de trisomie 21 fœtale estimé est ≥ 1/50 ; le test ADNlcT21 restant possible avant cet éventuel caryotype fœtal si la femme enceinte le souhaite.
Les nouvelles modalités de dépistage définies dans l'arrêté du 14 décembre 2018 sont en accord avec ces recommandations.

Question 3

Quelle(s) est (sont) la(les) proposition(s) exacte(s) ?
A. Il s'agit d'une séroconversion toxoplasmique
B. L'instauration d'un traitement par spiramycine est licite
C. Une amniocentèse doit être proposée au moins 4 semaines après la date présumée de la séroconversion
D. Un test d'avidité des IgG est indiqué
E. Une réaction croisée avec d'autres agents infectieux peut expliquer ce résultat sérologique

La positivité des IgG et des IgM chez cette patiente initialement séronégative pour la toxoplasmose traduit une ***séroconversion toxoplasmique***. Il n'y a ***pas besoin de test d'avidité*** ici car nous avions des sérologies en IgM et IgG négatives à 11 et 16 SA.

Astuce pratique !

Si la ***première*** sérologie avait montré la présence d'IgM et d'IgG, un contrôle avec test d'avidité et l'avis d'un laboratoire de parasitologie auraient été nécessaires pour dater l'infection.
- Si l'avidité est élevée, on peut conclure que l'infection est ancienne
- Si l'avidité est faible, une infection récente n'est pas exclue, et il est utile de contrôler le taux d'Ac 3 semaines plus tard

Ce test repose sur la recherche des anticorps spécifiques sécrétés contre *Toxoplasma gondii*. En cas d'apparition d'IgM lors de la surveillance chez une femme séronégative, la mise en évidence d'IgG spécifiques de la toxoplasmose est nécessaire pour confirmer la séroconversion. ***C'est la présence isolée d'IgM qui peut être non spécifique, par réactions croisées*** (source : Collège national de Gynécologie et d'Obstétrique français).

Devant cette séroconversion toxoplasmique, il faut :
- ***Initier un traitement préventif par spiramycine***
- ***Programmer une amniocenèse*** à partir de 18 SA et ≥ 4 semaines après la date présumée de séroconversion → analyse PCR et poser le diagnostic prénatal de l'infection
  → **Si PCR (+) :** ± proposition d'IMG selon la gravité de l'atteinte (échographie, âge gestationnel…) ± switch pour ***pyriméthamine-sulfadiazine*** + surveillance tous les 15 j si poursuite de la grossesse
  → **Si PCR (-) :** surveillance + poursuite ***spiramycine***
- ***Réaliser une échographie mensuelle*** (quel que soit le résultat de la PCR) → détection de signes cérébraux (dilatation ventriculaire bilatérale, calcifications) ou de fœtopathie (ascite, sérites, HMG, placentomégalie)

Question 4

Concernant cette molécule et la classe pharmacologique à laquelle elle appartient, quelle(s) est (sont) la(les) proposition(s) exacte(s) ?
A. La spiramycine a une action parasiticide sur *Toxoplasma gondii*
B. Elle agit par inhibition de la synthèse des protéines bactériennes par fixation à une sous-unité ribosomale
C. Elle est active sur *Mycoplasma hominis*
D. *Pseudomonas aeruginosa* est naturellement résistant
E. Il s'agit de la classe thérapeutique employée dans le traitement de la coqueluche

La ***spiramycine*** est un antibiotique de la famille des ***macrolides***. La spiramycine ***inhibe la synthèse protéique*** bactérienne/parasitaire par fixation au ribosome bactérien.

Antibiotiques bactériostatiques
• Cyclines (dont doxycycline) • Macrolides • Acide fusidique • Sulfamides

La spiramycine a donc une action ***parasito-statique*** sur *T. gondii*, c'est pour cela qu'en cas d'infection avérée, on la remplace par de la pyriméthamine-sulfadiazine, qui a une action ***parasiticide*** grâce à la pyriméthamine (la sulfadiazine, de la famille des sulfamides, est parasitostatique et n'est donc pas utilisée en monothérapie ; elle permet ici un effet synergique permettant de potentialiser l'effet parasiticide).
Le spectre d'action des macrolides comprend principalement les cocci G+ et G-, germes intracellulaires (+++), le campylobacter et ***le mycoplasme***.

Piège méchant des rédacteurs : *Mycoplasma hominis* est un mycoplasme commensal (mais parfois à l'origine d'infection) de la sphère génitale ayant développé une ***résistance contre les macrolides***.

Germes résistants aux macrolides
• ***Certains aérobies Gram +*** : *Corynebacterium jeikeium* (pas diphteriae), *Nocardia* • ***Certains aérobies Gram –*** : *Acinetobacter*, entérobactéries, *Haemophilus*, *Pseudomonas* • ***Anérobies*** : *Fusobacterium* • ***Autres*** : *Mycoplasma hominis*

Comme vous le savez, les macrolides sont des molécules de choix dans le ***traitement de la coqueluche*** car *Bordetella pertusis* est un germe intracellulaire.

Question 5

Quelle(s) est (sont) la(les) proposition(s) exacte(s) ?

A. La recherche du parasite est réalisée par une choriocentèse
B. Le génome de *Toxoplasma gondii* est recherché dans le liquide amniotique
C. Une recherche des IgG spécifiques est effectuée sur sang fœtal
D. Une choriorétinite doit être recherchée par échographie fœtale
E. Une anémie fœtale doit être recherchée par la mesure des vitesses cérébrales en échographie Doppler

Rappel

La choriocenèse (biopsie des villosités choriales) : prélever un échantillon du trophoblaste (génétiquement identique au fœtus)

- Réalisable à partir de 11 SA
- 4 % d'avortement
- Avantage : diagnostic précoce car Ø culture cellulaire
- Inconvénient : plus délicat à réaliser, risque de FC

L'amniocentèse : prélever du liquide amniotique qui contient des cellules fœtales

- Réalisable à partir de 15 SA
- 0,5-1 % d'avortement
- Inconvénient : culture cellulaire longue, résultats connus 2-3 semaines après

La cordocentèse : prélever du sang fœtal par ponction directe de la veine ombilicale du cordon ombilical

- Réalisable à partir de 20 SA
- Avantage : étude de données non accessibles dans d'autres tissus (ex. : anémie fœtale)
- Inconvénient : délicat à réaliser

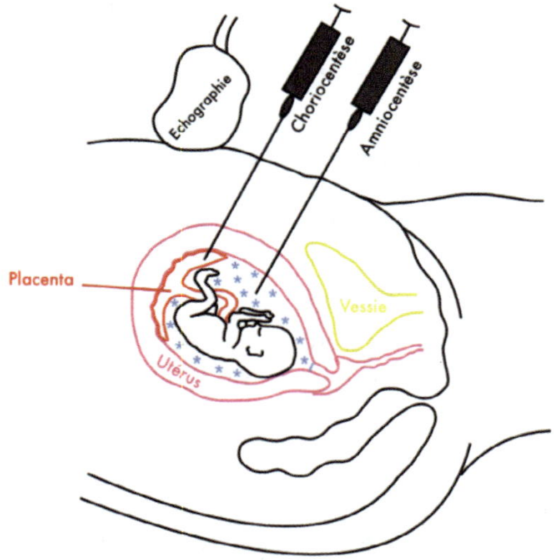

Pour la toxoplasmose, ***l'amniocentèse***, qui permet de mettre en évidence le ***génome de l'agent pathogène*** par amplification de l'ADN par PCR (examen rapide, diagnostic en quelques heures), a remplacé le prélèvement de sang fœtal. On ne va pas utiliser la choriocentèse dont on se sert pour mettre en évidence une anomalie génétique fœtale (trisomie 21, mucoviscidose…).

Lors de l'amniocentèse, une PCR positive prouve l'infection congénitale toxoplasmique. Une recherche de toxoplasme par inoculation à la souris est réalisée conjointement pour pallier les rares faux négatifs de la PCR.
Je vous laisse vous reporter à la Q3 pour les signes cliniques et échographiques fœtaux de l'infection toxoplasmique. ***L'anémie fœtale*** n'en fait pas partie.
Il peut exister une ***choriorétinite toxoplasmique***, mais celle-ci n'est visible qu'au fond d'œil. Restez logiques, impossible de voir la rétine du fœtus à l'échographie…

Question 6

Quel(s) traitement(s) instaurez-vous ?

A. Bétaméthasone
B. Maintien du traitement par spiramycine
C. Indométacine
D. Atosiban
E. Sulfate de magnésium

La menace d'accouchement prématuré (MAP) est définie par l'association de contractions utérines fréquentes et régulières ≥ 3 en 30 minutes (ici « douleurs abdominales intermittentes ») + modifications cervicales significatives (ici : « col raccourci mesuré à 18 cm ») + avant 37 SA (ici : 27 SA).
Il faut immédiatement hospitaliser la patiente et débuter une ***corticothérapie prénatale*** (ex. : bétaméthasone, 2 injections à 24 h d'intervalle) en prévention de la maladie des membranes hyalines car nous sommes < 34 SA.

Le sulfate de Mg2+ est prescrit lors d'une MAP < 32 SA dans un but de ***neuroprotection***. On va également prescrire un ***repos strict au lit*** et un ***traitement tocolytique*** (dont le principal objectif est de retarder l'accouchement ≥ 48 h, pour permettre l'action des corticoïdes), en l'absence de signe infectieux (on nous donne bien la température à 37,2 °C).

Anticalciques	Antagonistes de l'ocytocine
Nifédipine (Adalate®) Nicardipine (Loxen®)	**Atosiban** (Tractocile®)
Hors AMM	AMM
Moins bien tolérés (OAP +++, IDM)	Bien tolérés
CI : ATCD cardiaques, grossesses multiples	/

Notez bien que ***les ß-mimétiques ne sont plus indiqués*** lors de la tocolyse de par leur tolérance maternelle médiocre.

Il n'y a ***aucune indication à ce stade à arrêter la spiramycine***. Il faut la poursuivre au moins jusqu'à réception des résultats de la PCR, puis jusqu'à la fin de la grossesse si PCR (-) et jusqu'au switch ATB si PCR (+).
L'indométacine est un AINS, donc contre-indiquée pendant la grossesse. Rappelez-vous, vous en avez entendu parler dans le traitement des migraines.

Question 7

Quel est le diagnostic le plus probable ?

A. Appendicite aiguë
B. Pyélonéphrite aiguë
C. Listériose
D. Septicémie à toxoplasme
E. Chorioamniotite

Le diagnostic le plus probable devant une MAP fébrile avec ATCD de geste invasif type amniocentèse est bien sûr la ***chorioamniotite*** !

Question 8

Quelle(s) option(s) thérapeutique(s) peut (peuvent) être utilisée(s) dans cette situation ?

A. Perfusion de mifépristone
B. Ligature des artères utérines
C. Perfusion de méthotrexate
D. Perfusion de sulprostone
E. Ligature des artères iliaques externes

Le méthotrexate est utilisé dans le traitement médicamenteux des GEU et la ***méfépristone*** au cours des IVG médicamenteuses.

Je vous rappelle la marche à suivre devant une hémorragie de la délivrance :

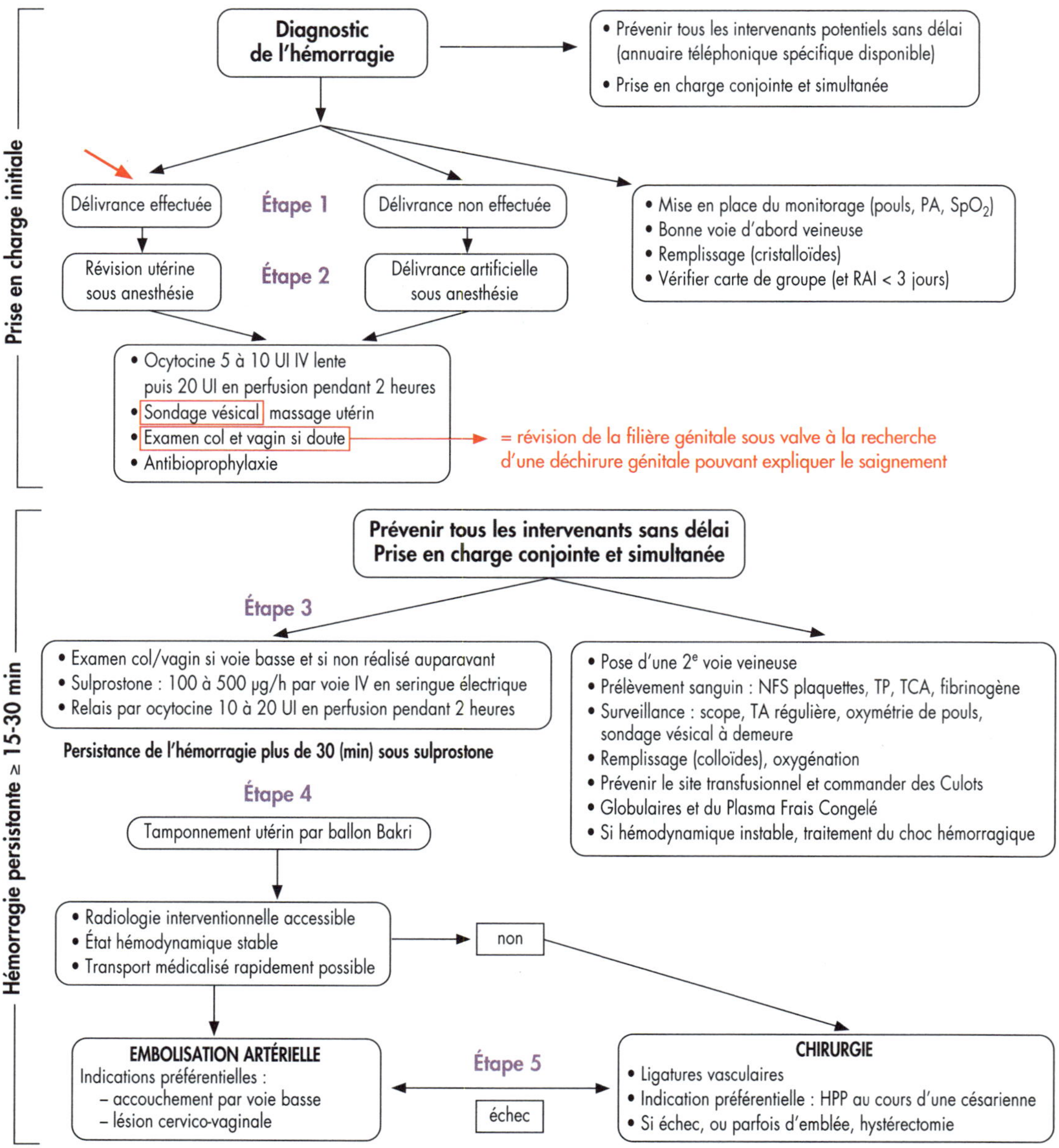

Certains étudiants avaient hésité à cocher le sulprostone car la patiente était asthmatique : sachez qu'il est contre-indiqué uniquement en cas d'asthme sévère.
Les ligatures vasculaires concernent les ***artères utérines*** ou ***hypogastriques***, qui sont des branches de l'***iliaque interne*** (= artère hypogastrique, c'est la même chose).

Question 9

Parmi les éléments de ce bilan, lequel (lesquels) entre(nt) dans la définition d'une coagulation intravasculaire disséminée (CIVD) biologique ?

A. Plaquettes
B. Leucocytes
C. Fibrinogène
D. D-dimères
E. Hémoglobine

SYNDROME D'ACTIVATION SYSTÉMIQUE DE LA COAGULATION

D-Dimères > 500 µg/L + ≥ 1 critère majeur ou + ≥ 2 critères mineurs

– MAJEUR : plaquettes < 50/mm^3, TP < 50 %
– MINEUR : plaquettes < 100/mm^3, TP < 65 %, fibrinogène < 1 g/L

↓

CIVD BIOLOGIQUE

Il n'existe ici aucun critère majeur mais on retrouve comme critère mineur :

- Le fibrinogène à 0,5 g/L (< 1 g/L)
- Les plaquettes à 70 g/L (< 100 g/L)
- Le TP à 60 % (< 65 %)

Au moment de l'accouchement, les D-dimères sont habituellement très élevés et diminuent rapidement dans les 3 premiers jours post-partum. Leur utilité pour exclure une MTEV/CIVD est très limitée, jusqu'à 4 semaines post-partum. Cependant, ils entrent bien dans la définition d'une CIVD… je pense qu'il fallait les cocher.

Question 10

À propos de l'état clinique néonatal, quelle(s) est (sont) la(les) proposition(s) exacte(s) ?

A. Il s'agit d'une détresse respiratoire transitoire
B. Le score d'Apgar n'est pas interprétable en cas de prématurité
C. Les besoins en oxygène de cet enfant constituent un signe de gravité
D. Le score de Silverman est de 8
E. La cyanose généralisée est en faveur d'une anémie du nouveau-né

Le score d'Apgar permet d'évaluer le niveau d'adaptation du bébé à la vie extra-urétine dans les 10 minutes qui suivent sa naissance, ***qu'il soit prématuré ou non***. Il tient compte de 5 paramètres :

Score d'Apgar			
	0	1	2
Fréquence cardiaque	∅	< 100	≥ 100
Mouvements respiratoires	∅	Irrégulière	Régulière
Tonus musculaire	**∅**	Flexion des bras	Flexion des 4 membres
Réactivité à la stimulation	∅	Faible, grimace	Vigoureuse, cris
Coloration de la peau	**Cyanose**	Extrémités cyanosées	Bébé bien rose

En période néonatale, ***le score de Silverman*** permet de diagnostiquer et ***évaluer la détresse respiratoire*** d'un nouveau-né. Vous connaissez le moyen mnémotechnique « **BB tire en geignant** » :

Score de Silverman			
	0	1	2
B = balancement thoraco-abdominal	Respiratoire synchrone	Thorax immobile	**Respiration paradoxale**
B = battement des ailes du nez	∅	**+**	+++
Tire = tirage intercostal	∅	+ (intercostal)	**+++ (intercostal et sus-sternal)**
EN = entonnoir xyphoïdien	∅	+	+++
Geignant = geignement expiratoire	∅	**Au stéthoscope**	À l'oreille
Total pour ce patient	0	2	6

Comme vous pouvez le remarquer, il est très facile pour les rédacteurs de mélanger les items du score d'Apgar avec ceux du score de Silverman. Ici, nous avons un Silverman à 0 + 2 + 6 = 8. La ***détresse respiratoire*** est importante si le score est ≥ à 4 et nécessite une intubation.

Il est impossible pour l'instant de conclure à une DRA transitoire (inhalation de liquide amniotique [LA] liée à la césarienne). Il pourrait très bien s'agir d'une infection materno-fœtale dans ce contexte de chorioamniotite, d'une MMH dans ce contexte de prématurité, etc.

La cyanose traduit une désaturation en O_2 de l'hémoglobine dans le capillaire. Elle peut s'expliquer par :

- ***Un trouble de l'hématose*** → donc liée à une anomalie respiratoire, shunt cardiaque D-G…
- ***Un ralentissement de la circulation sanguine*** dans les capillaires (soit bas débit comme état de choc, insuffisance cardiaque, soit local comme dans le Raynaud)

→ **La cyanose est atténuée voire absente en cas d'anémie** ; en effet, chaque molécule d'Hb est saturée à 100 % en O_2.

Le nouveau-né ne sature qu'à 90 % sous FiO_2 0,5, ce qui signifie que ses besoins en O_2 sont très importants pour obtenir une saturation optimale, ce qui constitue un ***critère de gravité***.

Question 11

Quel(s) diagnostic(s) pouvez-vous retenir à l'interprétation de ce cliché ?

A. Épanchement pleural liquidien gauche
B. Atélectasie rétro-cardiaque gauche
C. Pneumothorax droit
D. Hernie diaphragmatique gauche
E. Pneumopéritoine droit

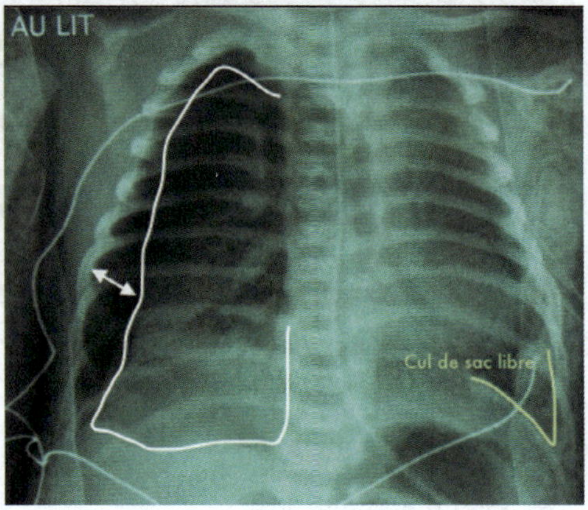

Cette complication est très fréquente chez les nouveau-nés ventilés de façon un peu trop invasive.

Question 12

Chez cette patiente, quelle(s) pathologie(s) devez-vous éliminer en premier lieu ?

A. Œdème aigu cardiogénique
B. Dissection aortique
C. Pneumopathie bactérienne
D. Péricardite
E. Embolie pulmonaire

La patiente présente plusieurs facteurs de risque de MTEV : perte sanguine importante lors de la césarienne, alitement, période du post-partum. Il faut bien entendu évoquer l'***embolie pulmonaire***.

N'oubliez pas à ce stade du dossier que la patiente avait un Turner ! Dans environ 30 % des cas, il y a une malformation cardiaque : coarctation de l'aorte (généralement opérée rapidement) ou valve aortique (valve aortique bicuspide). La surveillance de l'aorte doit se poursuivre toute la vie (et d'autant plus pendant la grossesse), du fait du ***risque de dilatation de l'aorte*** qui expose au ***risque de dissection aortique***.

L'OAP ne se traduit généralement pas comme une douleur thoracique mais plutôt comme une ***dyspnée brutale***.
La ***pneumopathie*** et la ***péricardite*** sont certes des causes de douleur thoracique, mais le contexte n'est ici pas très évocateur. Ce ne sont clairement pas les principales hypothèses diagnostiques auxquelles on va penser.

Question 13

Vous décidez de réaliser d'emblée un angioscanner pulmonaire en urgence.

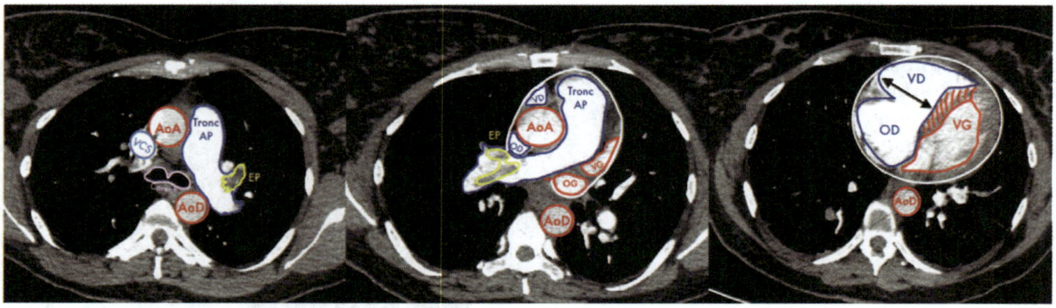

Quel(s) anomalie(s) identifiez-vous sur ces 3 clichés ?

A. Dilatation du ventricule gauche
B. Dissection de l'aorte ascendante
C. Cœur pulmonaire aigu
D. Embolie pulmonaire bilatérale
E. Pneumomédiastin

Il n'y a aucun flap intimal ou séparation entre vrai et faux chenal qui pourrait nous orienter vers une ***dissection aortique*** ; de plus, les pouls sont symétriques, ce qui est en défaveur de la dissection.

Le cœur pulmonaire aigu est un syndrome lié à une élévation brutale de la post-charge du ventricule droit (VD) secondaire à un obstacle sur la circulation pulmonaire entre l'origine de l'artère pulmonaire et les capillaires pulmonaires. L'embolie pulmonaire en est une des principales causes. ***Le VD peut alors se dilater*** (comme ici) et diminuer le remplissage du VG (et donc son éjection), avec risque de défaillance cardiaque.

Question 14

Que lui répondez-vous au sujet de l'allaitement ? (une ou plusieurs réponses exactes)

A. L'allaitement est possible malgré le traitement par héparine
B. L'allaitement n'est pas possible, l'enfant étant prématuré
C. L'herpès labial contre-indique l'allaitement
D. Elle n'aura pas de montée de lait en raison du syndrome de Turner
E. L'allaitement n'est pas recommandé chez cette patiente devant les complications de l'accouchement

C'est bien sûr un ***herpès du téton*** (et non un ***herpès labial***) qui contre-indique l'allaitement. L'allaitement n'est jamais strictement contre-indiqué, sauf en cas de refus maternel, de VIH, d'hépatites B et C sans traitement ou de galactosémie.

Le syndrome de Turner (X0) est à l'origine d'un hypogonadisme ***périphérique***. Il n'existe aucune atteinte de l'antéhypophyse, responsable de la sécrétion de prolactine à l'origine de la sécrétion lactée.

Dossier 3

Corrigé

(Énoncé p. 8)

Question 1

Pour l'évaluation de la dépendance, parmi les propositions suivantes, laquelle (lesquelles) correspond(ent) à une fonction instrumentale ?

A. Se laver
B. Faire les courses
C. Préparer un repas
D. S'habiller
E. Gérer ses médicaments

Pour l'évaluation de la dépendance dans les activités instrumentales de la vie quotidienne, on utilise ***l'échelle des activités instrumentales de la vie quotidienne (IADL)***, aussi appelée « test de Lawton ». Elle permet d'explorer la capacité de l'individu à rester au domicile.

Échelle IADL	• Utilisation du téléphone • **Faire ses courses** • **Faire la cuisine** • Faire le ménage • Faire le linge • Utiliser les moyens de transport • **Gérer ses médicaments** • Gérer son argent

Pour chaque item, la cotation ne peut être que 0 et 1. Le score est coté de 0 (perte d'autonomie totale) à 8 (totalement autonome).

Attention à ne pas confondre l'échelle IADL avec l'***échelle des activités de la vie quotidienne (ADL)***, utilisée pour l'évaluation de la dépendance dans les activités élémentaires de la vie quotidienne, aussi appelée « test de Katz ». Il est très facile pour les rédacteurs d'échanger certains de ces items.

Échelle ADL	• **Les soins corporels** (se laver) • **L'habillement** • Aller aux toilettes • Les transferts • La continence fécale et urinaire • L'alimentation (se nourrir sans aide)

L'autonomie pour une activité de vie quotidienne est coté 1. Un score de 6 indique une autonomie complète. Un sujet âgé dont le score est < 3 est considéré comme dépendant.

Question 2

Sélectionnez-la(les) proposition(s) juste(s) parmi les suivantes :

A. Elle concerne les patients de plus de 60 ans
B. Elle est attribuée aux personnes GIR 5 et 6 selon la grille AGGIR
C. Son montant dépend du niveau de dépendance
D. Son montant dépend des revenus individuels
E. Elle concerne aussi les patients en EHPAD

L'APA est une allocation versée par le ***conseil départemental (conseil général)*** pour les personnes répondant aux critères suivants :

- ***Âge ≥ 60 ans***
- ***Résidant en France de façon stable et régulière***
- ***En perte d'autonomie : score GIR < 5*** (donc GIR 1, 2, 3 et 4) ***mesuré à partir de la grille AGGIR***

Il existe 2 types d'APA : l'APA ***à domicile*** et l'APA ***en établissement***. Si une personne bénéficie de l'APA à domicile et qu'elle envisage d'aller en EHPAD, le montant attribué sera recalculé.

Astuce pratique !

Pièges classiques sur l'APA aux ECNi :

- ***Son attribution*** ne dépend pas des conditions de revenus mais ***son montant*** si
- L'APA est versée par le conseil général (départemental) et non régional (elle n'est pas non plus versée par la MPDH ≠ AAH)
- On calcule le ***score*** GIR à partir de la ***grille*** AGGIR et non l'inverse
- L'APA ne peut pas être cumulée avec les prestations suivantes :
  - La PCH (prestation de compensation du handicap)
  - L'aide-ménagère à domicile
  - Les aides de la caisse de retraite

Question 3

Quel(s) critère(s) parmi les suivants en fait (font) partie ?

A. Évolution lente progressive
B. Déclin dans au moins un domaine cognitif
C. Altération de la mémoire
D. Interférence des troubles cognitifs avec l'autonomie
E. Aggravation des troubles lors des épisodes confusionnels

La démence est définie dans le DSM-V par :

- A : apparition de déficits cognitifs dans ***un ou plusieurs*** domaine(s) :
  - ***Altération de la mémoire***
  - ***Perturbation cognitive :*** aphasie, apraxie, agnosie, perturbation des fonctions exécutives
- B : altération significative du fonctionnement social ou professionnel, avec un déclin par rapport au niveau antérieur
- C : ne survenant pas de façon exclusive au cours d'une confusion mentale
- D : ne sont pas mieux expliqués par une autre atteinte du SNC (dépression, AVC, Parkinson…)

Généralement l'évolution du trouble neurocognitif est ***lente et progressive*** (en comparaison avec le trouble confusionnel qui est brutal et passager) et s'aggrave au cours des épisodes confusionnels surajoutés, mais ces éléments n'entrent pas dans la définition du DSM-V.

Question 4

Quel(s) diagnostic(s) parmi les suivants évoquez-vous ?
A. Maladie d'Alzheimer
B. Maladie cérébrovasculaire
C. Hydrocéphalie chronique
D. Dépression
E. Dégénérescence lobaire fronto-temporale

Il existe un trouble de la mémoire antérograde mais il n'y a pas de trouble de l'encodage, le test du rappel est plutôt satisfaisant (2/3) et amélioré par l'indiçage, ce qui n'est ***pas en faveur d'une maladie d'Alzheimer*** où l'on retrouve plutôt un trouble de l'encodoage, sans amélioration par l'indiçage. À l'imagerie, il n'existe d'ailleurs qu'une atrophie hippocampique légère mais la concordance clinique/imagerie n'est pas très fiable.

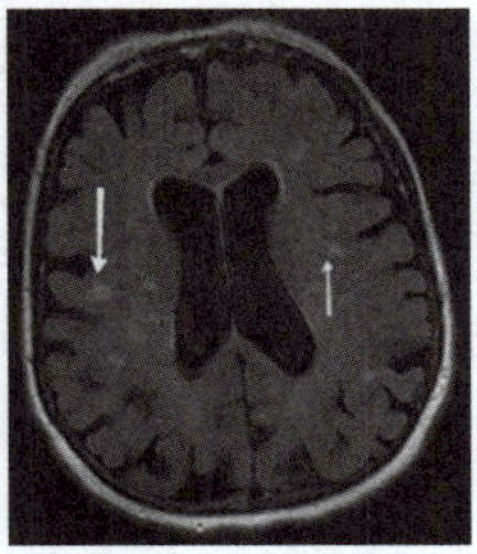

Par contre, on retrouve à l'IRM :
- ***Une leucopathie vasculaire stade III*** :
  → Aussi appelée « leucoaraïose », multiples hypersigaux T2 + FLAIR en IRM
  → Lésions de la substance blanche
- ***2 séquelles vasculaires ischémiques lacunaires*** :
  → Les lacunes sont de petits AVC ***profonds*** (atteinte des artères perforantes) atteignant les NGC, la substance blanche

Chez cette patiente polyvasculaire (HTA, diabète, hypercholestérolémie), il faut absolument que vous évoquiez la ***maladie cérébrovasculaire***.

L'hydrocéphalie chronique est caractérisée par la ***triade de Hakim et Adams*** :
- Troubles de la mémoire antérograde (présents ici)
- Marche à petits pas (à rechercher devant les troubles de l'équilibre)
- Incontinence sphinctérienne

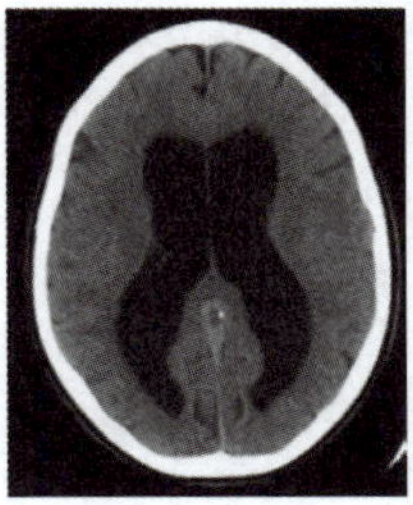

Cependant, l'imagerie ne retrouve pas de signe de dilatation ventriculaire avec ballonnisation des cornes ventriculaires (*voir* photo), classique dans l'hydrocéphalie chronique.

L'imagerie cérébrale ne retrouve pas d'atrophie importante des cortex fronto-temporaux, la batterie « BREF » est à 15 (considérée comme normale si ≥ 15-16 selon le niveau scolaire). La clinique n'est pas très en faveur d'un syndrome frontal (pas de désinhibition, pas d'anosognosie, pas de perte d'intérêt pour les autres ou d'apathie). ***La dégénérescence lobaire fronto-temporale*** n'est donc pas le principal diagnostic à évoquer.

Enfin, et retenez-le bien une fois pour toutes, ***LE DIAGNOSTIC DIFFÉRENTIEL À ÉVOQUER SYSTÉMATIQUEMENT*** devant des troubles cognitifs chez un sujet âgé est ***la dépression***.

→ Certains états dépressifs sévères peuvent avoir une présentation clinique pseudo-démentielle, c'est pourquoi leur élimination entre dans la définition du trouble démentiel (condition D), d'autant plus chez cette patiente qui est « attristée [par ses troubles de la mémoire] », « fatiguée dès qu'elle essaye de faire un effort » et qui vient accompagnée de sa fille qui « trouve sa maman triste ».

Question 5

Quel(s) élément(s) dans le cadre du traitement parmi les suivants mettez-vous en route à ce stade ?

A. Équilibre des facteurs de risque cardiovasculaire
B. Inhibiteur de l'acétylcholine estérase
C. Suivi psychologique
D. Protection juridique
E. Allocation personnalisée à l'autonomie

Traitement non médicamenteux de la démence
Aides humaines/intervention de tiers : • Aide à domicile (auxiliaire de vie, AS) • **Suivi psychologique** (patient + aidants) • Centre d'accueil • Séances de stimulation des fonctions cognitives • Institutionnalisation quand le maintien au domicile est impossible
Aides financières et médico-légales : • Prise en charge à 100 % • **APA** : à demander par le patient / proches du patient • **Mesures de protection médico-administratives** (sauvegarde de justice ou tutelle si nécessaire)
Hygiène de vie et autres traitements : • Activités physiques quotidiennes • Traitement des déficiences sensorielles (surdité, vision) • Traitement des facteurs aggravants curables • Surveillance accrue de l'état nutritionnel

Le contrôle des facteurs de risque cardiovasculaire, en particulier HTA, diabète et dyslipidémie, est recommandé dans la prise en charge de la démence vasculaire.

Devant ses troubles de la mémoire invalidants, il est licite de mettre en place une ***mesure de protection juridique*** chez cette patiente, à la demande de la famille.
Le certificat médical pour demander une mise sous ***protection juridique*** à la demande de la famille du patient ne peut pas être délivré par le médecin traitant. Seul un médecin agréé par le procureur en a le pouvoir, contrairement à la demande de ***sauvegarde de justice***.

La patiente ayant ≥ 60 ans et une perte d'autonomie dans les activités instrumentales (IADL à 6/8), elle pourrait peut-être bénéficier de l'***APA*** après évaluation. Le médecin doit remplir la partie médicale de la demande d'APA. On est bien d'accord que ce n'est pas lui qui décide ou non de verser l'APA, mais il se doit d'informer la famille sur l'existence de cette aide dont pourrait bénéficier la patiente.

Les inhibiteurs de l'acétylcholine estérase (donépézil, rivastigmine et galantamine) sont utilisés lors des phases démentielles de la maladie d'Alzheimer (légère à modérément sévère). Des essais thérapeutiques montraient que le déclin cognitif était légèrement moins marqué sous ce traitement et que certains troubles comportementaux (apathie, agitation, hallucinations…) s'en trouvaient améliorés. Ils ont récemment été déremboursés car leur SMR (service médical rendu) était jugé insuffisant.
La coexistence de lésions vasculaires et d'une maladie d'Alzheimer est fréquente et ne contre-indique pas la prescription de ce traitement. ***En revanche, il n'est pas recommandé de prescrire ce traitement en cas de démence vasculaire pure.***

Question 6

Concernant les facteurs de risque cardiovasculaire de cette patiente, quelle(s) mesure(s) prenez-vous ?

A. Régime hypocalorique
B. Régime hypoglucidique
C. Régime hyperprotidique
D. Régime désodé
E. Activité physique adaptée

Vous savez que le surpoids (IMC entre 25 et 30) n'existe pas chez le sujet âgé. Notre patiente présente un IMC à 30, elle se situe donc à la limite haute de la normale. La perte de poids n'est pas indiquée, d'autant plus qu'un ***régime hypocalorique*** risque de majorer la dénutrition chez cette femme fragile (albumine < 35 g/L) avec ATCD de chutes. On va au contraire l'encourager à ***consommer plus de protéines*** pour lutter contre la dénutrition (régime hyperprotidique).

La patiente est diabétique traitée par régime seul. C'est-à-dire qu'elle est déjà sous ***régime hypoglucidique***. L'hémoglobine glyquée à 7,9 % est tout à fait adaptée (ici, la cible d'HbA1C chez cette personne âgée fragile est d'environ 8 %), on va l'encourager à poursuivre ses habitudes alimentaires.

La TA est équilibrée sous traitement inhibiteur calcique (amlodipine). On ne va sûrement pas lui prescrire un ***régime désodé*** (< 2 g/jour de sel), tout au plus un régime légèrement hyposodé (6 g/jour). Ce régime risque non seulement d'entraîner des hypotensions mais aussi de favoriser une dénutrition. La seule indication valable du régime désodé est l'OAP.
Une activité physique adaptée est toujours conseillée chez le sujet âgé. Elle permet le maintien de l'autonomie. Ce genre d'item un peu « passe-partout » est toujours à cocher.

Question 7

Concernant l'index de pression systolique (IPS), quelle(s) proposition(s) est (sont) juste(s) ?

A. Il permet le dépistage de l'artériopathie oblitérante des membres inférieurs
B. Sa mesure est contre-indiquée en cas d'ischémie critique
C. Il se calcule par le ratio de la pression artérielle de cheville sur la pression artérielle humérale
D. Une IPS supérieure à 1,30 traduit des artères incompressibles, rigides et calcifiées
E. Il permet de suivre l'évolutivité de l'artériopathie oblitérante des membres inférieurs

C'est le rapport $\frac{\text{TA systolique de cheville}}{\text{TA systolique de bras}}$. Vous l'avez sûrement déjà tous fait en stage, il est classiquement évalué à l'aide d'un brassard tensionnel et d'un Doppler de poche.

AOMI sévère	IPS < 0,6
AOMI	IPS < 0,9
IPS normaux	IPS entre 0,9 et 1,3
Médiacalcose	IPS ≥ 1,4

Un IPS anormalement élevé (> 1,40) est le témoin d'une rigidité artérielle anormale due à la médiacalcose : calcification de la média sans rétrécissement intraluminal (≠ de l'athérosclérose), fréquente chez le diabétique âgé et le patient dialysé rénal.
Ici, les IPS sont calculés à 1,2 et sont donc considérés comme normaux. Il faudra réaliser ce dépistage régulièrement chez cette patiente polyvasculaire et diabétique.

Question 8

Vous effectuez une recherche d'hypotension orthostatique. Choisissez-la(les) proposition(s) juste(s) parmi les suivantes :

A. Une recherche négative élimine une hypotension orthostatique
B. Une accélération de la fréquence cardiaque > 100/min évoque une dysautonomie
C. Une baisse de la pression artérielle systolique ≥ 20 mmHg à l'orthostatisme confirme le diagnostic
D. L'absence de symptômes à l'orthostatisme écarte le diagnostic
E. Une baisse isolée de la pression artérielle diastolique ≥ 10 mmHg à l'orthostatisme confirme le diagnostic

L'hypotension orthostatique est définie comme la diminution de la TA_S ≥ 20 mmHg et/ou la TA_D ≥ 10 mmHg survenant dans les 3 minutes suivant un passage en position debout

Une recherche tensionnelle négative ainsi que ***l'absence de symptômes d'orthostatisme*** n'éliminent bien sûr pas le diagnostic d'hypotension orthostatique, qui peut très bien être asymptomatique.
En cas de suspicion d'hypotension orthostatique mais d'épreuve négative, il est recommandé de répéter cette recherche à des jours et/ou des horaires différents.

Il existe généralement une ***tachycardie sinusale réflexe*** compensatrice en général, ***sauf dans les cas de dysautonomie*** où la FC reste anormalement normale par dysfonctionnement du système nerveux autonome (on parle d'hypotension orthostatique neurogène).

Question 9

Quel(s) facteur(s), dans le cas de cette patiente, parmi les suivants a (ont) pu y contribuer ?

A. Diabète non insulinodépendant
B. Hypertension artérielle
C. Inhibiteur calcique
D. Sédentarité
E. Taux d'hémoglobine

Les causes d'hypotension orthostatique peuvent être :

- ***Iatrogène : antihypertenseurs***, psychotropes (neuroleptiques, antidépresseurs), antiparkinsoniens, vasodilatateurs (dérivés nitrés, alpha-bloquants, sidénafil), anticholinergiques, opiacés
- ***Dysautonomie : diabète***, amylose, maladie de Parkinson, démence à corps de Lewy, néoplasie, IRC, SEP, Guillain-Barré, myélite, VIH, Lyme
- ***Hypovolémie :*** diarrhée, chaleur, fièvre, ***anémie***, dénutrition, insuffisance veineuse, régime désodé
- ***Idiopathique***
- ***Maladies endocriniennes rares*** (maladie d'Addison, phéochromocytome…)

L'**hypovolémie** peut être suspectée devant l'accélération ≥ 20 bpm de la FC en position debout.

Ici, la patiente est pile à la limite basse du seuil d'Hb normal (12 g/dL), il n'y a donc pas d'anémie. L'item E est donc faux.

Question 10

Quelle(s) mesure(s) thérapeutique(s) en première intention prenez-vous concernant cette hypotension orthostatique ?

A. Contention veineuse de classe 2
B. Ajout de midodrine
C. Ajout de fludrocortisone
D. Arrêt du traitement antihypertenseur
E. Activité physique régulière

Rappel : Prise en charge de l'hypotension orthostatique

Traitement non pharmacologique	Traitement pharmacologique
• **Éliminer les médicaments aggravant** • Augmenter la prise hydrique et la ration en sel • Éviter le lever rapide • Éviter la station debout prolongée • Éviter les T° chaudes et la prise d'alcool • Surélever la tête du plan lit à 10° • Maintenir l'activité physique • Miction et douche en position assise • **Contention des membres inférieurs ≥ classe 2** • Absorption d'eau avant le repas (400 mL)	***Recommandé uniquement pour les hypotensions orthostatiques symptomatiques d'origine neurogène*** Monothérapie : • Agoniste -adrénergique : ***midodrine*** (Gutron®) • Augmentation de la volémie : ***fludrocortisone*** Associations médicamenteuses (si échec) : Midodrine et fludrocortisone Dans certaines situations on peut recourir à : • Desmopressine • Octréotide • Pyridostigmine

La patiente ne présentant pas d'AOMI sévère, il n'y a pas de contre-indication à la prescription de contention veineuse de classe 2.
En cas d'origine médicamenteuse, le consensus d'expert de la Société française d'HTA recommande de réviser le traitement avec selon les cas : ***un arrêt***, un changement de classe, un changement de dose ou d'horaire.

Question 11

Quelle(s) anomalie(s) notez-vous ?

A. Rythme sinusal
B. Bloc auriculo-ventriculaire du second degré
C. Bloc sinoatrial paroxystique
D. Axe gauche des QRS
E. Bloc de branche droit

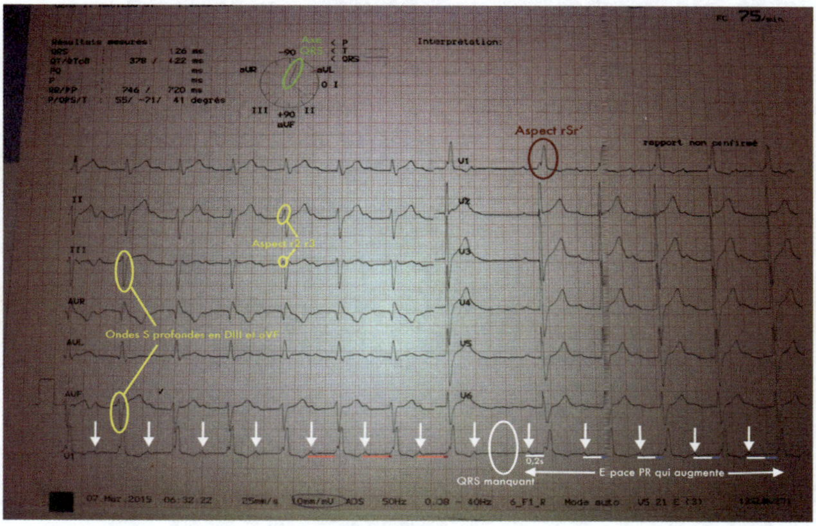

Il existe une onde P pour chaque QRS, avec onde P maximale en DII, mais pas de QRS pour chaque onde P. Il ne s'agit donc pas d'un ***rythme sinusal***.

Les QRS sont positifs en D1 et négatifs en aVF. On sait que l'angle est donc compris entre 0 et -90°. On sait que l'axe normal se situe entre -30° et 90°. On regarde donc en DII :

- Si les QRS sont (+) : l'axe est compris entre 0 et -30° → normal
- Si les QRS sont (-) : l'axe est compris entre -30 et -90° → axe (hyper)gauche

Il existe donc un ***axe hypergauche pathologique***. Sur cet ECG, si vous n'étiez pas sûrs de vous, il vous suffisait de regarder l'axe du QRS déjà tracé en haut de la page.
→ Même si certains font la distinction entre « axe gauche » pour axe « normal » compris entre 0 et –30° et axe « hypergauche » pour un axe pathologique au-delà de –30°, le Collège des enseignants de Cardiologie utilise le terme d'axe gauche pour un axe au-delà de –30°. Il fallait donc cocher cet item.

Les QRS sont élargis à 3 pc, soit 0,12 s (> 2 pc, soit 0,08 s) avec un aspect rSr' en V1 avec aspect de retard droit.

Astuce pratique ! Reconnaître un retard à l'ECG (ici, retard droit)

- Normalement, la dépolarisation des ventricules se fait simultanément *via* l'influx nerveux passant par les branches droite et gauche (tissu spécialisé). En cas d'atteinte d'une des deux branches, la dépolarisation se fera de façon moins rapide du côté lésé (tissu non spécialisé)
- Physiologiquement, l'axe des QRS est dévié vers la gauche car la masse du VG est plus importante que celle du VD

  → En cas de ***bloc de branche droit***, la dépolarisation se fait d'abord à gauche (branche fonctionnelle) puis vers la droite de proche en proche car la branche droite est non fonctionnelle
- À l'ECG, dans les dérivations gauches V5 V6, on va d'abord voir la dépolarisation du VG (onde R) puis la dépolarisation du VD (onde S)

Nous voyons clairement sur le tracé long (V1) qu'il existe un allongement du PR avec ondes P bloquées.

- ***BAV 1*** = allongement constant de l'espace PR
- ***BAV 2*** = allongement progressif de l'espace PR, puis une onde P bloquée
  - ***BAV 2 Mobitz I*** = ondes P bloquées précédées d'un allongement de l'espace PR
  - ***BAV 2 Mobitz II*** = ondes P bloquées non précédées d'un allongement de PR
- ***BAV 3*** = ondes P et QRS réguliers mais dissociés, chacun a sa propre fréquence, celle du QRS étant plus lente que celle des ondes P (rythme d'échappement)

REMARQUE

Sur la 1re partie du tracé, il est difficile de savoir s'il s'agit un BAV2 Mobitz I ou II alors que sur la 2nde partie, l'allongement progressif de l'espace PR est très net.

Question 12

Au vu de l'ensemble du dossier, quelle(s) anomalie(s) recherchez-vous sur le holter demandé par le médecin traitant ?

A. Dysfonction sinusale
B. Fibrillation auriculaire paroxystique
C. Tachycardie ventriculaire paroxystique
D. Cardiopathie ischémique
E. Bloc auriculoventriculaire de haut degré

Devant l'ensemble de l'histoire clinique, ainsi qu'avec l'ECG réalisé, on peut soupçonner la syncope comme cause de chute chez cette patiente.

Ici, le holter va permettre de rechercher des causes cardiaques « électriques » de syncope :

- Dysfonction sinusale si bradycardie sinusale < 40 bpm ou pauses > 3 secondes
- Tachycardie ventriculaire (QRS larges)
- Tachycardie supraventriculaire (QRS fins) rapide (> 150 bpm)
- BAV complet ou du 2nd degré de type Möbitz II
- Bloc alternant évocateur d'un bloc trifasciculaire
- Signes de défaillance d'un stimulateur cardiaque

La ***cardiopathie ischémique*** peut être une cause de syncope. Cependant, elle ne se cherche pas au holter mais lors d'une épreuve d'effort (vélo ou pharmacologique) et lors d'une coronarographie si risque élevé.
La ***fibrillation auriculaire*** n'est pas une cause de syncope.

Question 13

Quel(s) traitement(s) décidez-vous ?

A. Pose de pacemaker double chambre
B. Arrêt de l'inhibiteur calcique
C. Traitement anticoagulant curatif
D. Amiodarone
E. Abstention thérapeutique et surveillance

Rappel : Indications du stimulateur cardiaque

En cas de dysfonction sinusale :

- Symptomatique + lien de causalité entre bradycardie et symptômes + Ø cause réversible
- ACFA ou angor avec impossibilité d'arrêter les bradycardisants

À discuter :

- Bradycardie sévère diurne < 40 bpm à symptômes modestes / absents / non corrélés à la bradycardie
- Hyperréflectivité sino-carotidienne syncopale sur avis spécialisé

En cas de BAV :

Systématique :

- BAV 3 + Ø cause curable/réversible
- BAV 2 évocateur d'un siège infra-hissien
- BAV 2 symptomatique quel que soit son siège

Pas d'indications :

- BAV 2 Mobitz I asymptomatique
- Immense majorité des BAV 1

Ici, il existe une indication théorique à la pose d'un pacemaker (BAV 2 MII + dysfonction sinusale sévère). L'âge avancé ne doit pas être une contre-indication à sa pose :

- L'intervention peut se faire sous anesthésie locale
- L'absence de traitement des troubles conductifs, le risque de chute grave est majoré

Pour aller plus loin avec L'ATBC

Sondes et pacemaker	
Monochambre	Pointe du **ventricule droit**
Double chambre	• **Oreillette droite** • **Ventricule droit**
Triple chambre (resynchronisation)	• Oreillette **droite** • Ventricule **droit** • Ventricule **gauche** (par le biais de sinus coronaire)

Quelques notions très simples mais qui feront à coup sûr la différence, tant les références passent rapidement dessus. Le piège souvent proposé est de mettre une sonde dans le ventricule gauche en cas de pacemaker double chambre.

REMARQUE

Il s'agit bien d'un stimulateur ***double*** chambre car il existe un trouble de la conduction auriculo-ventriculaire. Ne confondez pas avec le stimulateur ***triple*** chambre utilisé pour la resynchronisation ventriculaire dans l'insuffisance cardiaque avec QRS larges.

La patiente est sous ***amlodipine***, qui est un inhibiteur calcique de la famille des ***dihydropyridines***. C'est un antagoniste des canaux Ca^{2+} lents impliqués dans la contraction des cellules musculaires lisses (CML). Elle agit à la fois sur les canaux Ca^{2+} avec un ***tropisme beaucoup plus important au niveau vasculaire***.
Au niveau vasculaire :

- Myorelaxation des CML des vaisseaux → vasodilatation → ↓ PA
- Myorelaxation des CML coronaires → vasodilatation coronaire → anti-angoreux que ce soit pour l'angor d'effort ou l'angor spastique (angor de prinzmétal +++)

Contrairement aux dihydropyridines, le vérapamil et le diltiazem, dits ***non sélectifs***, agissent ***autant au niveau cardiaque qu'au niveau vasculaire***. Ce sont eux qui, par leurs effets ***chronotrope et dromotrope*** négatifs peuvent être à l'origine d'une bradycardie et de troubles conductifs, pas l'amlodipine.
→ L'amlodipine n'est pas responsable de la bradycardie, mais comme vu Q9, elle favorise les hypotensions orthostatiques et diminue les capacités de compensations systémiques lors d'une bradycardie. On va donc quand même l'arrêter.

Les dysfonctions sinusale et nodale ne sont ***pas des pathologies à risque embolique*** contrairement à l'ACFA. Il n'y a donc ***pas d'indication à l'anticoagulation***.
L'amiodarone est un anti-arythmique utile dans les ***troubles du rythme*** (≠ conduction). De plus, l'amiodarone risque d'aggraver les troubles de la conduction.

Question 14

Quel impact sur votre traitement en cours ou à venir apporte cette information ?
A. Contre-indication à un traitement par inhibiteur de l'enzyme de conversion de l'angiotensine
B. Contre-indication à un traitement par bisphosphonates si indiqué
C. Contre-indication à un régime hyperprotidique
D. Contre-indication à un traitement par denosumab si indiqué
E. Contre-indication à la pravastatine

D'après les résultats de la patiente (avec une antériorité), on peut conclure à une ***insuffisance rénale chronique de stade 4***.
Les IEC font partie de l'arsenal thérapeutique employé pour la ***néphroprotection***. Ils ne sont évidemment pas contre-indiqués en cas d'insuffisance rénale.
Ne confondez pas avec l'apparition d'une IRA chez un patient avec introduction récente des IEC, qui doit faire rechercher une sténose bilatérale des artères rénales sous-jacentes.

Le dénosumab est une biothérapie ciblant le RANK-L (Ac monoclonal anti-RANKL) ayant une action inhibitrice de la résorption osseuse. Il est indiqué dans l'ostéoporose post-ménopausique sévère en cas d'échec, d'intolérance ou de ***contre-indication aux bisphosphonates, comme par exemple dans l'insuffisance rénale chronique*** (par contre, il est contre-indiqué en cas d'hypocalcémie).
Les statines ont un ***métabolisme hépatique*** et non rénal. Elles sont donc contre-indiquées dans les insuffisances hépato-cellulaires. Retenez aussi qu'elles sont contre-indiquées pendant la grossesse et lors de l'allaitement.

Dossier 4

Corrigé

(Énoncé p. 11)

Question 1

À propos de la cirrhose, quelle(s) est (sont) la(les) proposition(s) exacte(s) ?

A. A une définition histologique
B. Est une cicatrice fibreuse du parenchyme hépatique
C. Est une maladie irréversible
D. Peut être asymptomatique
E. Peut être diagnostiquée sans biopsie hépatique

La définition de la cirrhose est ***histologique***, c'est une désorganisation diffuse de l'architecture hépatique avec fibrose annulaire mutilante (= ***cicatrice fibreuse***) diffuse du foie avec nodules de régénération (cicatrisation anarchique) sans nécrose hépatocytaire (en l'absence de phénomène aigu). Des lésions histologiques plus ou moins spécifiques peuvent être associées telles qu'une stéatose, un infiltrat inflammatoire ou des signes spécifiques de la maladie causale.

Historiquement, le diagnostic de cirrhose reposait sur un examen histologique. De nos jours, la biopsie hépatique est toujours utile pour identifier des lésions histologiques surajoutées comme l'hépatite OH, pour évaluer l'activité (signes inflammatoires) lors d'hépatite virale, mais ***elle n'est pas indispensable pour le diagnostic*** si un faisceau d'arguments convergents (examen clinique + tests biologiques + échographie) suggère fortement une cirrhose.

REMARQUE : Les tests non invasifs

Les tests non invasifs ont été mis au point et sont utilisée en 1re intention pour évaluer la fibrose pour certaines maladies chroniques (VHC +++).

- ***Tests biologiques sanguins*** (FibroTest®, FibroMètre®, HepatoScore®) : estimation semi-quantitative de la fibrose
- ***Élastométrie impulsionnelle*** (FibroScan®) : analyse par ondes d'ultrasons du foie (même principe que l'échographie)

Souvent, le diagnostic de cirrhose est évoqué à un stade avancé, au cours d'une complication (stade « décompensé »), où la cirrhose s'accompagne d'anomalies caractéristiques (signes d'insuffisance hépatocellulaire [IHC], signes d'hypertension portale [HTP], signes d'encéphalopathie). Mais en début de maladie, par exemple dans les cirrhoses classées Child-Pugh A, la cirrhose peut tout à fait être ***asymptomatique***.

Rappel : Signes d'IHC et d'HTP, à ne pas confondre

Signes d'IHC	Signes d'HTP
• Angiomes stellaires (partie supérieure du thorax) • Érythrose palmaire • Leuconychie (ongles blancs) • Ictère conjonctival ou cutané • Fœtor hepaticus • Astérixis • Inversion du cycle nycthéméral, trouble de la conscience • Hypogonadisme (atrophie OGE, gynécomastie, spanio ou aménorrhée) • Diminution des facteurs de coagulation (TP, facteur V) • Élévation de l'INR • Hypoalbuminémie • Hyperbilirubinémie • Hyperferritinémie (≠ hémochromatose)	• Ascite • Circulation collatérale veineuse (dilatation des veines sous-cutanées abdominales) • Splénomégalie et hyperplénisme : – Thrombopénie +++ – Leucopénie – Anémie

OGE = organes génitaux externes.

Contrairement à la ***stéatose*** qui peut être ***RÉVERSIBLE*** lors de modifications hygiéno-diététiques, la ***cirrhose*** est une lésion histologique classiquement décrite comme étant ***IRRÉVERSIBLE***. Cependant, depuis quelques années, plusieurs publications émettent l'hypothèse que sous certaines conditions, ***la cirrhose est réversible***. En effet, si la cause de la maladie est traitée, et s'il s'agit d'une cirrhose récente, la fibrose peut régresser. C'est une question très difficile dont la réponse n'est pas dans les référentiels d'hépato-gastro-entérologie ni d'anatomopathologie.

Question 2

Quelle est votre interprétation (une seule réponse) ?

A. Alcalose métabolique compensée
B. Alcalose métabolique décompensée
C. Alcalose mixte décompensée
D. Alcalose respiratoire compensée
E. Alcalose respiratoire décompensée

Pas d'erreur permise sur les questions d'interprétation de gaz du sang.
Il existe une ***alcalose*** (pH > 7,42) ***respiratoire*** ($PaCO_2$ diminué < 35 mmHg) ***décompensée*** (HCO_3 normaux et pH toujours anormal), ce qui correspond avec la clinique de ce patient dyspnéique qui doit hyperventiler.

Question 3

Quelle(s) est (sont) la(les) proposition(s) vraie(s) ?

A. Le repère A correspond à la crosse de l'aorte
B. Le repère B correspond au tronc de l'artère pulmonaire
C. Le repère C correspond à la bronche souche gauche
D. Le repère D correspond à l'œsophage
E. Le repère E correspond à la veine cave inférieure

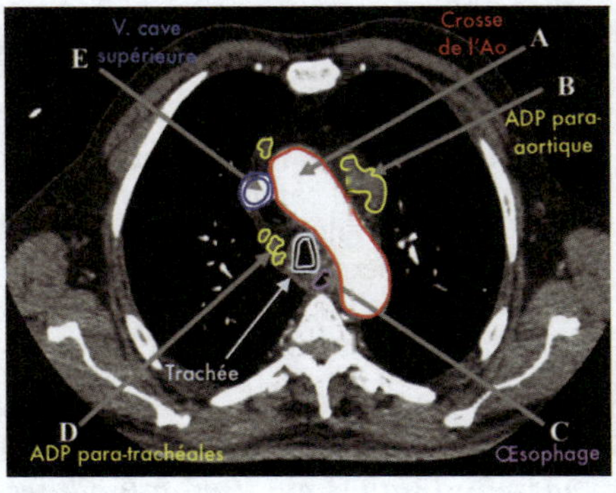

Question 4

Qu'observez-vous ? (une ou plusieurs réponses exactes)

A. Des micronodules
B. Des réticulations intralobulaires
C. Du rayon de miel
D. Un aspect en « lâcher de ballons »
E. Un nodule d'environ 3 cm

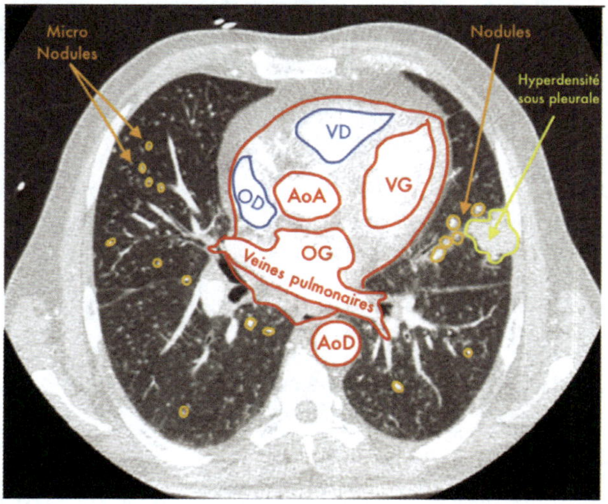

On retrouve sur cette coupe transversale de TDM injectée de ***nombreux nodules et micronodules*** disséminés dans les 2 lobes pulmonaires.

On voit bien en sous-pleural gauche une hyperdensité (entourée en jaune). Pour estimer sa taille, on se réfère à l'aorte descendante qui fait environ 3 cm, les deux ont à peu près la même taille. Cette proposition est assez litigieuse car le *cut-off* pour distinguer un « nodule » d'une « masse » est de 3 cm. Cependant ici, on nous demande une réponse approximative (« environ »). Je pense qu'il ne s'agit donc pas d'un piège.

Pour mémoire, le *cut-off* c'est 3 mm entre nodule et micronodule.

Il n'existe pas de ***réticulations intra-lobulaires***, qui sont un épaississement de l'interstitium intra-lobulaire et se présentent comme des opacités linéaires entrecroisées agencées en réseau de « petites mailles ». Il n'y a pas non plus de ***rayon de miel***.
Vous avez tous en tête l'image du ***lâcher de ballons***, métastases pulmonaires bilatérales d'un cancer primitif, et ce n'est pas du tout celle-ci.

Question 5

Quelle(s) hypothèse(s) diagnostique(s) peut (peuvent) expliquer l'ensemble du tableau clinico-radiologique thoracique ?

A. Bronchiolite diffuse
B. Carcinome pulmonaire stade I
C. Lymphangite carcinomateuse
D. Pneumopathie d'hypersensibilité
E. Tuberculose pulmonaire

Si l'on reprend les données que nous avons, nous sommes face à un patient de 63 ans cirrhotique et TABAGIQUE (penser cancer !!) qui travaillait en MALADIE INFECTIEUSE (penser infection + maladie professionnelle !) et qui donc présente ***fièvre + AEG + dyspnée + masse pulmonaire + (micro)nodules diffus***.

Il y a 2 diagnostics à évoquer : la ***tuberculose*** pulmonaire (miliaire +++) et le ***cancer*** broncho-pulmonaire (CBP). On coche donc sans trop de difficulté l'item E mais attention à ne pas aller trop vite pour l'item C. On nous parle de CBP stade 1, c'est-à-dire :

- Une tumeur ≤ 3 cm dans sa plus grande dimension, entourée par le poumon ou la plèvre viscérale
- Sans mise en évidence d'invasion plus proximale que la bronchique lobaire

C'est-à-dire qu'il ne faut pas qu'il y ait un élément de cette liste.

Stade II	Stade III	Stade IV
• Taille 3-5 cm • Invasion de bronche souche • Invasion de la carène • Invasion plèvre viscérale • Atélectasie • Pneumopathie obstructive • Ganglions péri-bronchiques et/ou hilaires homolatéraux	• Taille 5-7 cm • **Un/plusieurs nodules pulmonaires dans le même lobe** • Invasion paroi thoracique • Invasion plèvre pariétale • Invasion apex • Invasion péricarde • Invasion nerf phrénique • Ganglions médiastinaux homolatéraux et/ou sous-carénaires	• Taille > 7 cm • Invasion diaphragme • Invasion médiastin • Invasion cœur, gros vaisseaux • Invasion trachée • Invasion nerf récurrent (dysphonie) • Invasion œsophage • Invasion corps vertébral • Ganglions médiastinaux controlatéraux, sus-claviculaires

On retrouve des nodules diffus, ce qui classerait le patient ≥ stade III.

La lymphangite carcinomateuse pulmonaire est liée à une diffusion lymphatique d'un cancer (le plus souvent cancer bronchique, mammaire, gastrique ± pancréatique / prostatique). La TDM retrouve classiquement des ***nodules*** et des ***réticulations inter-lobulaires*** (épaississement des septas inter-lobulaires) dessinant la périphérie des lobules pulmonaires.
L'image est assez caractéristique (voir schéma), essayez de bien la retenir.

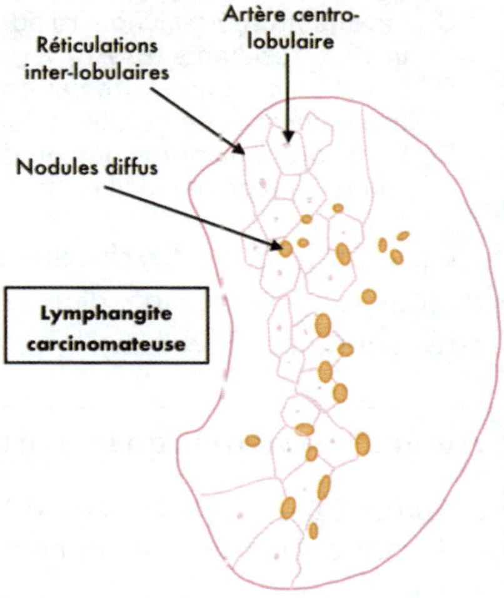

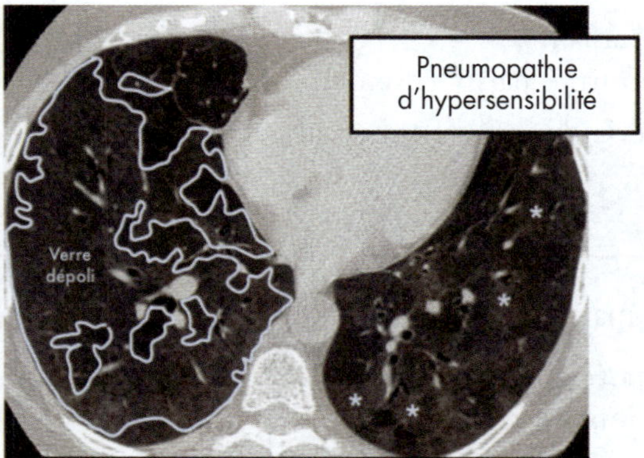

* Plages de verre dépoli volontairement non entourées pour bien voir la différence avec le poumon sain

La pneumopathie d'hypersensibilité (PHS) tombable à l'ECNi porte sur le poumon d'éleveur d'oiseaux et le poumon de fermier (alors qu'aucune exposition spécifique n'est retrouvée ici). La TDM montrerait des micronodules diffus, de faible densité, avec contours flous associés à du ***verre dépoli***. Si les autres diagnostics ont été éliminés, il faudrait réaliser :

- ***Une étude du LBA*** (alvéolite lymphocytaire CD8+)
- ***Une recherche de précipitines*** sériques ***(IgG)*** spécifiquement dirigées contre l'Ag suspecté

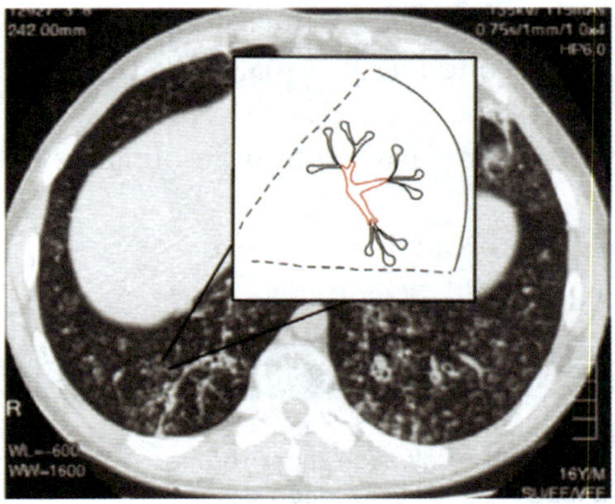

La bronchiolite diffuse correspond à l'inflammation aiguë des bronchioles s'accompagnant d'une sécrétion exagérée du mucus à l'origine d'une obstruction ± complète des bronchioles. On retiendra surtout la bronchiolite liée au tabac et la bronchiolite infectieuse. À la TDM on retrouve des micronodules centro-lobulaires diffus flous irréguliers ***en bourgeons***.

Question 6

Comment réalisez-vous le diagnostic en première intention (une ou plusieurs bonnes réponses) ?

A. Examen des crachats adressé en mycobactériologie à la recherche de bacilles acido-alcoolo-résistants (BAAR)
B. Examen cytobactériologique des urines adressé en mycobactériologie à la recherche de bacilles acido-alcoolo-résistants (BAAR)
C. Lavage broncho-alvéolaire adressé en mycobactériologie à la recherche de bacilles acido-alcoolo-résistants (BAAR)
D. Ponction ganglionnaire par écho-endoscopie bronchique adressée en mycobactériologie à la recherche de bacilles acido-alcoolo-résistants (BAAR)
E. Ponction transthoracique guidée par scanner de la masse adressée en mycobactériologie à la recherche de bacilles acido-alcoolo-résistants (BAAR)

Si le patient crache : ***3 recherches de BAAR dans l'expectoration*** (≠ ECBC standard), même s'ils sont souvent négatifs dans la miliaire tuberculeuse (attention, plus de notion de 24 h entre chaque prélèvement).

Analyses systématiques dans le diagnostic d'une tuberculose

Examen direct : recherche de BAAR par la coloration de Ziehl Nielsen (quelques heures).
- Positive seulement si concentration ≥ $10^3/mm^3$
- La négativité de l'examen direct n'élimine pas le diagnostic

Culture sur milieux enrichis :
- Milieu solide de Löwenstein-Jensen, 3 à 4 semaines
- Milieu liquide, 10 à 15 jours environ (reconfirmé par un examen direct)

Test génotypique : confirmation de mycobactérie du groupe tuberculosis + recherche de mutations

Antibiogramme

Si le patient ne crache pas : ***tubage gastrique*** le matin à jeun avant tout lever

La ***miliaire tuberculose*** étant liée à une ***dissémination hématogène*** des BK, un bilan d'extension est systématique à la recherche de localisations extra-pulmonaires.

Examens spécifiques à réaliser si suspicion de miliaire
Selon le Collège de Pneumologie 2018 : • Fibroscopie bronchique + aspiration + ***LBA*** • Hémocultures sur milieu Isolator® • ***ECBU + recherche de BAAR et Lowenstein sur 3 jours*** • Myéloculture (si leuconeutropénie) Selon l'ECNi Pilly 2018 : • Ponction lombaire : étude du LCS • Bilan hépatique complet : cholestase anictérique • Fond d'œil : recherche de nodules de Bouchat ± biopsie hépatique, ostéomédullaire

Question 7

Quel(s) examen(s) doit (doivent) être pris en considération dans votre bilan pré-thérapeutique ?

A. Bilan hépatique
B. Créatinémie
C. Examen ophtalmologique
D. Exploration fonctionnelle respiratoire
E. Sérologie VIH

Le bilan pré-thérapeutique en vue de l'instauration d'une quadrithérapie anti-tuberculeuse comprend :

- ***Hémogramme et plaquettes***
- ***Créatininémie + DFG***
  → Pyrazinamide et rifampicine contre-indiquées (risque d'insuffisance rénale)
- ***Bilan hépatique complet*** (transaminases, PAL, gamma GT)
  → Pyrazinamide ± isoniazide contre-indiquées (risque de cytolyse hépatique)
- ***Uricémie***
- ***Bilan ophtalmologique*** (champ visuel, examen des couleurs, FO)
  → Ethambutol contre-indiqué (risque de NORB)

Les sérologies VIH/VHB/VHC sont systématiquement proposées dans le cadre d'une miliaire tuberculeuse, car il existe une association épidémiologique (source : ECNi Pilly 2018).

Question 8

Quel(s) traitement(s) antituberculeux allez-vous proposer en première intention à votre patient ?

A. Isoniazide (INH)
B. Streptomycine
C. Éthambutol (EMB)
D. Rifampicine (RMP)
E. Pyrazinamide (PZA)

Le schéma classique comprend une ***quadrithérapie*** (INH + RMP + EMB + PZA) pendant 2 mois suivie par une ***bithérapie*** (INH + RMP) pendant 4 mois.

⚠ À ce stade du dossier beaucoup d'étudiants avaient oublié que le patient était **cirrhotique**. Bien que ses ASAT/ALAT puissent être normaux, on va quand même **éviter les molécules hépatotoxiques**. On va donc initier un traitement antituberculeux selon le schéma alternatif proposé par le Collège des enseignants de Pneumologie en cas de contre-indication au pyrazinamide : → ***trithérapie INH + RMP + EMB pendant 3 mois*** puis ***bithérapie par INH + RMP pendant 6 mois.***

La réponse E est donc fausse.

Rappel

Seule la tuberculose neuroméningée nécessite un traitement prolongé (9-12 mois).

La streptomycine est un aminoside utilisé en IV ou IM en 1 injection plutôt utilisée en 2nde intention (tuberculose multirésistante, cytolyse hépatique > 6 N). Elle a une action sur les bacilles extracellulaires.

Question 9

Quelle(s) est (sont) l'(les) autre(s) mesure(s) à mettre en place chez ce patient ?

A. Corticothérapie inhalée
B. Demander la prise en charge à 100 % au titre de l'affection longue durée
C. Isolement respiratoire
D. Notification anonyme à l'Agence régionale de santé (ARS)
E. Notification anonyme au Centre de lutte antituberculeuse (CLAT) du département du domicile du cas

Une NOTIFICATION ***ANONYME*** s'effectue sur formulaire spécifique, sans urgence, auprès de l'ARS du département du médecin à but épidémiologique.
Un SIGNALEMENT ***NON ANONYME*** doit se faire *IMMÉDIATEMENT* et par tout moyen auprès du CLAT qui déclenche « ***l'enquête autour du cas*** » devant permettre de mettre en œuvre la chimioprophylaxie des proches chez qui l'on retrouve l'infection tuberculose latente (ITL) et le traitement précoce des tuberculoses maladies (TM) dépistées.

En cas de tuberculose professionnelle, une enquête doit systématiquement être menée par ***le médecin du travail, en collaboration avec le CLIN et le CHSCT***.

L'isolement respiratoire de type AIR est maintenu pendant les 15 premiers jours de traitement si l'examen direct est négatif et en l'absence de fièvre.
La tuberculose peut être déclarée ALD pour 2 ans.
Un traitement adjuvant par ***corticothérapie*** est systématique d'emblée en cas de tuberculose neuro-méningée et peut être proposé en cas d'atteinte péricardique. À discuter en cas de miliaire, de signes de gravité, de compression mécanique (ex. : obstruction bronchique chez l'enfant). Il s'agit dans tous les cas d'une corticothérapie *PER OS* et non inhalée.

Question 10

Comment surveillez-vous son observance ? (une ou plusieurs réponses exactes)

A. Coloration des dents
B. Coloration des urines
C. Dosage de l'uricémie
D. Dosage des transaminases
E. Vision des couleurs

Ce sont les ***cyclines*** qui peuvent ***colorer les dents*** en gris chez l'enfant si elles sont prises avant 8 ans et pendant la grossesse.

Gros piège ! Il est classique de surveiller la bonne prise de la quadrithérapie antituberculeuse par l'élévation de l'***uricémie***. Mais attention ! ***C'est le pyrazinamide qui élève l'uricémie***, et ici le patient reçoit une trithérapie sans pyrazinamide : il est donc inutile de surveiller l'uricémie. Ce piège est méchant, mais permet de faire la différence ! Les étudiants n'ayant pas compris que le patient était sous trithérapie ont perdu des points jusqu'à la fin du dossier.

La surveillance ophtalmologique, notamment ***la vision des couleurs***, est nécessaire en pré-thérapeutique et tout au long du traitement (≥ 1 fois par mois) par éthambutol, en prévention de la NORB mais pas pour la surveillance de l'observance. Ce médicament est parfois arrêté dès 1 mois si l'antibiogramme du germe ne retrouve pas de résistance aux autres molécules.

Les transaminases sont utiles au ***suivi de la fonction hépatique*** sous traitement hépatotoxique. Je vous rappelle les modalités du traitement selon la cytolyse hépatique :

Rappel

ASAT/ALAT < 3 N	Surveillance rapprochée jusqu'à normalisation
ASAT/ALAT entre 3-6 N	• Arrêt du PZA + poursuite trithérapie INH + RMP + EMB jusqu'au 4e mois • Prolonger de 3 mois (soit 5 mois) la bithérapie INH + RMP
ASAT/ALAT ≥ 6 N	Arrêt INH et PZA : • <u>Si normalisation</u> : possible essai de réintroduction de l'INH à ½ dose • <u>Si Ø normalisation</u> : ajout d'antituberculeux de 2nde ligne (aminosides/FQ)

FQ = fluoroquinolones.

Question 11

DÉSIGNATION DES MALADIES	DÉLAI DE PRISE EN CHARGE	LISTE LIMITATIVE DES TRAVAUX SUSCEPTIBLES DE PROVOQUER CES MALADIES
-B- Affections dues à *Mycobacterium tuberculosis, Mycobacterium bovis, Mycobacterium africanum* : – infection tuberculeuse latente ; – tuberculose pulmonaire ou pleurale ; – tuberculose extra-thoracique. L'infection tuberculeuse latente sera attestée par l'évolution des tests tuberculiniques (IDR et/ou IGRA). L'étiologie des autres pathologies devra s'appuyer, à défaut de preuves bactériologiques, sur des examens anatomo-pathologiques ou d'imagerie, ou à défaut, par traitement d'épreuve spécifique.	6 mois	-B- Travaux de laboratoire de bactériologie. Travaux effectués par le personnel de soins et assimilé, de laboratoire, d'entretien, de service ou des services sociaux, mettant le personnel au contact de produits contaminés ou de malades dont les examens bactériologiques ont été positifs.

Ce tableau indique que (une ou plusieurs réponses exactes) :

A. L'affection de votre patient est dans la liste des affections pouvant être reconnues en maladie professionnelle
B. Le délai de prise en charge indique que le patient doit avoir été exposé plus de 6 mois pour être reconnu en maladie professionnelle
C. Le métier de votre patient est dans la liste limitative des travaux
D. Le patient peut être directement reconnu en maladie professionnelle
E. La demande de reconnaissance en maladie professionnelle devra passer devant le comité régional de reconnaissance des maladies professionnelles

L'affection du patient est bien présente dans la liste des affections de la 1re colonne (la miliaire tuberculeuse est une tuberculose pulmonaire).
Le métier du patient (infirmier en maladie infectieuse) fait bien partie de la liste limitative des postes occupés (ici, personnel de soins).

Il n'y a pas de durée d'exposition à remplir dans ce tableau. La durée de 6 mois est bien le ***DÉLAI DE PRISE EN CHARGE***. Ici, le patient est retraité depuis 3 ans, cela fait donc 3 ans (et donc > 6 mois) qu'il n'a pas été exposé à la tuberculose de par son métier d'infirmier en maladie infectieuse. Ainsi, il ne remplit pas la 2e colonne du tableau de MP.
→ Le patient ne peut pas bénéficier de la présomption d'imputabilité et va devoir faire ***appel au Comité régional de reconnaissance des MP***.

Question 12

Le patient vous demande de quel avantage il peut bénéficier en cas d'une éventuelle reconnaissance en maladie professionnelle ? (une ou plusieurs bonnes réponses)

A. Une impossibilité de licenciement
B. Une indemnisation du préjudice des cas secondaires familiaux éventuels
C. Une meilleure indemnisation de l'arrêt maladie
D. Une prise en charge à 100 % des traitements
E. Une rente en fonction du dernier salaire et du taux d'incapacité

La reconnaissance en MP ouvre droit à diverses prestations :

- ***Prise en charge à 100 %*** des frais médicaux ***liés à la MP*** :
  - Exonération du ticket modérateur
  - Tiers payant

- ***Indemnités journalières*** si arrêt de travail :
  - Versées pendant la période d'incapacité de travail (IT) qui précède la consolidation
  - Sans délai de carence
  - Correspondent à 60 % du salaire pour les 28 premiers jours et à 80 % à partir du 28e jour → alors qu'elles ne seraient que de 50 % du salaire et à partir du 3e jour de carence lors d'un arrêt maladie classique
- L'évaluation des séquelles est exprimée par un ***taux d'incapacité permanente partielle (IPP)***, fixée par le médecin-conseil de la Sécurité sociale :
  - Si IPP < 10 % : indemnisation en ***capital***
  - Si IPP ≥ 10 % : indemnisation en ***rente*** → Le montant de cette rente est calculé sur la base du dernier ***salaire annuel*** multiplié par ***le taux d'IPP***

Il n'y a cependant ***pas d'interdiction de licenciement***. En effet, l'employeur a une durée de 1 mois pour proposer un reclassement professionnel à son salarié en MP, après quoi il peut le licencier avec indemnités si aucun autre poste n'est à pourvoir.
Cette question est ambiguë car le patient est ***retraité*** depuis 3 ans. Il ne bénéficiera donc pas d'une meilleure indemnisation lors d'arrêt maladie car on ne lui prescrira plus d'arrêt maladie (il n'est plus salarié !).

Les ***cas secondaires familiaux*** seront pris en charge à 100 % mais ne seront pas considérés comme des maladies professionnelles. Je n'ai rien trouvé sur une éventuelle indemnité en cas de cas de contamination familiale d'un patient reconnu en MP.

Question 13

Quelle est votre interprétation de ces explorations fonctionnelles respiratoires (une ou plusieurs bonnes réponses) ?

	Mesures	Valeurs prédites	% de la valeur prédite
CVF	2,96	3,42	116
VEMS	2,52	2,48	98
VEMS/CVF	**79**	73	
VR	1,75	1,56	89
CPT	4,90	4,98	**102**
DLCO			51
DLCO/VA			50

A. Syndrome ventilatoire obstructif
B. Syndrome ventilatoire restrictif
C. Distension thoracique
D. Trouble de la diffusion du monoxyde de carbone
E. Explorations fonctionnelles normales

Le Tiffenaud (VEMS/CVF) est > 0,7 (ici, 79 %), il n'y a donc pas de ***trouble ventilatoire obstructif***.
La capacité pulmonaire totale (CPT) est > 0,8 (seuil en dessous duquel on parle de ***trouble ventilatoire restrictif***) et < 120 (seuil à partir duquel on parle de ***distension thoracique***).

On remarque cependant un DLCO à 51, soit < 70 %. On peut donc conclure à un ***trouble de la diffusion du monoxyde de carbone***.

Question 14

Dans quel groupe de la classification clinique internationale des hypertensions pulmonaires allez-vous classer ce patient ?

A. Groupe 1
B. Groupe 2
C. Groupe 3
D. Groupe 4
E. Groupe 5

Question très discriminante qui demande de bien lire la question ! Beaucoup d'étudiants se sont précipités pour répondre « groupe 3 » car ils pensaient qu'on était toujours en train de parler de la pathologie pulmonaire !
Ici, on nous parle bien de l'HTP liée à l'hypertension portale, c'est-à-dire à la cirrhose dont on nous a parlé en tout début de dossier. L'hypertension portale est à l'origine d'une ***HTP de groupe 1***. On parle d'ailleurs ***d'hypertension porto-pulmonaire***.

Rappel : Diagnostic d'une HTP

① **Échographie cardiaque**	***Dépistage*** d'HTP si PAPs ≥ 35 mmHg + dilatation VP
② **Envisager les causes fréquentes d'HTP**	• Signes d'IC + ECG + ETT → **Cardiopathie gauche = HTP groupe 2** • EFR + RP + TDM thoracique → **Pathologie pulmonaire = HTP groupe 3**
③ **Cathétérisme cardiaque droit**	***Diagnostic*** d'HTP si PAPm ≥ 25 mmHg • Si PAPO < 15 mmHg → **HTP pré-capillaire** • Si PAPO ≥ 15 mmHg → **Cardiopathie gauche = HTP groupe 2**
④ **Scintigraphie ventilation/perfusion**	Mismatch V/P → Cœur pulmonaire chronique : HTP groupe 4
⑤ **Bilan étiologique**	• Toxiques, sclérodermie/CREST, VIH, bilharziose, cardiopathie congénitale, ***hypertension portale***, ATCD familiaux d'HTP → **HTAP = HTP groupe 1** • Origine indéterminée (dont sarcoïdose, SMP, splénectomie, pathologie de métabolisme, IRC dialysée, histiocytose, NFM) → **HTP groupe 5**

VP = veines pulmonaires ; IC = insuffisance cardiaque ; RP = radiographie pulmonaire ; PAPO = pression artérielle pulmonaire d'occlusion ; IRC = insuffisance rénale chronique ; NFM = neurofibromatose.

Nouvelles recos

PNDS Hypertension artérielle pulmonaire (HAS, mars 2020)

Selon le Protocole national diagnostique de soins (PNDS) de la HAS de mars 2020 sur l'HTP, le seuil de PAPm lors du cathétérisme cardiaque droit nécessaire au diagnostic de l'hypertension pulmonaire a changé : il passe de 25 mmHg à ***20 mmHg*** (page 10 du PNDS.) Les Collèges ne sont pas encore à jour, mais il s'agit d'une notion à retenir pour les ECNi 2021 !
https://www.has-sante.fr/upload/docs/application/pdf/2020-03/respifil_pnds_htap_2020.pdf

Dossier 5

Corrigé (Énoncé p. 14)

Question 1

Sur les radiographies du poignet pratiquées aux urgences, quelle(s) est (sont) la(les) proposition(s) exactes(s) ?

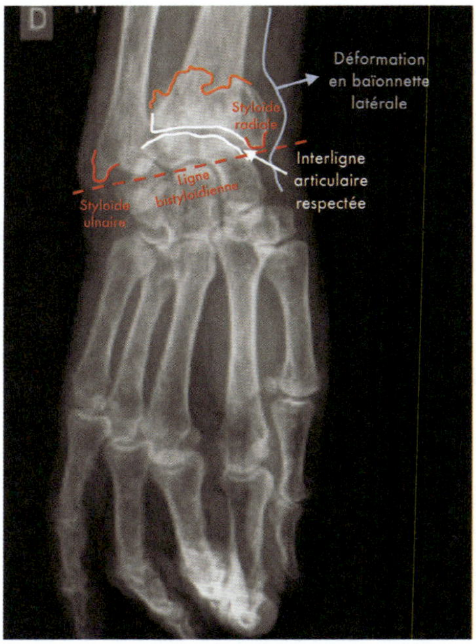

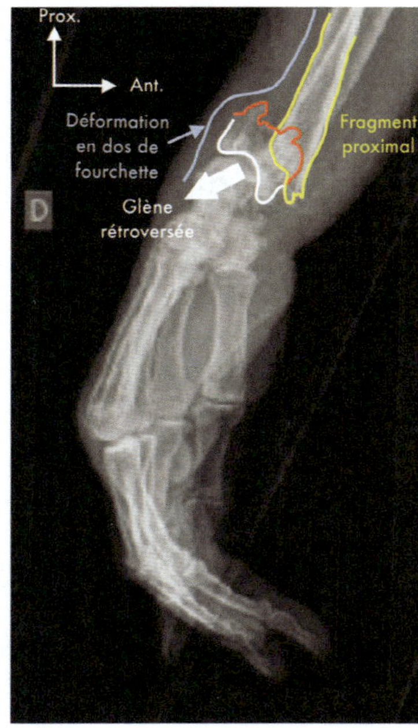

A. La glène radiale est antéversée
B. La fracture du radius est extra-articulaire
C. La ligne bistyloïdienne est verticalisée
D. Il existe un excès de longueur du radius par rapport à l'ulna
E. La fracture du radius a un siège métaphysaire

Pour interpréter une radio, il faut être systématique et ne pas se faire influencer par les propositions du QCM.

Sur la ***radio de face***, on voit :

- Une fracture métaphysaire
- Extra-articulaire
- Avec ascension de l'épiphyse
  → Ici, ***styloïde radiale au-dessus de la styloïde ulnaire*** **= inversion de la ligne bistyloïdienne**
- Pas de fracture de la styloïde ulnaire
- Pas de fracture du scaphoïde
- Pas de diastasis radio-ulnaire ni scapho-lunaire

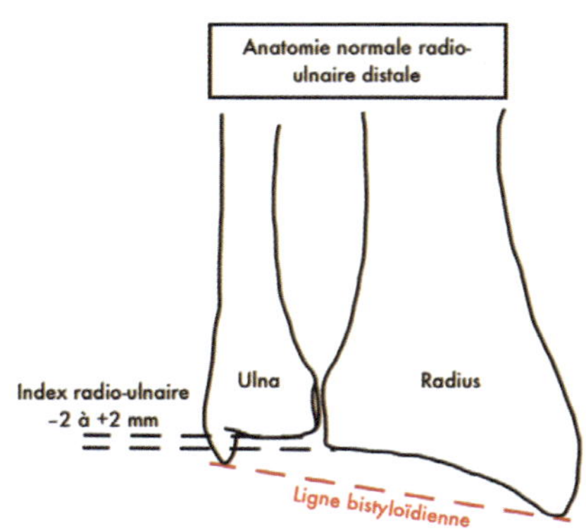

Sur la ***radio de profil***, on voit :
- Que la bascule est **postérieure**
- L'interligne articulaire est respectée
- Pas de luxation des os du carpe
  → Il s'agit donc de la classique ***fracture de Pouteau-Colles***

Rappel

Dans ce type de fracture, on retrouve sur la radio :
- Une bascule ***postérieure*** avec rétroversion de la glène
- Une ascension du fragment proximal avec raccourcissement du radius par impaction de l'épiphyse
- Un tassement externe avec ***horizontalisation*** de la ligne bi-styloïdienne
- Une absence d'atteinte de l'ulna (styloïde +++)

Question 2

À l'examen clinique, quel(s) élément(s) retrouvez-vous si la fracture du radius est non compliquée ?
- A. Une déformation de face en baïonnette médiale
- B. Une déformation en dos de fourchette
- C. Une hypoesthésie de la pulpe des 3 premiers doigts
- D. Une douleur élective de la tabatière anatomique
- E. Une saillie de la styloïde de l'ulna

Question de cours à laquelle on peut répondre juste avec de la logique et en s'aidant de la radio :
- Nous avons une bascule ***postérieure*** donc on aura une saillie du fragment distal au niveau de la face ***postérieure*** du poignet → **déformation en dos de fourchette**
- Comme le segment distal est désolidarisé du reste du radius, il va y avoir une traction par les muscles de l'avant-bras entraînant une ***translation latérale*** → **aspect en baïonnette latérale**
- La translation latérale « étire » la peau vers l'extérieur → **saillie de la styloïde ulnaire** en médial

Une douleur élective de la tabatière anatomique orienterait vers une ***fracture du scaphoïde***. Par définition, en cas de ***fracture non compliquée***, il n'y a pas d'atteinte nerveuse donc pas d'hypoesthésie à l'examen clinique.

Question 3

Quelle(s) est (sont) la(les) proposition(s) exacte(s) ?
- A. Ceci peut être dû à une compression du nerf médian au poignet
- B. Ceci doit évoquer une autre cause que la fracture elle-même
- C. Ceci peut être dû à une paralysie du long abducteur du pouce
- D. Ceci peut être dû à une paralysie de l'opposant du pouce
- E. Ceci peut être dû à une atteinte du tendon du long fléchisseur du pouce

Question d'anatomie pure, très difficile.
Le pouce ne possède que 2 phalanges et 2 fléchisseurs :
- ***Le court fléchisseur du I*** permettant une adduction et une flexion du pouce sur le métacarpe

- ***Le long fléchisseur du I*** permettant une flexion de l'interphalangienne du pouce

→ Tous les 2 sont innervés par le ***nerf MÉDIAN***

⚠ Le long fléchisseur du pouce est innervé **au niveau de l'avant-bras** !
→ En cas d'atteinte du nerf médian au ***niveau du canal carpien ou du poignet***, il n'y a pas d'atteinte du long fléchisseur du pouce +++

On peut facilement éliminer l'atteinte du ***muscle opposant*** (adduction et antépulsion du pouce) et du ***long abducteur*** (abduction du pouce).
La fracture en elle-même n'entraîne pas d'atteinte motrice du doigt, il s'agit obligatoirement d'une ***atteinte tendineuse ou nerveuse***.

Rappel :

	Nerf médian	Nerf ulnaire	Nerf radial
Poignet	• M. long palmaire • Fléchisseur radial du carpe	• Fléchisseur ulnaire du carpe	• Court et long extenseurs radial du carpe • Extenseur ulnaire du carpe
Pouce	• Long fléchisseur du I • Court fléchisseur (chef superficiel) du I • Opposant du I	• Court fléchisseur (chef profond) du I • Adducteur du I	• Abducteur du I • Long et court extenseurs du I
II, III et IV	• Fléchisseur commun superficiel des doigts • Fléchisseur commun profond des doigts II et III • Muscles lombricaux (1er et 2e)	• Fléchisseur commun profond des doigts IV et V • Muscles interosseux • Muscles lombricaux (3° et 4°)	• Extenseur commun des doigts • Extenseur propre du II • Extenseur propre du V
V		• Opposant du V • Court abducteur du V • Fléchisseur du V	

Moyen mnémotechnique : Éminence thénar

Une question prisée des orthopédistes et des rhumatologues est de demander les muscles qui constituent l'éminence thénar et leur innervation → « **COCA** » :

- Court abducteur
- Opposant
- Court fléchisseur :
  - Faisceau superficiel
  - Faisceau profond
- Adducteur du pouce

On voit qu'en allant de l'extérieur vers l'intérieur (de l'aBDucteur à l'aDDucteur), on passe d'une innervation par le nerf médian à une innervation par le nerf ulnaire. Ainsi, vous retiendrez que le premier C correspond au court abducteur et non au court fléchisseur. La transition se fait au niveau du court fléchisseur car si les 2 faisceaux étaient innervés par le même nerf, on ne s'amuserait pas à les différencier.

Grâce à ce moyen mnémotechnique et un raisonnement simple, vous ne devriez plus vous tromper si cette question tombe !

Question 4

Quel(s) examen(s) d'imagerie prescrit(s) en première intention vous paraît (paraissent) pertinent(s) pour son impotence fonctionnelle du membre inférieur droit ?

A. Tomodensitométrie du bassin et de la hanche droite
B. Radiographie du bassin de face
C. Radiographie de la hanche droite de profil
D. Scintigraphie osseuse
E. Angio-tomodensitométrie du bassin et du membre inférieur droit

Devant une chute avec impotence fonctionnelle du membre inférieure droite et une douleur au pli de l'aine, on suspecte une ***fracture de l'extrémité supérieure du fémur droit***. Dans ce contexte, 2 clichés sont indispensables :

- **Bassin de face avec rotation interne de la hanche d'environ 10°**. En effet, comme le col fémoral est antéversé de 10-20°, cela permettra de mieux voir le col
- **Profil chirurgical (ou profil d'Arcelin)** : il permet d'évaluer le déplacement dans le plan sagittal. Il est réalisé chez un patient allongé

La TDM du bassin et de la hanche peut être utile en cas fracture complexe pour orienter le geste chirurgical, mais il ne s'agit pas d'un examen de 1re intention. ***L'injection du cliché (angioTDM)*** pourrait aider en cas de doute sur une atteinte vasculaire associée.
Chez un patient avec fracture fémorale objectivée à la radio, en cas de suspicion de fracture secondaire (fracture survenue au cours d'un traumatisme mineur, ATCD de cancer, etc.), on pourra réaliser une ***scintigraphie***, à la recherche d'autres lésions secondaires. Il ne s'agit en aucun cas d'un examen de 1re intention.

Question 5

Au vu de la radiographie du bassin ci-jointe, quelle est la proposition exacte ?

A. Il s'agit d'une fracture de type 1 selon la classification de Garden
B. Il s'agit d'une fracture de type 2 selon la classification de Garden
C. Il s'agit d'une fracture de type 3 selon la classification de Garden
D. Il s'agit d'une fracture de type 4 selon la classification de Garden
E. La classification de Garden ne s'applique pas pour ce type de fracture

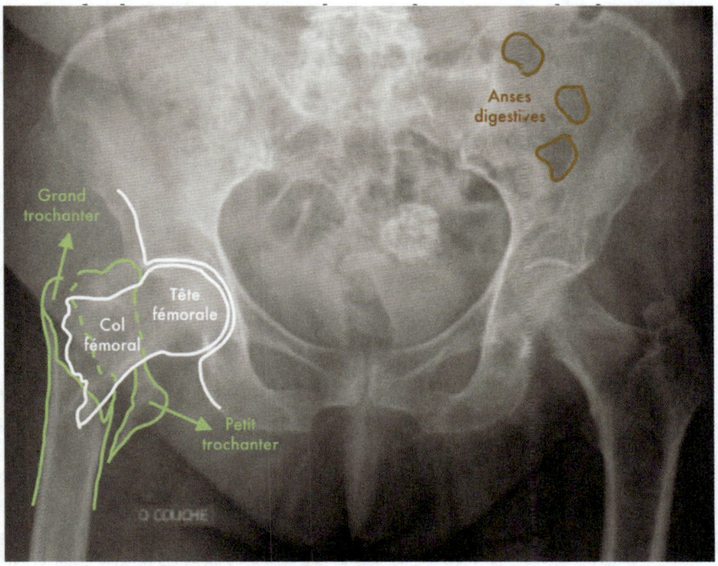

Le trait de fracture va du grand trochanter vers le petit trochanter : il s'agit donc ***d'une fracture per-trochantérienne***. Elle est qualifiée de complexe car il existe ***plusieurs fragments***. Si vous visualisez mal le trait de fracture (radio de mauvaise qualité, superposition des parties molles...), pensez à regarder le **petit trochanter** : s'il est fracturé, vous êtes sûrs qu'**il ne s'agit pas d'une fracture cervicale vraie**.

En cas de fracture cervicale vraie, l'instabilité de la fracture est définie par le ***score de Pauwels*** et non par la ***classification de Garden*** +++. Cette dernière permet d'estimer le risque de lésion vasculaire associée et donc le ***risque d'ostéonécrose de la tête fémorale***.

Pour les fractures du massif trochantérien, il n'existe ***pas de score*** (du moins pour l'ECNi) pour évaluer l'instabilité de la fracture. Cependant, en cas de fracture du petit trochanter associée, il s'agit forcément d'une ***fracture instable*** (Collège des enseignants d'Orthopédie).

Question 6

Au vu de la radiographie du bassin ci-jointe, quelle(s) est (sont) la(les) proposition(s) exacte(s) ?

A. Il existe une déformation en coxa vara
B. Il existe des lacunes à « l'emporte-pièce » de l'aile iliaque gauche
C. Il s'agit d'une fracture sous-capitale
D. Il s'agit d'une fracture du massif trochantérien
E. Il existe une perte de congruence de l'articulation coxo-fémorale droite

L'item A est assez litigieux. En effet, les ***déformations en coxa vara*** (ou valga) concernent la ***classification de Garden*** et les fractures cervicales vraies.
Ici, la fracture ne touche pas le col donc il est impropre de parler de déformation en coxa vara mais on pourrait parler de ***déformation en varus*** du fait du trait de fracture (explication par un orthopédiste).

Les hyperclartés que l'on voit au niveau de l'aile iliaque gauche correspondent à de l'air dans les ***anses digestives***.
La fracture sous-capitale est un sous-type de fracture ***cervicale*** dont le trait de fracture passe juste en dessous de la tête fémorale.
La fracture étant ***extra-capsulaire***, il n'existe pas de perte de congruence de l'articulation coxo-fémorale.

Question 7

Quelle(s) proposition(s) est (sont) exacte(s) ?

A. En l'absence d'intervention, la consolidation de la fracture est possible
B. En l'absence d'intervention, il existe un risque majeur de décès lié à des complications du décubitus
C. L'intervention est nécessaire pour permettre une verticalisation rapide de la patiente
D. L'augmentation du délai avant l'intervention modifie la morbi-mortalité dans les suites de celle-ci
E. Une intervention chirurgicale de stabilisation permet de lutter efficacement contre la douleur

Un traitement possible des fractures de l'extrémité supérieure du fémur est la ***mise en traction***. Il s'agit le plus souvent d'un ***traitement d'attente*** mais il peut être effectué en cas de contre-indication chirurgicale. Le principal risque est lié aux ***complications du décubitus*** qui peuvent mettre en jeu le pronostic vital (embolie pulmonaire +++).

En effet, en l'absence d'intervention chirurgicale, ***la consolidation est possible*** mais va mettre plusieurs mois (avec risque important de cal vicieux, pseudarthrose, etc.) et durant toute cette durée, le patient devra rester allongé.
La fracture de l'extrémité supérieure du fémur est une urgence. L'intervention doit être réalisée ***dans les 48 h*** suivant le traumatisme. Au-delà de ce délai, il existe une nette augmentation de la morbi-mortalité.
Dans les fractures, la douleur est due à la mobilisation des segments fracturés. Une immobilisation permet une ***antalgie efficace***.

Question 8

Concernant l'anesthésie, que pouvez-vous affirmer à cette patiente ? (une ou plusieurs réponses exactes)

A. Le choix entre l'anesthésie générale ou locorégionale n'a pas de véritable influence sur la morbi-mortalité postopératoire
B. Il faudra obligatoirement poser un cathéter veineux et que le patient reste à jeun qu'il s'agisse d'une anesthésie générale ou locorégionale
C. Il n'existe pas de risque cardiaque sous anesthésie locorégionale
D. Si l'anesthésiste opte pour une anesthésie locorégionale, la patiente n'est pas obligée de rester en salle de réveil
E. Plusieurs antalgiques sont habituellement utilisés de manière multimodale pour réduire la consommation de morphine en postopératoire

À l'heure actuelle, il n'a ***pas été démontré de différence entre anesthésie générale ou locorégionale (ALR) sur la morbi-mortalité post-opératoire***. En effet, cette dernière est essentiellement liée au type d'intervention chirurgicale ainsi qu'au contexte d'urgence.

En cas d'ALR, une voie veineuse de bon calibre est obligatoire afin de pouvoir administrer différentes substances (remplissage vasculaire, antibiotiques, médicaments en cas de choc anaphylactique, antalgiques pour anticiper les douleurs post-opératoires, produits anesthésiques en cas de passage en anesthésie générale…). Le patient doit également respecter les ***règles de jeûne*** car une conversion en anesthésie générale est toujours possible pour différentes raisons (inefficacité de l'ALR, hémorragie importante avec nécessité de maîtriser les voies aériennes…).

Lors d'une ALR, il existe toujours un ***risque d'injection d'anesthésique en intravasculaire*** (c'est pour cela que l'injection se fait en fractionné, avec test d'aspiration entre chaque bolus). En cas de passage IV, l'anesthésique est potentiellement responsable de ***blocage des canaux*** Na^+ ***cardiaques***, à l'origine de troubles de la conduction et du rythme, pouvant aller jusqu'à l'arrêt cardiaque.

En cas d'ALR, un ***passage en SSPI*** (salle de soins post-interventionnelle) est obligatoire pour surveillance des ***paramètres vitaux*** et de la ***levée du bloc moteur***. L'absence de levée du bloc moteur doit faire rechercher des complications (atteinte du nerf lors de l'anesthésie, etc.).

L'item E correspond à ce qu'on appelle ***l'analgésie multimodale***, qui associe des médicaments analgésiques et des techniques ayant des sites d'action différents et complémentaires, à l'origine d'interactions additives voire synergiques.

Question 9

Quelle(s) est (sont) la(les) proposition(s) exacte(s) ?

A. Le score de mobilité de Parker tient compte de la marche à l'extérieur du domicile
B. Le score de mobilité de Parker est un score de qualité de vie
C. Le score de mobilité de Parker s'échelonne entre 0 et 9
D. Le score de mobilité de Parker tient compte de la localisation du trait de fracture
E. Après une fracture de l'extrémité supérieure du fémur, la récupération du score de mobilité de Parker antérieur est la règle

Le score de mobilité de Parker permet une évaluation fonctionnelle du degré d'***autonomie*** des patients à la marche, et non un score de qualité de vie.

Mobilité	Seul	Avec aide technique	Avec aide humaine	Impossible
Déplacement à domicile	3	2	1	0
Déplacement à l'extérieur du domicile	3	2	1	0
Aptitude à faire ses courses	3	2	1	0
Total	***Max. : 9***			***Min. : 0***

Le patient ne récupère pas toujours son score de Parker initial, mais ce dernier est un critère pronostique de récupération fonctionnelle à J45 (source HAS).
On ne tient pas compte de la localisation du trait de fracture dans le calcul du score, mais ce score est souvent utilisé pour le choix du traitement des ***fractures cervicales vraies*** du fémur du sujet âgé Garden 3 ou 4.

	Garden 1 et 2	Garden 3 et 4
Sujet jeune	Ostéosynthèse	• Ostéosynthèse • Si échec : PTH
Sujet âgé	Ostéosynthèse	• ***Score de Parker ≥ 6 : PTH*** • ***Score de Parker < 6 : PIH***

Question 10

Parmi les éléments suivants, lequel (lesquels) conduit (conduisent) à retarder la prise en charge chirurgicale de la patiente ?

A. Le refus de la patiente d'être opérée
B. Un traitement antiagrégant plaquettaire
C. Une ouverture cutanée en regard de la styloïde ulnaire
D. Une hyperkaliémie accompagnée de modifications à l'ECG
E. Un ulcère veineux de la jambe droite

La fracture de l'extrémité supérieure du fémur est une ***urgence relative***, qui nécessite une chirurgie en urgence chez le sujet jeune (ostéosynthèse +++) mais qui peut ***être différée < 48 h*** chez le sujet âgé, afin de réaliser un bilan médical complet et une préparation à l'anesthésie (source : Collège des enseignants d'Orthopédie).

Le refus de la patiente d'être opérée est bien sûr une contre-indication formelle à la chirurgie. Il faut cependant s'efforcer de convaincre la patiente de l'intérêt de la chirurgie.

Le traitement antiagrégant plaquettaire (AAP) ne doit pas retarder la prise en charge chirurgicale. L'aspirine ne sera pas arrêtée pour cette chirurgie (≠ anticoagulants).

Pour l'ECNi, retenez que l'on arrête l'aspirine pour :
- La neurochirurgie
- Les chirurgies oculaires du segment postérieur
- Les chirurgies urologiques
- Les amygdalectomies

Concernant le clopidogrel et les autres AAP, leur présence ne doit pas non plus constituer une cause de retard à la chirurgie dans un contexte d'urgence. En chirurgie programmée, un relais par aspirine est souhaitable après avis spécialisé.

L'ouverture cutanée est au contraire une cause de prise en charge chirurgicale ***en urgence < 6 h***, car le risque infectieux est majoré (score de Cauchoix et Duparc et score de Gustilo).

L'hyperkaliémie avec retentissement ECG est une ***urgence thérapeutique*** qu'il faudra traiter avant d'aller au bloc pour permettre une chirurgie optimale chez une patiente stable hémodynamiquement.

L'ulcère veineux à distance du site fracturaire ne va pas retarder la prise en charge. On ne va certainement pas attendre la cicatrisation de l'ulcère pour opérer la patiente ! L'ulcère risque même de s'aggraver du fait de l'immobilité.

Question 11

Dans les suites d'une telle intervention, quelle(s) est (sont) la(les) proposition(s) exacte(s) ?

A. Il existe un risque important de luxation
B. Le risque infectieux au niveau du site opératoire est faible
C. La complication principale est le cal vicieux
D. Si au bout d'un mois, la fracture n'est pas consolidée, il s'agit d'un retard de consolidation
E. Si au bout de 8 mois, la fracture n'est pas consolidée, il s'agit d'une pseudarthrose

Le risque de luxation n'est présent qu'en cas de pose de prothèse ! Ici, la tête, le col fémoral et la capsule articulaire sont intacts car on a installé du matériel intramédullaire.

Le risque infectieux est faible (< 1 %) car la fracture est ***fermée*** et le traitement se fait par ***voie percutanée***.

La principale complication des fractures trochantériennes est ***le cal vicieux*** du fait des contraintes mécaniques (source : Collège des enseignants d'Orthopédie).

Au niveau du fémur, on parle de « ***retard de consolidation*** » si la consolidation a lieu entre 3 mois et 6 mois et de « ***pseudarthrose*** » si la consolidation n'a toujours pas eu lieu à 6 mois.

Question 12

Quelle(s) est (sont) la(les) proposition(s) exacte(s) ?

A. Il existe un déplacement secondaire par rapport aux clichés de réduction per-opératoire
B. Il existe une luxation de la hanche droite
C. Il existe une rupture du matériel
D. Il existe un risque élevé d'ostéonécrose de la tête fémorale
E. Il existe une diminution de l'efficacité d'action de l'ilio-psoas

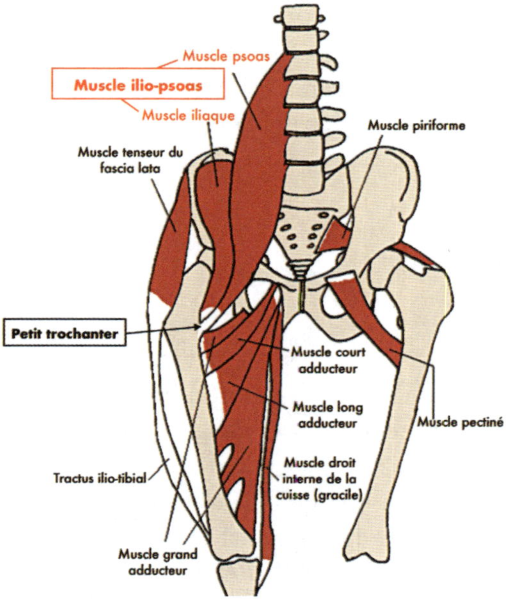

Sur ces clichés, on voit que l'angle cervico-diaphysaire a diminué de 125° à 114,8°. Il existe donc un ***déplacement secondaire*** en varus. Le matériel intramédullaire est intact ; cependant, il s'est déplacé. Il devrait être bien centré : on voit bien ici que la vis au niveau de la tête fémorale est déplacée vers le haut.

La vis n'ayant pas franchi le périoste du col, il n'y a pas de risque majoré de lésion des ***artères circonflexes*** et donc d'ostéonécrose de la tête fémorale.

Il n'existe ***pas de luxation***, la tête fémorale est bien congruente avec le cotyle.

Le ***muscle ilio-psoas*** s'insère distalement sur le ***petit trochanter***. Celui-ci étant arraché, la contraction du muscle sera diminuée : il existera un déficit de flexion de hanche et de rotation externe.

Question 13

Au vu de cet examen, quelle(s) est (sont) la(les) proposition(s) exacte(s) ?

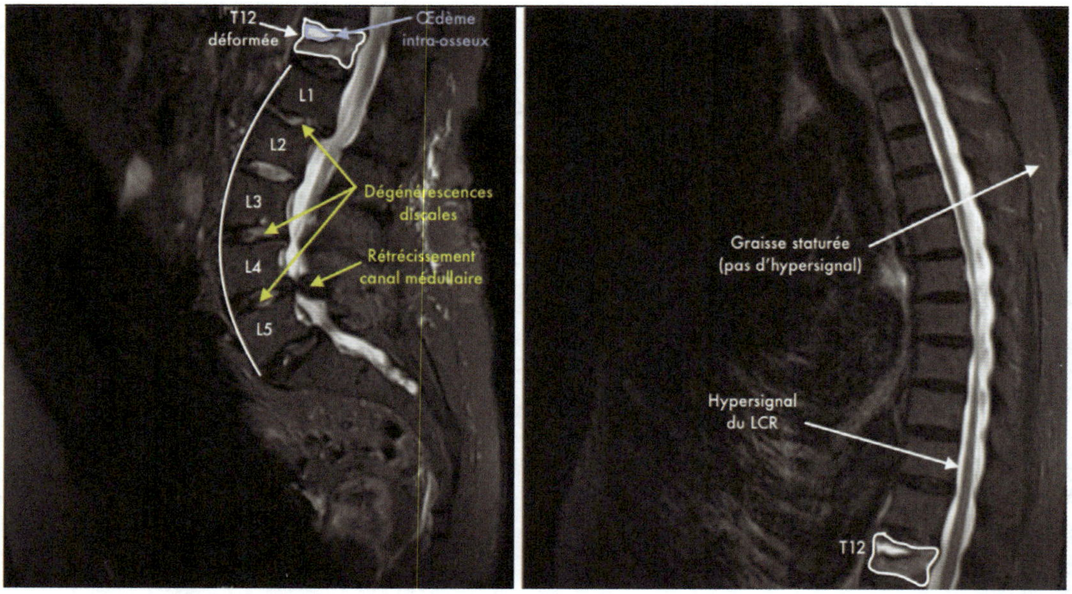

A. Il existe une déformation du corps vertébral de T12
B. Il s'agit d'une séquence en T1
C. Il existe un antélisthésis de L4 sur L5
D. La fracture de T12 est récente
E. Il existe des signes de dégénérescence discale entre L1 et L2

Il s'agit d'une IRM médullaire en coupes sagittales et en ***séquence T2 FAT-SAT*** (LCR en hypersignal, graisse saturée).
On remarque la déformation de la vertèbre T12 avec diminution de hauteur et zone d'hypersignal qui correspond à de ***l'œdème intra-osseux***, en faveur d'une ***fracture récente***.

Il existe une ***dégénérescence discale diffuse***, bien identifiable en L1-L2 :
- Perte de hauteur discale
- Zones d'hyposignal discal (déshydratation du disque)
- Rétrécissement du canal médullaire

Un antélisthésis L4-L5 se traduirait par un déplacement antérieur de L4 par rapport à L5. Ici, la lordose lombaire est respectée.

REMARQUE

La phrase « il n'y a pas d'anomalie transitionnelle » est importante pour le comptage des vertèbres ! En effet, il existe des anomalies de transition de la charnière lombo-sacrée (exemple : lombalisation de S1 dans le cas où la vertèbre S1 n'est plus « rattachée au sacrum » ou sacralisation de L5 dans le cas où la vertèbre L5 est rattachée au sacrum) qui rendent la localisation des fractures difficile.

Question 14

Quel(s) élément(s) de l'examen clinique vous semble(ent) important(s) dans la recherche étiologique de cet état d'agitation ?

A. La réalisation d'un toucher rectal
B. La palpation abdominale
C. L'examen des paires crâniennes
D. Une mesure de la glycémie capillaire
E. La réalisation du test de l'horloge

Question très classique, il faut rester systématique.
Les 1res causes à évoquer devant une confusion du sujet âgé sont le ***fécalome*** (**→ *toucher rectal + palpation***) et la ***rétention aiguë d'urine*** (***palpation abdominale*** à la recherche d'un globe). Ces étiologies sont d'autant plus fréquentes en post-opératoire car le patient reçoit un morphinique lors de l'anesthésie.
L'examen neurologique (notamment des ***paires crâniennes***, à la recherche d'une asymétrie pupillaire, d'une paralysie faciale…) permet de vérifier la présence de :
- Un ***AVC ischémique*** sur bas débit per-opératoire
- Une ***hémorragie méningée*** per-opératoire sur poussée d'HTA
- HTIC
- Épilepsie
- Etc.

Une hypoglycémie est une cause classique de confusion à éliminer systématiquement chez cette patiente diabétique.
Le test de l'horloge est utile dans l'évaluation des troubles cognitifs chroniques à la recherche d'une démence (≠ confusion !).

Dossier 6

Corrigé

(Énoncé p. 17)

Avant de commencer ce cas, il faut bien noter sur son brouillon que :

- L'enfant est né prématuré (36 SA) → complications de la prématurité
  → On va calculer son âge corrigé 41 – 36 = 5 semaines. À 5 mois, ce nouveau-né a donc un peu moins de 4 mois d'âge corrigé
  → On utilise **l'âge corrigé** jusqu'à 2 ans pour l'évaluation du développement psychomoteur
  → Par contre, la vaccination se fait en fonction de **l'âge réel**
- Dans un pays en voie de développement → pas de test de Guthrie +++

Question 1

Parmi les éléments suivants, quel(s) est (sont) celui ou ceux qui est (sont) un ou des critère(s) de gravité de bronchiolite aiguë chez cet enfant ?

A. Sa naissance prématurée
B. Le tirage intercostal
C. La fréquence respiratoire
D. La température élevée
E. Ses difficultés alimentaires

Les facteurs de gravité d'une bronchiolite dépendent du terrain, de la sévérité clinique et la capacité de surveillance de l'entourage de l'enfant :

Terrain	Sévérité clinique	Environnement
• Âge < 6 semaines • Prématurité < 34 SA • Âge corrigé < 3 mois • Cardiopathie sous-jacente • Pathologie pulmonaire sous-jacente • ATCD de bronchiolite sévère	• Aspect toxique, AEG • **Fièvre élevée** • Apnée, cyanose, sueurs, malaise • Saturation < 94 % (prise biberon) • **Fréquence respiratoire > 60/min** • Intensité des signes de lutte • **Difficultés à la prise alimentaire** • Troubles digestifs • Atélectasie à la radio pulmonaire	• Conditions de vie précaires • Ressources sanitaires insuffisantes • Incapacité de surveillance • Difficulté d'accès aux soins • Mauvaise compréhension des consignes par les parents

Le nouveau-né étant né prématuré à 35 SA et ayant 4 mois d'âge corrigé, ***sa prématurité n'est pas un critère de gravité***. Beaucoup d'étudiants n'ayant pas une connaissance claire du *cut-off* sont tombés dans le piège.

D'après l'énoncé, l'enfant « mange moins bien et il a vomi son dernier biberon et n'a rien voulu boire depuis ». Il est donc très à risque de déshydratation, ce qui constitue un critère de gravité.

La fréquence respiratoire est de 65/min. Cette hyperventilation est considérée comme un critère de gravité.

⚠ C'est bien ***l'INTENSITÉ des signes de lutte*** qui est un élément de sévérité, et non la simple présence de signes de lutte, quasi constants dans la bronchiolite. Ici, il n'existe qu'un tirage intercostal modéré et de discrets battements des ailes du nez.

Même si on a l'habitude de dire que c'est la mauvaise tolérance de la fièvre et non la température en elle-même qui est à prendre en compte, ***la « fièvre élevée » (ici > 39 °C)*** est énoncée par le Collège des enseignants de Pédiatrie comme étant un critère de gravité de la bronchiolite, car elle peut être la traduction clinique d'une surinfection pulmonaire bactérienne.
La saturation à 90 % est également un facteur de gravité.

Nouvelles recos

Bronchiolite aiguë chez le nourrisson de moins de 12 mois (HAS, novembre 2019)

Les facteurs de gravité de bronchiolite évoqués dans la dernière recommandation de la HAS ne sont plus tout à fait les mêmes que ceux évoqués dans le Collège de Pédiatrie, qui n'est plus à jour pour les ECNi 2020 et ceux à venir. Pensez à consulter la fiche mémo afin de mettre à jour vos Collèges de Pédiatrie.
(Vous pouvez trouver un tableau de ces nouveaux facteurs de risque dans la correction de la question 1 du DP 14 de l'ECNi 2020 de ce livre.)

Question 2

Chez cet enfant quel(s) est (sont) l'(les) examen(s) indispensable(s) ?

A. Une PCR multiplex à la recherche de virus respiratoires
B. Un test rapide de grippe
C. Une radiographie de thorax
D. Un gaz du sang artériel
E. Une échographie cardiaque

Je vous rappelle que le diagnostic de bronchiolite aiguë est exclusivement clinique et qu'aucun examen complémentaire n'est nécessaire en cas de forme non sévère.
Dans cette situation de refus de prise alimentaire, de fièvre élevée, de désaturation et de polypnée, il va falloir prescrire :

- ***Une hospitalisation***
- ***Une radiographie pulmonaire*** à la recherche de distension thoracique, d'atélectasie, de foyer de surinfection pulmonaire
- ***Des gaz du sang***, le plus souvent sur ***sang veineux***, suffisent chez l'enfant pour évaluer l'hypercapnie (source : Collège des enseignants de Pédiatrie) car il existe une DRA. Il n'est cependant pas faux de demander des ***gaz du sang artériels***, mais la réalisation en artériel n'est pas indispensable. Je pense qu'étant donné la formulation de la question, il ne fallait pas la cocher

On pourra également discuter :
- ***D'une NFS, CRP, hémoculture :*** en cas de fièvre mal tolérée (également réalisés si âge < 3 mois)
- ***D'un ionogramme sanguin :*** en cas de vomissements ou de perte de poids > 5 %

La recherche du VRS par PCR multiplex dans les sécrétions rhinopharyngées n'est pas réalisée en pratique. Elle n'a qu'un intérêt épidémiologique ou pour confirmer le diagnostic dans certains cas difficiles.
L'échographie cardiaque n'a pas sa place en 1re intention. Il n'existe pas de signe d'insuffisance cardiaque, pas de souffle. Elle pourra avoir une utilité si l'on retrouve une cardiomégalie à la radiographie thoracique.

Question 3

Devant cette radiographie de thorax, quelle(s) est (sont) la(les) réponse(s) exacte(s) ?
- A. Présence d'une distension thoracique
- B. Présence d'un épanchement pleural
- C. Présence d'un pneumomédiastin
- D. Présence d'une condensation alvéolaire lobaire moyenne
- E. L'arc supérieur gauche n'est pas visible

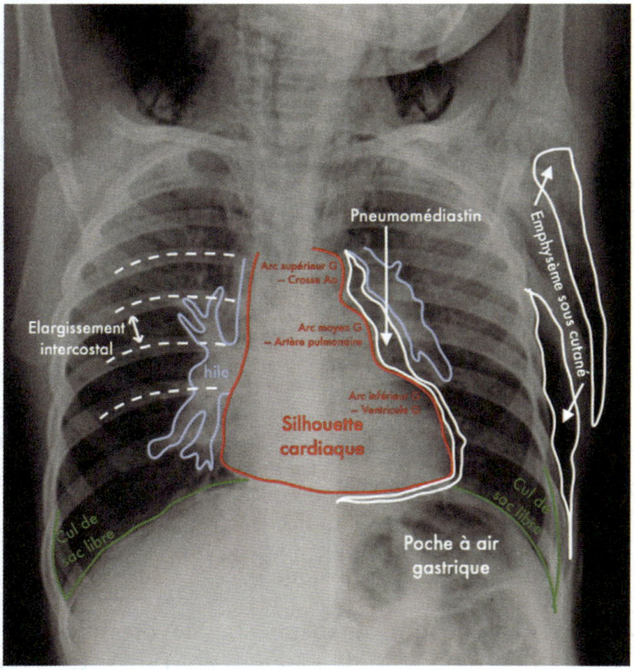

À la radio, on va rechercher des signes de ***distension thoracique***, classiques dans la bronchiolite :
- Hyperclarté des 2 champs pulmonaires
- Élargissement des espaces intercostaux
- Horizontalisation des côtes
- Abaissement des coupoles diaphragmatiques
- Le cœur apparaît souvent comme de petit volume

⚠ Beaucoup d'étudiants n'avaient pas vu le ***pneumomédiastin*** car la lame d'épanchement aérienne est vraiment très mince. Il faut prendre son temps devant les imageries pour ne rater aucun détail : il existe un énorme ***emphysème sous-cutané gauche***. Si vous aviez un doute sur le pneumomédiastin, la présence de cet emphysème vous rassurait pour cocher.

Question 4

Quelle(s) est (sont) la(les) cause(s) possible(s) de cette diarrhée aiguë ?

A. Une infection à adénovirus
B. Une infection à norovirus
C. Une infection à entérovirus
D. Une infection à *Clostridium difficile*
E. Une infection à VRS

Nous sommes face à une diarrhée-vomissements aigus, non fébriles, débutés 4 jours après l'hospitalisation. Il faut donc favoriser l'hypothèse d'une ***infection nosocomiale***.

Le rotavirus en est l'agent infectieux le plus fréquemment responsable chez le nourrisson et l'enfant < 5 ans (épidémies automno-hivernales). Les autres virus impliqués sont souvent des ***norovirus*** (tout âge, épidémies familiales ou en collectivité), des ***adénovirus*** ou des ***entérovirus***. ***L'infection à VRS*** était probablement responsable de la bronchiolite aiguë (60 à 70 % des bronchiolites), mais pas de la diarrhée.
Les antibiotiques n'ont pas d'indication en 1re intention dans la bronchiolite (pathologie virale). Il y a donc peu de risque qu'il s'agisse d'un ***clostridium***. De plus, *Clostridium difficile* ne provoque pas de vomissements et on nous aurait orientés sur cette piste avec des diarrhées glairo-sanglantes et fébriles.

Question 5

Concernant l'épisode de gastroentérite aiguë d'origine virale, quel(s) est (sont) l'(les) énoncé(s) exact(s) ?

A. Il s'agit d'une infection évitable par des précautions « gouttelettes »
B. Il s'agit d'une infection nosocomiale certaine
C. Le germe responsable de la diarrhée est résistant aux solutés hydro-alcooliques (SHA)
D. Il faut faire une déclaration auprès de l'ARS (Agence régionale de santé) de cette infection
E. Il s'agit d'une infection manu-portée

La gastroentérite aiguë (GEA) virale est une infection ***manuportée***. La contagion se fait par l'eau, les selles ou les mains souillées. L'enfant gardé en collectivité est particulièrement exposé à ces modes de contamination.
Les mesures préventives comportent donc le ***lavage des mains régulier*** (précautions d'hygiène standard) au savon et au SHA (***pas de résistance au SHA***, contrairement au *Clostridium difficile*).

Les protections gouttelettes sont utiles dans les infections à transmission aérienne, ce qui n'est pas le cas pour la gastro-entérite aiguë virale.

Rappel

Je vous rappelle la définition ***d'infection nosocomiale*** selon le Conseil supérieur d'hygiène publique : « Une infection est dite nosocomiale si elle était absente à l'admission à l'hôpital. Ce critère est applicable à toutes les infections. Lorsque la situation précise à l'admission n'est pas connue, un délai d'au moins 48 h après l'admission (ou un délai > à la période d'incubation lorsque celle-ci est connue) est communément accepté pour séparer une infection d'acquisition communautaire d'une infection nosocomiale ».

Ici, nous sommes à + 4 jours et l'enfant ne présentait ni diarrhée ni vomissement à l'admission. La définition s'applique donc.

Il n'y a aucune déclaration ARS à faire pour la GEA virale, même si elle a lieu dans un cadre intra-hospitalier.

Question 6

Quel(s) est (sont) le(s) diagnostic(s) possible(s) chez cet enfant ?

A. Mucoviscidose
B. Réhydratation orale par de l'eau pure donnée par les parents
C. Réhydratation intraveineuse par un soluté pas assez riche en sodium
D. Entérocolite ulcéro-nécrosante
E. Syndrome hémolytique et urémique (SHU)

Astuce pratique !

Nous sommes dans un contexte de ***déshydratation globale*** post-diarrhées et vomissements dans le cadre d'une GEA virale.
C'est-à-dire qu'il existe : un déficit hydro-sodé avec déficit en perte d'eau > perte de sel → hypernatrémie.

→ Ce qu'il fallait faire dans cette situation était d'apporter du ***soluté de réhydratation orale*** (électrolytes + sucres), permettant de compenser à la fois les pertes hydriques et les pertes sodées.

Il existe d'après les résultats de la biologie une ***hyponatrémie profonde*** (Na^+< 135 mmol/L), c'est-à-dire une hyperhydratation intracellulaire. ***Une HIC correspond toujours à un excès d'eau,*** liée **un transfert d'eau du secteur EC vers le secteur IC.**

Il faut se demander comment on a pu passer d'une déshydratation globale à une hyperhydratation IC.

→ Si l'on a apporté trop d'eau (eau pure ou soluté hypotonique) pour corriger la déshydratation :
L'osmolarité est la même entre les compartiments EC et IC. En cas de réhydratation par de l'eau pure, on va diminuer l'osmolarité EC. Pour conserver la même osmolarité, un flux d'eau se fera de l'EC vers l'IC, entraînant une hyponatrémie (= hyperhydratation IC).

Par ce même principe, une ***perfusion hypotonique*** peut être à l'origine de l'hyponatrémie. Attention, on nous dit ici que le prélèvement sanguin a été réalisé ***au moment de la pose de la perfusion***. Elle n'est donc pas responsable de l'hyponatrémie.

La mucoviscidose est liée à une mutation du gène CFTR. Le CFTR est un régulateur du transport épithélial du sel et de l'eau à l'origine d'un épaississement des sécrétions muqueuses et d'une perte massive de Na^+ et de Cl^- dans la sueur aggravant les états de déshydratation :

- En cas de GEA virale, les sujets atteints de mucoviscidose sont plus à risques de déshydratation : on retrouve fréquemment une ***déshydratation EC*** avec une insuffisance rénale fonctionnelle associée à une ***hyperhydratation IC*** (hyponatrémie)
- Le tableau clinique de notre patient avec bronchiolite sévère est compatible avec une mucoviscidose, d'autant plus qu'il n'a pas bénéficié du dépistage néonatal, nous n'avons pas d'information sur la naissance (retard d'émission du méconium ?)
- Certes, à ce stade, il est encore trop tôt pour évoquer la mucoviscidose, mais la question nous demande les ***diagnostics POSSIBLES*** chez cet enfant

Une entérocolite ulcéro-nécrosante (ECUN) est caractérisée par une nécrose ischémo-hémorragique ± étendue des parois du côlon et/ou du grêle, pouvant se compliquer de perforation (en particulier chez le nouveau-né prématuré, environ 5 %) et pouvant être à l'origine de vomissements. Elle associe généralement un tableau occlusif et septique sévère, des rectorragies et une pneumatose des anses intestinales à l'ASP.
L'âge de notre patient est peu en faveur d'une ECUN. Les symptômes sont peu concordants et un syndrome occlusif à l'origine d'un 3e secteur se traduit plutôt par une ***déshydratation extracellulaire***.

Le SHU entraîne des diarrhées ± sanglantes avec fièvre, insuffisance rénale aiguë souvent anurique et HTA. Ici, on a déjà posé le diagnostic de GEA virale et l'atteinte rénale devrait être au 1er plan.

Question 7

Parmi les diagnostics suivants, lequel (lesquels) peut (peuvent) être envisagé(s) chez cet enfant ?

A. Une convulsion fébrile complexe
B. Une convulsion occasionnelle liée à l'hyponatrémie
C. Une épilepsie de type de syndrome de West
D. Une thrombose veineuse cérébrale
E. Une méningite à streptocoque B

La dernière température obtenue quelques heures plus tôt était de 37,3 °C. L'hypothèse d'une ***convulsion fébrile complexe*** est donc peu probable.

Dans cette situation de déshydratation extracellulaire non corrigée (on vient juste de poser la nouvelle perfusion d'après l'énoncé), il faut redouter une ***thrombophlébite cérébrale*** liée à ***l'hypovolémie et à l'hémoconcentration***. Une thrombose cérébrale peut être à l'origine de troubles de la conscience, céphalées et convulsions.

Le syndrome de West est une épilepsie grave du nourrisson débutant entre les âges de 2 et 12 mois (vers 6 mois) et caractérisé par la triade :

- Spasmes en flexion (surtout) et en extension (parfois), survenant par salves
- Stagnation / régression psychomotrice
- Hypsarythmie sur l'EEG

→ Dans ce contexte aigu infectieux, sans notion de régression psychomotrice ni de spasme, il est difficile d'évoquer ce diagnostic, même si la fourchette d'âge coïncide.

Le steptocoque B est un des 3 germes les plus fréquents des méningites du nouveau-né avec *E. coli* K1 et la listéria. Nous nous situons à distance de la période néonatale immédiate (> 3 mois), l'enfant ne présente ni fièvre ni hypotonie qui pourraient orienter vers une méningite.

Question 8

Quelles sont les acquisitions attendues pour son âge ?
- A. Empile deux cubes
- B. Répète une syllabe
- C. Prend les objets avec la pince pouce-index
- D. Joue avec ses mains
- E. Rit aux éclats

Question de cours bête et méchante. Comme on l'a vu précédemment, à 5 mois d'âge réel, l'enfant a en réalité environ 4 mois d'âge corrigé. À 4 mois, un enfant est censé :

À 2 mois	À 4 mois
• Bouger vigoureusement les 4 membres • Serrer le doigt (≠ *grasping*) • Avoir une réponse vocale à la sollicitation • Avoir un sourire-réponse • Avoir acquis la poursuite oculaire	• Tenir sa tête droite • S'appuyer sur les avant-bras en décubitus ventral • **Jouer avec les mains** • Faire des vocalises • **Rire aux éclats**

L'enfant ne sera capable de répéter une syllabe et d'avoir une préhension pouce-index qu'à 9 mois et d'empiler 2 cubes qu'à 12-18 mois.

Question 9

Compte tenu du retard vaccinal et de son âge, parmi les vaccins suivants, quel(s) est (sont) celui (ceux) auquel (auxquels) la priorité doit être accordée ?
- A. Grippe
- B. Pneumocoque
- C. *Haemophilus influenzae B*
- D. Méningocoque B
- E. Rougeole

La vaccination se fait par rapport à l'âge réel. Il faut donc réaliser les vaccins que l'enfant aurait dû avoir jusqu'à l'âge de 5 mois, à savoir :
- À 2 mois : 1re injection diphtérie, tétanos, coqueluche acellulaire, poliomyélite, ***pneumocoque 13V, Haemophilus influenzae B***, hépatite B
- À 4 mois : 2nde injection diphtérie, tétanos, coqueluche acellulaire, poliomyélite, ***pneumocoque 13V, Haemophilus influenzae B***, hépatite B
- À 5 mois : méningocoque C

Le vaccin antigrippal n'est pas indiqué. Il ne sera réalisé ***après 6 mois*** qu'en cas de facteur de risque.
Le vaccin contre la rougeole est administré à 12 mois puis rappel à 16-18 mois dans le cadre du ROR.

La vaccination anti-méningocoque B est recommandée chez :
- Les personnels des laboratoires de recherche travaillant spécifiquement sur le méningocoque
- Les personnes porteuses d'un déficit en fraction terminale du complément ou qui reçoivent un traitement par éculizumab (anti-fraction 5 du complément)
- Les personnes porteuses d'un déficit en properdine
- Les personnes ayant une asplénie anatomique ou fonctionnelle
- Les personnes ayant reçu une greffe de cellules souches hématopoïétiques

Question 10

Avant la sortie, parmi les conseils alimentaires suivants, lequel (lesquels) donnez-vous aux parents ?

A. Utiliser des biberons stérilisés
B. Les biberons peuvent être préparés avec de l'eau du robinet
C. En cas d'antécédents familiaux d'allergie, l'introduction de l'arachide doit être différée
D. Le lait de vache pourra remplacer le lait infantile à partir de l'âge de 1 an
E. Il faudra donner 5 fruits et légumes par jour 1 mois après le début de la diversification

La stérilisation des biberons n'est pas indispensable : un lavage au lave-vaisselle ou à la main, au goupillon, dans de l'eau chaude additionnée de liquide vaisselle est suffisant.
En cas d'utilisation ***de l'eau du robinet*** pour la préparation des biberons, le Collège des enseignants de Pédiatrie recommande de faire couler l'eau pendant 5 minutes, d'utiliser de l'eau froide et de veiller au bon entretien du robinet (nettoyage, détartrage).
Le lait de vache est interdit avant 1 an. Après 1 an, il ne doit pas remplacer le lait de croissance car il est trop riche en Na^+ et en protéines, et trop pauvre en acides gras, fer et vitamine D. Il n'y a pas de différence avec du lait infantile en termes de calcium.

Je vous rappelle les différents types de lait :

< 4-6 mois	Lait 1er âge = lait infantile
4-6 mois-1 an	Lait 2e âge = lait de suite
1-3 ans	Lait de croissance

La diversification alimentaire doit débuter entre les âges de 4 et 6 mois. Rien ne justifie plus aujourd'hui de retarder la diversification alimentaire chez les ***enfants à risque d'allergie***, en particulier l'introduction des aliments réputés allergisants (œufs, poissons, ***arachide***, fruits exotiques, fruits à coque).
La diversification se fait de façon progressive à partir de 4 mois. Au départ, on introduit petit à petit les nouveaux aliments en complément du lait (≥ 500 mL de lait artificiel ou maternel) ***jusqu'à l'âge de 1 an***. Ce n'est qu'après cet âge que l'alimentation est totalement diversifiée et se calque sur les recommandations adultes (dont ***5 fruits et légumes par jour***).
Une diversification trop précoce et trop rapide risque de ne pas couvrir les besoins en Ca^{2+}, en fer et en acides gras essentiels de l'enfant.

Question 11

Quel(s) est (sont) le(s) diagnostic(s) possible(s) compte tenu de l'histoire de cet enfant ?
A. Asthme du nourrisson
B. Mucoviscidose
C. Coarctation de l'aorte
D. Déficit immunitaire
E. Œsophagite à éosinophile

Il y a 2 mois l'enfant faisait 6 000 g. Aujourd'hui, il pèse 6 100 g, soit une prise de seulement 100 g en 2 mois, ce qui est très peu. Il existe au minimum une stagnation pondérale, au pire un retard pondéral (compliqué à dire sans les courbes de croissance).

Pour rappel, quand le rédacteur attend de vous de comparer un poids/taille actuel(le) à un poids/taille attendu(e), on vous met des « âges cibles », dont vous devez connaître les valeurs :

Âge	Poids	Taille	Périmètre crânien
Nouveau-né	3,5 kg (N = 2,5-4,2)	~ 50 cm	~ 35 cm
4 mois	**Poids de naissance × 2** ~ 7 kg	~ 60 cm	~ 40 cm
9 mois	~ 9 kg	~ 70 cm	~ 45 cm
1 an	**Poids de naissance × 3** ~ 10 kg	75 cm	**Taille de naissance/ 2 + 10** ~ 47 cm
4 ans	**Poids de naissance × 4** ~ 16 kg	**Taille de naissance × 2** ~ 100 cm	~ 50 cm

On cherche donc une cause pouvant expliquer un retard pondéral + des signes respiratoires. S'il est facile dans ce contexte de non-dépistage à la naissance de cocher la ***mucoviscidose***, vous devez savoir que le ***déficit immunitaire*** peut être à l'origine d'une absence de prise de poids (et bien sûr, d'infections pulmonaires récidivantes).

Je vous rappelle les signes devant faire évoquer un déficit immunitaire chez l'enfant :

Signes devant faire évoquer un déficit immunitaire
• Infections récurrentes des VA hautes et basses : – ≥ 8 otites/an (pendant l'automne et l'hiver) si < 4 ans – ≥ 4 otites/an (pendant l'automne et l'hiver) si ≥ 4 ans – ≥ 2 pneumonies/an – ≥ 2 sinusites/an • ≥ 1 infection sévère à pneumocoque, *haemophilus*, *neisseria* (méningite, sepsis) • Infections à pyogènes récurrentes (cutanée, invasive, tissulaires) • Infections récurrentes avec le même type de germe • Infections inhabituelles : – Germe opportuniste – Diarrhée infectieuse persistante – Muguet ou candidose cutanée récidivante • **Cassure de la courbe staturo-pondérale** • Eczéma, auto-immunité, inflammation chronique ou lympho-prolifération (ADP et HSMG) • ATCD familiaux de déficit immunitaire ou mêmes signes cliniques

HSMG = hépatosplénomégalie.

On parle ***d'asthme du nourrisson*** à partir de 3 épisodes de bronchiolites avant 3 ans. Ici, nous sommes au 2e épisode. Cette hypothèse n'est donc pas à évoquer.
La coarctation de l'aorte est à suspecter chez un enfant avec abolition (ou diminution) des pouls distaux (fémoraux +++). Le souffle cardiaque est typiquement systolique, perçu dans le dos, parfois en sous-claviculaire gauche et dans l'aisselle gauche. Cette cardiopathie est fréquente dans le syndrome de Turner.

Question 12

Si ce diagnostic était confirmé, quel(s) vaccin(s) serait (seraient) contre-indiqué(s) chez cet enfant ?

A. Grippe injectable
B. Varicelle
C. Pneumocoque
D. Méningocoque C
E. Hépatite B

Les vaccins VIVANTS atténués sont contre-indiqués chez les patients immunodéficients.

Vaccins vivants atténués	
Vaccins à cible virale	**Vaccin à cible bactérienne**
• Dengue • Fièvre jaune • Rougeole, oreillons, rubéole • Rotavirus • Vaccin oral contre la poliomyélite • Varicelle • Zona	BCG

Question 13

Pour les enfants nés dans les maternités françaises, le dépistage néonatal de la mucoviscidose :

A. Nécessite un consentement signé des parents pour la recherche génétique éventuelle
B. Est proposé au premier jour de vie en cas de retard à l'émission du méconium
C. Est proposé au troisième jour de vie
D. Consiste en l'analyse du gène CFTR lorsque le dosage de la trypsine immuno-réactive est inférieur au seuil de positivité
E. Est sensible mais peu spécifique

Le dépistage néonatal est réalisé de manière systématique à ***72 h de vie***, en général avant la sortie de la maternité. Il s'agit d'un ***test SENSIBLE*** (il ne faut pas passer à côté de faux-négatifs dont la maladie ne serait pas dépistée rapidement) ***ET SPÉCIFIQUE*** (il faut à tout prix éviter les faux-positifs car le traumatisme psychologique pour les parents apprenant que leur enfant est possiblement porteur d'une maladie grave est important).

On parle de ***retard d'émission du méconium*** lorsque celui-ci n'est ***pas évacué à 72 h***. C'est un des signes cliniques pouvant faire évoquer une mucoviscidose dès la naissance (iléus méconial), maladie recherchée au dépistage néonatal. Il n'y a donc aucun intérêt à réaliser le dépistage à J1.

Le dépistage néonatal de la mucoviscidose repose sur le dosage sanguin de la trypsine immunoréactive (TIR), suspect si ***SUPÉRIEUR*** à 65 mg/L. ***Le consentement écrit des parents*** est sollicité avant le prélèvement car le dépistage de la mucoviscidose requiert une analyse génétique à la recherche des mutations les plus fréquentes (notamment F508del).

Question 14

Cet enfant présente une mutation homozygote delta-F508. Quelle prise en charge mettez-vous en œuvre ?

A. Séances de kinésithérapie respiratoire quotidiennes
B. Alimentation normale
C. Interruption de l'allaitement maternel
D. Supplémentation orale de vitamines liposolubles
E. Calendrier vaccinal standard

La prise en charge de la mucoviscidose doit être multidisciplinaire, régulière et à vie. Le suivi est coordonné au sein des CRCM. Il est recommandé de voir l'enfant en consultation tous les 3 mois et de faire un bilan paraclinique annuel.

Rappel : Prise en charge d'une mucoviscidose

Règles hygiéno-diététiques	Prise en charge respiratoire
• Éviction du tabac • ***Calendrier vaccinal standard*** • Réduction pression allergénique • Mode de garde individuel (éviter les viroses) • Activité physique recommandée	• <u>Traitement de l'encombrement bronchique</u> : • ***Kinésithérapie respiratoire +++ :*** quotidienne • ± ***Aérosols mucolytiques*** : rhDNase • ± ***O_2 longue durée*** selon insuffisance respiratoire • ± VNI si hypercapnie > 55 mmHg • ± Transplantation pulmonaire si insuffisance respiratoire sévère
Prise en charge sociale	
• Soutien psychologique • Associations (ex. : Vaincre la mucoviscidose) • PEC 100 % par la Sécurité sociale • Mise en place d'un ***PAI en milieu scolaire***	<u>Traitement des surinfections broncho-pulmonaires</u> • ***Cures ATB*** de 2-3 semaines adaptées au germe • Respect du calendrier vaccinal : – ***Grippe*** *(1/an)* – ***Pneumocoque*** – ***Hépatite A*** ± *VZV*
Recommandations nutritionnelles +++	
• AET > AJR (soit ≈ 120-150 %) • Supplémentation ***vitamines liposolubles*** *ADEK* + Na^+ (si fortes chaleurs) • <u>Si défaillance nutritionnelle</u> : nutrition entérale • <u>Si nourrisson</u> : ***enrichissement du lait en Na^+*** (2 mEq/kg/j) ***+ SRO*** • ***Extraits pancréatiques gastroprotégés (Créon®)*** en début de repas • ***Acide UDC (Ursolvan®)*** : traitement de l'atteinte hépatobiliaire	

AET = apports énergétiques totaux ; AJR = apports journaliers recommandés.

Dossier 7

Items 37, 239, 240, 253

Énoncé

(Corrigé p. 109)

Vous revoyez en consultation un couple en raison d'une infertilité primaire. Ils sont en couple depuis 8 ans. Les rapports sont réguliers et non protégés depuis 18 mois. Il n'y a eu aucune grossesse à ce jour.

Madame B. est âgée de 29 ans ; elle est secrétaire de direction. Elle a comme antécédent une mère diabétique de type 2 et un frère diabétique de type 1. Elle pèse 60 kg pour une taille de 164 cm (IMC 22 kg/m^2). Elle ne prend pas de traitement au long cours. Elle est G0P0. Ses cycles sont irréguliers, variant de 35 à 65 jours, sans bouffées de chaleur.

Monsieur B., âgé de 32 ans, est ingénieur informatique. Il a pour antécédents un asthme allergique et une fracture bimalléolaire à l'adolescence au décours d'un traumatisme de ski. Il ne prend actuellement aucun traitement. Il pratique le triathlon en compétition et s'entraîne en moyenne à raison de 10 heures par semaine (2 heures de musculation en salle, 3 heures de running, 1 heure de natation et 4 heures de vélo le week-end). Il ne fume pas et ne consomme de l'alcool que très rarement. Il pèse 64 kg pour une taille de 184 cm (IMC 18,9 kg/m^2). Il n'y a pas de notion d'infection génitale récente, ni de trouble de la libido.

Concernant Monsieur B., il vous donne les résultats du spermogramme que vous aviez prescrit lors de votre consultation précédente. Ce spermogramme a été effectué quelques jours avant votre consultation, après 3 jours d'abstinence :

- volume de l'éjaculat : 3 mL (N : 1,5-5)
- concentration en spermatozoïdes : 4 millions/mL (N > 15)
- formes mobiles progressives : 10 % (N > 32)
- formes typiques : 1 % (N > 4)
- formes vivantes : 69 % (N > 58)
- agglutinats : absence
- leucocytes : absence

Q1. Parmi les caractéristiques suivantes, laquelle (lesquelles) retenez-vous pour qualifier cet éjaculat ?

A. Hypospermie
B. Oligospermie
C. Asthénospermie
D. Tératospermie
E. Nécrospermie

Q2. Parmi les situations cliniques suivantes, laquelle (lesquelles) pourrait (pourraient) expliquer les résultats obtenus sur ce spermogramme ?

A. Séquelles d'orchite ourlienne
B. Agénésie bilatérale des canaux déférents
C. Microdélétion du chromosome Y
D. Antécédent de cryptorchidie
E. Prostatite chronique

Q3. L'examen clinique de Monsieur B. note une verge mesurée à 6 cm et un volume testiculaire de 10 et 12 mL ; la pilosité pubienne est d'aspect losangique. Il n'existe pas de gynécomastie.
Parmi les dosages biologiques suivants, lequel (lesquels) vous paraît (paraissent) indispensable(s) à réaliser dans ce contexte ?

A. SHBG
B. Prolactine
C. Testostérone totale
D. Inhibine B
E. FSH

Le patient vous donne un bilan biologique qu'il avait réalisé avant votre consultation et qui indique les résultats suivants :

- Hb : 14,3 g/dL
- testostérone totale : 5,67 ng/mL (N : 2,5-10,0)
- LH : 5,4 UI/L (N : 2-6)
- FSH : 15,8 UI/L (N : 2-8)

Q4. Parmi les situations cliniques suivantes, laquelle (lesquelles) peut (peuvent) donner ce tableau clinico-biologique ?

A. Effet secondaire d'un dopage aux androgènes
B. Syndrome de Klinefelter
C. Adénome à prolactine
D. Hypogonadisme lié à l'activité sportive intensive
E. Microdélétion du chromosome Y

Vous évoquez une éventuelle microdélétion de la région AZF du chromosome Y. Avant de prescrire l'analyse génétique moléculaire, vous souhaitez confirmer les données du spermogramme sur un nouveau recueil trois mois plus tard. Le patient profite de ce temps pour vous demander quelques conseils nutritionnels quant à sa pratique sportive.

Q5. Parmi les propositions suivantes, laquelle (lesquelles) est (sont) exacte(s) quant à la pratique sportive de votre patient ?

A. Apports protidiques de 1,2 à 1,4 g/kg/jour
B. Apports lipidiques à 40 % des apports énergétiques totaux
C. Favoriser les glucides complexes à index glycémique faible avant la compétition
D. Adjonction de NaCl dans l'eau de boisson pendant l'exercice
E. Supplémentation en fer

L'analyse moléculaire du spermogramme de Monsieur B. confirmera la microdélétion dans la région AZFc du chromosome Y.
Concernant Mme B., elle vient de réaliser, à votre demande, une courbe de température. Celle-ci montre des cycles anovulatoires.

Q6. Parmi les dosages suivants, lequel (lesquels) allez-vous prescrire impérativement en première intention chez cette patiente ?

A. Hormone anti-müllerienne
B. Estradiol
C. SHBG
D. Prolactine
E. FSH

Q7. Compte tenu de l'irrégularité des cycles, vous évoquez la possibilité d'un syndrome des ovaires polykystiques. Parmi les arguments suivants, lequel (lesquels) permettrait (permettraient) de porter ce diagnostic chez Madame B. ?

A. Testostérone totale à 0,7 ng/mL (N : 0,1-0,5)
B. FSH < 0,1 UI/L (N : 2-8)
C. 17-hydroxyprogestérone à 18 ng/mL (N : 0,2-2)
D. Volume ovarien évalué à 5 mL à l'échographie pelvienne
E. Plus de 19 follicules par ovaire à l'échographie pelvienne

En attendant les résultats de l'échographie ovarienne, Madame B, inquiète, vous téléphone pour vous communiquer les résultats du bilan biologique que vous lui avez prescrit :

- estradiol : 35 pg/mL (N : 20-70)
- testostérone : 0,89 ng/mL (N : 0,1-0,5)
- LH : 11,4 UI/L (N : 2-6)
- FSH : 4,8 UI/L (N : 2-8)
- prolactine : 15 µg/L (N < 20)

Q8. Parmi les situations cliniques suivantes, laquelle (lesquelles) peut (peuvent) donner ce tableau clinico-biologique ?

A. Anorexie mentale
B. Insuffisance ovarienne précoce
C. Syndrome des ovaires polykystiques
D. Adénome à prolactine
E. Hypercortisolisme

Vous récuperez l'échographie pelvienne dont le résultat est compatible avec le diagnostic de syndrome des ovaires polykystiques.
Vous adressez donc le couple dans un centre d'aide médicale à la procréation compte tenu du diagnostic de microdélétion du chromosome Y chez Monsieur et du syndrome des ovaires polykystiques chez Madame. Néanmoins, vous rappelez au préalable à Madame B. qu'elle est à risque de développer un diabète gestationnel.

Q9. Parmi les critères ci-dessous, lequel (lesquels) vous fait (font) porter cette affirmation ?

A. L'âge de la patiente
B. Le poids de la patiente
C. L'antécédent maternel de diabète
D. Le syndrome des ovaires polykystiques
E. Le contexte de prise en charge en aide médicale à la procréation

Quatre années plus tard, après deux grossesses obtenues par fécondation *in vitro*, Madame B.

revient à votre consultation en raison d'une asthénie inhabituelle. Elle avait tout d'abord mis cela sur le compte de la charge de ses 2 enfants en bas âge et sur la reprise de son activité professionnelle. Elle pense avoir une hypothyroïdie comme sa tante et sa grand-mère paternelle.

Q10. Parmi les signes suivants, lequel (lesquels) est (sont) compatible(s) avec le diagnostic d'hypothyroïdie ?

A. Myalgies
B. Oligoménorrhée
C. Syndrome du canal carpien
D. Hypoacousie
E. Acné

Q11. Parmi les dosages biologiques suivants, lequel (lesquels) allez-vous prescrire en première intention ?

A. T3 libre
B. T4 libre
C. TSH
D. Thyroglobuline
E. Anticorps anti-thyropéroxydase

Q12. Le résultat de TSH est donné par le laboratoire à 52 mUI/L (N : 0,4-4). Parmi les examens suivants, lequel (lesquels) prescrivez-vous dorénavant ?

A. Anticorps anti-thyroglobuline
B. Anticorps anti-thyropéroxydase
C. Anticorps anti-récepteur de la TSH
D. T3 libre
E. Scintigraphie thyroïdienne

Q13. Le dosage des anticorps anti-thyropéroxydase est positif et l'échographie confirme l'existence d'un goitre compatible avec une thyroïdite auto-immune avec présence d'une image nodulaire para-isthmique gauche. Parmi les signes échographiques suivants, lequel (lesquels) est (sont) en faveur de la bénignité d'un nodule thyroïdien ?

A. Nature kystique
B. Halo incomplet
C. Absence de vascularisation
D. Hypoéchogénicité
E. Multiplicité des nodules

Il s'agit en fait d'un nodule kystique TIRADS 1, d'aspect totalement bénin. En raison de l'hypothyroïdie clinique et biologique, vous décidez de débuter un traitement par lévothyroxine. La patiente vous arrête pendant que vous rédigez votre ordonnance en raison des effets secondaires relatés récemment dans les médias et possiblement en lien avec la molécule.
Vous avez lu à ce sujet une étude dont voici un extrait : « Afin de mettre en évidence un rôle potentiel de la nouvelle formulation de la lévothyroxine, nous avons comparé, en consultant les dossiers médicaux de 3 centres spécialisés en thyroïdologie, les effets secondaires rapportés par des patients hypothyroïdiens traités par lévothyroxine ancienne formule (AF ; n = 1 500) ou lévothyroxine nouvelle formule (NF ; n = 1 800) sur une période de 4 mois concomitante à la médiatisation. 295 patients ont rapporté un événement indésirable dans le groupe NF et 153 dans le groupe AF ».

Q14. Parmi les propositions suivantes concernant cette étude, laquelle (lesquelles) est (sont) exacte(s) ?

A. Il s'agit d'une étude randomisée
B. Il s'agit d'une étude cas-témoin
C. Il existe un possible biais de sélection
D. Le risque relatif est de 295/153
E. L'intervalle de confiance du risque relatif est de ± 1 800/1 500

Dossier 8

Items 179, 285, 298

Énoncé

(Corrigé p. 119)

Un homme de 50 ans vous consulte, adressé par son médecin traitant pour gêne anale au moment des selles. Il s'agit d'un patient sans aucun antécédent personnel ou familial. Il ne suit pas de traitement. Il est père de 3 enfants en bonne santé, l'aîné est âgé de 21 ans. Il exerce la profession de cadre dans une entreprise, chargé de relations clients. Les symptômes ont débuté il y a un an. Le patient décrit, au moment des exonérations, l'extériorisation non douloureuse d'une « boule » qui se réintègre spontanément. Son transit intestinal est volontiers capricieux depuis toujours, avec des épisodes de constipations qui se sont néanmoins accentués depuis quelques mois. Il a également rarement des épisodes de saignements après les selles. Votre examen clinique est normal au niveau général et abdominal.

Q1. L'examen de la région péri-anale retrouve aux efforts de poussée l'extériorisation suivante.

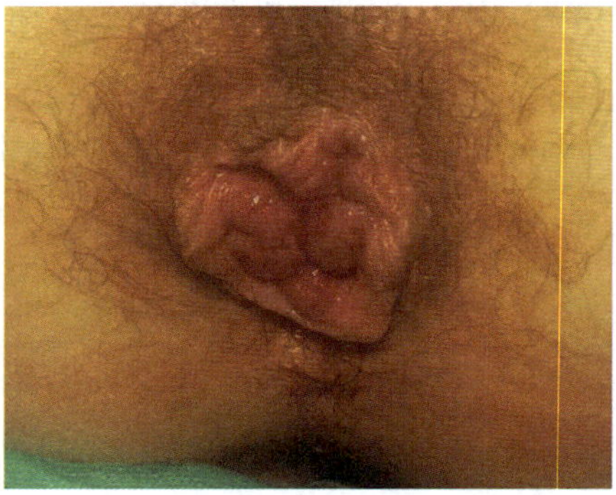

Parmi les propositions suivantes, laquelle (lesquelles) est (sont) exacte(s) ?

A. L'aspect radiaire des plis est en faveur d'un prolapsus hémorroïdaire
B. L'aspect de la lésion est en faveur d'un cancer de l'anus
C. L'existence d'hémorragies au contact ou au moment des exonérations est en faveur d'une dégénérescence cancéreuse
D. Le caractère indolore de la tuméfaction n'est pas en faveur d'une thrombose hémorroïdaire
E. Il s'agit d'un prolapsus total extériorisé du rectum

Q2. Vous évoquez un prolapsus hémorroïdaire. Concernant votre prise en charge thérapeutique, quelle(s) est (sont) la(les) proposition(s) exacte(s) ?

A. La régularisation du transit est nécessaire pour limiter les manifestations hémorroïdaires
B. Il faut opérer ce patient en urgence, il risque une thrombose rapidement
C. La régularisation du transit et les règles hygiéno-diététiques peuvent suffire à soulager le patient
D. S'il reste gêné après une prise en charge médicale, une intervention chirurgicale peut être envisagée
E. Les hémorroïdes sont un facteur de risque de cancer de l'anus

Q3. Concernant la prise en charge et le suivi du patient, quelle(s) est (sont) la(les) proposition(s) exacte(s) ?

A. Une fois les règles hygiéno-diététiques instaurées, si le patient est soulagé, il n'y a pas d'autres examens à réaliser
B. Une intervention chirurgicale doit être planifiée au plus vite, il n'est pas nécessaire de poursuivre les explorations pré-opératoires
C. La présence de rectorragies impose de réaliser une coloscopie

D. Pour authentifier le saignement, on peut proposer au patient un test de recherche de sang dans les selles
E. Dans ce contexte de maladie hémorroïdaire symptomatique, la coloscopie ne peut être envisagée qu'une fois le problème hémorroïdaire réglé

Une coloscopie sous anesthésie générale est réalisée. Elle met en évidence au niveau du côlon sigmoïde l'image suivante qui n'est pas franchissable.

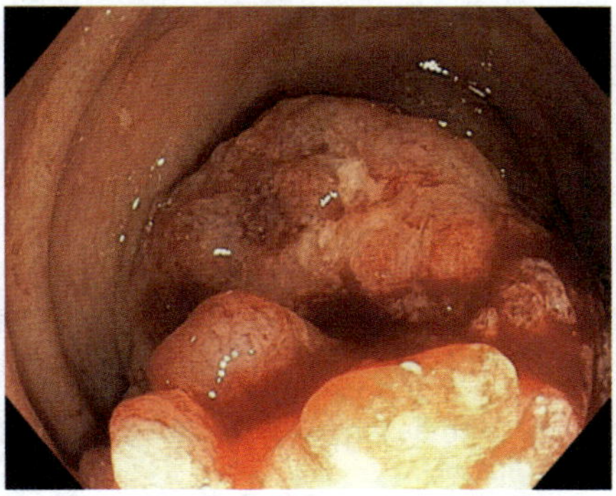

Q4. Parmi les propositions suivantes concernant l'iconographie, laquelle (lesquelles) est (sont) exacte(s) ?
A. Il s'agit d'une lésion irrégulière et ulcérée évocatrice d'une tumeur maligne
B. Il s'agit d'un diverticule colique inflammatoire.
C. La muqueuse autour de la lésion est inflammatoire et évoque une maladie inflammatoire chronique intestinale
D. Cette lésion peut expliquer l'accentuation de la constipation du patient au cours des derniers mois
E. L'exérèse endoscopique de la lésion est nécessaire pour réaliser une coloscopie totale

Q5. La biopsie confirme qu'il s'agit d'un adénocarcinome lieberkhunien bien différencié. Parmi les propositions suivantes concernant le bilan d'extension et préthérapeutique, laquelle (lesquelles) est (sont) exacte(s) ?
A. Le scanner thoraco-abdomino-pelvien est l'examen de référence pour le bilan d'extension de ce cancer du côlon
B. Le PET-scan doit être réalisé pour dépister des localisations non vues au scanner
C. On ne peut pas opérer le patient si la coloscopie n'est pas complète
D. Le dosage des marqueurs CA 125 et CA 19.9 est indiqué
E. Il faut prévoir une nouvelle consultation d'anesthésie pré-opératoire

Q6. Le bilan réalisé ne met pas en évidence de métastases. Parmi les propositions suivantes concernant la prise en charge du patient, laquelle (lesquelles) est (sont) exacte(s) ?
A. Le dossier du patient doit impérativement être présenté en réunion de concertation pluridisciplinaire avant tout traitement
B. La chirurgie est le traitement de référence du cancer du côlon non métastatique et la seule option curative
C. Une radiothérapie pré-opératoire peut être proposée pour améliorer les chances de contrôle local de ce cancer avancé
D. La chimiothérapie peut être indiquée en post-opératoire selon es résultats de l'examen anatomopathologique de la pièce opératoire
E. Une chimio-hyperthermie intrapéritonéale per-opératoire peut être réalisée en prévention des récidives loco-régionales

Q7. Le patient est programmé pour une colectomie. Parmi les propositions relatives aux règles de chirurgie carcinologique, laquelle (lesquelles) est (sont) exacte(s) ?
A. Il faut effectuer une co ectomie emportant la tumeur avec des marges de sécurité longitudinales d'au moins 5 cm
B. Le curage ganglionnaire impose d'obtenir au moins 12 ganglions pour une évaluation correcte du statut ganglionnaire
C. Une colectomie avec rétablissement de continuité digestive et sans stomie est la règle dans cette situation en dehors de l'urgence ou d'une anomalie per-opératoire
D. Il faut réaliser une stomie car la tumeur est évoluée et une chimiothérapie doit être débutée rapidement
E. En cas de découverte d'une carcinose péritonéale lors de l'intervention, il est admis de différer la colectomie et de rediscuter du dossier du patient en réunion de concertation pluridisciplinaire

Le patient est opéré dans de bonnes conditions, avec un rétablissement de continuité dans le même temps opératoire. Le compte rendu de l'examen anatomopathologique conclut à un adénocarcinome circonférentiel envahissant la sous-séreuse. Il existe un ganglion envahi sur les 13 examinés. Il existe des emboles vasculaires et des engainements périnerveux. Il existe une instabilité des micro-satellites.

Q8. Parmi les propositions concernant le stade de la maladie et son pronostic, laquelle (lesquelles) est (sont) exacte(s) ?

A. Il s'agit d'une tumeur pT3N1
B. Il s'agit d'un cancer colique de stade III
C. Le pronostic de survie globale à 5 ans est de 95 %
D. La présence d'emboles vasculaires est un facteur de mauvais pronostic
E. Les engainements périnerveux sont sans impact sur le pronostic

Q9. Les suites opératoires sont marquées par l'apparition d'une fièvre à 38,5 °C au 5e jour. Parmi les propositions suivantes, laquelle (lesquelles) est (sont) exactes ?

A. Il faut évoquer une complication à type de fistule anastomotique
B. Une numération formule sanguine est indiquée
C. Un examen cyto-bactériologique des urines est indiqué chez ce patient qui a subi un sondage urinaire pour son intervention
D. Un dosage des D-dimères doit être réalisé
E. Une palpation de la cicatrice abdominale est indispensable

Q10. Un abcès de paroi a été évacué. Les suites sont finalement simples. Le patient quitte le service au 7e jour. Concernant la suite de la prise en charge au cours de la première année, quelle(s) proposition(s) est (sont) exacte(s) ?

A. Une coloscopie doit être réalisée dans les 6 mois car l'examen initial n'était pas complet
B. Compte tenu de l'envahissement ganglionnaire, une chimiothérapie adjuvante est indiquée
C. Compte tenu de l'importance de l'atteinte pariétale (sous-séreuse), une radiothérapie post-opératoire doit être proposée
D. Dans le cadre de la prise en charge du patient, son cancer du côlon entre dans la liste des affections donnant droit à une prise en charge à 100 %
E. La surveillance clinique et échographique doit être semestrielle

Q11. Quel est l'élément d'anamnèse qui vous fait proposer au patient une consultation d'onco-génétique ?

A. L'âge
B. Le caractère sténosant de la tumeur
C. La localisation dans le côlon sigmoïde
D. La présence d'emboles vasculaires à l'examen histologique
E. L'instabilité des micro-satellites

Q12. Devant l'instabilité des micro-satellites, on suspecte un syndrome de Lynch. Parmi les cancers suivants, lequel (lesquels) fait (font) partie du spectre restreint du syndrome de Lynch ?

A. Le cancer des voies excrétrices urinaires
B. Le cancer du sein
C. Le cancer de l'endomètre
D. Le cancer de la thyroïde
E. Le cancer de l'intestin grêle

Q13. Finalement le patient reçoit une chimiothérapie adjuvante qu'il supporte bien. Il souhaite reprendre son activité professionnelle dans le mois qui suit la fin de sa chimiothérapie. Que pouvez-vous lui proposer en votre qualité de médecin traitant ?

A. L'inciter à déposer une demande de reconnaissance en qualité de travailleur handicapé
B. Lui rédiger un certificat d'aptitude à la reprise de son activité professionnelle
C. L'adresser dès à présent au médecin du travail de son entreprise pour visite de pré-reprise
D. Lui prescrire un temps partiel pour motif thérapeutique
E. Déposer une demande d'allocation adulte handicapé

Q14. Un an plus tard, le scanner de surveillance montre l'image suivante. Concernant cette iconographie, quelle(s) est (sont) la(les) proposition(s) exacte(s) ?

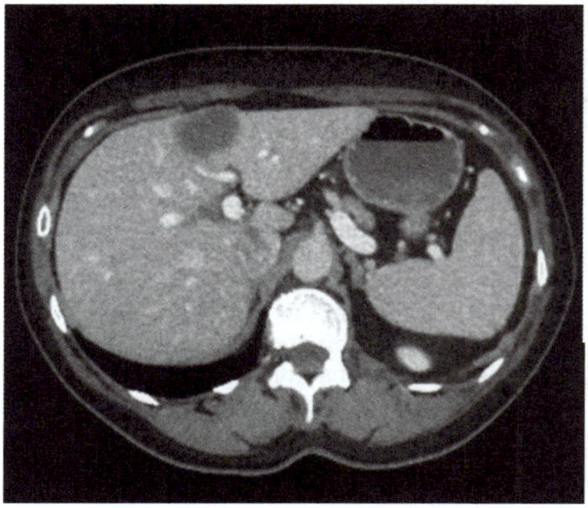

A. Il s'agit d'un scanner injecté au temps artériel
B. On individualise sur ce cliché la rate
C. On trouve dans le foie une image hypodense compatible avec une métastase hépatique
D. Cette lésion est située dans le foie gauche
E. L'estomac est visible sur ce cliché

Q15. Il s'agit effectivement d'une métastase hépatique unique de son cancer colorectal. Parmi les propositions suivantes concernant la prise en charge de ce patient, laquelle (lesquelles) est (sont) exacte(s) ?

A. Son dossier doit être représenté en réunion de concertation pluridisciplinaire
B. Une chimiothérapie peut être proposée pour apprécier la réponse de la tumeur au tra ent
C. La chirurgie d'exérèse peut traiter ce patient de façon curative
D. Chez ce patient déjà opéré du côlon, une intervention sur le foie n'est plus envisageable
E. Un pet-scan préo-pératoire peut être indiqué pour s'assurer de l'absence d'autres métastases à distance

Dossier 9

Items 87, 99, 101, 147

Énoncé

(Corrigé p. 132)

Un homme de 45 ans sans antécédent médico-chirurgical vous consulte en urgence pour une paralysie faciale gauche apparue brutalement il y a quelques heures.

Q1. Concernant le nerf facial :

A. Il possède une action végétative
B. Son ganglion sensitif est le ganglion trigéminal
C. Son coude sépare sa 1re portion de sa 2e
D. Il innerve le muscle de l'étrier
E. Il comprend une portion intra-pétreuse

Q2. Lors d'une paralysie faciale périphérique :

A. Le déficit moteur est homogène touchant autant le territoire supérieur que l'inférieur
B. Il existe une dissociation automatico-volontaire
C. On peut observer un signe de Charles-Bell
D. On peut observer un signe des cils de Souques
E. Les traits du visage sont déviés du côté paralysé

Q3. Quels sont les examens complémentaires que vous allez réaliser dans un premier temps ?

A. Otoscopie bilatérale
B. Examen des autres paires crâniennes
C. Audiométrie tonale
D. Recherche des réflexes stapédiens
E. Audiométrie vocale

Q4. L'otoscopie gauche montre cet aspect. Quel diagnostic évoquez-vous ?

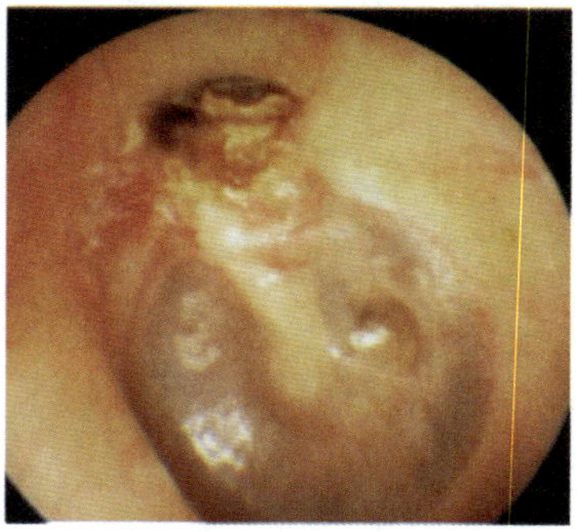

A. Otite séromuqueuse
B. Otite fibro-adhésive
C. Bouchon de cerumen
D. Cholestéatome
E. Poche de rétraction

Vous diagnostiquez un cholestéatome. Vous réalisez une audiométrie tonale dont voici le résultat.

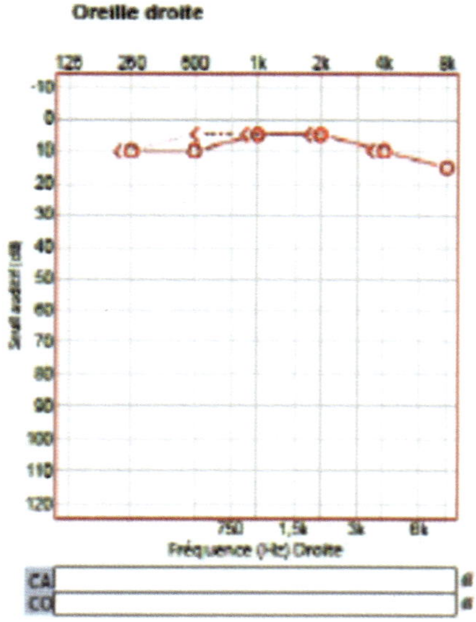

AUDIOMETRIE TONALE

PTA (dB HL) / IA (%)			
	CA	CO	IA
Droite	7	5	
Gauche	25	7	

Multi Weber							
250	500	750	1k	1,5k	2k	3k	4k

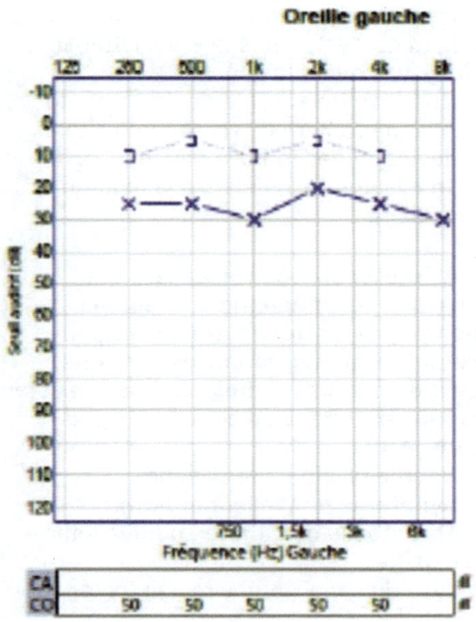

Q5. Ces courbes sont caractéristiques d'une :

A. Surdité de transmission droite
B. Surdité de perception gauche
C. Surdité mixte gauche
D. Surdité de transmission gauche
E. Surdité de perception droite

Q6. Vous diagnostiquez une surdité de transmission gauche. Vous réalisez une acoumétrie. Quelle(s) est (sont) la(les) proposition(s) exactes :

A. Lors de l'épreuve de Weber le son est latéralisé du côté gauche
B. L'épreuve de Weber sera dite positive
C. L'épreuve de Rinne sera dite négative
D. Lors de l'épreuve de Rinne la conduction osseuse sera meilleure que la conduction aérienne
E. Les réflexes stapédiens seront présents

Q7. Vous réalisez un examen des autres paires crâniennes. Concernant l'innervation de la face et du cou :

A. Une section du nerf hypoglosse droit entraînera lors de la protraction une déviation de la langue vers la gauche
B. Le muscle releveur de la paupière supérieure est innervé par le nerf trochléaire
C. Une section du nerf vague droit au niveau médiastinal entraînera une paralysie de l'hémilarynx droit
D. Une section du tronc sympathique cervical gauche entraînera un syndrome de Claude Bernard-Horner
E. Le muscle droit latéral est innervé par le nerf abducens

Q8. L'examen clinique de ce patient montre qu'à la fermeture des yeux, son œil gauche ne se ferme pas totalement et que la déviation de la bouche est bien objectivée au repos. Vous proposez comme prise en charge précoce :

A. Électrothérapie faciale
B. Amoxicilline *per os*
C. Soins ophtalmologiques
D. Traitement antiviral type valaciclovir
E. Kinésithérapie faciale

Q9. Vous réalisez comme examen complémentaire (une réponse attendue) :

A. Radiographie en incidence de Schüller
B. Scanner des deux rochers sans injection de produit de contraste
C. Scintigraphie osseuse
D. Potentiels évoqués auditifs précoces
E. Ponction lombaire

Q10. Vous réalisez un scanner des deux rochers sans injection. Sur cette coupe de scanner du rocher gauche :

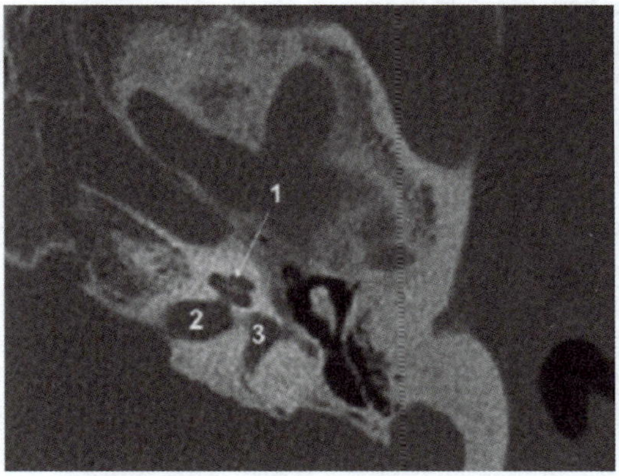

A. La flèche 1 désigne le vestibule
B. La flèche 1 désigne la cochlée
C. 2 désigne le conduit auditif interne
D. 2 désigne la caisse du tympan
E. 3 désigne l'artère carotide interne

Q11. Vous proposez comme prise en charge de ce chlolestéatome (une réponse attendue) :

A. Un traitement par amoxicilline-acide clavulanique pendant quinze jours

B. Une instillation d'ofloxacine en gouttes auriculaires, une dose deux fois par jour pendant un mois
C. Une consultation à 6 mois pour une nouvelle otoscopie
D. Un traitement chirurgical
E. Des aspirations itératives sous microscope

Q12. Vous avez opéré ce patient en réalisant un premier temps de tympanoplastie. Vous discutez ensuite avec lui de la suite de sa prise en charge :
A. Le patient est à risque d'un cholestéatome résiduel
B. La surveillance comprendra la réalisation régulière d'un audiogramme
C. Le patient est à risque d'un cholestéatome récidivant
D. La surveillance comprendra la réalisation régulière d'une imagerie
E. La surveillance comprendra la réalisation régulière d'une otoscopie

Q13. Le patient ne revient pas aux différentes consultations de suivi que vous lui avez programmées. Trois ans après la chirurgie, il vous reconsulte en urgence pour un grand vertige de début brutal, apparu depuis la veille, accompagné de nausées et de vomissements. Vous posez le diagnostic de syndrome vestibulaire harmonieux gauche. Vous trouvez à l'examen clinique :
A. Un nystagmus horizonto-rotatoire droit
B. Lors du nystagmus une déviation lente des yeux vers la gauche
C. Une marche aveugle déviée à droite
D. À la manœuvre des bras tendus une déviation des index à gauche
E. Le nystagmus persiste à la fixation oculaire

Q14. À l'otoscopie vous visualisez une récidive du cholestéatome. L'examen clinique ne montre pas d'atteinte des autres paires crâniennes. L'audiogramme montre une conduction osseuse semblable à celle existant en post-opératoire. Le diagnostic le plus probable est :
A. Névrite vestibulaire gauche
B. Syndrome de Wallenberg droit
C. Thrombose de l'artère auditive interne gauche
D. Lyse du canal semi-circulaire latéral gauche
E. Fracture spontanée du rocher gauche

Q15. Vous suspectez une lyse du canal semi-circulaire latéral gauche. Vous prescrivez comme examens complémentaires :
A. Radiographie standard incidence « rocher dans orbite »
B. Vidéonystagmographie
C. Scanner du rocher gauche sans injection
D. Ponction lombaire
E. Électromyogramme de la face

Dossier 10

Items 198, 208, 209, 293, 316

Énoncé

(Corrigé p. 143)

Un homme âgé de 37 ans vient vous voir car il est fatigué depuis plusieurs semaines. Il ne prend aucun médicament. Il a perdu 6 kg ces six derniers mois et pèse 73 kg pour 1,80 m. Il réalise ses activités quotidiennes avec un peu de difficultés car il dort mal la nuit notamment en raison de sueurs l'obligeant à se changer. Il a constaté ces dernières semaines une « grosseur » sous le bras.

L'hémogramme retrouve : hémoglobine 102 g/L, VGM 79 fL, CCMH 28 g/dL, hématocrite 36 %, plaquettes 520 g/L, leucocytes 8 g/L, PNN 5 g/L, lymphocytes 2,5 g/L, monocytes 0,5 g/L.

Q1. Vous souhaitez préciser les anomalies constatées sur l'hémogramme. Quels examens supplémentaires demandez-vous ? (une ou plusieurs réponses possibles)

A. Dosage de la vitamine B9
B. Dosage de la TSH
C. Dosage de la ferritinémie
D. CRP
E. Dosage de la vitamine B12

Q2. Quelles peuvent être les raisons à l'origine de l'hyperplaquettose constatée ? (une ou plusieurs réponses possibles)

A. Carence vitaminique
B. Carence martiale
C. Syndrome inflammatoire
D. Syndrome myéloprolifératif débutant
E. Hémolyse

Vous examinez le patient. Il présente en effet des adénopathies axillaires gauches. Il n'a pas d'hépatosplénomégalie. La pression artérielle est à 130/70 mmHg. La température est à 37,1 °C au moment de l'examen. Il a une peau très pâle et vous remarquez une légère circulation collatérale thoracique. Vous suspectez un syndrome cave supérieur.

Q3. Quels signes allez-vous rechercher en faveur de ce diagnostic ? (une ou plusieurs réponses possibles)

A. Un essoufflement en position allongée
B. Des angiomes stellaires
C. Une turgescence jugulaire
D. Un œdème comblant les creux sus-claviculaires
E. Un œdème des membres inférieurs

Q4. Il supporte effectivement mal la position allongée et dort avec 2 oreillers. Suspectant une pathologie lymphomateuse, vous adressez le patient pour une hospitalisation en hématologie. Un TEP-scanner est réalisé rapidement. À propos de cet examen, quelles propositions sont vraies ? (une ou plusieurs réponses possibles)

A. Le marqueur utilisé est à base de fer
B. C'est un examen indiqué dans le bilan initial des lymphomes agressifs
C. Le patient doit être à jeun
D. Le métabolisme tumoral est évalué par la SUV (*standard uptake value*)
E. Le patient doit être perfusé avec un sérum glucosé

Q5. Voici une image du TEP-scanner réalisé. Quelle est votre interprétation ? (une ou plusieurs réponses possibles)

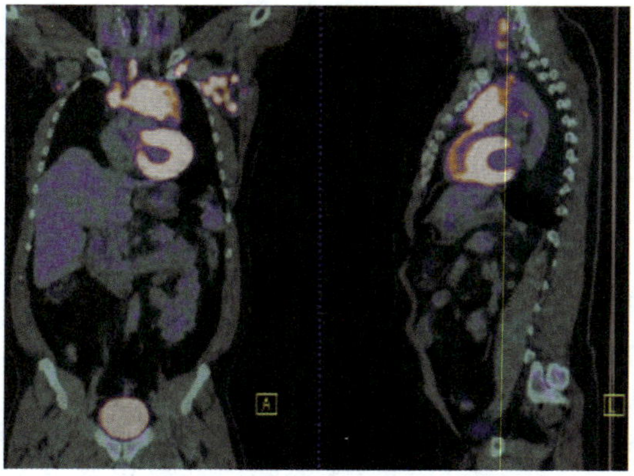

A. Il existe une atteinte ganglionnaire sus- et sous-diaphragmatique
B. Il existe une atteinte myocardique
C. Il est compatible avec un stade II d'Ann Arbor
D. Il existe de nombreux artefacts gênant l'interprétation
E. Il existe une atteinte probable de l'appareil urinaire

Q6. Le TEP scanner montre des adénopathies axillaires et médiastinales hypermétaboliques (SUV > 10).
Quelles modalités d'exploration choisissez-vous dans ce contexte ? (une ou plusieurs réponses possibles)
A. Biopsie d'une adénopathie axillaire
B. Cytoponction d'une adénopathie axillaire
C. Curage axillaire avec examen extemporané
D. Fixation immédiate du prélèvement
E. Médiastinoscopie et prélèvement de la masse médiastinale

Q7. Vous réalisez une biopsie d'un ganglion axillaire. Le compte rendu histologique vous revient : grandes cellules avec architecture détruite, cellules tumorales exprimant CD20.
Quel est le diagnostic histologique le plus probable ? (une seule réponse attendue)
A. Maladie de Hodgkin
B. Lymphome non hodgkinien B diffus à grandes cellules
C. Lymphome non hodgkinien T
D. Lymphome folliculaire
E. Sarcoïdose

Q8. Le diagnostic de lymphome B diffus à grandes cellules est retenu. Vous réalisez une biopsie ostéomédullaire et une ponction lombaire qui sont normales. Vous souhaitez calculer chez ce patient le score pronostique habituellement utilisé (IPI pour index pronostique international).
De quels éléments avez-vous besoin ? (une ou plusieurs réponses possibles)
A. Sexe
B. Âge
C. Stade clinique d'Ann Arbor
D. Bêta2 microglobuline
E. LDH

Q9. Que proposez-vous au patient avant de débuter le traitement ? (une ou plusieurs réponses possibles)
A. Sérologies hépatites B et C
B. IRM cérébrale
C. Échographie cardiaque avec mesure de la fraction d'éjection
D. Typage HLA
E. Cryopréservation de spermatozoïdes au CECOS

Q10. Vous débutez une immunochimiothérapie de type rituximab, doxorubicine, vindesine, cyclophosphamide, bléomycine et prednisone. Quels sont les effets secondaires classiques de la doxorubicine (anthracycline) :
(une ou plusieurs réponses possibles)
A. Une cardiomyopathie
B. Une nécrose cutanée étendue en cas d'extravasation
C. Une fibrose pulmonaire
D. Une dysthyroïdie
E. Une alopécie

Q11. Le rituximab : (une ou plusieurs réponses possibles)
A. Est un anticorps monoclonal murin
B. Est un anticorps reconnaissant l'antigène de surface CD34
C. Peut entraîner des réactivations d'hépatite virale
D. Peut provoquer un syndrome de relargage cytokinique à la première perfusion
E. Entraîne une lymphopénie B

À 10 jours de la chimiothérapie, le patient qui est à domicile vous appelle car il est fébrile avec plusieurs pics de température à 39 °C et des frissons. L'hémogramme réalisé la veille montre :
- hémoglobine : 91 g/L
- leucocytes : 1,8 g/L
- polynucléaires neutrophiles : 0,4 g/L
- lymphocytes : 1,2 g/L
- monocytes : 0,2 g/L
- plaquettes : 50 g/L

Q12. Quelles sont les propositions qui s'appliquent à l'hémogramme ? (une ou plusieurs réponses exactes)

A. Pancytopénie
B. Neutropénie
C. Lymphopénie
D. Monocytose
E. Thrombopénie

Q13. Quelle attitude adoptez-vous ?

A. Vous prescrivez une antibiothérapie par amoxicilline
B. Vous reprenez la corticothérapie
C. Vous lui faites faire une radiographie pulmonaire en ville en urgence
D. Vous l'hospitalisez en urgence
E. Vous lui demandez de vous recontacter après 12 heures de traitement antibiotique

Q14. À son arrivée dans le service d'hématologie, quels examens doivent être réalisés en urgence ? (une ou plusieurs réponses possibles)

A. Hémocultures
B. ECBU
C. Myélogramme
D. Ponction lombaire
E. LDH

Q15. Après avoir prélevé des hémocultures et un ECBU, quelle attitude thérapeutique adoptez-vous ? (une ou plusieurs réponses possibles)

A. Isolement protecteur
B. Antibiothérapie débutée après résultats des hémocultures
C. Antifongique par voie intraveineuse
D. Corticothérapie
E. Transfusion de culots globulaires

Dossier 11

Items 79, 127, 330

Énoncé

(Corrigé p. 156)

Un patient de 38 ans se présente en consultation car il ressent une baisse d'acuité visuelle très importante sur son œil gauche apparue progressivement et sans douleur en quelques mois. Il n'a pas d'antécédent général particulier. Au niveau ophtalmologique, il avait déjà consulté il y a 10 ans après avoir reçu une balle de tennis dans l'œil gauche. Il se souvient d'ailleurs qu'on lui avait recommandé de se faire contrôler régulièrement à la suite de cet épisode.

Q1. Quelle(s) complication(s) tardive(s) peut (peuvent) résulter d'un traumatisme oculaire contusif ?

A. Un décollement de la rétine
B. Un œdème rétinien
C. Une hypertonie oculaire
D. Une cataracte
E. Une mydriase avec diminution du réflexe photomoteur

Q2. Quel(s) symptôme(s) serait (seraient) évocateur(s) d'une cataracte ?

A. Une photophobie
B. Une diplopie monoculaire
C. Des métamorphopsies
D. Des phosphènes
E. Une amputation du champ visuel

Q3. Quel(s) symptôme(s) serait (seraient) évocateur(s) d'un décollement de la rétine ?

A. Une photophobie
B. Une diplopie monoculaire
C. Une lagophtalmie
D. Des phosphènes
E. Une amputation du champ visuel

Q4. Votre examen retrouve une acuité visuelle mesurée à 10/10e Parinaud 2 avec une correction en lunettes de –1 (–0,50 à 85°) à l'œil droit, et « voit bouger la main » avec –3,50 (–0,75 à 75°) sur l'œil gauche. Quel(s) trouble(s) de la réfraction présente(nt) ce patient ?

A. Une myopie faible
B. Une myopie forte
C. Une hypermétropie
D. Une presbytie
E. Un astigmatisme

La pression intraoculaire est mesurée à 18 mmHg à l'œil droit et à 20 mmHg à l'œil gauche. L'examen du segment antérieur de l'œil droit est sans particularité. L'examen du segment antérieur de l'œil gauche trouve une chambre antérieure profonde et une cataracte blanche totale. L'examen du fond d'œil est sans particularité du côté droit et non visible du côté gauche.

Q5. Quelle(s) autre(s) anomalie(s) d'origine traumatique pourriez-vous trouver au niveau du segment antérieur de l'œil gauche ?

A. Un myosis
B. Une subluxation du cristallin
C. Une iridodialyse
D. Une rupture du sphincter irien
E. Une opacification cornéenne centrale

Q6. Quel(s) examen(s) complémentaire(s) demandez-vous afin de préciser l'état des structures oculaires de l'œil gauche ?

A. Un examen du champ visuel
B. Une tomographie en cohérence optique (OCT maculaire).
C. Une échographie oculaire en mode B
D. Une kératométrie
E. Un scanner orbitaire

Q7. Quel(s) examen(s) est (sont) nécessaire(s) avant de réaliser la chirurgie de la cataracte ?

A. Une pachymétrie
B. Une kératométrie

C. Une topographie cornéenne
D. Une mesure de la longueur axiale de l'œil
E. Un champ visuel cinétique de Goldmann

Q8. L'échographie en mode B est sans particularité à l'œil gauche. Vous proposez au patient une chirurgie de la cataracte sur son œil gauche.
Quelle(s) explication(s) donnez-vous au patient ?
A. La chirurgie est réalisée lors d'une hospitalisation traditionnelle de 2 jours
B. L'anesthésie est le plus souvent locale ou locorégionale
C. On ne peut pas estimer la récupération visuelle car le fond d'œil n'est pas visible
D. Les complications sont rares mais peuvent conduire à la perte fonctionnelle de l'œil
E. L'absence de cristallin sera corrigée par un verre correcteur

Q9. L'opération de la cataracte ne se déroule pas comme prévu. Au moment de la phacoémulsification on constate une large rupture capsulaire postérieure. Quelle(s) est (sont) la(les) possibilité(s) de correction de l'aphakie dans ce cas ?
A. Mise en place d'un implant multifocal dans le sac capsulaire
B. Mise en place d'un implant monofocal dans le sac capsulaire
C. Mise en place d'un implant de chambre antérieure
D. Une correction par une lentille de contact
E. Une correction par lunettes

Q10. L'opération se termine finalement bien et un implant de chambre antérieure est mis en place. Trois semaines après l'opération le patient consulte en urgence pour une baisse d'acuité visuelle de l'œil gauche associée à un œil blanc et indolore avec un segment antérieur calme. Quel(s) diagnostic(s) évoquez-vous ?
A. Un décollement de la rétine
B. Une uvéite antérieure aiguë
C. Une endophtalmie aiguë post-opératoire
D. Un œdème maculaire
E. Une opacification de la capsule postérieure

Q11. L'acuité visuelle de l'œil gauche est mesurée à 5/10 Parinaud 5 avec une correction. La pression intraoculaire est mesurée à 20 mm Hg et l'examen du segment antérieur est sans particularité. L'examen du fond d'œil trouve une perte du reflet fovéolaire.
Quel(s) examen(s) complémentaire(s) demandez-vous ?
A. Un examen du champ visuel
B. Une échographie en mode B
C. Une tomographie en cohérence optique (OCT) maculaire
D. Potentiels évoqués visuels
E. Un électrorétinogramme

Q12. Une tomographie en cohérence optique (OCT) maculaire est réalisée :

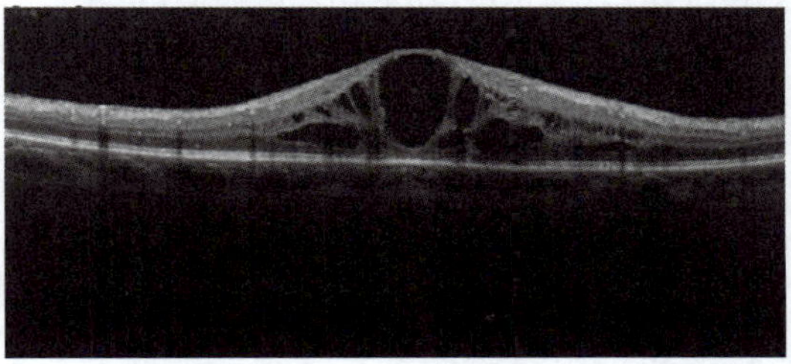

Il existe un œdème maculaire post-opératoire de la chirurgie de la cataracte, quelle(s) est (sont) la(les) proposition(s) exacte(s) ?
A. Il est d'origine infectieuse
B. Il s'accompagne d'hémorragies et de nodules cotonneux
C. Il est d'origine inflammatoire
D. Il survient dans les semaines ou les mois post-opératoires
E. Le traitement anti-inflammatoire local ou loco-régional est souvent efficace

Le patient consulte à nouveau 3 ans plus tard car son acuité visuelle s'est dégradée. Elle est chiffrable à l'œil gauche à 1/10 Parinaud 5 avec la meilleure correction optique.

Q13. Dans ce contexte de cataracte post-traumatique et implant de chambre antérieure, quel(s) diagnostic(s) peut (peuvent) être évoqué(s) pour expliquer cette baisse d'acuité visuelle ?
A. Décollement postérieur du vitré
B. Œdème de cornée
C. Drusens péri-maculaire
D. Décollement de rétine
E. Endophtalmie bactérienne

Dossier 12

Items 143, 186, 189, 322

Énoncé

(Corrigé p. 165)

Monsieur N., âgé de 37 ans, est adressé en consultation de médecine interne par un collègue ORL pour une fièvre persistante. Monsieur N. n'a aucun antécédent, il travaille dans une société de publicité et a beaucoup voyagé, y compris en dehors de l'Europe. Il est père depuis un mois d'un petit garçon né à terme sans complication. Il fume régulièrement, au moins une dizaine de cigarettes par jour et consomme de l'alcool (2 à 3 verres, une fois par semaine).

Le début des symptômes remonte à 6 mois avant votre consultation, par une otite bilatérale. Il reçoit alors une cure courte de corticoïdes et une antibiothérapie par amoxicilline et acide clavulanique. Mais l'otite a récidivé 2 semaines plus tard, il a alors reçu un traitement par fluoroquinolones pendant 10 jours. Il a par la suite, au cours des 6 mois, consulté au total 6 fois son ORL pour ces otites (que l'ORL a confirmées à l'examen). Lors de la dernière consultation, cet ORL a demandé un scanner des sinus qui était en faveur d'une sinusite maxillaire bilatérale. En raison de la persistance des symptômes et d'une fièvre qui persiste depuis un mois, le collègue ORL préfère vous l'adresser. Il a reçu au total 6 fois des antibiotiques divers et 5 fois une cure courte de corticoïdes.

Le jour de la consultation, la température du patient est à 38,1 °C. Le patient vous explique très clairement son histoire, en vous précisant qu'à chaque traitement, les symptômes se sont améliorés pendant 10-15 jours pour revenir progressivement. Il a eu de la fièvre chez lui jusqu'à 38,5 °C, régulièrement pendant ces 6 mois, des otalgies bilatérales, une sensation d'oreille bouchée et une obstruction nasale. Il a perdu 3 kg le dernier mois et pèse ce jour 75 kg pour une taille de 176 centimètres.

Q1. Après avoir écouté le patient, vous cherchez à faire préciser certains symptômes. Il vous semble important de chercher la présence (ou l'absence) de :

A. Épistaxis
B. Arthralgies
C. Œil rouge
D. Hémoptysie
E. Dyspnée

Q2. Le patient confirme la présence d'arthralgies. Il n'a pas eu d'épistaxis ni d'épisode d'œil rouge. Il est en revanche dyspnéique et la SpO_2 prise lors de la consultation est à 94 % en air ambiant. La pression artérielle est mesurée à 110/65 mmHg, le pouls est à 85/minute. Vous proposez au patient de réaliser des analyses biologiques. Vous demandez à l'infirmière de consultation de prélever :

A. Un dosage de la protéine C-réactive
B. Des hémocultures
C. Une recherche d'anticorps antinucléaires
D. Un dosage des anticorps anticardiolipines
E. Un dosage de la créatinine plasmatique

Quelques heures plus tard, vous récupérez les résultats de l'hémogramme qui sont les suivants :

NUMÉRATION	
Leucocytes	21,77 x 10*9/L
Hématies	3,08 x 10*12/L
Hémoglobine	8 g/dL
Hématocrite	23,3 %
VGM	75,6 fL
TCMH	26,0 pg
CCMH	34,3 g/dL
Plaquettes	633x 10*9/L
Commentaire	Résultats vérifiés sur frottis
FORMULE LEUCOCYTAIRE	
Polynucléaires Neutrophiles	83 %
Soit	18,07 x 10*9/L
Polynucléaires Eosinophiles	5 %
Soit	1,09 x 10*9/L
Polynucléaires Basophiles	0 %
Soit	0 x 10*9/L
Lymphocytes	5 %
Soit	1,09 x 10*9/L
Monocytes	3 %
Métamyélocytes Neutrophiles	0,65 x 10*9/L
Myélocytes Neutrophiles	1 %
Promyélocytes	2 %
Anisocytose	1 %

Q3. Avec le contexte clinique, ces résultats vous orientent vers :

A. Un syndrome de Gougerot-Sjögren
B. Un lupus systémique
C. Un syndrome des anticorps antiphospholipides
D. Une vascularite
E. Une sarcoïdose

Vous vous orientez vers une vascularite et décidez d'hospitaliser le patient dans le service de médecine interne. Le reste des résultats arrive rapidement en particulier la protéine C-réactive qui est à 451 mg/L. Les résultats disponibles vous sont montrés ici :

Urée (sang)	20,8 mmol/L	(2,5 – 7,0)
Méthode enzym. uréase		
Créatinine (sang)	350 µmol/L	(62 – 106)
Cinétique color. Jaffé compensée	58 g/L	(67 – 82)
Protéines (sang)		
Colorimétrie – réactif du biuret		
Balance ionique	- 6,10	
-5 à +5		
Trou anionique	21	
Calcium (sang)	2,46 mmol/L	(2,10 – 2,65)

ÉLECTROPHORE DES PROTÉINES SÉRIQUES		
Protéines sériques	57 g/l	(64 – 83)
Colorimétrie		
Albumine/Globulines	0,453	
Albumine	31,6 %	(55,8 – 66,1)
Albumine	18 g/l	(37 – 50)
Alpha 1 globulines	16,3 %	(2,9 – 4,9)
Alpha 1 globulines	9,3 %	(1,9 – 3,8)
Alpha 2 globulines	19 %	(7,1 – 11,8)
Alpha 2 globulines	10,8 g/l	(4,7 – 9)
Bêta 1 globulines	5,7 %	(4,7 – 7,2)
Bêta 1 globulines	3,2 %	(3,2 – 5,5)
Bêta 2 globulines	7,7 %	(3,2 – 6,5)
Bêta 2 globulines	4,4 g/l	(2,1 – 5)
Gamma globulines	11,2 g/l	(7,4 – 14,3)
Commentaire	Hypo albuminém e	
Commentaire	Hyper alpha 1 et alpha 2 globulinémie	
Gamma globulines	19,7 %	(11,1 – 18,8)

Q4. L'inflammation chronique vous permet à elle seule d'expliquer :

A. La microcytose
B. La thrombocytose
C. L'éosinophilie
D. L'augmentation des alpha-2 globulines
E. La lymphopénie

Q5. Le laboratoire vous appelle pour vous donner le résultat de la recherche d'ANCA prélevée le matin. Concernant ces auto-anticorps, il est exact que :

A. Ils se recherchent en immunofluorescence directe
B. Ils sont principalement dirigés contre la myélopéroxydase ou la protéinase 3
C. Ils sont dirigés contre le cytoplasme des polynucléaires éosinophiles
D. Ils sont dirigés contre le cytoplasme des cellules Hep-2
E. Leur positivité chez ce patient vous orienterait vers une vascularite à dépôts de complexes immuns

Le résultat des ANCA vous est rendu infra :

Recherche d'anticorps anti-cytoplasme des polynucléaires neutrophiles (ANCA)		
Conclusion	Fluorescence cytoplasmique	
Lames INOVA, IL		
Anti-MPO	< 3 U/mL	(< 20)
Technique de chemiluminescence (BIO-FLASH, IL)		
Anti-PR3	1 050 U/mL	(< 20)
Technique de chemiluminescence (BIO-FLASH, IL)		
Conclusion	c-ANCA à spécificité anti-PR3	

La bandelette urinaire du patient est la suivante :

* GLU Traces CET Négatif DEN 1,025 * SNG env. 200 GR/uL pH 5,0 * PRO > = 3,0 g/L NIT Négatif LEU Négatif

Q6. Vous pensez qu'il faut :
A. Réaliser une biopsie rénale en urgence
B. Réaliser une artériographie avant la biopsie rénale
C. Contre-indiquer la biopsie rénale puisque les ANCA sont positifs
D. Réaliser une échographie rénale avant la biopsie
E. Réaliser un uroscanner avant la biopsie

Q7. Vous proposez au patient la réalisation d'une biopsie rénale en urgence. Celle-ci va être réalisée :
A. Sous anesthésie générale
B. Après obtention du groupe sanguin du patient
C. De préférence scanno-guidée
D. Avec un prélèvement non fixé pour l'immunofluorescence
E. Avec un prélèvement pour la microscopie électronique

La biopsie rénale est réalisée par voie transpariétale sans complication immédiate.
Vous recevez le compte rendu de celle-ci rapidement.

Q8. Ces résultats vous indiquent que :
A. Il s'agit d'une histologie compatible avec une vascularite pauci-immune
B. La partie médullaire du prélèvement a permis l'analyse des glomérules
C. Il existe une prolifération mésangiale
D. Il existe des dépôts endomembraneux d'immunoglobulines
E. Il existe des signes de néphropathie vasculaire

Q9. Vous concluez à une histologie rénale compatible avec une vascularite pauci-immune. Vous proposez de traiter le patient par :
A. Corticoïdes par voie veineuse
B. Plasmaphérèses (échanges plasmatiques)
C. Ivermectine
D. Cyclophosphamide
E. Aspirine dose anti-aggrégante

Q10. Dans ce contexte, vous choisissez un protocole thérapeutique associant du cyclophosphamide, une corticothérapie et des plasmaphérèses. Vous souhaitez informer le patient des toxicités potentielles du cyclophosphamide. Vous lui expliquez ainsi le(s) risque(s) de :
A. Majoration de l'insuffisance rénale
B. Cystite hémorragique
C. Infection
D. Infertilité
E. Myélodysplasie

Prélèvement cortico-médullaire de 15 mm de long en 1 fragment dont 8 mm de corticale. 21 glomérules tous perméables.
Colorations : Trichrome de Masson, Jones, PAS, HES.

Tous les glomérules sont pathologiques avec une prolifération extracapillaire cellulaire récente sous forme de croissants avec le plus souvent nécrose fibrinoïde. Dans les secteurs préservés, les glomérules ont des tiges mésangiales fines. Les lumières capillaires sont libres. Les parois gloménulaires sont fines et souples. Il n'y a pas de prolifération endocapillaire.
Le parenchyme est parfois œdémateux.
Les tubes sont souvent en souffrance cellulaire avec un épithélium cubique ou endothéliforme avec effacement nucléaire et disparition de la bordure en brosse. Quelques mises à nu des membranes basales tubulaires. Présence de cellules épithéliales flottant dans la lumière et de très nombreux cylindres hématiques.
Les artérioles juxtaglomérulaires et artères interlobulaires sont normales.
La médullaire contient de très nombreux cylindres hématiques.

Immunofluorescence : prélèvement de 12 mm de long en 1 fragment. 6 glomérules perméables.

– IgA : –	– C3 : –
– IgG : –	– C1q : –
– IgM : –	– Albumine : –

Parallèlement au reste de la prise en charge, vous avez demandé un scanner thoracique dont voici quelques coupes :

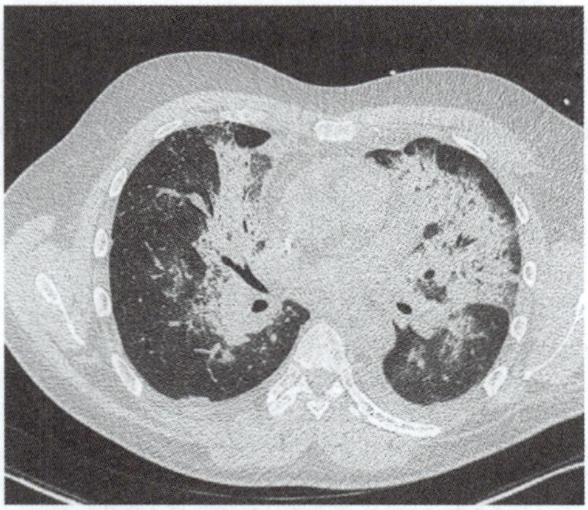

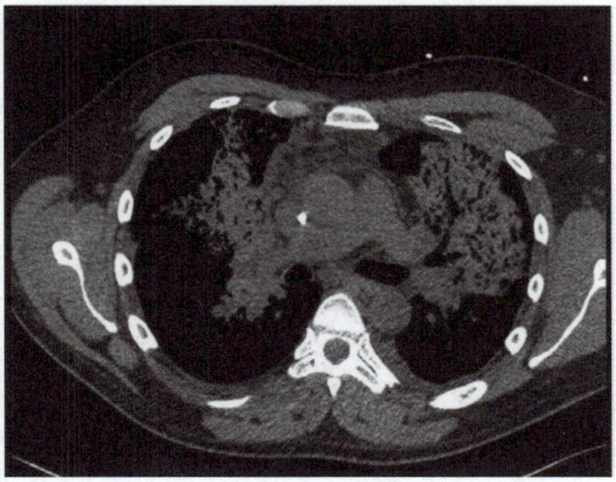

Q11. Sur ces images vous distinguez :
A. Des réticulations
B. Du verre dépoli
C. Des nodules excavés
D. Des condensations
E. Du rayon de miel

La situation du patient s'améliore après 6 échanges plasmatiques, la corticothérapie (réalisée en perfusion puis relayée à 1 mg/kg/jour par voie orale) et le cyclophosphamide. Vous avez ajouté dès le premier jour du cotrimoxazole (triméthoprime sulfaméthoxazole) à dose adaptée à la fonction rénale et le patient a reçu de l'ivermectine à dose adaptée.
Il est apyrétique, la dyspnée a disparu de même que les symptômes ORL. La créatinine plasmatique se stabilise à 140 µmol/L.
La protéine C-réactive est inférieure à 5 mg/L. La formule sanguine du patient est la suivante, à 2 semaines du début du traitement :

FORMULE LEUCOCYTAIRE		
Polynucléaires Neutrophiles	92 %	(2 – 7,50)
Soit	25,87 × 10*9/L	
Polynucléaires Eosinophiles	0 %	
Soit	0 × 10*9/L	(2 – 0,50)
Polynucléaires Basophiles	0 %	
Soit	0 × 10*9/L	(< 0,20)
Lymphocytes	3 %	
Soit	0,84 × 10*9/L	(1,50 – 4)
Monocytes	3 %	
Soit	0,84 × 10*9/L	(0,15 – 1)

Q12. Vous pensez que ces résultats sont liés :
A. À une carence martiale
B. Au cyclophosphamide
C. À la corticothérapie
D. À une infection
E. Au cotrimoxazole

Vingt-huit jours après le début du traitement, le patient présente une éruption cutanée de survenue brutale dont les photographies vous sont montrées :

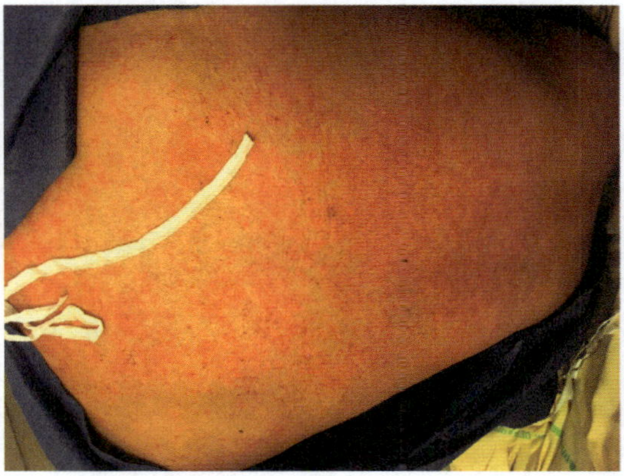

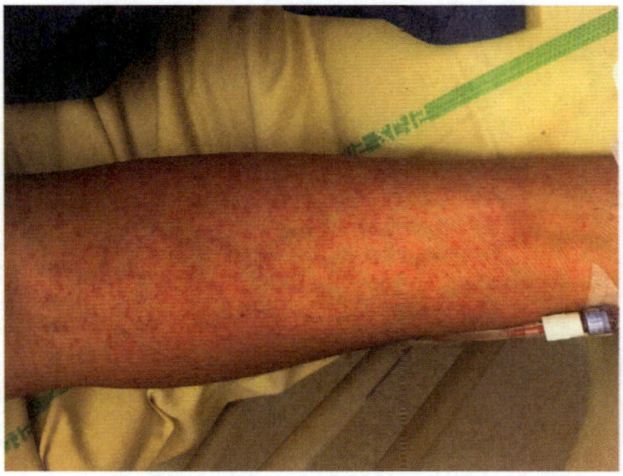

La protéine C-réactive, qui était inférieure à 5 mg/L 72 heures auparavant, est à 115 mg/L. L'hémoglobine est à 13,5 g/dL, les plaquettes à 480 g/L, les leucocytes à 14 g/L (dont 10 g/L de polynucléaires neutrophiles, 2 g/L de polynucléaires éosinophiles et 0,9 g/L de lymphocytes). La créatinine est stable à 140 µmol/L. Les ASAT sont à 350 UI/L, les ALAT à 390 UI/L, les gamma-glutamyltransférases (γGT) à 390 UI/L et les phosphatases alcalines à 140 UI/L. L'échographie hépatique réalisée en urgence est normale.

Q13. Vous évoquez :

A. Une rechute de la vascularite
B. Une pustulose exanthématique aiguë généralisée
C. Un syndrome de réaction médicamenteuse avec éosinophilie et signes systémiques
D. Une infection parasitaire sous corticoïdes
E. Une angiocholite

Vous évoquez un syndrome d'hypersensibilité au cotrimoxazole que vous arrêtez immédiatement. Le carnet de vaccination du patient vous indique qu'il a reçu une vaccination par le BCG à l'âge de 1 mois (les tests tuberculiniques par la suite étaient tous négatifs), une vaccination rougeole-oreillons-rubéole (2 injections), et une vaccination diphtérie-tétanos-coqueluche-poliomyélite dont le dernier rappel a été fait lorsque le patient avait 25 ans. Il vous indique n'avoir jamais eu la varicelle.

Q14. À visée prophylactique vous conseillez de vacciner le patient avec :

A. Une vaccination anti-grippale vers le mois d'octobre
B. Une vaccination anti-pneumococcique à≈2 injections
C. Une vaccination contre la varicelle
D. Un rappel DTP dans le contexte d'immunodépression
E. Un rappel du BCG

Dossier 7

Corrigé

(Énoncé p. 89)

Question 1

Parmi les caractéristiques suivantes, laquelle (lesquelles) retenez-vous pour qualifier cet éjaculat ?
A. Hypospermie
B. Oligospermie
C. Asthénospermie
D. Tératospermie
E. Nécrospermie

Question de cours, peu discriminante étant donné que les valeurs normales du spermogramme étaient données dans l'énoncé. Voici les définitions de ces termes :

Hypospermie	Volume de l'éjaculat < 1,5 mL (N = 1,5-5 mL)
Polyspermie	Nombre de spermatozoïdes > 250 M/mL
Oligospermie	Nombre de spermatozoïdes < 15 M/mL (ou < 40 millions de spz dans l'éjaculat)
Asthénospermie	Spermatozoïdes mobiles < 32 % (anciennement 50 %)
Tératospermie	Spermatozoïdes normaux < 4 % (anciennement 30 %)
Nécrospermie	> 42 % formes mortes
Azoospermie	Absence totale de spermatozoïdes • **SÉCRÉTOIRE** (FSH ↑) : défaut de la spermatogenèse • **EXCRÉTOIRE** (FSH ↓) : obstacle sur les voies **Absence bilatérale des canaux déférents (ABCD)** : maladie congénitale AD (1/1 000 hommes) – Représente 6-8 % des azoospermies obstructives – 98 % des mucoviscidoses chez l'homme

Question 2

Parmi les situations cliniques suivantes, laquelle (lesquelles) pourrait (pourraient) expliquer les résultats obtenus sur ce spermogramme ?
A. Séquelles d'orchite ourlienne
B. Agénésie bilatérale des canaux déférents
C. Microdélétion du chromosome Y
D. Antécédent de cryptorchidie
E. Prostatite chronique

D'après le spermogramme, nous sommes face à une oligo-asthéno-térotospermie (OATS). Tous ces items peuvent en être responsables, sauf l'***agénésie bilatérale des canaux déférents*** qui est à l'origine d'une ***azoospermie excrétoire***.

Pour aller plus loin avec L'ATBC

Anomalies du spermogramme		
Azoospermies excrétoires	**Azoospermies sécrétoires**	**Oligo-asthénotératospermie (OATS)**
• **FSH normale** • Examens-clés : **examen clinique**, **échographies scrotale** et **endorectale** • ABCD et/ou vésicules séminales (recherche de **mutation ABCC7**) • Obstruction bilatérale de l'épididyme, canaux déférents ou éjaculateurs : **origine infectieuse** (gonocoque, *Chlamydiae*) surtout si leucospermie (PNN > 1 M/mL) • **Iatrogène** (hernie inguinale ou scrotale)	• Si **FSH effondrée** : associée à un retard pubertaire, dysfonctions sexuelles… **Tumeurs hypophysaires** ou syndrome **Kallmann-de Morsier** • Si **FSH élevée** : **origine testiculaire** (cryptorchidie, Klinefelter, microdélétions Y)	Étiologies : **varicocèle, infections, cryptorchidie, mode de vie** (tabac, cannabis), **profession** (pesticides, toxiques), **génétique** (anomalie du caryotype ou microdélét, **idiopathique** (40 % des cas)

Des notions simples qui sont pourtant parfois mal expliquées dans les différentes sources. Les étiologies d'OATS sont à connaître parfaitement, une question isolée pourrait toutes les regrouper et discriminer bon nombre d'étudiants, même compétitifs. N'oubliez pas de bien différencier les différentes formes d'azoospermies sécrétoires (origine haute ou basse).

Question 3

Parmi les dosages biologiques suivants, lequel (lesquels) vous paraît (paraissent) indispensable(s) à réaliser dans ce contexte ?

A. SHBG
B. Prolactine
C. Testostérone totale
D. Inhibine B
E. FSH

Pour aller plus loin avec L'ATBC

Bilan d'infertilité chez l'homme	
1re intention	• **Spermogramme** (**2**, à **1-3 mois d'intervalle** si le premier est anormal) • **Dosage de la FSH et de la testostérone** : si **dysfonction sexuelle**, **spermogramme anormal**, **endocrinopathie** • **Échographie des voies génitales** : **échographie scrotale** (*intérêt ++ si examen scrotal difficile, masse testiculaire, antécédent de cryptorchidie, atrophie testiculaire, cancer controlatéral*) • Échographie prostatique transrectale : si suspicion de cause excrétoire ou diminution du volume de l'éjaculat (*dépiste une obstruction des canaux éjaculateurs, agénésie des vésicules séminales ou des déférents, kyste de l'utricule prostatique*)
2e intention	• **Analyse postéjaculatoire des urines** en cas d'hypospermie (éjaculation rétrograde) • **Examens génétiques** : anomalies du caryotype (Klinefelter 47,XXY), recherche de microdélétions du chromosome Y, mutations du gène ABCC7

Les examens de première intention sont indispensables à connaître (vous retiendrez aussi que s'il ne fallait en choisir qu'un, c'est le spermogramme qui est le plus important à réaliser).
Remarque : le Collège de gynécologie mentionne uniquement le spermogramme en première intention, mais le Collège d'urologie est clair sur la question.

Il existe 3 types de testostérone composant la ***testostérone totale*** :

- ***La testostérone fixée à la SHBG***, protéine de transport dédiée qui représente les 2/3 de la testostérone totale
- ***La testostérone libre*** (2 %) : forme véritablement active
- ***La testostérone liée à l'albumine*** (38 %)

Le dosage de la SHBG est utile en cas d'hypogonadisme avec testostéronémie normale. C'est bien la testostéronémie totale qui est à doser en 1re intention.

La prolactine sera dosée en 2nde intention ou en cas de signes cliniques d'hyperprolactinémie (gynécomastie +++).
L'inhibine B est utilisée dans le bilan de 2nde intention :

- Chez la femme : elle permet l'étude de la réserve folliculaire. Elle est synthétisée par les cellules de la granulosa des follicules en croissance et a été considérée comme un bon marqueur de la réserve ovarienne
- Chez l'homme : l'inhibine B est un reflet de la spermatogenèse. En cas d'azoospermie, un taux effondré orienterait vers une étiologie gonadique alors qu'un taux normal ou subnormal serait plus en faveur d'une atteinte des voies excrétrices

Question 4

Parmi les situations cliniques suivantes, laquelle (lesquelles) peut (peuvent) donner ce tableau clinico-biologique ?

A. Effet secondaire d'un dopage aux androgènes
B. Syndrome de Klinefelter
C. Adénome à prolactine
D. Hypogonadisme lié à l'activité sportive intensive
E. Microdélétion du chromosome Y

Question très difficile et discriminante pour laquelle il est bon de raisonner par élimination.

Le bilan biologique retrouve une ***FSH augmentée*** avec une testostéronémie normale, compatible avec un trouble de la spermatogenèse.

HYPOTHALAMUS	
↓ GNRH (sécrétion pulsatile) ↓	
ANTÉ-HYPOPHYSE	
↓ FSH ↓	↓ LH ↓
TESTICULE	
Tubes séminifères Cellules de Sertoli	Cellules de Leydig
↓ **Spermatogenèse**	↓ ← Testostérone

Dans le cadre d'un ***adénome à prolactine***, la LH et la FSH seraient effondrées car elles inhibent la sécrétion de GnRH et on retrouverait une hypotestostéronémie, idem dans l'hypogonadisme, liée à une ***activité sportive intense***.
Le dopage aux androgènes serait responsable d'une hypertestostéronémie avec FSH et LH effondrées (par rétrocontrôle négatif). De plus, on retrouverait une ***polyglobulie secondaire +++*** (et comme par hasard, on nous donne l'hémoglobine qui est normale !).

Si on reprend les données du tableau Q3, la FSH permet de raisonner sur l'origine d'une ***azoospermie***. Cependant, on voit que les causes d'azoospermie et l'OATS se recoupent (génétiques +++). Donc le raisonnement devant une OATS avec FSH élevée est le même. La FSH élevée nous oriente vers une ***CAUSE SÉCRÉTOIRE***.

Mais attention ! Dans le ***syndrome de Klinefelter***, il existe généralement une ***hypotestostéronémie*** associée à une ***diminution importante du volume testiculaire*** (< 2 mL voire < 1 mL) quasi constante (ici, 10-12 mL, donc normaux). L'hypotestostéronémie entraîne :
- Une atrophie des tubes séminifères à l'origine de l'hypofertilité
- Des troubles de l'acquisition des caractères sexuels secondaires : pilosité (ici normale), musculature, voix…

→ On va donc suspecter ici uniquement la ***microdélétion du chromosome Y***.

Question 5

Parmi les propositions suivantes, laquelle (lesquelles) est (sont) exacte(s) quant à la pratique sportive de votre patient ?
A. Apports protidiques de 1,2 à 1,4 g/kg/jour
B. Apports lipidiques à 40 % des apports énergétiques totaux
C. Favoriser les glucides complexes à index glycémique faible avant la compétition
D. Adjonction de NaCl dans l'eau de boisson pendant l'exercice
E. Supplémentation en fer

Le patient pratique le triathlon en compétition et s'entraîne à raison de 10 heures par semaine en moyenne.

Conseils nutritionnels au sportif : quelques notions à garder en tête

Apports protéiques	***1,2 à 1,4 g/kg/jour*** (jusqu'à 2,5 g/kg/jour pdt max. 6 mois si recherche de gain musculaire)
Apports lipidiques	***20 à 30 %*** des AETQ*
Apports glucidiques	***55 à 70 %*** des AETQ*
Eau et électrolytes	Avant l'effort : 500 mL d'eau Pendant l'effort : eau ***+ 1,2 g/L de NaCl*** Après l'effort : 150 % perte de poids en eau ***+ 1,2 g/L de NaCl***

* AETQ = apports énergétiques totaux quotidiens.

Pour ses apports glucidiques, on va lui conseiller de favoriser les ***glucides complexes à index glycémique faible*** avant la compétition (= sucres lents).

Question 6

Parmi les dosages suivants, lequel (lesquels) allez-vous prescrire impérativement en première intention chez cette patiente ?

A. Hormone anti-müllerienne
B. Estradiol
C. SHBG
D. Prolactine
E. FSH

Pour aller plus loin avec L'ATBC

Bilan d'infertilité	
En première intention chez la femme	
Exploration de l'ovulation	• Courbe thermique sur 3 mois • Ou progestéronémie à j22 • Si **dysovulation** → **TSH**, **prolactine** • Si dysovulation + **hyperandrogénie** → **testostérone**, **DHEA**
Exploration de la réserve ovarienne	• FSH, LH, œstradiol à j3 • Deuxième intention (*non remboursé*) : **AMH** • Échographie pelvienne à j2-3
Exploration anatomique	• Hystérosalpingographie • **Échographie pelvienne** (*meilleur contraste en deuxième partie de cycle pour les processus endocavitaires*)
En deuxième intention chez la femme	
• **Hystéroscopie** (possible traitement endoscopique) • **Hystérosonographie** (échographie de contraste, avec sérum physiologique) • **Cœlioscopie diagnostique** : si **infertilité inexpliquée**, anomalie à l'hystérographie. Surtout si antécédents **d'appendicite** compliquée, **chirurgie pelvienne, salpingite**, **endométriose**, séropositivité ***Chlamydiae trachomatis***, **hydrosalpinx** → épreuve au bleu	
En première intention chez l'homme	
• **Spermogramme** et **spermocytogramme**. À répéter **à 3 mois** • Spermoculture et PCR *Chlamydiae* si signes d'infection au spermogramme	
Test postcoïtal de Hühner	
• **N'est plus obligatoire** • Au 12e jour du cycle. Permet l'analyse de la glaire cervicale sur un **prélèvement d'endocol** (score Insler), analyse du comportement des spermatozoïdes dans la glaire cervicale (assez de spermatozoïdes progressifs rapides ?)	

Un bon résumé de la conduite à tenir diagnostique en cas d'infertilité. Vous remarquerez que la réserve ovarienne s'explore à j3 avec les dosages classiques, mais peut s'évaluer à n'importe quel moment du cycle avec le dosage de l'AMH. Attention, pour l'ovulation, on ne va pas doser la progestérone à j3 comme les autres hormones de la réserve ovarienne, mais bien à j22 (s'il y a eu une ovulation, le corps jaune sécrète de la progestérone en deuxième partie de cycle, qui sera alors détectée. Si la progestéronémie n'est pas assez élevée en deuxième partie de cycle, il n'y a pas eu d'ovulation).
Le terme précis d'« épreuve au bleu » pourrait faire l'objet d'un QCM (possiblement enrichi d'une iconographie montrant le résultat en vue cœlioscopique), il s'agit simplement d'injecter du bleu de méthylène par voie intra-utérine et de voir « si ça ressort » par les trompes pour évaluer leur perméabilité.

⚠ Ici, on vous précise bien que la patiente a des troubles du cycle. Il s'agit donc d'une indication à la réalisation d'un ***dosage de la prolactine.***

L'AMH reflète le stock folliculaire ovarien mais son dosage n'est pas recommandé en 1re intention.

Question 7

Parmi les arguments suivants, lequel (lesquels) permettrait (permettraient) de porter ce diagnostic chez Madame B. ?

A. Testostérone totale à 0,7 ng/mL (N : 0,1-0,5)
B. FSH < 0,1 UI/L (N : 2-8)
C. 17-hydroxyprogestérone à 18 ng/mL (N : 0,2-2)
D. Volume ovarien évalué à 5 mL à l'échographie pelvienne
E. Plus de 19 follicules par ovaire à l'échographie pelvienne

Le SOPK est défini par les **critères de Rotterdam** :

Rappel : Diagnostic de SOPK si ≥ 2 items parmi :

- ≥ ***1 ovaire polykystique échographique :***
  - ≥ ***12 follicules de 2-9 mm/ovaire*** (Collège de Gynécologie) plutôt ≥ ***19 follicules/ovaire*** avec les sondes actuelles (Collège d'Endocrinologie)
  - et/ou volume ovarien **> *10 mL*** (ou 5,5 cm^2)
- ***Hyperandrogénie clinique*** (hirsutisme, alopécie, acné, prise de poids, acanthosis)
- ***Hyperandrogénémie :***
  - Testostérone libre > 0,6 ng/mL
  - Δ4-androsténédione > 3 ng/mL
  - Rapport LH/FSH ≥ 2
- ***Oligo-aménorrhée :***
  - < 8 cycles menstruels/an
  - Cycles < 21 jours ou ≥ 35 jours

Principal diag ≠ : hypercorticisme.

La 17-OH-P élevée à 18 ng/mL serait plutôt en faveur d'une hypertrophie congénitale des surrénales par déficit en 21-hydroxylase, à révélation tardive.
Contrairement au taux de ***LH qui est anormalement élevé*** dans le SOPK, la FSH reste normale.

Question 8

Parmi les situations cliniques suivantes, laquelle (lesquelles) peut (peuvent) donner ce tableau clinico-biologique ?

A. Anorexie mentale
B. Insuffisance ovarienne précoce
C. Syndrome des ovaires polykystiques
D. Adénome à prolactine
E. Hypercortisolisme

Nous sommes face à une hypertestostéronémie + LH augmentée avec LH/FSH > 2 + oligo-aménorrhée + hypofertilité. L'estradiol, la FSH et la prolactine sont normaux.

Reprenons l'hypothèse du ***SOPK*** avec vérification des ***critères de Rotterdam***, on a :
- ***Une hypertestostéronémie*** > 0,5 ng/mL → valide l'hyperandrogénémie
- ***Des cycles anovulatoires*** sur la courbe thermique → valide l'oligo-aménorrhée

→ **On peut donc conclure à un SOPK.**

L'anorexie mentale est responsable d'un hypogonadisme hypogonadotrope central d'origine hypothalamique. On retrouverait une hypo-œstrogénémie et des FSH et LH effondrées.
Une insuffisance ovarienne est caractérisée par un œstradiol effondré et une FSH très élevée, ce qui n'est pas du tout le cas ici.
L'adénome à prolactine serait associé à une hyperprolactinémie (entre 20-200 µg/L en cas de micro-adénome, ≥ 200 en cas de macro-adénome).
L'hypercortisolisme peut être responsable d'une hyperandrogénie et de troubles du cycle menstruel. C'est un des principaux diagnostics différentiels du SOPK, à éliminer avant de poser le diagnostic. Classiquement, on retrouve d'autres signes d'hypercorticisme (buffalo-neck, vergetures pourpres, fragilités cutanée et capillaire, HTA, érythrose faciale) et des ovaires multifolliculaires à l'échographie.
→ Le dosage du ***cortisol libre urinaire (CLU) des 24 h*** permet d'éliminer le diagnostic.

Question 9

Parmi les critères ci-dessous, lequel (lesquels) vous fait (font) porter cette affirmation ?
A. L'âge de la patiente
B. Le poids de la patiente
C. L'antécédent maternel de diabète
D. Le syndrome des ovaires polykystiques
E. Le contexte de prise en charge en aide médicale à la procréation

Rappel : Facteurs de risque de diabète gestationnel

- Âge > 35 ans (ici, la patiente a 29 ans)
- IMC > 25 kg/m^2 (ici, la patiente a un IMC normal à 22)
- ATCD familial de diabète
- ATCD personnel de diabète gestationnel
- ATCD d'enfant macrosome
- Terrain d'hyperinsulinisme avec insulinorésistance (dont ***SOPK*** !) → cité dans le Collège des enseignants d'Endocrinologie

Il est recommandé, en présence de facteurs de risque, de demander :
- Une glycémie à jeun au 1er trimestre → seuil à 0,92 g/L
- Une HGPO avec 75 g de glucose à 24-28 SA dont une seule pathologique permet de retenir le diagnostic de diabète gestationnel :
  - HGPO à T0 ≥ 0,92 g/L
  - HGPO à T1h ≥ 1,80 g/L
  - HGPO à T2h ≥ 1,53 g/L

Après des recherches, une étude européenne récente de bon niveau a établi une association entre PMA et diabète gestationnel. Cette notion n'est toutefois reprise dans aucun référentiel à ce jour.

Question 10

Parmi les signes suivants, lequel (lesquels) est (sont) compatible(s) avec le diagnostic d'hypothyroïdie ?

A. Myalgies
B. Oligoménorrhée
C. Syndrome du canal carpien
D. Hypoacousie
E. Acné

Question de cours classique, aucune erreur n'est permise.

On retrouve classiquement dans une hypothyroïdie :

Signes d'hypométabolisme	Infiltration myxœdémateuse	Biologie
• Bradycardie • Hypotension artérielle • Précordialgies • Constipation • Ralentissement psychomoteur • Frilosité • Perte de soif, de sudation • Prise de poids • **Aménorrhée** par hyperPRL secondaire à ↑ TRH (TSH > 50)	• Prise de poids • Visage rond lunaire, gonflé • Faux œdème élastique des creux sus-claviculaires • **Syndrome du canal carpien** • Coloration orangée de la plante des mains/pieds • **Syndrome myogène** • **Hypoacousie** • Syndrome d'apnées du sommeil • Macroglossie • Dysarthrie • Peau sèche froide, teint cireux • Ongles striés et fragiles • Alopécie, dépilation diffuse	• Anémie normochrome arégénérative • Hyponatrémie de dilution • Syndrome myogène : → Élévation CPK, LDH, ASAR • Hypercholestérolémie (LDL) et hypertriglycéridemie • Pas de transformation du carotène en vitamine A

Question 11

Parmi les dosages biologiques suivants, lequel (lesquels) allez-vous prescrire en première intention ?

A. T3 libre
B. T4 libre
C. TSH
D. Thyroglobuline
E. Anticorps anti-thyropéroxydase

Question facile, pas de piège.
Devant la suspicion d'une hyper ou hypothyroïdie chez l'adulte, ***le SEUL examen indiqué*** est un dosage de la ***TSH*** (attention, chez l'enfant, on dosera simultanément TSH + T4).

Question 12

Parmi les examens suivants, lequel (lesquels) prescrivez-vous dorénavant ?

A. Anticorps anti-thyroglobuline
B. Anticorps anti-thyropéroxydase
C. Anticorps anti-récepteur de la TSH
D. T3 libre
E. Scintigraphie thyroïdienne

La TSH est augmentée, il existe donc une hypothyroïdie périphérique. On va maintenant :

- Doser la ***T4*** (profondeur de l'hypothyroïdie)
- Doser les ***Ac anti-TPO*** (thyroïdite auto-immune ?)
- Réaliser une ***échographie thyroïdienne***

Le dosage de la T3 est inutile en pratique courante car c'est la dernière hormone à diminuer en cas d'hypothyroïdie.
Les Ac anti-TG sont dosés uniquement en cas d'Ac anti-TPO négatifs.
Les Ac anti-R.TSH (Ac anti-TRAK) sont retrouvés dans l'hyperthyroïdie auto-immune.

> On ne vous le répétera jamais assez, il n'y a pas ***d'indication à la scintigraphie thyroïdienne*** dans les hypothyroïdies de l'adulte !

Question 13

Parmi les signes échographiques suivants, lequel (lesquels) est (sont) en faveur de la bénignité d'un nodule thyroïdien ?

A. Nature kystique
B. Halo incomplet
C. Absence de vascularisation
D. Hypoéchogénicité
E. Multiplicité des nodules

Rappel : Critères de bénignité et de malignité d'un nodule thyroïdien

	En faveur d'un nodule BÉNIN	En faveur d'un nodule MALIN
Clinique	• Femme • Rond, mou, régulier • Apparition lente	• Homme, enfant, sujet âgé • ATCD d'irradiation cervicale • ATCD personnels et familiaux de cancer thyroïdien • ATCD de NEM2 • ATCD de PAF, Cowden, NF1 • Taille > 3 cm • Ovalaire, dur, irrégulier • ADP, métastases • Apparition brutale
Échographie	• Hyperéchogène, anéchogène • **Nature kystique** • Halo complet • Absence de vascularisation • **Multiplicité des nodules**	• **Hypoéchogène** • Contours irréguliers • **Halo incomplet** • Hypervascularisation • Micro-calcifications • ADP satellites
Cytologie	Cellules bien différenciées	• Abondance cellulaire • Anomalies cytonucléaires • Inclusions nucléaires
Scintigraphie	Fixation ^{99m}Tc ou iode	

Question 14

Parmi les propositions suivantes concernant cette étude, laquelle (lesquelles) est (sont) exacte(s) ?

A. Il s'agit d'une étude randomisée
B. Il s'agit d'une étude cas-témoin
C. Il existe un possible biais de sélection
D. Le risque relatif est de 295/153
E. L'intervalle de confiance du risque relatif est de ± 1 800/1 500

Il n'y a pas de tirage au sort des patients dans chaque groupe, ce n'est donc pas une ***étude randomisée.***

Il s'agit d'une étude de ***cohorte rétrospective*** (consultation de dossiers médicaux sur 4 mois) ***EXPOSÉS–NON EXPOSÉS*** avec 2 groupes : ***exposés = patients sous NF*** et ***non exposés = patients sous AF.*** On recherche pour chacun l'apparition de l'événement = effet secondaire.

	Malade = effet secondaire	Non malade = pas d'effet secondaire	Total
Exposés = nouvelle formule (NF)	**295 (A)**	1 505 (B)	**1 800 (A + B)**
Non exposés = ancienne formule (AF)	**153 (C)**	1 347 (D)	**1 500 (C + D)**
Total	448	2 852	3 300

Le risque relatif (RR) peut être calculé afin de mettre en évidence une association entre le facteur de risque et la maladie étudiée. Le RR correspond au rapport des incidences de la maladie chez les personnes exposées (R_1) et chez les personnes non exposées (R_0) :

$R_1 = A/(A + B) = 295/1\,800$
$R_0 = C/(C + D) = 153/1\,500$

→ $\mathbf{RR = R_1/R_0}$ soit $\frac{A}{(A+B)} \times \frac{(C+D)}{C}$ soit $\frac{295}{1\,800} \times \frac{1\,500}{153}$.

On ne vous demande bien évidemment pas le calcul.

Le risque relatif étant une estimation, il est nécessaire de déterminer son ***intervalle de confiance.*** Pour cela, on utilise une formule très compliquée, que vous n'avez pas à connaître pour l'ECNi, avec α généralement = 5 %.

$$IC\ (95\ \%) = e^{\ln(RR) \pm Z\alpha \sqrt{\frac{C}{A \times (A+B)} + \frac{D}{B \times (C+D)}}}$$

Dans cette étude rétrospective, nous n'avons que ***peu de contrôle sur les biais de sélection*** : l'étude est réalisée en centre spécialisé, les patients de la cohorte ne sont donc pas représentatifs (potentiellement plus graves) de la population générale sous lévothyrox.

Dossier 8

Corrigé

(Énoncé p. 92)

Question 1

Parmi les propositions suivantes, laquelle (lesquelles) est (sont) exacte(s) ?

A. L'aspect radiaire des plis est en faveur d'un prolapsus hémorroïdaire
B. L'aspect de la lésion est en faveur d'un cancer de l'anus
C. L'existence d'hémorragies au contact ou au moment des exonérations est en faveur d'une dégénérescence cancéreuse
D. Le caractère indolore de la tuméfaction n'est pas en faveur d'une thrombose hémorroïdaire
E. Il s'agit d'un prolapsus total extériorisé du rectum

L'aspect radiaire est l'aspect physiologique d'un canal anal normal. Ici, on distingue bien les 3 paquets vasculaires correspondant aux plexus hémorroïdaires internes.

En cas de prolapsus hémorroïdaire, les plis restent ***radiaires***, ce qui n'est pas le cas dans le prolapsus rectal où les plis anaux sont ***circulaires*** !

La pathologie hémorroïdaire est liée à l'augmentation de volume des plexus hémorroïdaires et par leur déplacement vers l'extérieur du canal anal. La maladie hémorroïdaire se développe lorsque les dilatations veineuses sont importantes, entraînant une hyperpression.

Stade : Stades hémorroïdaires

Stade 1	Hémorroïdes non procidentes congestives	Rectorragie
Stade 2	• Hémorroïdes procidentes à la poussée • Spontanément réductible	+ Prurit anal, gêne anale
Stade 3	• Hémorroïdes procidentes à la poussée • Réductible manuellement	+ Suintement
Stade 4	• Hémorroïdes procidentes à la poussée • Non réductible	+ Douleur anale + Incontinence anale

Les rectorragies au contact du prolapsus sont fréquentes. Cependant, elles ne doivent pas faire éliminer un cancer colorectal sous-jacent (→ coloscopie, *voir* Q3).

Un cancer de la marge anale est à évoquer devant la présence de :

- Fissure latérale en relief, indurée
- Coulée intra-canalaire
- Atonie sphinctérienne
- ADP inguinales unilatérales, dures et indolores

Un cancer de l'anus peut aussi prendre l'aspect d'une masse bourgeonnante externe ± ulcérée.

Pour aller plus loin avec L'ATBC

Cancer de l'anus

- Tumeurs du **canal anal** (85 %) : 95 % de **carcinomes épidermoïdes**
- Épidémiologie :
  - épidermoïdes de l'anus = 1 % des cancers digestifs, incidence en augmentation
  - facteurs de risque : sexe féminin, tabagisme, HPV, antécédent de cancer du col de l'utérus, homosexualité masculine, VIH
  - **extension ganglionnaire** : chaîne **inguinale** et **ganglions pelviens** (veines iliaques)
  - **rarement métastatique** au diagnostic
- Diagnostic :
  - **rectorragies**, **douleurs spontanées** ou à la défécation, suintements. Tumeur ulcérée, **bourgeonnante**, à **caractère induré** (*oriente fortement le diagnostic*)
  - palpation des aires inguinales (ponction si indurée), **toucher rectal**, examen **gynécologique** avec FCV ou examen de la verge (HPV)
  - **biopsie** à la pince pour confirmer le diagnostic, marqueur **SCC**
  - bilan d'extension : **sérologie VIH, TDM-TAP, IRM pelvienne** (extension en profondeur), **TEP-TDM**, échographie endo-anale optionnelle

Quelques notions d'épidémiologie et de clinique pour le cancer de l'anus, les rédacteurs n'iront sûrement pas plus loin. Vous remarquerez que le suivi peut être réalisé avec l'utilisation du **SCC** (c'est le marqueur sanguin utilisé pour le suivi des carcinomes épidermoïdes). Attention aussi au **drainage lymphatique** de l'anus, qui peut être utilisé comme distracteur (cf. dossier de CCR de l'ECNi 2017).

Une thrombose hémorroïdaire provoque des douleurs intenses de survenue brutale, ce qui n'est pas le cas chez notre patient.

Question 2

Concernant votre prise en charge thérapeutique, quelle(s) est (sont) la(les) proposition(s) exacte(s) ?

A. La régularisation du transit est nécessaire pour limiter les manifestations hémorroïdaires
B. Il faut opérer ce patient en urgence, il risque une thrombose rapidement
C. La régularisation du transit et les règles hygiéno-diététiques peuvent suffire à soulager le patient
D. S'il reste gêné après une prise en charge médicale, une intervention chirurgicale peut être envisagée
E. Les hémorroïdes sont un facteur de risque de cancer de l'anus

Facteurs de risque de pathologie hémorroïdaire

- 3e trimestre de la grossesse
- Accouchement et post-partum immédiat
- Trouble du transit intestinal (dyschésie +++)

Le traitement de 1re intention de la pathologie hémorroïdaire repose sur les ***règles hygiéno-diététiques*** : l'objectif étant de prévenir la constipation. On va conseiller au patient d'augmenter la ration quotidienne de ***fibres alimentaires*** ± y associer la prescription de ***laxatifs (mucilages +++)***. Les topiques locaux et veinotoxiques n'ont pas démontré leur efficacité au long cours.

Si les RHD s'avèrent être insuffisantes, on peut avoir recours à ***un traitement endoscopique ou chirurgical***. En aucun cas il ne s'agit d'***une urgence*** :

- En cas de procidence hémorroïdaire localisée et de symptômes peu fréquents, un traitement instrumental peut être proposé en 1re intention
- Le traitement le plus efficace des hémorroïdes reste la chirurgie

Le choix de la technique va dépendre du stade et de la symptomatologie de la procidence mais également de la préférence du malade.

Traitement instrumental	Traitement chirurgical
• Injections sclérosantes • Ligatures élastiques • Photocoagulation infrarouge • Cryothérapie • Électrocoagulation bipolaire	• Hémorroïdectomie pédiculaire • Anopexie • Ligature chirurgicale sous contrôle Doppler

La méthode instrumentale semblant offrir le meilleur rapport bénéfice/risque est la ligature élastique.

Le cancer de l'anus est un diagnostic différentiel, non favorisé par les hémorroïdes.

Question 3

Concernant la prise en charge et le suivi du patient, quelle(s) est (sont) la(les) proposition(s) exacte(s) ?

A. Une fois les règles hygiéno-diététiques instaurées, si le patient est soulagé, il n'y a pas d'autres examens à réaliser
B. Une intervention chirurgicale doit être planifiée au plus vite, il n'est pas nécessaire de poursuivre les explorations pré-opératoires
C. La présence de rectorragies impose de réaliser une coloscopie
D. Pour authentifier le saignement, on peut proposer au patient un test de recherche de sang dans les selles
E. Dans ce contexte de maladie hémorroïdaire symptomatique, la coloscopie ne peut être envisagée qu'une fois le problème hémorroïdaire réglé

⚠ Le diagnostic de la maladie hémorroïdaire repose sur les seules données de l'examen clinique et de l'interrogatoire ; cependant, toute rectorragie – même en cas de pathologie hémorroïdaire – doit faire rechercher un CCR chez ce patient avec plusieurs drapeaux rouges :

- Âge ≥ 50 ans
- Aggravation d'une constipation

La recherche d'un CCR passe par la réalisation systématique d'une ***coloscopie***, réalisable même en cas d'hémorroïdes associées.

La recherche de sang dans les selles est un examen de dépistage, réalisé uniquement chez un patient ***ASYMPTOMATIQUE*** avec risque modéré de CCR.

Question 4

Parmi les propositions suivantes concernant l'iconographie, laquelle (lesquelles) est (sont) exacte(s) ?

A. Il s'agit d'une lésion irrégulière et ulcérée évocatrice d'une tumeur maligne
B. Il s'agit d'un diverticule colique inflammatoire
C. La muqueuse autour de la lésion est inflammatoire et évoque une maladie inflammatoire chronique intestinale
D. Cette lésion peut expliquer l'accentuation de la constipation du patient au cours des derniers mois
E. L'exérèse endoscopique de la lésion est nécessaire pour réaliser une coloscopie totale

Sur cette photographie d'endoscopie, on visualise une ***masse bourgeonnante irrégulière, ulcérée et saignant*** au contact au niveau du côlon sigmoïde, décrite comme étant infranchissable. L'hypothèse la plus probable dans ce contexte de rectorragies + constipation chez un patient ≥ 50 ans est le ***cancer colique.***

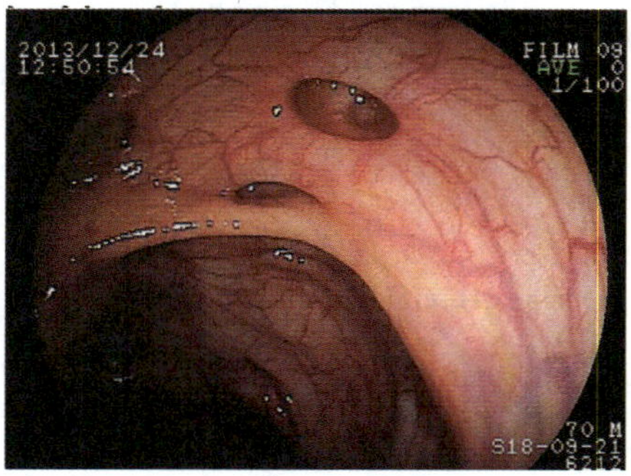

Diverticules coliques

L'exérèse endoscopique d'une masse aussi importante est ***impossible*** (on peut enlever des petits polypes), il va falloir biopsiser la masse et programmer ultérieurement une chirurgie d'exérèse selon l'histologie. Une exploration totale du côlon (jusqu'aux dernières anses iléales) est nécessaire à la recherche de tumeur / polype synchrone, et devra être réalisée au maximum ***dans les 6 mois*** suivant la chirurgie.

Un diverticule colique est une hernie de la muqueuse colique à travers la musculeuse, repoussant la séreuse. Il résulte de l›hyperpression intraluminale favorisée par le faible volume du contenu colique.

Les maladies inflammatoires chroniques intestinales (MICI) se présentent à l'endoscopie comme des ulcérations de la muqueuse colique ± profondes, continues (RCH) ou avec intervalles de peau saine (Crohn). On peut aussi retrouver des sténoses et des fistules.

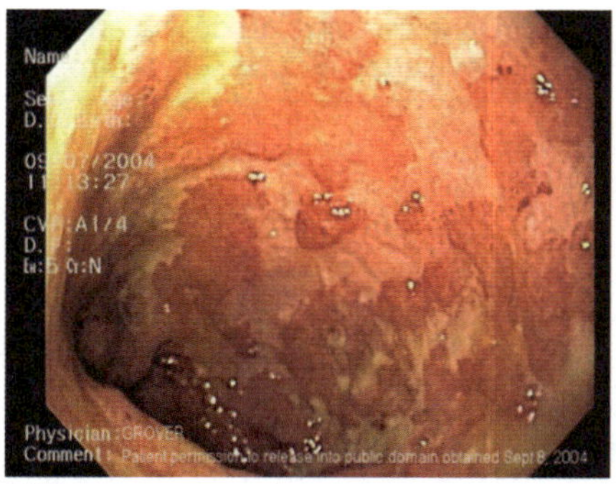

MICI

Question 5

Parmi les propositions suivantes concernant le bilan d'extension et pré-thérapeutique, laquelle (lesquelles) est (sont) exacte(s) ?

A. Le scanner thoraco-abdomino-pelvien est l'examen de référence pour le bilan d'extension de ce cancer du côlon
B. Le PET-scan doit être réalisé pour dépister des localisations non vues au scanner
C. On ne peut pas opérer le patient si la coloscopie n'est pas complète
D. Le dosage des marqueurs CA 125 et CA 19.9 est indiqué
E. Il faut prévoir une nouvelle consultation d'anesthésie pré-opératoire

Rappel : Bilan d'extension d'un cancer colorectal

Cancer colique
• ***Coloscopie totale*** : recherche de lésions synchrones • ***TDM thoraco-abdomino-pelvienne*** (ou RP + écho abdominale à défaut) : recherche de M+ • ***Dosage de l'ACE*** : pronostic et suivi • ***Bilan pré-thérapeutique*** : état général, état nutritionnel, bilan d'opérabilité
Cancer rectal
• Idem • ***Écho-endoscopie*** • ***IRM pelvienne*** : extension pariétale, atteinte ganglionnaire

Une consultation anesthésique pré-opératoire doit être programmée pour chaque intervention. Ici, elle sera réalisée en vue d'une chirurgie lourde. Un bilan bien plus complet que pour une simple coloscopie doit être réalisé.

Comme vu à la question précédente, si la coloscopie initiale est incomplète, une 2nde coloscopie devra être réalisée au maximum ***dans les 3-6 mois*** suivant la chirurgie (source HAS).

Le PET-scan n'apparaît pas dans les recommandations lors de la réalisation du bilan d'extension.

Les marqueurs CA 125 et CA 19.9 n'ont aucune utilité dans le bilan du CCR. Le CA 125 est élevé dans le cancer de l'ovaire et le CA 19.9 dans le cancer du pancréas, CCR, gastrique, hépatique, voies biliaires, utérus, sein, poumon mais son dosage n'a d'utilité que dans le cancer du pancréas.

Question 6

Parmi les propositions suivantes concernant la prise en charge du patient, laquelle (lesquelles) est (sont) exacte(s) ?

A. Le dossier du patient doit impérativement être présenté en réunion de concertation pluridisciplinaire avant tout traitement

B. La chirurgie est le traitement de référence du cancer du côlon non métastatique et la seule option curative

C. Une radiothérapie pré-opératoire peut être proposée pour améliorer les chances de contrôle local de ce cancer avancé

D. La chimiothérapie peut être indiquée en post-opératoire selon les résultats de l'examen anatomopathologique de la pièce opératoire

E. Une chimio-hyperthermie intrapéritonéale per-opératoire peut être réalisée en prévention des récidives loco-régionales

Tout nouveau cancer doit être enregistré en RCP mais peut être présenté ***après la chirurgie*** selon la complexité du dossier.

La seule option curative du cancer colorectal non métastatique est ***la chirurgie***.

Pour aller plus loin avec L'ATBC

Thérapeutique du cancer colorectal	
Côlon	**Rectum**
1) Néoadjuvant : **aucun** 2) **Chirurgie** 3) Adjuvant : si **N+**, **T4, T3** avec critères de **gravité** → **FOLFOX**	1) Néoadjuvant : **radio-chimiothérapie néo-adjuvante** si T3/T4/N+ 2) **Chirurgie** 3) Adjuvant : si **N+** → **chimiothérapie**

Un tableau écrit après avoir bataillé pendant des mois pour essayer de synthétiser le traitement du cancer colorectal. Il n'est pas parfait, mais il permet néanmoins de ne pas se faire piéger sur les questions de base (pas de traitement néoadjuvant pour le côlon par exemple).

La radiothérapie n'est pas utilisable dans le cancer colique (≠ cancer rectal) car l'intestin grêle est trop proche. Elle serait à l'origine de complications majeures (entérite radique, diarrhées, sténoses radiques du grêle…).
La chimiothérapie (FOLFOX) est utilisée en ***traitement ADJUVANT*** (donc en curatif) pendant 6 mois si N+ (stade III) et à discuter si T3-T4 (stade II) avec facteurs de risque (T4, peu différenciée, < 12 ganglions prélevés, emboles vasculaires, pas d'instabilité des microsatellites, tumeurs compliquées d'occlusion/perforation…).
La chimio-hyerthermie intrapéritonéale per-opératoire est indiquée en cas de carcinose péritonéale. Dans ce cas, il faut bien entendu rediscuter du traitement en RCP car il s'agirait d'une tumeur très avancée et donc le bénéfice de la chirurgie ne serait pas le même.

Question 7

Parmi les propositions relatives aux règles de chirurgie carcinologique, laquelle (lesquelles) est (sont) exacte(s) ?

A. Il faut effectuer une colectomie emportant la tumeur avec des marges de sécurité longitudinales d'au moins 5 cm
B. Le curage ganglionnaire impose d'obtenir au moins 12 ganglions pour une évaluation correcte du statut ganglionnaire
C. Une colectomie avec rétablissement de continuité digestive et sans stomie est la règle dans cette situation en dehors de l'urgence ou d'une anomalie per-opératoire
D. Il faut réaliser une stomie car la tumeur est évoluée et une chimiothérapie doit être débutée rapidement
E. En cas de découverte d'une carcinose péritonéale lors de l'intervention, il est admis de différer la colectomie et de rediscuter du dossier du patient en réunion de concertation pluridisciplinaire

La chirurgie ± sous cœlioscopie consiste en une exérèse de la tumeur avec :

- ***Marges de côlon sain ≥ 5 cm***
- ***Exérèse des vaisseaux et du mésocôlon*** + curage ≥ ***12 ganglions***
- ***Hémicolectomie*** (droite ou gauche) ou sigmoïdectomie ± étendue au rectum
- ***Rétablissement immédiat de continuité***

Sans information histologique sur le stade de la tumeur et n'ayant pas d'information sur un éventuel envahissement ganglionnaire, la ***chimiothérapie*** n'est pour l'instant pas indiquée.

Question 8

Parmi les propositions concernant le stade de la maladie et son pronostic, laquelle (lesquelles) est (sont) exacte(s) ?

A. Il s'agit d'une tumeur pT3N1
B. Il s'agit d'un cancer colique de stade III
C. Le pronostic de survie globale à 5 ans est de 95 %
D. La présence d'emboles vasculaires est un facteur de mauvais pronostic
E. Les engainements périnerveux sont sans impact sur le pronostic

La tumeur envahit la sous-séreuse → il s'agit donc d'un ***stade T3***.
Un ganglion est envahi → il s'agit donc d'un ***stade N1a*** (N1b = 2-3 ganglions envahis).
Rappelez-vous que dès qu'un CCR est N+, il s'agit d'office d'un stade III (et M+ un stade IV).
Le TNM du CCR fait partie des 5 cancers (sein, CCR, prostate, mélanome, poumon) dont vous êtes officiellement censés connaître le TNM pour l'ECNi.

Il suffit d'un peu de logique pour répondre à l'item C. Vous vous doutez bien qu'un cancer stade 3 avec envahissement ganglionnaire est un cancer déjà bien évolué. ***La survie à 5 ans n'est certainement pas de 95 %.*** Dans le Collège, on vous dit que la survie au stade 1 est d'environ 90 % et n'est plus que de 10 % au stade 4.

Rappel : Facteurs de mauvais pronostic d'un CCR

- Stade T4
- Tumeur peu différenciée
- < 12 ganglions prélevés
- Emboles vasculaires
- Engainement péri-nerveux
- Pas d'instabilité des microsatellites
- Tumeurs compliquées d'occlusion/perforation…

Question 9

Parmi les propositions suivantes, laquelle (lesquelles) est (sont) exactes ?

A. Il faut évoquer une complication à type de fistule anastomotique
B. Une numération formule sanguine est indiquée
C. Un examen cyto-bactériologique des urines est indiqué chez ce patient qui a subi un sondage urinaire pour son intervention
D. Un dosage des D-dimères doit être réalisé
E. Une palpation de la cicatrice abdominale est indispensable

Nous sommes à H5 d'une chirurgie. Il faut donc rechercher les causes de fièvre post-chirurgie.

Rappel : Causes classiques de fièvre post-opératoire → Règle des 5 P

- **P**eau (lymphangite)
- **P**oumon (pneumopathie)
- **P**ipi (infection urinaire)
- **P**aroi (abcès de paroi)
- **P**hlébite

On va donc inspecter les apports veineux à la recherche d'une traînée de lymphangite, palper la cicatrice abdominale à la recherche d'un ***abcès de paroi***, palper les mollets à la recherche d'une phlébite.

> ⚠ En période post-opératoire, les ***D-dimères sont toujours augmentés*** et d'autant plus ici où notre patient souffre d'un cancer (c'est le cas également pendant la grossesse et chez le sujet âgé).

On va également rechercher une infection urinaire par BU + ***ECBU*** chez ce patient (ayant été ?) sondé (chez l'homme on ira très facilement à l'ECBU car la VPN de la BU n'est pas très bonne, contrairement à la femme).

Devant cette fièvre, on va également réaliser un bilan biologique à la recherche d'un syndrome inflammatoire avec ***NFS + CRP.***

Pour aller plus loin avec L'ATBC

Complications postopératoires de la chirurgie
• **Fistule anastomotique** (désunion) dans **5 % des cas** : vers **J5** postopératoire, **fièvre**, absence de reprise du **transit**, **douleurs abdominales**, **syndrome inflammatoire** biologique. De **l'abcès** périanastomotique à la **péritonite** aiguë généralisée… • **Abcès de paroi** : cicatrice **rouge**, **tendue**, **douloureuse**, **écoulement purulent** • **Iléus postopératoire** • **Hémorragie intra-abdominale** • **Hémorragie extériorisée** (saignement lors de l'anastomose) • **Eviscération** • Mais aussi : pneumopathie, confusion, infection urinaire, RAU, EP, infection de cathéter central…

Comme toujours, attention aux complications postopératoires (le dossier d'ulcère perforé de 2016 comportait une question hautement discriminante sur les complications postopératoires possibles en chirurgie digestive).

Question 10

Concernant la suite de la prise en charge au cours de la première année, quelle(s) proposition(s) est (sont) exacte(s) ?

A. Une coloscopie doit être réalisée dans les 6 mois car l'examen initial n'était pas complet
B. Compte tenu de l'envahissement ganglionnaire, une chimiothérapie adjuvante est indiquée
C. Compte tenu de l'importance de l'atteinte pariétale (sous-séreuse), une radiothérapie post-opératoire doit être proposée
D. Dans le cadre de la prise en charge du patient, son cancer du côlon entre dans la liste des affections donnant droit à une prise en charge à 100 %
E. La surveillance clinique et échographique doit être semestrielle

Je vous laisse vous reporter aux Q5 et Q6 pour la justification des items A, B et C.
Le suivi du cancer est une question classique, tombé à de nombreuses reprises, soyez impeccables sur ce sujet.

Pour aller plus loin avec L'ATBC

Suivi du cancer du côlon
• **Tous les 3 mois** pendant **3 ans** avec **3 examens** (*clinique, ACE et imagerie hépatique*) puis tous les **6 mois pendant 2 ans** • **Radiographie de thorax** annuelle • **Coloscopie de contrôle à 2-3 ans** (dans les 6 mois postopératoires si incomplète initialement) puis **tous les 5 ans** à vie (si adénome avancé [> 1 cm, contingent villeux…] ou > 3 adénomes → coloscopie après 1 an)
Le suivi du cancer du côlon est déjà tombé à de nombreuses reprises, soyez impeccables sur ce sujet.

Le cancer du côlon entre dans la liste des ***ALD*** donnant droit à ***une prise en charge à 100 %***. La demande d'ALD doit être faite par le médecin traitant.

Question 11

Quel est l'élément d'anamnèse qui vous fait proposer au patient une consultation d'onco-génétique ?

A. L'âge
B. Le caractère sténosant de la tumeur
C. La localisation dans le côlon sigmoïde
D. La présence d'emboles vasculaires à l'examen histologique
E. L'instabilité des micro-satellites

Rappel : Indications à une consultation d'oncogénétique dans le CCR

Suspicion de syndrome de Lynch	Indications recherche de phénotype MSI
• CCR < 40 ans • ATCD personnel de cancer du spectre • 2 ATCD familiaux apparentés au 1er degré de CCR dont un < 50 ans • Phénotype MSI (–) = instabilité microsatellites	• CCR < 70 ans • ATCD familiaux apparentés au 1er degré de cancer du spectre

⚠ Une instabilité des microsatellites correspond à une ***<u>EXTINCTION</u>*** (donc MSI-) du gène avec perte de l'expression protéique. Elle accélère indirectement la cancérogenèse en augmentant le taux de mutation sur l'ensemble du génome dans des zones de répétition de l'ADN (zones appelées microsatellites).

Question 12

Parmi les cancers suivants, lequel (lesquels) fait (font) partie du spectre restreint du syndrome de Lynch ?

A. Le cancer des voies excrétrices urinaires
B. Le cancer du sein
C. Le cancer de l'endomètre
D. Le cancer de la thyroïde
E. Le cancer de l'intestin grêle

Question purement de cours.

Pour ne plus jamais oublier les cancers du spectre étroit et du spectre large du syndrome de Lynch, je vous livre mes moyens mnémotechniques faits maison :

Cancers du spectre étroit	Cancers du spectre large
« **G VU** Cristiano **R**onaldo **END**irect » • **G** = **G**rêle • **VU** = **V**oies **U**rinaires • Cristiano **R**onaldo = **C**olo**R**ectal • **END**irect = **END**omètre	« **Tu C PAs Où Va Bill Et Ses K**atins » • **Tu C** = **Tu**meur **C**érébrale (glioblastome) • **PAs** = **PA**ncréas • **Où** = **O**vaires • **Va Bill** = **V**oies **Bili**aires • **Et** = **E**stomac • **Ses K**atins = cancer cutané **Sé**bacé + **Ké**rato-acanthome

Les cancers de la thyroïde et ***du sein*** sont associés au CCR dans la ***maladie de Cowden***.

Question 13

Que pouvez-vous lui proposer en votre qualité de médecin traitant ?

A. L'inciter à déposer une demande de reconnaissance en qualité de travailleur handicapé
B. Lui rédiger un certificat d'aptitude à la reprise de son activité professionnelle
C. L'adresser dès à présent au médecin du travail de son entreprise pour visite de pré-reprise
D. Lui prescrire un temps partiel pour motif thérapeutique
E. Déposer une demande d'allocation adulte handicapé.

Les personnes qui souhaitent continuer à travailler malgré des traitements lourds ou les séquelles de la chirurgie colorectale ont intérêt à demander la ***reconnaissance de la qualité de travailleur handicapé (RQTH)***. En effet, ce statut rendra plus facile l'aménagement de leurs conditions de travail.
Le certificat d'aptitude est rédigé par le ***médecin du travail :*** lui seul peut décréter que le patient est apte ou non à reprendre son poste car il connaît ses conditions d'exercice dans son entreprise.

La ***visite médicale de préreprise*** peut être demandée par :

1. Le salarié lui-même
2. Le ***médecin traitant*** du salarié
3. Le médecin-conseil

Elle est généralement réalisée en cas d'arrêt de travail ≥ 3 mois mais ***elle peut légalement être réalisée*** à tout moment. Elle a pour but de préparer la reprise du travail, si celle-ci s'annonce difficile. Elle permet d'identifier le plus tôt possible les difficultés pour la reprise de l'emploi et de réfléchir aux adaptations possibles (ex. : aménagement du poste de travail). Elle peut être intéressante chez ce sujet désireux de reprendre le travail.

Le temps partiel thérapeutique est prescrit par le médecin traitant et accepté par le médecin-conseil de la CPAM. Le pourcentage d'activité peut être progressif jusqu'à la reprise à temps complet. Les indemnités journalières sont maintenues tant que la reprise du travail pour motif thérapeutique est à la fois prescrite par le médecin traitant et justifiée par le médecin-conseil.

L'Allocation adulte handicapé est attribuée selon plusieurs conditions :

- Âge entre 20 et 60 ans
- N'ayant jamais travaillé ou ayant insuffisant travaillé (ce qui n'est pas le cas ici !)
- Taux d'incapacité ≥ 80 % ou ≥ 50 % + restriction sévère et durable à l'accès à l'emploi
- Sous conditions de ressources

→ Le patient salarié n'entre donc pas dans le cadre de l'AAH. Il pourrait en revanche bénéficier de la ***pension d'invalidité*** en cas de capacité de travail réduite ≥ 2/3.

Question 14

Concernant cette iconographie, quelle(s) est (sont) la(les) proposition(s) exacte(s) ?

A. Il s'agit d'un scanner injecté au temps artériel
B. On individualise sur ce cliché la rate
C. On trouve dans le foie une image hypodense compatible avec une métastase hépatique
D. Cette lésion est située dans le foie gauche
E. L'estomac est visible sur ce cliché

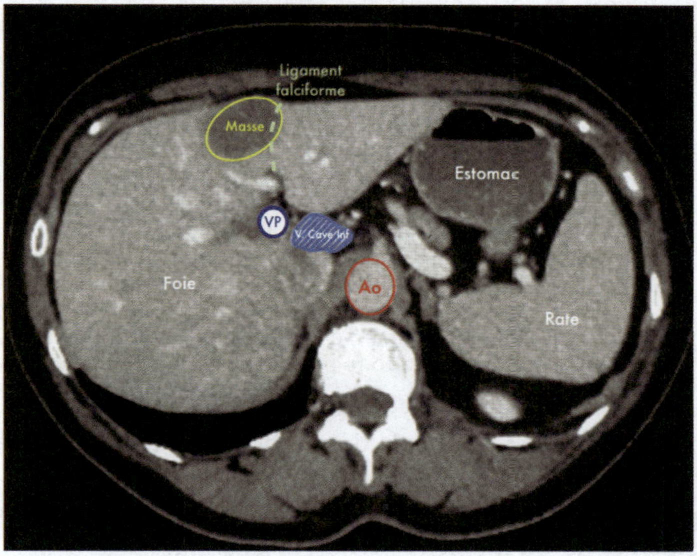

Il s'agit d'une coupe transversale de ***TDM abdominale injectée, au temps portal***.

Rappel : Différence entre temps artériel et temps portal

1. Regarder les reins

- Temps artériel : différenciation corticale/médullaire
- Temps portal : 2 parties homogènes rehaussées

2. Regarder la rate :

- Temps artériel : très hétérogène, tigrée
- Temps portal : très homogène

Ici, le plus simple est de regarder la rate. Elle est très homogène, il s'agit donc d'un ***temps portal***.

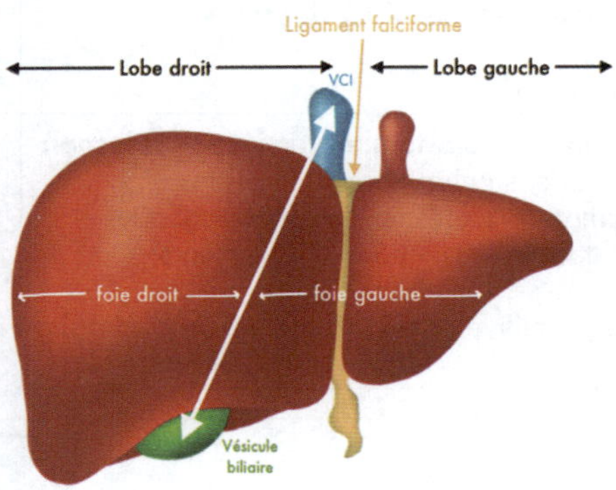

La division du foie en ***lobe droit/lobe gauche*** se fait par le ligament falciforme.

- **Lobe droit** : foie droit + ***segment IV***
- **Lobe gauche** : segments II et III

La division ***en foie droit/foie gauche*** est une division anatomique selon les segments hépatiques. On les identifie grossièrement visuellement en traçant une ligne allant de la VCI à la vésicule biliaire :

- **Foie droit** : segments V, VI, VII et VIII
- **Foie Foie gauche** : segments II, III, IV

Petit piège d'anatomie !

Sur cette TDM, on voit une masse arrondie hypodense compatible avec une M+ de CCR. Elle se situe dans le ***LOBE droit*** (à droite du ligament falciforme) et dans le ***FOIE gauche*** ! En effet, elle se trouve dans le ***segment IV***.

⚠ Soyez incollables sur l'anatomie digestive ! Depuis quelques années des questions d'anatomie digestive pure tombent à chaque ECNi.

Question 15

Parmi les propositions suivantes concernant la prise en charge de ce patient, laquelle (lesquelles) est (sont) exacte(s) ?

A. Son dossier doit être représenté en réunion de concertation pluridisciplinaire
B. Une chimiothérapie peut être proposée pour apprécier la réponse de la tumeur au traitement
C. La chirurgie d'exérèse peut traiter ce patient de façon curative
D. Chez ce patient déjà opéré du côlon, une intervention sur le foie n'est plus envisageable
E. Un PET-scan préopératoire peut être indiqué pour s'assurer de l'absence d'autres métastases à distance

La maladie ayant évolué, le dossier doit être ***à nouveau présenté en RCP*** afin de rediscuter de la prise en charge thérapeutique.

Voici un tableau résumant les différents traitements du CCR en fonction du stade. Vous remarquerez qu'un CCR avec M+ hépatiques peut bénéficier d'un traitement ***CURATIF***. Pour le bilan des métastases, il faut réaliser : un scanner thoraco-abdomino-pelvien avec injection de produit de contraste (recommandation : grade B), ou IRM abdominale et pelvienne + TDM thoracique non injectée si TDM injectée contre-indiquée.

Pour aller plus loin avec L'ATBC

Résumé des traitements pour le cancer colorectal	
Cancer du côlon (et haut-rectum)	Curatif • **Pas** de traitement **néo-adjuvant** • Traitement chirurgical • **Chimiothérapie adjuvante FOLFOX** pendant 6 mois **si N+** (stade III), à discuter si **T3-T4** (stade II) avec **facteurs de risque** *(T4, peu différenciée, < 12 ganglions prélevés, emboles vasculaires, pas d'instabilité des microsatellites, tumeurs compliquées)*
Cancer du moyen et bas rectum	Curatif • Traitement **néo-adjuvant** par radio-chimiothérapie **si T3-T4 ou N+** • Traitement chirurgical • Chimiothérapie **adjuvante si N+** *(à discuter)*
Formes compliquées	• Si **occlusion** : intervention de **Hartmann** OU **colostomie** première et **résection avec anastomose à 8-15 jours** OU prothèse colique transtumorale. Si **métastases non résécables** et **perforation**, discuter une **prothèse colique** si soins de support exclusifs, ou une stomie de décharge/résection si chimiothérapie envisagée • Si **perforation** : **résection** de la tumeur primitive et rétablissement de **continuité à distance**

→

Pour aller plus loin avec L'ATBC

Résumé des traitements pour le cancer colorectal *(suite)*	
Si métastases hépatiques	• **Traitement curatif** : après **IRM** et **PET-Scan**, discuter la **chirurgie** ou la **radiofréquence**, entouré de **chimiothérapie** • **Traitement palliatif** : chimiothérapie **FOLFIRI** ± **thérapie ciblée** (anti-EGFR) **jusqu'à progression** de la maladie. Possibles 2e voire 3e lignes Traitement du primitif dans le cas de métastases : – **si métastases résécables** : **double résection** de la tumeur et des métastases, en un ou deux temps opératoires – **si métastases non résécables** : **chirurgie** de la tumeur si elle est **symptomatique seulement** *(qui peut être palliative ou carcinologique)*. Discuter les traitements locaux palliatifs
Autres	• **Métastases pulmonaires** : si isolées ou avec des métastases hépatiques résécables, **discuter la résection** • Si **carcinose péritonéale isolée** : discuter la **chirurgie** et la **CHIP**

Un tableau qui essaye de résumer les différentes références pour le traitement du CCR. Je préfère retenir le petit paragraphe en rouge sur les formes compliquées, que tenter d'apprendre la demi-douzaine de pages du Collège de chirurgie digestive pour au final ne rien retenir.

Dossier 9

Corrigé

(Énoncé p. 96)

Question 1

Concernant le nerf facial :

A. Il possède une action végétative
B. Son ganglion sensitif est le ganglion trigéminal
C. Son coude sépare sa 1re portion de sa 2e
D. Il innerve le muscle de l'étrier
E. Il comprend une portion intra-pétreuse

Le nerf facial naît au niveau du ***sillon bulbo-protubérantiel***. Il se dirige ensuite vers le conduit auditif interne. Il traverse le nerf temporal dans le canal facial. Son trajet intra-pétreux peut être divisé en 3 parties :

- Partie **labyrinthique**
- Partie **tympanique**
- Partie **mastoïdienne**

Entre ces 3 parties, il forme 2 angulations :

- **Genou** entre les parties labyrinthique et tympanique
- **Coude** entre les parties tympanique et mastoïdienne

Le nerf facial est un nerf ***mixte*** comportant des fibres ***efférentes*** (motrices) et ***afférentes*** (sensitives et sensorielles). Il est composé de 2 nerfs : le VII moteur pur et le VII bis (nerf intermédiaire de Wrisberg).

- ***Fonction motrice :***
  - Muscles peaucier du cou et de la face en dehors du muscle releveur de la paupière supérieure +++
  - Muscle de l'étrier (nerf stapédien)
  - Muscle digastrique : ventre postérieur
  - Muscle stylohyoïdien
- ***Fonction sensitivo-sensorielle*** (nerf intermédiaire) :
  - Méat acoustique externe
  - Innervation gustative des 2/3 intérieurs de la langue
- ***Fonction végétative :***
  - Sécrétion des glandes : lacrymales, nasales (muqueuse), mandibulaires et sublinguales
  - La parotide est innervée par le X +++

Pour aller plus loin avec L'ATBC

Schéma du nerf facial dans sa portion intra-pétreuse

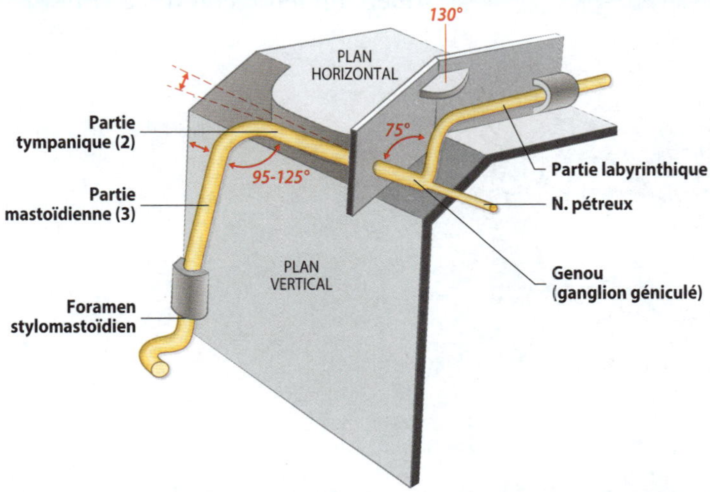

Le schéma présenté ici est relativement complexe, mais vous permet de reprendre le diagnostic topographique en fonction de la partie du nerf atteint, ce qui serait très « séméiologique » et très discriminant.

Question 2

Lors d'une paralysie faciale périphérique :

A. Le déficit moteur est homogène touchant autant le territoire supérieur que l'inférieur
B. Il existe une dissociation automatico-volontaire
C. On peut observer un signe de Charles-Bell
D. On peut observer un signe des cils de Souques
E. Les traits du visage sont déviés du côté paralysé

Paralysie faciale centrale	Paralysie faciale périphérique
Signe d'une atteinte supra-nucléaire : • Prédominance sur l'étage inférieur • Dissociation automatico-volontaire • Souvent associée à une hémiplégie homolatérale	Paralysie du VII : • Atteinte homogène des territoires supérieur et inférieur • Signe de Charles-Bell • Signe des cils de Souques • Signe du peaucier de Pierre Marie • Abolition du réflexe cornéen (voie efférente) • Pas de dissociation automatico-volontaire

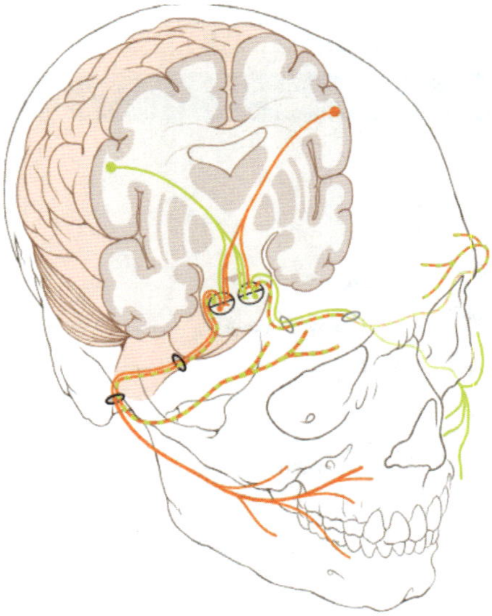

Sur ce schéma, on voit très bien que la partie inférieure du visage ne reçoit des fibres issues que du côté controlatéral du cerveau alors que la partie supérieure en reçoit des 2 côtés.

Question 3

Quels sont les examens complémentaires que vous allez réaliser dans un premier temps ?

A. Otoscopie bilatérale
B. Examen des autres paires crâniennes
C. Audiométrie tonale
D. Recherche des réflexes stapédiens
E. Audiométrie vocale

Rappel : Conduite à tenir devant une paralysie faciale

Anamnèse
Recherche d'un ATCD d'érythème migrant si anamnèse évocatrice
Examen clinique
• Centrale ou périphérique ? • Degré de la paralysie (classification de House et Brackmann) • Recherche d'atteinte d'***autres nerfs crâniens***
Examen otoscopique bilatéral
• Lésions vésiculo-croûteuses dans le CAE et la conque (zone de Ramsay-Hunt) • Tuméfaction mastoïdienne, otorrhée, otite moyenne, cholestéatome • Présence d'une perte auditive et/ou d'un vertige → bilan audio-vestibulaire
Examens paracliniques
• Bilan biologique : VS/CRP, glycémie, sérologies herpès (HSV, VZV), VIH, syphilis, lyme • Bilan audio-vestibulaire : ***audiométries tonale et vocale, réflexe stapédien*** • Diagnostic topographique (*voir* tableau page suivante) • ± Explorations électrophysiologiques

Pour aller plus loin avec L'ATBC

Examens complémentaires et paralysie faciale périphérique	
Diagnostic topographique	**Explorations électrophysiologiques**
• Atteinte en amont du ganglion géniculé (**avant le nerf grand pétreux**) : test de **Schirmer** • Atteinte en amont de la **corde du tympan** donc avant le foramen stylomastoïdien : étude de la **sécrétion salivaire** • Atteinte en amont du nerf du **muscle stapédien,** donc avant le foramen stylomastoïdien : étude du **réflexe stapédien**	Intérêt **diagnostique** (atteinte infraclinique) mais aussi **pronostique** • **Test de Hilger** (***stimulation*** *du tronc du facial au foramen stylomastoïdien de 0 à 10 mA, et on observe la valeur seuil pour voir des* ***fibrillations***) • **Électroneuronographie** (***stimulation*** *avec une électrode au niveau du* ***foramen stylomastoïdien****, recueil au niveau de la* ***région nasogénienne***) • **Électromyographie de détection** • **Réflexe trigéminofacial** (*blink reflexe*) : enregistrement de la boucle **trijumeau V1 – tronc cérébral – nerf VII**

Un tableau qui compile les différents examens complémentaires et leur interprétation. Les plus importants sont de loin les examens permettant le diagnostic topographique, puisque les explorations électrophysiologiques sont franchement de l'ordre de la spécialité (il est cependant possible d'en trouver mention dans le Collège, d'où leur présence dans ce tableau).

Question 4

Quel diagnostic évoquez-vous ?

A. Otite séromuqueuse
B. Otite fibro-adhésive
C. Bouchon de cerumen
D. Cholestéatome
E. Poche de rétraction

On remarque une ***perforation marginale*** laissant apparaître un ***cholestéatome*** dans la caisse du tympan.

L'otite atélectasique et la ***tympanosclérose*** sont des complications de l'otite chronique. L'otite atélectasique possède 2 formes :

- ***La poche de rétraction***
- ***L'otite fibro-adhésive***

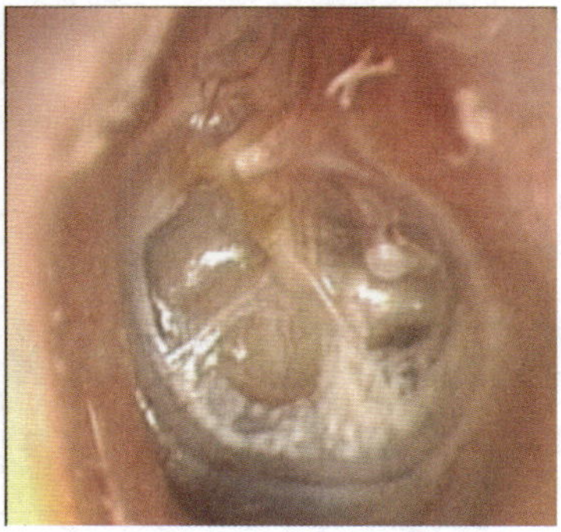

La poche de rétraction tympanique correspond à une rétraction de la peau du tympan causée par des troubles de ventilation de l'oreille moyenne par dysfonctionnement de la trompe d'Eustache ou par anomalie des pressions dans l'oreille moyenne. Elle peut masquer un cholestéatome.

Question 5

Ces courbes sont caractéristiques d'une :

A. Surdité de transmission droite
B. Surdité de perception gauche
C. Surdité mixte gauche
D. Surdité de transmission gauche
E. Surdité de perception droite

On parle de ***surdité*** lors d'une perte auditive > 20 dB.
Au niveau de l'oreille droite, les courbes de conduction osseuses et aériennes sont superposées et comprises entre 0 et 20 dB : il n'existe donc ***pas de surdité à droite.***

À gauche, la courbe de conduction osseuse est comprise dans les valeurs normales mais la courbe de conduction aérienne est comprise entre 20 et 30 dB : il existe donc ***une surdité de transmission légère à gauche.***

Rappel : Niveau de surdité

- Légère : entre 20 et 40 dB
- Moyenne : entre 40 et 70 dB
- Sévère : entre 70 et 90 dB
- Profonde : > 90 dB

Question 6

Quelle(s) est (sont) la(les) proposition(s) exactes :

A. Lors de l'épreuve de Weber le son est latéralisé du côté gauche
B. L'épreuve de Weber sera dite positive
C. L'épreuve de Rinne sera dite négative
D. Lors de l'épreuve de Rinne la conduction osseuse sera meilleure que la conduction aérienne
E. Les réflexes stapédiens seront présents

L'épreuve de Rinne consiste à comparer l'intensité du son perçu par le patient lorsque l'on applique un diapason devant son oreille (conduction aérienne) puis sur la mastoïde (conduction osseuse).

Rinne = conduction **aérienne** – conduction **osseuse**

Le Rinne est donc dit négatif lorsque ***conduction osseuse > conduction aérienne***, ce qui est le cas lors des surdités de transmission.

L'épreuve de Weber consiste à appliquer un diapason à équidistance des 2 oreilles :
- Il est latéralisé du ***CÔTÉ SAIN*** en cas de ***surdité de perception***
- Il est latéralisé du ***CÔTÉ ATTEINT*** lors d'une ***surdité de transmission***

	Oreille saine	Surdité de transmission	Surdité de perception
Weber	Centré	Latéralisé côté malade	Latéralisé côté sain
Rinne	Positif	Négatif	Positif

Le patient présente une paralysie faciale périphérique *a priori* d'***origine otogène.*** Elle se situe donc au niveau de la ***partie tympanique*** (2e partie intrapétreuse) du nerf facial. Le nerf stapédien naît au niveau de la ***portion mastoïdienne*** (3e partie intrapétreuse) du nerf facial. Il est donc ***aboli*** en cas de paralysie faciale périphérique d'origine otogène.

Question 7

Concernant l'innervation de la face et du cou :

A. Une section du nerf hypoglosse droit entraînera lors de la protraction une déviation de la langue vers la gauche
B. Le muscle releveur de la paupière supérieure est innervé par le nerf trochléaire
C. Une section du nerf vague droit au niveau médiastinal entraînera une paralysie de l'hémilarynx droit
D. Une section du tronc sympathique cervical gauche entraînera un syndrome de Claude Bernard-Horner
E. Le muscle droit latéral est innervé par le nerf abducens

Question d'anatomie pure, ce qui est assez fréquent dans les dossiers d'ORL.

Le nerf hypoglosse permet l'innervation ***motrice*** de la langue. En cas de paralysie du XII d'un côté, la langue sera ***<u>déviée du côté PATHOLOGIQUE,</u>*** donc côté gauche si paralysie à gauche.

Astuce pratique !

Il faut s'imaginer un compas, avec la pointe qui représente le côté malade et le crayon le côté sain. Quand on va essayer d'aller vers l'avant, la pointe ne va pas bouger et le crayon va décrire un arc de cercle vers la pointe : c'est exactement ce qu'il va se passer lors de la protraction de la langue.

Le muscle releveur de la paupière supérieur est innervé par le III.

⚠ Ne pas le confondre avec le ***muscle rétracteur de la paupière*** (muscle de Müller) qui possède une innervation sympathique !

Le larynx est innervé par les ***nerfs récurrents*** :

- À droite, le ***nerf récurrent*** naît du nerf vague (X) **au niveau de la base du cou**, puis il passe sous la veine sous-clavière droite pour aller innerver l'hémi-larynx droit
  → Donc en cas de compression du X droit au niveau médiastinal, il n'y aura pas de paralysie de l'hémilarynx droit car la compression est en aval de la naissance du nerf récurrent
- À gauche, le nerf récurrent naît du nerf vague (X) ***au niveau médiastinal***
  → Donc en cas de compression du X gauche au niveau médiastinal, on aura une paralysie de l'hémilarynx gauche

Un syndrome de Claude Bernard-Horner (ptosis, myosis, enophtalmie) est dû à une compression du tronc sympathique cervical homolatéral.
Le muscle droit latéral est bien innervé par le muscle abducens (VI). Il entraîne une abduction de l'œil.

Question 8

Vous proposez comme prise en charge précoce :
A. Électrothérapie faciale
B. Amoxicilline *per os*
C. Soins ophtalmologiques
D. Traitement antiviral type valaciclovir
E. Kinésithérapie faciale

Le référentiel d'ORL est très clair sur la prise en charge commune à toutes les paralysies faciales périphériques :
- ***Soins ophtalmologiques en prévention de la kératite :***
  - Pommade
  - Fermeture de l'œil (occlusion avec un pansement ± tarsorraphie ± injection de toxine botulique au niveau du muscle releveur de la paupière)
- ***Kinésithérapie faciale*** avec massages + mouvements faciaux : maintenir le tonus musculaire
- ***Pas d'électrothérapie :*** risque d'aggravation vers les spasmes de l'hémiface

L'amoxicilline sera le traitement d'une paralysie faciale périphérique compliquant une otite moyenne aiguë.
Le valaciclovir peut se discuter en cas de paralysie faciale ***a frigore*** (non mentionné dans le référentiel de Neurologie mais celui d'ORL précise qu'il est largement utilisé aujourd'hui, même s'il n'existe pas de preuve de son efficacité). Il est par contre efficace en cas de ***zona du ganglion géniculé*** s'il est utilisé précocement (première semaine).

Question 9

Vous réalisez comme examen complémentaire (une réponse attendue) :
A. Radiographie en incidence de Schüller
B. Scanner des deux rochers sans injection de produit de contraste
C. Scintigraphie osseuse
D. Potentiels évoqués auditifs précoces
E. Ponction lombaire

Question facile étant donné qu'il n'y avait qu'une réponse possible.

Rappel : Cholestéatome

<u>Définition</u> : présence d'un épithélium malpighien kératinisé au sein de l'oreille moyenne, soué d'un triple potentiel de desquamation, de migration et d'érosion.

<u>Causes</u> :
- ***Formes acquises*** :
  - **Rétraction + invagination de la membrane tympanique** : complication des otites atélectasiques (cause la plus fréquente)
  - Migration directe à partir des berges d'une **perforation tympanique marginale**
  - Migration en profondeur par **prolifération papillaire des cellules de la couche basale de l'épithélium du CAE et de la membrane tympanique**
  - Implantation épithéliale **traumatique** (fracture du rocher, post-chirurgicale)

→

- ***Formes congénitales*** : **rares**
  - Derrière une membrane tympanique intacte
  - Niveau du cadran antéro-supérieur/région du promontoire

<u>Otoscopie</u> : **squames blanchâtres** au niveau attical
(± masquées par polype ou croûte → bien nettoyer le CAE)
- Cholestéatome postéro-supérieur : évolution d'une poche de rétraction postéro-supérieure. Atteinte de la chaîne ossiculaire fréquente +++
- Cholestéatome mésotympanique : envahissement de la caisse du tympan
- Cholestéatome congénital : masse blanchâtre rétrotympanique

<u>Imagerie</u> : **TDM des 2 rochers** = examen de référence (comparatif)
- Hyperdensité de la caisse avec zones d'ostéolyse (agressivité +++)
- IRM possible également : utile pour le bilan des complications encéphaliques, examen de référence pour évaluer l'activité du cholestéatome chez le patient opéré (séquence de diffusion+++)

<u>Traitement</u> : chirurgical
- Éradication des lésions cholestéatomateuses
- Reconstruction + renforcement de la membrane tympanique
- Reconstruction de la chaîne des osselets

Pour info, l'***incidence de Schüller*** permet de visualiser l'articulation temporo-mandibulaire. Elle conserve un intérêt dans l'étude de la ***pneumatisation mastoïdienne***.

Question 10

Vous réalisez un scanner des deux rochers sans injection. Sur cette coupe de scanner du rocher gauche :

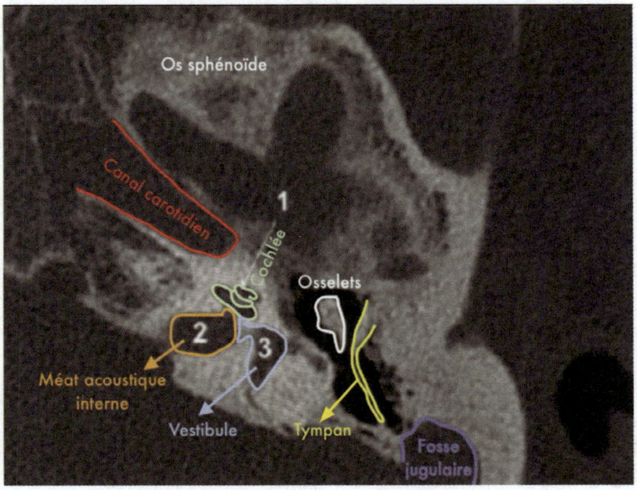

A. La flèche 1 désigne le vestibule
B. La flèche 1 désigne la cochlée
C. 2 désigne le conduit auditif interne
D. 2 désigne la caisse du tympan
E. 3 désigne l'artère carotide interne

Question 11

Vous proposez comme prise en charge de ce chlolestéatome (une réponse attendue) :
A. Un traitement par amoxicilline-acide clavulanique pendant quinze jours
B. Une instillation d'ofloxacine en gouttes auriculaires, une dose deux fois par jour pendant un mois
C. Une consultation à 6 mois pour une nouvelle otoscopie
D. Un traitement chirurgical
E. Des aspirations itératives sous microscope

Comme vu précédemment, le traitement du cholestéatome est ***chirurgical*** (les aspirations ne sont pas assez invasives). Il existe 3 objectifs principaux :

- Éradiquer le cholestéatome
- Préserver ou rétablir la fonction auditive
- Éviter la récidive

Il faut traiter au plus vite le patient afin d'éviter la propagation du cholestéatome.
Il faudra avertir le patient de l'éventualité d'une récidive. Une surveillance régulière (tous les 6 mois-1 an) sera nécessaire avec parfois programmation d'une ***seconde intervention*** afin de traiter une récidive. On ne coche pas la réponse C car il s'agissait d'une QRU.
Les ATB sont sans effet sur le cholestéatome qui n'est pas lié au développement de germe.

Question 12

Vous discutez ensuite avec lui de la suite de sa prise en charge :
A. Le patient est à risque d'un cholestéatome résiduel
B. La surveillance comprendra la réalisation régulière d'un audiogramme
C. Le patient est à risque d'un cholestéatome récidivant
D. La surveillance comprendra la réalisation régulière d'une imagerie
E. La surveillance comprendra la réalisation régulière d'une otoscopie

Les 2 principaux risques après un traitement du cholestéatome sont :

- ***Le cholestéatome RÉSIDUEL :*** le plus souvent asymptomatique, diagnostiqué dans les 5 ans suivant le traitement
- ***Le cholestéatome RÉCIDIVANT :*** évolution d'une nouvelle poche de rétraction tympanique. Il peut survenir 10 ans après le cholestéatome initial

Classiquement, on réalise systématiquement une ***imagerie à 12-18 mois*** après le traitement chirurgical afin de rechercher un cholestéatome résiduel.
On réalisera également une ***surveillance otoscopique et audiométrique*** régulière afin de contrôler l'évolution de l'audition du patient.

Question 13

Vous trouvez à l'examen clinique :
A. Un nystagmus horizonto-rotatoire droit
B. Lors du nystagmus une déviation lente des yeux vers la gauche
C. Une marche aveugle déviée à droite
D. À la manœuvre des bras tendus une déviation des index à gauche
E. Le nystagmus persiste à la fixation oculaire

Pour aller plus loin avec L'ATBC

Syndrome vestibulaire	
Syndrome vestibulaire périphérique	**Syndrome vestibulaire central**
• **Vertige** très **important**, grande crise rotatoire avec vomissements et anxiété • Nystagmus inhibé par la **fixation oculaire** • **Séméiologie cochléaire** (acouphènes, hypoacousie) présente (perturbation possible de l'audiogramme ou des PEA) • Signe de **Romberg**, **marche de Fukuda**, **déviation des index** → du côté lésé (même côté que la secousse lente du nystagmus) = **syndrome harmonieux**	• Vertiges modérés ou absents la plupart du temps • **Pas de signe cochléaire** • **Nystagmus franc** (si rotatoire → bulbaire ; si vertical → mésencéphale), **exacerbé par la fixation** • Pas de systématisation du Romberg/index/Fukuda → **syndrome dysharmonieux** • **Signes neurologiques** associés

Le tableau le plus important de l'item, tout est à savoir ici.

Question 14

Le diagnostic le plus probable est :
- A. Névrite vestibulaire gauche
- B. Syndrome de Wallenberg droit
- C. Thrombose de l'artère auditive interne gauche
- D. Lyse du canal semi-circulaire latéral gauche
- E. Fracture spontanée du rocher gauche

Dans ce contexte, on va rechercher les principales complications du cholestéatome.

Rappel : Complications du cholestéatome

- Paralysie faciale périphérique
- Labyrinthite aiguë
- Destruction ossiculaire
- **Fistule labyrinthique**
- Complications méningo-encéphaliques :
  - Empyème sous-dural
  - Méningites
  - Abcès cérébral
  - Thrombophlébite du sinus latéral

La fistule labyrinthique est une complication fréquente du cholestéatome (5 à 10 %) et touche plus fréquemment le ***canal semi-circulaire latéral***. Le diagnostic est confirmé par le ***signe de la fistule*** : apparition de vertige et du nystagmus lors de la traction du tragus. Une imagerie en coupe est ensuite réalisée dans le cadre du bilan pré-opératoire.
Les autres propositions sont également des causes de grand vertige harmonieux ; cependant, dans ce contexte de récidive de cholestéatome, elles semblent peu probables.

Pour aller plus loin avec L'ATBC

Syndrome et étiologies des vertiges	
Grande vertige rotatoire unique de début brusque	• **Syndrome harmonieux :** – **névrite vestibulaire** (zona auriculaire, oreillons ++) – **fracture transversale du rocher** : association avec surdité unilatérale – **labyrinthisation d'un cholestéatome**. Traitement chirurgical en urgence, rechercher signe de la fistule – **thrombose de l'artère auditive interne** – **hémorragie intravestibulaire** – **syndrome de Wallenberg** (origine centrale malgré le syndrome harmonieux et vertige intense, mais association avec **signes neurologiques** : paralysie vélopharyngolaryngée ipsilatérale, anesthésie de l'hémiface ipsilatérale et de l'hémicorps controlatéral, syndrome cérébelleux) • **Syndrome dysharmonieux : infarctus cérebelleux** : instabilité majeure et céphalées, nystagmus de type central (multidirectionnel, persiste à la fixation) → IRM en urgence
Vertiges paroxystiques	• **Vertiges intenses de quelques heures : maladie de Ménière** • **Vertiges de quelques secondes :** – **vertige positionnel paroxystique bénin** – **!! vertige positionnel paroxystique d'origine centrale :** *à reconnaître sur la persistance d'un nystagmus positionnel* lors du Dix et Hallpike → IRM cérébrale • **Vertiges de quelques minutes : migraine basilaire** = équivalent migraineux
Sensations vertigineuses permanentes	• **Neurinome** de l'acoustique • **Atteinte vestibulaire ototoxique**

Cette différenciation séméiologique est très importante, on vous demandera souvent si l'étiologie est à l'origine d'un vertige continu ou paroxystique.

Question 15

Vous prescrivez comme examens complémentaires :

A. Radiographie standard incidence « rocher dans orbite »
B. Vidéonystagmographie
C. Scanner du rocher gauche sans injection
D. Ponction lombaire
E. Électromyogramme de la face

La vidéonystagmographie va permettre de caractériser le nystagmus et d'évaluer le déficit vestibulaire (qui va se traduire par une hyporéflectivité).

Le scanner du rocher va permettre, comme vu précédemment, de visualiser le cholestéatome et d'évaluer son extension. On pourra également repérer la fistule suspectée.

L'***exploration radiologique standard du rocher*** est devenue complètement désuète. Les incidences de Stenvers, de Chausset, « ***rochers dans les orbites*** » et les tomographies doivent être abandonnées. Seule l'incidence de Schüller conserve un intérêt dans l'étude de la ***pneumatisation mastoïdienne***.

***L'EMG** et **la PL** sont hors sujet.*

Dossier 10

Corrigé

(Énoncé p. 99)

Question 1

Quels examens supplémentaires demandez-vous ? (une ou plusieurs réponses possibles)

A. Dosage de la vitamine B9
B. Dosage de la TSH
C. Dosage de la ferritinémie
D. CRP
E. Dosage de la vitamine B12

À la lecture de l'énoncé, on sait déjà que l'on va s'orienter vers un lymphome : anémie, adénopathies, sueurs nocturnes, amaigrissement.

Rappel : Valeurs de l'hémogramme

	Valeurs
Hémoglobine	Homme : 13-18 g/dL Femme : 12-16 g/dL
Réticulocytes	20-100 g/L Anémie régénérative si > 150 g/L
VGM	80-100 fL
CCMH	32-36 %
TCMH	27-32 pg
Plaquettes	150-450 g/L
Leucocytes	– **PNN = 1,5 à 7 g/L** – **PNE** = 0,05 à **0,5 g/L** – **PNB** = 0,01 à **0,05 g/L** – **Lymphocytes = 1,5 à 4 g/L** – **Monocytes** = 0,1 à **1 g/L**

Ici, le patient a donc une ***anémie microcytaire associée à une thrombocytose***.
Les 2 principales causes à évoquer sont :

- Carence martiale
- Syndrome inflammatoire

Le bilan de première intention à réaliser est donc un ***dosage de la ferritinémie + CRP*** (HAS). Un autre bilan martial possible est le dosage du fer sérique associé à celui du CST mais il n'est pas recommandé en première intention.
Le dosage des ***vitamines B9 et B12*** ainsi que de la ***TSH*** est indiqué en cas d'anémie normo- ou macrocytaire (recherche d'une hypothyroïdie).

⚠ On retrouve dans certaines sources que l'hyperthyroïdie peut être une cause d'anémie microcytaire. Le dosage de la TSH sera alors orienté par la clinique (signes de thyrotoxycose).

Question 2

Quelles peuvent être les raisons à l'origine de l'hyperplaquettose constatée ? (une ou plusieurs réponses possibles)

A. Carence vitaminique
B. Carence martiale
C. Syndrome inflammatoire
D. Syndrome myéloprolifératif débutant
E. Hémolyse

Principales causes de thrombocytose à connaître :

- ***Carence martiale*** : production d'EPO pour compenser l'anémie qui va également stimuler la production de plaquettes (similitude entre EPO et TPO)
- ***Syndrome inflammatoire*** : stimulation de la production de plaquettes par les interleukines (IL-1, IL-6 et TNF-alpha)
- Stress post-chirurgical, accouchement : l'organisme se met dans un état pro-coagulant pour éviter les hémorragies (thrombocytose de « stress »)
- Post-hémorragie, hémolyse : hyperproduction médullaire réactionnelle (thrombocytose de « rebond »)
- Splénectomie/asplénisme : diminution de la destruction des plaquettes par la rate
- Hémopathies : thrombocytémie essentielle, maladie de Vaquez, leucémie myéloïde chronique, myélofibrose primitive

Les 2 causes de thrombocytose associées à une anémie microcytaire sont la ***carence martiale*** et le ***syndrome inflammatoire***.

L'hémolyse est une cause de thrombocytose mais elle est associée à une anémie normocytaire régénérative.
Un syndrome myéloprolifératif peut également donner une thrombytose modérée. Cependant, il sera plutôt associé à une polyglobulie ou une anémie normocytaire arégénérative (+/- associée à une érythromyélémie). De plus, les syndromes myéloprolifératifs ne donnent pas d'adénopathies (splénomégalie +++).
Les carences vitaminiques (B9 et B12) donnent des thrombopénies.

Question 3

Quels signes allez-vous rechercher en faveur de ce diagnostic ? (une ou plusieurs réponses possibles)

A. Un essoufflement en position allongée
B. Des angiomes stellaires
C. Une turgescence jugulaire
D. Un œdème comblant les creux sus-claviculaires
E. Un œdème des membres inférieurs

La pathologie lymphomateuse peut se révéler par ***3 tableaux d'urgence à connaître*** :

- Le syndrome cave supérieur
- La masse abdominale d'évolution rapidement progressive (lymphome de Burkitt +++) : douleurs abdominales, syndrome occlusif, compression…
- La compression radiculo-médullaire avec symptômes neurologiques : déficit +++, douleurs radiculaires…

- **Clinique** :
  - Œdème en pèlerine
  - Cyanose
  - Circulation collatérale thoracique
  - Turgescence jugulaire
  - Congestion
  - Gêne respiratoire : toux, dyspnée, oppression thoracique
  - Signes neurologiques : impression de tête pleine, céphalées, somnolence, acouphènes, coma

La symptomatologie est due à une accumulation de sang dans le territoire et elle est donc majorée par le décubitus (diminution du retour veineux dans le territoire cave supérieure).

- **Bilan biologique** : NFS/plaquettes, bilan de coagulation, fonction rénale (injection de PdC)
- **Imagerie** : angioscanner cervico-thoracique avec injection bi-brachiale de préférence
- **Prise en charge** :
  - Mesures symptomatiques : repos au lit en position demi-assise, oxygénothérapie, antalgiques
  - Anticoagulation efficace, diurétiques si signes congestifs importants
  - Thérapeutiques selon le diagnostic : corticothérapie, pose de stent, traitement chirurgical

⚠ Pour ceux qui ont voulu transposer les signes d'hypertension portale à ceux du syndrome cave supérieur (même principe) dans la cirrhose, les angiomes stellaires sont dus à l'insuffisance hépato-cellulaire et non à l'hypertension portale (contrairement à la circulation veineuse collatérale).

Un œdème des membres inférieurs se retrouverait en cas de compression de la veine cave INFÉRIEURE. On pourra par contre trouver des œdèmes des membres supérieurs en cas de compression très importante.

Question 4

À propos de cet examen, quelles propositions sont vraies ? (une ou plusieurs réponses possibles)

A. Le marqueur utilisé est à base de fer
B. C'est un examen indiqué dans le bilan initial des lymphomes agressifs
C. Le patient doit être à jeun
D. Le métabolisme tumoral est évalué par la SUV (*standard uptake value*)
E. Le patient doit être perfusé avec un sérum glucosé

Rappel : Le TEP-scanner

Technique : Modalité d'imagerie mixte fonctionnelle et anatomique

- Injection IV d'un traceur radioactif émetteur de positons : le plus utilisé est le **18FDG** (fluoro-désoxy-glucose) qui suit le métabolisme physiologique du glucose, donc il sera capté par les cellules qui sont le **siège d'un hypermétabolisme** : de nature inflammatoire, tumorale, infectieuse…
- Attente en position couchée au repos pendant 1 heure ; la demi-vie d'élimination du 18 : 110 minutes
- Le patient passe ensuite sur la table de la machine hybride (scanner + TEP)
  - La couronne de détecteurs circulaires permet de recevoir les **PHOTONS de 511 keV émis à 180°** après annihilation lors de la rencontre du **POSITON** avec un **ÉLECTRON** (durée entre 15 et 30 min)

Indications : principalement dans le domaine de l'oncologie médicale :
- Bilan d'extension loco-régional et à distance (cancer pulmonaire, VADS, lymphomes +++)
- Évaluation de la réponse thérapeutique avec chimiothérapie
- Recherche de récidive néoplasique
- Protocole de simulations et de planifications des séances de radiothérapie

Précautions particulières : patient à jeun depuis 4 heures, à distance de toute activité physique
- Si femme en âge de procréer : **dosage négatif des HCG**
- **Dosage la glycémie** avant l'injection du radiotraceur

Résultats attendus :
- Recherche d'**HYPERFIXATION SUSPECTE**
- **Mesure du SUV +++** (*standard uptake value*) : mesure de l'hyperfixation tissulaire de 18FDG (valeur sans unité)
  - Dans un foyer hyperfixant, plus la glycolyse est importante plus le SUV est élevé
  - Permet également d'estimer la réponse thérapeutique (après CT, on peut s'attendre à une diminution du SUV)
- **Faux-négatifs** :
  - Tumeurs de petite taille
  - Tumeur proche d'un site physiologiquement hyperfixant
  - Lymphome de bas grade
  - Certains types histologiques de cancer pulmonaire (bronchiolo-alvéolaire)
- **Faux-positifs** :
  - **Hyperfixations physiologiques du 18FDG** : cerveau, cœur, glandes salivaires, système urinaire (élimination du traceur), moelle osseuse et rate (si facteurs de croissance cellulaire)
  - **Hyperfixations non tumorales** : inflammation (fracture-tassement vertébral récent, algoneurodystrophie…), tumeurs bénignes hypercellulaires, foyer infectieux…
  - **Nodules pulmonaires non tumoraux** : aspergillome, silicose, Wegener

Il ne faut bien évidemment pas perfuser le patient avec du sérum glucosé car cela va saturer les tissus en glucose et empêcher la fixation du traceur.

Rappel : Bilan d'extension d'un lymphome

Imagerie
• ***Radiographie pulmonaire*** de référence • ***TDM TAP*** : recherche de localisation ganglionnaire ou extra-ganglionnaire profonde • ***TEP-TDM*** : important pour le bilan initial et dans l'évaluation thérapeutique des lymphomes agressifs et des lymphomes hodgkiniens
Biologie
• ***Hémogramme + frottis sanguin*** : recherche envahissement lymphomateux (± immunophénotypage sur sang) • ***Ionogramme, urée, créatinine., uricémie, calcémie*** • ***Électrophorèse des protéines sériques*** : pic monoclonal ?, hypoalbuminémie ? • ***Bilan hépatique*** • ***Bilan de coagulation*** • ***Marqueurs pronostiques*** : LDH, bêta 2 microglobuline • ***Bilan sérologique*** : VIH, VHB, VHC
Examens dirigés en fonction de la localisation et de la clinique
• Examen ORL si atteinte amygdalienne • IRM cérébrale si signes neurologiques… • Ponction lombaire uniquement si lymphome agressif • ± Biopsie ostéo-médullaire

Question 5

Quelle est votre interprétation ? (une ou plusieurs réponses possibles)

A. Il existe une atteinte ganglionnaire sus- et sous-diaphragmatique
B. Il existe une atteinte myocardique
C. Il est compatible avec un stade II d'Ann Arbor
D. Il existe de nombreux artefacts gênant l'interprétation
E. Il existe une atteinte probable de l'appareil urinaire

Au de cet examen, on distingue 2 types ***d'hyperfixations*** :

- Physiologiques :
  - Cardiaques (métabolisme cardiaque)
  - Vésicales (élimination du traceur par voies urinaires)
- Pathologiques :
  - Médiastinales
  - Axillaires gauches

Ici l'examen est de bonne qualité, non artefacté, on distingue bien les organes et la localisation des hyperfixations.
On a donc qu'une ***atteinte sus-diaphragmatique*** avec 2 territoires ganglionnaires atteints. **Il s'agit d'un stade II d'Ann Arbor**.

Rappel : Classification d'Ann Arbor

Stade I	Atteinte d'un seul territoire ganglionnaire I-E : atteinte localisée d'un seul territoire extra-ganglionnaire
Stade II	Atteinte ≥ 2 aires ganglionnaires du même côté du diaphragme
Stade III	Atteinte ganglionnaire de part et d'autre du diaphragme
Stade IV	Atteinte extra-ganglionnaire avec une atteinte ganglionnaire à distance ou plusieurs atteintes extra-ganglionnaires

A : absence de signes généraux cliniques (A) et/ou biologiques (a)
B : signes généraux **cliniques** :
- Fièvre > 38 °C inexpliquée > 8 jours
- Sueurs nocturnes
- Amaigrissement > 10 % du poids en 6 mois

b : signes généraux **biologiques** : syndrome inflammatoire inexpliqué > 8 jours
E : atteinte extra-ganglionnaire de contiguïté d'un territoire ganglionnaire atteint
X (Bulky) **:** masse tumorale volumineuse ≥ 10 cm ou rapport médiastino-thoracique ≥ 0,35
Remarques :
- Une splénomégalie et/ou une atteinte amygdalienne comptent comme un territoire ganglionnaire
- Une atteinte bilatérale d'une même aire ganglionnaire compte pour 2 aires (≠ Binet)

⚠ Il s'agit d'un ***score radiologique*** et non clinique comme le Binet pour la LLC.

Question 6

Quelles modalités d'exploration choisissez-vous dans ce contexte ? (une ou plusieurs réponses possibles)

A. Biopsie d'une adénopathie axillaire
B. Cytoponction d'une adénopathie axillaire
C. Curage axillaire avec examen extemporané
D. Fixation immédiate du prélèvement
E. Médiastinoscopie et prélèvement de la masse médiastinale

Rappel : Règles à respecter lors de la biopsie d'un ganglion lors d'une suspicion de lymphome

- Pas de corticothérapie avant (risque de négativer le prélèvement)
- Exérèse en totalité si possible
- Biopsie du ganglion le plus volumineux
- Éviter les ganglions inguinaux :
  - Faible rentabilité (souvent réactionnel à des plaies superficielles des MI)
  - Risque de lymphœdème important (QI ECNi 2018)
- À taille égale, préférer : sus-claviculaire > cervicale > axillaire > épitrochléenne > inguinale

Le ganglion doit être ensuite acheminé rapidement au ***laboratoire d'anatomopathologie à l'état FRAIS***.
Le prélèvement de la masse médiastinale se fera uniquement en l'absence d'autre site biopsiable plus superficiel.

Rappel : Cas où le prélèvement ne doit pas être adressé fixé au laboratoire

- Demande d'examen extemporané
- Demande de recherche de graisse dans les tissus
- Demande d'un examen en immunofluorescence directe
- Tumeur pédiatrique, suspicion de lymphome, sarcome

Une cytoponction ne permet pas d'obtenir une histologie, elle permet uniquement de donner une orientation diagnostique.
La réalisation d'un ***curage ganglionnaire*** n'a aucun rôle thérapeutique et peut, au contraire, être délétère car cela retarde le début de la chimiothérapie ou entraîne des complications infectieuses locales après chimiothérapie (nouveau Référentiel d'Hématologie 2018).

Question 7

Quel est le diagnostic histologique le plus probable ? (une seule réponse attendue)

A. Maladie de Hodgkin
B. Lymphome non hodgkinien B diffus à grandes cellules
C. Lymphome non hodgkinien T
D. Lymphome folliculaire
E. Sarcoïdose

Question très facile étant donné que la réponse est dans l'énoncé « grandes cellules [...] exprimant CD20 ».
Pour l'ECNi, il faut retenir qu'un ***lymphome est dit B s'il est CD20$^+$ et T s'il est CD3$^+$***.
Pour les ***lymphomes non hodgkiniens***, il faut connaître :

- Lymphome folliculaire = t(14 ;18)
- Lymphome du manteau = t(11 ;14)
- Lymphome de Burkitt = t(8 ;14), t(2 ;8) ou t(8;22)

Souvent, on reconnaît les translocations mais on ne sait plus à quel lymphome cela correspond.

Pour retenir, je me disais que celui avec un 8 correspond au Burkitt (le 8 ressemble à un B) et celui avec le 11 au lymphome du manteau (si on retourne le deuxième 1 du 11, cela fait comme un habit avec des manches).

Question 8

De quels éléments avez-vous besoin ? (une ou plusieurs réponses possibles)

A. Sexe
B. Âge
C. Stade clinique d'Ann Arbor
D. Bêta2 microglobuline
E. LDH

La question aurait pu être plus difficile car ici on ne vous a proposé que les éléments qui sont communs entre l'IPI et le FLIPI.

Le tableau suivant vous permet de bien visualiser les ***différences entre les principaux scores utilisés en onco-hématologie*** (c'est plus simple de ne pas cocher la bêta2 microglobuline quand on sait qu'elle se trouve dans le score ISS du myélome par exemple).

Pour aller plus loin avec L'ATBC

<table>
<tr><th colspan="3">Scores et oncohématologie</th></tr>
<tr><td>Myélome – ISS (2)</td><td colspan="2">• Albumine
• β2-microglobuline</td></tr>
<tr><td>Myélodysplasie – IPSS (3)</td><td colspan="2">• Pourcentage de blastes au myélogramme (≠ blastes dans le sang)
• Cytopénies sur la NFS (≠ nombre de lignées dysplasiques dans la moelle)
• Anomalies cytogénétiques</td></tr>
<tr><td>Lymphomes non hodgkiniens agressifs (haut grade) – IPI (5)</td><td rowspan="2">• Âge
• Stade d'Ann Arbor
• LDH</td><td>• Performans Status
• Nombre d'atteintes extraganglionnaires</td></tr>
<tr><td>Lymphomes non hodgkiniens folliculaires – FLIPI (5)</td><td>• Atteinte nodale (si > 4)
• Hémoglobine (< 12 g/dL)</td></tr>
<tr><td colspan="3">Remarques :
• Retenir que pour IPI et FLIPI, 3 sont communs (âge, Ann Arbor, LDH) et 2 sont différents
• Le Score de Matutes n'est PAS un score pronostique (mais diagnostique)</td></tr>
</table>

Le tableau le plus important du chapitre au vu des annales 2017, il faut connaître les composants des différents scores sans savoir les calculer. Méfiez-vous de la ligne « Myélodysplasie », on note entre parenthèses les distracteurs les plus vicieux.

Question 9

Que proposez-vous au patient avant de débuter le traitement ? (une ou plusieurs réponses possibles)

A. Sérologies hépatites B et C
B. IRM cérébrale
C. Échographie cardiaque avec mesure de la fraction d'éjection
D. Typage HLA
E. Cryopréservation de spermatozoïdes au CECOS

Le typage HLA sera réalisé si une allogreffe de cellule souche est envisagée en fonction de la réponse au traitement. Il n'est pas indispensable ici chez le patient pour débuter la chimiothérapie.

Pour aller plus loin avec L'ATBC

Bilan d'extension d'un LNH B diffus à grandes cellules	
• **TDM-TAP** • **TEP-TDM** • **BOM** • **PL** • LDH • *NFS, groupe Rh, RAI, hémostase* • **Sérologies virales** (VIH, EBV, hépatites, CMV)	
• **Ionogramme-urée-créatinine, bilan hépatique** • **CECOS** • **ECG, ETT**	**Pré-thérapeutique**

On a pu le voir en 2017, le bilan d'extension des lymphomes est une thématique appréciée des PU-PH.

Question 10

Quels sont les effets secondaires classiques de la doxorubicine (anthracycline) : (une ou plusieurs réponses possibles)

A. Une cardiomyopathie
B. Une nécrose cutanée étendue en cas d'extravasation
C. Une fibrose pulmonaire
D. Une dysthyroïdie
E. Une alopécie

La dysthyroïdie est une complication classique des immunothérapies et la fibrose pulmonaire de la bléomycine.

Rappel : les principales CT et leurs effets indésirables

Mécanisme	Classe	Spécialité	Effets indésirables – Aigus	Effets indésirables – Chroniques
Alkylants = ponts covalents avec l'ADN	***Dérivés des moutardes azotées***	Alkéran (Melphalan®)	• Hématotoxicité • Toxicité digestive	
		Chloraminophène (Chlorambucyl®)		
	Oxazophorines	***Cyclophosphamide (Endoxan®)***	• ***Cystite hémorragique*** • ***Cardiotoxicité***	Cancer vessie LAM secondaire
		Ifosfamide (Holoxan®)	• Cystite hémorragique • Cardiotoxicité • Neuropathies, hypoMg/Ph	
	Aziridine	Mitomycine C (Amétycine®)	• Toxicité rénale • Pulmonaire (interstitielle) • Cutanée • Myocardite	LAM secondaire
	Tétrazine	Dacarbazine (Déticene®)	• Hépatotoxicité • Syndrome pseudo-grippal	
	Nitroso-urée	Fotémustine (Muphoran®)		
	Procarbazine	Procarbazine (Natulan®)	• Hématotox • Toxicité digestive	
	Sels de platine	***Ciplatine*** ***Oxaliplatine (Éloxatine®)*** ***Carboplatine***	• ***Vomissements +++*** • ***Allergies*** • ***Toxicité sur l'hématopoïèse*** • ***IRA, hypoMg2+/Ph-*** • ***Neurotoxicité (oxaliplatine ++)***	• ***Néphrotoxicité*** • ***Ototoxicité*** • ***Neurotoxicité***
Inhibiteurs de topo-isomérase Coupures et stabilisation de coupures de l'ADN	***Inh. topo-isomérase 1***	Irinotécan (Campto®)	• Alopécie • Hématotoxicité • Diarrhée précoce	
		Topotécan (Hycamtin®)	• Hématotoxicité • Pas de diarrhée	
	Inh. topo-isomérase 2 – ***Anthracyclines (intercalants)***	***Doxorubicine (Adriamycine®)***	***Alopécie (+++)***	• ***Cardiomyopathie*** • ***Insuffisance cardiaque (+++)*** • ***Myélotoxicité***
		Epirubicine (Farmorubicine®)	***Hématotoxicité***	
		Idarubicine (Zavedos®)		
		Mitoxanthrone (Nivantrone®)		
	Inh. topo-isomérase 2 – ***Non intercalants***	Etoposide (Vepeside®)	Hématotoxicité	LAL secondaires précoce < 2 ans
Scindants	***ATB radiomimétique***	***Bléomycine***	***Pneumopathies interstitielles (+++)***	***Fibrose pulmonaire majeure > 300 mg***

→

Mécanisme	Classe	Spécialité	Effets indésirables	
			Aigus	Chroniques
Poisons du fuseau Cytotoxiques de la tubuline	***Alcaloïdes de pervanche*** Inhibiteurs polarisation de tubuline	Vincristine (Oncovin®)	• Hématotoxicité (vinorelbine+) • Toxicité cutanée • Hépatotoxicité • SIADH	• Neurotoxicité : polynévrite SM cumulatrice • Iléus paralytique
		Vinblastine (Velbe®)		
		Vinorelbine (Navelbine®)		
Stabilisateurs du fuseau	***Taxanes*** Inhibiteurs dépolarisation de tubuline	***Paclitaxel (Taxol®)***	• ***Choc anaphylactique*** • ***Rétention hydrosodée*** • ***Alopécie***	• ***Toxicité unguéale*** • ***Neurotoxicité*** • ***Polynévrite (+++)***
		Docétaxel (Taxotere®)		
Anti-métabolite Analogues de composés de l'ADN	***Anti-foliques***	Méthotrexate (Méthotrexate®)	• Nausées, vomissements • Mucites • Réaction d'hypersensibilité	
		Pemétrexed (Alimta®)	• Hématotoxicité • Asthénie	• Neuropathies sensorielles
	Antagonistes pyrimidiques	**5-fluoro-uracile (5-FU®)** *Forme orale* : *Capécitabine (Xéloda®)*	• ***Spasme coronaire/IDM*** • ***Mucite (+++)*** • ***Toxicité cutanéo-muqueuse*** • ***Syndrome main-pied*** • ***Diarrhées précoces***	***Ataxie cérébelleuse (+++)***
		Gemcitabine (Gemzar®)	• Hématotoxicité • Syndrome pseudo-grippal • Toxicité pulmonaire : OAP, dyspnée, SDRA	
		Cytarabine (Aracytine®)	Hématotoxicité	
	Antagonistes puriques	Fludarabine (Fludara®)	Toxicité pulmonaire	Neurotoxicité
		Capécytabine (Xeloda®)	• Hépatotoxicité • Syndrome main-pied	
		Hydroxycarbamine (Hydréa®)	Hématotoxicité	

En fond bleu, les chimiothérapies les plus tombables à l'ECNi.

Question 11

Le rituximab : (une ou plusieurs réponses possibles)

A. Est un anticorps monoclonal murin
B. Est un anticorps reconnaissant l'antigène de surface CD34
C. Peut entraîner des réactivations d'hépatite virale
D. Peut provoquer un syndrome de relargage cytokinique à la première perfusion
E. Entraîne une lymphopénie B

Rappel : Rituximab

- **Mécanisme d'action** : anticorps chimérique anti-CD20
- **Indications** :
  - La plupart des lymphomes B
  - La leucémie lymphoïde chronique
  - Pathologies auto-immunes : lupus, polyarthrite rhumatoïde, vascularites à ANCA…
- **Toxicité, surveillance** :
  - Syndrome de relargage cytokinique lors de la première perfusion : fièvre, frissons, urticaire, hypotension, éruptions cutanées, dyspnée

  → Prévention possible par antihistaminiques voire corticoïdes + administration lente
  - Toxicité hématologique : lymphopénie B et hypogammaglobulinémie inconstante
  - Infectieux : réactivation des virus des hépatites, rares cas de LEMP liés au virus JC

Question 12

Quelles sont les propositions qui s'appliquent à l'hémogramme ? (une ou plusieurs réponses exactes)

A. Pancytopénie
B. Neutropénie
C. Lymphopénie
D. Monocytose
E. Thrombopénie

Le patient a :

- Une anémie : Hb < 13 g/L
- Une neutropénie : PNN < 1,5 g/L et même une agranulocytose : PNN < 0,5 g/L
- Une thrombopénie : Pq < 150 g/L
- Une lymphopénie : lymphocytes < 1,5 g/L

Le patient a donc une ***pancytopénie*** (anémie + NEUTROPÉNIE + thrombopénie).

⚠ Pour définir une agranulocytose, il faut une neutropénie et non une lymphopénie ou une leucopénie (dans un dossier de 2016, un patient avait une anémie + thrombopénie + leucopénie sans neutropénie et il fallait répondre que le patient avait une bicytopénie).

La valeur des monocytes est normale (0,1-1 g/L).

Question 13

Quelle attitude adoptez-vous ?

A. Vous prescrivez une antibiothérapie par amoxicilline
B. Vous reprenez la corticothérapie
C. Vous lui faites faire une radiographie pulmonaire en ville en urgence
D. Vous l'hospitalisez en urgence
E. Vous lui demandez de vous recontacter après 12 heures de traitement antibiotique

Le patient présente une ***aplasie fébrile***, il faut, ***en urgence*** :
- ***L'hospitaliser en chambre stérile***
- ***Réaliser un bilan infectieux*** :
  - Hémocultures périphériques (et centrales si cathéter)
  - Radiographie pulmonaire
  - ECBU (même si BU négative car pas de leucocyturie du fait de l'agranulocytose)
  - Prélèvements de gorge
  - CRP
- ***Réaliser un bilan biologique*** :
  - Hémogramme (recherche d'une atteinte des autres lignées)
  - Bilan d'hémostase
  - Bilans rénal et hépatique
- ***Débuter une bi-antibiothérapie parentérale à large spectre probabiliste*** (juste après les prélèvements infectieux)

Question 14

À son arrivée dans le service d'hématologie, quels examens doivent être réalisés en urgence ? (une ou plusieurs réponses possibles)

A. Hémocultures
B. ECBU
C. Myélogramme
D. Ponction lombaire
E. LDH

Voir question précédente.
Le myélogramme est utile en cas d'aplasie uniquement en dehors d'un contexte de chimiothérapie.
La ***ponction lombaire*** n'est pas systématique. Elle pourra se discuter en cas de signe d'orientation vers une méningite. Attention, elle est contre-indiquée en cas de thrombopénie < 50 g/L !

Question 15

Après avoir prélevé des hémocultures et un ECBU, quelle attitude thérapeutique adoptez-vous ? (une ou plusieurs réponses possibles)

A. Isolement protecteur
B. Antibiothérapie débutée après résultats des hémocultures
C. Antifongique par voie intraveineuse
D. Corticothérapie
E. Transfusion de culots globulaires

Voir Q 13.
Les antifongiques seront introduits en cas d'échec de l'antibiothérapie > 48 h ou d'emblée si neutropénie > 7 j.
Les corticoïdes font partie de sa chimiothérapie mais n'ont pas d'indication pour traiter son infection.
Le seuil de transfusion de CGR est de 8 g/dL chez le patient en aplasie.

Dossier 11

Corrigé

(Énoncé p. 102)

Question 1

Quelle(s) complication(s) tardive(s) peut (peuvent) résulter d'un traumatisme oculaire contusif ?

A. Un décollement de la rétine
B. Un œdème rétinien
C. Une hypertonie oculaire
D. Une cataracte
E. Une mydriase avec diminution du réflexe photomoteur

Item souvent peu connu des étudiants, il était pourtant indispensable d'avoir quelques notions et de raisonner avec un peu de logique pour bien débuter ce dossier.

Complications précoces	Complications tardives
Traumatismes contusifs : • Rupture du globe oculaire • Rupture de la choroïde • Déchirures/décollements rétiniens précoces • Hémorragie intravitréenne • Œdème rétinien de Berlin (pôle postérieur) • (Sub)luxation du cristallin • Iridodialyse, rupture du sphincter de l'iris • Hyphéma • Hémorragie sous-conjonctivale • Érosion cornéenne ± surinfectée **Traumatismes intrusifs :** • Hémorragie sous-conjonctivale • Endophtalmie • Décollement de rétine • Cataracte traumatique	**Traumatismes contusifs :** • **Déchirures/décollements rétiniens à distance** • Trou maculaire (avec BAV) • **Hypertonie oculaire** • **Cataracte contusive** • **Mydriase post-traumatique** • Hépphéma récidivant, hématocornée **Traumatismes intrusifs :** • Ophtalmie sympathique (uvéite auto-immune controlatérale) • Sidérose (corps ferrique) • Chalcose (corps cuivrique)

Les déchirures de la rétine peuvent survenir à distance du traumatisme (jusqu'à plusieurs mois après) posant un problème médico-légal d'imputabilité, surtout chez les sujets prédisposés comme les myopes forts.

L'hypertonie oculaire peut être provoquée par des lésions traumatiques de l'angle iridocornéen.

La cataracte contusive apparaît plusieurs mois ou années après un traumatisme du cristallin.

La mydriase post-traumatique avec diminution du réflexe protomoteur peut apparaître après un traumatisme de l'iris.

L'œdème rétinien du pôle postérieur (œdème de Berlin), par contusion du segment postérieur, peut être responsable d'une BAV initiale. Il guérit spontanément mais peut parfois évoluer vers le trou maculaire, à l'origine d'une BAV sévère définitive.

Question 2

Quel(s) symptôme(s) serait (seraient) évocateur(s) d'une cataracte ?
A. Une photophobie
B. Une diplopie monoculaire
C. Des métamorphopsies
D. Des phosphènes
E. Une amputation du champ visuel

Question très classique.
Tout d'abord je vous rappelle que la cataracte est une opacification du **CRISTALLIN**, et non de la CORNÉE (piège TRÈS fréquent à l'ECNi).

Facteurs favorisants	Symptômes
• **Âge** (cortico-sous-nucléaire) • **Traumatique** (sous-capsulaire) dont vitrectomie, électrocution… • **Pathologies oculaires** : myopie, uvéite antérieure chronique • **Chirurgie oculaire** : DR, vitrectomie • **Diabète** • **Corticothérapie** (sous-capsulaire postérieure) • **Hypoparathyroïdie** • **Génétique :** trisomie 21, maladie de Steinert, maladie de Marfan, rétinopatie pigmentaire • **Radiothérapie oculaire** • **Rubéole** (triade de Gregg = cataracte + surdité + malformations cardiaques)	• BAV de loin (± de près si sous-capsulaire) • Jaunissement • Éblouissement, ***photophobie*** • ***Diplopie monoculaire*** <u>Le myope</u> : ne voit plus de loin avec ses lunettes <u>Le presbyte</u> : enlève ses lunettes pour voir de près → myopisation d'indice

Pour vous donner une idée, le patient souffrant de cataracte voit comme à travers un pare-brise sale :
- La vision est floue
- Les lumières sont éblouissantes

Les métamorphopsies et les myodésopsies (mouches volantes) se retrouvent dans la DMLA, par atteinte de la macula. ***L'amputation du champ visuel (CV)*** se retrouve dans :
- Le glaucome avancé (champ visuel en canon de fusil)
- La DMLA (trou noir au centre du CV)
- Les décollements de rétine (amputation du CV opposé)
- Les NOIAA (amputation du CV opposé)
- Les héminanopsies d'origine cérébrale

⚠ <u>**Bien différencier**</u> :
- **Phosphènes** : sensation lumineuse (= éclair lumineux) résultant de l'excitation des récepteurs rétiniens par un agent autre que la lumière
- **Photophobie** : sensibilité exacerbée à la lumière

Question 3

Quel(s) symptôme(s) serait (seraient) évocateur(s) d'un décollement de la rétine ?
A. Une photophobie
B. Une diplopie monoculaire
C. Une lagophtalmie
D. Des phosphènes
E. Une amputation du champ visuel

Les décollements de rétine sont responsables :
- De myodésopsies
- De ***phosphènes*** (passage du **déchirement** de rétine au **décollement**)
- De scotome + ***amputation du champ visuel (CV) périphérique*** (CV bas si DR haut)
- D'hémorragie intravitréenne + pluie de suie
- De BAV si atteinte de la macula

La lagophtalmie est l'impossibilité de fermer un œil. On la retrouve fréquemment dans la paralysie faciale. Elle peut être responsable d'une kératite d'exposition.

Question 4

Quel(s) trouble(s) de la réfraction présente(nt) ce patient ?
A. Une myopie faible
B. Une myopie forte
C. Une hypermétropie
D. Une presbytie
E. Un astigmatisme

Question très classique, il est dommage de perdre des points aussi faciles !
Pour vous rappeler de la lecture d'une correction optique, je vous remets ici l'écriture classique :

± X (Y, 90°), add : Z

Avec :
- +X : hypermétrie/–X : myopie
- Y : astigmatisme
- Z : presbytie

Ici, nous avons donc :

	Pour l'œil droit	Pour l'œil gauche
Correction	• –1 : myopie légère (car < –6∂) • (–0,50 à 85°) : astigmatisme simple à 85°	• –3,5 : myopie légère (car < –6∂) • (–0,75 à 75°) : astigmatisme simple à 75°
Sous-correction	• AV 10/10 : vision de loin parfaite • AV Parinaud 2 : vision de près parfaite	AV « voit bouger la main » : visions de loin et de près très altérées → Indépendantes des troubles de la réfraction

Question 5

Quelle(s) autre(s) anomalie(s) d'origine traumatique pourriez-vous trouver au niveau du segment antérieur de l'œil gauche ?

A. Un myosis
B. Une subluxation du cristallin
C. Une iridodialyse
D. Une rupture du sphincter irien
E. Une opacification cornéenne centrale

La PIO normale doit être ≤ 21 mmHg. Ici, elle est donc normale dans les 2 yeux.

Au niveau de l'œil gauche, on retrouve :

- Une BAV de près et de loin
- Une chambre antérieure profonde
- Une cataracte blanche totale : comme vu Q2, c'est une opacification ***CRISTALLINIENNE***
- FO impossible : explicable par la cataracte blanche

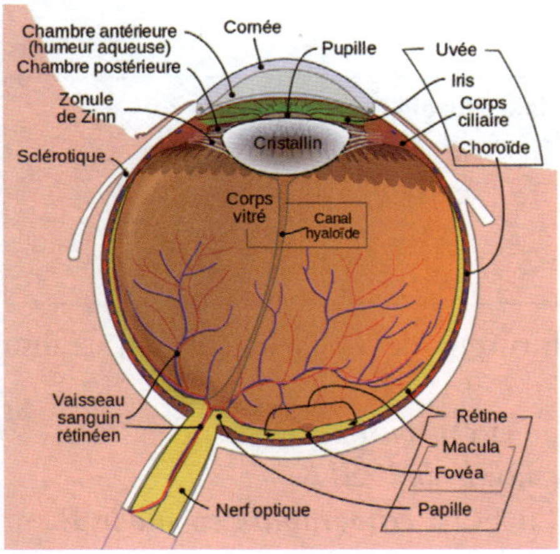

La chambre antérieure de l'œil est l'espace entre l'iris et la surface la plus interne de la cornée, l'endothélium. Elle est remplie d'humeur aqueuse. L'hyphéma et le glaucome sont 2 des principales pathologies qui lui sont associées.

Le choc sur l'œil d'avant en arrière écrase la cornée. L'humeur aqueuse de la chambre antérieure refoule le cristallin en arrière, chassant ainsi le vitré sur les côtés, vers la racine de l'iris.

Lors du contrecoup, le cristallin est refoulé brutalement en avant ; les fibres de la zonule de Zinn se rompent et le cristallin vient distendre l'iris et peut :

- ***Déchirer le sphincter de l'iris,*** à l'origine d'une perte de la constriction irienne et donc d'une ***MYDRIASE*** post-traumatique
- ***Désinsérer la base de l'iris = IRIDODIALYSE***

Les fibres de la zonule étant ± rompues, ***le cristallin peut se (sub)luxer.***

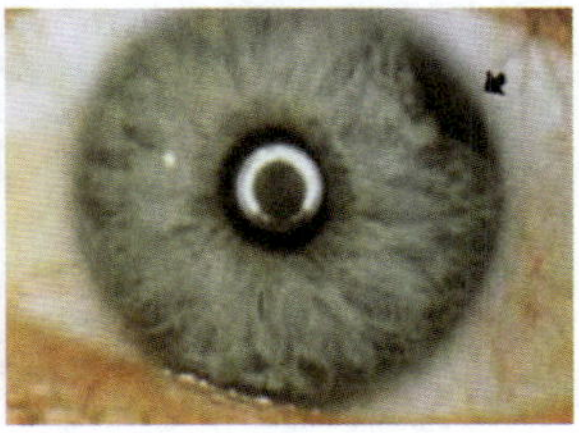

Une iridodialyse est une désinsertion de la base de l'iris par distension de l'anneau scléro-cornéen. Elle peut être responsable d'une diplopie monoculaire.

Question 6

Quel(s) examen(s) complémentaire(s) demandez-vous afin de préciser l'état des structures oculaires de l'œil gauche ?

A. Un examen du champ visuel
B. Une tomographie en cohérence optique (OCT maculaire).
C. Une échographie oculaire en mode B
D. Une kératométrie
E. Un scanner orbitaire

L'étude du fond d'œil gauche est impossible d'après l'énoncé, probablement à cause de la cataracte. Il faut absolument y avoir accès pour étudier le fond de l'œil *(décollement de rétine ?)*. On va donc réaliser une ***échographie en mode B*** (autre option : électrorétinogramme).
La kératométrie permet l'étude de la courbure de la cornée. Elle est indispensable pour le choix de l'implant dans la chirurgie de la cataracte. On va donc la réaliser rapidement lors du bilan pré-thérapeutique mais PAS POUR PRÉCISER L'ÉTAT des structures oculaires.
L'OCT nécessite d'avoir accès au fond d'œil (étude par laser).

Question 7

Quel(s) examen(s) est (sont) nécessaire(s) avant de réaliser la chirurgie de la cataracte ?

A. Une pachymétrie
B. Une kératométrie
C. Une topographie cornéenne
D. Une mesure de la longueur axiale de l'œil
E. Un champ visuel cinétique de Goldmann

Dans le cadre du bilan pré-thérapeutique de la chirurgie de la cataracte, on réalise systématiquement :

- Une ***kératométrie*** (autre nom = biométrie) : calcul de la ***courbure*** de la cornée
- Une ***échographie en mode A*** : mesure de la ***longueur axiale de l'œil***

Ici, il faudra en plus un examen permettant l'étude du FO : ***échographie en mode B*** ou ***ERG***.

La topographie cornéenne permet de calculer la courbure, le relief et l'épaisseur de la cornée, grâce à la projection et l'analyse du reflet d'un motif lumineux éclairant ou balayant la cornée. La topographie et la tomographie de la cornée sont des examens essentiels et obligatoires avant toute ***chirurgie réfractive.*** Elle n'est pas obligatoire avant une chirurgie de la cataracte.
La pachymétrie permet l'étude de l'épaisseur de la cornée, permettant de moduler les résultats de la pression intraoculaire. Plus la cornée sera épaisse, plus la mesure PIO sera artificiellement haute, et inversement.
Le champ visuel cinétique de Goldmann est utile pour l'étude du CV lors de déficits neuro-ophtalmologiques brutaux.

Question 8

Quelle(s) explication(s) donnez-vous au patient ?
A. La chirurgie est réalisée lors d'une hospitalisation traditionnelle de 2 jours
B. L'anesthésie est le plus souvent locale ou locorégionale
C. On ne peut pas estimer la récupération visuelle car le fond d'œil n'est pas visible
D. Les complications sont rares mais peuvent conduire à la perte fonctionnelle de l'œil
E. L'absence de cristallin sera corrigée par un verre correcteur

L'anesthésie dans une chirurgie de la cataracte peut être :
- ***Locale :*** instillation de collyre anesthésiant (tétracaïne) quelques minutes avant le geste
- ***Locorégionale :*** injection péribulbaire, rétrobulbaire ou sous-ténonienne
- Générale : exceptionnelle

La chirurgie est le plus souvent réalisée ***sous anesthésie locale ou locorégionale, en ambulatoire.***

Rappel : Étapes de la chirurgie de la cataracte (+++)

- ***Dilatation pupillaire*** (tropicamide, néosynéphrine)
- ***Désinfection*** cutanée + des culs-de-sac (Bétadine® 5 %)
- ***Incision*** tunellisée de la cornéenne

→ ***Extraction extracapsulaire automatique par phacoémulsification***
- ***Capsulorrhexis*** (ouverture de la capsule ANTÉRIEURE sur 360°)
- ***Hydrodissection*** des tissus cristalliniens
- ***Phakoémulsification*** aux ultrasons du cristallin
- ***Insertion de l'implant*** dans la chambre POSTÉRIEURE du sac cristallinien
- ± ***Suture***

La mise en place d'un ***implant de chambre postérieure*** est le principal mode de correction de l'absence du cristallin. Le choix du type d'implant permet de corriger les troubles réfractifs du patient.
Lorsqu'on ne peut pas mettre en place d'implant, il reste possible de corriger l'aphakie par des lentilles de contact ou des verres correcteurs.

Question 9

Quelle(s) est (sont) la(les) possibilité(s) de correction de l'aphakie dans ce cas ?
A. Mise en place d'un implant multifocal dans le sac capsulaire
B. Mise en place d'un implant monofocal dans le sac capsulaire
C. Mise en place d'un implant de chambre antérieure
D. Une correction par une lentille de contact
E. Une correction par lunettes

L'aspect multifocal ou monofocal est une caractéristique de l'implant et non de l'endroit où on va le positionner. Ici, le sac capsulaire est rompu. Quel que soit le type d'implant, on ne va pas pouvoir le mettre dedans.
Lorsque la chirurgie se passe mal (rupture de la capsule postérieure ou cataracte traumatique), il est possible de mettre en place un ***implant de chambre ANTÉRIEURE.***

Comme vu Q8, lorsque la pose d'implant est impossible, on peut corriger l'aphakie par ***des lentilles de contact*** (restitution d'une fonction visuelle correcte mais inconvénients des lentilles) ***ou des lunettes*** (mais verres très épais, aberrations optiques majeures, réduction du champ visuel utile).

Question 10

Quel(s) diagnostic(s) évoquez-vous ?

A. Un décollement de la rétine
B. Une uvéite antérieure aiguë
C. Une endophtalmie aiguë post-opératoire
D. Un œdème maculaire
E. Une opacification de la capsule postérieure

Rappel : Complications de la chirurgie de la cataracte

- ***Opacification de la capsule postérieure*** = cataracte secondaire (50 % des patients, dans les 2 ans)
- ***Endophtalmie*** (0,1 %, entre J + 2 et J + 7)
- ***Décollement postérieur du vitré***
- ***Décollement de rétine*** (+++ si rupture de la capsule postérieure ou forts myopes)
- ***Œdème maculaire*** (œdème d'Irvine Gass)
- ***Kératite bulleuse*** (décompensation œdémateuse de la cornée)

Ici, nous sommes face à une BAV + œil blanc indolore, on peut donc éliminer l'***UAA*** et ***l'endophtalmie***. Nous sommes à +3 semaines de la chirurgie, il est bien trop tôt pour que ce soit une ***cataracte secondaire***.
Il faut donc évoquer le ***DR*** et l'***œdème maculaire***, qui peuvent tous deux être responsables d'une BAV.

Question 11

Quel(s) examen(s) complémentaire(s) demandez-vous ?

A. Un examen du champ visuel
B. Une échographie en mode B
C. Une tomographie en cohérence optique (OCT) maculaire
D. Potentiels évoqués visuels
E. Un électrorétinogramme

Une ***perte du reflet fovéolaire*** correspond à la disparition de la dépression de la fovéola (partie la plus mince de la rétine, au centre de la fovéa, constituée uniquement de cônes). C'est-à-dire qu'il existe quelque chose qui étire la ***macula*** (référez-vous au schéma Q5 pour l'anatomie).
Cela peut très bien coïncider avec :

- Un DR avec passage du vitré par la brèche et décollement de la macula
- Un œdème maculaire post-chirurgical

L'examen de référence pour l'étude maculaire est l'***OCT maculaire*** (attention à bien faire la différence avec l'OCT papillaire, utilisée dans le suivi du glaucome chronique).

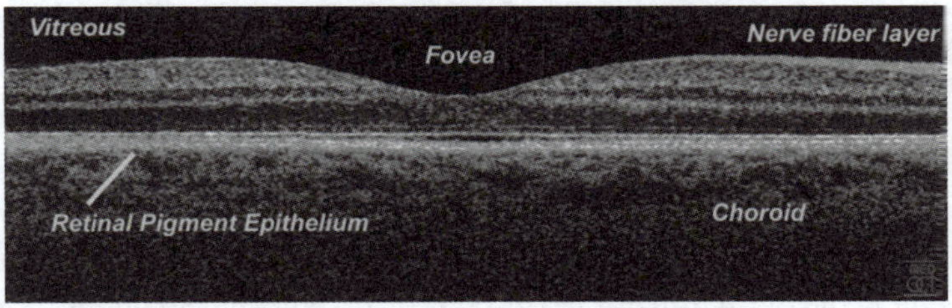

L'angiographie à la fluorescéine (+++) du fond d'œil montrerait une accumulation du colorant dans les logettes.

Une atteinte de la macula est responsable d'une ***BAV***. Il pourrait être intéressant dans cette situation de réaliser une ***étude du champ visuel*** :
- En cas de DR : on aurait plutôt un déficit altitudinal avec limite nette
- En cas d'œdème maculaire : plutôt un scotome ± central, un peu comme dans la DMLA

L'échographie en mode B et l'***ERG*** seraient à réaliser si l'on n'avait pas accès au fond d'œil, ce qui n'est pas le cas ici. ***Les potentiels évoqués visuels*** sont utiles dans l'étude des atteintes infra-cliniques du nerf optique (dans la SEP par exemple).

Question 12

Il existe un œdème maculaire post-opératoire de la chirurgie de la cataracte, quelle(s) est (sont) la(les) proposition(s) exacte(s) ?
- A. Il est d'origine infectieuse
- B. Il s'accompagne d'hémorragies et de nodules cotonneux
- C. Il est d'origine inflammatoire
- D. Il survient dans les semaines ou les mois post-opératoires
- E. Le traitement anti-inflammatoire local ou loco-régional est souvent efficace

Il s'agissait donc bien d'un œdème maculaire (OM) d'Irvin Gass. Il apparaît généralement entre le 1er et le 6e mois après la chirurgie et peut persister plus de 3 mois.

De nombreux ***médiateurs pro-inflammatoires*** comme les prostaglandines, des cytokines et d'autres médiateurs de l'inflammation (sérotonine, bradykinine, histamine, substance P) joueraient un rôle essentiel dans la genèse des OM post-opératoires :
- Ces molécules pro-inflammatoires augmentent la perméabilité au liquide extracellulaire en rompant tout d'abord la barrière hémato-aqueuse, puis diffuseraient à travers le vitré jusqu'à la rétine
- L'hypothèse d'une ***origine inflammatoire*** est la plus probable
- ***L'utilisation des AINS*** en prévention primaire est en faveur de l'origine inflammatoire

L'évolution spontanée des OM post-opératoires est favorable dans 90 % avec ***régression spontanée*** en quelques mois avec une amélioration de l'acuité visuelle. Les traitements par ***corticothérapie, AINS et acétazolamide*** des OM persistants s'avèrent efficaces.

Question 13

Dans ce contexte de cataracte post-traumatique et implant de chambre antérieure, quel(s) diagnostic(s) peut (peuvent) être évoqué(s) pour expliquer cette baisse d'acuité visuelle ?

A. Décollement postérieur du vitré
B. Œdème de cornée
C. Drusens péri-maculaire
D. Décollement de rétine
E. Endophtalmie bactérienne

Question très difficile, du registre de la spécialité. Il va donc falloir faire appel à la logique. On est à + 3 ans de la dernière chirurgie, on peut donc éliminer l'***endophtalmie bactérienne***.

L'énoncé nous oriente en nous disant « dans ce contexte de cataracte et implant en chambre antérieure », il faut à mon avis rechercher les complications de l'une et de l'autre :

- Pour la chirurgie de la cataracte : on les a évoquées Q10. À + 3 ans, on peut suspecter le ***décollement postérieur du vitré, le décollement de rétine***, plus difficilement l'***œdème maculaire*** (mais après tout, on n'a pas d'information quant à sa résorption la 1re fois !)
- Pour l'implant en chambre antérieure : le principal risque de cette technique est le ***risque inflammatoire*** et de migrations pigmentaires. Ce contexte pro-inflammatoire nous conforte pour cocher l'item B.

Les drusens sont dus à l'accumulation de résidus de la phagocytose des photorécepteurs par l'épithélium pigmentaire. Leur évolution est à l'origine d'un amincissement de la macula et donc de BAV. Les drusens, que l'on connaît bien dans la MLA/DMLA, pourraient être favorisés par une inflammation chronique mais cette notion n'est reprise dans aucun référentiel…

Dossier 12

Corrigé

(Énoncé p. 104)

Question 1

Il vous semble important de chercher la présence (ou l'absence) de :

A. Épistaxis
B. Arthralgies
C. Œil rouge
D. Hémoptysie
E. Dyspnée

À partir de ce long énoncé, il faut savoir **repérer les informations importantes** :

- Fièvre prolongée
- Symptomatologie ORL récidivante, régressant à la prise d'ATB + corticoïdes
- Amaigrissement
- Sujet jeune

Devant une ***fièvre prolongée***, vous devez penser à ces 3 tiroirs :

Maladies inflammatoires (60 %)	Maladies infectieuses (25 %)	Maladies tumorales (5 %)
• Vascularites • Connectivites • Granulomatose • Maladie de Still • SAM*	• Bactériennes : – Endocardite – Abcès profond – Thrombophlébite septique – Tuberculose – Infection des voies biliaires – Whipple, rickettsiose, fièvre Q, bartonellose, brucellose, syphilis, Mycoplasma spp. • Virales : EBV, CMV, VIH, PVB19 • Fongiques (ID +++) : candidose systémique, pneumocystose, cryptococcose, histoplasmose	• Toutes les tumeurs solides peuvent donner une fièvre prolongée. Les causes les plus fréquentes sont : – Tumeurs rénales – Tumeurs hépatiques – Tumeurs pancréatiques – Tumeurs ovariennes – Tumeurs thyroïdiennes – Tumeurs du tube digestif • Hémopathies malignes

* SAM = syndrome d'activation macrophagique, ID = immunodéprimé

La symptomatologie ORL est bilatérale et réapparaît malgré le traitement ATB, ce qui ne nous oriente pas vers une étiologie infectieuse.

Dès la 1re question, vous pouvez avoir votre idée sur le diagnostic.

→ Dans ce contexte de fièvre prolongée + amaigrissement + symptomatologie ORL prédominante, on va s'orienter vers une ***vascularite à ANCA***, notamment la granulomatose avec polyangéite (ex. maladie de Wegener) et la granulomatose éosinophilique avec polyangéite (ex. maladie de Churg et Strauss).

On va donc rechercher des signes orientant vers une vascularite.

	Granulomatose avec polyangéite (maladie de Wegener)	Granulomatose éosinophilique avec polyangéite (Churg et Strauss)	Polyangéite microscopique
	Âge moyen : <u>50 ans</u> Sex-ratio : ± prédominance H	Âge moyen : 30-50 ans Sex-ratio : F = H ATCD allergiques	Âge moyen : <u>80 ans</u> Sex-ratio : F = H
Clinique	• Fièvre, amaigrissement • ***Atteinte pulmonaire*** : – Hémorragie intra-alvéolaire – Toux, dyspnée – Pleurésie – Nodules pulmonaires • ***Atteinte ORL (+++)*** : – Sinusite – Rhinite croûteuse, épistaxis – Perforation nasale +++ – Otalgies/otite • ***Atteinte rénale*** : GNRP • ***Autres atteintes*** (2nd plan) : – Sclérite/épisclérite – Inflammation oculaire – Purpura vasculaire > livedo – Mononévrite – Péricardite, HTA	• Fièvre, amaigrissement • ***Atteinte pulmonaire*** : – Asthme corticodépendant – Pleurésies à Eo – Infiltrats pulmonaires à Eo • ***Atteinte ORL (+++)*** : – Polypose nasale – Rhinite, sinusite • ***Atteinte neuro*** : Multinévrite (75 %) • ***Atteinte cardio*** : – Myocardite à Eo +++ – Péricardite, HTA • ***Autres atteintes*** : – Atteinte rénale : GNRP – Purpura vasculaire – Livedo, nodule – Douleurs abdominales – Hémorragies – Perforations digestives	• Fièvre, amaigrissement • ***Atteinte rénale*** (+++) : GNRP isolée > 80 % • ***Atteinte pulmonaire*** : Hémorragie intra-alvéolaire • ***Autres atteintes*** : – Mononévrite (15 %) – Inflammation oculaire – Douleurs abdominales – Arthralgies et myalgies – Purpura vasculaire → Tableau ressemblant à celui d'une PAN
Paraclinique	• NFS/CRP/VS • c-ANCA anti-PR3 (+) (Sp mais pas Se)	• NFS : ↑PNE > 1 500/mm • VS/CRP • p-ANCA anti-MPO • IgE	• VS/CRP • p-ANCA anti-MPO
	• ***RXT + TDM thoracique + fibroscopie avec LBA*** (pas besoin d'ECBC) si HIA • ***Échographie abdominale*** avant BPR		
Histologie	<u>***Biopsie pulmonaire/ORL/rénale/cutanée ++***</u> – Vascularite nécrosante – Granulome péri/extravasculaire – Cellules géantes épithélioïdes	<u>***Biopsie ORL/rénale/cutanée***</u> – Vascularite nécrosante – Granulomes péri/extravasculaires – Infiltrat riche en éosinophiles – Cellules géantes épithélioïdes	– Vascularite nécrosante – Ø de granulome +++
	<u>***À la PBR***</u> : – GN extracapillaire – Ø dépôt en IF = Ø fluorescence ! – ± Granulomes interstitiels	<u>***À la PBR***</u> : – GN extracapillaire – Ø dépôt en IF = Ø fluorescence !	<u>***À la PBR***</u> : – GN extracapillaire – Ø dépôt en IF = Ø fluorescence !
Critères ACR	<u>***Réunion de 2/4 critères parmi***</u> : • Inflammation nasale/buccale • Anomalie à la radio thoracique • Anomalie du sédiment urinaire • Granulome inflammatoire à la biopsie	<u>***Réunion de 4/6 critères parmi***</u> : • Asthme • Éosinophilie > 10 % • Mono ou polyneuropathie • Infiltrat pulmonaire labile • Anomalies sinusiennes • Hyperéosinophilie à la biopsie	

→

<table>
<tr><th></th><th>Granulomatose avec polyangéite (maladie de Wegener)</th><th>Granulomatose éosinophilique avec polyangéite (Churg et Strauss)</th><th>Polyangéite microscopique</th></tr>
<tr><td rowspan="6">Traitement</td><td colspan="3">Forme ORL limitée</td></tr>
<tr><td colspan="3">Bactrim® si CD4 < 250/mm³ (prévention pneumocystose)</td></tr>
<tr><td colspan="3">Forme diffuse avec FFQ = 0</td></tr>
<tr><td colspan="3">Corticothérapie 0,7-1 mg/kg/j : 3-4 semaines puis décroissance sur 1-3 ans</td></tr>
<tr><td colspan="3">Forme systémique grave : FFS ≥ 1</td></tr>
<tr><td colspan="2">• <u>Traitement d'induction</u> :
– 3 bolus corticoïdes (15 mg/kg/j), 3-6 mois
– puis cyclophosphamide ou rituximab 4-6 mois
– +/- échanges plasmatiques (1 j/2) si GNRP sévère active
• <u>Traitement d'entretien</u> :
– Corticoïdes per os, 12-24 mois
– Azathioprine 2 ans
– Bactrim®</td><td><u>SCORE FFS</u> : score pronostique
4 facteurs « péjoratifs » (+ 1 point) :
• Âge > 65 ans
• Atteinte cardiaque
• Atteinte rénale
• Atteinte digestive
1 facteur « protecteur » (– 1 point) :
Atteinte ORL</td></tr>
</table>

⚠ Même si vous êtes plein de confiance d'avoir trouvé dès Q1 le diagnostic, méfiez-vous ! Vous devez rester systématiques. Il reste 13 QCM et nous n'avons encore aucune preuve diagnostique.

→ Vous devez rester systématiques, avancer avec prudence et éliminer tous les diagnostics différentiels, comme si vous n'aviez aucune idée du diagnostic. Être trop sûrs de vous est le meilleur moyen de perdre des points.

Question 2

Vous demandez à l'infirmière de consultation de prélever :

A. Un dosage de la protéine C-réactive
B. Des hémocultures
C. Une recherche d'anticorps antinucléaires
D. Un dosage des anticorps anticardiolipines
E. Un dosage de la créatinine plasmatique

Même si le diagnostic de vascularite à ANCA est très probable, restons systématique.

Bilan de 1re intention devant une fièvre prolongée	
Bilan standard : • NFS avec frottis sanguin • ***CRP***, fibrinogène, EPS • Ionogramme, créatininémie • Bilan hépatique, • Calcémie, albuminémie • LDH, CPK • TSH • Ferritinémie • ***3 hémocultures*** aérobies + anaérobies avec culture prolongée • BU + ECBU • RP + échographie abdominale ou TDL thoraco-abdomino-pelvien d'emblée • Rx des sinus + panoramique dentaire • ETT si terrain à risque d'endocardite	Bilan auto-immun : • Facteur rhumatoïde • ***AAN*** • ANCA • Cryoglobulinémie • Complément • ECA Sérologies : • EBV • CMV • VIH • + sérologies orientées

EPS : électrophorèse des protéines sériques, ECA : enzyme de conversion de l'angiotensine.

À ce stade du dossier, on ne peut pas éliminer toutes les causes infectieuses, notamment l'endocardite (qui est elle-même une cause de vascularite). Des ***hémocultures*** s'imposent.

Un ***bilan inflammatoire*** de base avec ***NFS + CRP*** est également indispensable. L'absence de syndrome inflammatoire associé pourra nous orienter vers d'autres étiologies.

Fièvre prolongée sans syndrome inflammatoire
• Endocrinopathie : Basedow, thyroïdite, phéochromocytome • Fièvre factice • Fièvre habituelle • Fièvre médicamenteuse • Fièvre d'origine centrale

Le dosage d'Ac anti-cardiolipine ne se fera qu'en cas d'argument pour un SAPL, ce qui n'est pas le cas ici.

Question 3

Avec le contexte clinique, ces résultats vous orientent vers :

A. Un syndrome de Gougerot-Sjögren
B. Un lupus systémique
C. Un syndrome des anticorps antiphospholipides
D. Une vascularite
E. Une sarcoïdose

Ce résultat de biologie nous montre :

- Une hyperleucocytose à prédominance de PNN (PNN > 18 g/L)
- Une anémie (Hb < 13 g/dL) microcytaire (VGM < 80 fl)
- Une thrombocytose (Plq > 633 g/L)
  → Il existe donc probablement un syndrome inflammatoire avec anémie inflammatoire et thrombocytose réactionnelle

- Une lymphopénie (non expliquée par le syndrome inflammatoire)
- Une éosinophilie normale (intéressant car la maladie de Churg et Strauss était l'une de nos hypothèses)

Au vu du contexte (évoqué Q1), LE diagnostic à évoquer est bien sûr la ***vascularite***.

Question 4

L'inflammation chronique vous permet à elle seule d'expliquer :
A. La microcytose
B. La thrombocytose
C. L'éosinophilie
D. L'augmentation des alpha-2 globulines
E. La lymphopénie

Remarquez que dans cette biologie, on a :
- Une hypoalbuminémie
- Une hyperurémie + hypercréatininémie → insuffisance rénale
- Une calcémie corrigée à 2,46 + 0,02 × (40 – 18) = 2,9 → hypercalcémie
- Une augmentation des $\alpha 1$ et $\alpha 2$ globulines

Inflammation aiguë	Inflammation chronique
• Augmentation de la CRP • Augmentation des -globulines (-antitrypsine, orosomucoïde) • Augmentation des -globulines (haptoglobuline) • ± Anémie normocytaire	• Augmentation de la CRP • Augmentation des α-globulines (haptoglobuline) • Augmentation des γ-globulines • Anémie microcytaire + thrombocytose • Hyperfibrinogénémie • Hypoalbuminémie

Question 5

Concernant ces autoanticorps, il est exact que :
A. Ils se recherchent en immunofluorescence directe
B. Ils sont principalement dirigés contre la myélopéroxydase ou la protéinase 3
C. Ils sont dirigés contre le cytoplasme des polynucléaires éosinophiles
D. Ils sont dirigés contre le cytoplasme des cellules Hep-2
E. Leur positivité chez ce patient vous orienterait vers une vascularite à dépôts de complexes immuns

Question difficile mais tout est dans le référentiel.

Rappel : Méthodes diagnostiques en médecine interne

ANCA	***IF indirecte*** sur ***PNN*** Pour connaître la nature de cet Ac : ***ELISA*** (ou équivalent) – Ac anti-MPO : microangiopathie, Churg et Strauss – Ac anti-PR**3** : ωegener **Astuce !** Si vous tournez le 3 de « PR3 », vous obtenez le « ω » de Wegener.
FAN	• **FAN** : IF indirecte sur cellules Hep2 – Homogène : FAN insolubles – Mouchetée : FAN solubles = anti-ENA (Sm, SSA, SSB, RNP, Scl70) Pour connaître la nature de cet Ac : ELISA (ou équivalent) • **Ac anti-ADN** : 3 techniques 1. ***Test de Farr*** : très spécifique, méthode de référence *Méthode radio-immunologique* 2. ***Test ELISA*** 3. ***IFI sur Crithidia luciliae*** • **ENA** : Dot-Blot
FR	• Historique : ***réaction de Waler-Rose – billes en latex*** • Aujourd'hui : ***ELISA*** ou ***néphélométrie***

Néphélométrie = dosage pondéral.

La positivité des ANCA orienterait vers une vascularite ***pauci-immune***, c'est-à-dire sans dépôts de complexes immuns.

Question 6

Vous pensez qu'il faut :

A. Réaliser une biopsie rénale en urgence
B. Réaliser une artériographie avant la biopsie rénale
C. Contre-indiquer la biopsie rénale puisque les ANCA sont positifs
D. Réaliser une échographie rénale avant la biopsie
E. Réaliser un uroscanner avant la biopsie

Les Ac anti-PR3 reviennent positifs dans ce contexte de vascularite : on conclut donc à une ***granulomatose avec polyangéite*** (maladie de Wegener).

L'hyperurémie + hypercréatininémie + Pu à la BU orientent vers une atteinte rénale glomérulaire de la vascularite. Devant cette insuffisance rénale, la 1re chose est TOUJOURS d'éliminer la cause obstructive. On va donc rapidement réaliser une ***échographie rénale*** (qui pourra aussi éliminer des contre-indications à la PBR comme le rein unique, etc.).

En l'absence de contre-indication majeure et de cause obstructive évidente, il va falloir réaliser une ***ponction biopsie rénale*** pour évaluer l'atteinte rénale de la vascularite.
L'artériographie est indiquée avant une PBR dans le cadre des vascularites de la périartérite noueuse, responsable d'anévrismes des artères rénales.
L'uroTDM (donc imagerie ***injectée***) est évidemment contre-indiquée dans ce contexte d'IR.

Question 7

Celle-ci va être réalisée :
A. Sous anesthésie générale
B. Après obtention du groupe sanguin du patient
C. De préférence scanno-guidée
D. Avec un prélèvement non fixé pour l'immunofluorescence
E. Avec un prélèvement pour la microscopie électronique

Rappel : Réalisation d'une ponction biopsie rénale (PBR)

Contre-indications	Effets indésirables
• Troubles de l'hémostase • HTA non contrôlée • IRC évoluée • Rein unique (anatomique/fonctionnel) • Rein ectopique, fer à cheval, petite taille • PKHR/hydronéphrose • Cancer rénal • Infection urinaire • Anévrysmes rénaux (PAN*)	• Hématome intra-rénal ou capsulaire • HU macroscopique • Infection urinaire haute • Colique néphrétique sur caillot • Fistule artério-veineuse
Bilan pré-PBR	**Déroulement (en ambulatoire)**
• Hémostase, ***groupe-Rh***, RAI • Bilan pré-opératoire classique • Consultation pré-anesthésique • TA, température • ECBU • Échographie rénale	• ***Anesthésie locale*** ± benzodiazépine • ***Repérage échographique*** • Ponction percutanée dans le pôle inférieur du rein GAUCHE • Carotte de 1 cm de long pour : – analyse anapath en **MO*** – analyse en IF* (non fixé) • Décubitus dorsal strict • Surveillance : pouls, TA, T°, palpation des fosses lombaires, aspect des urines pendant 24 h

* MO = microscopie optique, IF = immunofluorescence, PAN = périartérite noueuse.

Question 8

Ces résultats vous indiquent que :
A. Il s'agit d'une histologie compatible avec une vascularite pauci-immune
B. La partie médullaire du prélèvement a permis l'analyse des glomérules
C. Il existe une prolifération mésangiale
D. Il existe des dépôts endo-membraneux d'immunoglobulines
E. Il existe des signes de néphropathie vasculaire

L'analyse des glomérules s'effectue sur la ***partie corticale*** (et non sur la médullaire). D'ailleurs, on vous dit ici que la médullaire ne contient que des cylindres hématiques.
Il existe une ***prolifération extra-capillaire*** + ***croissance de nécrose fibrinoïde***, en faveur d'une glomérulonéphrite rapidement progressive (GNRP). Il n'y a ***pas de prolifération endocapillaire ou mésangiale***.
L'examen en immunofluorescence s'avère négatif. ***L'histologie est donc compatible*** avec le caractère auto-immun de la vascularite.
Les artérioles sont normales, il n'y a pas de signe de ***néphropathie vasculaire***.

Question 9

Proposez de traiter le patient par :
- A. Corticoïdes par voie veineuse
- B. Plasmaphérèses (échanges plasmatiques)
- C. Ivermectine
- D. Cyclophosphamide
- E. Aspirine dose anti-aggrégante (AAP)

Je vous laisse vous reporter Q1 pour le traitement des vascularites à ANCA. En gros, on va initier un traitement d'induction (***bolus corticoïdes IV*** + ***cyclophosphamide/rituximab*** ± échanges plasmatiques si GNRP sévère active) puis faire un relais par un traitement de fond (corticoïdes PO + azathioprine).
N'oubliez pas que l'énoncé précisait que notre patient voyageait beaucoup à l'étranger. Il faut donc réaliser un ***déparasitage à l'ivermectine*** avant d'initier une corticothérapie, en prévention d'une ***anguillulose maligne***.

Les AAP sont utiles dans la prévention des thromboses des gros vaisseaux. On les utilisera donc volontiers dans la maladie de Horton, mais pas dans les vascularites à ANCA qui sont des **atteintes des petits vaisseaux**.

Question 10

Vous lui expliquez ainsi le(s) risque(s) de :
- A. Majoration de l'insuffisance rénale
- B. Cystite hémorragique
- C. Infection
- D. Infertilité
- E. Myélodysplasie

Pensez bien à évoquer les toxicités GÉNÉRALES, communes à toutes les CT :
- Toxicité gonadique : ***hypo/infertilité***
- Toxicité hématologique : anémie, thrombopénie, neutropénie (à l'origine d'***infections*** +++)
- Toxicité digestive : nausées/vomissements, diarrhées

Et les toxicités SPÉCIFIQUES au cyclophosphamide.

Mécanisme	Classe	Spécialité	Effets indésirables	
			Aigus	Chroniques
Alkylants = ponts covalents avec l'ADN	*Oxazophorines*	*Cyclophosphamide (Endoxan®)*	• *Cystite hémorragique* • *Cardiotoxicité*	• *Cancer de la vessie* • *LAM secondaire* • *Myélodysplasies*

Question 11

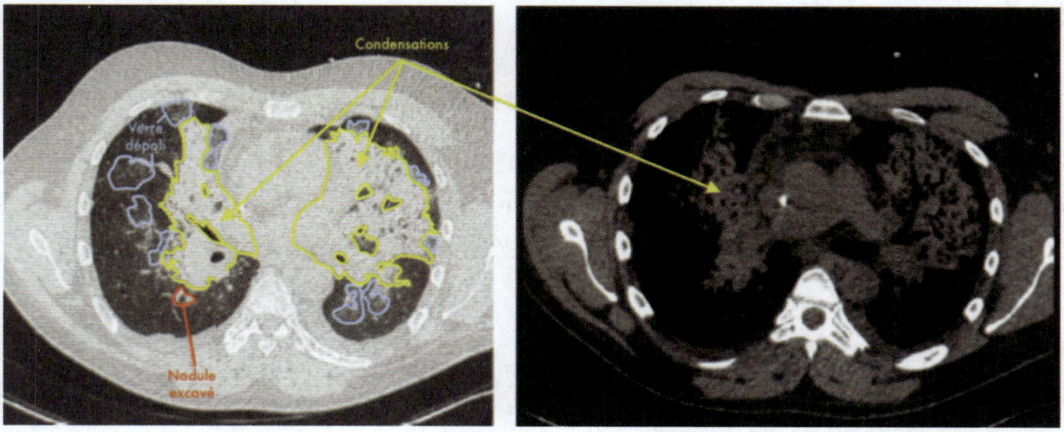

Sur ces images vous distinguez :

A. Des réticulations
B. Du verre dépoli
C. Des nodules excavés
D. Des condensations
E. Du rayon de miel

Il n'y a pas de réticulations sur cette image, qui sont plutôt en rapport avec les atteintes fibrosantes chroniques et ne se retrouvent pas dans la maladie de Wegener où l'on retrouve plutôt des images en verre dépoli, des nodules excavés et des foyers de condensation.

Question 12

Vous pensez que ces résultats sont liés :

A. À une carence martiale
B. Au cyclophosphamide
C. À la corticothérapie
D. À une infection
E. Au cotrimoxazole

Sur cette biologie, on observe une ***polynucléose neutrophile*** (PNN > 7,5 g/L) et une ***lymphopénie*** (lymphocytes < 1,5 g/L). Il peut s'agir d'un effet secondaire classique de la ***corticothérapie*** (hyperPNN par dégranulation + lymphopénie) ou d'une ***infection***. On nous donne de quoi trancher entre les 2 avec la CRP normale : il s'agit de la corticothérapie.

Le cotrimoxazole (Bactrim®) est fréquemment à l'origine d'une ***pancytopénie***. Une ***carence martiale*** n'explique pas l'hyperleucocytose.
Le cyclophosphamide peut donner des lymphopénies, mais il n'existe pas de polynucléose.

Question 13

Vous évoquez :
A. Une rechute de la vascularite
B. Une pustulose exanthématique aiguë généralisée
C. Un syndrome de réaction médicamenteuse avec éosinophilie et signes systémiques
D. Une infection parasitaire sous corticoïdes
E. Une angiocholite

Nous sommes à +2 semaines du début du traitement par cotrimoxazole (allergies fréquentes), il s'agit d'un tableau typique de ***DRESS syndrome***.

Rappel : DRESS syndrome

Délai	**2 à 8 semaines** après l'introduction du médicament
Clinique	• Éruption étendue, érythrodermique, infiltrée • Œdème du visage • AEG, fièvre • Prodromes : pharyngite • Polyadénopathies, hépatosplénomégalie • Prurit sévère
Paraclinique	• ***Biopsie cutanée*** : accumulation de PNN • ***Biologie*** : – **hyperéosinophilie > 1,5 g/L** – CRP augmentée – hyperlymphocytose + syndrome mononucléosique – atteintes hépatique, rénale, cardiaque, pulmonaire, thyroïdienne, etc.
Évolution	Régression lente sur plusieurs semaines

Rappel : Pustulose exanthématique aiguë généralisée (PEAG)

Délai	**1 à 4 jours** après l'introduction du médicament
Clinique	• Éruption brutale et très fébrile • AEG • Érythème en nappes scarlatiniforme prédominant au niveau des grands plis • Apparition en quelques heures de nombreuses ***pustules amicrobiennes***
Paraclinique	• ***Biopsie cutanée*** : accumulation de PNN • ***Biologie*** : hyperleucocytose à PNN
Évolution	Régression spontanée rapide avec disparition en quelques jours

La créatininémie est stable et il existe une majoration brutale de la CRP et des enzymes hépatiques, peu en faveur d'une ***rechute de la vascularite***. La rechute est plutôt à soupçonner lors d'une décroissance ou d'un arrêt de traitement.
L'infection parasitaire sous corticoïdes est peu probable : le patient a reçu de l'ivermectine avant de débuter sa corticothérapie.
L'échographie hépatique normale est peu en faveur d'une ***angiocholite***. On s'attendrait à retrouver une dilatation des voies biliaires intra- et extrahépatiques. De plus, la clinique (pas de douleur abdominale, pas d'ictère) et la biologie (hyperéosinophilie, cytolyse hépatique majeure) ne sont pas compatibles.

Question 14

À visée prophylactique vous conseillez de vacciner le patient avec :
A. Une vaccination anti-grippale vers le mois d'octobre
B. Une vaccination anti-pneumococcique à 2 injections
C. Une vaccination contre la varicelle
D. Un rappel DTP dans le contexte d'immunodépression
E. Un rappel du BCG

Dans cette question, on nous demande les vaccinations d'un **homme de 37 ans immunodéprimé**. Il faut donc, en plus du calendrier vaccinal classique :

- ***Une vaccination anti-pneumococcique :*** 1 injection de Pneumo13 puis 1 injection de Pneumo 23 à 2 mois d'intervalle
- ***Une vaccination anti-grippale*** annuelle
- ***Une contre-indication aux vaccins vivants :*** BCG, varicelle-zona, fièvre jaune

Selon la recommandation du HCSP de décembre 2014 « Vaccination des personnes immunodéprimées ou aspléniques », il est recommandé d'effectuer « une dose de vaccin dTPca à l'âge de ***25 ans***, puis ***un rappel dTP tous les dix ans*** pour les patients vivants avec le virus de l'immunodéficience humaine (VIH), traités par immunosuppresseurs, biothérapie et/ou corticothérapie pour une maladie auto-immune ou inflammatoire chronique ».

Dossier 13

Items 7, 9, 10, 36, 362

Énoncé

(Corrigé p. 194)

Une jeune femme âgée de 17 ans, retrouvée en état d'ébriété dans un parc en centre-ville, est amenée aux urgences par les sapeurs-pompiers. Elle dit avoir été violée par un inconnu qui paraissait « drogué ». Elle ne sait pas s'il portait un préservatif. À l'examen, effectué 12 heures après les faits, vous constatez des ecchymoses violacées arrondies centimétriques au niveau des bras et des avant-bras, deux ecchymoses violacées à la face antérieure des cuisses et une dermabrasion inflammatoire, arciforme, évoquant une morsure sur le bras gauche.

Q1. Concernant la législation sur les violences sexuelles, quelle(s) est (sont) la (les) proposition(s) exacte(s) ?

A. Le viol est une agression sexuelle
B. Une fellation sous contrainte peut être considérée comme un viol
C. Le viol n'existe pas entre époux
D. Est considéré comme viol tout acte de pénétration sexuelle effectué sous la menace, la contrainte ou la surprise
E. Une caresse vulvaire peut être considérée comme un viol

Q2. Cette jeune fille est seule, vous dit avoir honte, et souhaite que ni ses parents ni personne de son entourage ne soit au courant de ce qui s'est passé. Quelle est la conduite à tenir ? (une seule réponse exacte)

A. Vous ne l'examinez pas tant qu'elle n'a pas porté plainte
B. Vous lui demandez de faire venir une personne majeure de son choix pour participer à sa prise en charge
C. Vous prévenez ses parents
D. Vous ne faites que l'examen tégumentaire mais pas l'examen gynécologique
E. Vous prévenez immédiatement la police

La victime a été rejointe par la mère d'une amie, âgée de 40 ans. La victime vous demande un certificat médical.

Q3. Quelle(s) est (sont) la(les) proposition(s) exacte(s) ?

A. Ce document est indispensable si elle désire porter plainte
B. Vous lui remettez le certificat médical, en présence de l'adulte de son choix
C. Vous remettez le certificat médical à l'officier de police judiciaire de permanence au commissariat
D. En cas de réquisition judiciaire, vous ne remettez ce certificat à l'officier de police judiciaire que si la jeune femme est d'accord
E. Si le dépôt de plainte est incertain, la délivrance d'un certificat médical n'est pas possible

Q4. Quelle(s) est (sont) la(les) modalité(s) de rédaction du certificat médical ?

A. Le médecin rédacteur mentionne son identité
B. La victime doit prouver son identité au médecin en lui remettant une pièce d'identité
C. Le médecin certifie que les faits rapportés sont crédibles
D. L'absence de lésion traumatique gynécologique doit être mentionnée dans le certificat
E. Les violences sexuelles entraînent une incapacité totale de travail supérieure à huit jours

Q5. La victime ne sait pas si elle veut porter plainte mais est catégorique dans sa demande de ne pas informer ses parents. Quelle(s) est (sont) la(les) proposition(s) exacte(s) ?

A. En l'absence de dépôt de plainte, vous ne pouvez pas lui donner de traitement

B. En l'absence de dépôt de plainte, les prélèvements médico-légaux ne pourront pas être expertisés
C. Vous faites un signalement judiciaire au procureur de la République car la victime est mineure
D. Le consentement de la victime à la prise en charge doit être recherché quel que soit son âge
E. La personne majeure choisie par la victime pour l'accompagner est informée des modalités de la prise en charge

Q6. À l'issue de l'examen, quel(s) examen(s) complémentaire(s) demandez-vous ?
A. Dosage de l'hormone chorionique gonadotrope (HCG) bêta
B. Sérologie VIH 1 et 2
C. Sérologie Hépatite B
D. Sérologie Hépatite C
E. Sérologie de la syphilis

L'information que vous lui donnez persuade la jeune fille de déposer une plainte pour compléter votre signalement judiciaire.
Vous contactez la police et l'officier de police judiciaire vous explique qu'un équipage de police va se déplacer vous apporter un document et attendra à l'hôpital la fin de votre examen.

Q7. Quel est ce document ? (une seule réponse exacte)
A. Une ordonnance de placement provisoire
B. Une commission rogatoire
C. Un procès-verbal de dépôt de plainte
D. Une réquisition judicaire
E. Un extrait de casier judiciaire

Q8. Vous êtes réquisitionné(e) par l'officier de police judiciaire pour réaliser l'examen de la victime et tous prélèvements utiles. Dans ce contexte, quel(s) prélèvement(s) pouvez-vous réaliser ?
A. Des écouvillons de la morsure
B. Des écouvillons au niveau vaginal
C. Des écouvillons au niveau anal
D. Des écouvillons au niveau buccal
E. Des écouvillons des cavités nasales

Q9. À l'issue de votre examen, l'officier de police judiciaire veut connaître le nombre de jours d'incapacité totale de travail. Concernant l'incapacité totale de travail au sens pénal pour cette patiente, quelle(s) est (sont) la(les) proposition(s) exacte(s) ?
A. L'incapacité totale de travail doit être mentionnée sur le certificat médical
B. L'incapacité totale de travail au sens pénal correspond à la gêne fonctionnelle pour réaliser les gestes de la vie quotidienne
C. L'incapacité totale de travail au sens pénal correspond au nombre de jours d'arrêt de travail
D. L'incapacité totale de travail ne s'applique pas aux mineur(e)s
E. L'incapacité totale de travail n'a de sens que si elle est strictement supérieure à 8 jours

Q10. Quel(s) traitement(s) pouvez-vous prescrire en urgence à cette jeune fille, avec son accord et celui de l'adulte l'accompagnant ?
A. Vaccination anti-HPV
B. Trithérapie anti-rétro-virale
C. Contraception d'urgence
D. Traitement antidépresseur inhibiteur de la recapture de la sérotonine
E. Antibioprophylaxie de type azithromycine

Q11. Sur quel(s) élément(s) doit porter l'information à délivrer à la victime ?
A. Les effets indésirables connus des traitements
B. Les modalités de surveillance des traitements
C. Les risques en cas de refus du traitement
D. Les coordonnées d'une association d'aide aux victimes
E. La nécessité d'avoir des rapports sexuels protégés durant la trithérapie

Quatre jours après, la victime présente des effets secondaires suite à la prise de la trithérapie anti-rétrovirale. Elle est furieuse car elle dit ne pas avoir été informée de ces effets.

Q12. Concernant l'information médicale, quelle(s) est (sont) la(les) proposition(s) exacte(s) ?
A. La charge de la preuve de l'information incombe au patient qui engage une procédure
B. L'information doit être délivrée oralement.
C. L'information doit être délivrée par écrit
D. L'information doit être loyale, claire et appropriée
E. Une confirmation de la délivrance de l'information doit être signée par la patiente

La jeune fille revient vous voir, enceinte de 9 semaines d'aménorrhée, des suites des violences sexuelles vous dit-elle.
Elle ne désire pas poursuivre cette grossesse.

Q13. Quelle(s) est (sont) la(les) proposition(s) exacte(s) ?

A. L'accord parental est obligatoire pour effectuer une interruption volontaire de grossesse
B. La jeune fille peut se faire accompagner d'une personne majeure de son choix pour les différentes étapes de l'interruption volontaire de grossesse
C. La jeune fille peut bénéficier d'une interruption volontaire de grossesse par voie médicamenteuse
D. La jeune fille peut attendre jusqu'à un terme de 16 semaines d'aménorrhée pour demander une interruption volontaire de grossesse
E. En raison du contexte, le délai de réflexion est annulé

Dossier 14

Items 151, 165, 322

Énoncé

(Corrigé p. 202)

Un homme âgé de 41 ans est adressé le 24 décembre au service d'accueil des urgences pour fièvre, altération de l'état général et détresse respiratoire aiguë.
Ses principaux antécédents sont une hypertension artérielle traitée et un éthylisme chronique sevré depuis 2016. L'histoire a débuté il y a deux semaines par une toux rebelle au traitement symptomatique, pour laquelle un traitement par amoxicilline-acide clavulanique a été instauré il y a 7 jours par son médecin traitant. Il a ensuite présenté des diarrhées ainsi qu'une dyspnée d'effort depuis 3 jours. Son état s'est très rapidement dégradé la nuit précédente avec détresse respiratoire aiguë.
À l'arrivée, le patient présente des marbrures généralisées, une cyanose labiale et unguéale, des frissons et de la fièvre à 39 °C, une fréquence respiratoire à 43/min, une fréquence cardiaque à 110/min, une pression artérielle à 105/70 mmHg. Son score de Glasgow est évalué à 13.

Q1. Dans le tableau de ce patient, quel(s) paramètre(s) parmi les suivants est (sont) évocateur(s) de sepsis avec mauvais pronostic ?

A. Température
B. Fréquence respiratoire
C. Fréquence cardiaque
D. Pression artérielle
E. Score de Glasgow

Q2. Quelle est votre attitude immédiate ?

A. Oxygénothérapie au masque à haute concentration
B. Mise en place d'une voie d'abord veineuse centrale
C. Remplissage par macromolécules de synthèse (1 L sur la première heure)
D. Administration d'amines vasopressives
E. Antibiothérapie par ceftriaxone

Q3. Quel(s) examen(s) parmi les suivants fait (font) partie de votre bilan de première intention ?

A. Radiographie thoracique
B. Lavage broncho-alvéolaire
C. Coproculture
D. Hémocultures
E. Antigénurie légionnelle

La NFS objective une anémie à 121 g/L, une leucocytose à 4 600 g/L (dont 3 800 PNN), une CRP à 254 mg/L et une PCT à 3,5 µg/L. L'ionogramme est normal, la fonction rénale est normale. Les gaz du sang artériel sous oxygène nasal 6 L/min sont :

- pH : 7,45
- pCO_2 : 30 mmHg
- pO_2 : 65 mmHg
- HCO_3^- : 25 mmol/L

Un scanner thoracique est réalisé d'emblée :

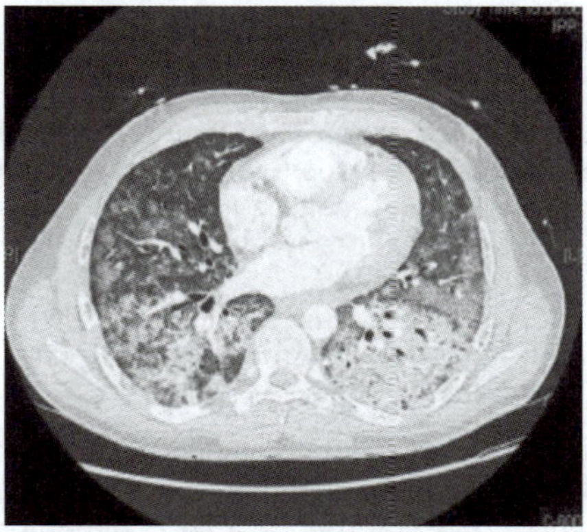

Q4. Quelle est votre interprétation de ce scanner ?

A. Syndrome interstitiel
B. Épanchement pleural

C. Condensation alvéolaire
D. Épanchement péricardique
E. Cavernes

Q5. Les hémocultures sont en cours et l'antigénurie légionnelle est négative. Parmi les agents infectieux suivants, lequel (lesquels) peut (peuvent) être responsable(s) de ce tableau à ce stade de vos investigations ?
A. *Streptococcus pneumoniae*
B. *Legionnella pneumophila*
C. *Clostridium difficile*
D. *Pneumocystis jirovecii*
E. *Myxovirus influenzae*

Q6. Le patient est transféré immédiatement en réanimation où il est aussitôt intubé devant un épuisement respiratoire. Quel(s) traitement(s) anti-infectieux prescrivez-vous à ce stade ?
A. Céfotaxime
B. Amoxicilline
C. Spiramycine
D. Oseltamivir
E. Pristinamycine

Q7. Le traitement anti-infectieux probabiliste mis en place associe cefotaxime, spiramycine et oseltamivir. Un lavage bronchoalvéolaire est rapidement réalisé. Celui-ci met en évidence de très nombreux kystes de *Pneumocystis jirovecii*.
Comment adaptez-vous votre traitement sachant que vous retenez le diagnostic de pneumocystose ?
A. Fluconazole par voie intraveineuse
B. Cotrimoxazole à forte dose par voie intraveineuse
C. Fidaxomicine en aérosol
D. Corticothérapie
E. Kétoprofene par voie intraveineuse

Q8. Au vu de ce diagnostic, une sérologie VIH a été réalisée et est positive. Quel(s) examen(s) complémentaire(s) réalisez-vous ?
A. Sous-populations lymphocytaires CD4/CD8
B. Charge virale VIH
C. Sérologie du virus de l'hépatite E (VHE)
D. Sérologie toxoplasmose
E. Sérologie syphilis

Sous cotrimoxazole et corticoïdes, l'état du patient s'améliore rapidement et il est extubé au bout de 48 heures. Il a commencé à se réalimenter par voie orale. Aucun autre agent infectieux n'a été mis en évidence sur l'ensemble des prélèvements réalisés. Le taux de CD4 est de 19/mm^3 (4,8 %) et la charge virale à 159 000 copies/mL.

Q9. À J4 de la prise en charge, concernant le traitement antirétroviral, laquelle des propositions suivantes est exacte ?
A. Introduction d'une bithérapie par inhibiteur de protéase et inhibiteur d'entrée
B. Introduction d'une trithérapie par inhibiteur de protéase et deux inhibiteurs non nucléosidiques de la transcriptase inverse
C. Introduction d'une trithérapie par inhibiteur de protéase et deux inhibiteurs nucléosidiques de la transcriptase inverse
D. Introduction d'une trithérapie par inhibiteur d'intégrase et deux inhibiteurs nucléosidiques de la transcriptase inverse
E. Pas de traitement antirétroviral à ce stade

Q10. L'évolution continue d'être favorable sous cotrimoxazole. Les corticoïdes ont été arrêtés à J6 et le traitement antirétroviral n'a pas été initié. À J10 de la prise en charge, la fièvre réapparaît avec une éruption scarlatiniforme du tronc et de la face. Quelle(s) est (sont) votre (vos) hypothèse(s) ?
A. Apparition d'une résistance de *Pneumocystis* au cotrimoxazole
B. Allergie au cotrimoxazole
C. Rebond de la pneumocystose suite à l'arrêt des corticoïdes
D. Syndrome de restauration immunitaire
E. Syndrome de choc toxique staphylococcique

Q11. L'hypothèse d'une allergie au cotrimoxazole est retenue. Quel(s) signe(s) de gravité recherchez-vous ?
A. Signe de Nikolsky positif
B. Éruption maculo-papuleuse
C. Œdème du visage
D. Érosions muqueuses associées
E. Hypoacousie

Il n'y a aucun de signe de gravité et l'éruption régresse en quelques jours suite à la réduction des doses de cotrimoxazole. Vous décidez à J15 d'introduire le traitement antirétroviral.

Q12. Quel(s) examen(s) parmi les suivants va (vont) être utile(s) pour le choix du traitement antirétroviral initial ?
A. Recherche de l'allèle HLA B57*01
B. Test génotypique de résistance du VIH
C. Sérologie hépatite B
D. Sérologie syphilis
E. Dosage plasmatique des antirétroviraux

Le résultat de la sérologie VHB est le suivant :
– Ag HBs positif, Ag HBe positif, IgM anti-HBc négatif, IgG anti-HBc positifs, anticorps anti-HBe et HBs négatifs
– La PCR ADN VHB est élevée (10 millions UI/mL) et les transaminases sont à 2,5 fois la norme

Q13. Parmi les propositions suivantes(s), laquelle (lesquelles) est (sont) exacte(s) ?

A. Il s'agit probablement d'une hépatite B aiguë
B. Il s'agit d'une hépatite B à virus sans mutation pré-core
C. Le traitement antirétroviral doit inclure idéalement du ténofovir
D. Il faut ajouter de la ribavirine au traitement antirétroviral
E. Il faut aussi faire une sérovaccination VHB au patient

Q14. Une trithérapie antirétrovirale est initiée à J15. Parmi les propositions suivantes concernant la prise en charge après J15, laquelle (lesquelles) est (sont) exacte(s) ?

A. Maintien du traitement par cotrimoxazole aux doses actuelles pendant encore une semaine
B. Prophylaxie secondaire (après la fin du traitement d'attaque) anti-pneumocystose par cotrimoxazole à faible dose
C. Instauration d'une prophylaxie primaire de la candidose œsophagienne par fluconazole
D. Instauration d'une prophylaxie primaire anti-toxoplasmose par pyriméthamine à faible dose
E. Maintien des prophylaxies primaire de la toxoplasmose et secondaire de la pneumocystose pendant 2 ans

Q15. Quelle(s) autre(s) mesure(s) pouvez-vous personnellement prendre ?

A. Information des partenaires sexuels
B. Déclaration nominative à l'ARS
C. Déclaration d'affection de longue durée (100 %)
D. Déclaration à la médecine du travail
E. Proposition d'un suivi psychologique

Dossier 15

Items 115, 118, 335

Énoncé *(Corrigé p. 213)*

Vous prenez en charge à 17 h 30 au service des urgences un patient de 57 ans, aux antécédents familiaux d'infarctus du myocarde chez le père et de diabète non insulino-dépendant chez la mère, sans antécédent personnel ni habitudes toxiques, salarié dans une entreprise de maçonnerie. Il ne reçoit pas de traitement au long cours. Il a présenté brutalement à 16 h un trouble phasique d'expression et un déficit moteur hémicorporel droit à prédominance brachio-faciale qui persistent. Ce patient droitier pèse 71 kg pour 180 cm. Sa tension est à 170/100 mmHg. Son pouls est à 75/min, régulier. Vous suspectez un accident vasculaire cérébral ischémique.

Q1. Quelle(s) localisation(s) lésionnelle(s) vous apparaît (apparaissent) probable(s) ?

A. Thalamique gauche
B. Frontal gauche
C. Mésencéphalique droit
D. Capsulaire gauche
E. Pariétal gauche

Q2. Quelle est votre prise en charge immédiate ?

A. Réalisation d'un écho-Doppler des troncs supra-aortiques
B. Prise en charge par la filière neuro-vasculaire
C. Réalisation d'une IRM cérébrale
D. Instauration d'un traitement anti-hypertenseur
E. Instauration d'un traitement antiagrégant plaquettaire

Q3. Le patient est admis immédiatement à l'IRM. Quelle(s) est (sont) la(les) séquence(s) que doit comporter l'IRM ?

A. T1 avec injection de gadolinium
B. T2
C. FLAIR
D. Diffusion (DWI)
E. 3D TOF (*Time Of Flight*/temps de vol) (angio-IRM)

Q4. Voici deux images de l'IRM réalisée :

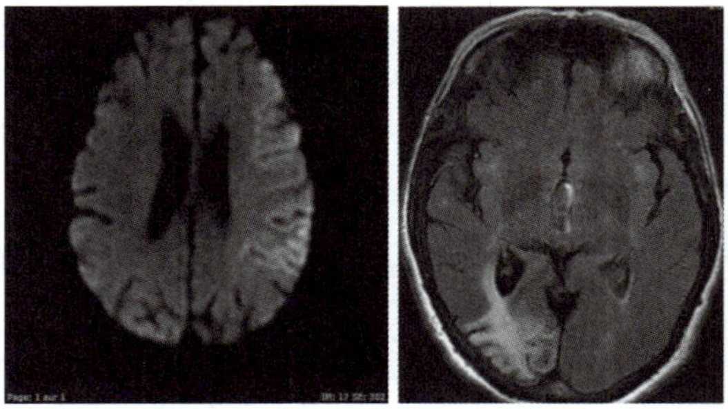

A. Hypersignal sylvien gauche en séquence FLAIR
B. Hypersignal occipital droit en séquence FLAIR
C. Hypersignal sylvien gauche en séquence de diffusion
D. Hypersignal sylvien droit en séquence de diffusion
E. Hyposignal sylvien gauche en séquence de diffusion

L'IRM encéphalique met en évidence une lésion récente visible en séquence de diffusion dans le territoire sylvien gauche superficiel. Il retrouve également un hypersignal en séquence FLAIR dans le territoire occipital droit, ancien. Il n'y a pas de lésion hémorragique ni d'obstruction des gros vaisseaux proximaux.

Q5. Au vu de ces résultats IRM et du contexte clinique, quelle hypothèse physiopathologique vous paraît la plus probable ? (une seule réponse attendue)
A. Dissection carotidienne gauche
B. Micro-angiopathie
C. Artérite cérébrale
D. Cardiopathie emboligène
E. Athérome

Q6. Quelle est votre proposition thérapeutique immédiate ? (une seule réponse attendue)
A. Antiagrégants plaquettaires par voie parentérale
B. Héparine non fractionnée à dose hypocoagulante par voie parentérale
C. Nouveaux anticoagulants oraux
D. Thrombolyse intraveineuse par rt-PA
E. Thrombectomie

Q7. Dans les suites de l'IRM, le patient a été admis en unité neuro-vasculaire et a bénéficié d'une thrombolyse intraveineuse. Le déficit moteur a récupéré partiellement, les troubles phasiques persistent. Quel(s) est (sont) l'(les) élément(s) de votre prescription au cours des 24 premières heures ?
A. Traitement anti-hypertenseur
B. Lever autorisé
C. Insulinothérapie sous-cutanée si glycémie supérieure à 1,8 g/L
D. Doppler trans-crânien
E. Surveillance clinique pluri-quotidienne par le score NIHSS

Q8. À 48 h d'évolution, le patient reste aphasique. Il persiste un déficit moteur brachial droit prédominant en distal. L'alimentation orale est reprise sans gêne. Il n'a pas présenté de complication. Quel(s) est (sont) l'(les) objectif(s) de la prise en charge kinésithérapique à ce stade ?
A. Renforcement analytique de la motricité
B. Exercices de désencombrement respiratoire
C. Travail d'éveil sensitif
D. Massages transverses profonds
E. Mobilisations passives du membre inférieur droit

Q9. Pour confirmer votre hypothèse étiologique principale, vous prescrivez :
A. Un écho-Doppler des troncs supra-aortiques
B. Une échographie cardiaque trans-thoracique
C. Une échographie cardiaque par voie trans-œsophagienne
D. Un holter ECG
E. Un holter tensionnel

Q10. Ce patient présente une aphasie de Broca. Quelle(s) est (sont) la(les) caractéristique(s) compatible(s) avec ce diagnostic ?
A. Présence de paraphasies
B. Fluence altérée
C. Compréhension normale
D. Expression écrite normale
E. Agnosie

Le holter ECG montre une fibrillation atriale paroxystique ; l'échographie cardiaque (transthoracique et transœsophagienne) et l'écho-Doppler des troncs supra-aortiques sont normaux ; le bilan lipidique et glycémique est normal. La tension artérielle s'est normalisée.

Q11. Quel(s) est (sont) l'(les) élément(s) de votre ordonnance médicamenteuse de sortie ?
A. Inhibiteur de l'enzyme de conversion
B. Statine
C. Anticoagulant oral
D. Antiagrégant plaquettaire
E. Diurétique de l'anse

Q12. Quelle(s) est (sont) votre (vos) prescription(s) non médicamenteuse(s) de sortie ?
A. Bilan orthophonique
B. Arrêt de travail
C. Invalidité 1re catégorie
D. Sauvegarde de justice
E. Bilan kinésithérapique

Vous revoyez le patient en consultation de suivi à 3 mois. Il persiste une maladresse de la main droite et une réduction de la fluence, ainsi qu'une fatigabilité. Il est autonome pour la majorité des activités de vie quotidienne mais n'a pu reprendre son activité professionnelle. Il se plaint par ailleurs de troubles de l'attention et du sommeil, son poids est à 65 kg. Le patient poursuit son traitement anticoagulant oral par anti-vitamine K.

Q13. Quelle est votre orientation diagnostique devant cette évolution clinique ? (une seule réponse attendue)
A. Récidive d'accident vasculaire cérébral ischémique
B. Effets secondaires du traitement médicamenteux

C. Épilepsie vasculaire
D. Syndrome dépressif
E. État lacunaire

Q14. Quelle(s) mesure(s) médico-sociale(s) pouvez-vous proposer ?

A. Constitution d'un dossier auprès de la Maison départementale des personnes handicapées pour attribution de l'Allocation adulte handicapé
B. Constitution d'un dossier auprès de la Maison départementale des personnes handicapées pour reconnaissance de qualité travailleur handicapé
C. Mise en invalidité 2e catégorie
D. Renouvellement de l'arrêt de travail
E. Déclaration de maladie professionnelle

Q15. Concernant son traitement anticoagulant oral au long cours, quelle(s) est (sont) la(les) proposition(s) exacte(s) ?

A. L'INR cible se situe entre 2,5 et 3,5
B. Le contrôle de l'INR doit être au minimum mensuel
C. Un INR autour de 2 permet des soins dentaires
D. En cas d'hémorragie, le PPSB agit plus rapidement que la vitamine K
E. En cas d'INR à 5, l'apport de vitamine K est préconisé

Dossier 16

Items 112, 158

Énoncé

(Corrigé p. 227)

Un homme âgé de 39 ans consulte pour une éruption palmo-plantaire ayant débuté il y a 6 mois (figure 1). Il décrit initialement une éruption diffuse du tronc, s'étant progressivement amendée. Il se plaint d'asthénie ayant débuté en même temps que l'éruption cutanée et ne rapporte aucun amaigrissement. L'examen clinique montre une température à 36,8 °C et une polyadénopathie centimétrique inguinale et cervicale symétrique. L'examen des muqueuses est sans particularité.

Q1. Vous examinez ses paumes (figure 1). Quel(s) diagnostic(s) suspectez-vous ?

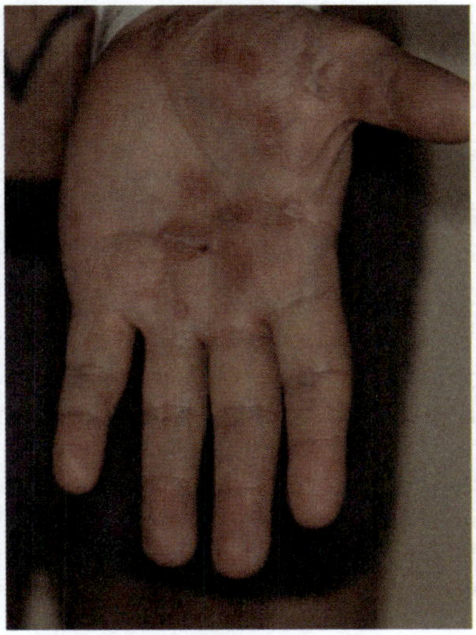

A. Psoriasis en gouttes
B. Érythème polymorphe
C. Primo-infection par le VIH
D. Syphilis secondaire
E. Dermatophytie

Q2. Vous suspectez une syphilis secondaire. Quel(s) symptôme(s) ou signe(s) d'examen présenté(s) par le patient est (sont) évocateur(s) avec ce diagnostic ?

A. La localisation sur le tronc de l'éruption
B. Asthénie
C. Polyadénopathie
D. Caractère transitoire de l'éruption du tronc
E. Apyrexie

Q3. Parmi les symptômes suivants, lequel (lesquels) peut (peuvent) être également mis en évidence dans une syphilis secondaire ?

A. Polyarthralgies
B. Paralysie faciale
C. Hypoacousie
D. Uvéite
E. Cystites à répétition

Pour renforcer votre diagnostic, vous recherchez à l'interrogatoire l'existence d'une syphilis primaire symptomatique qui aurait précédé l'éruption actuelle.

Q4. Parmi les propositions suivantes concernant le chancre syphilitique, quelle(s) est (sont) celle(s) qui est (sont) exacte(s) ?

A. Il est douloureux
B. Il est le plus souvent unique
C. Il s'accompagne d'adénopathie
D. Il est de consistance molle
E. Il peut être de localisation pharyngée

Vous ne trouvez pas à l'interrogatoire d'élément en faveur d'un chancre syphilitique. Le patient vous informe, en revanche, qu'un diagnostic de syphilis a été posé chez lui il y a 10 ans et qu'il a, alors, reçu un traitement.

Q5. Parmi les examens suivants, lequel (lesquels) demandez-vous pour confirmer le diagnostic de syphilis secondaire ?

A. TPHA
B. Hémogramme
C. Biopsie cutanée
D. VDRL
E. Mise en culture d'un écouvillon réalisé sur la paume

Q6. Le TPHA est positif (+++) et le VDRL à 1/64. Dans le contexte, quelle(s) interprétation(s) en faites-vous ?
A. Cicatrice sérologique de la syphilis précédemment traitée
B. Syphilis très précoce
C. Faux positif
D. Syphilis secondaire non traitée
E. Tréponématose non vénérienne

Q7. En dehors de la syphilis, quelle(s) est (sont) la(les) situation(s) où un VDRL peut être positif ?
A. Lupus
B. Syndrome des anticorps anti-phospholipides
C. Tréponématose non vénérienne
D. Lèpre
E. Borréliose

Q8. En dehors de la syphilis, quelle(s) est (sont) la(les) situation(s) où un TPHA peut être positif ?
A. Lupus
B. Syndrome des anticorps anti-phospholipides
C. Tréponématose non vénérienne
D. Lèpre
E. Borréliose

Q9. Vous recherchez une (d')autre(s) maladie(s) sexuellement transmissible(s) chez ce patient. Quel(s) examen(s) demandez-vous ?
A. Sérologie hépatite B
B. Sérologie *Mycoplasma hominis*
C. Sérologie *Chlamydia trachomatis*
D. Sérologie *Neisseria gonorrhoeae*
E. Sérologie VIH

Q10. Le patient est séronégatif pour le VIH, quel(s) traitement(s) mettez-vous en place, en l'absence d'allergie médicamenteuse, pour traiter la syphilis secondaire ?
A. Ceftriaxone 500 mg, administration unique en intramusculaire
B. Azithromycine 1 g, administration unique orale
C. Benzathine benzylpénicilline G 2,4 MUI, administration unique en intramusculaire
D. Pénicilline G 20 MUI, administration en intraveineux pendant 15 jours
E. Doxycycline 200 mg, administration unique orale

Le patient a reçu une injection unique de benzathine benzylpénicilline G 2,4 MUI. Quelques heures après, il se plaint de céphalées et de myalgies. La température est à 38 °C et les lésions des paumes et des plantes apparaissent plus nombreuses et de plus grande taille.

Q11. Quel(s) diagnostic(s) évoquez-vous ?
A. Urticaire médicamenteuse
B. Érythème pigmenté fixe
C. Toxidermie à type d'exanthème maculo-papuleux
D. Syndrome d'hypersensibilité d'origine médicamenteuse (DRESS)
E. Réaction à la lyse des tréponèmes

Q12. Afin de s'assurer de l'efficacité du traitement par benzathine benzylpénicilline G 2,4 MUI, quand devez-vous recontrôler le TPHA et le VDRL chez ce patient ? (une ou plusieurs réponses exactes)
A. 15 jours
B. 1 mois
C. 6 mois
D. 12 mois
E. Un contrôle sérologique n'est pas nécessaire

L'interrogatoire du patient vous a appris l'existence de plusieurs partenaires au cours des mois précédents, sans protection des rapports sexuels. Seul son partenaire le plus récent a pu être contacté par le patient et se présenter en consultation. Le dernier rapport sexuel non protégé entre eux date de 3 semaines. Le TPHA et le VDRL que vous lui avez prescrits reviennent négatifs.

Q13. Quelle(s) est (sont) la(les) interprétation(s) possible(s) de la sérologie du partenaire ?
A. Absence de syphilis
B. Syphilis très récente
C. Syphilis secondaire
D. Syphilis tertiaire
E. Tréponématose non vénérienne

Q14. Que pouvez-vous proposer à ce partenaire ?
A. Un contrôle sérologique 3 mois plus tard
B. Une injection de benzathine benzylpenicilline G, après vérification de l'absence d'allergie

C. Le contrôle sérologique n'est pas nécessaire
D. Des rapports sexuels protégés
E. Une abstinence sexuelle

Vous revoyez le patient 6 mois après le traitement de la syphilis secondaire par benzathine benzylpénicilline G 2,4 M. Il est asymptomatique et l'éruption a disparu. Le VDRL est à 1/16, le TPHA est positif (+). Pour rappel, en pré-thérapeutique, le TPHA était positif (+++) et le VDRL était à 1/64.

Q15. Quelle(s) interprétation(s) faites-vous ?
A. Recontamination
B. Résistance au traitement
C. Guérison
D. Tréponématose non vénérienne
E. Nécessité d'une nouvelle injection de benzathine benzylpénicilline G 2,4 MUI

Dossier 17

Items 209, 269, 276, 277, 301

Énoncé

(Corrigé p. 238)

Un homme de 52 ans vient vous consulter pour une perte de goût des aliments depuis plusieurs semaines. À l'interrogatoire, les aliments chauds ou épicés provoquent une sensation de brûlures sur la langue. Le patient perçoit également une sensation d'engourdissement de la langue. Vous notez également des manifestations de pyrosis après les repas. Le patient a perdu 6 kg depuis 10 mois. Il pèse 72 kg pour 1 m 70. Il note un essoufflement rapide lors de petits efforts. À l'examen clinique, la langue a un aspect dépapillé et sa surface est lisse. Vous notez la présence d'érosions linéaires millimétriques sur son bord. Le patient est pâle. Le patient ne prend que 40 mg d'ésoméprazole tous les 3 jours en moyenne. Il a par ailleurs été transfusé en 1982 dans les suites d'un accident de la voie publique compliqué d'une fracture ouverte de jambe. Une endoscopie haute a été réalisée une dizaine d'années plus tôt. Elle était normale selon le patient qui n'a plus le compte rendu. Sa consommation de tabac est estimée à 40 paquets-année, il boit environ une bouteille de vin par jour.
Le bilan biologique montre : leucocytes = 4 500/mm^3, polynucléaires neutrophiles = 2 200/mm^3, polynucléaires éosinophiles = 100/mm^3, polynucléaires basophiles = 0/mm^3, lymphocytes = 1 700/mm^3, monocytes = 500/mm^3, hémoglobine = 9,2 g/dL, VGM = 118 µ^3, plaquettes = 150 000/mm^3. L'ionogramme sanguin et la fonction rénale sont normaux.

Q1. Quel(s) examen(s) complémentaire(s) envisagez-vous ?

A. Dosage sérique de la vitamine B12
B. Compte des réticulocytes
C. Myélogramme
D. Biopsie de la langue
E. Dosage sérique de la vitamine B9

Le nombre des réticulocytes est à 70 000/mm^3. Un myélogramme est effectué. L'examen retrouve la présence d'une moelle riche, avec des érythroblastes de grande taille, un asynchronisme de maturation nucléo-cytoplasmique, la présence de métamyélocytes géants et de polynucléaires hypersegmentés. Il n'y a pas d'excès de blastes.

Q2. Quel est votre diagnostic ?

A. Syndrome myélodysplasique
B. Leucémie aiguë
C. Aplasie médullaire
D. Anémie mégaloblastique
E. Anémie ferriprive

Q3. Le bilan demandé retrouve une concentration sérique de vitamine B12 à 75 ng/L (N > 200). Le dosage de la vitamine B9 est normal. Quel(s) examen(s) complémentaire(s) prescrivez-vous pour compléter le bilan ?

A. Dosage des anticorps anti-transglutaminase
B. Dosage des anticorps anti-nucléaires
C. Entéroscanner avec injection de produit de contraste
D. Dosage des anticorps anti-facteur intrinsèque
E. Endoscopie digestive haute

Les anticorps anti-facteur intrinsèque sont absents et l'endoscopie digestive haute trouve une pâleur de la muqueuse de l'antre et du corps gastrique avec une visibilité excessive des petits vaisseaux. Il n'y a pas d'œsophagite. Les prélèvements réalisés dans le corps gastrique et dans l'antre révèlent une raréfaction de la densité des glandes avec présence de secteurs de l'épithélium constitués de cellules de type intestinale. Absence de pathogène visible. Il existe dans le chorion un infiltrat lympho-plasmocytaire modéré sans polynucléaire neutrophile.

Q4. Quelle(s) est (sont) la(les) proposition(s) vraie(s) ?
- A. Atrophie glandulaire pan-gastrique
- B. Maladie de Biermer
- C. Gastrite lymphocytaire
- D. Gastrite inflammatoire active
- E. Gastrite chronique avec métaplasie intestinale

Q5. Quel(s) est (sont) chez ce patient le(s) facteur(s) prédisposant(s) à cette pan-gastrite atrophique avec métaplasie intestinale ?
- A. Une pathologie auto-immune
- B. Les séquelles d'une infection à *Helicobacter pylori*
- C. La consommation de tabac
- D. La consommation d'alcool
- E. La prise d'inhibiteurs de la pompe à proton

Q6. À quelle(s) conséquence(s) expose cette gastrite atrophique avec métaplasie intestinale ?
- A. Risque d'adénocarcinome gastrique
- B. Carence en fer
- C. Lymphome gastrique
- D. Ulcère duodénal
- E. Ulcère gastrique

Sept ans plus tard, le patient alors âgé de 58 ans consulte aux urgences pour une ascite d'apparition progressive en 15 jours. Il est apparu depuis 3 ans un diabète non insulino-requérant traité par metformine. Il boit environ 2 bouteilles de vin par jour. Le patient prend toujours de l'ésoméprazole 40 mg tous les jours et une injection IM de vitamine B12 tous les mois. Aucune endoscopie de contrôle n'a été réalisée.

Le bilan biologique montre : leucocytes = 7 700/mm^3, polynucléaires neutrophiles = 3 200/mm^3, polynucléaires éosinophiles = 200/mm^3, lymphocytes = 3 500/mm^3, hémoglobine = 9,5 g/dL, VGM = 82 μ^3, plaquettes = 110 000/mm^3, ASAT = 56 UI (N < 40), ALAT = 43 UI (N < 40), temps de prothrombine = 54 %, bilirubinémie totale = 87 μmol/L.

Vous pratiquez une ponction d'ascite dont voici les résultats :
- Taux de protides : 15 g/L
- Éléments : 500/mm^3 dont 70 % de polynucléaires neutrophiles, 20 % de lymphocytes, 10 % de monocytes

Q7. Quel diagnostic posez-vous ?
- A. Carcinose péritonéale
- B. Infection du liquide d'ascite sur cirrhose
- C. Tuberculose péritonéale
- D. Rupture d'un pseudokyste pancréatique
- E. Rupture d'un carcinome hépatocellulaire dans le péritoine

Q8. Vous portez le diagnostic d'infection du liquide d'ascite. Quelle(s) antibiothérapie(s) probabiliste(s) est (sont) recommandée(s) en première intention ?
- A. Amoxicilline-acide clavulanique
- B. Vancomycine
- C. Céfotaxime
- D. Amikacine
- E. Érythromycine

Q9. Comment allez-vous affirmer le diagnostic de cirrhose avec certitude chez ce patient ? (une ou plusieurs réponses exactes)
- A. Test non invasif de fibrose
- B. Échographie hépatique
- C. Biopsie hépatique sous contrôle échographique
- D. Biopsie hépatique par voie transjugulaire
- E. Scanner hépatique

Q10. Dans le cadre du dépistage des hépatites virales, quel(s) test(s) pratiquez-vous chez ce patient ?
- A. Sérologie de l'hépatite virale A
- B. Antigène HBs
- C. Sérologie de l'hépatite virale C
- D. Charge virale du virus de l'hépatite B
- E. Charge virale du virus de l'hépatite C

Q11. L'évolution de l'épisode est favorable sous antibiotiques. Le patient n'a plus d'ascite. Vous instaurez un suivi au long cours. Quelle(s) mesure(s) proposez-vous ?
- A. Dépistage du carcinome hépatocellulaire
- B. Dépistage de l'hypertension portale
- C. Prévention secondaire de l'infection du liquide d'ascite
- D. Dépistage des cancers ORL
- E. Dépistage du cancer gastrique

Q12. Comment pratiquez-vous le dépistage du carcinome hépatocellulaire (une seule réponse) ?

A. Échographie hépatique tous les 6 mois
B. Échographie hépatique tous les ans
C. Scanner hépatique tous les 6 mois
D. Scanner hépatique tous les ans
E. Dosage de l'alpha-fœtoprotéine sérique tous les ans

Q13. Au cours du suivi, un nodule hépatique du segment IV de 2 cm est mis en évidence. Vous pratiquez un scanner pour le caractériser. Quelle(s) caractéristique(s) scanographique(s) recherchez-vous en faveur d'un carcinome hépatocellulaire ?

A. Spontanément hyperdense
B. Spontanément hypodense
C. Prise de contraste au temps artériel
D. Hyperdensité au temps portal
E. Hypodensité au temps portal

Le scanner met en évidence une tumeur spontanément hypodense, prenant le contraste au temps artériel et se lavant au temps portal. Le diagnostic de carcinome hépatocellulaire est posé.

Q14. Quel(s) traitement(s) de première intention sera (seront) discuté(s) ?

A. Résection hépatique
B. Chimiothérapie intra-veineuse
C. Chimiothérapie intra-artérielle
D. Ablation percutanée
E. Radiothérapie externe

Le patient est traité par radiofréquence. Deux ans après, sa fonction hépatique se dégrade avec l'apparition d'une ascite réfractaire. Il a par ailleurs une récidive de son carcinome hépatocellulaire sous forme d'un nouveau nodule de 3 cm. Il a 62 ans et vous évoquez la possibilité d'une transplantation hépatique.

Q15. Quel(s) en est (sont) le(s) prérequis ?

A. Sevrage alcoolique effectif
B. Sevrage tabagique effectif
C. Absence de cancer extra-hépatique
D. Absence de métastase extra-hépatique de son carcinome hépatocellulaire
E. Absence d'hypertension portale endoscopique

Dossier 18

Items 61, 64.1, 72, 346, 348

Énoncé

(Corrigé p. 248)

Madame B. consulte en médecine générale pour demander qu'on lui prescrive un scanner cérébral. Cette femme âgée de 27 ans ne rapporte spontanément que des difficultés de concentration et d'attention d'apparition progressive depuis quelques mois mais déclare être certaine que cet examen ne sera pas normal. L'examen neurologique est sans particularité. Elle ne prend aucun traitement en dehors d'une contraception œstroprogestative.

Q1. Parmi les diagnostics suivants, lequel (lesquels) peut (peuvent) expliquer ce tableau ?

A. Trouble déficit de l'attention avec ou sans hyperactivité
B. Épisode dépressif caractérisé
C. Hypocondrie
D. Hystérie de conversion
E. Trouble délirant persistant de type somatique

Q2. Devant l'insistance de Madame B., le médecin généraliste accepte finalement de prescrire un scanner cérébral sans injection. Dans l'hypothèse d'une hypocondrie (ou crainte excessive d'avoir une maladie), indiquez la(les) proposition(s) exacte(s).

A. La prescription de cet examen risque d'entretenir le trouble
B. La normalité de cet examen permettra de rassurer durablement la patiente
C. La normalité de cet examen est nécessaire pour confirmer le diagnostic
D. Une anomalie à cet examen écarterait le diagnostic d'hypocondrie
E. La relation médecin-malade a pu influencer cette décision de prescription

Le scanner cérébral sans injection réalisé dans la semaine ne montre aucune anomalie. Madame B. consulte à nouveau le même médecin en lui demandant de lui prescrire à nouveau cet examen. Elle considère qu'il s'agit de « faux résultats » et explique qu'on veut la « faire passer pour folle mais qu'ils n'ont pas tout clôturé ». Madame B. déclare avoir un objet en métal dans le cerveau à la suite d'une intervention chirurgicale. Cet objet n'étant pas mentionné dans le compte rendu du scanner, il s'agirait donc selon elle des images de quelqu'un d'autre. Elle souhaite réaliser un nouveau scanner dans un autre cabinet de radiologie.

Q3. On repère dans les propos de Madame B. :

A. Une tendance à la mythomanie
B. Des troubles du jugement
C. Des hallucinations cénesthésiques
D. Des idées délirantes de persécution
E. Des traits de personnalite borderline

Le médecin généraliste ayant refusé de prescrire un nouveau scanner, Madame B. décide de consulter le jour même au service d'accueil d'urgence le plus proche de son domicile. Elle refuse la prise des constantes vitales par l'infirmier et menace de se suicider – « comme mon père » dit-elle – si elle n'est pas examinée par un neurochirurgien. Comme on lui explique qu'il n'y a pas de neurochirurgien dans l'établissement, Madame B. se lève et se dirige vers la sortie sans un mot.

Q4. Parmi les éléments suivants, lequel (lesquels) témoigne(nt) d'un risque suicidaire élevé chez Madame B. ?

A. La présence de menaces suicidaires
B. L'absence de proches à ses côtés
C. La présence d'idées délirantes
D. La prise d'œstroprogestatifs
E. Le suicide de son père

Q5. L'infirmière d'accueil et d'orientation tente de retenir Madame B. mais celle-ci la menace avec une paire de ciseaux qu'elle a sortie de son sac. Parmi les propositions suivantes, laquelle (lesquelles) est (sont) exacte(s) au sujet de la contention physique ?

A. Elle est justifiée par le risque auto-agressif immédiat
B. Elle est justifiée par le risque hétéro-agressif immédiat
C. Elle doit être prescrite par un psychiatre
D. Elle nécessite une mesure d'admission en soins psychiatriques sous contrainte
E. Elle doit être déclarée secondairement au juge des libertés et de la détention

Devant les menaces auto- et hétéro-agressive(s), il est décidé de recourir à une contention physique. La patiente refusant tout traitement sédatif *per os*, une injection intramusculaire d'un antipsychotique à visée sédative est prescrite.

Q6. Parmi les considérations suivantes, laquelle (lesquelles) a (ont) fait préférer la classe des antipsychotiques à celle des benzodiazépines dans le cas présent ?

A. Électrocardiogramme non réalisé
B. Meilleure absorption par voie intramusculaire
C. Meilleure tolérance respiratoire
D. Âge jeune
E. Moindre risque de dépendance

Une fois Madame B. sédatée, la contention physique est levée. L'inventaire de ses affaires ne montre pas d'autre objet dangereux et permet de retrouver le compte rendu du scanner. À son réveil, un avis psychiatrique est demandé. Madame B. expose à nouveau sa conviction d'avoir été trompée par le cabinet de radiologie devant l'absence de corps étranger métallique. Elle explique qu'ils « sont en mèche avec les interméditateurs qui flèchent mes pensées… mais je ne vais pas leur obéir même s'ils me désordonnent… je ne vais pas tuer ma mère… sauf si elle est dans eux… je veux dire ma mère c'est moi en fait… ».

Q7. On repère dans les propos de Madame B. :

A. Discours hermétique
B. Néologisme
C. Paralogisme
D. Onirisme
E. Hallucinations

Q8. Parmi les troubles mentaux suivants, lequel (lesquels) pourrait (pourraient) expliquer l'ensemble du tableau clinique ?

A. Épisode dépressif avec caractéristiques psychotiques
B. Schizophrénie
C. Trouble délirant persistant
D. Encéphalite
E. Troubles dissociatifs

La patiente accepte de donner les coordonnées de sa mère qui se rend aux urgences. Celle-ci est reçue seule puis avec sa fille à qui est annoncée la nécessité d'une hospitalisation en psychiatrie dans un autre établissement. La patiente est réticente à une hospitalisation en psychiatrie mais accepterait d'être hospitalisée pour l'extraction des « électrodes d'interméditation ».

Q9. Quelle(s) orientation(s) préconisez-vous ?

A. Admission en soins psychiatriques libres
B. Admission en soins psychiatriques à la demande d'un tiers classique (SPDT)
C. Admission en soins psychiatriques à la demande d'un tiers en urgence (SPDT-U)
D. Admission en soins psychiatriques pour péril imminent (SPPI)
E. Admission en soins psychiatriques sur décision du représentant de l'État (SPDRE)

L'anamnèse est complétée dans le service de psychiatrie où Madame B. a été hospitalisée à la demande d'un tiers.
Madame B., qui vit chez sa mère, se plaint de troubles de concentration et d'attention depuis plus d'un an et se met parfois à soliloquer depuis au moins six mois. Elle ne sort plus guère et a peu à peu délaissé ses activités habituelles notamment sociales. Sans emploi après la non-reconduction d'un CDD, elle n'a accompli aucune démarche pour retrouver du travail. Le diagnostic de schizophrénie est posé et un traitement pharmacologique est indiqué.

Q10. Parmi les éléments suivants, lequel (lesquels) doit (doivent) faire partie du bilan pré-thérapeutique ?

A. Mesure de la pression artérielle
B. Mesure de la glycémie
C. Bilan lipidique
D. Protéinurie
E. Électroencéphalogramme

Le bilan pré-thérapeutique pratiqué ne montre aucune anomalie et Madame B. n'est pas enceinte. Un traitement par rispéridone *per os* est débuté. Après 4 semaines de traitement, l'examen neurologique montre désormais un tremblement marqué des extrémités et une « roue dentée » bilatérale et symétrique.

Madame B. est moins véhémente mais reste décidée à obtenir l'extraction chirurgicale du dispositif qu'on lui aurait, selon elle, implanté pour la manipuler.

Q11. Parmi les hypothèses suivantes, laquelle (lesquelles) pourrait (pourraient) expliquer la persistance des symptômes positifs ?

A. Absence de psychothérapie associée
B. Absence de prise réelle du traitement
C. Prise cachée de cannabis
D. Trouble neurologique comorbide
E. Propriétés agonistes dopaminergiques partielles de la molécule

Le même traitement est poursuivi 4 semaines de plus. Madame B. continue à rapporter une manipulation de sa pensée mais n'envisage plus de recourir à la chirurgie et reconnaît que le traitement lui fait du bien. Le discours et la pensée restent désorganisés mais les premières permissions à domicile se sont bien passées et une sortie est envisagée. Devant la persistance de plaintes cognitives concernant l'attention et la concentration, un bilan neuropsychologique est pratiqué.
Ce bilan montre une altération marquée des fonctions exécutives.

Q12. À quoi pouvez-vous attribuer cette altération objective ?

A. Au trouble schizophrénique
B. À une comorbidité addictive méconnue
C. À une hyperprolactinémie iatrogène
D. Au stress de l'hospitalisation
E. Au syndrome extrapyramidal

Devant la persistance des hallucinations et de la désorganisation après plusieurs mois de traitement, il est décidé de remplacer la rispéridone par un autre antipsychotique atypique. Après 3 mois de traitement par olazanpine à posologie optimale, les troubles de Madame B. restent très invalidants. Vous décidez de modifier à nouveau le traitement antipsychotique.

Q13. Parmi les options suivantes, laquelle (lesquelles) doit (doivent) être envisagée(s) en priorité ?

A. Remplacement par aripiprazole
B. Remplacement par clozapine
C. Remplacement par un antipsychotique typique
D. Potentialisation par l'ajout d'un antipsychotique typique
E. Potentialisation par l'ajout d'un thymorégulateur

Q14. Parmi les propositions suivantes, laquelle (lesquelles) constitue(nt) un (des) avantage(s) d'un traitement par clozapine chez cette patiente ?

A. Efficacité supérieure aux autres antipsychotiques en cas de résistance au traitement
B. Moindre risque d'induire un syndrome métabolique
C. Moindre risque d'effets secondaires extrapyramidaux
D. Réduction du risque de suicide
E. Possibilité de recourir à une forme retard en cas de mauvaise observance

Q15. La symptomatologie s'améliore nettement sous clozapine jusqu'à permettre à Madame B. d'envisager de retravailler. Parmi les mesures suivantes, laquelle (lesquelles) peut (peuvent) spécifiquement favoriser ce projet ?

A. Remédiation cognitive
B. Demande de reconnaissance de la qualité de travailleur handicapé
C. Demande de mise sous tutelle
D. Recours à un Établissement et service d'aide par le travail
E. Recherche d'un foyer de vie

Dossier 13

Corrigé

(Énoncé p. 176)

Question 1

Concernant la législation sur les violences sexuelles, quelle(s) est (sont) la(les) proposition(s) exacte(s) ?

A. Le viol est une agression sexuelle
B. Une fellation sous contrainte peut être considérée comme un viol
C. Le viol n'existe pas entre époux
D. Est considéré comme viol tout acte de pénétration sexuelle effectué sous la menace, la contrainte ou la surprise
E. Une caresse vulvaire peut être considérée comme un viol

Voici des définitions très importantes sur cet item atypique mais pourtant déjà tombé aux ECN 2009.

Abus sexuel	Toute atteinte sexuelle commise avec violence, contrainte, menace ou surprise. Geste à caractère sexuel sans consentement ou dans certains cas (notamment celui des enfants) par manipulation affective ou chantage. 3 types : • ***Agression sexuelle*** : toute atteinte sexuelle sans pénétration – Sans contact : harcèlement, exhibitionnisme… – Avec contact : attouchement, baiser, caresse • ***Viol*** : toute atteinte sexuelle avec pénétration
Viol	Tout acte de pénétration sexuelle sans consentement clair et explicite • Vaginale • Anale • Orale

Il peut y avoir ***viol entre époux***, concubins ou partenaires de pacs.
Il n'y a pas de pénétration lors de ***caresse vulvaire***, il ne s'agit donc pas d'un viol mais d'une agression sexuelle.

Question 2

Quelle est la conduite à tenir ? (une seule réponse exacte)

A. Vous ne l'examinez pas tant qu'elle n'a pas porté plainte
B. Vous lui demandez de faire venir une personne majeure de son choix pour participer à sa prise en charge
C. Vous prévenez ses parents
D. Vous ne faites que l'examen tégumentaire mais pas l'examen gynécologique
E. Vous prévenez immédiatement la police

Question difficile. En effet il existe 2 situations :

- Mineur < 18 ans et/ou personne vulnérable : signalement judiciaire obligatoire ***au procureur de la République***, sans consentement de la victime. C'est une dérogation au secret médical
- Majeur non-vulnérable : consentement du malade nécessaire pour le signalement judiciaire aux autorités compétentes

Par dérogation à l'article 371-2 du Code civil, le médecin peut ***se dispenser d'obtenir le consentement du(des) titulaire(s) de l'autorité parentale*** sur les décisions médicales à prendre lorsque le traitement ou l'intervention s'impose pour sauvegarder la santé d'une personne mineure, dans le cas où ***cette dernière s'oppose expressément à la consultation du(des) titulaire(s) de l'autorité parentale*** afin de garder le secret sur son état de santé.

Dans le cas où le mineur maintient son opposition, comme c'est le cas ici, le médecin peut mettre en œuvre le traitement ou l'intervention ***si le mineur se fait accompagner d'une personne majeure de son choix***.
Le médecin qui va réaliser ***l'examen clinique ET gynécologique*** (avec prélèvements médico-judiciaires) se doit de remettre à la victime un ***certificat médical descriptif***.

Question 3

Quelle(s) est (sont) la(les) proposition(s) exacte(s) ?

A. Ce document est indispensable si elle désire porter plainte
B. Vous lui remettez le certificat médical, en présence de l'adulte de son choix
C. Vous remettez le certificat médical à l'officier de police judiciaire de permanence au commissariat
D. En cas de réquisition judiciaire, vous ne remettez ce certificat à l'officier de police judiciaire que si la jeune femme est d'accord
E. Si le dépôt de plainte est incertain, la délivrance d'un certificat médical n'est pas possible

Le certificat médical descriptif (CMD) peut être réalisé, qu'il y ait plainte ou non :

- ***Sur réquisition* d'un officier de police judiciaire**, après que la victime a déposé plainte. Le CMD doit être remis ***AUX AUTORITÉS REQUÉRANTES***, avec ou sans l'approbation de la patiente
- ***Sans réquisition*** : il s'agit en général de faits récents, la victime ne voulant pas / n'osant pas porter plainte. Il faut réaliser l'examen et les prélèvements comme en cas de réquisition. En effet, le dépôt de plainte va peut-être suivre l'examen médical, la victime ayant été encouragée à le faire. Le médecin se doit de conserver les éléments de preuve. Le CMD sera remis à la victime

Pour aller plus loin avec L'ATBC

Destinataires d'un certificat médical	
Cas classique	**Remis en main propre** à l'intéressé
Mineur	Au **représentant légal**
Décédé	Aux **ayants-droit**
Dans le cadre d'une réquisition	Aux **autorités de police**

Une question sur une réquisition est parfaitement envisageable, il faudra savoir donner le certificat aux autorités requérantes et non au patient lui-même.

Le certificat médical descriptif n'est pas obligatoire pour porter plainte. Il pourra cependant être réclamé ultérieurement par les enquêteurs car il constitue un élément probatoire objectif sur lequel l'autorité judiciaire pourra s'appuyer pour décider de l'orientation de la procédure.

Question 4

Quelle(s) est (sont) la(les) modalité(s) de rédaction du certificat médical ?

A. Le médecin rédacteur mentionne son identité
B. La victime doit prouver son identité au médecin en lui remettant une pièce d'identité
C. Le médecin certifie que les faits rapportés sont crédibles
D. L'absence de lésion traumatique gynécologique doit être mentionnée dans le certificat
E. Les violences sexuelles entraînent une incapacité totale de travail supérieure à huit jours

Le rôle du médecin est :
- D'accueillir la victime
- De décrire d'éventuelles lésions traumatiques
- De procéder à des examens ou prélèvements biologiques
- D'instaurer les mesures thérapeutiques utiles ou nécessaires

Le CMD rapporte les ***constatations médicales***, il ne doit y figurer aucune interprétation personnelle ni le terme de viol. Seul le magistrat peut définir une agression sexuelle. Il ne peut se prononcer sur l'existence de faits de violence, auxquels il n'a pas assisté.
L'absence de lésions traumatiques visibles ne signifie pas qu'il n'y a pas eu de coups. L'absence de coups ne signifie pas qu'il n'y a pas eu de viol. La plupart des viols ne sont pas précédés ou accompagnés par des violences physiques.

Modèle de rédaction d'un certificat médical descriptif de viol

CERTIFICAT

Je soussigné(e), Dr .... dans le Service de ...., prête serment d'apporter mon concours à la Justice en mon honneur et conscience, et certifie avoir examiné le .... à ...., M. ...., né(e) le ...., en présence de ...., sur réquisition de ...., Officier de Police Judiciaire.

La victime dit : ....
....

Examen somatique [rapporte la présence ou l'absence de lésion] :
Examen génital :
– Vulve :
– Hymen :
Examen anal :
Il a été pratiqué des prélèvements :
– ...
– ...
Conclusion :
Date :
Identification : Dr.....

Certificat établi pour servir et faire valoir ce que de droit, remis aux Autorités requérantes.

La qualification du viol et de l'agression sexuelle sont ***indépendantes de l'ITT***. En effet l'agression sexuelle peut pénalement aller du délit (jugé par le tribunal correctionnel) au crime (jugé par la cour d'assises) en cas de viol ou de circonstances aggravantes.

La détermination de l'incapacité totale de travail (ITT) est un élément médical qui témoignera de la nature et de la gravité des blessures associées, ainsi que du retentissement psychique de l'agression. Il n'aura aucune incidence sur la qualification des faits.

Rappel : ITT et qualification

	Contravention	Délit
Volontaire	≤ 8 jours	> 8 jours
Involontaire	≤ 3 mois	> 3 mois
Jugement	Tribunal de police	Tribunal correctionnel

Question 5

Quelle(s) est (sont) la (les) proposition(s) exacte(s) ?

A. En l'absence de dépôt de plainte, vous ne pouvez pas lui donner de traitement
B. En l'absence de dépôt de plainte, les prélèvements médico-légaux ne pourront pas être expertisés
C. Vous faites un signalement judiciaire au procureur de la République car la victime est mineure
D. Le consentement de la victime à la prise en charge doit être recherché quel que soit son âge
E. La personne majeure choisie par la victime pour l'accompagner est informée des modalités de la prise en charge

L'existence ou non d'un dépôt de plainte ne jouera ni sur l'examen clinique réalisé ni sur les prélèvements effectués, qui sont standardisés.
Cependant, les prélèvements médico-légaux ayant pour but d'identifier l'agresseur (par recherche d'ADN) ne pourront être ***expertisés qu'à la demande d'autorités requérantes***.

Je vous laisse vous référer à la correction de la Q2 pour l'item C. La patiente étant mineure, il faut effectuer un signalement judiciaire au procureur de la République, ***même sans obtenir le consentement de la victime***.

⚠ Vous trouverez parfois dans les livres un cut-off de 15 ans pour le signalement au procureur de la République sans consentement chez le mineur. Cette ancienne notion est obsolète, et la définition de « mineur » évoquée dans la loi, par la HAS, et celle à retenir est bien **< 18 ans**.
De plus, dans l'énoncé de la question 7, il est écrit que « L'information que vous lui donnez persuade la jeune fille de porter plainte **pour compléter votre signalement judiciaire** », ce qui stipule que le signalement à bien été réalisé avant l'obtention de l'accord de la patiente, permettant de lever toute ambiguïté sur la correction de la proposition C.

L'item D est une question de bon sens. ***Le consentement de la patiente doit être recherché systématiquement***, même s'il n'est pas indispensable chez les mineurs pour la poursuite de la procédure.

La personne majeure, même si elle n'est pas dépositaire de l'autorité parentale et ne possède aucun pouvoir décisionnel, devra être ***informée des modalités de prise en charge*** pour permettre un accompagnement et un soutien de la patiente tout au long de la procédure.

Question 6

À l'issue de l'examen, quel(s) examen(s) complémentaire(s) demandez-vous ?
A. Dosage de l'hormone chorionique gonadotrope (HCG) bêta
B. Sérologie VIH 1 et 2
C. Sérologie Hépatite B
D. Sérologie Hépatite C
E. Sérologie de la syphilis

Rappel : Examens complémentaires à réaliser en cas de viol

Bilan médical	Bilan médico-judiciaire
• Recherche d'IST : – Sérologies VIH 1 et 2 – Sérologies VHB, VHC, syphilis – Recherche chlamydiae + gonocoque sur prélèvement • Recherche d'une éventuelle grossesse : – ß-hCG • Recherche de toxiques urinaires • Bilan pré-thérapeutique – NFS-P – IUC* – Transaminases, gammaGT, bilirubine	• Prélèvements locaux : – Col – Vagin – Urètre – Anus – Gorge – Griffures, morsures – Cheveux

* IUC : ionogramme, urée, créatinine.

Question 7

Quel est ce document ? (une seule réponse exacte)
A. Une ordonnance de placement provisoire
B. Une commission rogatoire
C. Un procès-verbal de dépôt de plainte
D. Une réquisition judicaire
E. Un extrait de casier judiciaire

Si vous avez bien suivi ce que l'on a dit Q3, le document dont il est question est bien sûr la ***réquisition judiciaire***. La réquisition impose l'exécution de l'examen médical et la rédaction d'un certificat.

Question 8

Dans ce contexte, quel(s) prélèvement(s) pouvez-vous réaliser ?
A. Des écouvillons de la morsure
B. Des écouvillons au niveau vaginal
C. Des écouvillons au niveau anal
D. Des écouvillons au niveau buccal
E. Des écouvillons des cavités nasales

Les réponses à cette question sont évoquées dans le tableau Q6. Seront prélevés tous les éléments permettant de mettre en évidence d'ADN de l'agresseur.

Question 9

Concernant l'incapacité totale de travail au sens pénal pour cette patiente, quelle(s) est (sont) la(les) proposition(s) exacte(s) ?

A. L'incapacité totale de travail doit être mentionnée sur le certificat médical
B. L'incapacité totale de travail au sens pénal correspond à la gêne fonctionnelle pour réaliser les gestes de la vie quotidienne
C. L'incapacité totale de travail au sens pénal correspond au nombre de jours d'arrêt de travail
D. L'incapacité totale de travail ne s'applique pas aux mineur(e)s
E. L'incapacité totale de travail n'a de sens que si elle est strictement supérieure à 8 jours

L'ITT (Incapacité totale de travail) pénale correspond à l'incapacité de réaliser les gestes de la vie quotidienne.

⚠ Ne pas confondre avec l'***ITT*** (Incapacité temporaire totale ou Incapacité temporaire de travail) de la Sécurité sociale, utilisée après un accident du travail ou une maladie professionnelle, qui correspond au nombre de jours d'arrêt de travail.

Prenons l'exemple d'un pompier qui se fait agresser dans le cadre de ses fonctions. Si le médecin estime dans son certificat médical descriptif initial que ses blessures entraînent une ITT pénale de 5 jours, cela veut dire que pendant 5 jours, on estime qu'il ne pourra pas réaliser les activités du quotidien (se laver seul, aller faire des courses…). Il semble logique qu'il ne puisse pas reprendre son travail (très physique) pendant plus de 5 jours.

Elle s'applique ***aussi bien aux mineurs qu'aux majeurs*** car elle n'a pas de rapport avec le travail.

La détermination de l'ITT est un élément médical à inscrire sur le ***certificat médical descriptif initial*** qui témoignera de la nature et de la gravité des blessures associées, ainsi que du retentissement psychique de l'agression.

Rappel : Motifs d'aggravation d'une ITT

Coups et blessures volontaires sur :

- Mineur
- Personne vulnérable
- Ascendant ou parent adoptif
- Conjoint ou concubin
- Avec une arme

Question 10

Quel(s) traitement(s) pouvez-vous prescrire en urgence à cette jeune fille, avec son accord et celui de l'adulte l'accompagnant ?

A. Vaccination anti-HPV
B. Trithérapie anti-rétro-virale
C. Contraception d'urgence
D. Traitement antidépresseur inhibiteur de la recapture de la sérotonine
E. Antibioprophylaxie de type azithromycine

Les traitements à débuter comprennent :

- ***Trithérapie*** anti-VIH < 48 h à poursuivre pendant 28 jours
- ***Pilule du lendemain***
- ***Azithromycine*** 2 g PO + C3G 500 mg IM pour le traitement du gonocoque + chlamydiae
- Vaccination VHB < 72 h + Ig VHB si non vaccinée ou Ig seules si vaccinée mais taux bas d'Ac

La vaccination anti-HPV n'est pas à réaliser en urgence. Elle pourra être proposée chez cette jeune fille de 17 ans si le 1er rapport sexuel date de moins d'1 an.
Même si un viol est un élément traumatisant sur le plan psychologique, la prescription d'***IRS*** ne sera pas systématique et encore moins dans le contexte de l'urgence. Un suivi psychologique est par contre toujours proposé.

Mise à Jour Pilly 2020
Le traitement de l'infection à chlamydiae fait désormais appel à la doxycycline PO pendant 7 J.
L'azithromycine en dose unique n'est plus du tout citée dans le nouveau Pilly.
La proposition était bien évidemment à cocher juste lors des ECNi 2018, mais si cette dernière était tombée à partir 2020, il n'aurait pas fallu la cocher.

Question 11

Sur quel(s) élément(s) doit porter l'information à délivrer à la victime ?

A. Les effets indésirables connus des traitements
B. Les modalités de surveillance des traitements
C. Les risques en cas de refus du traitement
D. Les coordonnées d'une association d'aide aux victimes
E. La nécessité d'avoir des rapports sexuels protégés durant la trithérapie

Question simple de logique. Lors de la prescription de tout traitement, il faut expliquer au patient les ***modalités de prise, de surveillance***, ***les effets indésirables les plus fréquents***, ***le risque en cas de refus de traitement***, etc.

Les coordonnées d'***associations d'aide aux victimes*** de viol doivent être remises à la patiente. Les associations permettent un accompagnement de la patiente dans les démarches judiciaires, une écoute et un soutien psychologique.

Lors de la mise en place d'un traitement post-exposition, il ne faut surtout pas oublier d'expliquer que les ***rapports sexuels devront être protégés*** et que le ***don du sang sera contre-indiqué*** (tant que le statut VIH de la patiente ne sera pas confirmé).

Question 12

Concernant l'information médicale, quelle(s) est (sont) la(les) proposition(s) exacte(s) ?

A. La charge de la preuve de l'information incombe au patient qui engage une procédure
B. L'information doit être délivrée oralement
C. L'information doit être délivrée par écrit
D. L'information doit être loyale, claire et appropriée
E. Une confirmation de la délivrance de l'information doit être signée par la patiente

D'après la loi du 4 mars 2002, le médecin doit délivrer au patient une ***information orale loyale, claire et appropriée***. Un complément par information écrite peut être remis au patient mais ce document n'a pas vocation à recevoir la ***signature du patient***.
En cas de litige, ***c'est au médecin*** qu'il incombe de prouver que l'information a bien été délivrée au patient.

Question 13

Quelle(s) est (sont) la(les) proposition(s) exacte(s) ?

A. L'accord parental est obligatoire pour effectuer une interruption volontaire de grossesse
B. La jeune fille peut se faire accompagner d'une personne majeure de son choix pour les différentes étapes de l'interruption volontaire de grossesse
C. La jeune fille peut bénéficier d'une interruption volontaire de grossesse par voie médicamenteuse
D. La jeune fille peut attendre jusqu'à un terme de 16 semaines d'aménorrhée pour demander une interruption volontaire de grossesse
E. En raison du contexte, le délai de réflexion est annulé

Une patiente mineure, qui refuse que ses parents soient informés, devra ***être accompagnée par une personne majeure de son choix*** (interdiction pour le médecin d'informer ses parents contre sa volonté).
Un entretien social est obligatoire pour les patientes mineures avant la réalisation d'une IVG (remise d'une attestation de consultation).

Suite à un viol ou non, l'IVG répond aux mêmes règles. Le ***délai de réflexion*** a été supprimé en 2016 quel que soit le contexte.

Nouvelles recos

Le délai de réflexion de 7 jours a été supprimé dans les recommandations CNGOF 2016. Le délai pour réaliser une IVG médicamenteuse a été étendu à **14 SA** (contre 9 SA avant) dans ces recommandations. Chez la patiente, théoriquement, on pourrait réaliser une IVG médicamenteuse.

Dossier 14

Corrigé

(Énoncé p. 179)

Question 1

Dans le tableau de ce patient, quel(s) paramètre(s) parmi les suivants est (sont) évocateur(s) de sepsis avec mauvais pronostic ?

A. Température
B. Fréquence respiratoire
C. Fréquence cardiaque
D. Pression artérielle
E. Score de Glasgow

Un état infectieux grave ou sepsis est un syndrome infectieux associé à une dysfonction d'organe. La dysfonction d'organe est définie par une ***augmentation ≥ 2 points du score SOFA*** du patient.

Rappel : Score SOFA

	0	1	2	3	4
Pulmonaire PaO_2/FiO_2	> 400	301-400	201-300	101-200 et ventilation	≤ 100 et ventilation
Hématologique Plaquettes	> 150	101-150	51-100	21-50	≤ 20
Hépatique Bilirubinémie	< 20 µmol/L < 1,2 mg/dL	20-32 µmol/L 1,2-1,9 mg/dL	33-101 µmol/L 2,0-5,9 mg/dL	102-204 µmol/L 6,0-11,9 mg/dL	> 204 µmol/L > 12,0 mg/dL
Cardio-vasculaire	PAM ≥ 70 mmHg	PAM < 70 mmHg	DOPA ≤ 5 µg/kg/min ou dobutamine	DOPA > 5 µg/kg/min ou Adré ≤ 0,1 µg/kg/min ou NAD ≤ 0,1 µg/kg/min	DOPA > 5 µg/kg/min ou Adré > 0,1 µg/kg/min ou NAD > 0,1 µg/kg/min
Neurologique Glasgow	15	13-14	10-12	6-9	< 6
Rénal Créatinine **Diurèse**	< 110 µmol/L < 1,2 mg/dL	110-170 µmol/L 1,2-1,9 mg/dL	171-299 µmol/L 2,0-3,4 mg/dL	300-440 µmol/L 3,5-4,9 mg/dL ou < 500 mL/j	> 440 µmol/L > 3,0 mg/dL ou < 200 mL/j

Ce score n'est **pas à connaître par cœur** pour les ECNi, mais il faut retenir qu'il permet d'évaluer les principales fonctions de l'organisme et savoir ce qui le constitue :

- Pulmonaire → rapport PaO_2/FiO_2
- Hématologique → plaquettes
- Hépatique → bilirubinémie

- Cardiovasculaire → PAM ou nécessité d'utilisation d'amines
- Neurologique → Glasgow
- Rénale → créatininémie et diurèse

Ce score est complexe à calculer, son utilisation est limitée aux services de réanimation et aux soins intensifs. Pour dépister un sepsis aux urgences ou en extra-hospitalier, on utilise le **qSOFA**.

Rappel : Dépistage d'un sepsis

Le sepsis est dépisté par qSOFA ≥ 2, score comportant :
- ***PAS ≤ 100 mmHg***
- ***FR ≥ 22/min***
- ***Confusion***

Il fallait donc ici cocher les éléments qui font partie du qSOFA.
La ***température*** et la ***fréquence cardiaque*** faisaient partie des anciennes définitions du sepsis.

Question 2

Quelle est votre attitude immédiate ?
A. Oxygénothérapie au masque à haute concentration
B. Mise en place d'une voie d'abord veineuse centrale
C. Remplissage par macromolécules de synthèse (1 L sur la première heure)
D. Administration d'amines vasopressives
E. Antibiothérapie par ceftriaxone

Le patient présente des signes de choc :
- Hypoperfusion périphérique : marbrures, cyanose des extrémités
- Troubles de la conscience
- Mise en jeu de mécanismes de compensation : tachycardie et polypnée

Le traitement d'un état de choc repose sur des principes identiques quel que soit le type de choc (Collège de médecine intensive et réanimation 2018) :
- ***Oxygénation*** : masque à haute concentration d'emblée voire ventilation mécanique si choc sévère, insuffisance respiratoire aiguë ou en cas d'agitation
- ***Remplissage vasculaire*** : objectif de PAM > 65 mmHg
- ***Introduction des vasopresseurs*** si persistance de l'hypotension > 30 mL/kg de remplissage

Concernant le remplissage vasculaire, il existe 2 grandes familles de solutés de remplissage :
- ***Les cristalloïdes :*** soluté salé isotonique 0,9 % et Ringer lactate
- ***Les colloïdes :*** naturels (albumine) et de synthèses (gélatines et hydroxyléthylamidon)

En pratique, il faut retenir que les cristalloïdes ont un ***pouvoir expansif moins important*** que les colloïdes (diffusion dans le secteur interstitiel +++). Cependant, les colloïdes ont un coût plus élevé et sont à l'origine d'effets indésirables graves :

- Anaphylaxie
- Insuffisance rénale aiguë

→ Les cristalloïdes sont donc les solutés de remplissage de 1re intention dans les états de choc.

> **Rappel : Bon remplissage**
>
> Pour que le remplissage vasculaire soit le plus rapide possible, il faut que le cathéter ait 2 caractéristiques principales :
> - **Court** (augmentation des résistances avec la longueur et donc diminution du débit)
> - **Bon calibre** (augmentation du débit avec le diamètre)

En pratique, il faut donc utiliser des ***voies veineuses PÉRIPHÉRIQUES (VVP)*** de bon calibre, d'au moins 18G (attention les gauges varient dans le sens inverse du diamètre : un cathéter de 18G est de plus petit calibre qu'un cathéter de 16G !).

Un ***cathéter veineux central (VVC) est très long*** (posé en jugulaire interne ou sous-clavier pour rejoindre la veine cave inférieure et en fémoral pour rejoindre la veine cave supérieure), il permet un remplissage avec des débits moindres par rapport à un cathéter périphérique. Il sera donc mis en place en urgence si l'on n'arrive pas à trouver des veines périphériques à perfuser.

L'intérêt principal du cathéter veineux central est la perfusion de ***drogues veinotoxiques*** (catécholamines +++). Cependant, les catécholamines peuvent être perfusées par voie périphérique pendant une courte durée, permettant de retarder la mise en place d'un cathéter veineux central après stabilisation du patient.

L'antibiothérapie sera débutée après les prélèvements microbiologiques en fonction de la porte d'entrée suspectée.

Question 3

Quel(s) examen(s) parmi les suivants fait (font) partie de votre bilan de première intention ?

A. Radiographie thoracique
B. Lavage broncho-alvéolaire
C. Coproculture
D. Hémocultures
E. Antigénurie légionnelle

Devant cette détresse respiratoire aiguë fébrile, on suspecte en première intention une **infection pulmonaire**. On va donc réaliser en urgence une ***radio thoracique*** pour confirmer notre porte d'entrée et nous orienter vers un germe particulier.

Pour aller plus loin avec L'ATBC

Prélèvements microbiologiques et PAC	
Ambulatoire	**Aucun**
Hospitalisation conventionnelle	• **Hémocultures** • **ECBC** • ***Antigénurie pneumocoque*** → non systématique mais pourrait permettre une désescalade thérapeutique • ***Antigénurie légionnella*** → si signe de gravité, suspicion clinique, épidémie
Réanimation ou soins intensifs	• **Hémocultures** • **ECBC** ou **prélèvement endobronchique** si patient intubé (aspirations endobronchiques simple ou perfibroscopique avec LBA, brossage ou prélèvement distal protégé) • **Antigénurie pneumocoque** et **légionella**

Une hiérarchie des examens complémentaires très importante à connaître. On pourra vous faire débuter un dossier par un patient ambulatoire (AUCUN examen à part la radiographie thoracique) qui revient en moins bon état pour la suite du dossier…

Nous sommes en hiver, il faudra également réaliser une ***PCR multiplex*** pour rechercher les principaux virus respiratoires.

Le lavage broncho-alvéolaire ne sera réalisé qu'en l'absence de germes retrouvés sur les premiers prélèvements ou d'emblée si le patient est intubé.

Ici, la porte d'entrée est pulmonaire. Les diarrhées semblent plutôt liées à la prise d'amoxicilline-acide clavulanique, la ***coproculture*** n'est donc pas indiquée.

Question 4

Quelle est votre interprétation de ce scanner ?

A. Syndrome interstitiel
B. Épanchement pleural
C. Condensation alvéolaire
D. Épanchement péricardique
E. Cavernes

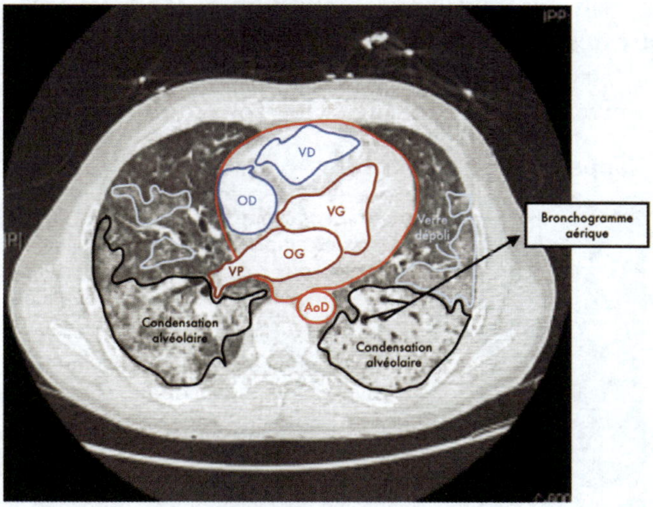

Question 5

Parmi les agents infectieux suivants, lequel (lesquels) peut (peuvent) être responsable(s) de ce tableau à ce stade de vos investigations ?

A. *Streptococcus pneumoniae*
B. *Legionella pneumophila*
C. *Clostridium difficile*
D. *Pneumocystis jirovecii*
E. *Myxovirus influenzae*

Nous avons maintenant la confirmation que le patient souffre d'une ***pneumonie aiguë communautaire (PAC) grave***.

D'après le référentiel de Pneumologie 2018, les modalités du traitement des pneumopathies aiguës communautaires (PAC) sont les suivantes :

- Doit cibler les bactéries les plus fréquemment responsables de PAC
  → Doit donc ***TOUJOURS couvrir le pneumocoque*** (sauf les rares cas très évocateurs de pneumonie à bactérie atypique du sujet jeune traité en ambulatoire)
  → Si grave : doit aussi ***couvrir la légionnelle***
- Si inhalation : doit couvrir également ***Staphylococcus aureus, les entérobactéries et les anaérobies***
- Si pneumonie en période grippale : doit couvrir également ***Staphylococcus aureus***, ***Haemophilus influenzae*** et les ***streptocoques du groupe A*** (surinfection bactérienne)

Même si la pneumopathie est bilatérale et que le patient a reçu un traitement par Augmentin®, il faut ***ABSOLUMENT évoquer le pneumocoque***. Nous ne savons pas si le patient a pris correctement son traitement, à la bonne posologie (il a pu également l'arrêter à cause de la diarrhée que lui a provoqué l'Augmentin®).
De même pour la légionnellose, l'antigénurie ne détecte que ***le sérotype 1***, donc en cas de négativité on ne peut pas éliminer une infection par le sérotype 2.

En analysant le bilan biologique donné Q4, on voit que le patient a un ***syndrome inflammatoire*** très important (CRP et PCT très élevées) ***sans hyperleucocytose*** et une ***lymphopénie*** à 800 +++. Dans ce cas, il faut évoquer une ***immuno-dépression***.
Au niveau des gaz du sang, on retrouve une ***hypoxémie***.

Rappel : Pneumocystose

Clinique	• Détresse respiratoire d'installation subaiguë chez un sujet VIH connu sans prophylaxie antiparasitaire ou à risque • Signes généraux : AEG, fièvre, polyadénopathies • Signes respiratoires : toux sèche, dyspnée, DRA, auscultation normale
Paraclinique	Biologie : • **NFS** : ***lymphopénie*** avec typage lymphocytaire, CD4 < 200/mm^3 • **GDS** : hypoxémie, hypocapnie, effet shunt • **LDH** : ↑ Imagerie : **Rx/TDM thoracique** : – Syndrome interstitiel diffus : aspect en verre dépoli, réticulations, pas d'épanchement pleural ni de foyer de pneumopathie Prélèvements : **Fibroscopie + LBA** chez un patient stable sous O_2 avec sat. > 90 % – Direct (coloration Gomori Grocott) : kystes, trophozoïtes de pneumocystis – Pas de culture (+++)

→

Prise en charge	**Curatif**	Traitement anti-parasitaire : **Bactrim** IV ou PO, **21 jours** EI : Rash cutané – Leuconeutropénie – Cytolyse hépatique Si allergie : • **Pentamidine** en aérosol quotidien (ou IV si grave) • **Atovaquone** Traitement associé : • **Corticothérapie** PO ou IV forte dose décroissante sur 21 jours si $PaO_2 < 70$ mmHg • Associé à O_2
	Préventif	Prophylaxie primaire : si CD4 < 200/mm^3 ou < 15 % Prophylaxie 2^{ndaire} : jusqu'à CD4 > 200/mm^3 pendant > 6 mois • Bactrim forte 1 cp/j ou aérosols de pentamidine/mois

La grippe maligne se présente sous la forme d'une pneumopathie alvéolo-interstitielle hypoxémiante rapidement évolutive vers un SDRA. Elle touche plus fréquemment les sujets jeunes.

Question 6

Quel(s) traitement(s) anti-infectieux prescrivez-vous à ce stade ?
A. Céfotaxime
B. Amoxicilline
C. Spiramycine
D. Oseltamivir
E. Pristinamycine

Le traitement d'une PAC grave hospitalisée en réanimation repose sur :
- **C3G** (céfotaxime IV ou ceftriaxone IV)
- + **Macrolide** ou **fluoroquinolone** anti-pneumococcique = FQAP (lévofloxacine)

S'il existe des facteurs de risque de *Pseudomonas aeruginosa* (bronchectasies, ATCD d'exacerbations de BPCO dues à *Pseudomonas Aeruginosa*) :
- **Piperacilline/tazobactam** ou **C4G** (céfépime) ou **carbapème** (méropenème, imipenème/cilastine)
- + **amikacine** ou **tobramycine** (max. 3 jours)
- + **macrolide IV** ou **FQAP IV** (lévofloxacine)

Étant donné que l'on soupçonne également une ***grippe maligne***, un traitement par inhibiteur de la **neuraminidase** (Oseltamivir®) est indiqué.
L'amoxicilline et la ***pristinamycine*** sont indiquées dans la PAC chez le patient jeune sans signe de gravité en ambulatoire.

Question 7

Comment adaptez-vous votre traitement sachant que vous retenez le diagnostic de pneumocystose ?
A. Fluconazole par voie intraveineuse
B. Cotrimoxazole à forte dose par voie intraveineuse
C. Fidaxomicine en aérosol
D. Corticothérapie
E. Kétoprofène par voie intraveineuse

Je vous laisse vous référer au tableau Q5.
La PaO_2 étant à 65 mmHg, il existe une indication à la ***corticothérapie*** dans la prise en charge de cette pneumopathie.

Le fluconazole IV est indiqué dans le traitement des candidoses systémiques.
Le fidaxomicine peut être utilisé dans le traitement du *Clostridium difficile*.
La grande indication du ***kétoprofène IV*** que vous devez connaître pour l'ECNi est le traitement des colites néphrétiques.

Question 8

Quel(s) examen(s) complémentaire(s) réalisez-vous ?
A. Sous-populations lymphocytaires CD4/CD8
B. Charge virale VIH
C. Sérologie du virus de l'hépatite E (VHE)
D. Sérologie toxoplasmose
E. Sérologie syphilis

Rappel : Bilan paraclinique d'un adulte infecté par le VIH (rapport Morlat 2018)

Statut virologique	• **Sérologie VIH** : 1 ELISA de 4e génération et 1 Western Blot de confirmation avec différenciation VIH 1/VIH 2 • **Sous-populations lymphocytaires T CD4/CD8** • **ARN VIH plasmatique** (charge virale VIH)
Dépistage des co-infections	• **Sérologie VHB** : Ag HBs, anticorps anti-HBs et anti-HBc • **Sérologie VHC** • **Sérologie VHA** (IgG) • **Sérologie syphilis** • **Sérologie toxoplasmose** • **Test IGRA** (quantiféron ou T-spot TB) : dépistage BK latente Si $CD4 < 100/mm^3$: • Dosage d'**Ag cryptocoque** • **Sérologie CMV** (si positive : PCR CMV et fond d'œil)
Bilan pré-thérapeutique	• **Test génotypique de résistance du VIH** (transcriptase inverse, protéase, intégrase) et détermination du sous-type VIH 1 • **Recherche allèle HLA-B*5701** • **NFS + plaquettes** • **BHC** • **Créatininémie + DFG** (MDRD ou CKD-EPI) • **Phosphorémie à jeun** • **Glycémie à jeun** • **EAL à jeun** : cholestérol total, LDL et HDL, triglycérides • **Pu** (bandelette urinaire) ou **rapport Pu/créatininurie**
Chez la femme	Consultation gynécologique + FCV
→ HSH → Partenaires multiples → ATCD condylomes ± pathologie cervicale	Consultation proctologique : • Dépistage des **lésions précancéreuses de l'anus** • **Prélèvements PCR** : recherche d'IST (chlamydia, gonocoque) au niveau anal, urétral et/ou pharyngé selon circonstances (absence de remboursement début 2018 du test gonocoque)

BHC : bilan hépatique complet, FCV : frottis cervico-vaginal, HSH : hommes ayant des relations sexuelles avec des hommes.

Question 9

À J4 de la prise en charge, concernant le traitement antirétroviral, laquelle des propositions suivantes est exacte ?

A. Introduction d'une bithérapie par inhibiteur de protéase et inhibiteur d'entrée
B. Introduction d'une trithérapie par inhibiteur de protéase et deux inhibiteurs non nucléosidiques de la transcriptase inverse
C. Introduction d'une trithérapie par inhibiteur de protéase et deux inhibiteurs nucléosidiques de la transcriptase inverse
D. Introduction d'une trithérapie par inhibiteur d'intégrase et deux inhibiteurs nucléosidiques de la transcriptase inverse
E. Pas de traitement antirétroviral à ce stade

Nous sommes face à un patient VIH+ découvert sur une infection opportuniste, en cours de traitement. Il ne faut ***pas initier d'anti-rétroviraux immédiatement*** sous peine d'**IRIS** (syndrome inflammatoire de restauration immunitaire).

Rappel : IRIS

- Suite à l'instauration d'un traitement antirétroviral (ARV) efficace
- Chez un patient très immunodéprimé avec diminution de la charge virale sous traitement et augmentation des CD4
- Manifestations inflammatoires atypiques :
  - Aggravation paradoxale d'une infection opportuniste préalablement traitée
  - Infection latente démasquée par ARV
  - Maladie inflammatoire ou auto-immune
- Non expliquée par une nouvelle infection ou un effet secondaire des traitements

Traitement : AINS, corticoïdes, antalgiques
Prévention : introduction de l'ARV à distance d'une infection (2-3 semaines)

Il n'y a ici ***aucune urgence à débuter un ARV***. À distance de l'épisode aigu, il faudra évidemment initier une trithérapie par :
- 2 INTI + 1 inhibiteur de protéase
- ou 2 INTI + 1 INNTI
- ou 2 INTI + 1 inhibiteur de l'intégrase

Question 10

Quelle(s) est (sont) votre (vos) hypothèse(s) ?

A. Apparition d'une résistance de *Pneumocystis* au cotrimoxazole
B. Allergie au cotrimoxazole
C. Rebond de la pneumocystose suite à l'arrêt des corticoïdes
D. Syndrome de restauration immunitaire
E. Syndrome de choc toxique staphylococcique

Nous sommes à J10 de l'introduction d'un traitement ATB. L'éruption scarlatiniforme à distance est très en faveur d'une ***toxidermie***, d'autant plus que le ***cotrimoxazole*** est connu pour être responsable d'allergie.

À J10, il s'agirait probablement d'un ***exanthème maculo-papuleux*** (aussi à l'origine d'éruption scarlatiniforme) ou d'une ***nécrolyse toxidermique toxique (NET)***. Nous n'avons pas trop d'information sur la clinique.

La pneumocystose ne donne pas d'atteinte extra-pulmonaire.
On peut facilement éliminer l'***IRIS*** étant donné que les ARV n'ont pas encore été introduits.
Le syndrome de ***choc toxique staphylococcique*** se présente comme un état de choc, lié à une décharge toxinique du staphylocoque, généralement chez l'enfant ou l'adulte jeune. Le tableau clinique est marqué par des signes généraux majeurs (fièvre élevée, choc distributif, éruption scarlatiniforme du visage et du tronc, porte d'entrée +++).

Question 11

Quel(s) signe(s) de gravité recherchez-vous ?

A. Signe de Nikolsky positif
B. Éruption maculo-papuleuse
C. Œdème du visage
D. Érosions muqueuses associées
E. Hypoacousie

En faveur du NET, on recherche :

- Un décollement cutané (signe de Nikolsky positif)
- Une atteinte des muqueuses associée
- Des atteintes viscérales : polypnée, atteintes ophtalmologiques, hémorragie digestive, perforations

On peut apprécier la sévérité d'une NET par le ***score de Scorten*** :

Score de Scorten	
– Âge > 40 ans – Cancer – Décollement cutané > 10 % – Pouls > 120	– Acidose avec $HCO3^-$ < 20 mmol/L – Urée > 10 mmol/L – Glycémie > 14 mmol/L

Les ***signes de gravité de l'exanthème maculo-papuleux*** sont :

- Purpura ou nécrose
- Infiltration des lésions (œdème du visage)
- Extension rapide
- Décollement cutané (Nikolsky +)
- Fièvre élevée et altération de l'état général
- Poly-adénopathies
- Nécrose cutanée
- Érosions muqueuses

Question 12

Quel(s) examen(s) parmi les suivants va (vont) être utile(s) pour le choix du traitement antirétroviral initial ?

A. Recherche de l'allèle HLA B57*01
B. Test génotypique de résistance du VIH
C. Sérologie hépatite B
D. Sérologie syphilis
E. Dosage plasmatique des antirétroviraux

Comme vu Q8, on va réaliser un bilan pré-thérapeutique :

- ***Test génotypique de résistance du VIH :*** pour éviter l'échec thérapeutique
- ***Recherche de l'allèle HLA B57*01 :*** risque d'hypersensibilité à l'abacarvir
  → À ne pas confondre avec le HLA B27, prédisposition génétique aux spondylarthropathies
- ***Sérologie VHB :*** action du ténofovir (INTI) sur le VHB

Le traitement anti-VIH n'est pas modifié en cas de co-infection par la ***syphilis***.

Question 13

Parmi les propositions suivantes(s), laquelle (lesquelles) est (sont) exacte(s) ?

A. Il s'agit probablement d'une hépatite B aiguë
B. Il s'agit d'une hépatite B à virus sans mutation pré-core
C. Le traitement antirétroviral doit inclure idéalement du ténofovir
D. Il faut ajouter de la ribavirine au traitement antirétroviral
E. Il faut aussi faire une sérovaccination VHB au patient

<table>
<tr><th>1re intention</th><th>2e intention</th><th>3e intention</th><th>Statut du patient</th></tr>
<tr><th>AgHBs, Ac anti-HBs, Ac anti-HBc</th><th>AgHBe, Ac anti-HBe, IgM anti-HBc</th><th>ADN VHB</th><th></th></tr>
<tr><td colspan="3">AgHBs isolés (+)</td><td>Phase précoce hépatite aiguë</td></tr>
<tr><td colspan="3">Ac anti-HBs isolés (+)</td><td>Sujet vacciné</td></tr>
<tr><td colspan="3">Ac anti-HBs et anti-HBc (+)</td><td>Sujet guéri</td></tr>
<tr><td rowspan="2">Ac anti-HBc isolés (+)</td><td colspan="2">Si IgM anti-HBc (+++)</td><td>Primo-infection</td></tr>
<tr><td colspan="2">Si IgM anti-HBc (-) ou (+)</td><td>Infection ancienne</td></tr>
<tr><td rowspan="3">AgHBs et
Ac anti-HBc (+)</td><td rowspan="2">Si Ac anti-HBe (+)</td><td>→ ADN VHB +</td><td>Phase active d'un mutant pré-core</td></tr>
<tr><td>→ ADN VHB -</td><td>Porteur asymptomatique ou séroconversion « e »</td></tr>
<tr><td colspan="2">Si AgHBe et IgM anti-HBe (+)</td><td>Primo-infection VHB sauvage ou réactivation d'une hépatite chronique</td></tr>
</table>

Il s'agit donc d'une ***hépatite B à VHB sauvage*** (Ag HBe +) = sans mutation pré-core.
Les IgM anti-HBc sont négatives, alors que les IgG sont positives et les transaminases sont peu élevées (≠ hépatite aiguë avec transaminases > 10 N) : il s'agit donc d'une infection chronique non guérie.
Le patient est porteur du VHB, la ***vaccination*** n'est plus indiquée.
La ribavirine est un traitement de l'hépatite C, attention de ne pas tout mélanger.

Question 14

Parmi les propositions suivantes concernant la prise en charge après J15, laquelle (lesquelles) est (sont) exacte(s) ?

A. Maintien du traitement par cotrimoxazole aux doses actuelles pendant encore une semaine
B. Prophylaxie secondaire (après la fin du traitement d'attaque) anti-pneumocystose par cotrimoxazole à faible dose
C. Instauration d'une prophylaxie primaire de la candidose œsophagienne par fluconazole
D. Instauration d'une prophylaxie primaire anti-toxoplasmose par pyriméthamine à faible dose
E. Maintien des prophylaxies primaire de la toxoplasmose et secondaire de la pneumocystose pendant 2 ans

Je vous réindique ici le traitement de la pneumocystose, qui dure idéalement ***3 semaines par cotrimoxazole***. Ici, le patient a fait une réaction allergique NON GRAVE (plutôt classique), avec évolution favorable sous cotrimoxazole mais la molécule a été maintenue (*voir* Q10).

Rappel : Prise en charge thérapeutique de la pneumocystose

Curatif	• Traitement anti-parasitaire : Bactrim IV ou PO 21 j • EI : rash cutané – leuconeutropénie – cytolyse hépatique <u>Si allergie</u> : **pentamidine** en aérosol quotidien ou **atovaquone** <u>Traitement associé</u> : – **Corticothérapie** PO ou IV forte dose décroissante sur 21 jours si $PaO_2 < 70$ mmHg – Associé à O_2
Préventif	• Prophylaxie primaire si CD4 < 200/mm^3 ou < 15 % • Prophylaxie secondaire à prolonger jusqu'à : – CD4 > 200/mm^3 et > 15 % à au moins 3 mois d'intervalle – ou CV indétectable + ARV > 3 mois et CD4 entre 100 et 200/mm^3 • Bactrim forte 1 cp/j ou aérosols de pentamidine/mois

La prophylaxie primaire n'est pas indiquée dans la ***candidose***.
La prophylaxie primaire anti-toxoplasmique par cotrimoxazole est indiquée en cas de CD4 < 200/mm^3 et IgG anti-toxoplasmose positifs. La pyriméthamine (+ sulfadiazine) est indiquée dans le traitement de l'infection toxoplasmique, puis à ½ dose dans la prophylaxie secondaire.

Question 15

Quelle(s) autre(s) mesure(s) pouvez-vous personnellement prendre ?

A. Information des partenaires sexuels
B. Déclaration nominative à l'ARS
C. Déclaration d'affection de longue durée (100 %)
D. Déclaration à la médecine du travail
E. Proposition d'un suivi psychologique

En tant que médecin, nous sommes soumis au secret professionnel :

- Nous ne pouvons pas contacter directement les ***partenaires sexuels*** : il faut convaincre le patient d'informer ses partenaires pour qu'ils se fassent dépister
- Nous ne pouvons pas en parler au ***médecin du travail*** sans l'accord du patient

La déclaration obligatoire du VIH (primo-infection + stade sida) se fait de façon ***anonyme*** à l'ARS.
L'infection VIH est éligible à une demande de ***prise en charge à 100 %*** par la Sécurité sociale.
Il faut toujours proposer un ***suivi psychologique*** dans le cadre d'une infection VIH.

Dossier 15

Corrigé

(Énoncé p. 182)

Question 1

Quelle(s) localisation(s) lésionnelle(s) vous apparaît (apparaissent) probable(s) ?

A. Thalamique gauche
B. Frontal gauche
C. Mésencéphalique droit
D. Capsulaire gauche
E. Pariétal gauche

Le patient présente des signes d'AVC dans le territoire de l'artère cérébrale moyenne (sylvienne) superficielle.

Rappel : Infarctus sylvien superficiel

- Hémiplégie à ***prédominance brachio-faciale*** (+++)
- ***Troubles sensitifs*** dans le territoire paralysé
- Hémianopsie latérale homonyme

<u>Atteinte de l'hémisphère majeur</u> :
- ***Aphasie d'expression (motrice) et non fluente (Broca)*** en cas d'infarctus antérieur (atteinte du pied de la 3e circonvolution frontale : zone de Broca)
- ***Aphasie de compréhension (sensorielle) et fluente (Wernicke)*** en cas d'infarctus postérieur (atteinte temporale postérieure : zone de Wernicke)
- ***Apraxie idéomotrice*** (atteinte pariétale)

<u>Atteinte de l'hémisphère mineur</u> : syndrome d'Anton-Babinski
- ***Anosognosie*** (non-reconnaissance du trouble)
- ***Hémiasomatognosie*** (non-reconnaissance de l'hémicorps paralysé)
- ***Héminégligence*** (spatiale et visuelle de l'hémi-champ controlatéral, gênant la rééducation motrice : sous-utilisation de l'hémicorps controlatéral)

Le déficit à prédominance brachio-faciale oriente vers une lésion ***pariétale***.
L'aphasie qu'a présentée le patient est une ***aphasie de Broca***, il s'agit donc d'une atteinte du ***lobe frontal***.
En cas d'atteinte thalamique, le patient aurait présenté un SYNDROME THALAMIQUE :
- Troubles sensitifs à tous les modes de l'hémicorps controlatéral
- Parfois douleurs intenses (jusqu'à l'hyperpathie) d'apparition secondaire
- Rarement, mouvements anormaux de la main

Une atteinte mésencéphalique (tronc cérébral) aurait donné un SYNDROME ALTERNÉ.

Pour aller plus loin avec L'ATBC

Syndromes alternes	
Bulbaires	• **Forme complète : Wallenberg** → atteinte des nerfs V, **IX, X, XI, CBH**, **nystagmus** horizontorotatoire et **syndrome cérébelleux** cinétique homolatérale/**anesthésie thermoalgique** controlatérale respectant la face • *Formes incomplètes* : syndrome *sous-bulbaire d'Opalski*, syndrome de *Babinski et Nageotte*, idem + hémiplégie controlatérale
Protubérance (pont)	• **Locked-in syndrome** : tétraplégie, mutisme, diplégie, paralysie bilatérale de latéralité du regard • **Syndrome de Foville** : paralysie de **latéralité du regard** ipsilatéral/hémiplégie controlatérale • **Syndrome de Millard-Gubler** : PFP ipsilatérale/hémiplégie controlatérale • **Ophtalmoplégie internucléaire** : atteinte de l'adduction ipsilatérale, nystagmus en abduction de l'œil controlatéral
Mésencéphale	• *Atteinte du nerf III* • **Syndrome de Weber** : III + hémiplégie • *Syndrome de Claude* : III + syndrome cérébelleux • *Syndrome de Benedikt* : III + mouvements choréoathétosiques • *Troubles de la vigilance*

Un grand classique longuement développé dans ce tableau. Je retiendrais les syndromes en rouge comme tombables, les autres sont plus anecdotiques. Le classement par l'anatomie est aussi utile (surtout pour le syndrome de Wallenberg, c'est une connaissance exigible).

Une atteinte capsulaire aurait donné une hémiplégie proportionnelle.

Question 2

Quelle est votre prise en charge immédiate ?

A. Réalisation d'un écho-Doppler des troncs supra-aortiques
B. Prise en charge par la filière neuro-vasculaire
C. Réalisation d'une IRM cérébrale
D. Instauration d'un traitement anti-hypertenseur
E. Instauration d'un traitement antiagrégant plaquettaire

Le patient a présenté le début de la symptomatologie il y a 1 h 30, il faut le prendre en charge le plus rapidement possible afin d'espérer la meilleure récupération possible.
Pour cela, le patient doit être pris en charge par la ***filière neuro-vasculaire***. Cela va permettre au patient d'être évalué par un ***neurologue***, de bénéficier d'une ***IRM cérébrale*** avec les séquences adaptées et d'un ***traitement*** beaucoup plus rapidement qu'en passant par la filière classique des urgences.

REMARQUE

Depuis la mise en place des filières neuro-vasculaires, le nombre de patients traités dans les délais pour un AVC a doublé, il s'agit donc d'un item très important pour les neurologues !

Il ne faut ***pas systématiquement traiter une HTA*** à la phase aiguë d'un AVC (il peut s'agir d'un phénomène de compensation pour maintenir un débit sanguin cérébral suffisant).

Rappel : Quand instaurer un traitement anti-HTA dans l'AVC

- Infarctus cérébral : PA > 220/120 mmHg
- Infarctus cérébral si thrombolyse : PA > 185/110 mmHg
- Hémorragie intraparenchymateuse : PA systolique > 140 mmHg

L'écho-Doppler des troncs supra-aortiques fait partie du bilan ÉTIOLOGIQUE et n'est donc pas réalisé à la phase aiguë.
Le traitement par antiagrégant plaquettaire est instauré uniquement après avoir éliminé un saignement à l'imagerie (séquence T2*).

Question 3

Quelle(s) est (sont) la(les) séquence(s) que doit comporter l'IRM ?
A. T1 avec injection de gadolinium
B. T2
C. FLAIR
D. Diffusion (DWI)
E. 3D TOF (*Time Of Flight*/temps de vol) (angio-IRM)

Pour aller plus loin avec L'ATBC

Séquences IRM et AVC	
Séquence IRM	**Aspect de la lésion ischémique**
Séquence de diffusion (DWI) *et son « pendant » en négatif, l'ADC*	Montre une **hyperintensité précoce** (< 1 h) dans la zone ischémiée
Séquence T2-Flair	Montre une **hyperintensité** après plus de 3 h d'ischémie
Séquence T2* (écho de gradient)	Non utile au diagnostic, permet **d'éliminer un remaniement hémorragique précoce** (qui se manifesterait par une hypo-intensité)
Séquence TOF (angio-IRM sans injection de produit de contraste)	Montre l'absence d'une artère du polygone de Willis, avec **arrêt net de la perfusion**

L'item contient probablement la partie d'imagerie la plus poussée du programme des ECNi. Il vous faut connaître les séquences utilisées dans le cadre d'un protocole AVC ainsi que leur utilité, et ce qu'elles doivent montrer en cas de positivité (notamment l'hyposignal T2* en cas de remaniement hémorragique → contre-indique la thrombolyse, très discriminant).

Une ***séquence T2*** simple n'a pas d'indication dans l'AVC.
Une ***injection de produit de contraste*** n'est pas nécessaire pour avoir la séquence d'angio-IRM (TOF).

Question 4

Voici deux images de l'IRM réalisée :

A. Hypersignal sylvien gauche en séquence FLAIR
B. Hypersignal occipital droit en séquence FLAIR
C. Hypersignal sylvien gauche en séquence de diffusion
D. Hypersignal sylvien droit en séquence de diffusion
E. Hyposignal sylvien gauche en séquence de diffusion

Nous avons un ***hypersignal sylvien GAUCHE en diffusion*** et un ***hypersignal occipital droit en séquence FLAIR***.

Pour aller plus loin avec L'ATBC

Imagerie de l'AVC ischémique

Séquence de diffusion : on ne voit que le cerveau, pas d'os, pas de peau…	ARM du polygone de Willis	Séquence T2-flair (substance grise plus claire que la blanche avec LCR noir)

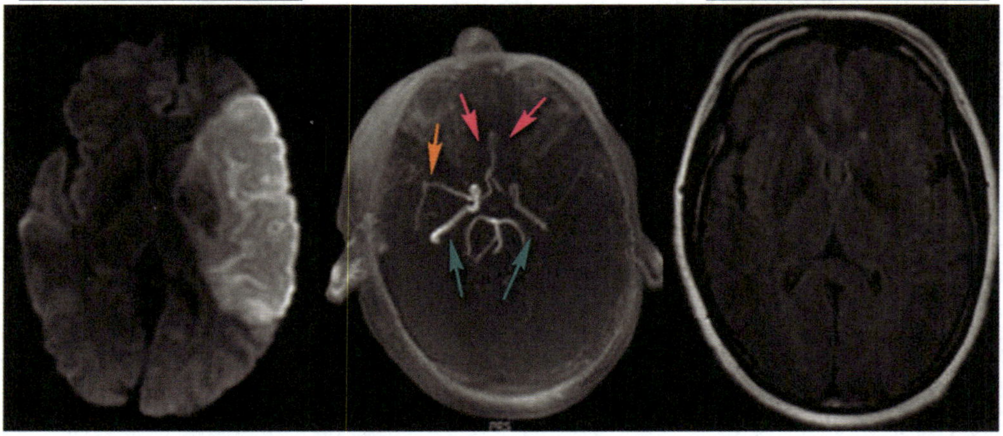

Hypersignal au niveau de la partie basale du lobe frontal, et de l'insula (territoire fronto-insulaire gauche)	Visualisation des 2 carotides internes, mais uniquement de la sylvienne droite ! Les 2 ACA sont visibles et normales	IRM T2-Flair normale → AIC au temps précoce (< 4 h 30) car Diffusion positive et Flair négatif

Les trois séquences pour identifier l'AVC avec les commentaires pour ne pas paniquer à l'ECNi. Retenez bien ces notions.

Question 5

Au vu de ces résultats IRM et du contexte clinique, quelle hypothèse physiopathologique vous paraît la plus probable ? (une seule réponse attendue)

A. Dissection carotidienne gauche
B. Micro-angiopathie
C. Artérite cérébrale
D. Cardiopathie emboligène
E. Athérome

Question très difficile dont la réponse se trouve dans le Collège des enseignants de Neurologie.

Pour aller plus loin avec L'ATBC

Étiologies des AVC ischémiques		
Macroangiopathies	**Microangiopathies**	**Autres**
• **Athérosclérose** (20 %) • **Syndrome de vasoconstriction réversible** (prise d'ISRS, cannabis...) → céphalées ictales récurrentes avec vasospasme • **Maladie de Horton** et autres artérites des grosses artères	• **Lipohyalinose** due à l'HTA (infarctus lacunaires) • **CADASIL** • **Artérite primitive** du SNC	• **Embolie cardiaque** (20 %) • **États prothrombotiques** • **Maladies systémiques** : drépanocytose, maladie de Fabry, maladies mitochondriales
La compréhension des étiologies des AVC ischémiques est ardue, notamment pour la colonne des microangiopathies. Retenez bien que les « lacunes » sont une sous-catégorie de microangiopathie.		

Le ***mécanisme cardio-embolique*** doit être systématiquement évoqué devant des infarctus cérébraux simultanés ou distincts survenant dans des ***territoires artériels DIFFÉRENTS***. Ici, notre patient est pris en charge pour un ***AVC sylvien superficiel gauche***, mais à l'imagerie on retrouve également des signes d'un ***AVC occipital droit***.

On peut aussi procéder par élimination, comme détaillé ci-dessous :

- ***La dissection carotidienne*** gauche donnerait une atteinte uniquement gauche, pas de raison d'avoir une atteinte droite
- ***L'artérite cérébrale*** est une pathologie rare, il est impossible de la cocher comme hypothèse la plus probable
- ***La microangiopathie*** donne des microsaignements dans les territoires profonds si elle est liée à l'HTA, dans les territoires superficiels si elle est liée à l'angiopathie amyloïde. Ce n'est pas le cas ici
- ***L'athérome*** est responsable (dans ce contexte) de sténose carotidienne qui peut être responsable d'une ischémie mais plutôt d'un côté (celui de la sténose)

Question 6

Quelle est votre proposition thérapeutique immédiate ? (une seule réponse attendue)

A. Antiagrégants plaquettaires par voie parentérale
B. Héparine non fractionnée à dose hypocoagulante par voie parentérale
C. Nouveaux anticoagulants oraux
D. Thrombolyse intraveineuse par rt-PA
E. Thrombectomie

Le traitement d'urgence de l'AVC ischémique est la ***thrombolyse*** IV (± la ***thrombectomie***, *voir* plus loin).

Les antiagrégants plaquettaires seront instaurés après la thrombolyse ou d'emblée si la thrombolyse est contre-indiquée.

Thrombolyse IV par rt-PA	Indications : • AVC < 4 h 30 • Si > 80 ans : AVC < 3 h Modalités : **rt-PA** : 0,9 mg/kg en 1 h IVSE dont 10 % de la dose en bolus IVD, dose totale < 90 mg Contre-indications : • Retenir tous les **risques hémorragiques** • TA > 185/110 mmHg Voici le lien de la HAS énumérant la (longue) liste des contre-indications :
Anti-thrombotiques	Prévention des complications thrombo-emboliques : • **Aspirine** : 160-300 mg par jour Clopidogrel en cas de contre-indication à l'aspirine • **Héparine à doses iso-coagulantes** en prévention de la MTEV Héparine à doses hypocoagulantes : • **Contre-indiquée** en cas d'infarctus cérébral étendu • Discutée au cas par cas dans quelques situations particulières : – Cardiopathies emboligènes à haut risque – Dissections des troncs supra-aortiques

Pour aller plus loin avec L'ATBC

Recommandations SNFV 2015 : thrombectomie mécanique en cas d'occlusion de la circulation antérieure
• Thrombectomie mécanique en complément de la thrombolyse IV si occlusion proximale de la circulation antérieure : **carotidienne ou cérébrale moyenne (M1 et M2)**, décidée par une équipe multidisciplinaire • À discuter dans le cadre des occlusions du **tronc basilaire** • Confirmer l'occlusion par une **méthode non invasive** en première intention (*angioscanner ou angiographie par résonance magnétique*) • Fenêtre thérapeutique : **dans les 6 h** • On peut faire **thrombolyse IV + thrombectomie mécanique**, mais on peut aussi discuter la **thrombectomie mécanique seule si la thrombolyse IV est contre-indiquée** • **Non contre-indiquée** même si **âge > 80 ans**

Un tableau qui semble hors programme, malgré son actualité et des recommandations claires. On retiendra qu'on peut utiliser une thrombectomie mécanique en complément de la thrombolyse si occlusion proximale, dans les six heures (le tableau est sûrement trop détaillé pour dire cela...).

De nombreuses études montrent l'importance de la thrombectomie, il faudra rester vigilant à l'avenir sur les nouvelles recommandations pour l'ECNi.

Question 7

Quel(s) est (sont) l'(les) élément(s) de votre prescription au cours des 24 premières heures ?

A. Traitement anti-hypertenseur
B. Lever autorisé
C. Insulinothérapie sous-cutanée si glycémie supérieure à 1,8 g/L
D. Doppler trans-crânien
E. Surveillance clinique pluri-quotidienne par le score NIHSS

Rappel : Mesures générales lors de la prise en charge d'un AVC

Positionnement initial

- **Alitement** avec **redressement de la tête à 30°**
- **Prévention des attitudes vicieuses**
- **Mise au fauteuil** après exclusion d'une sténose artérielle serrée de la circulation cérébrale (écho-Doppler + Doppler transcrânien ou angio-TDM ou angio-IRM) en cas d'ischémie cérébrale

Surveillance rapprochée

- **Neurologique :** score NIHSS pluriquotidien
- **Dépistage des troubles de la déglutition**
- **Pression artérielle :**
  - Infarctus cérébral : PA > 220/120 mmHg
  - Infarctus cérébral si thrombolyse : PA > 185/110 mmHg
  - Hémorragie intraparenchymateuse : PA systolique > 140 mmHg
- **Température :** lutte contre l'hyperthermie
- **Lutte contre l'hypoxie et l'hypercapnie**
- **Glycémie :** lutte contre l'hyperglycémie et l'hypoglycémie sévères :
  - Insulinothérapie sous-cutanée si glycémie > 1,8 g/L
  - Glucosé si glycémie < 0,5 g/L
- **Prévention des troubles métaboliques**
- **Nursing :** prévention d'escarres, soins de bouche, etc.
- **Kinésithérapie motrice précoce**, pour améliorer la perception d'un membre paralysé, prévenir les attitudes vicieuses et les limitations articulaires

Ici le patient n'aura donc pas le droit de se lever tant que l'on n'aura pas ***éliminé une sténose des vaisseaux du cou***.

Le Doppler trans-crânien fait partie de la surveillance post-hémorragie méningée.

Question 8

Quel(s) est (sont) l'(les) objectif(s) de la prise en charge kinésithérapique à ce stade ?

A. Renforcement analytique de la motricité
B. Exercices de désencombrement respiratoire
C. Travail d'éveil sensitif
D. Massages transverses profonds
E. Mobilisations passives du membre inférieur droit

Attention à bien lire l'intitulé de la question ! On nous demande les **OBJECTIFS** et non les moyens de la kinésithérapie.

Le renforcement analytique consiste à renforcer les muscles séparément afin de retrouver des mouvements fins et précis. Il viendra en complément du renforcement global (segmentaire) qui permet de restaurer une fonction sans cibler un groupe musculaire en particulier.

Les exercices de désencombrement respiratoire sont une MÉTHODE pour éviter l'encombrement bronchique (objectif).
Les autres propositions sont également des MÉTHODES. Même en n'étant pas très à l'aise en MPR, il était très simple de trouver la réponse à cette question par élimination.

Question 9

Pour confirmer votre hypothèse étiologique principale, vous prescrivez :

A. Un écho-Doppler des troncs supra-aortiques
B. Une échographie cardiaque trans-thoracique
C. Une échographie cardiaque par voie trans-œsophagienne
D. Un holter ECG
E. Un holter tensionnel

Pour diagnostiquer une ***cardiopathie emboligène*** :

- **ECG** (recherche de trouble du rythme ± **holter-ECG** si absence de cause évidente
- En cas de forte suspicion d'ACFA paroxysitique : **enregistrement longue durée de type holter** (3 semaines) ou implantation d'un **holter implantable**
- **Échographie trans-thoracique :** recherche de valvulopathie, anévrisme ventriculaire gauche, altération de la fraction d'éjection
- **Échographie trans-œsophagienne** (étude de l'atrium gauche, du septum interauriculaire et de la crosse de l'aorte)

Le Doppler des vaisseaux du cou sera systématiquement réalisé mais il permet de rechercher de l'athérome carotidien et non une cardiopathie emboligène.
Le Holter tensionnel peut être utile ***en cas d'AVC hémorragique*** si l'on suspecte une poussée hypertensive.

Question 10

Quelle(s) est (sont) la(les) caractéristique(s) compatible(s) avec ce diagnostic ?

A. Présence de paraphasies
B. Fluence altérée
C. Compréhension normale
D. Expression écrite normale
E. Agnosie

Pour aller plus loin avec L'ATBC

Aphasies	
Aphasies à langage réduit : aphasie de Broca	**Aphasie à langage fluide : aphasie de Wernicke**
• **Parle peu**, avec réticence, **langage** spontané **pauvre**, **vocabulaire restreint** et phrases courtes • **Manque du mot** avec **agrammatisme** • Aspects automatiques du langage (**formule courte toute faite**) • **Stéréotypies** (formules de politesse, parfois des syllabes « *tono-tono* ») • **Paraphasies phonémiques** (« *balavo* » pour lavabo) • **Troubles de l'articulation** du langage • **Écriture** très **perturbée** • **Compréhension conservée**, avec conscience du trouble (irritation, découragement…) • Associé à **hémiplégie droite** (ou PF centrale)	• **Langage spontané** • **Paraphasies sémantiques** nombreuses • **Dyssyntaxie** • Au maximum **jargonophasie** avec néologismes • **Pas de trouble articulatoire** • **Peu de troubles de l'écriture** (jargonographie) • **Anosognosie**, parfois agitation • Souvent **hémianopsie latérale homonyme** (absence de clignement à la menace)

La séméiologie la plus importante de l'item. Un dossier d'AVC commencera probablement par une aphasie qu'il faudra caractériser. Ce tableau combine de nombreuses sources, normalement il ne manque rien pour répondre aux QCM sur cette thématique.

Question 11

Quel(s) est (sont) l'(les) élément(s) de votre ordonnance médicamenteuse de sortie ?

A. Inhibiteur de l'enzyme de conversion
B. Statine
C. Anticoagulant oral
D. Antiagrégant plaquettaire
E. Diurétique de l'anse

Question assez simple.

Le bilan est normal en dehors d'une ***ACFA paroxystique***. On doit donc traiter le patient par ***anticoagulants*** (AVK au long cours).

Il n'y a aucun signe de maladie athéromateuse : on n'introduira donc pas le traitement de prévention secondaire du malade polyvasculaire ***(statines, IEC, AAP)***.

Question 12

Quelle(s) est (sont) votre (vos) prescription(s) non médicamenteuse(s) de sortie ?

A. Bilan orthophonique
B. Arrêt de travail
C. Invalidité 1re catégorie
D. Sauvegarde de justice
E. Bilan kinésithérapique

Le patient présente une aphasie de Broca : il faudra donc prescrire un ***bilan orthophonique*** avec réalisation de séances d'orthophonie si besoin.

Le déficit moteur hémicorporel droit à prédominance brachio-faciale intiale devra faire l'objet d'une évaluation et d'une ***prise en charge kinésithérapique*** précoce pour espérer une récupération optimale. Le maximum de la récupération se fait dans les 6 mois suivant l'AVC.
Le patient étant ***salarié*** dans une entreprise de maçonnerie, il ne faudra pas oublier de lui prescrire un ***arrêt de travail*** pour lui permettre de récupérer.

Arrêt de travail	
• Prescription : par **TOUT MÉDECIN** (+ sage-femme/dentiste dans certaines conditions) • Obligations : – Abstention de toute activité non autorisée A – Respect des **heures de sortie** : ✓ Interdites ✓ Autorisée de 9-11 h et 14-16 h ✓ Sans restriction (justifié par le médecin) → **Contrôle possible par l'Assurance maladie** → **Retenue possible totale/partielle des indemnités**	**Patient** : Transmet l'AT : • **à la CPAM ≤ 48 h** • **à son employeur** **MT** : Remplit un **avis d'arrêt de travail** **Prolongation de l'arrêt de travail** Uniquement par : • Le **prescripteur de l'AT initial** • Le **médecin traitant** • Un **médecin spécialiste** à la suite d'une hospitalisation
Indemnités journalières (par la ***CPAM***) : • **Délai de carence** : **3 j** (indemnités à partir de J4) • Montant : **50 % salaire journalier** des 3 derniers mois – Versé tous les 14 jours – Plafonné à 1,8 × SMIC/mois – Si ≥ 3 enfants à charge : **2/3 salaire journalier après J31** • **Durée limitée** : – AT classique : 360 jours sur 3 ans consécutifs – AT en rapport avec ALD : 3 ans	
Indemnités complémentaires (par ***l'employeur***) : • **Sous conditions** : ≥ 1 an d'ancienneté • **Délai de carence** : **7 j** • Montant : – **J7-J30** : en complément pour atteinte 90 % du salaire – ≥ **J31** : 2/3 du salaire	

Reprise du travail	
AT < 30 j	∅ visite de reprise
AT ≥ 3 mois	Visite de reprise obligatoire dans les 8 j
AT 30 j – 3 mois	Visite de reprise obligatoire dans les 8 j ± prévisite (à la demande du travailleur, du MT, du médecin-conseil – PAS DU MÉDECIN TRAVAIL !)

La sauvegarde de justice est une mesure judiciaire d'urgence ayant vocation à assurer la protection des biens d'une personne avec altération des facultés mentales ou physiques de nature temporaire empêchant l'expression de sa volonté. Ici, le patient est aphasique mais n'a pas de troubles mentaux.

L'invalidité de 1re catégorie est une altération définitive de la capacité de travail (et de gain) du salarié ≥ 2/3, hors maladie professionnelle et accident du travail. Elle ne peut être déterminée qu'en cas de consolidation des séquelles.

Rappel : Prise en charge du handicap

Si la personne a moins de 60 ans				
IJ*	Si la personne travaille : **arrêt de travail + indemnités journalières** tant que le **handicap n'est pas consolidé**			
Pension d'invalidité droits ouverts à la SS (personne qui a travaillé)	**Définition**	• Aide financière aux travailleurs **< 60 ans** • Ayant déjà travaillé (avoir cotisé) • Ayant perdu > 2/3 de leur capacité de travail • Durée min de salariat / salaire minimal au cours du dernier mois		
	Modalité	**Catégories**	**Taux de pension**	
		Catégorie 1 : travail rémunéré ≤ 1/3 ancien travail	***30 % du salaire annuel moyen (SMA)***	
		Catégorie 2 : incapacité à travailler	***50 % SMA***	
		Catégorie 3 : incapacité à travailler ***+ recours*** à une tierce personne	***50 % SMA + montant mensuel forfaitaire***	
Ø Pension d'invalidité	**AAH (MDPH)**	***Incapacité permanente*** ≥ ***80 %*** *ou* ***> 50 % + pas d'emploi du fait de leur handicap*** Résidence permanente et régulière/âge ≥ ***20-60 ans/selon ressources***		
	Complément de l'AAH	***<u>Complément de ressource</u>*** : – ≤ 60 ans – Capacité de travail < 5 % – Ø revenus professionnels > 1 an	***<u>Majoration pour vie autonome</u>*** : – Personne pouvant travailler – Mais sans activité professionnelle	
Compensation matérielle	**PCH prestation de compensation du handicap**	– Aides humaines – Aides techniques – Aide à l'aménagement : logement/véhicule – Aides spécifiques – Aide animalière : chien-guides	<u>Conditions</u> : – < 60 ans – < 75 ans si handicap < 60 ans – Tout enfant < 20 ans bénéficiant de l'AEEH – Résidence stable et régulière – Pas de condition de ressources	
	Emploi (travailleur handicapé)	<u>Avis de la CDAPH</u> : – Aptitude au travail + orientation (c'est elle qui choisit ++++) – RQTH <u>Loi 2005</u> : PME ≥ 20 salariés → 6 % TH <u>SAMETH</u> : conseils juridiques Organismes : Cap-emploi, Pôle Emploi	***Formation***	Formation professionnelle Rééducation professionnelle
			EA	Ateliers protégés
			ESAT	Service d'aide par le travail (Ø de rentabilité attendue)
			Milieu ordinaire	
	Social	***Carte d'invalidité*** : taux d'incapacité > 80 % ***Carte de priorité*** : difficulté à la station debout (H < 80 %) ***Carte de stationnement*** : autonomie de déplacement réduite	<u>Permis de conduire</u> : – Permis BF : aménagement spécifique – Permis BEA : embrayage automatique – Aide financière : MDPH ou AGEFIPH	

* IJ = Indemnités journalières

→

<table>
<tr><th colspan="5">Si la personne a plus de 60 ans</th></tr>
<tr><td>APA</td><td colspan="4">• À demander au Conseil général
• Selon les besoins évalués en dépendance selon le score AGGIR
• Tient compte des ressources</td></tr>
<tr><th colspan="5">Logement</th></tr>
<tr><td rowspan="3">CAF</td><td>ALS</td><td>Aide au logement
à caractère social</td><td rowspan="2">< 60 ans</td><td rowspan="2">Foyers d'hébergement :
– gîte + couvert
– travail extérieur
Foyers de vie/occupationnels :
ø travail, mais ø soins
Foyers d'accueil médicalisé (FAM) :
soins à leur frais
Maisons d'accueil spécialisé (MAS) :
PEC par l'AM</td></tr>
<tr><td>APL</td><td>Aide personnalisée
au logement</td></tr>
<tr><td>ALF</td><td>Allocation logement
à caractère familial</td><td>> 60 ans</td><td>Foyer-logement, EHPAD</td></tr>
</table>

Question 13

Quelle est votre orientation diagnostique devant cette évolution clinique ? (une seule réponse attendue)

A. Récidive d'accident vasculaire cérébral ischémique
B. Effets secondaires du traitement médicamenteux
C. Épilepsie vasculaire
D. Syndrome dépressif
E. État lacunaire

Nous sommes face à un patient qui présente une perte de poids, des troubles du sommeil et de l'attention suite à un important traumatisme physique et psychologique. LE diagnostic à évoquer est bien entendu le ***syndrome dépressif***.

Les AVK ont comme effets indésirables des événements hémorragiques.
L'épilepsie vasculaire se rencontre parfois (2 à 4 %) après un AVC. Elle se définit par la répétition de crises d'épilepsie sur séquelle d'un AVC ischémique ou hémorragique. Elle constitue une cause fréquente d'épilepsie focale symptomatique chez le sujet jeune et encore plus chez le sujet âgé.
Ici, aucune crise d'épilepsie n'est décrite.

Un état lacunaire est la conséquence de la multiplication des petits infarctus profonds. Il est caractérisé par l'association :

- ***Syndrome pseudo-bulbaire :***
  - Troubles de la déglutition et de la phonation (voix nasonnée)
  - Rires et pleurs spasmodiques
  - Marche à petits pas
  - Troubles sphinctériens
- ***Détérioration des fonctions cognitives***

Question 14

Quelle(s) mesure(s) médico-sociale(s) pouvez-vous proposer ?
A. Constitution d'un dossier auprès de la Maison départementale des personnes handicapées pour attribution de l'Allocation adulte handicapé
B. Constitution d'un dossier auprès de la Maison départementale des personnes handicapées pour reconnaissance de qualité travailleur handicapé
C. Mise en invalidité 2e catégorie
D. Renouvellement de l'arrêt de travail
E. Déclaration de maladie professionnelle

Je vous laisse revoir le tableau Q12.

L'AVC n'est pas ici une ***maladie professionnelle***. Il n'y a aucun intérêt à répéter les ***arrêts de travail*** chez ce patient qui ne travaillera plus. Il faut trouver une solution sur le long terme.

Ici, nous ne sommes qu'à 3 mois. Le patient n'a pas encore pu reprendre son activité professionnelle à cause de son handicap mais ***cela ne veut pas dire qu'il ne pourra plus travailler***. On peut se permettre de prolonger l'arrêt de travail pour se laisser du temps jusqu'à consolidation.
Après 6 mois, en cas de non-reprise d'une activité professionnelle chez ce patient n'ayant pas besoin d'une tierce personne, on pourra proposer au patient une ***mise en invalidité 2e catégorie***.

L'AAH n'est attribuée qu'aux patients handicapés avec INCAPACITÉ PERMANENTE ≥ 80 % ou > 50 % + pas d'emploi du fait de leur handicap, n'ayant jamais cotisé à la Sécurité sociale.

Question 15

Concernant son traitement anticoagulant oral au long cours, quelle(s) est (sont) la/les) proposition(s) exacte(s) ?
A. L'INR cible se situe entre 2,5 et 3,5
B. Le contrôle de l'INR doit être au minimum mensuel
C. Un INR autour de 2 permet des soins dentaires
D. En cas d'hémorragie, le PPSB agit plus rapidement que la vitamine K
E. En cas d'INR à 5, l'apport de vitamine K est préconisé

L'INR cible en cas de FA simple sans sur-risque de thrombose est compris ***entre 2 et 3***. Son contrôle devra être réalisé ***mensuellement*** après équilibration.
Les soins dentaires ne nécessitent pas d'adaptation de l'INR ***en cas de cible entre 2 et 3***.
Le PPSB apporte directement au patient des facteurs de la coagulation. Son action est donc très rapide contrairement à l'apport de vitamine K qui va antagoniser les AVK et permettre une reprise de la synthèse de facteurs de coagulation par le foie.

Rappel : Surdosage en AVK sans signe de gravité

	Mesures correctrices	
INR	**INR cible 2,5**	**INR cible ≥ 3**
INR < 4	• Pas de saut de prise • Pas de prise de vitamine K	
4 ≤ INR ≤ 6	• **Saut d'une prise** • **Pas de prise de vitamine K**	• Pas de saut de prise • Pas de prise de vitamine K
6 ≤ INR ≤ 10	• Arrêt du traitement • **1-2 mg** vitamine K PO	• Pas de saut de prise • Avis spécialisé recommandé pour ± **1-2 mg** vitamine K PO
INR > 10	• Arrêt du traitement • **5 mg** vitamine K PO	• Avis spécialisé sans délai ou hospitalisation

Rappel : Surdosage en AVK avec signe de gravité

Critères de gravité : • Abondance du saignement (retentissement hémodynamique +++) • Localisation pouvant engager le pronostic vital ou fonctionnel • Absence de contrôle du saignement par les moyens usuels • Nécessité d'une transfusion • Nécessité d'un geste hémostatique en milieu hospitalier	
Arrêt des AVK et mesure de l'INR en urgence	
Si INR disponible	**Si INR indisponible**
CCP à dose adaptée à l'INR	**CCP** 25 UI/kg (soit 1 mg/kg)
+ **10 mg** vitamine K (privilégier la voie PO)	
Contrôle de l'INR à 30 min	
Si INR > 1,5 : nouvelle dose de CCP selon RCP Contrôle de l'INR à 6-8 h	

Dossier 16

Corrigé

(Énoncé p. 185)

Question 1

Quel(s) diagnostic(s) suspectez-vous ?

A. Psoriasis en gouttes
B. Érythème polymorphe
C. Primo-infection par le VIH
D. Syphilis secondaire
E. Dermatophytie

Nous sommes face à un patient jeune, asthénique, avec éruption palmo-plantaire suivant une éruption diffuse du tronc et notion d'ADP inguinale et cervicale. Il n'y a ni fièvre ni amaigrissement.

LE diagnostic à évoquer devant ce tableau est bien sûr la ***syphilis secondaire***, liée à la diffusion systémique du tréponème. Elle est marquée par des éruptions cutanéomuqueuses entrecoupées de phases asymptomatiques de quelques semaines ou mois :

- La phase d'éruption diffuse du tronc, décrite par le patient, correspond à la phase initiale de ***roséole syphilitique***. Elle se présente comme une éruption transitoire de macules rose pâle
- L'éruption actuelle palmaire correspond à la phase de ***syphilides palmo-plantaires***. Elle est très évocatrice car à cheval sur les plis palmaires (on le voit très bien ici)
  → ***Leur constatation suffit à poser le diagnostic !***
- La polyadénopathie est fréquente lors d'une syphilis secondaire

La syphilis secondaire est la « grande simulatrice » et doit être évoquée devant toute éruption maculo-papuleuse, fugace ou persistante. Attention aux **diagnostics différentiels** !

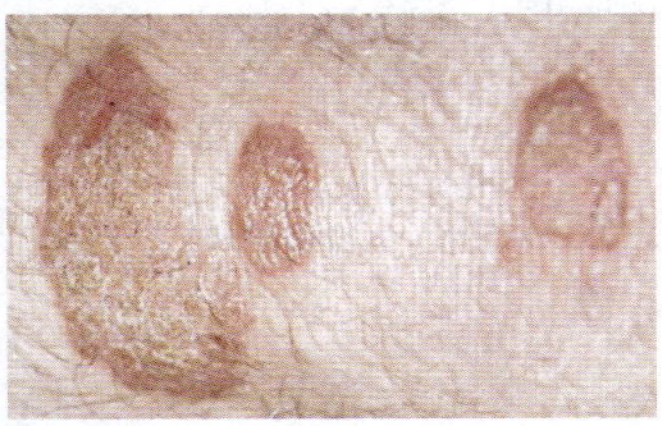

Le psoriasis en gouttes est donc un diagnostic différentiel difficile, mais il se présente plutôt comme des taches érythémato-squameuses bien limitées, ± rondes, avec une couche squameuse superficielle blanchâtre. Les localisations habituelles sont surtout les zones « bastions » : coudes, genoux, jambes, région lombosacrée, cuir chevelu et ongles.

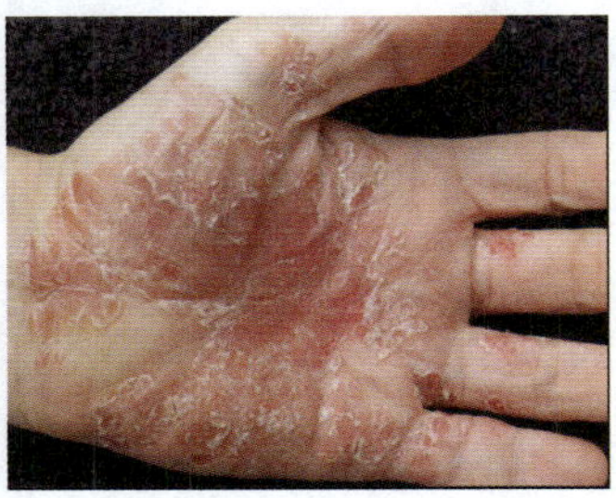

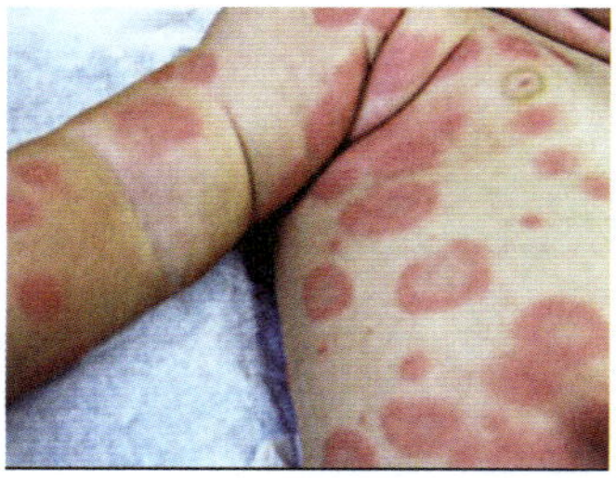

L'érythème polymorphe est une maladie peu fréquente de l'enfant et l'adulte jeune. On retrouve :

- Des lésions éruptives en cocardes/cibles
- Une distribution acrale (coudes, genoux, mains, pieds, visage)
- Des lésions érosives muqueuses (absentes ici)
  → L'érythème polymorphe apparaît le plus souvent (50-60 %) après un herpès.

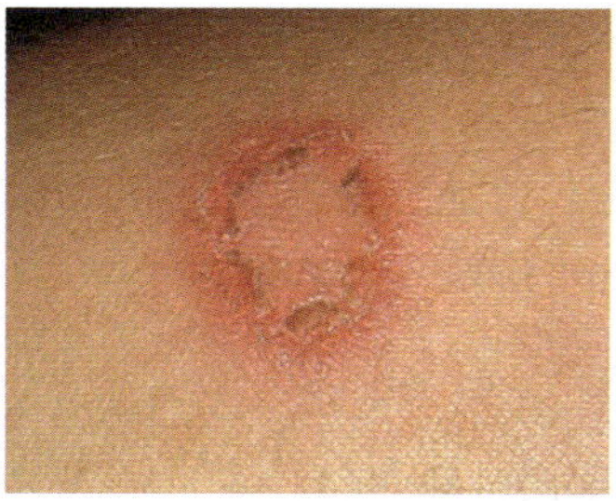

La dermatophytie est liée à une infection à dermatophytes anthropophiles des pieds ou zoophiles provenant d'un animal parasité (chat, chien). On retrouve :

- Des lésions en placards arrondis/polycycliques
- Une bordure caractéristique érythémato-vésiculo-squameuse d'évolution centrifuge avec guérison centrale
- Une atteinte préférentielle des régions découvertes
- Un prurit

La primo-infection VIH se présente de la manière suivante :

- Un syndrome pseudo-grippal
- Une fatigue (présente)
- Des ADP disséminées (présentes)
- Une éruption cutanée morbiliforme (présentes)
- Une angine avec dysphagie
- ± des manifestations neurologiques (syndrome méningé, encéphalite, paralysie faciale, méningoradiculite)

→ Ici, le diagnostic peut être évoqué, mais il n'explique pas l'éruption palmaire, caractéristique de la syphilis. Contracter une syphilis témoigne d'une activité sexuelle à haut risque. La recherche d'une IST concomitante est nécessaire, incluant la recherche d'une ***primo-infection VIH***. Je ne sais toujours pas s'il fallait le cocher ; au vu de l'énoncé Q2, il semblerait que le rédacteur n'attendait que le diagnostic de syphilis à ce stade.

Question 2

Quel(s) symptôme(s) ou signe(s) d'examen présenté(s) par le patient est (sont) évocateur(s) avec ce diagnostic ?

A. La localisation sur le tronc de l'éruption
B. Asthénie
C. Polyadénopathie
D. Caractère transitoire de l'éruption du tronc
E. Apyrexie

Pour aller plus loin avec L'ATBC

Lésions de syphilis secondaire *(durée < 1 an en général, diffusion systémique du tréponème)*
• **Roséole** syphilitique : peu intense, **transitoire** (7-10 jours), **macules rose pâle** (*5-15 mm, sur le tronc*) • Syphilides **papuleuses** : cuivrée, **desquamation** périlésionnelle, **visage**, **tronc** et **membres**, parfois aspect nécrotique ou ulcéré • Syphilides **palmoplantaires** (30 % des cas, très évocatrices) : à cheval sur les plis palmaires • Syphilides **génitales** et **périnéales** : **indolores** et **non prurigineuses**, molles, papuleuses ou érosives, très contagieuses • Autres symptômes : – cutanéo-phanériens : • **fausse perlèche** (papule fendue en deux) • lésions **séborrhéiques** des sillons nasogéniens • papules **acnéiformes** du **menton** • **plaques fauchées** • **dépilation** des sourcils • **alopécie** en « **fourrure mitée** » (plusieurs aires incomplètement dépilées sur un cuir chevelu intact) – signes généraux : • **fièvre, céphalées** (micro-abcès périostée), syndrome **méningé**, **raucité** de la **voix**, polyadénopathies, **HSMG**, polyarthralgies, **douleurs lancinantes** « osseuses », **AEG** • **manifestations ophtalmologiques** : **uvéite antérieure** ++, uvéite **postérieure**, **papillite**, **névrite optique** (examen ophtalmologique systématique → **neurosyphilis** « précoce » si atteinte ophtalmologique → pénicilline G IV 14 jours) • atteinte d'une paire crânienne

La séméiologie de la syphilis secondaire est très riche, mais aussi très mal connue par les étudiants. Assimilez les autres symptômes que la roséole syphilitique ou les syphilides papuleuses, connues d'une majorité d'étudiants (alopécie, « plaques fauchées »).

Question 3

Parmi les symptômes suivants, lequel (lesquels) peut (peuvent) être également mis en évidence dans une syphilis secondaire ?

A. Polyarthralgies
B. Paralysie faciale
C. Hypoacousie
D. Uvéite
E. Cystites à répétition

Je vous laisse vous référer au tableau de *L'abrégé des (très) bien classés* ci-dessus.
L'hypoacousie peut résulter d'une labyrinthite *syphilitique* : gommes avec envahissement osseux, ou bien d'une méningo-névrite.

Question 4

Parmi les propositions suivantes concernant le chancre syphilitique, quelle(s) est (sont) celle(s) qui est (sont) exacte(s) ?

A. Il est douloureux
B. Il est le plus souvent unique
C. Il s'accompagne d'adénopathie
D. Il est de consistance molle
E. Il peut être de localisation pharyngée

Pour aller plus loin avec L'ATBC

Deux des ulcérations muqueuses les plus fréquentes	
Chancre syphilitique	**Herpès *(HSV2 dans 2/3 des cas)***
Ulcération **unique superficielle**, **indolore**, **propre**, à surface **indurée**	**Vésicules** évoluant rapidement vers **l'érosion**, **multiples**, plus ou moins **confluentes**, **douloureuses**, **superficielles** avec **sécrétions séreuses**
Adénopathie satellite ferme et indolore	Adénopathies associées sensibles et fermes
Deux étiologies très tombables, l'écriture du QCM est simple car ses distracteurs sont tout trouvés !	

Le chancre syphilitique est ***indolore*** (fait toute la différente avec une ulcération herpétique !) et de consistance ***indurée***.

Rappel : Siège du chancre syphilitique

Homme	Femme
• Sillon balano-préputial (+++) • Gland • Fourreau de la verge	• Versant externe de la vulve (+++) : petites et grandes lèvres, fourchette vulvaire • Vaginal
Plus rarement : • ***Muqueuse buccale*** ou pharyngée (fellation) • Muqueuse anorectale	

Question 5

Parmi les examens suivants, lequel (lesquels) demandez-vous pour confirmer le diagnostic de syphilis secondaire ?

A. TPHA
B. Hémogramme
C. Biopsie cutanée
D. VDRL
E. Mise en culture d'un écouvillon réalisé sur la paume

Le sérodiagnostic de la syphilis est bien standardisé, peu coûteux et fiable.

REMARQUE : Tests sérologiques syphilitiques

Tests	VDRL	TPHA	FTAabs	ELISA
Ag	Cardiolipide	Tréponème tué	Tréponème tué	Ag tréponémique
Type de réaction	Floculation	Hémagglutination passive	IF indirecte	Immuno- enzymatique
Sensibilité	Bonne	Bonne	Bonne	Excellent
Spécificité	Médiocre	Bonne	Très bonne	Excellent
Positivation	10-15 jours	8-10 jours	5-7 jours	5 jours

TPHA	VDRL
• Réaction ***SPÉCIFIQUE des tréponématoses*** • Ne permet pas de différence entre : – Ac syphilitiques – Ac des tréponématoses non vénériennes (pian, béjel, pinta)	Mise en évidence des ***Ac anti-cardiolipidiques***
Ne se négative pas (+++)	• Se négative par le traitement • Permet donc le suivi de l'efficacité du traitement

⚠ Nouvelles recommandations

Depuis 2018, il est recommandé de réaliser en première intention ***uniquement un dosage du TPHA*** en cas de suspicion de syphilis. Le dosage VDRL ne sera réalisé qu'en cas de TPHA positif.

Ici, le patient a un ATCD de syphilis. Son ***TPHA sera donc forcément positif***, comme vous l'explique ce tableau.
Il est inutile de réaliser uniquement TPHA, on peut déjà prévoir le résultat. Il faut donc d'emblée réaliser ***TPHA + VDRL***.

Treponema pallidum, à l'origine de la syphilis, est une bactérie spiralée ***non cultivable*** de type spirochète.

L'examen au microscope à fond noir doit être pratiqué sur des lésions érosives (chancre de la syphilis primaire, syphilides érosives muqueuses), la positivité est d'environ 50 %.

⚠ Les ***prélèvements buccaux*** sont non interprétables au microscope à fond noir à cause de la présence d'autres spirochètes saprophytes de la cavité buccale.

Question 6

Dans le contexte, quelle(s) interprétation(s) en faites-vous ?

A. Cicatrice sérologique de la syphilis précédemment traitée
B. Syphilis très précoce
C. Faux positif
D. Syphilis secondaire non traitée
E. Tréponématose non vénérienne

Nous sommes donc face à un ***TPHA+*** avec ***VDRL+***. Je vous laisse vous référer au tableau ci-contre pour l'interprétation des sérologies syphilitiques.

Rappel : Interprétation des sérologies syphilitiques

	VDRL+	VDRL-
TPHA+	• Syphilis active non traitée • Cicatrice de syphilis traitée • Trépanomatose non vénérienne	• Syphilis débutante → FTA abs ou TPHA/VDRL à +2 S • Cicatrice de syphilis traitée • Syphilis tertiaire ou latente très ancienne (très rare)
TPHA-	• Faux positif* • Trépanomatose non vénérienne	• Syphilis très précoce (< 8-10 jours) → Intérêt du FAT abs • Syphilis traitée précocement et guérie • Pas de syphilis

* *voir Q7.*

Attention, on nous demande « dans ce contexte » : ici le patient présente des syphillides avec une sérologie positive, on peut éliminer les réponses A et E.

Question 7

En dehors de la syphilis, quelle(s) est (sont) la(les) situation(s) où un VDRL peut être positif ?

A. Lupus
B. Syndrome des anticorps anti-phospholipides
C. Tréponématose non vénérienne
D. Lèpre
E. Borréliose

Rappel : Faux positifs du VDRL

Moyen mnémotechnique « **VDRL-TPHA** »

• **V**accination • **D**ysglobulinémie / hémopathies / cancers • **R**éaction infectieuse : – Virales (VIH+, MNI, hépatite) – Bactériennes : ***trépanomatoses non vénériennes***, tuberculose, ***borelliose***, leptospirose, ***lèpre*** – Parasitoses chroniques (paludisme) • ***L**upus*, polyarthrite rhumatoïde, ***SAPL***	• **T**oxicomanie • **P**rocréation (grossesse) • **H**épatopathie chronique • **Â**ge > 70 ans

Question 8

En dehors de la syphilis, quelle(s) est (sont) la(les) situation(s) où un TPHA peut être positif ?

A. Lupus
B. Syndrome des anticorps anti-phospholipides
C. Tréponématose non vénérienne
D. Lèpre
E. Borréliose

Je vous laisse vous référer au tableau Q6 ci-dessus, ligne TPHA+.

Question 9

Quel(s) examen(s) demandez-vous ?

A. Sérologie hépatite B
B. Sérologie *Mycoplasma hominis*
C. Sérologie *Chlamydia trachomatis*
D. Sérologie *Neisseria gonorrhoeae*
E. Sérologie VIH

L'infection syphilitique impose la recherche des autres IST :

<table>
<tr><th>IST</th><th colspan="2">Examen à demander</th></tr>
<tr><td>VIH</td><td colspan="2">Sérologie VIH</td></tr>
<tr><td>VHB</td><td colspan="2">Sérologie VHB : Ag HBs, Ac anti-HBs, Ac anti-HBc</td></tr>
<tr><td>Gonocoque</td><td>• PCR gonocoque sur prélèvement
• Culture sur gélose chocolat</td><td rowspan="2">Prélèvements :
<u>Homme</u> : 1er jet urinaire (10-20 mL) au moins 2 h après la dernière miction
<u>Femme</u> : auto-prélèvement sur écouvillonnage vulvo-vaginal</td></tr>
<tr><td>Chlamydiae trachomatis</td><td>PCR chlamydiae sur prélèvement</td></tr>
</table>

La sérologie chlamydiae a peu d'intérêt, elle ne permet pas de distinguer une infection active ou ancienne, négative en cas d'infection basse.
La sérologie gonocoque n'existe pas.
La sérologie mycoplasme ne fait pas partie du bilan de dépistage des IST.

REMARQUE : Syphilis et VIH

- Existence d'érosions génitales au cours de la syphilis = risque accru de contamination par le VIH
- Dans la majorité des cas, tableaux identiques aux sujets VIH (–) mais :
  – <u>Au plan dermatologie</u> : chancres multiples plus fréquents, plus longue persistance du chancre
  – <u>Au plan neurologique</u> : en absence de signes cliniques, PL justifiée pour forme tardive (évoluant depuis > 1 an)
  – <u>Au plan des tests sérologiques</u> : dans la majorité des cas, aucune modification mais risque ↗ de FN* (VIH + stade avancé de la maladie) et FP*
  – <u>En cas d'allergie à la pénicilline</u> : cycline contre-indiquée
  – <u>En cas de pratique à risque</u> : sérologie syphilis au moins 1 fois/an

* FN = faux négatifs, FP = faux positifs.

Question 10

Le patient est séronégatif pour le VIH, quel(s) traitement(s) mettez-vous en place, en l'absence d'allergie médicamenteuse, pour traiter la syphilis secondaire ?

A. Ceftriaxone 500 mg, administration unique en intramusculaire
B. Azithromycine 1 g, administration unique orale
C. Benzathine benzylpénicilline G 2,4 MUI, administration unique en intramusculaire
D. Pénicilline G 20 MUI, administration en intraveineux pendant 15 jours
E. Doxycycline 200 mg, administration unique orale

Rappel : Traitement de la syphilis

Syphilis précoce (I ou II latente < 1 an)
Benzathine-pénicilline G (Extencilline®) 2,4 MUI en 1 injection IM
Si allergie : doxycycline 200 mg/j ou érythromycine PO pendant 14 j
Syphilis tardive (III ou II latente > 1 an ou début inconnu)
Benzathine-pénicilline G (Extencilline®) : 1 injection de 2,4 MUI/semaine pendant 3 semaines
Si allergie : doxycycline 200 mg/j ou érythromycine PO pendant 28 j
Neurosyphilis
Pénicilline G 18-24 MUI/j IV pendant 14-21 j
Si allergie : non codifié, désensibilisation
Syphilis chez une femme enceinte
Mêmes schémas thérapeutiques + traitement du nouveau-né par ***pénicilline G***
Si allergie : CI des cyclines, désensibilisation

Il s'agit d'une syphilis secondaire, de début il y a environ 6 mois. La syphilis secondaire survient 6 semaines à quelques mois après le début du chancre. On va donc considérer qu'il s'agit d'une ***syphilis II latente < 1 an***.
Le patient doit donc recevoir de la ***benzathine-pénicilline G 2,4 MUI IM, en injection unique***.

⚠ Ici on vous parle bien du traitement de la syphilis secondaire ! L'***azithromycine*** est le traitement du chlamydiae, la ***ceftriaxone*** celui du gonocoque.

Question 11

Quel(s) diagnostic(s) évoquez-vous ?
A. Urticaire médicamenteuse
B. Érythème pigmenté fixe
C. Toxidermie à type d'exanthème maculo-papuleux
D. Syndrome d'hypersensibilité d'origine médicamenteuse (DRESS)
E. Réaction à la lyse des tréponèmes

Il s'agit ici d'une réaction peu connue des étudiants mais pourtant abordée dans les référentiels : **la réaction d'Herxheimer** = réaction à la lyse des tréponèmes, liée à l'initiation d'un traitement efficace.

- Dans la syphilis primaire : réaction sans gravité ± passée inaperçue
- Dans la syphilis secondaire : ***fièvre, céphalée, myalgie, accentuation des signes locaux*** quelques heures après injection. Réaction toujours bénigne, possibilité d'introduire des **AINS ou corticoïdes**

Les éléments cliniques sont peu en faveur d'une toxidermie :
- Contexte
- Traitement déjà initié lors de sa précédente syphilis
- Pas de nouvelle éruption cutanée
- Délai très court

Rappel : Toxidermies

	Délai	Symptômes
Urticaire	Quelques minutes	• Éruption maculo-papuleuse • Caractère fugace et migrateur • Prurit
Érythème pigmenté fixé	Quelques heures	• 1 à 10 plaques érythémateuses arrondies • Quelques cm de diamètre • Plaques douloureuses et infiltrées ± bulle • Topographie : OGE, lèvres et avant-bras
Exanthème maculo-papuleux	3-15 jours	• Fièvre • Polymorphisme lésionnel, ADP, purpura, infiltration, nécrose cutanée, Nikolsky (+) • Prurit • Pas d'énanthème
DRESS	1-6 semaines	• Fièvre élevée • Éruption étendue, infiltrée ± érythrodermie • Œdème du visage • Prurit • Poly-ADP périphériques • Hyperéosinophilie • Atteintes viscérales : hépatite fulminans, insuffisance rénale aiguë, pneumopathie interstitielle à Eo

Question 12

Afin de s'assurer de l'efficacité du traitement par benzathine benzylpénicilline G 2,4 MUI, quand devez-vous recontrôler le TPHA et le VDRL chez ce patient ? (une ou plusieurs réponses exactes)

A. 15 jours
B. 1 mois
C. 6 mois
D. 12 mois
E. Un contrôle sérologique n'est pas nécessaire

Le TPHA ne sera pas recontrôlé car il restera positif.
Le VDRL devra être contrôlé à ***6 ± 12 et 24 mois*** selon le type de syphilis.

Rappel : Efficacité du traitement anti-syphilitique

À 6 mois	Taux VDRL/4
À 1 an	VDRL négatif si syphilis primaire
À 2 ans	VDRL négatif si syphilis secondaire
En cas d'échec	Si aucune diminution significative : • 3 injections d'Extencilline® 2,4 MUI à 8 jours d'intervalle • Avis d'un spécialiste

Question 13

Quelle(s) est (sont) la(les) interprétation(s) possible(s) de la sérologie du partenaire ?
A. Absence de syphilis
B. Syphilis très récente
C. Syphilis secondaire
D. Syphilis tertiaire
E. Tréponématose non vénérienne

Encore une fois, il fallait bien connaître le tableau de la Q6 pour répondre à cette question. Les possibilités face à un ***TPHA (–) avec VDRL (–)*** sont :
- Syphilis très précoce (< 8-10 jours)
- Syphilis traitée précocement et guérie
- Pas de syphilis

La syphilis secondaire retrouverait un TPHA (+) avec VDRL (+). La syphilis tertiaire aussi, ou bien un TPHA (+) avec VDRL (-). La tréponématose non vénérienne serait à l'origine d'un TPHA (+).

Question 14

Que pouvez-vous proposer à ce partenaire ?
A. Un contrôle sérologique 3 mois plus tard
B. Une injection de benzathine benzylpenicilline G, après vérification de l'absence d'allergie
C. Le contrôle sérologique n'est pas nécessaire
D. Des rapports sexuels protégés
E. Une abstinence sexuelle

Rappel : Prise en charge des partenaires sexuels au cours d'une infection syphilitique
- Examen clinique et sérologie chez tous les sujets contacts sexuels
- Si contact récent (< 1 mois) : sérologie possiblement faussement négative
- **Traitement systématique** possible par ***1 injection IM d'Extencilline® 2,4 MU***

On ne sait pas si ce patient est tout juste contaminé par la syphilis (et dans ce cas, il pourrait à son tour contaminer ses partenaires) ou s'il est sain. Nous n'aurons son véritable statut sérologique qu'après ***contrôle sérologique***, quelques mois plus tard.

On va donc ***le traiter de façon prophylactique*** et lui demander de prendre le moins de risque possible avec ses partenaires en attendant.
On ne demande jamais l'***abstinence*** à un patient, mais d'avoir des ***rapports sexuels protégés***.

Question 15

Quelle(s) interprétation(s) faites-vous ?
A. Recontamination
B. Résistance au traitement
C. Guérison
D. Tréponématose non vénérienne
E. Nécessité d'une nouvelle injection de benzathine benzylpénicilline G 2,4 MUI

Notion souvent mal comprise des étudiants : le titre VDRL.
Contrairement à ce dont vous avez l'habitude, il ne s'agit pas ici d'une concentration, mais bien du nombre de dilutions nécessaires pour que le VDRL soit retrouvé négatif.

Aussi, si on a un VDRL à 1/64, cela veut dire qu'il faut diluer 64 fois l'échantillon pour négativer la recherche de VDRL, c'est-à-dire que la concentration en VDRL dans l'échantillon est très importante, donc le patient très infecté.

Au contraire, un VDRL à 1/16 signifie qu'il faut très peu diluer l'échantillon pour négativer la recherche de VDRL. Le taux de VDRL a donc bien diminué entre le 1er et le 2nd dosage.
Le succès du traitement se définit comme un VDRL/4 à 6 mois (soit 64/4 = 16), le patient est donc en voie de **guérison** ! Il n'y a donc pas d'indication à une ***nouvelle injection d'Extencilline®***.
La résistance au traitement se définirait comme une diminution insuffisante du VDRL < VDRL/4.

Autre élément allant en faveur de la guérison : la ***diminution du taux de TPHA***. Même s'il ne se négativera jamais, le passage d'un titre élevé (+++) à un titre bas (+) nous oriente vers une efficacité du traitement.

Dossier 17

Corrigé

(Énoncé p. 188)

Nous sommes face à un patient qui présente :

- Une agueusie + glossite
- Un RGO post-prandial
- Une perte de poids
- Une pâleur cutanée + essoufflement à la marche
- Un terrain alcoolo-tabagique
- Un ATCD de transfusion

Question 1

Quel(s) examen(s) complémentaire(s) envisagez-vous ?

A. Dosage sérique de la vitamine B12
B. Compte des réticulocytes
C. Myélogramme
D. Biopsie de la langue
E. Dosage sérique de la vitamine B9

Au niveau du bilan sanguin, la seule anomalie retrouvée est une ***anémie*** (Hb < 13 g/dL), ***macrocytaire*** (VGM > 100), avec plaquettes à la limite de la normale. La clinique est en faveur de l'anémie.

La glossite associée est caractéristique d'une ***glossite de Hunter*** :

- Glossite atrophique vernissée
- Troubles sensitifs au contact d'aliments chauds ou épicés (caractéristiques, mais inconstants)
- Lyse des papilles avec plaques érythémateuses saillantes et sèches

→ Ce diagnostic est clinique, la biopsie de la langue n'a pas d'intérêt en 1re intention.

On s'oriente très clairement vers une ***carence en vitamine B12***. On va donc demander un dosage de la B12 ainsi que de ***la B9*** (folates).
Devant toute anémie normo- ou macrocytaire, le ***dosage des réticulocytes*** doit être réalisé afin d'étudier le caractère régénératif ou non de l'anémie.
La ponction médullaire est un examen invasif. On va d'abord éliminer les carences vitaminiques B9 et B12 avant de la réaliser, sauf sur point d'appel clinique (Collège des enseignants d'Hématologie 2018).

Question 2

Quel est votre diagnostic ?

A. Syndrome myélodysplasique
B. Leucémie aiguë
C. Aplasie médullaire
D. Anémie mégaloblastique
E. Anémie ferriprive

L'anémie est ***arégénérative*** (réticulocytes < 120 000/mm^3) : il s'agit donc d'un mécanisme central.

Le myélogramme présente les caractéristiques d'une ***carence en B12 ou B9*** :

- Moelle riche
- Dysérythropoïèse : érythrocytes géants basophiles = métamyélocytes géants (très évocateurs)
- Dysmyélopoïèse : asynchronisme nuclécytoplasmique, PNN HYPERsegmentés, myélocytes et métamyélocytes géants

REMARQUE

Dans les carences en B9-B12, les **LDH** sont fréquemment élevés (+++) par avortement intramédullaire. **Attention**, si bilan APRÈS TRANSFUSION : les carences sont faussement corrigées.

Pour aller plus loin avec L'ATBC

Deux aspects à retenir pour un frottis sanguin	
Carence en vitamine B12	**Syndrome myélodysplasique**
PNN **hypersegmentés**	PNN **dégranulés**, avec noyau **peu segmentés** *type pseudo-Pelger*

Une notion qui paraît anecdotique, mais qu'il faut absolument noter tant le distracteur est évident pour les rédacteurs de dossier.

L'absence de blastes intramédullaires exclut la ***leucémie aiguë*** (définition : blastes médullaires > 20 %).

Bien entendu, en cas d'***aplasie médullaire*** la moelle est pauvre.

L'anémie ferriprive donne des anémies microcytaires, le myélogramme est inutile dans ces situations.

Question 3

Quel(s) examen(s) complémentaire(s) prescrivez-vous pour compléter le bilan ?

A. Dosage des anticorps anti-transglutaminase
B. Dosage des anticorps anti-nucléaires
C. Entéroscanner avec injection de produit de contraste
D. Dosage des anticorps anti-facteur intrinsèque
E. Endoscopie digestive haute

Rappel : Bilan de la maladie de Biermer (Collège d'Hématologie 2018) :

- Dosage sérique de la vitamine B12
- Maladie gastrique : achlorhydrie totale, histaminorésistante
- Anticorps anti-FI, Ac anti-muqueuse gastrique
- Fibroscopie gastrique (gastrite atrophique fundique, recherche de cancer de l'estomac)
- Gastrinémie (augmentée) → signe d'achlorhydrie

Les Ac anti-TG sont à doser en cas de suspicion de maladie cœliaque, les ***FAN*** en cas de collagénose.
L'entéro-TDM est utile dans le bilan des MICI.

Question 4

Quelle(s) est (sont) la(les) proposition(s) vraie(s) ?
- A. Atrophie glandulaire pan-gastrique
- B. Maladie de Biermer
- C. Gastrite lymphocytaire
- D. Gastrite inflammatoire active
- E. Gastrite chronique avec métaplasie intestinale

La définition d'une maladie de Biermer nécessite :
- Une carence en B12
- Une maladie gastrique : achlorydrie totale histamino-résistante
- Un déficit de FI : soit au dosage direct dans le liquide gastrique, soit Ac anti-FI (spécifiques mais absents dans ≥ 30 % des cas)

Le principal diagnostic à éliminer en cas de gastrite chronique est l'infection par *Helicobacter pylori*. Ici, on peut l'éliminer par l'absence de pathogène à l'examen.

Pour aller plus loin avec L'ATBC

Éléments composant la classification anatomopathologique des gastrites chroniques : classification de Sydney

- **Type de muqueuse** gastrique atteinte (antrale pour *H. pylori*, fundique pour la maladie de Biermer, les deux)
- Importance de **l'inflammation lymphoplasmocytaire** (toute la hauteur du chorion ?)
- Existence ou non d'une **activité** et intensité (présence de PNN)
- Existence ou non d'une **atrophie** et son intensité (diminution du volume glandulaire)
- Existence ou non d'une **métaplasie intestinale** et son intensité et dysplasie associée
- Présence ou non ***d'Helicobacter pylori***

Le genre de tableau que beaucoup d'étudiants négligent abusivement. Le dossier d'hémorragie digestive sur ulcère de l'ECNi 2017 vous encourage à ne pas faire cette erreur, tout ce qui fait partie de la classification de Sydney est tombable.

L'absence de PNN élimine une gastrite inflammatoire active.

⚠ Ne pas confondre ***l'infiltrat lympho-plasmocytaire*** avec une gastrite lymphocytaire. La gastrite lymphocytaire est une gastrite ***non atrophique*** caractérisée par un nombre de lymphocytes intra-épithéliaux > 25/plage de 100 cellules épithéliales. Elle est statistiquement associée à la ***maladie cœliaque***.

Pour info, la visibilité excessive des vaisseaux est fréquente dans la maladie de Biermer. On parle d'aspect en « fond d'œil ».

Question 5

Quel(s) est (sont) chez ce patient le(s) facteur(s) prédisposant(s) à cette pan-gastrite atrophique avec métaplasie intestinale ?

A. Une pathologie auto-immune
B. Les séquelles d'une infection à *Helicobacter pylori*
C. La consommation de tabac
D. La consommation d'alcool
E. La prise d'inhibiteurs de la pompe à proton

Atrophique	Non atrophique
• *Helicobacter Pylori* • Auto-immune : maladie de Biermer • Prise d'IPP	• Chimiques : biliaire, AINS, ***alcool*** • Maladie de Crohn, sarcoïdose • Bactériennes : tuberculose, syphilis • Parasitaires : anisakiase, cryptosporidiose • Mycotiques : histoplasmose, candidose • Corps étranger • Lymphocytaire • Caustique • À éosinophile

La consommation d'***alcool*** favorise les gastrites ***non atrophiques***.
Le ***tabac*** n'est pas une cause de gastrite mais d'ulcère.
Une gastrite atrophique peut être un effet secondaire de la ***prise chronique d'IPP*** par action sur les cellules pariétales productrices d'HCL, à l'origine d'une achlorhydrie et donc de l'atrophie des glandes.

Question 6

À quelle(s) conséquence(s) expose cette gastrite atrophique avec métaplasie intestinale ?

A. Risque d'adénocarcinome gastrique
B. Carence en fer
C. Lymphome gastrique
D. Ulcère duodénal
E. Ulcère gastrique

La gastrite chronique atrophiante multifocale est une ***condition pré-cancéreuse*** (séquence gastrite aiguë/atrophie/métaplasie/dysplasie/cancer invasif).

Pour aller plus loin avec L'ATBC

Complications cancéreuses		
Maladie du Biermer	**Gastrite à HP**	**Maladie cœliaque**
• **Adénocarcinome** gastrique • **Tumeur carcinoïde** gastrique ECL-ome	• **Adénocarcinome** gastrique • Tumeur du **MALT**	• **Adénocarcinome** de l'intestin grêle • Tumeur du **MALT**

Un tableau qui m'a rendu de fiers services lors de la préparation à l'ECNi. Il est simple de ne pas avoir les idées claires sur ces complications cancéreuses qui se chevauchent parfois.

Le ***lymphome du MALT*** est plutôt retrouvé au cours des ***gastrites à HP***.
Pour être absorbé, le ***fer*** sous forme ferrique (Fe^{3+}) de l'alimentation doit être transformé en fer ferreux (Fe^{2+}). Cette transformation se fait grâce à l'acidité gastrique. En cas d'achlorhydrie, le fer ferrique n'est plus réduit et précipité. Il n'est plus absorbé → ***carence martiale***.

La pangastrite touchant l'ensemble de l'estomac avec atrophie multifocale est à risque d'ulcère gastrique.
C'est chez un sujet hypersécréteur, avec développement d'une gastrite antrale, que l'on va retrouver un ***ulcère duodénal***, par hyperacidité au niveau des cellules duodénales qui ne sont pas faites pour supporter un tel pH (≠ cellules gastriques).

Question 7

Quel diagnostic posez-vous ?
A. Carcinose péritonéale
B. Infection du liquide d'ascite sur cirrhose
C. Tuberculose péritonéale
D. Rupture d'un pseudokyste pancréatique
E. Rupture d'un carcinome hépatocellulaire dans le péritoine

Le patient a une ascite + un bilan hépatique perturbé très en faveur d'une ***cirrhose*** chez un patient alcoolique chronique ayant des ATCD de transfusion avant 1995.

Rappel : Cirrhose

	Signes cliniques	Signes biologiques
Insuffisance hépato-cellulaire	• Ictère • Angiomes stellaires • Érythrose palmaire, ongles blancs (leuconychie), hippocratisme digital • *Fœtor hepaticus* • Encéphalopathie • Hypogonadisme	• ↓ TP et facteur V • ↓ Albulinémie • ↑ Bilirubinémie • Hypergammapolyclonale avec bloc bêta-gamma (↑ IgA qui migrent en bêta) • Bilan martial : ↑ ferritinémie, ↑ CST, ↓ transferrine
Hypertension portale	• Ascite • Splénomégalie • Circulation veineuse collatérale	Thrombopénie par hypersplénisme ± leucopénie et anémie

Ascite pauvre en protéines (≤ 25 g/L)	Ascite riche en protéines (> 25 g/L)
• Cirrhose • Syndrome néphrotique • Gastroentéropathie exsudative • Dénutrition protéique	• Carcinose péritonéale • Mésothélium • Maladie pancréatique • Obstacle sus-hépatique (foie cardiaque, Budd-Chiari) • Tuberculose péritonéale • Rupture du canal lymphatique, canal excréteur du pancréas, uretère

L'infection du LA est définie par des ***PNN > 250/mm³*** dans la ponction d'ascite, ce qui est le cas ici (70 % × 500 = 350/mm³). C'est bien sûr le diagnostic à évoquer ici.

Question 8

Quelle(s) antibiothérapie(s) probabiliste(s) est (sont) recommandée(s) en première intention ?

A. Amoxicilline-acide clavulanique
B. Vancomycine
C. Céfotaxime
D. Amikacine
E. Érythromycine

Pour aller plus loin avec L'ATBC

3A du traitement de l'infection de liquide d'ascite

- Arrêt des **diurétiques**
- **Antibiotiques (AUGMENTIN®** 3 g/j IV pendant 48 h puis relais per os pour 5 jours ou **céfotaxime IV** 5 jours, et seulement en deuxième intention **FQ IV 7 jours**)
- **Albumine à 20 % :** 1,5 g/kg à J1 et 1 g/kg à J3

Ne pas oublier de contrôler la diminution des PNN par ponction à 48 h *+ contrôle de la créatinine*

Le traitement de l'infection du liquide d'ascite est à retenir (y compris les **deux** perfusions d'albumine à J1 et J3).

Question 9

Comment allez-vous affirmer le diagnostic de cirrhose avec certitude chez ce patient ? (une ou plusieurs réponses exactes)

A. Test non invasif de fibrose
B. Échographie hépatique
C. Biopsie hépatique sous contrôle échographique
D. Biopsie hépatique par voie transjugulaire
E. Scanner hépatique

La définition de la cirrhose est ***histologique***, c'est une désorganisation diffuse de l'architecture hépatique avec fibrose annulaire mutilante et nodules de régénération.

Historiquement, le diagnostic de cirrhose reposait sur un examen histologique. De nos jours, la biopsie hépatique est toujours utile pour identifier des lésions histologiques surajoutées comme l'hépatite alcoolique, pour évaluer l'activité (signes inflammatoires) lors d'hépatite virale, mais ***ELLE N'EST PAS INDISPENSABLE*** si un faisceau d'arguments convergents (examen clinique + tests biologiques + échographie) suggèrent fortement une cirrhose, notamment à un stade « décompensé », comme c'est le cas ici (ascite + infection du LA) (Collège des enseignants d'HGE, 2018).

REMARQUE : Les tests non invasifs

Les tests non invasifs ont été mis au point et sont validés en 1re intention pour évaluer la fibrose dans le VHC :

- ***Tests biologiques sanguins*** (FibroTest®, FibroMètre®, HepatoScore®) : estimation semi-quantitative de la fibrose
- ***Élastométrie impulsionnelle*** (FibroScan®) : analyse par onde d'ultrason du foie (même principe que l'échographie)

Question 10

Dans le cadre du dépistage des hépatites virales, quel(s) test(s) pratiquez-vous chez ce patient ?

A. Sérologie de l'hépatite virale A
B. Antigène HBs
C. Sérologie de l'hépatite virale C
D. Charge virale du virus de l'hépatite B
E. Charge virale du virus de l'hépatite C

Seuls le VHB et le VHC sont responsables d'hépatite chronique :

- VHB : Ag HBs, Ac anti-HBs, Ac anti-HBs
- VHC : sérologie VHC

La charge virale est évaluée en 2nde intention, en cas de ***sérologie positive***.
Ne pas oublier de dépister le cancer gastrique dans le cadre de sa maladie de Biermer !

Question 11

Quelle(s) mesure(s) proposez-vous ?

A. Dépistage du carcinome hépatocellulaire
B. Dépistage de l'hypertension portale
C. Prévention secondaire de l'infection du liquide d'ascite
D. Dépistage des cancers ORL
E. Dépistage du cancer gastrique

Les principaux objectifs de la prise en charge au long cours des patients cirrhotiques comprennent :

- Le dépistage du CHC
- Le contrôle de l'ascite et des œdèmes
- La prévention des infections du LA chez les patients à risque (comme c'est le cas ici)
- Le dépistage de l'HTP et la prévention des hémorragies digestives
- La prévention des épisodes d'encéphalopathie

La recherche d'une hypertension portale lors d'une cirrhose est systématique.

À l'échographie abdominale, elle se traduit par la présence d'une ascite, d'une splénomégalie, de voies veineuses collatérales… ***La réalisation d'une FOGD est systématique*** à la recherche de varices œsophagiennes (50 % au diagnostic). Elle sera répétée tous les 3 ans en cas de négativité.

Le dépistage des cancers ORL est réalisé en cas de diagnostic de cancer lié à l'***intoxication alcoolo-tabagique***. Notre patient n'a pour l'instant aucun signe de cancer.
L'alcool n'est pas un facteur de risque de cancer gastrique.

Question 12

Comment pratiquez-vous le dépistage du carcinome hépatocellulaire (une seule réponse) ?

A. Échographie hépatique tous les 6 mois
B. Échographie hépatique tous les ans
C. Scanner hépatique tous les 6 mois
D. Scanner hépatique tous les ans
E. Dosage de l'alpha-foetoprotéine sérique tous les ans

Question classique. Au stade de cirrhose, le dépistage du CHC est le même quelle que soit la maladie initiale et consiste en la réalisation d'une échographie abdominale tous les 6 mois.

⚠ Le dosage de l'alpha-FP n'est plus recommandé dans le dépistage du CHC.

La TDM et l'IRM ne sont pas utilisées pour le dépistage, mais en cas d'anomalie à l'échographie. Elles permettent le diagnostic de CHC sans réaliser de biopsie, si le nodule répond aux critères de Barcelone.

Question 13

Quelle(s) caractéristique(s) scanographique(s) recherchez-vous en faveur d'un carcinome hépatocellulaire ?

A. Spontanément hyperdense
B. Spontanément hypodense
C. Prise de contraste au temps artériel
D. Hyperdensité au temps portal
E. Hypodensité au temps portal

Rappel : CHC à l'imagerie

À l'échographie	À la TDM injectée quadriphasique	À l'IRM injectée
• Nodule **hypoéchogène homogène** (+++) ou hyperéchogène hétérogène • **Hypervascularisation** au Doppler • Recherche de thrombose veine porte : ***signe d'Okuda*** : flux artériel d'une thrombose porte	• Temps artériel : **rehaussement** (hypervascularisation) • Temps portal : hypodense • (« ***wash-out*** ») • Temps tardif (non injecté) : nodule **hypodense** et hétérogène • Recherche de thrombose veine porte	• Nodule en **hyposignal T1 et hypersignal T2** • Réhaussement (hyper-vascularisation) et ***wash-out*** • Indiquée en plus de la TDM si nodule de 1-2 cm/en alternative si > 2 cm

Question 14

Quel(s) traitement(s) de première intention sera (seront) discuté(s) ?

A. Résection hépatique
B. Chimiothérapie intra-veineuse
C. Chimiothérapie intra-artérielle
D. Ablation percutanée
E. Radiothérapie externe

<table>
<tr><th>Traitement curatif</th><th>Traitement palliatif</th></tr>
<tr><td>Résection hépatique : traitement idéal si pas de cirrhose</td><td>Chimio-embolisation intra-artérielle</td></tr>
<tr><td>• <u>Indications</u>
– Tumeur unique (+++), < 5 cm
– <u>Pas de cirrhose</u>/cirrhose <u>stade Child A</u> (sinon réserve insuffisante)
– Sans envahissement portal/pression portale et bilirubine normales
• <u>Modalités</u>
– Résection anatomique : <u>hépatectomie ou segmentectomie</u>
– Il doit rester > 40 % du volume hépatique total
– Si hépatectomie droite, réaliser une embolisation portale droite (→ hypertrophie G)
– Temps exploratoire = écho per-opératoire/ ex-anapath.</td><td>• <u>Indications</u>
– Traitement de 4e intention (après TH/résection/ destruction)
– Multinodulaire
– PS 0/Child A-B
– En pratique certains patients en attente de greffe (temps d'attente souvent long…)
• <u>Modalités</u>
– Radio interventionnelle : cathérérisme sélectif de l'artère hépatique
– Injection de la chimiothérapie + agents occlusifs</td></tr>
<tr><td>Transplantation hépatique : traitement idéal si cirrhose, guérison 2/3 des cas</td><td>Sorafenib (Nexavar®) : anti-angiogénique par voie orale</td></tr>
<tr><td>• <u>Indications</u> (critères de Milan + EASL 2012)
– 3 nodules ≤ 3 cm/tumeur unique avec bilirubine et/ou http
• PS 0/<u>Child A/B/C</u>
– Sans extension extra-hépatique ou vasculaire
• <u>Modalités</u>
– Donneur en mort cérébrale/pas de refus/ accord de la famille
– Exérèse du foie natif/ex-anapath/greffe de foie entier ou partagé</td><td>• <u>Indications</u>
– Cancer avancé (invasion portale, N1, M1)
– PS 0-2/Child A-B
– CHC non éligible aux traitements curatifs + chimio-embolisation
– Récidive après traitement
• <u>Effets secondaires</u>
– Généraux : amaigrissement, anorexie, asthénie
– HTA/syndrome mains-pieds/diarrhée</td></tr>
<tr><td>Destruction locale per-cutanée</td><td>Soins de support</td></tr>
<tr><td>• <u>Indications</u>
– 3 nodules ≤ 3 cm/tumeur unique < 5 cm/ avec Bili ou P° portale augmentée
– PS 0/Child A-B
– Comorbidités
• <u>Modalités</u>
• <u>Radiofréquence</u> : uniquement si tumeur à distance des vx/hile/VB !
– Si pacemaker : bilan et suivi cardio !
– Contre-indiqué si ascite trop importante, anastomose bilio-digestive
• <u>Cryothérapie</u> : gèle la tumeur avec azote liquide
• <u>Alcoolisation</u> : injection intra-tumorale d'alcool absolu/séances répétées</td><td>• <u>Indications</u>
– PS > 2, Child C
• <u>Modalités</u>
– Prise en charge de la douleur
– Support nutritionnel

Remarque : pas de CT de référence</td></tr>
</table>

⚠ Ne pas confondre ***radiothérapie*** et ***radiofréquence*** !

Question 15

Quel(s) en est (sont) le(s) prérequis ?

A. Sevrage alcoolique effectif
B. Sevrage tabagique effectif
C. Absence de cancer extra-hépatique
D. Absence de métastase extra-hépatique de son carcinome hépatocellulaire
E. Absence d'hypertension portale endoscopique

L'indication de la transplantation hépatique au niveau international répond aux ***critères de Milan*** :

- Le CHC ***strictement localisé au foie*** :
  - Soit unique et mesurant de 2 à 5 cm de diamètre
  - Soit 2 à 3 nodules < 3 cm de diamètre
- En l'absence de thrombose portale ou hépatique
- En l'absence d'autres contre-indications :
  - Âge, état physiologique
  - Comorbidités
  - ***Alcoolisme actif***
  - Refus d'un traitement au long cours

L'HTP est une conséquence de la cirrhose, elle régressera en cas de transplantation d'un foie sain.

Dossier 18

Corrigé

(Énoncé p. 191)

Question 1

Parmi les diagnostics suivants, lequel (lesquels) peut (peuvent) expliquer ce tableau ?

A. Trouble déficit de l'attention avec ou sans hyperactivité
B. Épisode dépressif caractérisé
C. Hypocondrie
D. Hystérie de conversion
E. Trouble délirant persistant de type somatique

Nous sommes face à une jeune femme avec une demande de prise en charge médicale non adaptée (TDM cérébrale alors que l'examen clinique est normal). Cette jeune femme est persuadée d'être malade.

L'hypochondrie est un trouble somatoforme dans lequel le patient a la conviction erronée de présenter une pathologie médicale non psychiatrique, qui persiste malgré un bilan médical approprié et rassurant. C'est typiquement le cas de cette jeune femme qui est persuadée d'avoir un trouble neurologique malgré un examen clinique normal.
Un épisode dépressif caractérisé avec caractéristiques psychotiques peut se présenter par des idées délirantes congruentes à l'humeur à thème de culpabilité, de ruine ou ***d'hypochondrie***. Il faut rechercher un ralentissement psychomoteur associé qui orienterait vers ce diagnostic.
Un trouble de conversion se caractérise cliniquement par des signes neurologiques. Ce n'est pas le cas ici.
Une idée délirante correspond à un trouble du contenu de la pensée entraînant une perte du contact avec la réalité. Le délire est souvent l'objet d'une conviction inébranlable, inaccessible au raisonnement ou à la contestation par les faits. Le ***délire somatique*** est l'un des thèmes les plus fréquents avec les délires de persécution, de mégalomanie et de jalousie.

Astuce pratique !
Cette question était quasiment identique à la Q1 du DP 3 de l'épreuve 2 de l'ECNi de juin 2017 ! Révisez bien vos annales, les sujets « à la mode » retombent toujours !

Le TDAH était un piège pour l'étudiant qui ne prenait en compte que les plaintes de troubles de l'attention.

Question 2

Dans l'hypothèse d'une hypocondrie (ou crainte excessive d'avoir une maladie), indiquez la(les) proposition(s) exacte(s).

A. La prescription de cet examen risque d'entretenir le trouble
B. La normalité de cet examen permettra de rassurer durablement la patiente
C. La normalité de cet examen est nécessaire pour confirmer le diagnostic
D. Une anomalie à cet examen écarterait le diagnostic d'hypocondrie
E. La relation médecin-malade a pu influencer cette décision de prescription

L'objectif de la prise en charge de ce trouble somatoforme est ***d'éviter de multiplier les investigations*** contribuant à ***pérenniser le trouble*** (il ne rassurera pas la patiente), et d'orienter le patient vers une prise en charge psychiatrique, le diagnostic d'hypochondrie étant clinique.

Il faut ***proposer un diagnostic positif*** : donner le nom du trouble mental et l'expliquer. Les termes fonctionnels ou émotionnels sont souvent bien acceptés par les patients. Il faut rassurer sur le fait qu'il s'agit d'une maladie commune et reconnue et surtout ne jamais dire « qu'il n'y a rien » ou que le patient « simule ».
Une anomalie à cet examen pourrait être ***fortuite*** (totalement asymptomatique) et coexister avec le diagnostic d'hypocondrie. L'un n'exclut pas l'autre.
Le médecin a pu être ***influencé*** dans sa prescription par l'insistance de la patiente, sa volonté de « faire plaisir » ou pour couper court à la consultation.

Question 3

On repère dans les propos de Madame B. :

A. Une tendance à la mythomanie
B. Des troubles du jugement
C. Des hallucinations cénesthésiques
D. Des idées délirantes de persécution
E. Des traits de personnalité borderline

La patiente ne ment pas (***contrairement à la mythomanie*** où le patient ment volontairement), elle croit sincèrement à ce qu'elle raconte à son médecin : il s'agit d'un ***délire***.

Les ***idées délirantes de persécution*** (anciennement nommées paranoïaques) portent sur la conviction délirante d'être victime d'un complot, d'un espionnage ou d'une conspiration visant à empêcher l'aboutissement des projets personnels de l'individu. Ici, la patiente pense « qu'on veut la faire passer pour folle », il existe donc aussi un ***trouble du jugement*** (mauvaise interprétation de la réalité).

Les hallucinations sont des ***perceptions sans objet*** qui peuvent être :
- Intrapsychiques (avec perte de l'intimité psychique)
- Sensorielles (auditives, visuelles, olfactives, gustatives, tactiles, cénesthésiques)

Les hallucinations cénesthésiques concernent la sensibilité profonde (ondes, décharges électriques). La patiente ne présente pas d'hallucination.

Une personnalité borderline est un fonctionnement psychologique, ***relativement stable dans le temps***, ce qui n'est pas le cas ici. Elle ne doit pas être expliquée par un autre trouble mental, un effet psychologique d'une substance ou une pathologie médicale générale. Dans la personnalité borderline, on retrouve :
- Une instabilité affective et interpersonnelle majeures (relations intenses, instables, peur de l'abandon)
- Une distorsion cognitive (déréalisation, dépersonnalisation)
- Des troubles impulsifs (automutilations, conduites à risque, tentatives de suicide)

Question 4

Parmi les éléments suivants, lequel (lesquels) témoigne(nt) d'un risque suicidaire élevé chez Madame B. ?

A. La présence de menaces suicidaires
B. L'absence de proches à ses côtés
C. La présence d'idées délirantes
D. La prise d'œstroprogestatifs
E. Le suicide de son père

Rappel : Facteurs de risque de suicide

Personnels	Familiaux	Environnementaux
• Sexe masculin (3/1) • Âge > 35 ans et sujet âgé • Veuf, personne divorcée • ATCD personnels de TS • Trouble psychiatrique : – TCA – Trouble de l'humeur – Trouble anxieux – Trouble de la personnalité (cluster B +++) – Trouble psychiatrique – Addiction • Mauvaise estime de soi • Impulsivité, colère, agressivité • Rigidité de la pensée • Expression d'idée de suicide • Problème de santé	• ***ATCD familiaux*** de suicide/TS • Violences • Abus physiques, psychiques • Abus sexuels	• Élément déclencheur • Difficultés économiques • ***Isolement social*** • Séparation, perte récente • Difficultés scolaires • Difficultés professionnelles • Infractions, délits, prison • Événements humiliants

TS : tentative de suicide, TCA : trouble du comportement alimentaire.

Question 5

Parmi les propositions suivantes, laquelle (lesquelles) est (sont) exacte(s) au sujet de la contention physique ?

A. Elle est justifiée par le risque auto-agressif immédiat
B. Elle est justifiée par le risque hétéro-agressif immédiat
C. Elle doit être prescrite par un psychiatre
D. Elle nécessite une mesure d'admission en soins psychiatriques sous contrainte
E. Elle doit être déclarée secondairement au juge des libertés et de la détention

Les mesures de contention doivent être évitées au maximum car la contention physique peut aggraver un syndrome confusionnel associé à l'agitation. Lorsqu'elle est indispensable du fait de la dangerosité du patient ***pour lui-même*** (auto-agressivité) ou ***son entourage*** (hétéro-agressivité), sa durée doit être limitée (initialement 6 h), le temps d'obtenir une sédation médicamenteuse efficace.

La HAS a publié des **recommandations en 2017** :

- La mise sous contention mécanique est réalisée sur ***décision d'un psychiatre***, d'emblée ou secondairement. Si la contention est prescrite par un interne ou un médecin non psychiatre, elle doit être confirmée par un psychiatre dans l'heure qui suit (confirmation possible par téléphone) (source HAS 2017). En effet, on peut retrouver des mesures de contention en psychiatrie, mais aussi dans le service des urgences, en réanimation, etc. Le patient doit bénéficier de 2 visites médicales/24 h

- Dans le cadre de troubles psychiatriques, la contention mécanique ne peut s'exercer que dans le cadre de mesure d'isolement : uniquement sur des sujets faisant l'objet de ***soins psychiatriques SANS CONSENTEMENT***

Question 6

Parmi les considérations suivantes, laquelle (lesquelles) a (ont) fait préférer la classe des antipsychotiques à celle des benzodiazépines dans le cas présent ?

A. Électrocardiogramme non réalisé
B. Meilleure absorption par voie intramusculaire
C. Meilleure tolérance respiratoire
D. Âge jeune
E. Moindre risque de dépendance

Les benzodiazépines (BZD) à demi-vie courte sont évitées pour un usage à visée sédative si :

- Il existe des contre-indications en urgence :
  - ***Insuffisance respiratoire*** (ce qui n'est pas le cas ici)
  - ***Myasthénie***
- Si ***la voie IM est nécessaire*** (refus du traitement PO) : ***mauvaise biodisponibilité*** par cette voie, durée d'action longue

Les antipsychotiques à visée sédative (ex. : cyamémazine, lévomépromazine, loxapine PO ou en cas de refus haldol et loxapine IM) doivent être réservés aux d'états d'agitation très sévères car ils peuvent aggraver les troubles de la vigilance :

- Ils ne sont ***administrés qu'après un ECG*** par risque de troubles du rythme en cas de QT long
- À préférer si une administration IM est requise

Question 7

On repère dans les propos de Madame B. :

A. Discours hermétique
B. Néologisme
C. Paralogisme
D. Onirisme
E. Hallucinations

Dans les propos de Madame B., on retrouve :

- ***Des néologismes*** = mots inventés → « intermédiateurs »
- ***Des paralogismes*** = nouveau sens donné à des mots connus → « s'ils me désordonnent »

L'onirisme est un état analogue au rêve, constitué de visions de scènes animées. On retrouve fréquemment un onirisme dans le delirium tremens.

Un discours hermétique traduit l'impénétrabilité de la pensée pour un sujet extérieur, c'est-à-dire qu'on ne peut pas comprendre ce que le patient veut dire. Il est fréquemment retrouvé dans le syndrome dissociatif de la schizophrénie.

Comme vu Q3, ***les hallucinations*** sont des ***perceptions sans objet*** (= la patiente voit/entend/ressent quelque chose qui n'existe pas). Ce n'est pas le cas ici.

Question 8

Parmi les troubles mentaux suivants, lequel (lesquels) pourrait (pourraient) expliquer l'ensemble du tableau clinique ?

A. Épisode dépressif avec caractéristiques psychotiques
B. Schizophrénie
C. Trouble délirant persistant
D. Encéphalite
E. Troubles dissociatifs

Nous sommes donc face à un délire qui associe :

- Un syndrome ***POSITIF*** : délire
- Un syndrome de ***DÉSORGANISATION*** : néologismes, paralogismes

LE diagnostic à évoquer est bien sûr ***la schizophrénie***.

Des examens complémentaires permettent d'éliminer un diagnostic différentiel. Il s'agit d'un bilan biologique standard, d'une recherche de toxiques urinaires et d'une imagerie cérébrale (au mieux une IRM) :

Non psychiatriques	Intoxications	Psychiatriques
• Neurologiques : épilepsies, tumeurs cérébrales, ***encéphalite***, chorée de Huntington, neuro-lupus • Endocriniennes : dysthyroïdie, altération de l'axe corticotrope • Métaboliques : maladie de Wilson, Niemann-Pick type C • Infectieux : syphilis, sida	• Cannabis • Amphétamines	• ***Troubles de l'humeur*** • Troubles délirants persistants • Troubles envahissants du développement

La présence des syndromes positif, négatif ou de désorganisation ne doit pas conduire automatiquement au diagnostic de schizophrénie s'il existe un syndrome dépressif ou maniaque associé (source : Collège de Psychiatrie). Nous n'avons pour l'instant pas d'information sur l'existence ou non de ces symptômes.

Le diagnostic de trouble délirant persistant se pose quand il existe ***uniquement un syndrome positif*** sans éléments de bizarrerie (source : Collège de Psychiatrie). Il n'y a classiquement pas d'hallucination, de syndrome de désorganisation ou de syndrome négatif au 1er plan contrairement à la schizophrénie.
Les « troubles dissociatifs » sont la dépersonnalisation, l'amnésie dissociative, souvent secondaires à des traumatismes.

⚠ Ne pas confondre dissociation et désorganisation !

Question 9

Quelle(s) orientation(s) préconisez-vous ?

A. Admission en soins psychiatriques libres
B. Admission en soins psychiatriques à la demande d'un tiers classique (SPDT)
C. Admission en soins psychiatriques à la demande d'un tiers en urgence (SPDT-U)
D. Admission en soins psychiatriques pour péril imminent (SPPI)
E. Admission en soins psychiatriques sur décision du représentant de l'état (SPDRE)

On ne peut pas hospitaliser la patiente en ***soins psychiatriques libres*** : la patiente est contre. Elle veut une hospitalisation en chirurgie.
Devant le ***risque important hétéro- et auto-agressif*** (dont le suicide +++), il faut pourtant hospitaliser cette patiente de toute urgence.
Nous avons à disposition un tiers : la mère de la patiente. Le plus simple dans cette situation est la ***SPDT***. L'épisode d'agitation aigu est passé après la sédation, il n'existe pas de péril imminent : on peut se permettre de ne demander qu'une SPDT et non une SPDT-U.

Question 10

Parmi les éléments suivants, lequel (lesquels) doit (doivent) faire partie du bilan pré-thérapeutique ?

A. Mesure de la pression artérielle
B. Mesure de la glycémie
C. Bilan lipidique
D. Protéinurie
E. Électroencéphalogramme

Dans les schizophrénies, les antipsychotiques de 2nde génération sont recommandés en 1re intention (amisulpride, aripiprazole, olanzapine, quiétiapine, rispéridone).

Bilan pré-thérapeutique des NLP	
• NFS • Bilan rénal (IUC) • Bilan hépatique • Prolactine	• Glycémie à jeun + EAL + poids/IMC/PO* • Tension artérielle • β-hCG • ECG (QT long +++)

* PO = périmètre ombilical.

La recherche d'une ***protéinurie*** fait partie du bilan pré-thérapeutique du ***lithium***.

Question 11

Parmi les hypothèses suivantes, laquelle (lesquelles) pourrait (pourraient) expliquer la persistance des symptômes positifs ?

A. Absence de psychothérapie associée
B. Absence de prise réelle du traitement
C. Prise cachée de cannabis
D. Trouble neurologique comorbide
E. Propriétés agonistes dopaminergiques partielles de la molécule

Dans cette question, on nous demande pourquoi le syndrome positif de la patiente (délire = avoir sa neurochirurgie) persiste. Cette question est **très difficile**, on va réfléchir le plus simplement possible…

D'abord, les items « classiques » :
Il existe à l'examen un ***syndrome extrapyramidal*** (tremblement des extrémités, roue dentée), identique à celui retrouvé dans le syndrome parkinsonien.
Il est classique de retrouver ce syndrome après l'introduction de neuroleptique, c'est l'une des complications les plus fréquentes de ces molécules. Rappelez-vous, quand vous voulez poser le diagnostic de maladie de Parkinson, vous devez toujours éliminer une ***cause iatrogène***.

→ C'est le cas ici, ***la patiente prend bien son traitement***.

Les thérapies cognitives et comportementales (TCC) ont pour objectif de réduire les symptômes persistants en dépit d'un traitement antipsychotique bien conduit. La persistance du syndrome positif pourrait être liée à une prise en charge non optimale de la patiente, à savoir l'absence de TCC.

Ensuite, on va essayer de cocher le plus logiquement possible :
Pour répondre, je pense qu'il fallait avoir en tête cette notion du Collège de Psychiatrie :

> Selon l'hypothèse dopaminergique, le syndrome positif serait lié à une **hyperactivation de la transmission dopaminergique** au niveau mésolimbique, et le syndrome négatif serait associé à une hypoactivation de la transmission dopaminergique au niveau de la voie mésocorticale.

Les antipsychotiques ***BLOQUENT les récepteurs dopaminergiques*** post-synaptiques D2 des 4 principales voies dopaminergiques. C'est bien pour cela qu'on les utilise dans la schizophrénie. On ne va donc pas cocher l'item E.

Le cannabis agit au niveau des récepteurs cannabinoïdes qui régulent la neurotransmission glutamatergique et GABA, et il potentialise également la ***LIBÉRATION de dopamine***. Un trouble psychotique peut apparaître pendant ou peu après une intoxication aiguë au cannabis. La clinique rejoint celle du trouble psychotique. Sa consommation au cours d'une schizophrénie peut altérer l'évolution de la pathologie : ***aggravation des symptômes productifs***, augmentation du nombre d'épisodes et du nombre d'hospitalisations.

> Je vous rappelle d'ailleurs que 50 % des schizophrènes sont consommateurs de cannabis.

Une comorbidité psychiatrique est toujours possible pour expliquer le délire. Les symptômes thymiques sont fréquemment associés à la schizophrénie en phase aiguë (éléments dépressifs ou maniaques). On parle d'épisode thymique post-psychotique dont l'impact sur l'évolution de la maladie (**rechutes**, mauvaise observance) semble important. Une atteinte du lobe frontal passant inaperçue à la TDM non injectée peut entraîner une altération des fonctions exécutives. Je pense que l'hypothèse d'un trouble neurologique ou psychiatrique est toujours possible.

Question 12

À quoi pouvez-vous attribuer cette altération objective ?

A. Au trouble schizophrénique
B. À une comorbidité addictive méconnue
C. À une hyperprolactinémie iatrogène
D. Au stress de l'hospitalisation
E. Au syndrome extrapyramidal

Les altérations cognitives sont classiques (environ 70 %) dans la ***schizophrénie***. Les domaines cognitifs les plus altérés sont les ***fonctions exécutives***, la mémoire épisodique verbale, l'attention et la vitesse de traitement de l'information.
La consommation régulière du cannabis peut entraîner une altération des performances cognitives avec notamment des troubles de la mémoire, des troubles ***des fonctions exécutives*** et des difficultés attentionnelles.

REMARQUE (point évoqué dans le Collège de Psychiatrie)

Les neuroleptiques (NLP) de 1re génération, par leur action sur la **VOIE MÉSO-CORTICALE** (une des voies dopaminergiques qui projette vers le **cortex pré-frontal** : attention, capacités exécutives) pourraient aggraver le syndrome dyséxécutif, contrairement aux neuroleptiques de 2nde génération.

Le syndrome extrapyramidal est lié à l'effet des neuroleptiques sur la VOIE NIGROSTRIÉE (noyau caudé, putamen), impliquée dans le contrôle du mouvement (≠ effet sur le lobe frontal).
L'hyperprolactinémie est liée à l'effet des neuroleptiques sur la VOIE TUBÉRO-INFUNDIBULAIRE, responsable des effets endocriniens (diminution de l'inhibition de sécrétion de PRL normalement exercée par la dopamine au niveau de l'hypophyse).
On ne peut pas attribuer un syndrome dysexécutif à un ***stress d'hospitalisation***...

Question 13

Parmi les options suivantes, laquelle (lesquelles) doit (doivent) être envisagée(s) en priorité ?

A. Remplacement par aripiprazole
B. Remplacement par clozapine
C. Remplacement par un antipsychotique typique
D. Potentialisation par l'ajout d'un antipsychotique typique
E. Potentialisation par l'ajout d'un thymorégulateur

Classiquement, lorsque le patient a ***résisté à 2 antipsychotiques de 2nde*** génération à posologie et durée optimale, ***la clozapine doit être envisagée***.

Question 14

Parmi les propositions suivantes, laquelle (lesquelles) constitue(nt) un (des) avantage(s) d'un traitement par clozapine chez cette patiente ?

A. Efficacité supérieure aux autres antipsychotiques en cas de résistance au traitement
B. Moindre risque d'induire un syndrome métabolique
C. Moindre risque d'effets secondaires extrapyramidaux
D. Réduction du risque de suicide
E. Possibilité de recourir à une forme retard en cas de mauvaise observance

Comme vu à la question précédente, après 2 échecs d'antipsychotiques, on utilise la clozapine qui ***a une efficacité supérieure aux autres traitements***, mais qui doit aussi bénéficier d'une surveillance stricte.
Une action anti-suicidaire spécifique est reconnue pour la clozapine dans la schizophrénie.

⚠ Le risque d'***agranulocytose médicamenteuse*** est élevé pour la clozapine.
Une surveillance hématologique doit avoir lieu 1 fois par semaine pendant les 18 premières semaines puis 1 fois par mois pendant toute la durée du traitement.

Dans les situations où l'observance est difficile, certains antipsychotiques d'action prolongée ou « retard » existent. Cependant, ***il n'existe pas de forme retard de la clozapine***, du fait du risque d'agranulocytose important.
Le diabète et l'intolérance au glucose sont des contre-indications à l'olanzapine et à la clozapine (source : Collège des enseignants de Psychiatrie).
En cas de délire dans la maladie de Parkinson, la clozapine est la molécule à choisir car elle est la seule à posséder l'indication dans la « psychose parkinsonienne », grâce à ses ***moindres risques d'effets secondaires extrapyramidaux***.

Question 15

Parmi les mesures suivantes, laquelle (lesquelles) peut (peuvent) spécifiquement favoriser ce projet ?

A. Remédiation cognitive
B. Demande de reconnaissance de la qualité de travailleur handicapé
C. Demande de mise sous tutelle
D. Recours à un Établissement et Service d'aide par le travail
E. Recherche d'un foyer de vie

Rappel : Traitements non pharmacologiques de la schizophrénie

- ***Psychothérapie cognitivo-comportementale***
- ***Éducation thérapeutique***
- ***Remédiation cognitive :*** « rééduquer » le fonctionnement cognitif = attention, mémoire, reconnaissance des émotions, etc.
- ***Réadaptation psychosociale :*** des structures sanitaires assurent les soins de réadaptation et des structures médico-sociales offrent un accompagnement des patients dans la vie quotidienne ou professionnelle

La RQTH (Reconnaissance de la qualité de travailleur handicapé) par la MDPH (Maison départementale des personnes handicapées) est évidemment essentielle chez cette patiente avec handicap psychiatrique pour permettre une adaptation du poste de travail pour une éventuelle reprise de son activité.
Les Établissements et services d'aide par le travail (***ESAT***, ***ex-CAT***) sont des établissements médico-sociaux offrant des activités productives et un soutien médico-social à des adultes handicapés dont la capacité de travail est inférieure à la normale. Cette option pourrait être à proposer si la reprise du travail est impossible malgré une adaptation du poste.

La mise sous tutelle peut être demandée en cas de grave atteinte des fonctions cognitives mais elle ne permettra pas le retour au travail. Lisez bien la question !
Le foyer de vie (ou foyer occupationnel) est un établissement qui accueille des adultes handicapés ayant une certaine autonomie pour leur proposer des animations et des activités en fonction de leur handicap. Certaines structures peuvent également proposer un hébergement, mais il ne s'agit pas de structures permettant la reprise du travail.

ECNi 2019

Dossier 1

Items 143, 157, 166, 171

Énoncé

(Corrigé p. 276)

Une femme de 29 ans, originaire de Côte d'Ivoire, vous consulte dans votre cabinet de médecine générale car elle a prévu d'aller 3 mois en Côte d'Ivoire pour visiter sa famille. Elle a comme antécédents notables plusieurs épisodes d'infections urinaires et un épisode dépressif ayant nécessité une hospitalisation l'année de son arrivée en France. Elle est en France depuis 10 ans, vit en couple, et travaille comme auxiliaire de vie auprès de personnes âgées. Elle n'est jamais repartie en Côte d'Ivoire depuis son arrivée en France et est inquiète sur les risques pour sa santé. Elle est à jour des vaccins diphtérie, tétanos, polio, coqueluche, hépatite B.

Q1. Parmi les risques liés à ce voyage, quels sont les deux potentiellement les plus graves ?

A. Turista (diarrhée du voyageur)
B. Paludisme
C. Accidents de la circulation
D. Dengue
E. Rickettsiose

Q2. Quelle(s) est (sont) l' (les) attitude(s) préventive(s) possible(s) pour ce séjour vis-à-vis du risque palustre ?

A. Pas de chimioprophylaxie
B. Chimioprophylaxie par atovaquone-proguanil
C. Chimioprophylaxie par méfloquine
D. Chimioprophylaxie par doxycycline
E. Chimioprophylaxie par chloroquine-proguanil

Q3. Quelle(s) information(s) lui donnez-vous vis-à-vis du vaccin fièvre jaune ?

A. Vaccin à faire dans un centre agréé
B. Vaccin à consigner sur un carnet de vaccination internationale agréé par l'OMS
C. Vaccin valable pour 10 ans
D. Vaccin à virus vivant atténué
E. Vaccin qui ne doit pas être administré le même jour que le vaccin contre la typhoïde

Q4. La patiente part en Côte d'Ivoire avec une chimioprophylaxie anti-palustre par doxycycline. Que doit-elle mémoriser comme information concernant la prise de ce médicament ? (une ou plusieurs bonnes réponses)

A. Prise quotidienne
B. À débuter 1 mois avant le départ
C. À arrêter le jour du retour en France
D. À arrêter si survenue d'une grossesse
E. Doit être associée à la méfloquine du fait du séjour prolongé

Q5. Trois mois après, le jour de son retour en France, la patiente passe à votre cabinet car depuis 2 jours elle ne se sent pas bien et présente une pollakiurie avec brûlures mictionnelles. Au cours de votre discussion, elle vous dit avoir eu pendant quelques jours des douleurs abdominales et une diarrhée un peu plus d'un mois avant son retour qui l'ont conduit à arrêter la doxycycline pensant que ce médicament en était la cause. Parmi les signes cliniques suivants, quel est le plus important à recueillir pour décider de la conduite à tenir ?

A. Nombre de mictions par jour
B. Présence de sang dans les urines
C. Existence d'une urgenturie
D. Date de sa dernière infection urinaire
E. Présence de fièvre

Q6. La patiente n'est pas fébrile et vous vous orientez vers une cystite simple. La bandelette urinaire est positive. À ce stade, quel est l'examen complémentaire le plus pertinent ?

A. CRP
B. Recherche de *Chlamydiae trachomatis*
C. ECBU
D. Aucun examen
E. NFS

Q7. Vous ne réalisez aucun examen complémentaire.
Parmi les options thérapeutiques suivantes, quelle est celle que vous allez choisir en première intention chez cette patiente ?

A. Fosfomycine-trométamol dose unique
B. Ofloxacine dose unique
C. Ciprofloxacine pendant 5 jours
D. Pivmécillinam pendant 5 jours
E. Nitrofurantoïne pendant 5 jours

Q8. Quelle(s) autre(s) recommandations(s) formulez-vous ?

A. Faire un ECBU de contrôle dans 72 heures
B. Boire et uriner régulièrement
C. Prendre quotidiennement du jus de canneberge
D. Faire une échographie vésico-rénale à distance de l'épisode actuel
E. S'abstenir de relation sexuelle pendant 10 jours

Q9. Dix jours plus tard, la patiente se présente de nouveau à votre cabinet avec son compagnon. Elle vous dit que les signes urinaires ont disparu 2 jours après le traitement mais que, depuis 4 jours, elle a eu plusieurs poussées de fièvre élevée avec des frissons et des sueurs. Elle se plaint de céphalées tenaces, de nausées et de douleurs abdominales avec selles molles. La patiente est apyrétique, son examen clinique est normal, il n'y a notamment pas de syndrome méningé. Parmi les diagnostics suivants, quel est celui que vous devez évoquer en priorité chez cette patiente ?

A. Paludisme
B. Pyélonéphrite aiguë
C. Dengue
D. Fièvre typhoïde
E. Chikungunya

Q10. Parmi les éléments cliniques suivants quel(s) est (sont) celui (ceux) en faveur du diagnostic de paludisme chez cette patiente ?

A. Séjour de 3 mois en Côte d'Ivoire
B. Troubles digestifs
C. Cystite précédant cet épisode fébrile
D. Arrêt des cyclines 1 mois avant le retour en France
E. Fièvre évoluant par pics

Q11. Vous réalisez en urgence un bilan chez cette patiente, dont les résultats sont les suivants. Quel(s) est (sont) celui (ceux) le(s) plus évocateur(s) du diagnostic de paludisme ?

A. Hémoglobine : 10,8 g/dL
B. Plaquettes : 45000 /mm^3
C. CRP : 95 mg/L
D. ALAT : 1,2 N
E. Kaliémie : 3,3 mmol/L

Q12. Quel(s) examen(s) va (vont) vous permettre dès à présent de faire le diagnostic de paludisme ?

A. Hémocultures
B. Sérologie sanguine paludisme
C. Test rapide à la recherche de l'antigène HRP2
D. Frottis sanguin
E. Procalcitonine

Q13. Le frottis sanguin est positif à 0,5 % de *Plasmodium falciparum*. La patiente ne vomit pas et souhaite rentrer chez elle. Quelle(s) prise(s) en charge en première intention lui proposez-vous sachant qu'elle n'est pas enceinte ?

A. Quinine
B. Atovaquone + proguanil
C. Arténimol-pipéraquine
D. Artéméther-luméfantrine
E. Traitement ambulatoire

Q14. Vous ne pouvez effectivement pas traiter cette patiente en ambulatoire. Pourquoi (une ou plusieurs réponses possibles) ?

A. CRP à 95 mg/L
B. Parasitémie à 0,5 %
C. Hémoglobine à 10,8 g/dL
D. Plaquettes à 45000/mm^3
E. Traitement par arténimol-pipéraquine

Q15. Au bout de 3 jours d'hospitalisation, la patiente est apyrétique avec un frottis-goutte épaisse négatif et peut sortir.
À quel(s) moment(s) organisez-vous les contrôles biologiques ?

A. Au 5e jour du début du traitement
B. Au 7e jour du début du traitement
C. Au 14e jour du début du traitement
D. Au 21e jour du début du traitement
E. Au 28e jour du début du traitement

Dossier 2

Items 180, 182, 184

Énoncé

(Corrigé p. 292)

Vous voyez en consultation au mois de septembre une patiente de 19 ans pour une gêne respiratoire à type de sensations de sifflement et d'oppression thoracique.
Elle fume 10 cigarettes par jour depuis 3 ans. Elle n'a pas d'autres antécédents particuliers. Elle est étudiante aux Beaux-Arts et passionnée de sculpture sur bois, activité qu'elle n'exerce que durant la semaine et dont elle va faire son métier.
À l'interrogatoire, on ne retrouve pas d'autres symptômes particuliers. Elle n'a pas de fièvre et l'examen clinique lorsque vous la voyez est strictement normal. Elle raconte être très souvent réveillée la nuit par ces sensations désagréables voire angoissantes. Ses symptômes sont apparus depuis qu'elle vit dans son appartement d'étudiante et qu'elle a quitté la maison de son enfance. Il s'agit d'un petit appartement dans un logement assez vétuste. Elle a emmené son chat dans ce nouveau logis. Elle possède ce chat depuis 5 ans alors qu'elle habitait encore chez ces parents mais le contact avec le chat ne lui avait jamais posé de problème jusqu'alors. Elle n'a aucun autre animal. Elle vous présente une radiographie pulmonaire réalisée il y a 3 jours

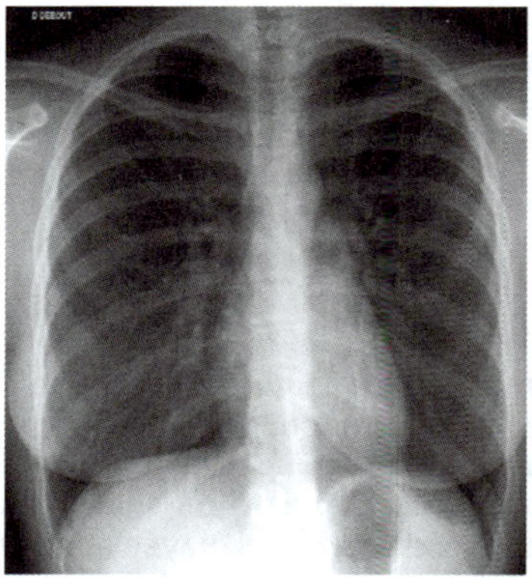

Q1. En fonction des données que vous avez à disposition pour le moment, donnez la (les) réponse(s) juste(s) :

A. Il est très étonnant que l'auscultation pulmonaire soit vraiment normale
B. Vous mettez en place une corticothérapie orale de 0,5 mg/kg pendant 15 jours
C. Vous prescrivez un scanner thoracique
D. Vous suspectez à l'interrogatoire un asthme allergique
E. Elle fume forcément beaucoup plus qu'elle ne l'avoue

Q2. Pour cette jeune patiente, quels examens complémentaires proposez-vous ? (Une ou plusieurs réponses exactes)

A. Fibroscopie bronchique
B. Gazométrie artérielle
C. Réalisation de prick-tests
D. Épreuve fonctionnelle respiratoire
E. PHmétrie œsophagienne

Q3. Vous réalisez une boucle débit-volume. Le carré vert et le triangle rouge correspondent aux volumes obtenus après la première seconde d'expiration.

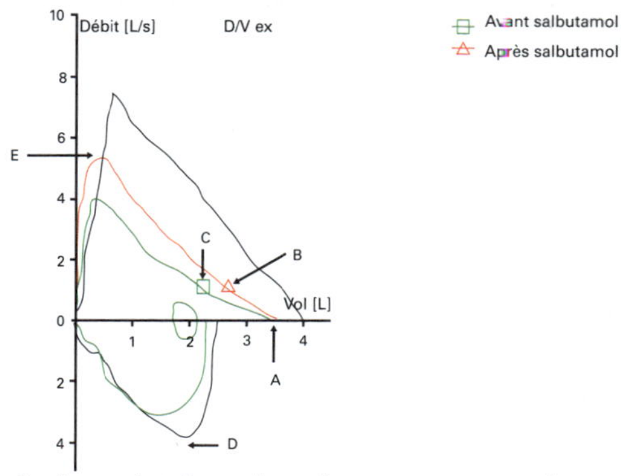

A. Le point A est le volume correspondant à la capacité vitale forcée
B. Le point B (triangle) représente le VEMS post-bronchodilatateur
C. La courbe bleue représente le débit inspiratoire pré-bronchodilatateur
D. Le point D correspond à la capacité résiduelle fonctionnelle
E. Le point E correspond à la capacité pulmonaire totale

Q4. Vous trouvez ci-joint les résultats chiffrés de la boucle débit-volume. (NB : Ventoline = Salbutamol) Concernant les résultats présentés dans le tableau ci-dessus, quelle(s) est (sont) la (les) proposition(s) exacte(s) ?

Substance		Pré	Théo	%Théo	POST Ventoline	D%Pos
CVP	[L]	3.52	3.99	88.1	3.55	1.1
VEMS	[%]	2.21	3.49	63.3	2.66	20.4
VEMS/CVL	[%]	63	84	74.2		
VEMS/CVP	[L/s]	63			75	19.1
DEP	[L/s]	3.97	7.49	53.0	5.32	33.9
DEM 75	[L/s]	3.16	6.45	49.0	4.30	36.1
DEM 50	[L/s]	1.61	4.70	34.1	2.40	49.3
DEM 25	[L/s]	0.64	2.27	28.3	1.11	73.6
DEM 25/75	[L/s]	1.36	4.20	32.3	2.12	56.4

A. Il existe un trouble ventilatoire obstructif de réversibilité significative
B. La réduction du VEMS à l'état initial n'est pas significative
C. Le débit expiratoire de pointe est altéré
D. Il existe un trouble respiratoire restrictif
E. Il existe un trouble respiratoire obstructif

Q5. Le diagnostic est manifestement celui d'un asthme et très probablement un asthme allergique. Quels allergènes pourraient être les plus probablement responsables de cet asthme lorsque vous la voyez ? (une ou plusieurs réponses exactes)

A. Acariens
B. Blattes
C. Chat
D. Chien
E. Pollens de graminées

Q6. L'appartement est vétuste mais il n'y a pas de blattes. Pour avancer dans le diagnostic allergologique, vous voulez réaliser des prick-tests. Concernant ces tests, donnez la (les) réponse(s) juste(s) :

A. Ils explorent la sensibilité immédiate IgE médiée
B. Ils devront être accompagnés de patch-tests afin d'augmenter la spécificité du résultat
C. Ils devront être réalisés lorsque l'asthme sera contrôlé
D. Ils devront être réalisés en milieu hospitalier proche d'une réanimation
E. Ils pourront être réalisés une fois que la patiente aura pris un antihistaminique pendant 5 jours consécutifs.

Q7. Concernant la technique des prick-tests, donnez la (les) réponse(s) juste(s) :

A. Le but est de mettre les antigènes en contact avec l'épiderme
B. On utilise des extraits purifiés et standardisés d'allergènes les plus habituels
C. On doit toujours faire un témoin négatif et tenir compte du diamètre de la papule de celui-ci lorsqu'il y en a une
D. La lecture des tests se fait à 15 min
E. Un test est considéré comme positif si le diamètre de la papule est supérieur ou égal à celui du témoin négatif

Q8. Voici une photographie de son avant-bras droit sur lequel ont été réalisés les prick-tests 15 minutes auparavant. D'autres allergènes ont été testés sur l'autre avant-bras et sont tous négatifs incluant d'autres pollens d'arbre. Que pouvez-vous déduire du résultat de ces prick-tests ? Donnez la (les) réponse(s) juste(s).

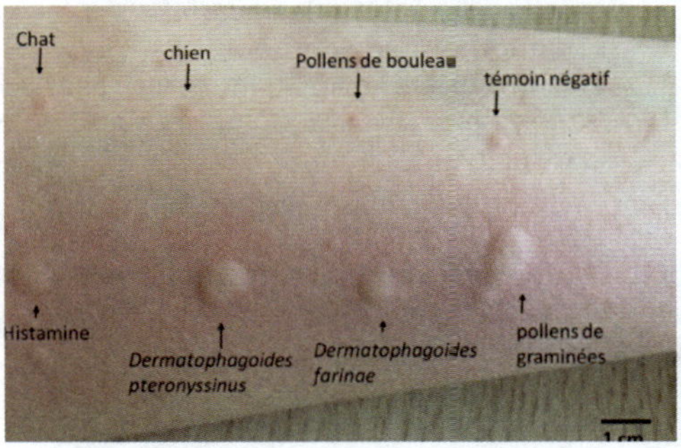

A. Les tests sont à interpréter avec prudence en raison de la rougeur importante
B. La patiente est sensibilisée ou allergique aux acariens
C. Les tests pourraient expliquer la présence d'une rhinite saisonnière
D. La patiente n'est a priori pas allergique au chat
E. La patiente doit éviter les chiens

Q9. La patiente vous pose la question de la responsabilité de son activité de sculpture dans la genèse de ses symptômes (une ou plusieurs réponses exactes).

A. Il faut rechercher des diminutions du débit expiratoire de pointe ou du VEMS corrélées avec le travail
B. Il faut rechercher une amélioration des symptômes le week-end et leur disparition lors des périodes de congés
C. La présence de symptômes nocturnes permet d'éliminer une origine professionnelle
D. Le fait que la patiente soit déjà sensibilisée à d'autres allergènes permet d'éliminer ce diagnostic
E. Le travail du bois n'est pas un des métiers à risque d'allergie professionnelle

Q10. Vous ne retrouvez aucun lien temporel entre son travail sur le bois et l'apparition de symptômes. La patiente raconte par contre que, chaque fois qu'elle dort dans une literie plus ancienne chez sa grand-mère, elle est terriblement gênée sur le plan respiratoire avec la survenue également d'une obstruction nasale. Il n'y a aucun animal chez sa grand-mère. Elle sait également que lorsqu'elle secoue un tapis elle va éternuer et son nez va couler. L'histoire clinique et les résultats des EFR et des prick-tests vous permettent de retenir le diagnostic d'asthme allergique aux acariens. Quelles stratégies thérapeutiques allez-vous mettre en place immédiatement chez cette jeune patiente outre l'arrêt du tabagisme ? (Une ou plusieurs réponses possibles)

A. Arrêt de travail
B. Conseils d'éviction des acariens
C. Immunothérapie allergénique (immunothérapie spécifique) aux acariens
D. Traitement d'un reflux gastro-œsophagien de principe
E. Traitement inhalé de son asthme

Q11. Il faut mettre en place un traitement pour son asthme. Que lui prescrivez-vous ? (Une ou plusieurs réponses exactes)

A. Un antihistaminique
B. Un corticoïde inhalé
C. Un nébulisateur pour réaliser des aérosols de bronchodilatateur à domicile
D. Un traitement de secours à base de bêta2-mimétiques de courte durée d'action en spray ou poudre sèche
E. Un bêta2-mimétique de longue durée d'action peut être d'emblée associé à un corticoïde inhalé à faible dose

Q12. Concernant les corticoïdes inhalés quels sont les effets secondaires classiques ? Donnez la (les) réponse(s) juste(s).

A. Crampes
B. Dysphonie
C. Mycose bucco-pharyngée
D. Tremblements
E. Ulcère gastroduodénal

Q13. Pour prévenir les effets secondaires des corticoïdes inhalés, vous expliquez à la patiente qu'il est indispensable de bien se rincer la bouche après chaque prise. Vous insistez sur l'importance de l'arrêt du tabac. Vous allez également longuement expliquer l'intérêt de l'éviction des acariens et vous allez donner les conseils nécessaires afin de réduire au maximum la charge allergénique en acariens à son domicile. Parmi les conseils suivant, lesquels sont justes dans cet objectif ? Donnez la ou les réponses exactes.

A. Utilisation d'un aspirateur avec filtre HEPA (haute efficacité pour les particules aériennes)
B. Housses antiacariennes pour le matelas, les couettes et oreillers
C. Lavage des draps régulier à température élevée (60 °C)
D. Réduction de l'humidité relative intérieure
E. Se débarrasser des oreillers synthétiques

Q14. Vous la revoyez 3 mois plus tard. Elle prend manifestement très bien et consciencieusement son traitement inhalé matin et soir. Elle a arrêté de fumer. Elle vous dit aller franchement mieux. Son auscultation est toujours normale. Sa boucle débit-volume est améliorée. Son VEMS est spontanément à 82 % de la théorique. Il existe une réversibilité complète avec une amélioration du VEMS de 13 % et 450 mL. Parmi les propositions suivantes, quelles sont celles qui permettent d'évaluer la qualité du contrôle de son asthme ? (Une ou plusieurs réponses exactes)

A. L'arrêt du tabagisme
B. La bonne mise en place des conseils d'éviction des acariens
C. La consommation de salbutamol
D. Le fait qu'elle affirme aller franchement mieux
E. Le nombre de symptômes nocturnes par semaine liés à l'asthme

Q15. L'asthme reste mal contrôlé malgré la majoration de la corticothérapie inhalée. Elle se réveille la nuit. Une immunothérapie allergénique est mise en place et ses symptômes de rhinite allergique perannuels vont franchement régresser voire disparaître. Vous allez pouvoir diminuer sa corticothérapie inhalée. Quatre ans plus tard, elle revient vous voir pour une rhinite très invalidante survenant au printemps pendant ses périodes d'examen. Son nez est bouché. Il coule beaucoup. Elle ne sent plus les odeurs. Elle a les yeux qui piquent et qui grattent. Elle avait déjà eu les mêmes symptômes l'année passée. Les symptômes avaient duré deux mois puis s'étaient estompés. Vous suspectez une pollinose aux graminées. Son asthme n'est pas aggravé. Quelle(s) attitude(s) préconisez-vous ?

A. Vous lui prescrivez des antihistaminiques anti-H1
B. Vous lui demandez de ne sortir que tard le soir
C. Vous pouvez lui prescrire un corticoïde nasal
D. Vous lui conseillez des lavages de nez quotidiens au sérum physiologique
E. Vous pouvez lui prescrire des cromones

Dossier 3

Items 132, 133, 178, 179, 357, 359

Énoncé

(Corrigé p. 307)

Un maçon de 50 ans consulte pour des douleurs de l'épaule droite évoluant depuis 6 mois. Il est fumeur à 40 PA non sevré et porteur d'une cardiopathie ischémique sous antiagrégants plaquettaires. Il existe une irradiation dans le membre supérieur droit mal systématisée.

Q1. Quel(s) signe(s) clinique(s) vous orienterait (orienteraient) vers un syndrome de Pancoast-Tobias ?

A. Une altération de l'état général
B. L'association à un ptôsis
C. Un déficit des muscles interosseux de la main
D. Une diplopie
E. Une irradiation de la douleur dans le pouce

Q2. Le patient ne présente pas d'altération de l'état général. Parmi les signes suivants, quel(s) est (sont) celui (ceux) qui permet(tent) d'orienter vers une cause articulaire de la douleur?

A. Limitation de la rotation latérale passive
B. Localisation de la douleur en face antérieure de l'épaule
C. Aggravation de la douleur en abduction
D. Présence d'un épanchement articulaire
E. Douleur à la palpation du sillon delto-pectoral

Q3. Parmi ces muscles, quel(s) est (sont) celui (ceux) qui fait (font) partie de la coiffe des rotateurs ?

A. Supra-épineux (*supra-spinatus*)
B. Grand rond (*teres major*)
C. Deltoïde
D. Subscapulaire (*subscapularis*)
E. Infra-épineux (*infra-spinatus*)

Q4. L'examen clinique met en évidence une abduction active d'amplitude normale mais douloureuse de l'épaule. On note un arc douloureux avec une douleur à l'abduction active entre 60° et 120°. La rotation latérale est d'amplitude normale et symétrique. L'élévation passive du membre supérieur en rotation interne et antépulsion est douloureuse.
La manœuvre clinique suivante est douloureuse alors que les autres manœuvres de mise en tension des muscles de la coiffe sont non douloureuses.

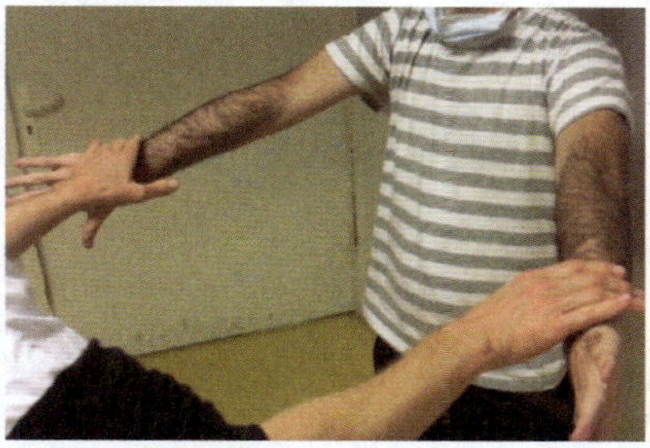

Au vu du tableau clinique du patient, quel est le tendon le plus probablement responsable de la douleur ?

A. Le tendon supra-épineux
B. Le tendon grand rond
C. Le tendon du deltoïde
D. Le tendon subscapulaire
E. Le tendon infra-épineux

Q5. Vous faites une radiographie standard au patient (ci-dessous).

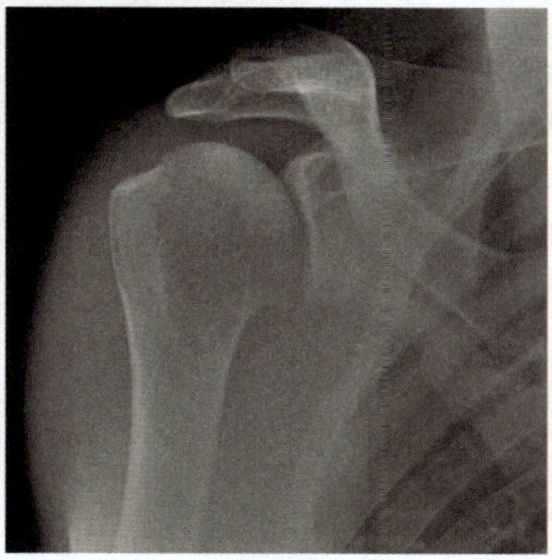

Parmi ces propositions, quelle(s) est (sont) la (les) réponse(s) exacte(s) ?
A. Il existe une diminution de la hauteur de l'espace sous acromial
B. Il existe une omarthrose
C. Il existe une calcification des tendons de la coiffe des rotateurs
D. La radiographie est normale
E. Il existe une ostéolyse du tubercule majeur

Q6. À ce stade de la prise en charge, quel(s) examen(s) complémentaire(s) d'imagerie de l'épaule droite pouvez-vous demander?
A. Scanner
B. IRM
C. Arthro-IRM
D. Arthroscanner
E. Échographie

Q7. L'échographiste vous répond qu'il s'agit d'une tendinopathie non rompue du supra-épineux. Vous prescrivez une rééducation de l'épaule. Chez ce patient, quel(s) est (sont) l'(les) objectif(s) de la kinésithérapie?
A. Renforcer le deltoïde
B. Renforcer le grand dorsal
C. Augmenter les amplitudes articulaires passives
D. Réduire la douleur
E. Apporter des conseils d'éducation

Q8. Au bout d'un mois, après 15 séances de kinésithérapie, le patient est toujours aussi douloureux lors de l'élévation de l'épaule. Quelle(s) stratégie(s) est (sont) pertinente(s)?
A. Vous vérifiez si le patient est observant
B. Vous vérifiez la tolérance des séances
C. Vous renforcez la prise en charge antalgique
D. Vous demandez un scanner de l'épaule
E. Vous vérifiez vos diagnostics différentiels

Q9. Le patient a pu reprendre le travail. En voulant se rattraper au décours d'une glissade sur un échafaudage, il présente une impotence fonctionnelle complète du membre supérieur droit. Voici a radiographie de face de l'épaule droite.

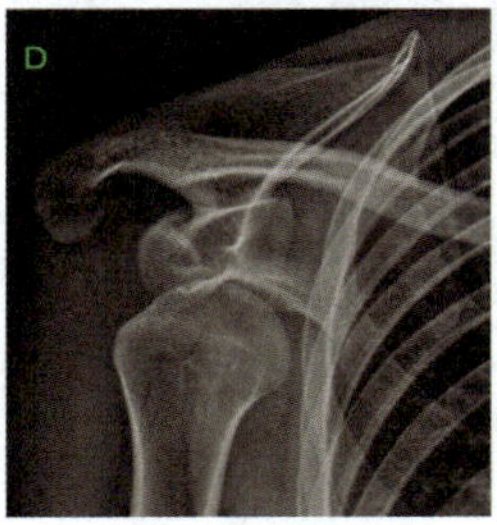

Quel(s) élément(s) vous apporte-t-elle ?
A. Il existe une fracture du col chirurgical de l'humérus
B. Il existe une luxation glénohumérale antéro-inférieure
C. Il existe une disjonction acromio-claviculaire
D. Il existe une fracture d'une côte déplacée
E. Il existe une encoche de Malgaigne

Q10. Avant de procéder à la réduction de cette luxation, vous examinez la sensibilité du moignon de l'épaule. Une anomalie isolée à ce niveau est en faveur d'une atteinte :
A. Du nerf axillaire
B. Du nerf supra-épineux
C. Du nerf thoracique long
D. Du nerf radial
E. Du nerf musculo-cutané

Q11. Le patient ne présentait pas d'atteinte nerveuse associée avant la réduction par manœuvres externes de l'articulation glénohumérale. L'examen de la sensibilité après la réduction n'est pas modifié. Vous mettez en place une immobilisation par une attelle coude au corps. Vous revoyez le patient un mois plus tard. À l'examen clinique, vous constatez les éléments suivants.
La mobilité passive n'est pas diminuée.
Le bras droit en élévation antérieure et en rotation interne, le patient ne parvient pas à résister à la force d'abaissement que vous exercez. Lorsqu'il veut porter sa main à la bouche vous observez que le patient est obligé d'élever latéralement son coude au-dessus du niveau de sa main. De plus, le bras placé en rotation externe coude au corps, il existe une rotation interne automatique.
La rotation externe passive n'est pas augmentée. Le patient conserve la possibilité de décoller la main placée dans le dos au niveau de la jonction lombo-sacrée. Il n'y a pas d'anomalie lors de la flexion active contrariée du coude lorsque les paumes sont vers le haut. Compte tenu des données de l'examen clinique, vous évoquez la possibilité d'une rupture de l'un ou plusieurs des éléments suivants :
A. Supra-épineux
B. Grand pectoral
C. Infra-épineux
D. Teres minor (petit rond)
E. Subscapulaire

Q12. Compte tenu de la gêne fonctionnelle, une chirurgie de réparation de la coiffe des

rotateurs est proposée au patient.
En attendant la consultation de l'anesthésiste, le patient vous pose quelques questions. Parmi les réponses suivantes que vous pourriez lui apporter, laquelle (lesquelles) est (sont) correcte(s)?

A. Pour cette intervention programmée, la consultation d'anesthésie peut avoir lieu jusqu'à la veille de l'intervention
B. Vous verrez soit un médecin, soit un(e) infirmier(ère) anesthésiste pour cette consultation
C. Vous n'aurez pas obligatoirement à faire de prise de sang avant l'intervention
D. Si vous ne souhaitez pas avoir une anesthésie locorégionale, vous pourrez la refuser
E. Comme vous prenez de l'aspirine pour le cœur, il faudra dans tous les cas l'arrêter entre 5 et 7 jours avant l'intervention

Q13. Le patient est maintenant en salle de surveillance post-interventionnelle dans les suites de sa chirurgie qui s'est déroulée sans incident au plan anesthésique et chirurgical. Il exprime une douleur à 8 sur 10 sur l'échelle numérique et demande à être soulagé. Quelle(s) est (sont) l' (les) analgésie(s) multimodale(s) indiquée(s) dans ce contexte, parmi les analgésies représentées sur la figure ci-dessous ?

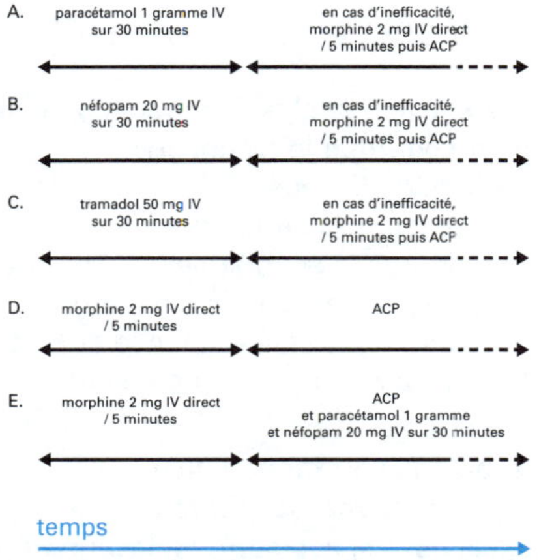

ACP : analgésie contrôlée par le patient (ou PCA en anglais)

A. Analgésie A
B. Analgésie B
C. Analgésie C
D. Analgésie D
E. Analgésie E

Q14. Une titration morphinique a bien été instaurée car il s'agissait d'une douleur intense. Elle a été relayée par une analgésie contrôlée par le patient (ACP) avec du paracétamol et du nefopam dans le cadre d'une analgésie postopératoire multimodale. Elle a été efficace. L'ACP a été arrêtée au second jour.
Le troisième jour, le patient se plaint à nouveau d'une douleur dont l'intensité est mesurée à 54 mm sur une échelle visuelle analogique, et il souhaite être soulagé. Son traitement analgésique actuel comprend du paracétamol et du nefopam. Quel(s) traitement(s) est (sont) indiqué(s) dans le cadre d'une analgésie multimodale dans ce contexte?

A. Tramadol
B. Kétoprofène (AINS)
C. Oxycodone
D. Neurostimulation électrique transcutanée
E. Application de froid

Q15. Après 5 mois de rééducation, le patient a retrouvé des mobilités active et passive satisfaisantes et il ne se plaint quasiment plus de douleur. Il vous questionne par rapport à la reprise de son travail car il craint de ne pouvoir continuer son activité. En accord avec votre patient, vous souhaitez contacter son médecin du travail. Quel(s) élément(s) est (sont)-il(s) pertinent(s) de transmettre au médecin du travail ?

A. Aucun, pour ne pas rompre le secret médical
B. Les séquelles fonctionnelles sur l'épaule
C. Le bilan lésionnel initial
D. Un certificat d'aptitude à son poste
E. Les éventuels facteurs de risque extraprofessionnels

Dossier 4

Items 110, 326, 345

Énoncé

(Corrigé p. 322)

Un homme âgé de 76 ans consulte pour une éruption bulleuse apparue depuis quelques jours. Il est traité pour une insuffisance cardiaque depuis 13 ans par bêtabloquant (bisoprolol) et par association d'un antagoniste du récepteur de l'angiotensine de type 2 et d'un diurétique (valsartan, hydrochlorothiazide). Il présente par ailleurs, un diabète de type 2 traité par régime et metformine. Il vit avec son épouse handicapée. Il se plaint d'un prurit et d'une peau sèche depuis environ 8 mois. L'examen clinique met en évidence des bulles au niveau du tronc et des membres supérieurs (voir photo). L'examen des muqueuses est normal. Il présente en moyenne 30 nouvelles bulles par jour. Il applique depuis plusieurs semaines un dermocorticoïde d'activité modérée (désonide) associé à une prise de 25 mg d'hydroxyzine (antihistaminique) au coucher.

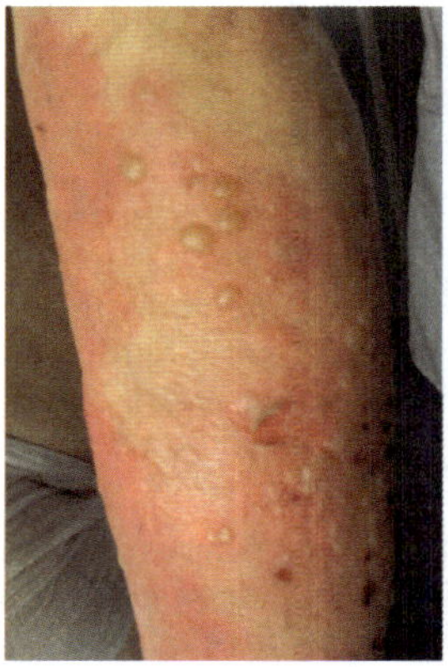

Q1. Quel(s) élément(s) sémiologique(s) identifiez-vous sur la photo ?
- A. Des placards urticariens
- B. Des vésicules
- C. Des bulles
- D. Des pustules
- E. Des érosions

Q2. Quelle hypothèse diagnostique privilégiez-vous devant ce tableau ?
- A. Pemphigus vulgaire
- B. Toxidermie bulleuse
- C. Porphyrie cutanée tardive
- D. Pemphigoïde bulleuse
- E. Zona généralisé

Q3. Vous suspectez une pemphigoïde bulleuse. Parmi les caractéristiques suivantes, laquelle (lesquelles) est (sont) compatible(s) avec le diagnostic ?
- A. Des bulles en peau saine
- B. Des bulles tendues
- C. Une atteinte muqueuse prédominante
- D. Une localisation à la racine des membres
- E. Un prurit intense

Q4. Parmi les examens biologiques suivants, lequel (lesquels) retenez-vous en faveur du diagnostic de pemphigoïde bulleuse ?
- A. Vitesse de sédimentation supérieure à 100 mm à la première heure
- B. Polynssucléose neutrophile
- C. Hyperéosinophilie sanguine
- D. Protéinurie supérieure à 100 mg/24 h
- E. Hypercalcémie

Q5. Quel(s) examen(s) paraclinique(s) réalisez-vous pour confirmer le diagnostic de pemphigoïde bulleuse ?
- A. Cytodiagnostic de Tzanck
- B. Microscopie électronique
- C. Biopsie pour histologie standard
- D. Immunofluorescence cutanée directe
- E. Mise en culture du liquide de bulle

Q6. L'examen anatomopathologique d'une bulle a été réalisé (photo). Quel(s) élément(s) est (sont) en faveur du diagnostic de pemphigoïde bulleuse ?
- A. Un clivage sous-épidermique
- B. Un clivage intra-épidermique
- C. Une acantholyse
- D. Une nécrose des kératinocytes
- E. Un infiltrat inflammatoire dermique avec prédominance de polynucléaires éosinophiles

Q7. L'immunofluorescence cutanée directe confirme le diagnostic de pemphigoïde bulleuse. En effet, elle met en évidence l' (les) élément(s) suivant(s) :

A. Des dépôts granuleux de C3 sur la jonction dermo-épidermique
B. Des dépôts linéaires d'IgG sur la jonction dermo-épidermique
C. Des dépôts linéaires d'IgA sur la jonction dermo-épidermique
D. Des dépôts d'IgM intercellulaires
E. Des dépôts linéaires de C3 sur la jonction dermo-épidermique

Q8. Parmi les examens sérologiques suivants, quel(s) est (sont) celui (ceux) dont la positivité peut conforter le diagnostic de pemphigoïde bulleuse ?

A. Anticorps anti-nucléaire
B. Anticorps anti-substance intercellulaire
C. Anticorps anti-membrane basale
D. Anticorps anti-gliadine
E. Anticorps anti-thyroperoxydase

Q9. La prise en charge immédiate de ce patient nécessite (une ou plusieurs réponse(s) exacte(s)) :

A. Une évaluation de son état d'hydratation
B. Une nutrition hypercalorique
C. Une hospitalisation en secteur de soins intensifs
D. Une antibiothérapie à large spectre
E. L'arrêt immédiat du traitement de l'insuffisance cardiaque

Q10. Le traitement de première intention de la pemphigoïde bulleuse chez ce patient, selon les recommandations de l'HAS, repose sur (une ou plusieurs réponse(s) exacte(s)) :

A. Corticothérapie locale d'activité faible (niveau I) 20 à 40 g par jour
B. Corticothérapie locale d'activité très forte (niveau IV) 20 à 40 g par jour
C. Cyclophosphamide 50 mg/j
D. Bolus de corticoïdes par voie intraveineuse
E. Plasmaphérèses 1 séance par semaine pendant 4 semaines

Q11. Des mesures thérapeutiques et de surveillance complémentaires sont envisagées. Parmi les propositions suivantes, laquelle (lesquelles) retenez-vous ?

A. Surveillance étroite de la fonction rénale
B. Prescription d'antihistaminiques
C. Réalisation de bains antiseptiques
D. Surveillance de la glycémie
E. Substitution des antidiabétiques oraux par une insuline

Q12. Après plusieurs jours d'hospitalisation, le patient rentre à domicile. Quelle(s) est (sont) l'(les) action(s) à entreprendre ?

A. Prise en charge ALD hors liste
B. Déclaration obligatoire de la maladie
C. Soins quotidiens par IDE à domicile
D. Contrôle de la glycémie
E. Désinsectisation du domicile

Q13. Après 3 mois d'un traitement bien conduit par corticothérapie locale très forte, le patient présente toujours des bulles, une atrophie cutanée sévère, de nombreux grains de milium, des érosions étendues au niveau des cuisses, une escarre talonnière, un purpura ecchymotique des bras. Parmi les éléments suivants, quel(s) est (sont) celui (ceux) induit(s) par la corticothérapie très forte prolongée?

A. Grains de milium
B. Persistance de bulles
C. Purpura ecchymotique
D. Escarre talonnière
E. Atrophie cutanée

Q14. Le patient rechutant à chaque tentative de réduction de la corticothérapie locale, un changement de traitement est envisagé. Un traitement par méthotrexate a alors été mis en place, permettant une régression complète des bulles et du prurit. Après 3 mois de traitement, le patient présente une fièvre brutale à 38,5 °C associée à un œdème chaud et douloureux de la jambe droite surmonté de quelques bulles. Quel(s) diagnostic(s) évoquez-vous ?

A. Un érysipèle
B. Une candidose cutanée
C. Une récidive de la pemphigoïde bulleuse
D. Un zona
E. Un eczéma de contact

Q15. Le prélèvement bactériologique du liquide de bulle identifie un streptocoque du groupe B. Quel traitement proposez-vous en première intention ?

A. Acide fusidique en crème
B. Amoxicilline
C. Doxycycline
D. Terbinafine
E. Photoélasticimétrie

Dossier 5

Items 64a, 64b, 64d, 72, 74, 338

Énoncé

(Corrigé p. 334)

Une femme de 54 ans est hospitalisée en orthopédie à la suite d'une chute à domicile ayant entraîné une plaie du scalp et une fracture extra-articulaire non compliquée de l'extrémité inférieure du radius qui a nécessité une réduction sous anesthésie générale et un traitement chirurgical par embrochage percutané. La nuit suivante, alors qu'une sortie est prévue le lendemain, la patiente doit plusieurs fois être raccompagnée dans sa chambre par l'équipe soignante à laquelle elle tient des propos de plus en plus décousus. Elle se croit chez elle, déambule dans le service puis tente de s'enfermer dans la salle de repos des soignants. Quand on s'adresse à elle, il faut répéter plusieurs fois les questions car elle semble ailleurs. Elle finit par parler de caméras dans sa chambre. Elle n'accepte de la regagner que si on laisse la lumière allumée pour, dit-elle, « faire fuir les blattes ». Alors qu'elle semblait s'être calmée, elle fait à nouveau irruption dans le poste de soins en brandissant une fourchette qu'elle pointe sur l'équipe de nuit en disant qu'elle ne va pas « se laisser faire ».

Q1. Parmi les éléments cliniques suivants, lequel (lesquels) est (sont) présent(s) dans l'observation ?

A. Désorientation spatiale
B. Zoopsies
C. Perturbation de l'attention
D. Tachypsychie
E. Automatisme mental

Q2. Devant cet état d'agitation, parmi les éléments suivants présents dans l'observation, lequel (lesquels) oriente(nt) vers un syndrome confusionnel plutôt qu'un état psychotique aigu ?

A. Désorientation spatiale
B. Idées délirantes de persécution
C. Début brutal dans un contexte postopératoire
D. Angoisse majeure
E. Fluctuation des symptômes

Q3. Parmi les éléments cliniques suivants, lequel (lesquels) serait (seraient) en faveur d'un syndrome confusionnel ?

A. Désorientation temporelle
B. Hyperthermie
C. Prédominance des hallucinations visuelles
D. Antécédents psychiatriques
E. Inversion du rythme nycthéméral

Q4. L'agitation est fluctuante mais elle ne réitère pas ses menaces hétéro-agressives et accepte d'être à nouveau raccompagnée dans sa chambre. Elle reste désorientée dans le temps et l'espace. À ce stade, parmi les examens complémentaires suivants, lequel est indispensable à réaliser dans l'immédiat ?

A. Alcoolémie
B. Recherche de toxiques urinaires
C. Glycémie capillaire
D. Scanner cérébral injecté
E. Ionogramme sanguin

Q5. La glycémie capillaire est à 3,8 mmol/L. Parmi les causes suivantes, laquelle (lesquelles) est (sont) à évoquer devant le tableau clinique présenté par la patiente ?

A. Sevrage en alcool
B. Effets indésirables des antalgiques opiacés
C. Hypoglycémie
D. Hématome sous-dural subaigu
E. Hyponatrémie

Q6. L'examen physique montre des sueurs, une tachycardie et un tremblement des extrémités. L'examen neurologique ne peut être poursuivi en raison d'une accentuation de l'agitation. La patiente accepte néanmoins un traitement *per os*. Que préconisez-vous ?

A. Traitement par benzodiazépine
B. Traitement par neuroleptique sédatif
C. Scanner cérébral sans injection dès que possible
D. Surveillance comportementale constante
E. Demande d'avis psychiatrique

Q7. Compte tenu du syndrome confusionnel et du contexte de chute avec plaie du scalp, un scanner cérébral est prescrit en urgence après sédation par benzodiazépine. Le scanner cérébral est normal mais la biologie montre une élévation modérée de la gamma-glutamyl-transpeptidase et des transaminases (prédominant sur les ASAT) contrastant avec un taux normal de phosphatases alcalines, ainsi qu'une élévation du volume globulaire moyen. Le ionogramme sanguin et la calcémie sont normaux. Les CPK sont discrètement augmentées. La température est à 37,8 °C. La patiente n'est plus agitée mais toujours désorientée, anxieuse et continue à tenir des propos délirants. Que préconisez-vous dans l'immédiat ? (Une ou plusieurs réponses exactes)

A. Vitamine B1
B. Hydratation
C. Acide valproïque
D. Contention physique
E. Antipsychotique

Q8. Vous avez mis en place un traitement par hydratation intraveineuse et administration de vitamine B1 et diazépam. Parmi les éléments cliniques et biologiques suivants, lequel (lesquels) fait (font) partie de la surveillance du *delirium tremens* ?

A. Pression artérielle
B. Fréquence cardiaque
C. Température
D. Hémoglobine
E. Gamma-glutamyl-transpeptidase

Q9. L'évolution du *delirium* est favorable en quelques jours et une consultation addictologique est organisée. La patiente rapporte une consommation d'alcool quotidienne excessive mais dit ne pas avoir perdu le contrôle de sa consommation et ne pas avoir besoin d'une prise en charge addictologique. Parmi les attitudes suivantes que vous pourriez adopter pour favoriser l'adhésion de la patiente, laquelle (lesquelles) relève(nt) spécifiquement des techniques d'un entretien motivationnel ?

A. Expliquer le lien entre la consommation d'alcool et l'épisode de *delirium tremens*
B. Exposer les autres risques liés à la consommation d'alcool
C. Demander à la patiente ce que lui apporte sa consommation d'alcool
D. Parler de l'ambivalence au changement comme étant normale
E. Présenter les traitements médicamenteux d'aide au maintien de l'abstinence

Q10. La patiente est suivie par son médecin généraliste avec un objectif d'abstinence complète. Cependant, elle ne parvient pas à arrêter sa consommation d'alcool pendant plus de cinq jours. Parmi les classes de médicaments suivantes, lequel (lesquels) peut (peuvent) lui être prescrit(s) dans l'indication d'aide au maintien de l'abstinence ?

A. Un inhibiteur sélectif de recapture de la sérotonine
B. Une benzodiazépine
C. Un antagoniste opioïde
D. Un thymorégulateur
E. Un anticonvulsivant

Q11. La prise en charge par le médecin généraliste se poursuit, mais sans réduction significative de la consommation d'alcool. Elle continue à boire une bouteille et demie de vin par jour. La patiente vient souvent aux consultations en ayant bu. Elle pleure alors beaucoup, se dit triste, manquant d'appétit et se faisant des reproches. Quelle(s) stratégie(s) thérapeutique(s) est (sont) indiquée(s) chez cette patiente ?

A. Prise en charge ambulatoire dans un centre d'addictologie
B. Hospitalisation en psychiatrie en urgence
C. Prescription d'un antidépresseur
D. Thérapie comportementale et cognitive
E. Hospitalisation programmée pour sevrage de l'alcool

Q12. La patiente est prise en charge dans un CSAPA (centre de soins, d'accompagnement et de prévention en addictologie) et un sevrage programmé a permis d'obtenir une abstinence complète de l'alcool depuis 3 mois. Malgré cela, elle continue à souffrir d'un mal-être profond et dit à son médecin qu'elle ne supporte plus de vivre seule, qu'elle se sent fatiguée dès le matin et a besoin de plusieurs heures pour se préparer. Il lui est très difficile de prendre des décisions, elle se trouve incompétente dans tous les domaines et a une forte tendance à manger entre les repas au point d'avoir pris 5 kilos depuis 2 mois.

Par ailleurs, elle s'inquiète presque toute la journée et excessivement pour différents motifs et met plus d'une heure avant de s'endormir. Elle sort peu et voit très peu de monde car elle redoute toutes les rencontres et a peur de ne pas être à la hauteur. Quel(s) critère(s) diagnostique(s) de dépression caractérisée identifiez-vous parmi les symptômes présentés par cette patiente ?

A. Autodépréciation
B. Sentiment de solitude
C. Troubles cognitifs
D. Hyperphagie
E. Ralentissement

Q13. Quel(s) autre(s) diagnostic(s) le tableau clinique de la patiente évoque-t-il ?

A. Trouble anxieux généralisé
B. Phobie sociale
C. Agoraphobie
D. Syndrome de Korsakoff
E. Trouble de la personnalité schizoïde

Q14. Une prescription d'antidépresseur en monothérapie (escitalopram) a été mise en place il y a 4 mois et a permis d'obtenir une rémission complète de l'épisode dépressif depuis maintenant 3 mois. La patiente est restée abstinente en alcool. Cependant, elle demeure très anxieuse dans de nombreuses situations de la vie quotidienne. Quelle(s) orientation(s) thérapeutique(s) est (sont) indiquée(s) à ce stade ?

A. Arrêt progressif de l'escitalopram
B. Thérapie comportementale et cognitive
C. Thérapie EMDR (*eye movement desensitization and reprocessing*)
D. Prescription d'un bêtabloquant
E. Prescription d'un neuroleptique sédatif

Q15. Après 12 mois de traitement par escitalopram et maintien d'une rémission complète et stable de l'épisode dépressif, quel(s) argument(s) peut (peuvent) justifier la prolongation de ce traitement au long cours ?

A. Identification d'antécédents d'épisodes dépressifs
B. Identification d'un antécédent d'épisode maniaque
C. Signes de sevrage médicamenteux survenant lors des oublis de prise
D. Trouble anxieux généralisé sévère
E. Trouble de la personnalité évitante

Q16. La patiente consulte un an plus tard. Elle ne prend plus d'antidépresseur depuis 6 mois, mais prend tous les jours de l'alprazolam à doses variables prescrit par un autre médecin. Quelle(s) stratégie(s) thérapeutique(s) peut-on proposer pour limiter le risque de dépendance aux benzodiazépines chez cette patiente ?

A. Information sur les risques liés à la prise chronique de benzodiazépines
B. Participation à un groupe d'entraide mutuelle (GEM)
C. Prolongation de la prescription d'alprazolam à dose stable pour obtenir une rémission complète
D. Remplacement de l'alprazolam par une benzodiazépine à demi-vie plus courte
E. Information sur les alternatives thérapeutiques non médicamenteuses

Dossier 6

Items 103, 105, 337

Énoncé

(Corrigé p. 347)

Une femme de 17 ans est adressée par le SAMU au service d'accueil des urgences car elle a présenté une perte de connaissance sur la voie publique survenue une heure auparavant. Des passants ont constaté des mouvements convulsifs et appelé le SAMU. Celui-ci est arrivé 15 min après la perte de connaissance et vous signale que la patiente était confuse. Elle signale une perte d'urine. Lorsque vous l'examinez, elle est parfaitement consciente, bien orientée dans le temps et l'espace. Elle ne se souvient de rien et vous demande la raison de son hospitalisation. Votre examen clinique est normal.

Q1. Concernant la confusion dans cette situation, quelle(s) est (sont) la (les) réponse(s) exacte(s) ?

A. Elle peut persister plusieurs jours
B. Elle peut être suivie de troubles cognitifs persistants
C. Elle se manifeste par un trouble du langage spontané
D. Son association avec une désorientation temporo-spatiale est constante
E. Elle se manifeste notamment par des troubles du comportement

Q2. Concernant le mécanisme de cette perte de connaissance, quelle(s) est (sont) la (les) proposition(s) juste(s) ?

A. Vous évoquez le diagnostic de crise épileptique tonico-clonique car les témoins rapportent des mouvements convulsifs
B. Vous retenez le diagnostic de crise épileptique tonico-clonique puisque la patiente vous a rapporté une perte d'urine
C. L'absence de morsure de langue permet d'écarter le diagnostic de crise épileptique tonico-clonique
D. Le fait que la patiente dit ne se souvenir de rien est en faveur d'une origine psychogène de la perte de connaissance
E. L'existence d'une confusion lors de la prise en charge par le SAMU vous fait évoquer une crise épileptique tonico-clonique

Q3. Quel(s) élément(s) serait (seraient) en faveur d'une syncope convulsivante ?

A. Pâleur extrême
B. Reprise immédiate d'une conscience normale
C. Durée de la perte de connaissance d'au moins 5 min
D. Secousses cloniques des quatre membres
E. Perte d'urine

Q4. À l'interrogatoire, vous apprenez que la patiente est parfois surprise le matin, pendant le petit-déjeuner par des soubresauts des membres supérieurs. Elle a même une fois subitement lâché la tasse de café qu'elle tenait tant le mouvement était brusque. Concernant ce symptôme, vous évoquez :

A. Une tétanie
B. Des tics
C. Des myoclonies physiologiques
D. Des myoclonies épileptiques
E. Des manifestations psychogènes

Q5. Vous intégrez ce symptôme dans votre raisonnement syndromique. Quelle(s) est (sont) la (les) proposition(s) exacte(s) ?

A. Ce symptôme remet en cause le diagnostic d'un mécanisme épileptique concernant l'épisode de perte de connaissance
B. Ce symptôme associé à la suspicion clinique de crise tonico-clonique est en faveur d'une épilepsie partielle secondairement généralisée
C. Ce symptôme associé à la suspicion clinique de crise tonico-clonique est en faveur d'une épilepsie généralisée idiopathique
D. Ce symptôme nécessite un avis psychiatrique
E. Ce symptôme doit faire rechercher à l'interrogatoire une photosensibilité

Q6. Vous retenez l'existence de myoclonies épileptiques. Concernant les myoclonies épileptiques quelle(s) est (sont) la (les) proposition(s) exacte(s) ?

A. Elles peuvent s'observer au cours des épilepsies généralisées
B. Elles peuvent s'observer au cours des épilepsies partielles
C. Elles sont favorisées par le manque de sommeil
D. Elles sont favorisées par la stimulation lumineuse intermittente
E. Elles peuvent survenir en l'absence de décharge épileptique concomitante sur l'électroencéphalogramme

Q7. Dans les premières heures de votre prise en charge, quel(s) examen(s) complémentaire(s) à visée étiologique allez-vous réaliser ?

A. Une IRM cérébrale
B. une ponction lombaire
C. Un électroencéphalogramme
D. Une recherche de toxiques dans les urines
E. Un angioscanner cérébral

Q8. Vous avez fait réaliser un électroencéphalogramme une heure après son admission. Le tracé est le suivant :

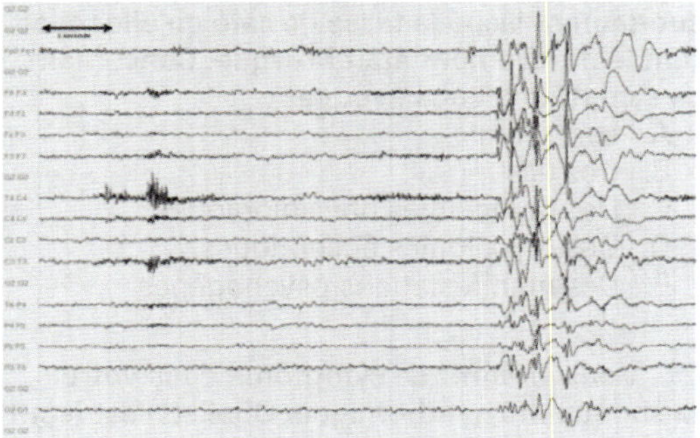

Quelle(s) caractéristique(s) retenez-vous à la septième seconde de l'enregistrement ?

A. Une décharge épileptique généralisée
B. Un tracé physiologique (rythme normal)
C. Une décharge caractéristique d'une absence
D. Une décharge enregistrée sur toutes les dérivations (lignes)
E. Une décharge caractéristique d'une crise partielle

Q9. Une IRM encéphalique est réalisée à distance, qu'en attendez-vous (indiquez la (les) proposition(s) exacte(s)) ?

A. Elle sera normale en cas d'épilepsie généralisée idiopathique
B. Une anomalie à l'IRM n'est pas nécessairement responsable de l'épilepsie
C. Une anomalie à l'IRM permettra de prouver que les symptômes de la patiente sont d'origine épileptique
D. L'absence d'anomalie à l'IRM permettra de récuser le diagnostic d'épilepsie chez cette patiente
E. La présence d'une anomalie à l'IRM permettra de prouver que l'épilepsie est d'origine partielle chez cette patiente

Q10. L'IRM encéphalique est normale. Quel est le diagnostic retenu ?

A. Épilepsie à paroxysmes rolandiques
B. Épilepsie myoclonique juvénile bénigne
C. Épilepsie partielle temporale
D. Épilepsie cryptogénique
E. Syncope convulsivante

Q11. Vous avez retenu le diagnostic d'épilepsie myoclonique juvénile bénigne. Vous discutez avec la patiente de l'instauration d'un traitement antiépileptique de fond. Quelle(s) est (sont) la (les) proposition(s) exacte(s) ?

A. Il n'y a pas d'indication de traitement antiépileptique de fond car elle n'a présenté qu'une seule crise épileptique généralisée
B. Le caractère bénin de l'épilepsie justifie l'abstention thérapeutique
C. La prescription d'un traitement antiépileptique de fond doit s'accompagner d'une éducation thérapeutique
D. La prescription d'un traitement antiépileptique de fond contre-indique une contraception orale
E. La prescription doit être maintenue au long cours pour prévenir la récidive de sa pathologie

Q12. Traitée depuis 18 mois par lamotrigine, elle n'a jamais récidivé. Elle souhaite passer son permis de conduire. Quelle(s) est (sont) la (les) réponse(s) exacte(s) concernant la conduite automobile ?

A. La conduite d'un véhicule de transport en commun est définitivement contre-indiquée
B. La conduite d'un véhicule léger est possible sans restriction
C. Le médecin doit informer le patient des démarches règlementaires
D. La conduite automobile sera possible avec un certificat du médecin traitant
E. La prise du traitement antiépileptique interdit la conduite automobile

Q13. Elle vous questionne concernant sa contraception. Quelle(s) est (sont) la (les) réponse(s) exacte(s) ?

A. La contraception orale est contre-indiquée
B. La lamotrigine est un inducteur enzymatique des contraceptifs œstroprogestatifs
C. Vous préconisez un arrêt du traitement antiépileptique
D. Vous autorisez la contraception de son choix
E. Vous préconisez un changement de traitement antiépileptique

Q14. Cinq ans plus tard, la patiente vous exprime un désir de grossesse et souhaite avoir des informations. Quelle(s) est (sont) la (les) réponse(s) exacte(s) ?

A. Un conseil génétique devra être proposé
B. Le contexte de grossesse vous fait proposer une bithérapie
C. Vous mettez en place une supplémentation en acide folique
D. La surveillance échographique rapprochée sera nécessaire durant le dernier trimestre de la grossesse
E. Sous traitement, le risque de malformation est supérieur à celui de la population générale

Dossier 1

Corrigé

(Énoncé p. 260)

Question 1

Parmi les risques liés à ce voyage, quels sont les 2 potentiellement les plus graves ?

A. Turista (diarrhée du voyageur)
B. Paludisme
C. Accidents de la circulation
D. Dengue
E. Rickettsiose

⚠ Il s'agit d'un voyage vers un pays **d'Afrique subsaharienne**. Je vous conseille d'abord de vérifier que toutes les pathologies ici présentées y sont possibles, ce qui est le cas.

Le ***paludisme*** est endémique en Côte d'Ivoire. Je vous rappelle que 95 % du paludisme d'importation métropolitain provient d'Afrique subsaharienne, essentiellement à Plasmodium falciparum qui génère la grande majorité des accès palustres graves : ne passez pas à côté ! De plus cette migrante ***a perdu l'immunité acquise*** contre le parasite puisque qu'elle n'est jamais retournée dans son pays d'origine.`

> L'immunité disparaît après 2 à 4 ans passés en France.

Les ***accidents de la circulation*** sont cités par le Pilly comme la deuxième cause de mortalité en voyage, derrière les accidents cardiovasculaires.
La ***dengue*** est une arbovirose émergente. **Deuxième cause tropicale de fièvre** au retour d'une zone d'endémie après le paludisme, elle est généralement bénigne (forme hémorragique dans 1 cas/1000).
La ***turista*** est une diarrhée fréquente (le plus souvent liée à un E. coli entérotoxinogène) mais ***rarement grave*** puisqu'elle guérit en 3-5 jours spontanément.
Les ***rickettsioses*** sont un groupe de zoonoses hétérogènes. La plus importante à connaître pour le concours est la fièvre boutonneuse qui se retrouve dans le pourtour méditerranéen. Donc, même si d'autres rickettsioses sont endémiques en Afrique Subsaharienne, la question ne semble pas orientée vers cette pathologie. De plus, elles se compliquent rarement sauf sur ***terrain débilité*** (ce qui n'était pas le cas ici). Enfin, elles sont ***accessibles aux antibiotiques*** ce qui ne plaide pas en faveur de la gravité.

Question 2

Quelle(s) est (sont) l' (les) attitude(s) préventive(s) possible(s) pour ce séjour vis-à-vis du risque palustre ?

A. Pas de chimioprophylaxie
B. Chimioprophylaxie par atovaquone-proguanil
C. Chimioprophylaxie par méfloquine
D. Chimioprophylaxie par doxycycline
E. Chimioprophylaxie par chloroquine-proguanil

Comme expliqué précédemment, cette patiente ***ne bénéficie plus d'une immunité*** contre le parasite et ***va en zone d'endémie pour une durée prolongée***. Il est donc essentiel de prescrire une ***chimioprophylaxie***.

Deux réflexes sont à considérer pour choisir la bonne molécule :

- ***déterminer la zone de voyage***. Dans ce cas, nous sommes dans la zone 3 donc il y a 3 possibilités que sont la méfloquine, la doxycycline et l'atovaquone-proguanil ;

Rappel : Chimioprphylaxie anti-palustre (adapté de l'ATBC)

Zone de résistance	Pays correspondant	Prophylaxie	
Zone 1 : pas de chloroquinolo-résistance	• Amérique centrale • Haïti	Chloroquine	
Zone 2 : résistance isolée	Inde, SriLanka	• Chloroquine-proguanil	**Atovaquone-proguanil**
Zone 3 : résistance +++++	• **Afrique subsaharienne** et Madagascar • Asie du Sud-Est (autres)	• **Méfloquine** • **Doxycycline**	

- ***rechercher des contre-indications*** (essentiellement âge, grossesse/allaitement, QT, troubles neuropsychiatriques). Ici, votre brouillon devait vous faire ***contre-indiquer la méfloquine*** d'emblée devant un ***antécédent psychiatrique sévère***.

Molécules prophylaxiques	Contre-indications	Effets indésirables
Chloroquine		• Rares et bénins • **Rétinopathie** si forte dose cumulée
Méfloquine	• Enfant de moins de **15 kg** • Allaitement • Antécédents de convulsions ou troubles psychiatriques • Association au valproate de sodium • Déconseillé si pratique de la plongée	• Digestifs • **Neuropsychiatriques** : insomnie et cauchemars, vertiges, céphalées, dépression
Atovaquone-proguanil		• Digestifs • Rash
Doxycycline	• Enfant de moins de **8 ans** • **Grossesse**	• **Phototoxicité** • Digestifs • **Ulcérations** œsophagiennes
Dérivés de l'artémisine	• 1er trimestre de **grossesse** • Allongement du QT (ECG pré-thérapeutique)	Rares : allongement du QT sans traduction clinique, digestifs, céphalées, vertiges

Mise à jour (Pilly 2020)

La chloroquine en prophylaxie du paludisme a disparu du tableau du Pilly 2020 (page 218) car elle n'est plus recommandée en raison de l'émergence de résistance, et ce, même sans prendre en compte les différentes zones de résistances. Dorénavant, seules ***la méfloquine, l'atovaquone-proguanil*** et ***la doxycycline*** sont recommandées en prophylaxie. Raison de plus pour ne pas cocher la proposition E.

Question 3

Quelle(s) information(s) lui donnez-vous vis-à-vis du vaccin fièvre jaune ?

A. Vaccin à faire dans un centre agréé
B. Vaccin à consigner sur un carnet de vaccination internationale agréé par l'OMS
C. Vaccin valable pour 10 ans
D. Vaccin à virus vivant atténué
E. Vaccin qui ne doit pas être administré le même jour que le vaccin contre la typhoïde

Voici une question pointue sur un vaccin en particulier, mais le thème est d'actualité…

Rappel : Vaccin contre la fièvre jaune (ou antiamarile)

- ***Vivant*** atténué.
- ***Obligatoire ou recommandé*** (selon les zones d'endémie) pour ***l'Afrique intertropicale et la région amazonienne*** (***pas en Asie*** : le retenir avec le fameux mnémotechnique « pas de fièvre jaune chez les jaunes »).
- Authentifié par un ***centre agréé de vaccinations internationales***, sur un carnet de vaccinations internationales délivré uniquement lors d'une vaccination antiamarile ou anti-méningocoque ACYW135 si obligatoire (c'est-à-dire avant pèlerinage à la Mecque).
- Âge minimal : ***9 mois*** (voire 6 mois).
- ***CI relative : grossesse.***
- ***CI absolue : VIH si CD4 < 200/mm³, immunodépression***.

Mise à jour (Pilly 2018)

Une seule injection est ***efficace désormais*** à vie, sauf pour les sujets vaccinés avant 2 ans ou pendant une grossesse (ces personnes devront faire un rappel). Auparavant, il fallait effectivement faire des rappels décennaux.

Il est possible d'administrer de manière ***simultanée tous les vaccins (sur des sites d'injection différents).***

Pour aller plus loin avec L'ATBC

Retenez ces 2 particularités vaccinales qui ne concernent pas ce QCM. Pour des raisons d'efficacité, il faut :

- un délai d'au moins 1 mois en cas d'injections ***non simultanées*** de vaccins ***vivants*** atténués non combinés ;
- un délai d'au moins 2 mois entre une dose d'anti-***pneumococcique conjugué*** et une dose d'anti-pneumococcique ***non conjugué.***

Question 4

La patiente part en Côte d'Ivoire avec une chimioprophylaxie antipalustre par doxycycline. Que doit-elle mémoriser comme information concernant la prise de ce médicament ? (Une ou plusieurs bonnes réponses)

A. Prise quotidienne
B. À débuter 1 mois avant le départ
C. À arrêter le jour du retour en France
D. À arrêter si survenue d'une grossesse
E. Doit être associée à la méfloquine du fait du séjour prolongé

Doxycycline, chloroquine et atovaquone-proguanil sont en prise ***quotidienne***, et de durée [***séjour + 4 semaines***] exception faite de ***l'atovaquone-proguanil dont la durée est raccourcie à [séjour + 1 semaine]*** car elle agit aussi sur les formes hépatiques en incubation. Les autres ne sont efficaces que sur les formes érythrocytaires du parasite et donc doivent être poursuivies le temps d'incubation des sporozoïtes et des schizontes hépatiques.
Vous pouvez enfin retenir que la ***méfloquine*** ne fait rien comme les autres : prise hebdomadaire (car action prolongée) et durée = [10 jours avant] (pour tester la tolérance notamment psychiatrique) puis [séjour+ 3 semaines].
Le ***risque de coloration jaune définitive des dents et l'hypoplasie de l'émail dentaire*** contre-indiquent l'utilisation des ***cyclines chez l'enfant de moins de 8 ans et pendant la grossesse.*** Si une grossesse survient, il faudra remplacer la doxycycline par une autre prophylaxie (atovaquone-proguanil notamment).

Question 5

Trois mois après, le jour de son retour en France, la patiente passe à votre cabinet car, depuis 2 jours, elle ne se sent pas bien et présente une pollakiurie avec brûlures mictionnelles. Au cours de votre discussion elle vous dit avoir eu pendant quelques jours des douleurs abdominales et une diarrhée un peu plus d'un mois avant son retour qui l'ont conduit à arrêter la doxycycline pensant que ce médicament en était la cause.
Parmi les signes cliniques suivants, quel est le plus important à recueillir pour décider de la conduite à tenir ?

A. Nombre de mictions par jour
B. Présence de sang dans les urines
C. Existence d'une urgenturie
D. Date de sa dernière infection urinaire
E. Présence de fièvre

Nous sommes en présence de signes fonctionnels urinaires au décours de 3 mois de voyage tropical chez une femme jeune. La symptomatologie évoque une infection urinaire (même si l'on n'a pas encore la BU), c'est-à-dire ***une cystite ou pyélonéphrite.***
La différence clinique entre les deux est marquée par ***la présence ou non de fièvre, de frissons, ou de lombalgies qui orientent vers une PNA.*** La fièvre est donc l'élément le plus important à recueillir pour ensuite orienter les investigations paracliniques et l'antibiothérapie.
La ***sévérité*** des SFU ou une ***hématurie*** ne permettent ***pas*** de discriminer formellement entre les deux étiologies même si classiquement ils sont plus discrets dans la PNA que dans la cystite.
Par ailleurs, on ne vous en voudra pas de penser à la fièvre devant une symptomatologie de retour de pays tropical, car même si les SFU n'orientent pas vers un paludisme ***une fièvre obligerait la recherche du parasite***.

Question 6

La patiente n'est pas fébrile et vous vous orientez vers une cystite simple. La bandelette urinaire est positive. À ce stade, quel est l'examen complémentaire le plus pertinent ?

A. CRP
B. Recherche de *Chlamydiae trachomatis*
C. ECBU
D. Aucun examen
E. NFS

Le plus difficile est parfois de ne rien faire ! Notez bien que ***la BU fait partie de l'examen clinique*** et est dans tous les cas à faire au début de la démarche diagnostique.
Contrairement aux autres IU, ***il n'est pas nécessaire de faire d'ECBU en cas de cystite simple*** (femme jeune sans comorbidité) car dans cette population le risque de ***résistance*** ou ***d'évolution vers une PNA*** est ***faible***.

Rappel : Terminologie des infections urinaires

IU simple	IU à risque de complication	IU grave
Sans facteurs de risque de complication (cystites simples/PNA simples) = en l'absence de : • terrain particulier : – **femme enceinte** – **homme** – **sujet âgé** : > 75 ans ou > 65 ans avec 3 critères de fragilité selon Fried (perte de poids involontaire dans l'année ; activité physique réduite ; vitesse de marche lente ; endurance faible) • comorbidité : immunodépression/IRC sévère (DFG < 30) ⚠ **Le diabète n'est plus un FdR de complication, juste de fréquence)** ! • anomalie fonctionnelle ou organique de l'arbre urinaire : – obstructive (tumeur/lithiase vésicale / sténose urétrale ou urétérale, etc.) – résidu post-mictionnel/reflux vésico-urétéral/vessie neurologique – iatrogène (geste chirurgical ou endoscopique/sonde)	**Toute IU ayant ≥ 1 FdR de complication / prostatites (!! par définition)**	**PNA et IU masculines avec signes de gravité :** • sepsis grave • choc septique • indication de drainage chirurgical ou interventionnel (hors cathéter ou sonde vésicale simple), dont **PNA obstructive**

Examens complémentaires des infections urinaires de la femme					
	Cystite simple	**Cystite à risque de complication**	**PNA simple**	**PNA à risque de complication**	**PNA grave**
Urines		ECBU	ECBU	ECBU	ECBU
Biologie : CRP, urée, créat.			Non systématiques	Systématiques	Systématiques
Hémocultures			Uniquement si doute diagnostique		Systématiques
Imagerie			Non systématique (échographie si PNA hyperalgique)	Systématique : uroscanner	Systématique : uroscanner

Question 7

Vous ne réalisez aucun examen complémentaire. Parmi les options thérapeutiques suivantes, quelle est celle que vous allez choisir en première intention chez cette patiente ?

A. Fosfomycine-trométamol dose unique
B. Ofloxacine dose unique
C. Ciprofloxacine pendant 5 jours
D. Pivmécillinam pendant 5 jours
E. Nitrofurantoïne : pendant 5 jours

L'antibiothérapie d'une cystite simple est ***probabiliste*** :

- ***1re intention : fosfomycine-Trométamol DU 3 g*** (Monuril® minute) ;
- 2e intention : pivmécillinam 5 j ;
- 3e intention : réaliser un ECBU.

La fosfomycine-trometamol et le pivmecillinam ont l'avantage d'avoir à la fois un ***taux de résistance inférieur à 20 %*** aux bactéries usuelles (dont *E. coli*) et un ***faible impact sur le microbiote***.

La nitrofurantoïne partage ces mêmes caractéristiques. Mais, du fait de ses effets indésirables hépatopulmonaires rares mais graves, elle n'est plus utilisée que pour les cystites à risque de complication.

Mise à jour de la SPILF 2018 sur les IU communautaires (Prise en compte dans le Pilly ECN 2019)

Ce qui change :

- sur une ***cystite simple, les anciennes 3e lignes (nitrofurantoine et FQ) sont désormais obsolètes***. Si la fosfomycine ou le pivmécillinam sont impossibles il faudra alors ***traiter sur documentation par ECBU*** ;
- sur une ***cystite à risque de complication***, il faut privilégier un traitement après documentation. Si ce n'est pas possible et que le traitement est ***probabiliste, la SPILF recommande désormais : 1er choix nitrofurantoïne, 2e choix fosfomycine-trométamol ;***
- sur ***toute cystite*** (simple ou à risque, probabiliste ou documentée), on ne prescrit ***pas de FQ ni de C3G (même cefixime orale)*** car l'impact écologique et les résistances sont trop élevés sur ce terrain. Ces modifications ne concernent pas les cystites gravidiques pour lesquelles il est possible de discuter ces thérapeutiques si besoin ;
- ***sur les PNA graves***, si le patient présente des ***facteurs de risque de BLSE, on peut se servir d'un antibiogramme antérieur si l'on en dispose*** (antécédent de colonisation ou infection urinaire) pour l'antibiothérapie en supposant qu'il s'agit de la même bactérie. Si l'on n'en dispose pas, on reste sur carbapénème + amikacine (ou si allergie aztreonam + amikacine).

Voici un résumé sur les infections urinaires :
(tableaux page suivante)

	Cystite aiguë simple
Clinique	• **Pas de fièvre,** ni frissons, ni lombalgie • SFU de cystite : pollakiurie, brulure, impériosités • **Hématurie macro-fréquente** (30 %), n'est pas un signe de gravité
Biologie	**UNIQUEMENT BU**
Imagerie	0
Évolution naturelle	• Guérison spontanée possible • Risque de PNA rare. La cystite est bénigne : le but de l'ATB est d'améliorer les symptômes. Le risque majeur est la récidive
ATB	Probabiliste : • **1re intention : fosfomycine-trométamol DU 3 g** (Monuril® minute) • **2e intention : pivmécillinam 5 j** • 3e intention : réaliser un ECBU
Suites sous traitement	• Habituellement, guérison en 2-3 jours, constatée par la patiente (pas de Cs) • Évolution défavorable : persistance ou aggravation 72 h après début du traitement (mauvaise observance, résistance bactérienne) • **Récidive dans 30 % des cas** : pour la moitié des cas, c'est la même bactérie • **ECBU de contrôle uniquement si défavorable ou *si récidive précoce (dans les 2 semaines)***

<table>
<tr><th colspan="3">Cystite aiguë à risque de complication</th></tr>
<tr><td>Biologie</td><td colspan="2">BU + ECBU</td></tr>
<tr><td>Imagerie</td><td colspan="2">0</td></tr>
<tr><td rowspan="2">ATB</td><td>• Traitement pouvant être différé (de 48 h) : autant que possible car c'est dans cette population que le risque de résistance est le plus élevé
• ATB adapté selon l'antibiogramme</td><td>• Traitement ne pouvant pas être différé (très symptomatologique, ATCD de cystite évoluant vers PNA, ID)
• ATB probabiliste</td></tr>
<tr><td>1. Amoxicilline 7 j
2. Pivmécillinam 7 j (là aussi 2e mais 7 j)
3. Nitrofurantoine 7 j
4. Fosfomycine-Trométamol 3 doses (J1-J3-J5)
5. Triméthoprime 5 j (moins de risque d'allergie que le Bactrim® entier, mais pas indiqué dans PNA et prostatite)</td><td>• 1re intention : nitrofurantoine
• 2e intention si DFG < 40 : fosfomycine-trométamol 3 doses (J1-J3-J5)
• Puis adaptation (durée totale 5-7j)</td></tr>
</table>

<table>
<tr><th colspan="2">Pyélonéphrite aiguë non grave</th></tr>
<tr><td>Clinique</td><td>• Signes de cystite souvent discrets (présents dans la moitié des cas), précédant de quelques jours les signes de PNA
• + lombalgies fébriles :
– fièvre, frissons
– douleurs abdominales et/ou lombaires (unilatérales, irradiant vers les OGE, spontanées et/ou provoquées par percussion de la fosse lombaire)
– parfois empâtement de la fosse lombaire
• Des signes digestifs (vomissements, diarrhée, météorisme) peuvent être au premier plan
⚠ Si la douleur est d'installation brutale + hématurie à la BU = CN fébrile +++ → PNA GRAVE
→ Échographie à la recherche de la dilatation CPC → dérivation des urines</td></tr>
<tr><td>Dg</td><td>BU + ECBU</td></tr>
</table>

<table>
<tr><th colspan="3">Pyélonéphrite aiguë non grave (suite)</th></tr>
<tr><td></td><td>PNA non grave simple</td><td>PNA non grave à risque de complication</td></tr>
<tr><td>Hémoculture</td><td colspan="2">uniquement si doute diagnostique car une bactériémie ne changerait pas la prise en charge</td></tr>
<tr><td>CRP, urée créat.</td><td>Non systématique</td><td>Systématique</td></tr>
<tr><td>Imagerie</td><td>Non systématique (écho dans les 24 h si PNA hyperalgique : rechercher un obstacle)</td><td>Systématique dans les 24 h : uroscanner</td></tr>
<tr><td rowspan="3">ATB (ici les 6 mois c'est pour la R aux FQ, ce n'est pas une question d'EBLSE)</td><td colspan="2">Mono-antibiothérapie probabiliste</td></tr>
<tr><td>• FQ PO (sauf traitement par FQ < 6 mois)
• Alternative : C3G parentérale</td><td>• C3G parentérale (ceftriaxone, cefotaxime) : à privilégier si hospitalisation
• Alternative : FQ PO (sauf traitement par FQ < 6 mois)</td></tr>
<tr><td colspan="2">Si CI aux C3G ou FQ : aminoside seul ou aztréonam</td></tr>
</table>

→

Pyélonéphrite aiguë non grave *(suite)*		
	PNA non grave simple	**PNA non grave à risque de complication**
ATB (ici les 6 mois c'est pour la R aux FQ, ce n'est pas une question d'EBLSE)	• Relai en cas de BLSE (qui ressemble, au final, à une prostatite) : – **FQ** ou **Bactrim** – **Augmentin** – **Cefoxitine** ou **tazocilline** – **Aminoside** monothérapie • Relai PO adapté (hors BSLE) – **Amoxicilline +++** – **Augmentin** – **FQ** (cipro-levo-ofloxacine) – **C3G orale : cefixime** – **Bactrim®**	
	Durée totale : 7 jours si FQ ou C3G IV 10 jours sinon	**Durée totale : 10 jours (si tout va bien) à -14 jours**

Question 8

Quel(s) autre(s) recommandations(s) formulez-vous ?

A. Faire un ECBU de contrôle dans 72 h
B. Boire et uriner régulièrement
C. Prendre quotidiennement du jus de canneberge.
D. Faire une échographie vésico-rénale à distance de l'épisode actuel
E. S'abstenir de relation sexuelle pendant 10 jours

L'efficacité du traitement des IU s'évalue ***cliniquement*** ! Il n'y a jamais d'indication à faire d'ECBU de contrôle systématique, ***sauf chez la femme enceinte*** (car, chez la femme enceinte, les colonisations sont traitées). Il sera prescrit en cas d'évolution défavorable sous traitement (persistance des symptômes après 3 jours ou récidive précoce dans les deux semaines).
Il est mentionné dans l'énoncé que la patiente a déjà fait plusieurs infections urinaires. Sans plus de précisions, il était difficile de juger si la patiente rentrait vraiment dans le cadre de ***cystites récidivantes (≥ 4 épisodes/an)***, mais l'on peut s'inspirer de ce cadre pour répondre aux questions.

Rappel : Conduite à tenir concernant les cystites récidivantes

Exploration des cystites récidivantes	• ECBU pour documenter la nature de la bactérie • Si facteurs de risque de complication ou examen anormal : discuter d'un bilan morphologique (résidu post-mictionnel, débitmétrie, échographie, cystoscopie, etc.)
Règles hygiéno-diététiques visant à réduire l'incidence des cystites aiguës récidivantes	• Essuyage d'avant en arrière après défécation • Diurèse abondante et mictions non retenues, régularisation du transit intestinal • Miction post-coïtale, arrêt des spermicides • Canneberge à proposer en cas de cystite récidivante à *E. coli* : 36 mg/jour de proanthocyanidine qui, *in vitro*, inhibent l'adhésion de certains *E. coli* aux voies épithéliales (efficacité encore incertaine et non remboursé) • Toilette intime à effectuer une fois par jour au maximum avec un savon doux, pH neutre • Port de sous-vêtements en coton • Œstrogènes locaux si ménopause et trophicité vaginale insuffisante

→

Traitement antibiotique	• **Le plus souvent au coup par coup (idem cystite simple +++)** • Possiblité d'automédication avec antibiotiques après BU + • Éviter la nitrofurantoïne de façon répétitive car il y a un risque immuno-allergique majoré et de toxicité hépato-pulmonaire • **Si au moins 1 épisode par mois et retentissement ++,** discuter de la prophylaxie (diminue les récidives mais activité suspensive) : – cystite post-coïtale : prise de -2 h à +2 h autour du rapport (triméthoprime ou fosfomycine-trométamol) – autres situations : triméthoprime quotidien ou fosfomycine-trométamol hebdomadaire

La proposition B relève du bon sens.
La prise de jus de canneberge était plus ambiguë dans la mesure où l'on ne sait pas la fréquence des épisodes et s'ils sont ou non liés à une bactérie *E. coli*. La recommandation en elle-même est discutée et concerne une dose obtenue classiquement par la prise de gélules (car difficile à atteindre en buvant du jus). Cela fait beaucoup de raisons de ne pas inciter la patiente à cela.
Ici, la patiente ne présentait pas de facteurs de risque de complication et il n'y avait donc ***pas d'indication à faire un examen morphologique***. De même, il était excessif de préconiser une abstention sexuelle.

Question 9

Dix jours plus tard, la patiente se présente de nouveau à votre cabinet avec son compagnon. Elle vous dit que les signes urinaires ont disparu 2 jours après le traitement mais que, depuis 4 jours, elle a eu plusieurs poussées de fièvre élevée avec des frissons et des sueurs. Elle se plaint de céphalées tenaces, de nausées et de douleurs abdominales avec selles molles. La patiente est apyrétique, son examen clinique est normal, il n'y a notamment pas de syndrome méningé. Parmi les diagnostics suivants quel est celui que vous devez évoquer en priorité chez cette patiente ?

A. Paludisme
B. Pyélonéphrite aiguë
C. Dengue
D. Fièvre typhoïde
E. Chikungunya

Si l'on résume, nous avons ici une cystite résolue et un tableau de pics fébriles avec céphalées et signes digestifs, sans syndrome méningé. Rappelons-nous également qu'il s'agit toujours d'un retour de voyage d'une zone d'endémie palustre.
Le premier diagnostic à évoquer est le paludisme car il s'agit d'une urgence accessible à un traitement ! ***On ne le répète pas assez mais « toute fièvre au retour des tropiques est un paludisme jusqu'à preuve du contraire » !***
La ***pyélonéphrite*** est moins probable devant une fièvre de type récurrente et le traitement de la cystite avec disparition des signes urinaires.
La ***dengue*** peut causer un syndrome pseudogrippal avec des troubles digestifs mais la fièvre est plutôt ***en plateau*** et comme la période ***d'incubation est courte (< 7 j)*** le tableau est moins en faveur car la patiente revenait alors en France. Il en est de même pour le Chikungunya qui fait aussi partie des arboviroses et qui s'associe de plus à des ***arthralgies*** intenses.

La ***fièvre typhoïde*** pourrait provoquer un tableau de céphalées, de malaise et de troubles digestifs de ce genre en phase d'invasion mais avec une fièvre ***croissante pour finir en plateau*** sur la phase d'état.

Question 10

Parmi les éléments cliniques suivants, quel(s) est (sont) celui (ceux) en faveur du diagnostic de paludisme chez cette patiente ?

A. Séjour de 3 mois en Côte d'Ivoire
B. Troubles digestifs
C. Cystite précédant cet épisode fébrile
D. Arrêt des cyclines 1 mois avant le retour en France
E. Fièvre évoluant par pics

Le voyage en zone d'endémie palustre est bien entendu en faveur du diagnostic ***puisqu'en France métropolitaine il n'y a pas de paludisme autochtone.***
Le diagnostic de paludisme est plus probable du fait que la chimioprophylaxie a été interrompue prématurément. En effet, pour être efficace, la doxycycline devait être prise quotidiennement ***jusqu'à 4 semaines après son retour en France***. ***En revanche, si le patient est victime d'un accès palustre pendant son voyage, il n'est pas nécessaire de poursuivre la prophylaxie anti-palustre.***

⚠ La chimioprophylaxie anti-palustre, même bien conduite, n'élimine pas totalement le risque !

Le signe clinique phare du paludisme est une ***fièvre*** (accompagnée de frissons et sueurs) qui devient ***périodique*** (c'est-à-dire avec des pics fébriles alternant avec des périodes asymptomatiques) si ***le diagnostic tarde.*** En effet, l'éclatement des hématies avec libération des schizontes et de substances pyrogènes se synchronise avec une périodicité qui est ***espèce-dépendante.*** Elle est alors assez caractéristique.
S'y associe un malaise général avec ***céphalées, myalgies et troubles digestifs*** avec parfois une splénomégalie et un ictère. Mais le tableau peut être trompeur.
Les signes digestifs sont ***compatibles*** mais n'orientent pas vraiment vers le paludisme car ils sont très fréquents chez les voyageurs et, comme nous l'avons vu à la question précédente, ils auraient pu s'intégrer dans de nombreux diagnostics différentiels.

Question 11

Vous réalisez en urgence un bilan chez cette patiente, dont les résultats sont les suivants. Quel(s) est (sont) celui (ceux) le(s) plus évocateur(s) du diagnostic de paludisme ?

A. Hémoglobine : 10,8 g/dL
B. Plaquettes : 45000/mm^3
C. CRP : 95 mg/L
D. ALAT : 1,2 N
E. Kaliémie : 3,3 mmol/L

L'énoncé de ce QCM a fait évoquer un élément manquant le jour J. Je pense qu'il fallait considérer les cinq propositions comme les résultats de la biologie de notre patiente.

Les signes biologiques d'orientation vers un paludisme sont :
- NFS :
  - ***thrombopénie quasi-constante +++,***
  - ***anémie,***
  - leucocytes N ou leucopénie,
  - absence d'hyperéosinophilie ;
- signes biologiques d'hémolyse ;
- ***syndrome inflammatoire important*** (CRP souvent > 100 mg/L), contrairement aux arboviroses notamment, d'origine virale avec CRP normale !
- ***cytolyse hépatique*** modérément élevée (< 10 N) prédominant sur les ALAT.

Une hypokaliémie et des transaminases normales sont bien entendu possibles mais ne constituent pas un argument positif.

Question 12

Quel(s) examen(s) va (vont) vous permettre dès à présent de faire le diagnostic de paludisme ?

A. Hémocultures
B. Sérologie sanguine paludisme
C. Test rapide à la recherche de l'antigène HRP2
D. Frottis sanguin
E. Procalcitonine

Examens permettant de faire le diagnostic positif de paludisme		
	Description de l'examen	**Sensibilité**
Frottis sanguin	• Frottis : étalement • Goutte épaisse : centrifugation • Coloration MGG	**Peu sensible** mais permet le calcul de la **parasitémie** (% de GR infectés) et le diagnostic **d'espèce**
Goutte épaisse		Sensible (bonne VPN) mais ne permet pas de déterminer la parasitémie et l'espèce
Test immunologique de diagnostic rapide	Détection sur une bandelette par une technique immunochromatographique de la présence d'antigènes spécifiques HRP2 et pLDH essentiellement sur sang total	• Sensible **seulement si parasitémie élevée** • Non utile au suivi (reste positif 2-6 semaines après traitement)
Biologie moléculaire (PCR)	De plus en plus utilisée en routine	• Très sensible : excellente valeur prédictive négative • Non utile au suivi (reste positive 30 jours après traitement)

Le diagnostic doit être rendu sous 2 h après réception du prélèvement (c'est ***la*** situation d'urgence des biologistes parasitologues).

Des tests négatifs n'éliminent pas le diagnostic : il faudra refaire à **12-24 h** si la suspicion persiste.

La ***sérologie palustre*** a des indications très ***limitées*** :
- ***paludisme viscéral évolutif ;***
- ***splénomégalie palustre hyper-réactive ;***
- ***dépistage*** dans les dons du sang ou donneurs à risque ;
- ***études épidémiologiques.***

Les ***hémocultures*** sont des cultures à visée ***bactérienne*** ne permettant pas de mettre en évidence le parasite *Plasmodium* même si celui-ci est présent dans le sang.
La ***procalcitonine*** est un marqueur d'inflammation sensible mais surtout ***spécifique d'une infection sévère bactérienne, parasitaire, ou fongique.*** Cependant, elle n'est ***pas du tout spécifique du germe*** en cause. Ses champs d'application sont variés : maladie inflammatoire *vs* complication infectieuse, infection bactérienne-parasitaire *vs* infection virale et suivi de l'efficacité d'une antibiothérapie.

Nouvelles recommandations 2017 de bonne pratique de la SPILF sur le paludisme (prises en compte dans l'ECN Pilly 2019)

Il faut essayer d'associer une technique sensible (goutte épaisse ou technique de biologie moléculaire si disponible) à un frottis mince pour le diagnostic si la technique sensible est positive. À défaut, on peut associer un test de diagnostic rapide à un frottis.

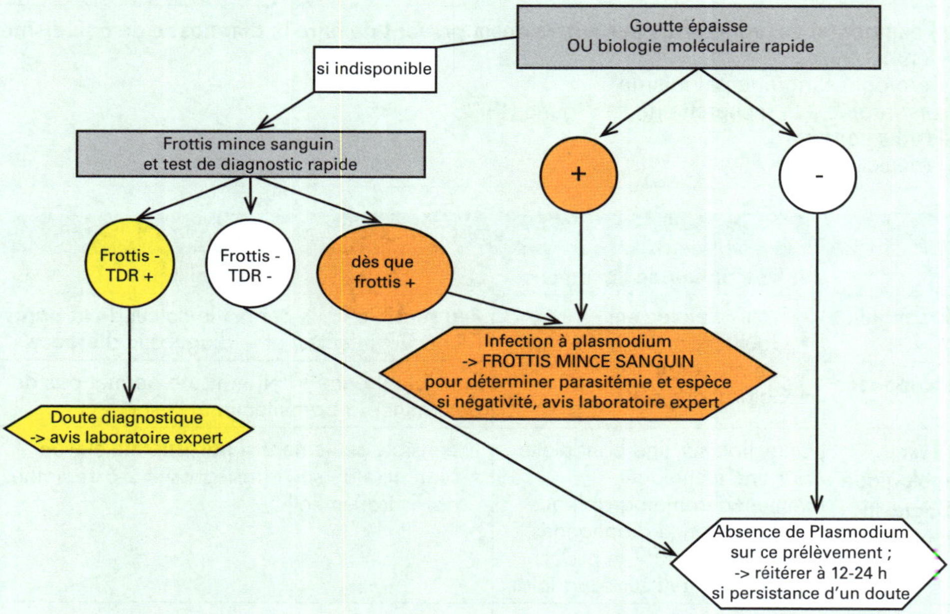

Question 13

Le frottis sanguin est positif à 0,5 % de *Plasmodium falciparum*. La patiente ne vomit pas et souhaite rentrer chez elle. Quelle(s) prise(s) en charge en première intention lui proposez-vous sachant qu'elle n'est pas enceinte ?

A. Quinine
B. Atovaquone + proguanil
C. Arténimol-pipéraquine
D. Artéméther-luméfantrine
E. Traitement ambulatoire

Devant un cas de paludisme, il faut tout d'abord rechercher des ***signes de gravité*** clinico-biologiques qui imposent l'appel d'un réanimateur et un traitement par artésunate IV. Je vous conseille d'apprendre par cœur le tableau (bien que fastidieux) du PILLY. ***Attention, certains seuils ont changé depuis l'édition 2016***. Ici, notre patiente ne présentait pas d'éléments de gravité.

Critères clinico-radio-biologiques de paludisme grave de l'adulte (selon Pilly ECN 2019)	
Critères neurologiques	Obnubilation ; confusion ; somnolence ; **convulsion (même unique** !) ; coma avec Glasgow < 11
Critères respiratoires	PaO_2 < **60 mmHg** ; SpO_2 < ***92 %*** en air ambiant ; FR ***> 30/min*** ; images **radiologiques** interstitielles et/ou alvéolaires ; PaO_2/FiO_2 < 300 mmHg
Critères cardiocirculatoires	PAS < **80 mmHg** ; signes périphériques d'insuffisance circulatoire ; choc septique
Saignement et ictère	Hémorragie clinique ; hémoglobinurie **macro**scopique ; ictère clinique ou bilirubine totale > **50 µmol/L**
Anémie	**< 7 g/dL**
Hématocrite	**< 20 %**
Hypoglycémie	**< 2,2 mmol**/L
Gaz du sang	Acidose avec bicarbonates < **15 mmol/L** ou pH < **7,35** ; lactates > **2 mmol/L**
Insuffisance rénale	Créatininémie > **265 µmol/L** ou urémie > **20 mmol/L**
Parasitémie	**> 4 %** (2 % si *P. knowlesi*)

Mise à jour (Pilly 2020)

Vous remarquerez que dans le tableau des signes de gravité du paludisme du Pilly 2020 (page 214), ***l'hémoglobinurie macroscopique*** et ***l'urémie > 20 mmol/L*** ont disparu. Cependant, ces 2 derniers critères sont toujours cités dans le nouveau Collège de Parasitologie de novembre 2019 qui reprend les critères du Pilly 2018. Au vu des discordances entre ces deux Collèges, il est peu probable qu'une question précise concernant ces 2 critères vous soit posée, auquel cas elle sera sûrement neutralisée a posteriori.

Ensuite, il faut se demander si le traitement peut être ambulatoire ou non. Les critères d'hospitalisation sont plus aisés à retenir que les critères de gravité, mais attention à ne pas les confondre !

Rappel : Critères d'hospitalisation

- Les signes de gravité évidemment !
- ***Plaquettes < 50000/mm³.***
- ***Hb < 10 g/dl.***
- ***Créatinine > 150 µmol/L.***
- ***Parasitémie > 2 %.***
- Troubles digestifs empêchant le traitement PO.
- Terrain : grossesse, enfant, splénectomie, décompensation.
- Isolement social ou médical.
- Échec d'un premier traitement.

Retenez notamment que :

- la thrombopénie, bien que quasi constante, ***n'est jamais un critère de gravité*** mais peut être un critère ***d'hospitalisation*** si < 50 G/L comme dans ce cas où c'était le seul obstacle au retour à domicile ;
- ***la leucopénie est la seule composante de l'éventuelle pancytopénie qui ne rentre pas dans les critères de gravité ni d'hospitalisation***

Voici l'algorithme décisionnel du traitement d'une infection à *P. Falciparum* :

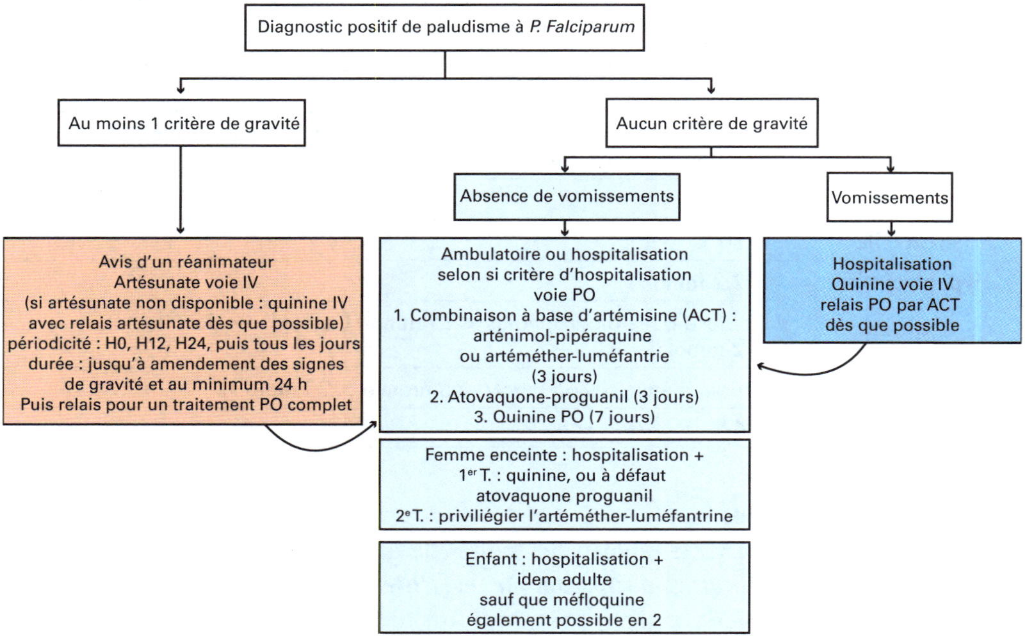

⚠ Attention à la petite précision dans l'ECN Pilly 2019 : tous les traitements antipaludiques sont à prendre au cours du repas ***sauf*** **l'arténimol-pipéraquine à prendre à jeun**.

Question 14

Vous ne pouvez effectivement pas traiter cette patiente en ambulatoire. Pourquoi (une ou plusieurs réponses possibles) ?

A. CRP à 95 mg/L
B. Parasitémie à 0,5 %
C. Hémoglobine à 10,8 g/dL
D. Plaquettes à 45000/mm^3
E. Traitement par arténimol-pipéraquine

Comme expliqué précédemment, seule la ***profondeur de la thrombopénie*** contre-indiquait une prise en charge ambulatoire.

Question 15

Au bout de 3 jours d'hospitalisation, la patiente est apyrétique avec un frottis-goutte épaisse négatif et peut sortir. À quel(s) moment(s) organisez-vous les contrôles biologiques ?

A. Au 5e jour du début du traitement
B. Au 7e jour du début du traitement
C. Au 14e jour du début du traitement
D. Au 21e jour du début du traitement
E. Au 28e jour du début du traitement

Le suivi d'un traitement palustre comprend :

- pour tout paludisme :
  - suivi clinique,
  - suivi hématologique,
  - suivi biochimique,
  - frottis GE avec ***parasitémie à J3/J7/J28 pour suivi de la décroissance parasitaire ;***
- si usage d'artésunate IV, recherche ***d'hémolyse retardée*** (qui est un effet non rare [15 % des patients] survenant à la deuxième ou troisième semaine) par NFS, réticulocytes, haptoglobine à J7, ***J14, J21***, J28 ;
- si usage de quinine, rajouter pour la tolérance (quinine) :
  - ***glycémie*** capillaire (risque ***d'hypoglycémie***) : 1 fois/h pendant la charge puis 1 fois/4 h,
  - ***ECG*** avant de débuter puis quotidien/scope ++. ***Les signes de surdosage en quinine sont cardiovasculaires (hypotension, troubles de conduction),***
  - ***quinine plasmatique*** : quininémie efficace = 10-12 mg/L (dosage indiqué dans certains cas : enfant, insuffisance rénale/hépatique, poids extrême),
  - ***surveillance des abords veineux*** (risque de ***veinite***).

⚠ La survenue d'un cinchonisme (acouphènes, vertiges, troubles digestifs), fréquent, **n'est pas un signe de surdosage** mais un signe « **d'imprégnation** » en quinine : elle ne doit **pas entraîner une réduction de posologie !**

Dossier 2

Corrigé

(Énoncé p. 262)

Question 1

En fonction des données que vous avez à disposition pour le moment, donnez la (les) réponse(s) juste(s) :

A. Il est très étonnant que l'auscultation pulmonaire soit vraiment normale
B. Vous mettez en place une corticothérapie orale de 0,5 mg/kg pendant 15 jours
C. Vous prescrivez un scanner thoracique
D. Vous suspectez à l'interrogatoire un asthme allergique
E. Elle fume forcément beaucoup plus qu'elle ne l'avoue

Cette patiente jeune, sans antécédents, présente un tableau respiratoire à type d'oppression thoracique et de sifflements, intermittent prédominant la nuit. Il faut bien entendu évoquer un ***asthme*** devant de contexte typique. De plus, on sent le dossier d'allergologie avec la mention de nombreux ***allergènes*** (chat, logement vétuste [moisissures, acariens, blattes ?], travail du bois), avec pour certains une temporalité concordante avec la clinique ce qui oriente vers un asthme allergique.

Rappel : Symptomatologie de l'asthme

- Symptômes cardinaux « DOTE » : ***Dyspnée, Oppression thoracique, Toux*** (sèche ou productive), ***sifflement Expiratoire*** (wheezing/réversible : l'auscultation peut être normale).
- Avec évolution caractéristique :
  - caractère variable et réversible ;
  - aggravation la nuit et au réveil (période où le tonus parasympathique broncho-constricteur est le plus élevé) ;
  - déclenchement des symptômes par les infections virales, l'exercice, l'exposition aux allergènes, les irritants ou le rire.

Méthode : interprétation systématique d'une radiographie thoracique

1. Vérification de la qualité :
- inspiration profonde (> 6 arcs costaux antérieurs) ;
- centrée (symétrie des clavicules par rapport aux épineuses) ;
- bonne pénétration (cliché ni trop « blanc » ni trop « noir », visibilité de la trame vasculaire jusqu'à 1,5 cm de la périphérie du poumon) ;
- réalisation debout de face (présence de la poche à air gastrique).

2. Interprétation dans l'ordre pour ne pas laisser passer d'anomalie et considérer d'éventuels artéfacts :
- parties molles : seins, tissus cutanés/sous-cutanés (attention à l'emphysème sous-cutané !) ;
- os : ***CROCS*** (**c**ôte, **r**achis, **o**moplate, **c**lavicule, **s**ternum) ;

→

- parenchyme pulmonaire et plèvre sans oublier les culs-de-sac et les coupoles avec les vaisseaux que l'on doit voir se projeter derrière le diaphragme (si on ne les distingue pas, ce peut être le signe d'un mince épanchement pleural). Ne pas oublier que le hile droit est toujours plus bas situé que le hile gauche ;
- médiastin (trachée, bronches, bords du cœur et gros vaisseaux).

La radiographie était ici parfaitement normale. L'asthme ne donne classiquement ***pas de signes radiologiques***, c'est donc cohérent avec notre hypothèse. Son intérêt dans un contexte asthmatique est d'éliminer des diagnostics différentiels (tumeur, corps étranger, etc.).
Dans l'asthme, la corticothérapie orale peut intervenir à 3 niveaux :

- en cas de crise d'asthme : en systématique, corticothérapie courte et BDCA ;
- en traitement de fond : uniquement dans l'asthme sévère non contrôlé (palier 5) ;
- pour le test de réversibilité lors des explorations fonctionnelles respiratoires. Après avoir réalisé un test montrant une obstruction bronchique, la réversibilité peut être mise en évidence par une nouvelle spirométrie après un test pharmacologique « rapide » aux bronchodilatateurs (10-15 minutes après) : cas le plus classique, mais aussi par ***une corticothérapie systémique (prednisone 0,5 mg/kg/j pendant 15 jours)*** ou une réversibilité spontanée si une deuxième spirométrie réalisée à distance est normale.

Nous avons ici une suspicion d'asthme en phase ***intercritique***, il n'y a pas lieu de traiter comme une crise d'asthme. On ne cherche pas non plus à faire un test de réversibilité avant d'avoir mis en évidence une obstruction sur une première spirométrie.

La conduite à tenir devant une suspicion d'asthme est : EFR, imagerie thoracique, prick-tests si le patient a plus de 3 ans.
Le scanner est inutile car l'on a déjà une radiographie normale ***pour éliminer certains diagnostics différentiels*** et qu'on s'oriente a priori vers un asthme, où l'absence d'anomalie radiologique est de règle. Il pourrait s'envisager si le trouble ventilatoire s'avérait par exemple non réversible aux EFR afin de rechercher des arguments pour une autre maladie respiratoire. ***Il est aussi possible de réaliser une TDM thoracique d'emblée à la place de la radiographie pulmonaire.***
Le tabagisme, d'autant plus qu'il est important, est un facteur aggravant de l'asthme mais l'asthme est possible sans consommation tabagique, il n'y avait donc pas de raison de cocher la proposition E.

Question 2

Pour cette jeune patiente, quels examens complémentaires proposez-vous ? (une ou plusieurs réponses exactes)

A. Fibroscopie bronchique
B. Gazométrie artérielle
C. Réalisation de prick-tests
D. Épreuve fonctionnelle respiratoire
E. PHmétrie œsophagienne

Le diagnostic d'asthme est suspecté sur l'existence de symptômes caractéristiques ***ET affirmé par la mise en évidence d'une obstruction bronchique variable et réversible***. Celle-ci est documentée à l'auscultation par des sibilants (qui peuvent manquer en phase intercritique) et

prouvée lors d'épreuves fonctionnelles respiratoires mettant en évidence un TVO présent à l'état basal et réversible après bronchodilatateur, ou à défaut apparaissant après administration d'une dose modérée de métacholine (hyperréactivité bronchique).
Les ***prick-tests*** sont à réaliser devant ***tout asthme de l'adulte*** afin de mieux le contrôler en faisant une éviction des allergènes incriminés. C'est d'autant plus nécessaire que l'on a ici une histoire clinique évocatrice.
La ***fibroscopie bronchique*** n'a pas de place dans le bilan d'un asthme : elle serait utile pour une recherche poussée d'autres diagnostics différentiels.
Une ***gazométrie*** est inutile chez le patient asymptomatique car elle sera normale. Elle peut être utile en cas de crise grave pour en évaluer le niveau de gravité.
La ***pHmétrie*** est inutile lorsque l'on s'oriente vers un asthme. En pneumologie, on l'emploie essentiellement pour rattacher une toux chronique à un reflux œsogastrique soit sur point d'appel ORL, soit après échec des autres traitements d'épreuve.

Question 3

Vous réalisez une boucle débit volume. Le carré vert et le triangle rouge correspondent aux volumes obtenus après la première seconde d'expiration.

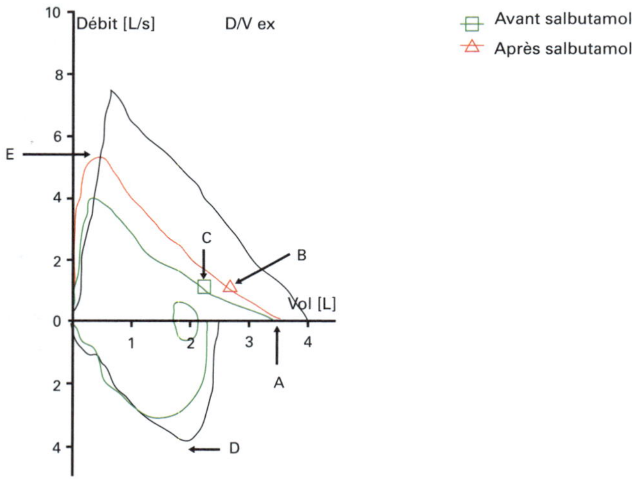

A. Le point A est le volume correspondant à la capacité vitale forcée
B. Le point B (triangle) représente le VEMS post-bronchodilatateur
C. La courbe bleue représente le débit inspiratoire pré-bronchodilatateur
D. Le point D correspond à la capacité résiduelle fonctionnelle
E. Le point E correspond à la capacité pulmonaire totale

Le point B (triangle) représente le VEMS post-bronchodilateur.

Astuce pratique !

Le Collège de pneumologie met à disposition en ligne des documents gratuits pour apprendre à interpréter les épreuves fonctionnelles, je vous conseille de bien les travailler.

Rappel : Les différents volumes et capacités pulmonaires

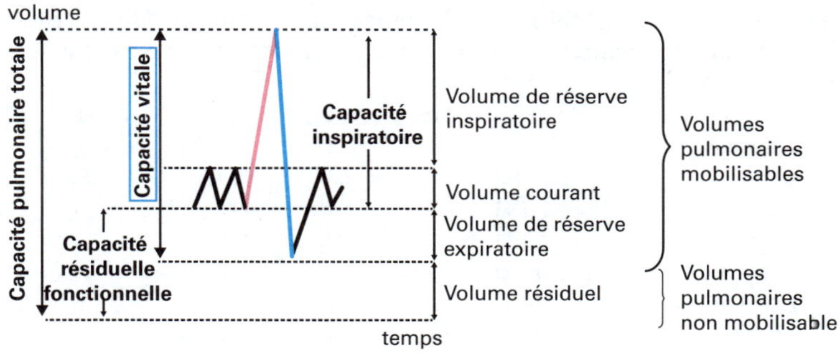

Pléthysmographie et techniques de dilution gazeuse (dilution à l'hélium)	• Mesure le volume pulmonaire non mobilisable (= statique = volume résiduel VR, c'est-à-dire l'air qui reste en fin d'expiration forcée) • Permet de calculer la capacité résiduelle fonctionnelle et la capacité pulmonaire totale (CPT= VR +CVF)
Spirométrie et ses expressions graphiques : courbe débit-volume et courbe volume-temps	Sous-partie des explorations fonctionnelles respiratoires explorant les volumes pulmonaires mobilisables et les débits : • le volume courant ; • les volumes de réserve (expiratoire et inspiratoire) ; • la CVF (capacité vitale forcée : expiration d'emblée maximale) ou CVL (lente : expiration lente). N entre 80 % et 120 % de la valeur théorique ; • le VEMS (volume expiratoire maximal au cours de la 1re seconde d'une expiration forcée) ; • le DEP (débit expiratoire de pointe) et le DEM (débit expiratoire moyen au x% de la CVF) ; • le DIP (débit inspiratoire de pointe).

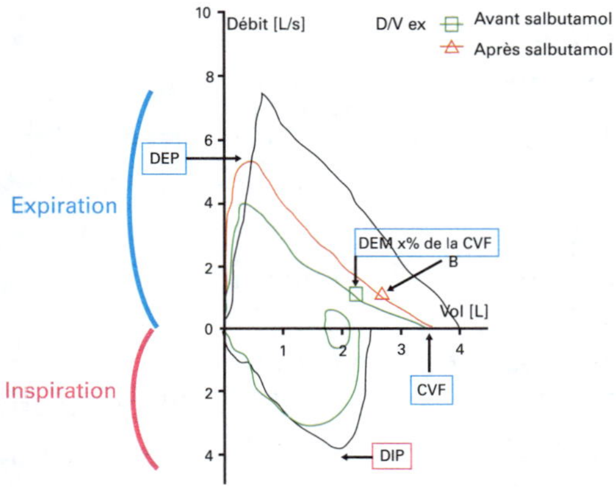

Le patient, qui a au préalable gonflé ses poumons au maximum et qui est à sa capacité pulmonaire totale, expire au maximum : le volume total qu'il réussit à expirer est donc la capacité vitale forcée. À la fin, il reste dans ses poumons ***un volume résiduel qui ne peut être mesuré qu'en pléthysmographie***. La capacité résiduelle fonctionnelle comprend ce volume résiduel : pour la même raison une débitmétrie ne la mesure pas.

Le VEMS (volume expiré en 1 seconde) n'est pas visible sur une courbe débit-temps mais sur une courbe volume-temps.

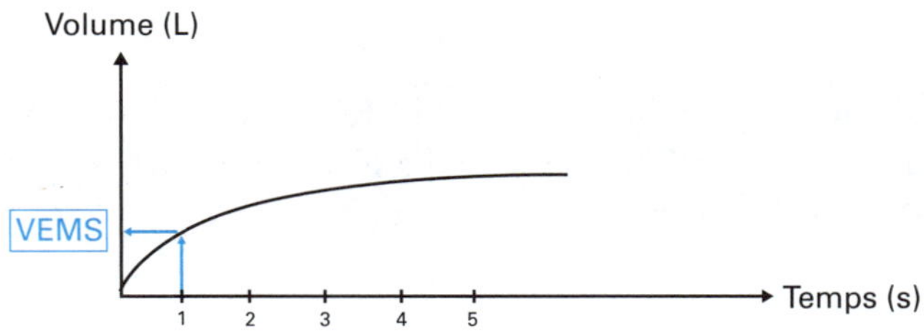

Question 4

Vous trouvez ci-joint les résultats chiffrés de la boucle débit-volume. (NB : Ventoline = Salbutamol) Concernant les résultats présentés dans le tableau ci-dessus, quelle(s) est (sont) la (les) propositions exactes ?

Substance		Pré	Théo	%Théo	POST Ventoline	D%Pos
CVP	[L]	3.52	3.99	88.1	3.55	1.1
VEMS	[%]	2.21	3.49	63.3	2.66	20.4
VEMS/CVL	[%]	63	84	74.2		
VEMS/CVP	[L/s]	63			75	19.1
DEP	[L/s]	3.97	7.49	53.0	5.32	33.9
DEM 75	[L/s]	3.16	6.45	49.0	4.30	36.1
DEM 50	[L/s]	1.61	4.70	34.1	2.40	49.3
DEM 25	[L/s]	0.64	2.27	28.3	1.11	73.6
DEM 25/75	[L/s]	1.36	4.20	32.3	2.12	56.4

A. Il existe un trouble ventilatoire obstructif de réversibilité significative
B. La réduction du VEMS à l'état initial n'est pas significative
C. Le débit expiratoire de pointe est altéré
D. Il existe un trouble respiratoire restrictif
E. Il existe un trouble respiratoire obstructif

On regarde tout d'abord le ***rapport de Tiffenau (VEMS/CVF)*** : la valeur mesurée (« pré ») est à 63 % soit 0,63 (⚠ il ne s'agit pas d'un pourcentage d'une valeur normale théorique). Comme le VEMS/CVF est inférieur à 0,7, il y a donc un trouble ventilatoire obstructif. Le ***VEMS*** à l'état initial est 63,3 % de la valeur théorique donc il est significativement réduit (< 80 %).

Il nous faut ensuite ***déterminer si ce TVO est réversible***. Pour cela on regarde le test au bronchodilatateur. Un TVO est dit ***significativement*** réversible quand le VEMS augmente après inhalation de BDCA :

- ***de plus de 200 mL par rapport à la valeur initiale ;***
- ***ET de plus de 12 % par rapport à la valeur initiale :*** $\frac{\text{VEMS post - VEMS pré}}{\text{VEMS pré}} > 0{,}12$

Ici le VEMS augmentait de 2,66-2,41 soit 0,45 L (= 450 mL). Cela correspond à une augmentation du VEMS de + 20,4 % par rapport à la valeur initiale : cela vous était fourni dans la colonne « D%pos » ou se calculait par $\frac{0{,}45}{2{,}41}$

La réversibilité est donc significative. Elle est ***de plus*** considérée ***complète*** lorsque :

- ***normalisation du rapport VEMS/CVF (> 0,7)*** ;
- ***ET normalisation du VEMS (VEMS > 80 % de la valeur prédite).***

Ici le rapport de Tiffenau se normalisait (0,75). Le VEMS en % de la valeur théorique pouvait se calculer par un produit en croix : $\frac{2{,}66 \times 63{,}3\ \%}{2{,}21}$ = 76 %. La réversibilité n'était donc ***pas complète***.

⚠ Pour rechercher un trouble respiratoire restrictif, il aurait fallu la ***capacité pulmonaire totale (CPT)*** fournie par la ***pléthysmographie***. Or la courbe débit-volume ne reflète qu'une ***spirométrie***.

Question 5

Le diagnostic est manifestement celui d'un asthme et très probablement un asthme allergique. Quels allergènes pourraient être les plus probablement responsables de cet asthme lorsque vous la voyez ? (une ou plusieurs réponses exactes)

A. Acariens
B. Blattes
C. Chat
D. Chien
E. Pollens de graminées

La patiente se plaint d'une symptomatologie récente mais elle n'évoque pas de périodicité saisonnière particulière. Les allergènes compatibles sur ce plan sont donc les ***pneumallergènes perannuels, c'est-à-dire les acariens, les blattes, les moisissures, les phanères d'animaux domestiques et les ficus.*** Les acariens, les blattes et les moisissures sont d'autant plus probables que l'appartement est ***vétuste***. On élimine :

- le chat car la patiente a un ***contact régulier lui avec depuis 5 ans sans avoir développé des symptômes ;***
- le chien car il n'y a aucun contact ;
- les pollens de graminées qui donneraient une symptomatologie ***de mai à juillet*** (donc nous sommes actuellement hors saison) et certainement présente avant son déménagement du fait de leur caractère ubiquitaire.

Enfin, même si ce n'était pas une proposition de réponse, il faut garder en tête l'exposition professionnelle au bois tant que l'on n'a pas exploré plus en détail la chronologie des symptômes.

Question 6

L'appartement est vétuste mais il n'y a pas de blattes. Pour avancer dans le diagnostic allergologique, vous voulez réaliser des prick-tests. Concernant ces tests, donnez la (les) réponse(s) juste(s) :

A. Ils explorent la sensibilité immédiate IgE médiée
B. Ils devront être accompagnés de patch-tests afin d'augmenter la spécificité du résultat
C. Ils devront être réalisés lorsque l'asthme sera contrôlé
D. Ils devront être réalisés en milieu hospitalier proche d'une réanimation
E. Ils pourront être réalisés une fois que la patiente aura pris un antihistaminique pendant 5 jours consécutifs.

Rappel sur les différentes hyper S				
	Type 1	**Type 2**	**Type 3**	**Type 4**
Définition	**Immédiate**	**Cytotoxicité liée aux anticorps**	**Réaction à complexes immuns**	**Retardée**
Acteurs	**IgE**	**IgG ou IgM** → Complément, phagocytose	**Ag-Ac solubles** → Complément	**LT** → Réaction cytotoxique

Rappel sur les différentes hyper S (suite)				
	Type 1	**Type 2**	**Type 3**	**Type 4**
Pathologies concernées	• **Asthme** (réaction LTH2) • Anaphylaxie • Allergie • **Eczéma atopique** (réaction LTH2) • Urticaire	• AHAI • Allo-immunisation materno-fœtale • Médicaments (dont TIH)	Pneumopathies d'hypersensibilité	• Eczéma de contact (réaction LTH1) • **Eczéma atopique** (réaction LTH2) • **IDR** (réaction LTH1) • Granulomatoses pulmonaires • Médicaments
Examens utiles au diagnostic	• **Prick-tests** • Phadiatop • Dosage sérique des IgE spécifiques (technique des RAST) • Tests de provocation • Tryptase sérique	Coombs	Précipitines sériques	**Patch tests**

Les prick-tests peuvent donc être réalisés en ***ville***. Les mesures de précaution comportent simplement une ***trousse d'urgence à proximité, la présence d'un médecin*** (mais l'acte peut être fait par le médecin ou être délégué à une infirmière) et ***leur réalisation à distance d'un épisode aigu***. Il ne fallait pas ici confondre la notion de « à distance d'un épisode aigu » (c'est-à-dire à distance d'une crise d'asthme) et la notion d'asthme contrôlé, plus stricte, qui regroupe le degré d'obstruction bronchique et les symptômes au quotidien. Les prick-tests sont très exceptionnellement à risque d'anaphylaxie et l'identification puis l'éviction de l'allergène contribuera à contrôler l'asthme : on n'attend donc pas le contrôle de l'asthme pour les faire.

C'est ***l'immunothérapie spécifique (désensibilisation)*** qui est contre-indiquée en cas d'asthme sévère non contrôlé car les voies sublinguales orales ou sous-cutanées sont plus à risque de réactions syndromiques ou générales, donc elle doit être réalisée dans des conditions vraiment optimales.

Les contre-indications relatives aux prick-tests sont :

- ***la prise d'antihistaminiques***. Ils doivent être arrêtés ***3 à 7 jours avant les prick-tests*** au risque de causer des faux négatifs ;

⚠ Les corticoïdes n'inhibent pas la réaction allergique IgE dépendante et ne peuvent de fait pas négativer les prick-tests.

- la prise de bêtabloquants qui gênent la réanimation par adrénergiques si besoin ;
- la peau eczémateuse ;
- la grossesse (uniquement pour des prick-tests réalisés pour une suspicion d'allergie ***médicamenteuse***).

Question 7

Concernant la technique des prick-tests, donnez la (les) réponse(s) juste(s) :

A. Le but est de mettre les antigènes en contact avec l'épiderme
B. On utilise des extraits purifiés et standardisés d'allergènes les plus habituels
C. On doit toujours faire un témoin négatif et tenir compte du diamètre de la papule de celui-ci lorsqu'il y en a une
D. La lecture des tests se fait à 15 min
E. Un test est considéré comme positif si le diamètre de la papule est supérieur ou égal à celui du témoin négatif

Rappel : Les Prick-Tests

- Indication : étude de la sensibilisation IgE-dépendante.
- Injection dans l'épiderme (intradermique et non pas sous-cutanée, attention au piège !) d'antigènes purifiés :
  - allergènes systématiques : acariens, pollens de graminées, pollens d'arbres, phanères de chien et chat, blatte, moisissure, *alternaria* ;
  - + si l'enfant a plus de 3 ans : trophallergènes (arachide, blanc d'œuf, poisson, lait de vache) ;
  - autres allergènes selon l'orientation après l'interrogatoire.
- Lecture à 15 min de la papule.
- Présence de témoins négatifs (solvant) et positifs (histamine ou codéine).
- Test positif si le diamètre de la papule est supérieur à 3 mm de plus que le témoin négatif (souvent nul).

Question 8

Voici une photographie de son avant-bras droit sur lequel ont été réalisés les prick-tests 15 minutes auparavant. D'autres allergènes ont été testés sur l'autre avant-bras et sont tous négatifs incluant d'autres pollens d'arbre. Que pouvez-vous déduire du résultat de ces prick-tests ?
Donnez la (les) réponse(s) juste(s).

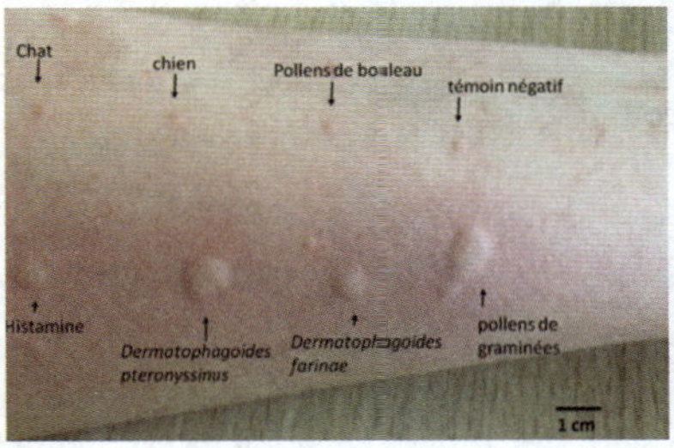

A. Les tests sont à interpréter avec prudence en raison de la rougeur importante
B. La patiente est sensibilisée ou allergique aux acariens
C. Les tests pourraient expliquer la présence d'une rhinite saisonnière
D. La patiente n'est *a priori* pas allergique au chat
E. La patiente doit éviter les chiens

- Il ne faut pas confondre deux notions :
  - ***la sensibilisation*** se définit par un ***test cutané positif*** à un allergène, sans préjuger d'une réaction clinique allergique (on peut être sensibilisé mais non allergique) ;
  - ***l'allergie*** se définit par la survenue d'une ***hypersensibilité*** (***symptômes*** objectifs initiés par un stimulus défini) provoquée par un mécanisme immunologique.
- Sur les résultats des prick-tests :
  - *dermatophagoides pteronyssinus*, *dermatophagoides farinae* et les pollens de graminées provoquent une papule de diamètre supérieur à 3 cm par rapport au témoin négatif : la patiente est donc ici sensibilisée à ces allergènes. ***Ces tests pourraient donc expliquer une allergie aux acariens ou une allergie aux pollens de graminées si la symptomatologie est***

évocatrice en nature (asthme, rhinite) et en périodicité (perannuelle pour les acariens, saisonnière pour les graminées) ;
- les phanères d'animaux ne causent pas de réaction. La patiente n'est donc pas sensibilisée et ne peut pas y être allergique.

⚠ À noter que l'éviction se recommande sur une hypersensibilité et pas sur une simple sensibilisation sans clinique concordante.

Question 9

La patiente vous pose la question de la responsabilité de son activité de sculpture dans la genèse de ses symptômes. (Une plusieurs réponses exactes)

A. Il faut rechercher des diminutions du débit expiratoire de pointe ou du VEMS corrélées avec le travail
B. Il faut rechercher une amélioration des symptômes le week-end et leur disparition lors des périodes de congés
C. La présence de symptômes nocturnes permet d'éliminer une origine professionnelle
D. Le fait que la patiente soit déjà sensibilisée à d'autres allergènes permet d'éliminer ce diagnostic
E. Le travail du bois n'est pas un des métiers à risque d'allergie professionnelle

Les asthmes professionnels sont la maladie ***respiratoire*** d'origine professionnelle ***la plus fréquente*** dans les pays industriels. Ils concernent ***10 à 15 %*** des asthmes de l'adulte :

Asthme professionnel	**Il est lié au travail et donc attribuable au travail**. La cause directe de l'asthme est l'exposition sur le lieu de travail : • asthme **immunologique** avec période de latence (délai d'acquisition d'une sensibilisation à l'allergène) : – dépendant des IgE (si haut poids moléculaire surtout, et quelques agents de bas poids moléculaire) – non démontré IgE dépendant (si bas poids moléculaire) • asthme **non immunologique, c'est-à-dire un syndrome d'irritation aigu bronchique ou syndrome de Brooks** (asthme sans période de latence), après exposition à un irritant respiratoire (accidentelle unique ou à faibles doses répétées)
Asthme aggravé par le travail	Il est défini comme un asthme préexistant, aggravé sur le lieu de travail

⚠ Le plus important est de connaître les métiers les plus à risque d'asthme professionnel : **coiffeurs, métiers de nettoyage, boulangers-pâtissiers, travailleurs du bois, métiers de la santé, peintres au pistolet** (automobile).

Moyen mnémotechnique : « Le **coiffeur nettoie** et le **boulanger boit** à la **santé** du **peintre** »

Les arguments en faveur de l'origine professionnelle sont :
- profession à risque ;
- apparition *de novo* d'un asthme sur le lieu de travail ;
- périodicité concordante entre asthme et travail (déclenchement des symptômes sur le poste de travail et amélioration des symptômes le week-end, disparition lors des périodes de congés) ;

- diminution du débit expiratoire de pointe ou du VEMS lors ou après le travail ;
- sensibilisation en cas de mécanisme IgE dépendant (tests cutanés, dosage sérique des IgE spécifiques) ;
- dans certains cas exceptionnels, la preuve peut être apportée par des tests de provocation nasale ou bronchique spécifiques en cabine.

Il est possible et même fréquent d'avoir différents facteurs contribuant à un asthme ou à un mauvais contrôle de l'asthme. Dans les maladies professionnelles indemnisables, le ***facteur lié au travail n'a pas à être l'unique facteur*** en cause : ***si les critères du tableau sont remplis il y a présomption d'imputabilité***... De la même manière qu'un fumeur peut être indemnisé pour un cancer du poumon après exposition à l'amiante, un patient sensibilisé voire allergique à d'autres allergènes peut quand même être pris en charge s'il souffre d'un allergène supplémentaire au travail.

L'asthme professionnel (attribuable au travail ou aggravant un asthme préexistant) se manifeste classiquement par des symptômes d'asthme au travail, ou en soirée et même la nuit (prolongation des mécanismes allergiques et irritatifs, bronchodilatation physiologiquement moindre la nuit). Ce n'est que le week-end ou en vacances que l'on observe une amélioration franche.

Question 10

Vous ne retrouvez aucun lien temporel entre son travail sur le bois et l'apparition de symptômes. La patiente raconte par contre que, chaque fois qu'elle dort dans une literie plus ancienne chez sa grand-mère, elle est terriblement gênée sur le plan respiratoire avec la survenue également d'une obstruction nasale. Il n'y a aucun animal chez sa grand-mère. Elle sait également que lorsqu'elle secoue un tapis elle va éternuer et son nez va couler. L'histoire clinique et les résultats des EFR et des prick-tests vous permettent de retenir le diagnostic d'asthme allergique aux acariens. Quelles stratégies thérapeutiques allez vous mettre en place immédiatement chez cette jeune patiente outre l'arrêt du tabagisme ? (Une ou plusieurs réponse possibles)

A. Arrêt de travail
B. Conseils d'éviction des acariens
C. Immunothérapie allergénique (immunothérapie spécifique) aux acariens
D. Traitement d'un reflux gastro-œsophagien de principe
E. Traitement inhalé de son asthme

Voici les 3 volets principaux du traitement asthmatique :

- un traitement de ***fond quotidien*** doit être instauré ***avant même le résultat des EFR*** dès qu'un asthme est suspecté. Ce traitement est toujours ***inhalé***, du moins dans les premiers paliers (*voir QCM 11 ci-après*) ;
- un traitement des ***symptômes en cas de crise*** par bronchodilatateur de courte durée d'action ;
- un traitement des ***facteurs favorisants*** :
  - rhinite,
  - allergies,
  - tabac et autres irritants bronchiques,
  - médicaments (bêtabloquants +++). En cas de syndrome de Widal, contre-indication à l'aspirine et aux AINS,
  - reflux gastro-œsophagien si symptômes,
  - obésité, stress, comorbidités cardiovasculaires et SAOS,
  - infections respiratoires (vaccination : ***grippe pour tous***, ***pneumocoque si asthme sévère*** =nécessitant un palier 4).

La patiente est allergique aux acariens : il faut mettre en place des stratégies d'éviction (*voir QCM 13 page 304*). L'immunothérapie spécifique permet d'induire une tolérance immunologique en administrant des doses croissantes et répétées d'allergènes. Ses indications sont :

- ***l'allergie au venin d'hyménoptères ;***
- ***l'allergie persistante aux acariens et pollens ;***
- ***+ chez l'enfant : monosensibilité, éviction impossible (autorisée à partir de 5 ans et uniquement pour les pneumallergènes).***

Il est encore trop tôt pour savoir si la désensibilisation aux acariens est nécessaire ou si l'asthme et la rhinite peuvent être contrôlés avec les traitements de base. De plus, il est hors de question de débuter une désensibilisation immédiatement sans traitement de fond de l'asthme, ***l'asthme sévère non contrôlé étant une contre-indication*** (risque de bronchospasme ++).
Un reflux gastro-œsophagien est un facteur favorisant, mais un ***traitement sera nécessaire uniquement si la patiente présente des symptômes typiques (pyrosis, reflux)***, pas « de principe » ! À noter que, même dans ce cas, il n'a ***pas*** été prouvé qu'il améliore le contrôle de l'asthme.
Il n'y a pas lieu de prescrire un arrêt de travail : le travail n'aggrave pas ses symptômes, et elle n'est pas en exacerbation actuellement.

Question 11

Il faut mettre en place un traitement pour son asthme. Que lui prescrivez-vous ? (une ou plusieurs réponse exactes)

A. Un antihistaminique
B. Un corticoïde inhalé
C. Un nébulisateur pour réaliser des aérosols de bronchodilatateur à domicile
D. Un traitement de secours à base de bêta2-mimétiques de courte durée d'action en spray ou poudre sèche
E. Un bêta2-mimétique de longue durée d'action peut être d'emblée associé à un corticoïde inhalé à faible dose

Pour le traitement de fond, le prescripteur ***débutera par un palier 2 ou 3 en fonction du niveau de contrôle*** de l'asthme. ***Si le tableau est celui d'une exacerbation, ce sera toujours un palier 3.*** Une exacerbation est une augmentation progressive des symptômes sur un à deux jours sans retour spontané à l'état de base. Ici, ça ne semble pas être le cas : la symptomatologie de la patiente paraît stable, mais elle la gêne beaucoup. On peut commencer avec un palier 2 voire 3 sans problème.

Rappel : Les différents paliers de traitement

Ils sont à connaître sur le bout des doigts.

	Palier 1	**Palier 2** CSI faible dose	**Palier 3** CSI faible dose + BDLA	**Palier 4** CSI dose modéré à forte + BDLA	**Palier 5** Adresser à un centre d'asthme sévère pour ttt complémentaire (anti-IgE, anti-IL5)
autres options	*envisager CSI faible dose*	*anti-leucotriènes (ALT)*	*CSI dose modérée à forte ou CSI faible dose + ALT*	*tiotropium ou CSI forte + ALT*	*CSO faible dose*

CSI : corticostéroïdes inhalés ; BDLA : β2-mimétique inhalé à longue durée d'action.

⚠ Retenez qu'un BDLA s'utilise toujours en association avec un CSI : l'utilisation d'un BDLA seul augmente le risque de complications.

Un traitement de secours par β2-mimétique de ***courte*** durée d'action doit ***toujours*** être prescrit.

Recommandation HAS 2019 concernant l'omalizumab : pas de modification majeure quant au programme des ECN

En voici un petit résumé :
- anticorps ***monoclonal humanisé se fixant sur les IgE*** ;
- indiqué chez l'adulte et l'adolescent et chez l'enfant à partir de ***6 ans*** ;
- en traitement additionnel si ***asthme allergique*** (test allergologique positif à un pneumallergène perannuel) persistant ***sévère (non contrôlé par un palier 4)*** avec un VEMS < 80 % ;
- la dépendance de l'asthme aux IgE doit avoir été établie (***taux d'IgE***).

Voies d'administration	
Traitement	**Voie**
Corticoïdes inhalés	• **Aérosol doseur** • **Inhalateur de poudre sèche**
Bronchodilatateurs bêta 2-mimétiques à longue durée d'action	
Anti-leucotriène (Montelukast)	PO
Anti-IgE (Omalizumab)	SC
Corticoïdes systémiques	Voie orale > IM ou IV sauf troubles de conscience
Bronchodilatateurs bêta 2-mimétiques à courte durée d'action	• **Aérosol doseur** • **Inhalateur de poudre sèche** • Nébulisation • Rarement IM ou IV
Anticholinergique (ipratropium)	Nébulisation

Dispositifs d'administration	
Utilisation d'un aérosol doseur	**Utilisation d'un inhalateur de poudre sèche**
• Agiter avant utilisation • Expirer lentement ***sans forcer*** (en dehors du dispositif) • Mettre le dispositif en bouche **et inspirer lentement** • **Appuyer une fois sur le haut du dispositif et continuer à inspirer.**	• Charger le dispositif • Expirer ***fortement*** (en dehors du dispositif) • Mettre le dispositif en **bouche et prendre une grande aspiration**. Contrairement à l'aérosol, c'est la force inspiratoire du patient qui assure la répartition du produit
Puis retirer le dispositif et **retenir sa respiration pendant 10 s**	

On ne nébulise pas les traitements de fond **:** c'est une voie de crise.

Je n'ai pas coché l'antihistaminique car l'énoncé précisait « pour son asthme ». Or, c'est un traitement de la rhinite allergique ***et il n'a aucun effet dans l'asthme*** (à savoir !). Il est actif sur la plupart des symptômes de rhinite (***en dehors de l'obstruction nasale***), de conjonctivite et sur le prurit.

Question 12

Concernant les corticoïdes inhalés quels sont les effets secondaires classiques ? Donnez la (les) réponse(s) juste(s).

A. Crampes
B. Dysphonie
C. Mycose bucco-pharyngée
D. Tremblements
E. Ulcère gastroduodénal

Ne pas confondre les effets secondaires	
ES des corticoïdes inhalés	**ES des ß2-mimétiques**
• Peu fréquents : **mycose** bucco-pharyngée, **dysphonie** • Diminués par un rinçage de la bouche et l'utilisation d'une chambre d'inhalation • Effets secondaires systémiques exceptionnels	Effets adrénergiques : **tachycardie, céphalées, crampes ; tremblements** (BDCA)

Question 13

Pour prévenir les effets secondaires des corticoïdes inhalés vous expliquez à la patiente qu'il est indispensable de bien se rincer la bouche après chaque prise. Vous insistez sur l'importance de l'arrêt du tabac. Vous allez également longuement expliquer l'intérêt de l'éviction des acariens et vous allez donner les conseils nécessaires afin de réduire au maximum la charge allergénique en acariens à son domicile. Parmi les conseils suivant lesquels sont justes dans cet objectif ? Donnez la (les) réponses exactes.

A. Utilisation d'un aspirateur avec filtre HEPA (Haute Efficacité pour les Particules Aériennes)
B. Housses anti-acariens pour le matelas, les couettes et oreillers
C. Lavage des draps régulier à température élevée (60 °C)
D. Réduction de l'humidité relative intérieure
E. Se débarrasser des oreillers synthétiques

Les acariens de poussières prolifèrent dans la chaleur et l'humidité. Ils se nourrissent de peau morte mais aussi de poils d'animaux et de moisissures. La plupart des acariens se trouvent dans les matelas et les oreillers, les tapis, les meubles et les objets en tissu. Les débris fécaux qu'ils produisent sont majoritairement en cause dans cette allergie.

Le Collège de pneumologie émet des recommandations précises contre les acariens :

- avoir une température ambiante inférieure ***à 20 °C***, aérer largement les chambres, ***diminuer autant que possible l'humidité intérieure ;***
- utiliser un aspirateur avec filtre ***HEPA*** (haute efficacité pour les particules aériennes) ;
- changer la literie si l'infestation est trop importante ;
- retirer les « ramasse-poussières » ;
- ***laver régulièrement les draps à température élevée (60 °C) ;***
- ***mettre des housses anti-acariens pour le matelas (+++), les couettes et oreillers***. La housse anti-acarien doit être totalement hermétique et doit englober le matelas sur toute sa surface, être fermée par fermeture éclair, imperméable aux acariens et à leurs débris, et perméable à l'air et à la vapeur d'eau (lavable) ;
- ***avoir un sommier à lattes*** plutôt qu'un sommier tapissier ou semi-tapissier.

Ce n'était pas mentionné dans le référentiel, mais il faut par ailleurs éviter les coussins garnis avec des plumes et ***préférer les garnissages synthétiques*** comme le latex et la mousse viscoélastique.

Question 14

Vous la revoyez 3 mois plus tard. Elle prend manifestement très bien et consciencieusement son traitement inhalé matin et soir. Elle a arrêté de fumer. Elle vous dit aller franchement mieux. Son auscultation est toujours normale. Sa boucle débit volume est améliorée. Son VEMS est spontanément à 82 % de la théorique. Il existe une réversibilité complète avec une amélioration du VEMS de 13 % et 450 mL. Parmi les propositions suivantes, quelles sont celles qui permettent d'évaluer la qualité du contrôle de son asthme ? (Une ou plusieurs réponses exactes)

A. L'arrêt du tabagisme
B. La bonne mise en place des conseils d'éviction des acariens
C. La consommation de salbutamol
D. Le fait qu'elle affirme aller franchement mieux
E. Le nombre de symptômes nocturnes par semaine liés à l'asthme

Le contrôle de l'asthme répond à des critères bien précis. Il doit être évalué 1 à 3 mois après l'initiation du traitement. L'asthme est dit contrôlé lorsque :

- les ***symptômes sur le dernier mois*** sont contrôlés :

Symptômes à contrôler		
Symptôme diurne (à partir de 3/semaine), Tout réveil nocturne, Prise de BDCA à partir de 3/semaine, Toute limitation d'activité liée à l'asthme,		
Symptômes bien contrôlés	**Symptômes partiellement contrôlés**	**Symptômes non contrôlés**
Aucun item	1 ou 2 items positifs	3 ou 4 items positifs

- les ***exacerbations sont rares (<2/an) ;***
- il n'y a ***pas d'obstruction bronchique*** : Tiffenau normal et VEMS ≥ 80 %.

L'arrêt du tabagisme et l'éviction des allergènes sont un ***moyen*** d'améliorer le contrôle de l'asthme mais ne le garantissent pas ! ***Le fait qu'elle se trouve mieux*** n'est pas un critère objectif et ***ne suffit pas*** : le but du contrôle de l'asthme n'est pas seulement le confort du patient mais aussi la prévention des exacerbations parfois graves.

⚠ Ne confondez pas **contrôle** (efficacité du traitement à partir de critères clinico-fonctionnels), et ***sévérité*** de l'asthme (fonction du **palier nécessaire pour le contrôler**) qui s'évalue sur un asthme contrôlé depuis 6 mois.

Question 15

L'asthme reste mal contrôlé malgré la majoration de la corticothérapie inhalée. Elle se réveille la nuit. Une immunothérapie allergénique est mise en place et ses symptômes de rhinite allergique perannuels vont franchement régresser voire disparaître. Vous allez pouvoir diminuer sa corticothérapie inhalée. Quatre ans plus tard, elle revient vous voir pour une rhinite très invalidante survenant au printemps pendant ses périodes d'examen. Son nez est bouché. Il coule beaucoup. Elle ne sent plus les odeurs. Elle a les yeux qui piquent et qui grattent. Elle avait déjà eu les mêmes symptômes l'année passée. Les symptômes avaient duré deux mois puis s'étaient estompés. Vous suspectez une pollinose aux graminées. Son asthme n'est pas aggravé. Quelle(s) attitude(s) préconisez-vous ?

A. Vous lui prescrivez des antihistaminiques anti-H1
B. Vous lui demandez de ne sortir que tard le soir
C. Vous pouvez lui prescrire un corticoïde nasal
D. Vous lui conseillez des lavages de nez quotidien au sérum physiologique
E. Vous pouvez lui prescrire des cromones

La patiente présente la plupart des signes cliniques « ***PAREO*** » de la rhinite allergique (***prurit, anosmie, rhinorrhée aqueuse, éternuements, obstruction nasale***) ainsi qu'une conjonctivite allergique (***démangeaisons, rougeurs, larmoiements, sensibilité à la lumière).***
Cette rhinite est ***persistante (> 4 semaines consécutives par an***, par opposition à ***intermittente***) et ***modérée à sévère (car retentit sur la qualité de vie***, par opposition à ***légère).***
Le traitement d'une rhinite allergique repose sur :

- la prise en charge du facteur allergique ;
- ***le lavage nasal pluriquotidien au sérum physiologique ;***
- le traitement pharmacologique. Il est assez difficile de faire la part des choses car les items 182 et 184 du Collège de pneumologie se contredisent à ce propos. Il est important de retenir :
  - ***en 1re intention : antihistaminiques oraux (le plus souvent) ou nasaux et/ou corticoïdes inhalés,***
  - possibilité d'adjoindre des ***cromones*** nasales (qui agissent en bloquant la libération des médiateurs de l'allergie et de l'inflammation),
  - possibilité d'adjoindre des ***vasoconstricteurs*** nasaux mais attention ils sont déconseillés au long cours du fait du risque de rhinite iatrogène et de coronarospasme chez les patients coronariens,
  - si échec : indication de désensibilisation,
  - stade ultime (rarement) : adjonction de corticoïdes systémiques.

Dossier 3

Corrigé

(Énoncé p. 265)

Question 1

Quel(s) signe(s) clinique(s) vous orienterait (orienteraient) vers un syndrome de Pancoast-Tobias ?

A. Une altération de l'état général
B. L'association à un ptôsis
C. Un déficit des muscles interosseux de la main
D. Une diplopie
E. Une irradiation de la douleur dans le pouce

L'énoncé nous décrit une douleur de l'épaule droite chez un homme mûr au travail physique, fumeur et coronarien. Au vu du terrain, avant d'envisager une pathologie musculosquelettique, il faudra rechercher des arguments pour un angor (même si l'irradiation concerne rarement à l'épaule droite seule) ou un ***cancer pulmonaire via un syndrome de Pancoast-Tobias.***

Étiologies des douleurs de l'épaule à l'ECN	
Intrinsèques	**Extrinsèques**
• Lésion de la coiffe, tendinopathie du biceps, lésion du labrum • Instabilité de l'épaule • Arthrose glénohumérale et acromio-claviculaire • Syndrome douloureux régional complexe • Arthrite septique	• **Pathologie articulaire diffuse : rhumatismes microcristallins (chondrocalcinose et** rhumatisme apatitique surtout), PR, SpA, PPR • **Fibromyalgie** • **Syndrome de Pancoast-Tobias** (*voir ci-dessous*) • **Pathologie neurologique :** névralgie cervicobrachiale C5, plexopathie (syndrome de Parsonnage Turner, de Duchenne-Erb, plexopathie post-radique), syndrome du N subscapulaire • **Douleur référée :** coronaropathie, irritation de la coupole hémi-diaphragmatique, douleur scapulaire de la colique hépatique

Rappel : Syndrome de Pancoast-Tobias

Il est dû à un **cancer pulmonaire apical** envahissant les structures adjacentes :

- ***paroi thoracique*** → douleurs thoraco-scapulaires + lyse de l'arc postérieur des 2 premières côtes ;
- ***tronc primaire inférieur du plexus brachial*** → NCB C8-D1 ;
- **ganglion sympathique stellaire** → CBH (ptôsis, myosis, énophtalmie, vasodilatation, anhidrose).

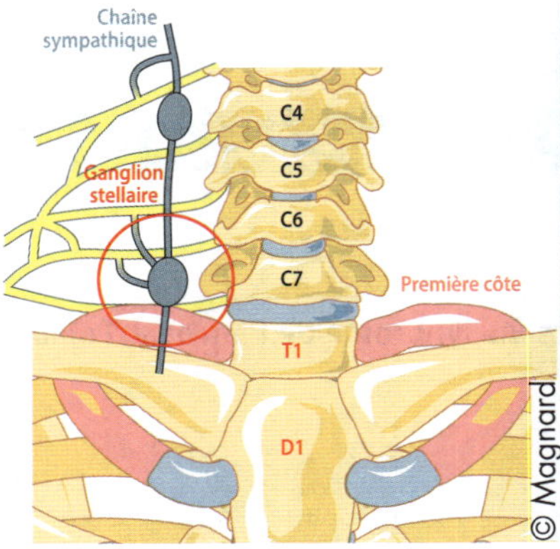

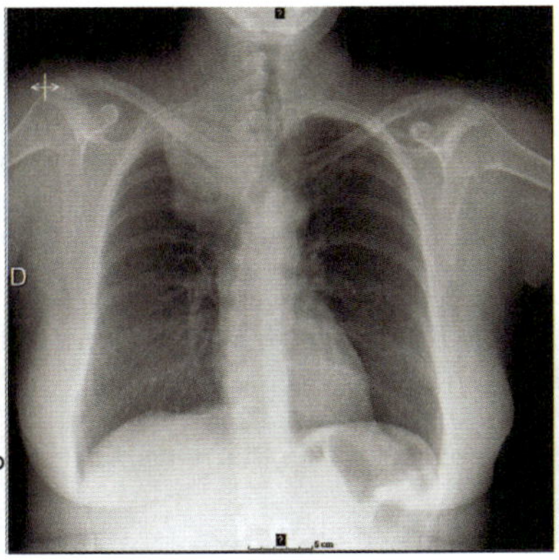

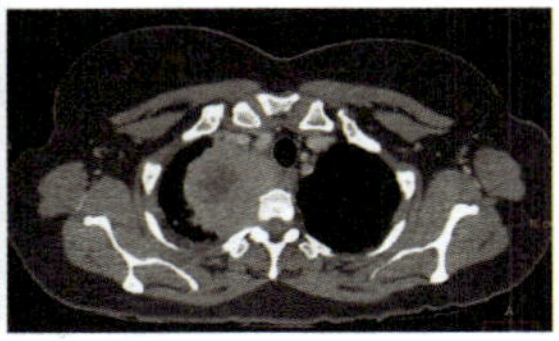

L'altération de l'état général ne fait pas *stricto sensu* partie du syndrome de Pancoast-Tobias mais orienterait vers une **pathologie néoplasique** par opposition à une pathologie rhumatologique.
Le **ptôsis** s'intègre, quant à lui, dans l'atteinte **sympathique** du syndrome de Pancoast-Tobias.
Les **muscles interosseux** sont innervés par le **nerf ulnaire** qui reçoit ses **afférences des racines C8 et D1.** Il existe classiquement 4 interosseux palmaires qui rapprochent les doigts de l'axe de la main, et 4 interosseux dorsaux qui écartent les doigts.
La **diplopie** ne fait pas partie du syndrome de Pancoast-Tobias, à ne pas confondre avec l'atteinte **du IIIe nerf crânien** : ptôsis, mydriase, diplopie (mais si atteinte complète le ptôsis peut masquer la diplopie).
Une **irradiation dans le pouce** signerait une névralgie cervicobrachiale de topologie **C6**.

Diagnostic topographique des atteintes radiculaires aux membres supérieurs			
Racine	**Réflexe**	**Fonction motrice**	**Territoire sensitif**
C5	Bicipital	• Abduction bras • Rotateur épaule	Moignon de l'épaule et face externe du bras
C6	Sytoloradial	• Flexion coude (long supinateur) • Flexion du pouce, supination	Face **externe** du membre supérieur jusqu'au **pouce**
C7	Tricipital	• Extension de coude/poignet/doigts • Pronation	Face **postérieure** du membre supérieur jusqu'aux **2e et 3e doigts**
C8-D1	Cubitopronateur	Flexion et écartement des doigts	Face **interne** du membre supérieur jusqu'aux **4e et 5e doigts**

Question 2

Le patient ne présente pas d'altération de l'état général. Parmi les signes suivants, quel(s) est (sont) celui (ceux) qui permet(tent) d'orienter vers une cause articulaire de la douleur ?

A. Limitation de la rotation latérale passive
B. Localisation de la douleur en face antérieure de l'épaule
C. Aggravation de la douleur en abduction
D. Présence d'un épanchement articulaire
E. Douleur à la palpation du sillon delto-pectoral

Une limitation de la ***mobilité passive*** témoigne d'une ***raideur articulaire*** et peut orienter vers une ***omarthrose*** (ou une capsulite rétractile si la radiographie est normale). Un ***épanchement*** articulaire fait bien sûr état d'une souffrance de l'articulation.

Les autres propositions étaient moins évidentes :

- la localisation de la douleur ***en face antérieure n'est pas assez spécifique*** pour orienter vers l'origine articulaire ;
- la douleur en abduction fait évoquer une pathologie ***péri-articulaire musculo-tendineuse*** : tendinite, conflit ;
- la présence de points douloureux à la palpation (sillon delto-pectoral, etc.) oriente vers un problème musculosquelettique.

Question 3

Parmi ces muscles, quel(s) est (sont) celui (ceux) qui fait (font) partie de la coiffe des rotateurs ?

A. Supra-épineux (*supra-spinatus*)
B. Grand rond (*teres major*)
C. Deltoïde
D. Subscapulaire (*subscapularis*)
E. Infra-épineux (*infra-spinatus*)

La coiffe des rotateurs a pour fonction d'assurer le ***centrage et la coaptation entre la tête humérale et la glène***, en luttant notamment contre l'action ascendante du deltoïde. Les fibres de leur insertion sur la tête humérale se mêlent à la capsule.

Les 4 muscles qui la composent sont les muscles :

- ***subscapulaire ;***
- ***petit rond (teres minor) ;***
- ***supra-épineux ;***
- ***infra-épineux.***

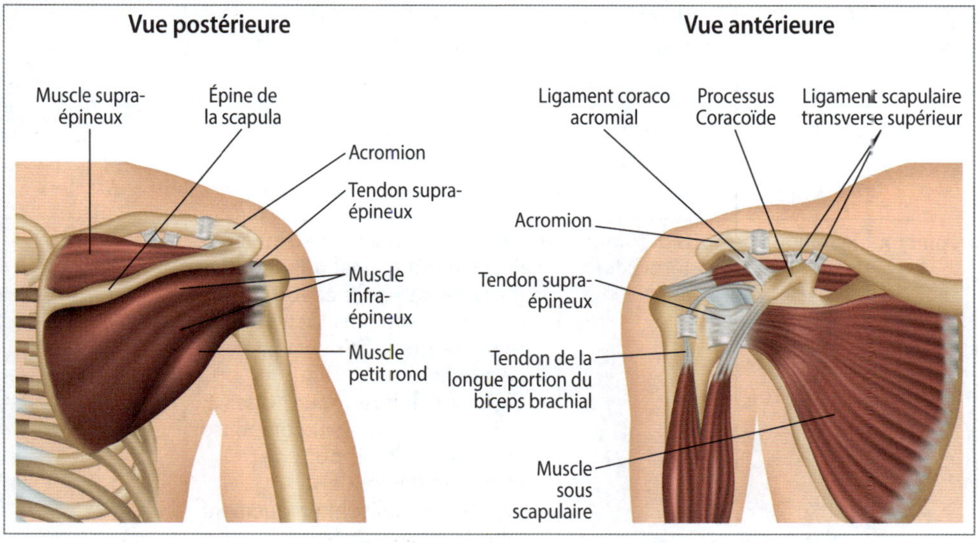

La question aurait été ambiguë si l'on avait proposé le ***chef long du biceps*** dont le tendon se fixe sur la glène de la scapula (et non sur l'humérus) mais qui a un rôle important de coaptation et est ***souvent associé*** aux muscles de la coiffe.

Question 4

L'examen clinique met en évidence une abduction active d'amplitude normale mais douloureuse de l'épaule. On note un arc douloureux avec une douleur à l'abduction active entre 60° et 120°. La rotation latérale est d'amplitude normale et symétrique. L'élévation passive du membre supérieur en rotation interne et antépulsion est douloureuse. La manœuvre clinique suivante est douloureuse alors que les autres manœuvres de mise en tension des muscles de la coiffe sont non douloureuses.

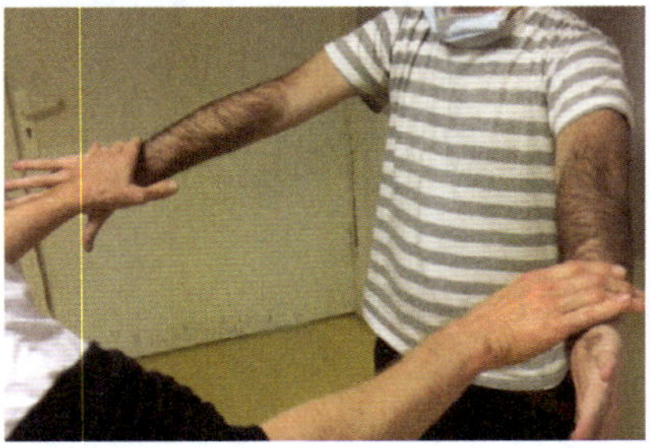

Au vu du tableau clinique du patient, quel est le tendon le plus probablement responsable de la douleur ?

A. Le tendon supra-épineux
B. Le tendon grand rond
C. Le tendon du deltoïde
D. Le tendon subscapulaire
E. Le tendon infra-épineux

Rappel : Les manœuvres cliniques lors de l'examen de l'épaule

Muscle et tendon	Action	Si tendinite, douleur à la palpation de…	Testing[1]	Illustration
Supra-épineux	Abduction	Sous-acromial externe	JOBE (abduction contrariée pouce vers le bas c'est-à-dire en RI1)	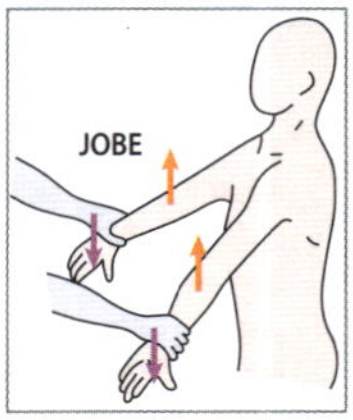
Infra-épineux **Petit rond** (***teres minor***)	Rotation externe	Sous-acromial postéro-externe	• **PATTE** (RE2 contre résistance) • **Portillon ou rappel automatique** (bras placé en RE coude au corps : une fois lâché, il retourne automatiquement vers l'abdomen) • **Signe du clairon** (pour porter à la bouche, le patient compense le manque de RE par une élévation du coude) • Seul test mobilisant uniquement intra-épineux : **RE1 contre résistance**	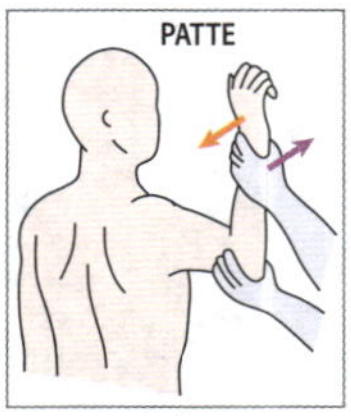

1 Testing actif : si test réalisé sans douleur = normal ; si test réalisable mais douloureux = endinite ; test non réalisable = rupture tendineuse.

Muscle et tendon	Action	Si tendinite, douleur à la palpation de...	Testing[2]	Illustration
Subscapulaire	Rotation interne	Sous-acromial antérieur	• **GERBER = LIFT OFF** : impossibilité de décoller la main des lombes (peut être passif ou actif) • ***BELLY PRESS TEST*** : positif si le coude est incapable d'avancer • ***Bear Hug test*** : comprimer l'épaule opposée contre résistance (positif si le patient a besoin d'abaisser le coude)	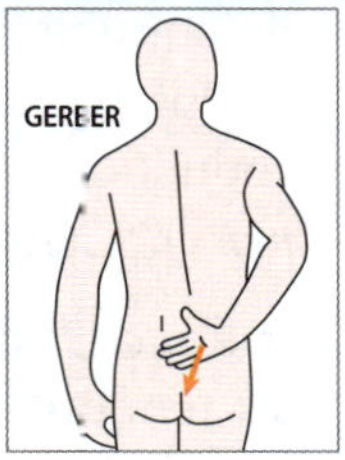
Long biceps (n'appartient pas vraiment à la coiffe)	Flexion	Gouttière inter-tubérositaire	• ***PALM UP TEST*** = Gilcreest (élévation antérolat contrariée en supination bras tendus) • **Yergason :** supination contre résistance, coude fléchi	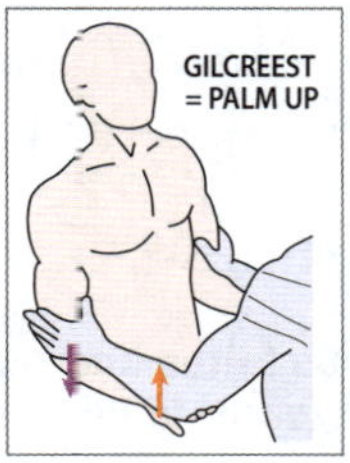

Manœuvres de conflit sous acromio-deltoïdien (accrochage) / ne concluent pas sur un déficit

- NEER : élévation antérieure en RI, passive, en bloquant la scapula
- YOCUM : élévation active contre résistance
- HAWKINS : élévation antérieure puis RI passive
- CROSS ARM : adduction horizontale passive

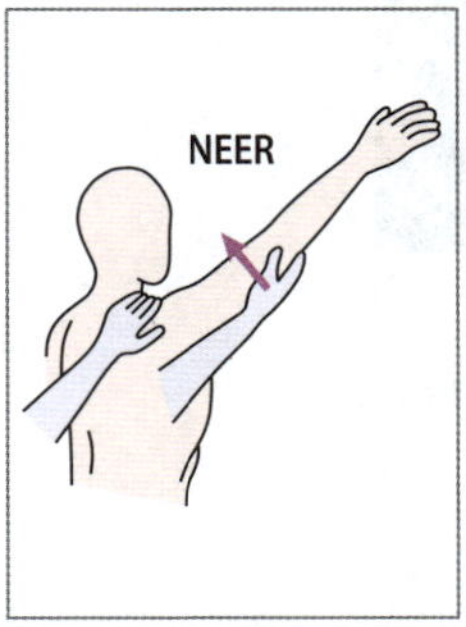

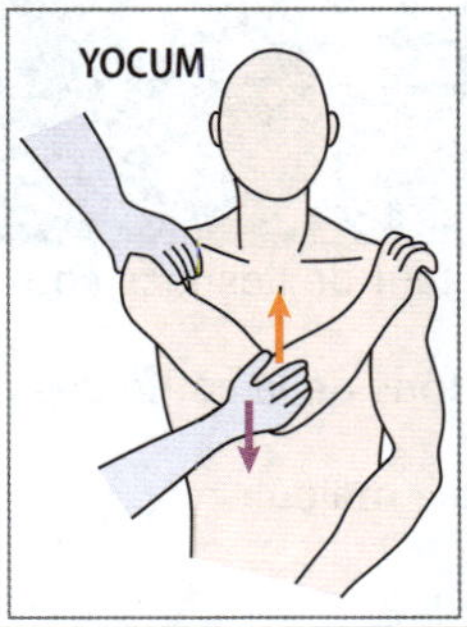

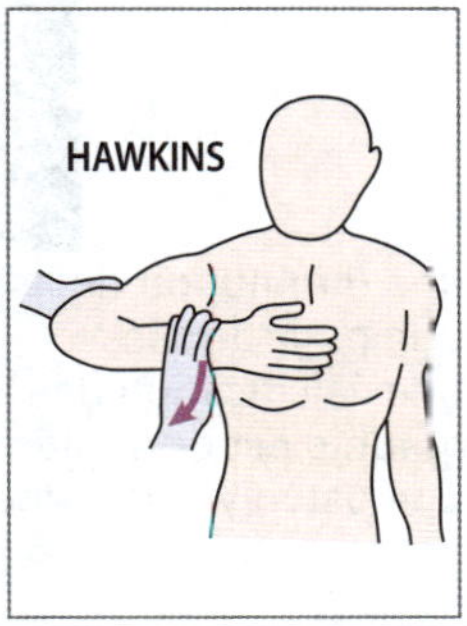

Reprenons ensemble l'examen clinique :

- la ***mobilité passive est normale*** ce qui ***élimine une capsulite rétractile ou une arthrose invalidante*** ;
- le patient est ***douloureux*** :

2 Testing actif : si test réalisé sans douleur = normal ; si test réalisable mais douloureux = tendinite. Test non réalisable = rupture tendineuse.

- en abduction active à un arc moyen : rôle du ***supra-épineux*** (si c'était à 170°, cela aurait orienté vers un problème acromio-claviculaire),
- en antépulsion et RI passive : ***test de Neer positif***. La création d'un conflit sous-acromial confirme l'implication de la coiffe dans la symptomatologie, en partie par le déséquilibre musculaire en faveur de l'ascension de l'humérus. Le conflit peut être multifactoriel (tendinopathie, forme de l'acromion, omarthrose),
- abduction en RI1 contrariée sur l'iconographie : ***test de JOBE (test du supra-épineux).*** Celui-ci est douloureux mais il n'est pas mentionné de perte de force.

Il s'agit donc ici d'une ***tendinopathie du supra-épineux avec des signes de conflit*** (compression des tendons de la coiffe et de la bourse sous-acromiale entre la grande tubérosité et l'acromion). Il n'y a pas de déficit. ***L'épaule est douloureuse mais fonctionnelle*** donc il n'y a ***pas de rupture*** de la coiffe.

Confortez-vous par l'argument de fréquence : à l'ECN, la fréquence est plus représentée que la rareté (même si parfois cette règle est mise en défaut...). Or, 80 % des pathologies de coiffe concernent le muscle supra-épineux.

Question 5

Vous faites une radiographie standard au patient (ci-dessous). Parmi ces propositions, quelle(s) est (sont) la (les) réponse(s) exacte(s) ?

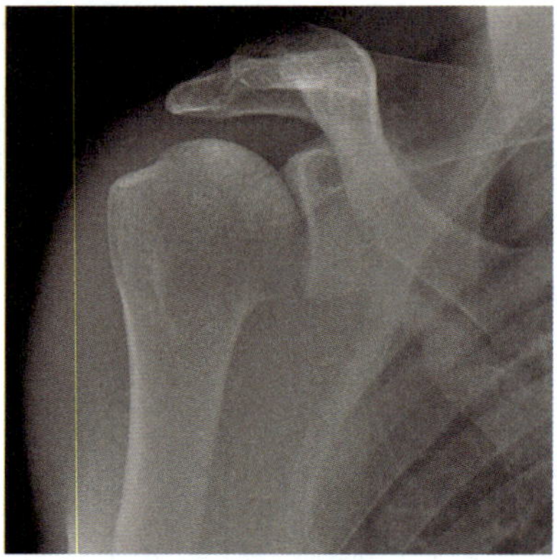

A. Il existe une diminution de la hauteur de l'espace sous acromial
B. Il existe une omarthrose
C. Il existe une calcification des tendons de la coiffe des rotateurs
D. La radiographie est normale
E. Il existe une ostéolyse du tubercule majeur

Les différents intérêts de la radiographie de l'épaule dans les pathologies de la coiffe des rotateurs sont :

- l'élimination d'une pathologie tumorale ou articulaire (arthrose primitive : tête centrée) ;
- la mise en évidence de calcifications ;
- l'identification des signes indirects de conflit et de lésion de coiffe qui se voient dans les cas chroniques :
  - ***diminution*** de ***l'espace sous-acromial***,
  - ***ascension de la tête*** humérale (excentration),

– ***rupture du cintre gléno-huméral,***
– ostéophytes et condensation acromiale inférieure et trochitale supérieure,
– puis ***omarthrose excentrée.***

La radiographie est strictement normale. Il n'y a pas ici de diminution acromioclaviculaire. Le test de Neer était positif. Cependant, c'est un test sensible mais peu spécifique car la rotation interne est régulièrement douloureuse pour toute affection de l'épaule. De plus, une tendinopathie de la coiffe peut aussi, par déséquilibre en faveur des forces ascendantes, créer un conflit dynamique.

Question 6

À ce stade de la prise en charge, quel(s) examen(s) complémentaire(s) d'imagerie de l'épaule droite pouvez-vous demander?

A. Scanner
B. IRM
C. Arthro-IRM
D. Arthroscanner
E. Échographie

L'échographie offre une étude rapide, non invasive des tissus mous de l'épaule non vus à la radiographie. Elle peut objectiver des lésions tendineuses, une atrophie musculaire, des calcifications, une bursite sous acromio-deltoïdienne. Elle comporte un ***temps dynamique lors de l'abduction pour rechercher un conflit.***

Il est encore trop ***tôt*** dans la prise en charge pour prescrire un arthroscanner ou une IRM et un ***scanner seul sans arthro-injection n'a pas d'intérêt*** car il ne discrimine pas assez bien les tissus mous. L'IRM peut être effectuée seule ou avec arthro-injection pour sensibiliser la différenciation entre les signes de tendinopathie et les ruptures partielles de la face articulaire.

Rappel : Bilan d'imagerie de la coiffe

1re intention	• **Radiographie : épaule de face, 3 rotations, profil de coiffe de Lamy** • **Échographie :** objective un épanchement (tendinite), une rupture transfixiante de coiffe, mais insuffisante pour l'indication opératoire
2e intention	• Uniquement si échec du traitement médical avec discussion de chirurgie • À réaliser plus rapidement si patient traumatique ou si patient de moins de 50 ans • Différencie rupture partielle/transfixiante (passage de produit de contraste dans la bourse sous-acromiale) • Détermine le degré de dégénérescence graisseuse. • **Arthroscanner** (n'objective que les ruptures partielles profondes) • **IRM , arthro-IRM** (objective aussi les ruptures partielles superficielles ou intra-tendineuses)

Question 7

L'échographiste vous répond qu'il s'agit d'une tendinopathie non rompue du supra épineux. Vous prescrivez une rééducation de l'épaule. Chez ce patient, quel(s) est (sont) l' (les) objectif(s) de la kinésithérapie?

A. Renforcer le deltoïde
B. Renforcer le grand dorsal
C. Augmenter les amplitudes articulaires passives
D. Réduire la douleur
E. Apporter des conseils d'éducation

Rappel

Les objectifs de la rééducation sont de restaurer les amplitudes ***actives et passives*** et ***l'antalgie*** articulaire. On rappelle que la coiffe est un complexe captateur et abaisseur de l'épaule. Si elle dysfonctionne, on va utiliser d'autres groupes musculaires pour compenser.

Le kinésithérapeute va pouvoir travailler sur :
- la physiothérapie antalgique (ultrasons) en phase douloureuse ;
- ***le renforcement des autres abaisseurs*** (***grand dorsal, grand pectoral***) et stabilisateurs de la tête humérale pour décharger les muscles de la coiffe et éviter le conflit ;
- ***après récupération, le renforcement musculaire isocinétique de la coiffe.***

On y associe des moyens médicamenteux :
- ***antalgiques*** et ***AINS*** ;
- ***mise au repos relatif*** ;
- ***infiltration de dérivés cortisonés*** sous contrôle (scopique ++ ou échographique) sous-acromiale.

La chirurgie ou arthroscopie vient seulement en ***deuxième intention en cas d'échec*** de traitement médical et si le ***patient est assez jeune*** :
- ***acromioplastie***, exceptionnellement seule ;
- ***réparation de la coiffe*** (suture ou réinsertion trans-osseuse ou lambeau musculaire, suivie d'une immobilisation pendant 4 à 6 semaines et d'une rééducation longue) ;
- ***prothèse totale inversée*** pour omarthrose excentrée.

⚠ N'hésitez pas à toujours cocher vrai pour l'éducation thérapeutique dans une prise en charge ! Pour la coiffe, il faudra ***éviter les mouvements d'abduction forcée ou prolongée ou répétée*** et éviter le décubitus latéral et l'antépulsion prolongée.

Le deltoïde est un ***élévateur*** de l'épaule, il ne faut donc pas axer la rééducation sur lui au risque d'aggraver l'ascension humérale.

Question 8

Au bout d'un mois, après 15 séances de kinésithérapie, le patient est toujours aussi douloureux lors de l'élévation de l'épaule. Quelle(s) stratégie(s) est (sont) pertinente(s)?

A. Vous vérifiez si le patient est observant
B. Vous vérifiez la tolérance des séances
C. Vous renforcez la prise en charge antalgique
D. Vous demandez un scanner de l'épaule
E. Vous vérifiez vos diagnostics différentiels

Il y a échec de la kinésithérapie : il faut donc se demander si les séances ne sont pas faites ***au-delà du seuil de non douleur*** et si le patient fait bien les exercices prescrits. Par principe, il faut aussi savoir se demander si vous avez méconnu une ***pathologie concomitante ou surajoutée*** pouvant expliquer la persistance des symptômes malgré le traitement de la pathologie musculotendineuse.
Il est ***encore tôt à un mois pour vouloir faire un bilan préchirurgical,*** d'autant plus sans avoir exploré les causes de l'échec citées ci-dessus. Si l'on voulait compléter le bilan morphologique pour évaluer l'indication chirurgicale, il aurait de toute façon fallu prescrire un arthroscanner, une IRM ou une arthro-IRM, ***un scanner seul est insuffisant.***

Question 9

Le patient a pu reprendre le travail. En voulant se rattraper au décours d'une glissade sur un échafaudage, il présente une impotence fonctionnelle complète du membre supérieur droit. Voici la radiographie de face de l'épaule droite. Quel(s) élément(s) vous apporte-t-elle ?

A. Il existe une fracture du col chirurgical de l'humérus
B. Il existe une luxation glénohumérale antéro-inférieure
C. Il existe une disjonction acromioclaviculaire
D. Il existe une fracture d'une côte déplacée
E. Il existe une encoche de Malgaigne

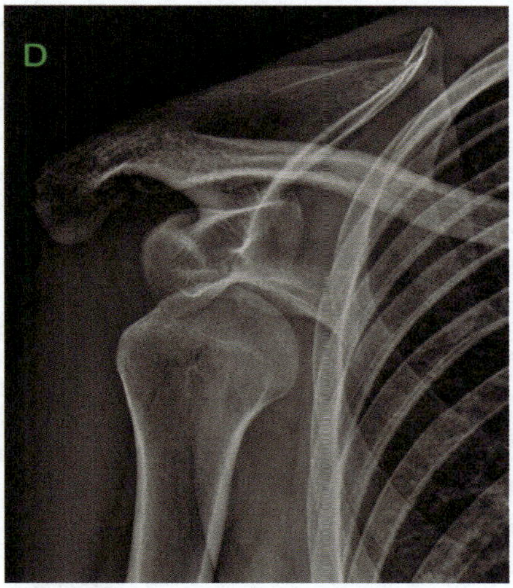

On observe la ***perte de l'alignement de la tête humérale avec la glène***. On peut supposer qu'elle est ici déplacée ***en interne et en avant*** (par argument de fréquence, pas de contexte particulier en faveur d'une luxation postérieure), même s'il faut en théorie également réaliser un profil de Lamy). Elle vient se placer juste ***sous l'apophyse coracoïde***. Il s'agit donc d'une luxation glénohumérale antéro-interne sous-coracoïdienne.
On ne met pas en évidence de fracture humérale : il n'y a pas de perte de continuité de la corticale.
L'articulation acromio-claviculaire est sans particularité. Il est normal d'avoir un espace clair de cette taille et régulier pour les structures cartilagineuses. Les côtes visibles sont intactes.
L'encoche de Malgaine (de Hill Sachs) est une complication osseuse des luxations gléno-humérales antérieures. Elle n'est pas présente sur cette radiographie.

⚠ L'encoche de Malgaine est mieux visible après réduction de la luxation d'où l'intérêt des contrôles radiographiques post-réduction. Elle se manifesterait par une ***image négative au niveau postéro-supérieur de la tête humérale*** secondaire à l'impaction de la tête humérale contre le bord antéro-inférieur de la glène. Cette impaction peut également causer un ***éculement*** de la glène au bord antéro-inférieur.

Question 10

Avant de procéder à la réduction de cette luxation, vous examinez la sensibilité du moignon de l'épaule. Une anomalie isolée à ce niveau est en faveur d'une atteinte :

A. Du nerf axillaire
B. Du nerf supra-épineux
C. Du nerf thoracique long
D. Du nerf radial
E. Du nerf musculo-cutané

La sensibilité du moignon de l'épaule est assurée par le ***nerf circonflexe aussi appelé nerf axillaire*** (ne vous mélangez pas les pinceaux, c'est le même !). L'atteinte du nerf axillaire est la complication nerveuse ***la plus fréquente*** des luxations antérieures (***10 % des cas***). Elle se manifeste par une ***anesthésie du moignon*** et une ***perte de la contraction du deltoïde***. C'est le plus souvent une ***neurapraxie*** (sidération temporaire des axones).
Par principe, il faut néanmoins vérifier à l'examen l'intégrité du nerf radial et du plexus brachial qui peuvent dans de rares cas être atteints. Il sera aussi nécessaire de dépister les signes neurologiques et vasculaires après réduction.

Rappel : Innervation sensitive du membre supérieur

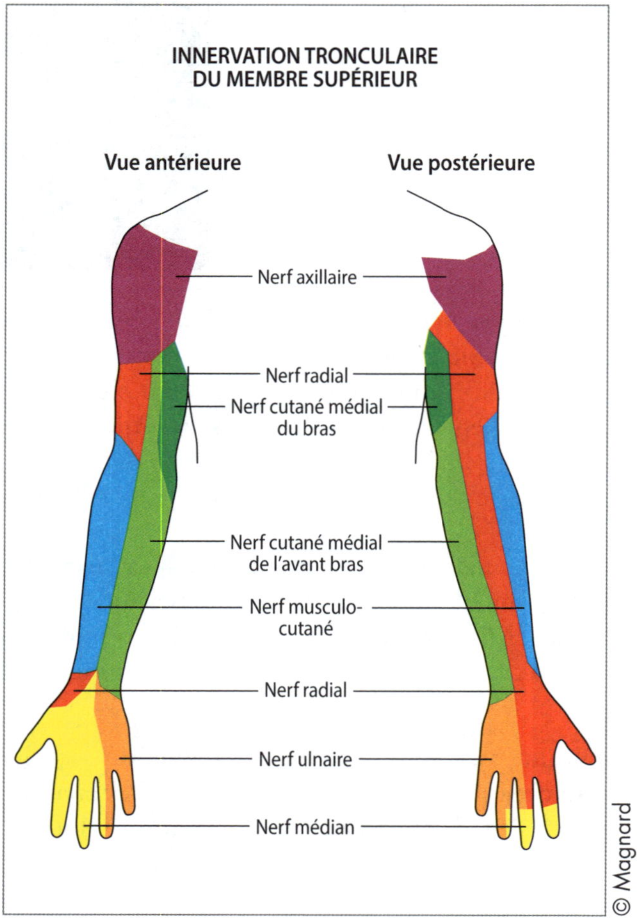

Question 11

Le patient ne présentait pas d'atteinte nerveuse associée avant la réduction par manœuvres externes de l'articulation glénohumérale. L'examen de la sensibilité après la réduction n'est pas modifié. Vous mettez en place une immobilisation par une attelle coude au corps. Vous revoyez le patient un mois plus tard. À l'examen clinique, vous constatez les éléments suivants.
La mobilité passive n'est pas diminuée. Le bras droit en élévation antérieure et en rotation interne, le patient ne parvient pas à résister à la force d'abaissement que vous exercez. Lorsqu'il veut porter sa main à la bouche vous observez que le patient est obligé d'élever latéralement son coude au-dessus du niveau de sa main. De plus, le bras placé en rotation externe coude au corps, il existe une rotation interne automatique. La rotation externe passive n'est pas augmentée.
Le patient conserve la possibilité de décoller la main placée dans le dos au niveau de la jonction lombo-sacrée. Il n'y a pas d'anomalie lors de la flexion active contrariée du coude lorsque les paumes sont vers le haut. Compte tenu des données de l'examen clinique, vous évoquez la possibilité d'une rupture de l'un ou plusieurs des éléments suivants :

A. Supra-épineux
B. Grand pectoral
C. Infra-épineux
D. *Teres minor* (petit rond)
E. Subscapulaire

Interprétons l'énoncé :

- l'examen ***passif est normal*** mais l'actif est anormal ce qui oriente vers une ***pathologie tendineuse*** ;
- ***désormais***, le testing moteur ne provoque pas une simple douleur mais met en évidence un ***déficit*** (difficulté à opposer une résistance) lors du testing des muscles de la coiffe : il n'y a donc pas une simple tendinite mais une ***rupture tendineuse de la coiffe.*** Il s'agit vraisemblablement d'une rupture traumatique sur une coiffe déjà dégénérée, ce qui est une éventualité classique chez le sujet âgé ;
- *« Le bras droit en élévation antérieure et en rotation interne, le patient ne parvient pas à résister à la force d'abaissement que vous exercez »* → test de ***JOBE positif***, ***supra-***épineux ***rompu*** ;
- *« Lorsqu'il veut porter sa main à la bouche, vous observez que le patient est obligé d'élever latéralement son coude au-dessus du niveau de sa main »* → déficit des rotateurs externes et signe du ***Clairon positif***, ***petit rond ou infra-épineux rompu ;***
- *« De plus, le bras placé en rotation externe coude au corps, il existe une rotation interne automatique »* → déficit des rotateurs externes, ***signe du portillon***, ***petit rond ou infra-épineux rompu ;***
- *« La rotation externe passive n'est pas augmentée »* → pas d'atteinte du subscapulaire ;
- *« Le patient conserve la possibilité de décoller la main placée dans le dos au niveau de la jonction lombo-sacrée »* → ***lift off ou test de Gerber*** (rotation interne) normal, pas d'atteinte du subscapulaire ***;***
- *« Il n'y a pas d'anomalie lors de la flexion active contrariée du coude lorsque les paumes sont vers le haut »* → ***Palm up test*** normal, pas d'atteinte du biceps brachial.

Question 12

Compte tenu de la gêne fonctionnelle, une chirurgie de réparation de la coiffe des rotateurs est proposée au patient. En attendant la consultation de l'anesthésiste, le patient vous pose quelques questions. Parmi les réponses suivantes que vous pourriez lui apporter, laquelle (lesquelles) est (sont) correcte(s)?

A. Pour cette intervention programmée, la consultation d'anesthésie peut avoir lieu jusqu'à la veille de l'intervention
B. Vous verrez soit un médecin, soit un(e) infirmier(ère) anesthésiste pour cette consultation
C. Vous n'aurez pas obligatoirement à faire de prise de sang avant l'intervention
D. Si vous ne souhaitez pas avoir une anesthésie locorégionale, vous pourrez la refuser
E. Comme vous prenez de l'aspirine pour le cœur, il faudra dans tous les cas l'arrêter entre 5 et 7 jours avant l'intervention

Pour toute intervention programmée, une ***consultation*** pré-anesthésique doit être réalisée par un ***médecin*** anesthésiste-réanimateur ***au moins 48 h avant***. Il ne faut pas confondre avec la ***visite*** pré-anesthésique qui doit être faite dans les heures précédant l'intervention (dans les 24 h légalement). Ce dispositif est nécessaire, que l'anesthésie soit locorégionale ou générale. Les modalités de l'anesthésie seront discutées sur la base du meilleur rapport bénéfice/risque pour le patient mais aussi ***selon les préférences du patient*** qui peut bien entendu refuser un type d'anesthésie.
Aucun examen complémentaire pré-opératoire n'est systématique.

Rappel : Gestion des antiagrégants plaquettaires en périopératoire

L'aspirine est toujours maintenue ! La question se pose si le patient prend un autre antiagrégant.

	Mono-antiagrégation	Bi-antigrégation avec risque thrombotique majeur (stent nu < 6S, actif <1an, SCA < 6S)
Geste invasif à risque hémorragique modéré	Poursuite AAP	Discuter : • maintien des 2 • différer geste • arrêt du 2e AAP
Geste invasif à risque hémorragique élevé	• Si aspirine : poursuite • Si clopidogrel : substitution par aspirine	Discuter : • différer geste • arrêt du 2e AAP

- Endoscopies ***digestives*** (avec biopsies superficielles) : possibles sous bi-antiagrégation.
- Endoscopie ***bronchique*** (avec biopsie) : possible sous aspirine.
- En cas d'arrêt du 2e antiagrégant, arrêt avant l'intervention : ***5 j*** pour clopidogrel et ticagrelor, ***7 j*** pour prasugrel. Reprise si possible dès le lendemain de l'acte.

Question 13

Le patient est maintenant en salle de surveillance post-interventionnelle dans les suites de sa chirurgie qui s'est déroulée sans incident au plan anesthésique et chirurgical. Il exprime une douleur à 8 sur 10 sur l'échelle numérique et demande à être soulagé. Quelle(s) est (sont) l' (les)analgésie(s) multimodale(s) indiquée(s) dans ce contexte, parmi les analgésies représentées sur la figure ci-dessous ?
ACP : analgésie contrôlée par le patient (ou PCA en anglais)

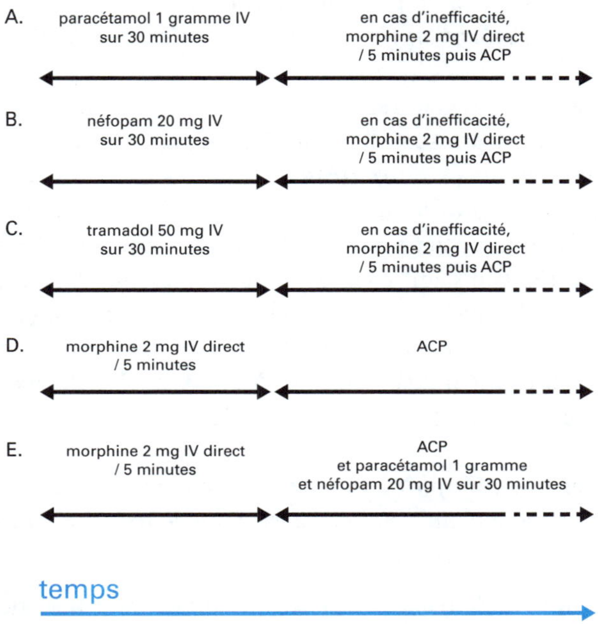

A. Analgésie A
B. Analgésie B
C. Analgésie C
D. Analgésie D
E. Analgésie E

L'échelle numérique est à 8/10 ce qui ***nécessite un palier 3 d'emblée***, en titration intraveineuse, et orientait sur les ***stratégies D et E.***

REMARQUE

En pratique, on recommande classiquement de commencer par en palier 1 pour une EN ou EVA comprise entre 1 à 3-4, en palier 2 pour une EN de 4 à 6-7 et un palier 3 au-delà.

Il était bien trop léger de commencer l'antalgique par un palier 1 seul (paracétamol ou néfopam).
Le tramadol est un palier 2. De plus, même s'il peut être utilisé en intraveineux, il a un délai d'action plus long (une dizaine de minutes) que la morphine intraveineuse et la titration est de ce fait ***plus lente***. Ce n'est pas suffisant pour soulager notre patient rapidement.
Il est habituel de ***relayer la titration morphinique par une ACP en post-opératoire*** car la douleur n'est pas amenée à rester stable dans le temps.

Rappel : L'analgésie contrôlée par le patient

- C'est un système d'auto-administration de ***morphinique injectable*** (***morphine en première intention*** mais les autres opioïdes injectables sont possibles) par pompe permettant d'optimiser la prise en charge d'une douleur ***aiguë ou chronique***.
- Il y a possibilité de le faire en ***IV, ou en SC*** (mais c'est alors moins fiable du fait de la résorption). C'est aussi possible par voie épidurale.
- Elle est à réaliser ***seulement après obtention de l'analgésie par titration*** de la dose suffisante.
- Le patient pourra ensuite maintenir cette analgésie selon son degré de douleur en appuyant sur un bouton pressoir délivrant des ***bolus***. En cas de douleur chronique, la pompe délivre aussi une dose en ***continu***.
- Le médecin programme la dose des bolus (souvent 1 mg) la durée de la ***période réfractaire*** (temps minimal entre deux bolus) et la ***dose maximale par heure***.
- Elle est ensuite arrêtée (s'il s'agit d'un épisode aigu résolutif comme ici) ou ***relayée par de la morphine PO si la douleur est stable et amenée à se prolonger***. La dose journalière PO sera égale à 3 fois la dose journalière IV. Cette dose orale sera ensuite fractionnée en deux si l'on utilise du Skenan® ou du Moscontin® (efficaces 12 h) ou non fractionnée si l'on utilise du Kapanol® (efficace 24 h).

Il faut ***toujours associer aux morphiniques du paracétamol*** car le mécanisme d'action est complémentaire (***contrairement aux paliers 2 et 3 qu'il ne faut jamais associer*** !) et cela permet une ***réduction des doses*** nécessaires de morphiniques.

Le néfopam est un antalgique de palier 1 qui agit par un mécanisme encore différent (central mais non morphinique) : on peut donc ***l'associer lorsqu'il s'agit de douleur de courte durée***, dans le même objectif de limiter les doses d'opioïdes. Son principal inconvénient est son effet ***atropinique***. Il présente l'avantage de ne pas masquer la fièvre.

Question 14

Une titration morphinique a bien été instaurée car il s'agissait d'une douleur intense. Elle a été relayée par une analgésie contrôlée par le patient (ACP) avec du paracétamol et du néfopam dans le cadre d'une analgésie postopératoire multimodale. Elle a été efficace. L'ACP a été arrêtée au second jour. Le troisième jour, le patient se plaint à nouveau d'une douleur dont l'intensité est mesurée à 54 mm sur une échelle visuelle analogique, et il souhaite être soulagé. Son traitement analgésique actuel comprend du paracétamol et du néfopam. Quel(s) traitement(s) est (sont) indiqué(s) dans le cadre d'une analgésie multimodale dans ce contexte?

A. Tramadol
B. Kétoprofène (AINS)
C. Oxycodone
D. Neurostimulation électrique transcutanée
E. Application de froid

- L'EVA de ce patient requiert un antalgique de ***palier 2***, c'est-à-dire essentiellement du tramadol ou de la codéine.
- On gardera les ***paliers 1 en association***, et on instaurera des mesures antalgiques ***physiques*** comme l'application de froid.

- La neurostimulation électrique transcutanée (TENS) est essentiellement utilisée pour les ***douleurs chroniques neuropathiques (radiculalgies, membre fantôme, névrite, zona etc.), mais plus rarement aussi pour des douleurs chroniques rhumatologiques ou certaines douleurs aiguës*** (postopératoires, dysménorrhées, douleurs ligamentaires et musculaires). Cependant, il me semble tiré par les cheveux de l'indiquer alors que l'on n'a pas essayé les mesures plus classiques citées ci-dessus et que la douleur est modérée.
- Les AINS peuvent rentrer dans le cadre de l'analgésie multimodale postopératoire mais sont ***ici contre-indiqués car le patient prend déjà de l'aspirine*** pour sa cardiopathie ischémique : il y aurait un risque important de saignement car ils inhibent tous deux l'enzyme COX1.
- L'oxycodone est un opioïde fort (palier 3) qui n'est pas indiqué à ce niveau de douleur.

Question 15

Après 5 mois de rééducation, le patient a retrouvé des mobilités active et passive satisfaisantes et il ne se plaint quasiment plus de douleur. Il vous questionne par rapport à la reprise de son travail car il craint de ne pouvoir continuer son activité. En accord avec votre patient, vous souhaitez contacter son médecin du travail. Quel(s) élément(s) est (sont) pertinent(s) de transmettre au médecin du travail ?

A. Aucun, pour ne pas rompre le secret médical
B. Les séquelles fonctionnelles sur l'épaule
C. Le bilan lésionnel initial
D. Un certificat d'aptitude à son poste
E. Les éventuels facteurs de risque extraprofessionnels

- Comme suggéré par l'énoncé, le médecin traitant ne peut communiquer des informations au médecin de travail ***que par l'intermédiaire du patient avec son accord*** (car le médecin du travail n'est ***pas*** considéré comme participant aux soins) : le secret médical est dit « ***partiellement partagé*** ».
- Les ***séquelles fonctionnelles*** sont bien évidemment au cœur de la problématique d'aptitude au poste de travail.
- Le bilan initial est utile au médecin du travail pour ***comprendre*** le dossier et ***déterminer le rôle de l'activité professionnelle du patient dans la genèse de sa pathologie***. Cela peut déboucher par exemple sur une déclaration en MPI ou une déclaration anonyme de maladie à caractère professionnel c'est-à-dire en rapport avec le travail mais non inscrite à un tableau et qui ne donne aucun droit (objectif épidémiologique).
- La présence d'un ***facteur de risque extraprofessionnel*** est à considérer pour envisager le patient dans sa globalité d'autant qu'il peut y avoir une potentialisation des facteurs de risque professionnels. Cela fait de toute manière partie de l'interrogatoire du médecin du travail selon le polycopié de médecine du travail.
- L'évaluation de ***l'aptitude au poste*** est une compétence ***exclusive du médecin du travail*** : il ne fallait donc surtout pas cocher la réponse D. Le certificat d'aptitude au poste est un document rempli par le médecin du travail au cours de la visite de reprise, obligatoire après un arrêt (ordinaire ou AT) de plus de 30 jours, un arrêt pour MPI ou congé maternité.

Dossier 4

Corrigé

(Énoncé p. 268)

Question 1

Quel(s) élément(s) sémiologique(s) identifiez-vous sur la photo ?

A. Des placards urticariens
B. Des vésicules
C. Des bulles
D. Des pustules
E. Des érosions

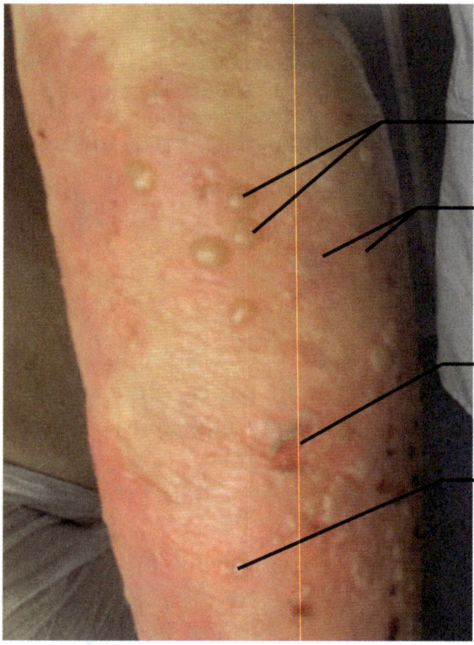

Il s'agit ici ***de bulles et de vésicules,*** c'est-à-dire des collections liquidiennes superficielles dont le liquide peut être clair ou hémorragique. La différence entre ces deux termes est la taille de +/- *5 mm* (moins de 5 mm pour les vésicules et plus de 5 mm pour les bulles). Elles se distinguent des pustules qui ont un contenu purulent ***blanchâtre*** opaque.

Question 2

Quelle hypothèse diagnostique privilégiez-vous devant ce tableau ?

A. Pemphigus vulgaire
B. Toxidermie bulleuse
C. Porphyrie cutanée tardive
D. Pemphigoïde bulleuse
E. Zona généralisé

On suspectait ici d'emblée une pemphigoïde bulleuse, en raison des arguments suivants :

Fréquence	La plus fréquente des DBAI
Terrain	Surtout après 70 ans
Lésion élémentaire	Bulles « tendues » sur des placards érythémato-papuleux et urticariens
Localisation	Racine des membres, pas d'atteinte muqueuse
Signes associés	Prurit intense précédant souvent l'éruption

Rappel : Diagnostics différentiels de lésions bulleuses à l'ECN

Infectieuses	• Herpès, zona (coalescence de vésicules) • Impétigo bulleux • Dermo-hypodermite • Épidermolyse staphylococcique ou streptococcique • Érythème polymorphe bulleux (herpès, mycoplasme)
Auto-immunes	• Sous-épidermiques : pemphigoïde bulleuse, pemphigoïde cicatricielle, dermatose à IgA, dermatite herpétiforme, épidermolye bulleuse acquise • Intra-épidermique : pemphigus
Toxidermie	• Bénigne : photosensibilité (allergique ou toxique), érythème pigmenté fixe, érythème polymorphe bulleux médicamenteux • Grave : nécrolyse épidermique toxique (Steven-Johnson et Lyell)
Métabolique	Porphyrie cutanée tardive
Agent externe	• Physique : brûlures, « coup de soleil », photo-phytodermatose (« dermite des près ») • Chimique : dermatite caustique, piqûres d'insectes
Autres	• Eczéma de contact ou allergique (coalescence de vésicules) • Vascularites • Escarres

- Le ***pemphigus*** est le principal diagnostic différentiel du groupe des pemphigoïdes. C'est une dermatose bulleuse auto-immune intra-épidermique causée par des anticorps anti-desmosome. Il provoque donc des bulles par acantholyse, non pas tendues mais flasques et très fragiles. La topographie concerne les plis de flexion et le cuir chevelu.
- Il n'y avait pas ***d'introduction récente de médicaments systémiques*** qui puisse orienter vers une ***toxidermie*** bulleuse. De plus, elles se caractérisent par une évolution plus rapide. Je vous rappelle la symptomatologie des principales toxidermies où l'on rencontre des bulles :
  - les photosensibilisations bulleuses nécessitent, pour leur survenue, la conjonction d'une prise médicamenteuse et d'une exposition solaire et qui se caractérisent par des lésions localisées sur les zones ***photoexposées*** ;
  - l'érythème pigmenté fixe provoque uniquement quelques (1 à 10) macules érythémateuses arrondies, douloureuses et infiltrées pouvant former des plaques, avec une évolution bulleuse possible, qui disparaissent spontanément en laissant classiquement des taches pigmentées. La localisation concerne préférentiellement les ***organes génitaux ou les lèvres*** ;

  - l'érythème polymorphe se caractérise par des lésions élémentaires diverses simultanées, notamment des ***macules***, du purpura (absents ici), des papules, etc. qui atteignent le tronc et la racine des membres ;
  - les syndromes de Stevens-Johnson et de Lyell se caractérisent par une évolution ***rapide et grave*** avec signes généraux et une atteinte ***muqueuse*** constante et inaugurale.
- ***La porphyrie cutanée tardive*** est une maladie rare de l'adulte qui se manifeste par une fragilité cutanée, une hyperpigmentation, puis des lésions cutanées bulleuses au niveau des zones photo-exposées (visage et mains). Le plus souvent de type sporadique, elle est due à un déficit en uroporphyrinogène-décarboxylase (enzyme de la chaîne de biosynthèse de l'hème).
- ***L'érythème polymorphe*** se caractérise par des lésions en cocardes (au moins trois cercles concentriques) pouvant comporter une bulle centrale, de topologie plutôt acrale (membres, visage). Les lésions muqueuses bulleuses ou érosives sont par ailleurs fréquentes.
- ***Les zonas*** se présentant sous forme bulleuse sont fréquents chez le sujet âgé. Cependant, leur topographie suivrait un métamère et l'évolution serait rapide et spontanée. Ici, il y avait un prurit depuis plusieurs mois et de nombreuses bulles diffuses apparaissant chaque jour qui ne pouvaient pas correspondre à un zona.

Question 3

Vous suspectez une pemphigoïde bulleuse. Parmi les caractéristiques suivantes, laquelle (lesquelles) est (sont) compatible(s) avec le diagnostic ?

A. Des bulles en peau saine
B. Des bulles tendues
C. Une atteinte muqueuse prédominante
D. Une localisation à la racine des membres
E. Un prurit intense

Voir le tableau page suivante.

Question 4

Parmi les examens biologiques suivants, lequel (lesquels) retenez-vous en faveur du diagnostic de pemphigoïde bulleuse ?

A. Vitesse de sédimentation supérieure à 100 mm à la première heure
B. Polynucléose neutrophile
C. Hyperéosinophilie sanguine
D. Protéinurie supérieure à 100 mg/24 h
E. Hypercalcémie

L'hyperéosinophilie sanguine est fréquente dans la pemphigoïde bulleuse et en constitue un argument fort.

Une ***polynucléose à PNN*** se retrouve dans la pustulose exanthématique aigue généralisée (toxidermie grave).

Il n'y a ***pas de syndrome inflammatoire*** dans la pemphigoïde bulleuse. Ceci est en tout cas vrai s'il n'y a pas de surinfection cutanée. La pemphigoïde ne provoque pas non plus d'atteinte rénale ni d'hypercalcémie.

	DBAI sous-épidermiques						DBAI intra-épidermiques	
Physiopathologie	• Altération de la jonction dermo-épidermique • Pas d'acantholyse						Perte de cohésion des kératinocytes dans l'épiderme : (acantholyse)	
Auto-Ac	Ac anti-membrane basale						Ac anti-substance intercellulaire: anti-desmosome	
Bulles	• Bulles sous-épidermiques (tendues car toit = épiderme intact) • Contenu clair/hématique						• Bulles intra-épidermiques (flasques) • Peau péribulleuse saine/Nikolsky +	
DBAI	Pemphigoïde bulleuse +++	Pemphigoïde gravidique	**Pemphigoïde cicatricielle**	**Épidermolyse bulleuse acquise**	**Dermatoses à IgA linéaire**	**Dermatite herpétiforme** exception : **pas atteinte de JDE**	Pemphigus +++	
Facteurs	• **Diurétiques épargneurs** de potassium • > 70 ans	2e-3e trimestres		Adulte **jeune maladie de Crohn** dans 25 % des cas	• **Vancomycine, AINS** • **IEC**	**Maladie cœliaque** associée **adolescent ou l'adulte jeune**	• Thiol (D-pénicillamine, captopril (IEC), autres (BB, rifampicine, etc.) • > 40 ans	
							P. vulgaire :	P. superficiel :
Cutané	• PRURIT : **base érythémateuse, eczématiforme** ou **urticarienne** • Symétriques : **tronculaire, racine et face de flexion des membres**	Idem autour de l'ombilic	**Inconstante**, souvent **érosives cicatrices atrophiques**	• **Flasques** • **Cicatrices atrophiques** et **kystes milium** • **Zones de frottements et extrémités**	• **Grandes bulles avec vésicules herpéti-formes** • **Bas du tronc, fesses, cuisses**	• PRURIT : poussée avec vésicules • symétriques : **épaules, fesses, face, extension, coude, genou**	• **cutané secondaire, érosions post-bulleuses avec collerette épidermique ++** • **plis de flexion et cuir chevelu** • **mais autres aussi**	• séborrhéique (localisée): Bulles fugaces (lésions squamocroûteuses, parfois PRURIT), zones séborrhéiques • foliacé (disséminé): érythrodermie squameuse
Atteinte muqueuse	Rare		**+++** : bulles, **érosions, synéchies** conjonctivales	**Possible comme P. cicatricielle**	Non	Non	**Début** insidieux **avec érosions muqueuses**	Non

Question 5

Quel(s) examen(s) paraclinique(s) réalisez-vous pour confirmer le diagnostic de pemphigoïde bulleuse ?

A. Cytodiagnostic de Tzanck
B. Microscopie électronique
C. Biopsie pour histologie standard
D. Immunofluorescence cutanée directe
E. Mise en culture du liquide de bulle

Les examens systématiques devant une dermatose bulleuse d'origine probablement auto-immune :

- ***biopsie pour examen histopathologique*** classique ***d'une bulle*** cutanée intacte et récente (fixée) : pour voir le niveau de clivage ;
- ***biopsie pour immunofluorescence directe*** en ***zone périlésionnelle*** (sans fixation : congelée ou mise dans un milieu de transport [liquide de Michel]) pour mettre en évidence des dépôts d'immunoglobuline et/ou de compléments directement sur les tissus cibles du patient. Le site est important car si l'on biopsie la bulle pour cela, il peut y avoir des immunoglobulines non spécifiques ou des faux négatifs par dégradation ;
- ***bilan immuno-sanguin par immunofluorescence indirecte*** pour mettre en évidence les anticorps sériques circulants. On regarde s'il y a des autoanticorps dans le sérum du patient qui se fixent sur des coupes de peau normale animale ;
- ***NFS*** pour rechercher une hyperéosinophilie.

En ce qui concerne les propositions de réponse :

- le ***cytodiagnostic de Tzanck*** est une étude cytologique réalisée par raclage de la base de la bulle, étalement direct sur une lame et coloration. Cette technique est utile au diagnostic du pemphigus (elle permet de voir des cellules acantholytiques : kératinocytes détachés les uns des autres) ou des virus du groupe herpès via leur effet cytopathogène. Ceci dit, il est de moins en moins réalisé ;
- la ***microscopie électronique*** est demandée dès qu'une maladie de la jonction chorio-épithéliale est suspectée (maladies du groupe des pemphigoïdes des muqueuses : pemphigoïde cicatricielle et épidermolyse bulleuse acquise) car elle visualise le siège précis des dépôts d'anticorps au niveau de la jonction ;
- la ***mise en culture du liquide d'une bulle*** est intéressante pour les suspicions d'infection cutanée bactérienne ou mycotique.

⚠ Il ne faut normalement pas débuter de corticoïdes locaux avant les examens au risque de les perturber.

Question 6

**L'examen anatomo-pathologique d'une bulle a été réalisé (photo). Quel(s) élément(s) est (sont) en faveur
du diagnostic de pemphigoïde bulleuse ?**

A. Un clivage sous-épidermique
B. Un clivage intra-épidermique
C. Une acantholyse
D. Une nécrose des kératinocytes
E. Un infiltrat inflammatoire dermique avec prédominance de polynucléaires éosinophiles

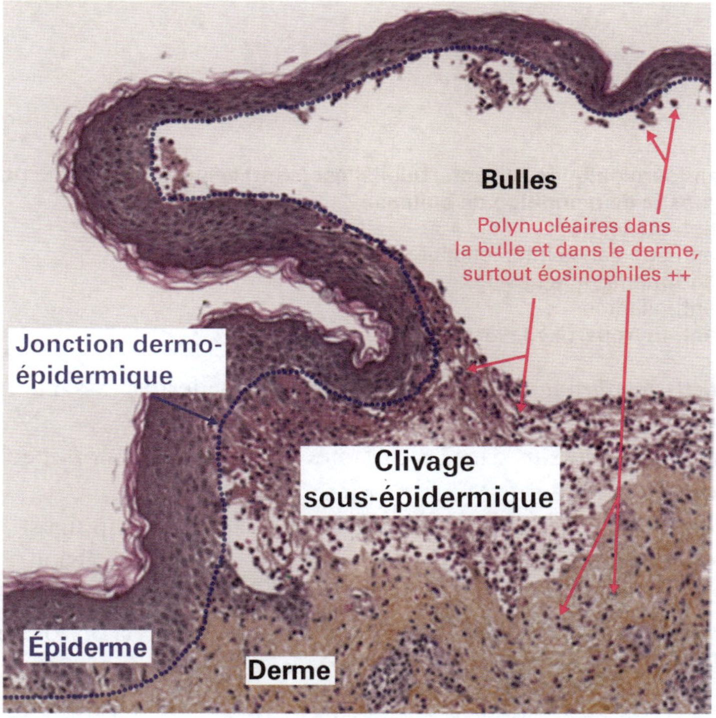

- La pemphigoïde bulleuse est liée à un ***anticorps dirigé contre la membrane basale*** (faisant partie de la jonction entre épiderme et le derme). Il y a donc un clivage ***sous-épidermique*** à l'histologie (contenant des éosinophiles) ***associé à un infiltrat inflammatoire dermique souvent riche en éosinophiles***.
- Le clivage ***intra-épidermique*** correspond au groupe des ***pemphigus*** dont les autoanticorps sont dirigés contre la ***substance intercellulaire***. Les kératinocytes se détachent alors les uns des autres : c'est ce que l'on nomme ***acantholyse***.
- Il n'y a ***pas de nécrose des kératinocytes dans les dermatoses bulleuses auto-immunes***. La nécrose se retrouve dans les brûlures, les vascularites nécrosantes et les toxidermies. La nécrolyse épidermique toxique comprend les syndromes de Stevens-Johnson et de Lyell.

Question 7

L'immunofluorescence cutanée directe confirme le diagnostic de pemphigoïde bulleuse. En effet, elle met en évidence l' (les) élément(s) suivant(s) :

A. Des dépôts granuleux de C3 sur la jonction dermo-épidermique
B. Des dépôts linéaires d'IgG sur la jonction dermo-épidermique
C. Des dépôts linéaires d'IgA sur la jonction dermo-épidermique
D. Des dépôts d'IgM intercellulaires
E. Des dépôts linéaires de C3 sur la jonction dermo-épidermique

Les dépôts ***granuleux*** se retrouvent dans la ***dermatite herpétiforme*** et se composent d'IgA. Les dépôts ***linéaires d'IgA*** sont comme leur nom l'indique caractéristiques de la dermatose à IgA linéaire.

Voir tableau page suivante.

Question 8

Parmi les examens sérologiques suivants, quel(s) est (sont) celui (ceux) dont la positivité peut conforter le diagnostic de pemphigoïde bulleuse ?

A. Anticorps anti-nucléaire
B. Anticorps anti-substance intercellulaire
C. Anticorps anti-membrane basale
D. Anticorps anti-gliadine
E. Anticorps anti-thyroperoxydase

- L'anticorps ***anti-membrane basale*** est spécifique des dermatoses bulleuses du groupe pemphigoïde.
- Les ***AAN*** sont plutôt présents dans les maladies auto-immunes non spécifiques d'organes (lupus, syndrome de Gougerot-Sjögren, sclérodermie, etc.).
- Les anticorps ***anti-substance intercellulaire*** caractérisent les pemphigus.
- Les anticorps ***anti-gliadine*** se retrouvent dans la maladie cœliaque et la dermatite herpétiforme.
- Les anticorps ***anti-thyropéroxydase*** (TPO) sont impliqués dans la thyroïdite de Hashimoto.

Question 9

La prise en charge immédiate de ce patient nécessite (une ou plusieurs réponse(s) exacte(s)) :

A. Une évaluation de son état d'hydratation
B. Une nutrition hypercalorique
C. Une hospitalisation en secteur de soins intensifs
D. Une antibiothérapie à large spectre
E. L'arrêt immédiat du traitement de l'insuffisance cardiaque

	DBAI sous-épidermiques						DBAI intra-épidermiques
Pathologie	**Pemphigoïde bulleuse +++**	**Pemphigoïde gravidique**	**Pemphigoïde cicatricielle**	Épidermolyse bulleuse acquise	**Dermatose à IgA linéaire**	**Dermatite herpétiforme**	Pemphigus +++
Auto-Ac	Ac anti-membrane basale						Ac anti-substance intercellulaire
cible	BPAG 1 (spécifique), BPAG 2	BPAG 2	**BPAG2**	Collagène VII	**BPAG2**	**Transglutaminase épidermique**	Anti-desmosome = anti-desmogléine 3 (PV) ou 1 (PS)
Histo	• Bulle sous-épidermique contenant des polynucléaires • Éosinophiles +/- neutrophiles, associés à un infiltrat dermique de polynucléaires éosinophiles +/- neutrophiles					Micro-abcès du derme pap à PNN	Bulle intra-épidermique (suprabasale si PV, sous cornée dans PS), kératinocytes détachés
IFD : dépots	IgG/C3 à la mb (aspect linéaire)				**IgA linéaires sur la JDE (Et C3)**	IgA granuleux en mottes au sommet des papilles dermiques (et rarement C3)	IgG/C3 sur kératinocytes (aspect en résille ou en mailles de filet)
IFI	IgG anti-mb sérique (80 %), titre corrélé à l'activité de la maladie					IgA sériques anti-endomysium et anti-transglutaminase FOGD biopsies multiples D2	IgG circulants anti-kératinocytes, titre corrélé à l'activité de la maladie
Examens poussés	IFI peau clivée : toit (inutile habituellement)	Détermination de la spécificité (immunotransfert ou ELISA) et microscopie électronique	IFI peau clivée : toit + plancher	IFI peau clivée : plancher			

La prise en charge symptomatique d'une dermatose bulleuse active ressemble sensiblement à celle d'un brûlé car les risques sont du même type :

Déshydratation	Un grand nombre de bulles expose à un risque de déshydratation par **exsudation** cutanée. Il faut donc **veiller à l'hydratation et l'équilibre hydro-électrolytique** de ces malades d'autant plus qu'ils sont souvent âgés et ont de grosses comorbidités. Il faut aussi surveiller la **fonction rénale** car il existe un risque d'insuffisance rénale fonctionnelle
Dénutrition	Il faut envisager une nutrition hypercalorique et surveiller l'état nutritionnel
Sepsis d'origine cutanée	• Il faut **percer** les bulles et réaliser des bains contenant **des antiseptiques et/ou de l'amidon de blé** • En cas de lésions érosives étendues, celles-ci peuvent être couvertes par des **pansements non adhérents types interfaces ou siliconées** • Il faut s'efforcer de ne pas utiliser de voie veineuse • Comme pour les brûlés, on ne prescrit des antibiotiques qu'en cas d'infection avérée

La prise en charge initiale diagnostique et thérapeutique des formes étendues de la maladie nécessite généralement une ***hospitalisation en service de dermatologie***. Il n'est pas nécessaire d'hospitaliser ce patient en soins intensifs si son état général n'est pas altéré et qu'il ne décompense pas son insuffisance cardiaque.

Pourquoi arrêter son traitement d'insuffisance cardiaque ? On aurait pu d'une part penser aux médicaments connus pour induire la pemphigoïde bulleuse (spironolactone++, psychotropes, diurétiques de l'anse et les gliptines). Cependant, ces classes ne font pas partie de son traitement et l'instauration est de toute façon trop ancienne pour être responsable du tableau actuel. Enfin et surtout, ce patient est à ***risque de déshydratation et d'insuffisance rénale***, risque notamment majoré par les ***diurétiques thiazidiques et le valsartan, le terrain diabétique et l'insuffisance cardiaque***. Il en est de même pour le traitement de metformine dont il faut se méfier en situation aiguë car il est à risque d'acidose.

Cependant ici, le patient est stable, et l'énoncé précisait « immédiatement » et « le traitement » (sous-entendu l'ensemble des médicaments). Or, il est inutile ou même dangereux (risque d'OAP) d'arrêter d'emblée tous ses traitements sans avoir d'argument franc sur le plan hydrosodé et rénal. On se contentera d'hydrater et de surveiller étroitement les paramètres clinico-biologiques pour réévaluer si besoin les prescriptions.

Question 10

Le traitement de première intention de la pemphigoïde bulleuse chez ce patient, selon les recommandations de l'HAS, repose sur (une ou plusieurs réponse(s) exacte(s)):

A. Corticothérapie locale d'activité faible (niveau I) 20 à 40 g par jour
B. Corticothérapie locale d'activité très forte (niveau IV) 20 à 40 g par jour
C. Cyclophosphamide 50 mg/j
D. Bolus de corticoïdes par voie intraveineuse
E. Plasmaphérèses 1 séance par semaine pendant 4 semaines

Recommandations HAS : la pemphigoïde bulleuse a fait l'objet d'un plan national de soin en 2016

- Le traitement étiologique repose sur les ***dermocorticoïdes (DC) à forte dose (niveau IV)*** pendant plusieurs mois : propionate de clobétasol (DERMOVAL®), 30 g/jour en 1 ou 2 applications quotidiennes **sur tout le corps sauf le visage si celui-ci est épargné.**

- Le contrôle des lésions est défini par la survenue d'au maximum 2 nouvelles bulles/jour et le début de cicatrisation des lésions érosives.
- Le traitement d'attaque est à poursuivre jusqu'à 15 jours après le contrôle clinique.
- On observe un schéma de décroissance des applications avec paliers mensuels jusqu'à 1 fois par semaine à partir du 4e mois.
- Après 4 mois, il est possible soit d'arrêter le traitement, soit de poursuivre un entretien hebdomadaire pendant un an.
- En cas de ***résistance ou de dépendance aux dermocorticïdes, un traitement immunosuppresseur*** (méthotrexate, azathioprine, mycophénolate mofétil) ou, pour certains par cyclines, peut être proposé.

La corticothérapie ***générale*** était utilisée auparavant mais causait une ***surmortalité*** par ses effets secondaires systémiques pour une efficacité identique aux dermocorticoïdes. Elle n'est donc plus indiquée en première intention.

Question 11

Des mesures thérapeutiques et de surveillance complémentaires sont envisagées. Parmi les propositions suivantes, laquelle (lesquelles) retenez-vous ?

A. Surveillance étroite de la fonction rénale
B. Prescription d'antihistaminiques
C. Réalisation de bains antiseptiques
D. Surveillance de la glycémie
E. Substitution des antidiabétiques oraux par une insuline

Voir question 9, page 328.

Le patient est diabétique, traité par ADO. En temps normal, il n'aurait pas besoin de glycémies capillaires régulières mais, ici, il présente un stress aigu et reçoit des ***corticoïdes à forte dose*** qui, ***même par voie cutanée,*** peuvent déséquilibrer son diabète par leur effet hyperglycémiant.

Il est, pour moi, trop anticipé de substituer la metformine par de l'insuline : ce serait indiqué pour prévenir l'acidose lactique si le patient était instable ou en insuffisance rénale. En cas de déséquilibre lié à l'hospitalisation et aux corticoïdes, on peut ajouter des injections d'insuline.

Il est précisé dans le PNDS de la HAS sur la pemphigoïde bulleuse que la physiopathologie du prurit dans cette maladie est mal connue, mais l'expérience montre que le traitement symptomatique par antihistaminique a une efficacité limitée et n'est donc pas recommandé. Seul le traitement étiologique par corticothérapie et/ou immunosuppresseurs permet une amélioration. De plus, les antihistaminiques ne sont pas cités dans le Collège de Dermatologie dans cette indication. Cette proposition n'était donc pas à retenir.

Question 12

Après plusieurs jours d'hospitalisation, le patient rentre à domicile. Quelle(s) est (sont) l' (les) action(s) à entreprendre ?

A. Prise en charge ALD hors liste
B. Déclaration obligatoire de la maladie
C. Soins quotidiens par IDE à domicile
D. Contrôle de la glycémie
E. Désinsectisation du domicile

- Cette maladie peut relever d'une prise en charge à 100 % (affection hors liste) car il s'agit d'une maladie chronique évoluant pendant plusieurs années.
- Le passage infirmier est nécessaire au bon déroulement du traitement local à domicile : bains antiseptiques, comptage et perçage des bulles, applications de dermocorticoïdes. Il faudra aussi continuer à contrôler la glycémie.
- La désinsectisation du domicile est ***inutile***.

Question 13

Après 3 mois d'un traitement bien conduit par corticothérapie locale très forte, le patient présente toujours des bulles, une atrophie cutanée sévère, de nombreux grains de milium, des érosions étendues au niveau des cuisses, une escarre talonnière, un purpura ecchymotique des bras. Parmi les éléments suivants, quel(s) est (sont) celui (ceux) induit(s) par la corticothérapie très forte prolongée ?

A. Grains de milium
B. Persistance de bulles
C. Purpura ecchymotique
D. Escarre talonnière
E. Atrophie cutanée

Les dermocorticoïdes ont une activité antiproliférative sur tous les composants cellulaires de la peau. Ces propriétés sont à l'origine d'effets indésirables locaux :

- ***atrophie cutanée :***
  - épiderme fragile,
  - retard de cicatrisation, purpura ecchymotique, télangiectasies, vergetures souvent définitives ;
- ***dermatites rosacéiformes du visage*** : acné induite, aggravation d'une rosacée, dermite périorale ;
- ***hypopigmentation, hypertrichose et hyperplasie sébacée (cette dernière peut causer des grains de milium) ;***
- ***aggravation d'une infection*** (herpès ++) ;
- si paupières : ***glaucome, cataracte ;***
- ***phénomène de rebond, dépendance ;***
- ***sensibilisation ;***
- ***tachyphylaxie*** : tolérance apparaissant après application prolongée et ininterrompue. Elle ne concerne pas les effets indésirables qui ont tendance à s'accentuer.

Question 14

Le patient rechutant à chaque tentative de réduction de la corticothérapie locale, un changement de traitement est envisagé. Un traitement par méthotrexate a alors été mis en place, permettant une régression complète des bulles et du prurit. Après 3 mois de traitement, le patient présente une fièvre brutale à 38,5 °C associée à un œdème chaud et douloureux de la jambe droite surmonté de quelques bulles. Quel(s) diagnostic(s) évoquez-vous ?

A. Un érysipèle
B. Une candidose cutanée
C. Une récidive de la pemphigoïde bulleuse
D. Un zona
E. Un eczéma de contact

Il s'agit d'un tableau de ***grosse jambe rouge aiguë fébrile unilatérale.*** Devant la fièvre et le traitement immunosuppresseur, on s'oriente vers une ***dermo-hypodermite infectieuse.*** La cause la plus fréquente est ***l'érysipèle (dermo-hypodermite non nécrosante à SGA ++, mais aussi B, C, G ou F).***

Rappel : Clinique de l'érysipèle

- Grosse jambe rouge aiguë fébrile unilatérale.
- Bien circonscrit, début brutal, douloureux à la palpation, fièvre élevée à 39-40 °C (et frissons).
- +/- décollements bulleux superficiels (ce n'est pas un signe de gravité !).
- Purpura sur placard.
- Adénopathies inflammatoires homolatérales fréquentes.
- Lymphangite homolatérale dans une minorité de cas.

Une ***candidose*** cutanée donnerait un placard érythémato-squameux mais pas de fièvre, d'œdème ni de douleur. Il ne s'agit pas d'une localisation classique. Même si l'examen retrouve des bulles, il ne s'agit ***pas non plus d'une récidive*** de la pemphigoïde qui n'expliquerait pas le tableau inflammatoire. On explique les ***bulles par l'œdème dermique de l'érysipèle.*** Un ***zona*** se manifesterait par de simples lésions cutanées à type de vésicules sur un territoire métamérique. Un ***eczéma de contact*** peut donner, s'il est important, une grosse jambe rouge suintante mais non fébrile.

Question 15

Le prélèvement bactériologique du liquide de bulle identifie un streptocoque du groupe B. Quel traitement proposez-vous en première intention ?

A. Acide fusidique en crème
B. Amoxicilline
C. Doxycycline
D. Terbinafine
E. Triméthoprime-sulfaméthoxazole

- L'antibiothérapie de première intention pour un streptocoque est ***toujours l'amoxicilline***. Si le patient nécessite une hospitalisation, ce sera en intraveineux avec relais PO. Si l'on peut traiter en ambulatoire, ce sera en PO d'emblée.
- L'***acide fusidique*** local serait utile sur une ***infection cutanée superficielle*** peu étendue type impétigo car il est actif sur le staphylocoque et le streptocoque.
- La ***doxycycline*** serait active sur le streptocoque mais son spectre est large : on ne l'utilise donc pas en première intention dans l'érysipèle. De même, le cotrimoxazole (triméthoprime-sulfaméthoxazole) n'est pas indiqué dans les infections à streptocoque.
- La ***terbinafine*** n'est pas un antibiotique mais un ***antifungique*** utilisé notamment pour les dermatophytes.

REMARQUE

À noter que l'on nous apprend que la paraclinique ne fait pas le diagnostic d'érysipèle : cet énoncé était un peu atypique.

Dossier 5

Corrigé

(Énoncé p. 270)

Question 1

Parmi les éléments cliniques suivants, lequel (lesquels) est (sont) présent(s) dans l'observation ?

A. Désorientation spatiale
B. Zoopsies
C. Perturbation de l'attention
D. Tachypsychie
E. Automatisme mental

Décodons ensemble l'énoncé :

- *« propos décousus »* → troubles du ***langage ;***
- *« se croit chez elle »* → ***désorientation spatiale ;***
- *« déambule dans le service »* → ***agitation ;***
- *« il faut répéter plusieurs fois les questions car elle semble ailleurs »* → distractibilité, ***troubles de l'attention*** avec déficit de la mémoire à court terme ;
- *« caméras dans sa chambre »* → ***hallucination ;***
- *« faire fuir les blattes »* → hallucinations visuelles mettant en scène des animaux (que l'on nomme des ***zoopsies) ;***
- *« irruption dans le poste de soin en brandissant une fourchette »* → ***agressivité.***

La ***tachypsychie*** est une accélération et une surproduction de pensées. Ici, il s'agissait davantage d'une agitation motrice.
L'automatisme mental correspond à une perte d'intimité de la pensée. Les idées et les intentions y sont devinées, répétées, commentées ou imposées.

Question 2

Devant cet état d'agitation, parmi les éléments suivants présents dans l'observation, lequel (lesquels) oriente(nt) vers un syndrome confusionnel plutôt qu'un état psychotique aigu ?

A. Désorientation spatiale
B. Idées délirantes de persécution
C. Début brutal dans un contexte post-opératoire
D. Angoisse majeure
E. Fluctuation des symptômes

	Épisode confusionnel	Accès psychotique aigu
Début	Brutal	Brutal
Facteur déclenchant	Pathologie organique ou toxique déclenchante	Pas de cause évidente : stress ou choc émotionnel/toxique
Orientation	Désorientation constante	Préservée
Attention	Trouble de l'attention constante	Préservée
Langage	Décousu	Préservé
Délire	Délire possible	Délire au premier plan

- La ***désorientation*** spatiale est ***constante dans la confusion*** alors qu'elle est généralement ***absente*** en cas d'épisode psychotique.
- Une pathologie aiguë ou un ***contexte postopératoire*** est la cause nécessaire à une confusion. Sa présence est donc en faveur de cette dernière. En revanche, le début brutal seul ne serait pas discriminant car il est une caractéristique importante des deux syndromes.
- La symptomatologie de la confusion est typiquement ***fluctuante***, comme ici dans l'énoncé avec une agitation entrecoupée de périodes d'accalmie où le patient retrouve de la lucidité. Elle est au contraire stable dans l'épisode psychotique avec, la plupart du temps, une forte adhérence.
- Les ***idées délirantes de persécution*** sont un des délires se retrouvant fréquemment dans l'épisode psychotique aigu : mais attention car elles sont aussi souvent présentes dans le syndrome confusionnel.
- ***L'angoisse*** peut faire partie du syndrome confusionnel mais est souvent au premier plan des états psychotiques aigus également et secondaires au délire.

Question 3

Parmi les éléments cliniques suivants, lequel (lesquels) serait (seraient) en faveur d'un syndrome confusionnel ?

A. Désorientation temporelle
B. Hyperthermie
C. Prédominance des hallucinations visuelles
D. Antécédents psychiatriques
E. Inversion du rythme nycthéméral

La confusion se définit par une altération modérée de la vigilance entraînant une désorganisation globale des fonctions cognitives, ***prédominant sur les fonctions exécutives*** :

- ***apparition rapidement progressive ou aiguë*** :
  - difficultés ***attentionnelles*** (désorientation temporo-spatiale constante, troubles de la mémoire à court terme, caractère décousu incohérent du langage, trouble de l'encodage en mémoire à long terme, altération du raisonnement, du jugement),
  - troubles du ***comportement*** : perplexité anxieuse, agitation, déambulations,
  - délire onirique (rarement structuré), hallucinations visuelles ++ ou auditives ;
- ***fluctuation des troubles*** (recrudescence vespérale et nocturne), au maximum inversion nycthémérale ;
- ***amnésie lacunaire*** pour toute la durée de l'épisode confusionnel.

L'***hyperthermie*** témoigne d'un processus organique sous-jacent qui est un argument supplémentaire pour un syndrome confusionnel.
Des ***antécédents psychiatriques*** seraient plutôt un argument pour une étiologie psychiatrique. En effet, ces sujets sont plus à risque de développer d'autres troubles psychiatriques ou de décompenser le problème préexistant.

Question 4

L'agitation est fluctuante mais elle ne réitère pas ses menaces hétéro-agressives et accepte d'être à nouveau raccompagnée dans sa chambre. Elle reste désorientée dans le temps et l'espace. À ce stade, parmi les examens complémentaires suivants, lequel est indispensable à réaliser dans l'immédiat ?

A. Alcoolémie
B. Recherche de toxiques urinaires
C. Glycémie capillaire
D. Scanner cérébral injecté
E. Ionogramme sanguin

Devant tout trouble neurologique aigu, l'examen à faire en premier lieu est toujours une ***glycémie capillaire***. On ne le répétera jamais assez ! Pourquoi ? Parce que l'hypoglycémie peut se manifester de manière ***très diverse et trompeuse*** et qu'un dextro est rapide et simple à faire et évite des examens complémentaires inutiles et couteux. De plus, le traitement (le resucrage) est tout simple alors qu'un retard diagnostique et thérapeutique expose à des ***séquelles*** neurologiques.
Bien sûr les autres propositions ont leur place en cas de confusion mais uniquement si l'hypoglycémie est éliminée.

⚠ La TDM cérébrale non injectée n'est pas systématique mais réalisé au moindre doute (signe de localisation, antécédent de traumatisme crânien même mineur, surtout si patient sous antithrombotiques) à la recherche d'un hématome sous-dural.

Question 5

La glycémie capillaire est à 3,8 mmol/L. Parmi les causes suivantes, laquelle (lesquelles) est (sont) à évoquer devant le tableau clinique présenté par la patiente ?

A. Sevrage en alcool
B. Effets indésirables des antalgiques opiacés
C. Hypoglycémie
D. Hématome sous-dural subaigu
E. Hyponatrémie

Le sevrage alcoolique est une cause extrêmement fréquente de syndrome confusionnel. De plus, dans ce cas, la patiente vient de passer un jour à l'hôpital sans consommation possible.
Elle a subi une intervention chirurgicale sur sa fracture du membre supérieur. Elle a donc reçu des ***morphiniques***. Ceux-ci font partie des substances les plus confusiogènes, avec les psychotropes (benzodiazépines, antidépresseurs, neuroleptiques, lithium, antiépileptiques), les anticholinergiques et les antiparkinsoniens. Ils peuvent expliquer ce tableau ***même à posologie normale*** mais cela restera un diagnostic d'élimination.
Un ***hématome sous-dural*** est absolument à évoquer devant une confusion précédée d'une ***chute***, d'autant que l'on nous précisait l'existence d'une ***plaie du scalp*** : il y a eu un traumatisme crânien.
Enfin, un ***trouble ionique*** comme l'hyponatrémie, l'hypernatrémie ou l'hypercalcémie est possible et ces ions feront partie du bilan systématique d'une confusion.
Une ***hypoglycémie*** est définie par la triade de ***Whipple*** : association de ***signes neuroglucopéniques*** se corrigeant après ***resucrage*** et d'une ***glycémie inférieure à 0,5 g/L*** c'est-à-dire 2,8 mmol/L (0,6 g/L soit 3,3 mmol/L chez le diabétique). Ici la glycémie capillaire était ***normale***.

Question 6

L'examen physique montre des sueurs, une tachycardie et un tremblement des extrémités. L'examen neurologique ne peut être poursuivi en raison d'une accentuation de l'agitation. La patiente accepte néanmoins un traitement per os. Que préconisez-vous ?

A. Traitement par benzodiazépine
B. Traitement par neuroleptique sédatif
C. Scanner cérébral sans injection dès que possible
D. Surveillance comportementale constante
E. Demande d'avis psychiatrique

Devant tout syndrome confusionnel, il convient :

- ***d'éviter un traitement sédatif en première intention***. Il faut rassurer et assurer un environnement calme. Mais attention, mieux vaut éviter l'isolement et favoriser la présence des proches ;
- si c'est vraiment nécessaire, d'employer un anxiolytique de préférence PO. C'est le cas ici car l'agitation de la patiente s'accroît et empêche l'examen. La substance de 1re intention est une ***benzodiazépine anxiolytique de courte durée d'action*** (moyen mnémotechnique pour les retenir : « ***AOL*** » ***A***lprazolam, ***O***xazépam, ***L***oxazépam). Les neuroleptiques sédatifs sont à utiliser en 2e intention, uniquement en cas d'agitation majeure avec un risque important pour le patient et l'entourage, sous tendue par des délires ou hallucinations. ***Si la voie intramusculaire (IM) est requise, il faut préférer les neuroleptiques sédatifs*** (haldol, loxapine) car ils ont une meilleure biodisponibilité en IM que les benzodiazépines ;
- de surveiller étroitement ces patients pour prévenir un risque auto- ou hétéro-agressif ou une fugue ;
- ***d'hydrater et supplémenter en B1/B6/PP*** IVL ;
- de proposer une ***antalgie*** si douleur ;
- ***d'arrêter tout médicament non indispensable*** potentiellement impliqué (mais attention à ne pas sevrer brutalement les benzodiazépines, les antiépileptiques, etc.).

Enfin, et c'est très important pour votre pratique future, il ne faut pas demander un avis psychiatrique tant qu'une ***étiologie organique ou toxique n'a pas été éliminée***.

Question 7

Compte tenu du syndrome confusionnel et du contexte de chute avec plaie du scalp, un scanner cérébral est prescrit en urgence après sédation par benzodiazépine. Le scanner cérébral est normal mais la biologie montre une élévation modérée de la gamma-glutamyl-transpeptidase et des transaminases (prédominant sur les ASAT) contrastant avec un taux normal de phosphatases alcalines, ainsi qu'une élévation du volume globulaire moyen. Le ionogramme sanguin et la calcémie sont normaux. Les CPK sont discrètement augmentées. La température est à 37,8 °C. La patiente n'est plus agitée mais toujours désorientée, anxieuse et continue à tenir des propos délirants. Que préconisez-vous dans l'immédiat ? (Une ou plusieurs réponses)

A. Vitamine B1
B. Hydratation
C. Acide valproïque
D. Contention physique
E. Antipsychotique

L'hydratation et la vitamine B1 sont à préconiser très largement devant un patient confus, d'autant plus que l'on suspecte un sevrage alcoolique. Ici, on est orienté vers un ***syndrome de sevrage alcoolique compliqué d'un delirium tremens***.

Marqueurs d'alcoolisme chronique	• Clinique : contexte de chute à domicile chez une patiente pourtant jeune (54 ans) compatible avec une possible alcoolisation aiguë • Biologiques : – **GGT élevée** : spécificité moyenne mais sensibilité médiocre – **élévation du volume globulaire moyen**: spécificité moyenne mais le moins sensible – **cytolyse hépatique prédominant sur les ASAT** – on aurait aussi pu constater une augmentation de la CDT (carbonhydrate deficient transferrin) qui elle est très spécifique
Contexte	• Délai de sevrage (patiente hospitalisée) : le ***delirium tremens*** survient brutalement **12-48 h** après le sevrage ou est précédé de signes de sevrage ou d'une crise comitiale • Facteur facilitant le ***delirium tremens*** : **stress, chirurgie** (il peut aussi s'agir d'une infection)
Signes de sevrage	• Signes **neuromusculaires** : tremblements généralisés (extrémités et langue ++), **végétatifs** (sueurs, tachycardie, possiblement hypertension et fièvre), et **psychiques** (anxiété) • La patiente aurait aussi pu présenter des signes digestifs (nausées, vomissements). Les CPK augmentés sont liés à une **rhabdomyolyse** sur le stress neuromusculaire avec tremblements voire crampes
Signes de delirium et non syndrome de sevrage simple	• Syndrome **confuso-onirique** : confusion, hallucinations visuelles (zoopsies ++) • On peut avoir aussi une hypertonie oppositionnelle • Les risques majeurs sont les crises d'épilepsie, le collapsus vasoplégique et l'auto/hétéro-agressivité
Élimination des autres étiolgogies	Ici étiologies neurologique, hydroélectrolytique, hypoglycémique

La vitamine B1 permet de ***prévenir la survenue d'un syndrome de Gayet-Wernicke*** chez ces patients à risque.

Rappel : Le syndrome de Gayet-Wernicke

- Encéphalopathie due à une carence en vitamine B1 :
  - syndrome confusionnel ;
  - signes oculomoteurs (paralysie VI, nystagmus) ;
  - syndrome cérébelleux statique ;
  - hypertonie oppositionnelle.
- Vitamine B1 IV dès suspicion + pas d'apport de glucosé immédiat (car précipite la consommation de B1).
- Dosage B1 / IRM cérébrale (hypersignal T2 flair des corps mamillaires).
- Risque chronique démentiel (syndrome de Korsakoff) :
  - le plus souvent conséquence d'une encéphalopathie de Gayet-Wernicke mal traitée, mais peut survenir d'emblée !
  - lésion du circuit de Papez : corps mamillaires, thalamus, hippocampes, gyrus cingulaire ;
  - IRM : idem Gayet-Wernicke ;
  - amnésie antérograde, fausses reconnaissances et fabulation, signes frontaux ;
  - vitamine B1 IV parfois partiellement efficace.

La patiente ***n'est plus agitée***. Notre traitement sédatif par benzodiazépine est suffisant : on ne réalise donc pas d'escalade thérapeutique par contention. On ***maintient la benzodiazépine pour l'agitation pécédente et surtout la prévention des crises épileptiques devant le delirium tremens***. L'acide valproïque n'est pas indiqué.

Recommandations HAS : Bonnes pratiques sur l'isolement et la contention physique (2017) en psychiatrie générale

- La mise sous isolement (+/- contention mécanique) est réalisée sur décision d'un ***psychiatre*** d'emblée ou secondairement. Si elle est prescrite par un médecin non psychiatre, elle doit être confirmée par un ***psychiatre dans l'heure qui suit*** (possible par téléphone).
- La contention mécanique ne peut s'exercer que dans le cadre des mesures d'isolement, elle-même uniquement sur des sujets faisant l'objet de soins psychiatriques ***sans consentement***. La contention mécanique ne peut se faire qu'en position ***allongée***.
- À l'initiation de l'isolement, l'indication est limitée à ***12 h (6 h pour la contention).*** S'il est décidé pendant cette période de prolonger la mesure, la prescription devra être renouvelée toutes les 24 h.
- Le patient doit bénéficier de ***2 visites médicales par 24 h.***
- ***Toute mesure programmée est à proscrire*** (pas de « si besoin »).
- Chaque mesure doit être enregistrée dans un ***registre*** en préservant l'anonymat du patient.

Question 8

Vous avez mis en place un traitement par hydratation intraveineuse et administration de vitamine B1 et diazépam. Parmi les éléments cliniques et biologiques suivants, lequel (lesquels) fait (font) partie de la surveillance du *delirium tremens* ?

A. Pression artérielle
B. Fréquence cardiaque
C. Température
D. Hémoglobine
E. Gamma-glutamyl-transpeptidase

Les signes ***végétatifs*** (fièvre, sueurs, tachycardie, hypertension, troubles du rythme) exposent à un risque de déshydratation et de collapsus.
Lors d'un sevrage, on utilise le ***score de Cushman*** pour adapter le traitement médicamenteux et éviter la survenue d'accidents. Il n'est à pas connaître par cœur mais je vous conseille de retenir son intérêt et grossièrement les éléments qui le composent. Il est présenté dans le Collège universitaire des enseignants de santé publique.

Score de Cushman				
SCORE	**0**	**1**	**2**	**3**
Fréquence cardiaque	< 80	81-100	110-120	>120
Pression artérielle systolique	> 135	136-145	146-155	>155
Fréquence respiratoire	< 16	16-25	26-35	>35
Tremblements	Aucun	Mains	Membres supérieurs	Généralisés
Sueurs	Aucunes	Paumes	Paumes et front	Généralisées
Agitation	Aucune	Discrète	Généralisée et contrôlable	Généralisée et incontrôlable
Troubles sensoriels	0	• Phonophobie • Photophobie • Prurit	Hallucinations critiquées	Hallucinations non critiquées
Interprétation	• Intensité – 0-7 : minime – 8-14 : moyenne – 15-21 : sévère • Conduite à tenir – Cushman < 5 : pas de benzodiazépine – Cushman entre 5 et 7 : diazépam toutes les 4 h – Cushman > 7 : diazépam toutes les 3 h			

La prise de **température** était litigieuse car elle ne fait pas partie de ce score. J'ai choisi de la retenir car la fièvre fait partie des **signes neurologiques centraux** du delirium et augmente la **déshydratation**. Elle fait partie des constantes vitales qu'il faut surveiller de façon générale (avec les fréquences cardiaque et respiratoire, et la pression artérielle) et sa présence fera prescrire du paracétamol pour limiter les pertes hydriques et la tachycardie. Elle permet aussi de **dépister une complication infectieuse** (pneumopathie sur inhalation par exemple) qui pourrait contribuer à une confusion.

L'hémoglobine n'a pas à être surveillée car il n'y a pas de risque hémorragique. L'alcool peut éventuellement provoquer une anémie en plus de la macrocytose mais sa résolution est lente, tout comme pour l'augmentation de la GGT qui se normalise en 4 à 10 semaines. Ils n'ont pas d'intérêt dans la gestion de cet épisode aigu.

Question 9

L'évolution du delirium est favorable en quelques jours et une consultation addictologique est organisée. La patiente rapporte une consommation d'alcool quotidienne excessive mais dit ne pas avoir perdu le contrôle de sa consommation et ne pas avoir besoin d'une prise en charge addictologique. Parmi les attitudes suivantes que vous pourriez adopter pour favoriser l'adhésion de la patiente, laquelle (lesquelles) relève(nt) spécifiquement des techniques d'un entretien motivationnel ?

A. Expliquer le lien entre la consommation d'alcool et l'épisode de delirium tremens
B. Exposer les autres risques liés à la consommation d'alcool
C. Demander à la patiente ce que lui apporte sa consommation d'alcool
D. Parler de l'ambivalence au changement comme étant normale
E. Présenter les traitements médicamenteux d'aide au maintien de l'abstinence

Les entretiens motivationnels visent à aider le patient à ***identifier ses difficultés*** à quitter un comportement problématique afin de l'amener à être plus motivé pour amorcer un changement. Il ne s'agit pas de convaincre le patient à changer (en essayant d'induire une motivation extrinsèque par une argumentation thérapeutique) mais ***d'explorer avec lui les avantages et inconvénients du problème actuel*** et les avantages et inconvénients du changement, pour développer une ***motivation intrinsèque***. ***La motivation peut fluctuer dans le temps***. L'ambivalence du patient vis-à-vis de sa consommation d'alcool est intrinsèque à la dépendance. Le travail sur la motivation du patient est central dans la prise en charge, l'entretien motivationnel vise à ***explorer et à réduire son ambivalence.***
Les propositions A, B et E ne font pas référence au ressenti du patient quant au « pour et contre » de sa dépendance mais visent plutôt à motiver le patient de façon « extrinsèque ».

Question 10

La patiente est suivie par son médecin généraliste avec un objectif d'abstinence complète. Cependant, elle ne parvient pas à arrêter sa consommation d'alcool pendant plus de cinq jours. Parmi les classes de médicaments suivantes, lequel (lesquels) peut (peuvent) lui être prescrit(s) dans l'indication d'aide au maintien de l'abstinence ?

A. Un inhibiteur sélectif de recapture de la sérotonine
B. Une benzodiazépine
C. Un antagoniste opioïde
D. Un thymorégulateur
E. Un anticonvulsivant

Trois ***médicaments sont indiqués dans le maintien de l'abstinence après un arrêt de la consommation éthylique : l'acamprosate, la naltrexone***, et en 2e intention ***le disulfiram.***

Traitements médicamenteux de l'alcoolodépendance			
Objectif	**Médicament**	**Mécanisme**	**Place dans la stratégie**
Réduction des consommations : aide à diminuer	**Nalméfène**	Antagoniste opioïde	**1re intention**
	Baclofène	• Agoniste GABA-B • AMM depuis 2018	2e intention car nombreux effets II graves et bénins
Maintien de l'abstinence : après le sevrage	**Acamprosate**	• Normalise dérégulation du glutamate NMDA-médiée • Réduit craving négatif	**1re intention**
	Naltrexone	• Antagoniste opioïde • Réduit craving positif	**1re intention**
	Disulfiram	Inhibiteur de l'acétaldéhyde déshydrogénase : effet aversif antabuse (flush, palpitations, tachycardie, vomissement, malaise). Cela contre-indique la prise d'OH dans les 3 jours suivants	2e intention car effet antabuse, complications graves (troubles du rythme, collapsus, IDM, mort subite), hépatites allergiques, neuropathie

Question 11

La prise en charge par le médecin généraliste se poursuit, mais sans réduction significative de la consommation d'alcool. Elle continue à boire une bouteille et demie de vin par jour. La patiente vient souvent aux consultations en ayant bu. Elle pleure alors beaucoup, se dit triste, manquant d'appétit et se faisant des reproches. Quelle(s) stratégie(s) thérapeutique(s) est (sont) indiquée(s) chez cette patiente ?

A. Prise en charge ambulatoire dans un centre d'addictologie
B. Hospitalisation en psychiatrie en urgence
C. Prescription d'un antidépresseur
D. Thérapie comportementale et cognitive
E. Hospitalisation programmée pour sevrage de l'alcool

Nous sommes devant un échec de sevrage en prise en charge chez le généraliste. Il faut donc organiser une prise en charge plus complexe. On organisera un ***suivi ambulatoire dans un centre spécialisé en addictologie***, de type ***CSAPA*** (Centre de soins, d'accompagnement et de prévention en addictologie) composé d'équipes pluridisciplinaires (médecins, psychologues, professionnels socioéducatifs, etc.). Avec les professionnels du CSAPA, l'usager pourra mettre en place l'accompagnement qui lui convient le mieux (sevrage ambulatoire ou hospitalier dans un service partenaire) : les propositions A et E ne s'excluaient pas l'une de l'autre ! ***L'accompagnement proposé par le CSAPA peut se poursuivre durant toute la durée du sevrage, y compris hospitalier, et bien au-delà*** par des entretiens ou ateliers spécifiques visant à consolider son arrêt.
Dans le cas de notre patiente, on prévoira ***par ailleurs une hospitalisation programmée pour sevrage*** devant ***l'échec répété de sevrage ambulatoire*** et de ***l'antécédent de delirium tremens*** qui vont à l'encontre d'une tentative de sevrage ambulatoire.

Rappel : Contre-indications au sevrage alcoolique en ambulatoire

- Antécédents de complication de sevrage (*delirium tremens*, convulsions).
- Dépendance sévère : symptômes de sevrage matinaux intenses, CDA > 30 verres/j.
- Échec de sevrage ambulatoire.
- Co-addictions : dépendance aux benzodiazépines associée.
- Terrain défavorable : contexte social, pathologie médicale concomitante, sujet âgé, femme enceinte.

La TCC est un type de psychothérapie très utilisée visant (dans les grandes lignes) à corriger les cognitions et comportements dysfonctionnels. À ce titre, elles ont leur place dans quasiment toutes les pathologies psychiatriques au programme mais aussi en addictologie.
Pour l'ECN, je n'ai jamais rencontré de situation où c'était une faute de cocher une ***thérapie comportementale et cognitive*** ! En pratique, c'est parfois plus limité par le manque de praticiens les pratiquant. C'est une psychothérapie ***brève*** avec un ***niveau de preuve élevé***. Elle permet d'agir sur les comportements (première vague), sur les cognitions (deuxième vague) et sur les émotions (troisième vague).
On ne fait ***jamais d'hospitalisation en urgence pour un sevrage***. C'est parfois difficile à faire comprendre aux patients, mais le but est de réaliser le sevrage « lentement mais surement » en s'assurant que le patient dispose des ressources nécessaires pour maintenir une abstinence au long cours. On n'hospitalisera qu'en cas de complications organiques ou de risque suicidaire.

Enfin, concernant la proposition C, la patiente présente une symptomatologie dépressive (humeur triste, anorexie, culpabilité) mais attention ! Chez le sujet souffrant d'une dépendance à l'alcool et d'un état dépressif, il faut ***réaliser un sevrage en première intention*** (le caractère « non imputable à une substance » est un critère d'épisode dépressif caractérisé). En effet, ***les symptômes dépressifs sont, chez la plupart des patients éthyliques, secondaires à leur consommation d'alcool***. Cela permet dans une majorité des cas une amélioration de l'humeur dans un délai de ***3 à 6 semaines***.

Question 12

La patiente est prise en charge dans un CSAPA (centre de soins, d'accompagnement et de prévention en addictologie) et un sevrage programmé a permis d'obtenir une abstinence complète de l'alcool depuis 3 mois. Malgré cela, elle continue à souffrir d'un mal-être profond et dit à son médecin qu'elle ne supporte plus de vivre seule, qu'elle se sent fatiguée dès le matin et a besoin de plusieurs heures pour se préparer. Il lui est très difficile de prendre des décisions, elle se trouve incompétente dans tous les domaines et a une forte tendance à manger entre les repas au point d'avoir pris 5 kilos depuis 2 mois. Par ailleurs, elle s'inquiète presque toute la journée et excessivement pour différents motifs et met plus d'une heure avant de s'endormir. Elle sort peu et voit très peu de monde car elle redoute toutes les rencontres et a peur de ne pas être à la hauteur. Quel(s) critère(s) diagnostique(s) de dépression caractérisée identifiez-vous parmi les symptômes présentés par cette patiente ?

A. Autodépréciation
B. Sentiment de solitude
C. Troubles cognitifs
D. Hyperphagie
E. Ralentissement

Rappel : Critères diagnostiques d'un épisode dépressif caractérisé

- ***Rupture avec l'état antérieur*** depuis ***14 jours consécutifs*** avec au moins ***5 des symptômes suivants :***
  - 1 obligatoire parmi : humeur dépressive (sentiment de vide/ou observé par pleurs, irritabilité chez l'enfant) et/ou anhédonie ;
  - perte ou gain de poids significatif (5 %) en l'absence de régime, ou diminution ou augmentation de l'appétit tous les jours ;
  - insomnie ou hypersomnie ;
  - ralentissement psychomoteur ou agitation (déambulations, etc.) ;
  - fatigue ;
  - troubles cognitifs (attention, troubles de la concentration aussi présents dans les troubles maniaques) ou indécision ;
  - sentiment de dévalorisation ou culpabilité excessive (pas seulement se sentir coupable d'être malade) ;
  - pensées de mort récurrentes.
- ***Retentissement significatif.***
- ***Diagnostics différentiels :***
  - non imputable à une substance ou une affection médicale générale ;
  - ne répond pas aux critères du trouble schizo-affectif ;
  - ne se superpose pas à la schizophrénie, ou au trouble schizophréniforme, délirant ou autre trouble psychotique. Il n'y a jamais eu d'épisode maniaque ou hypomaniaque.

Les critères en faveur de l'épisode de dépressif caractérisé présents dans ce texte sont :

- « *mal-être profond* » → ***humeur dépressive*** ;
- « *se sent fatiguée dès le matin* » → ***fatigue*** ;
- « *a besoin de plusieurs heures pour se préparer* » → ***ralentissement psychomoteur*** ;
- « *très difficile de prendre des décisions* » → ***indécision, aboulie*** (= incapacité à exécuter les actes pourtant planifiés, et une grande difficulté à prendre des décisions) : c'est un trouble cognitif. Ne confondez pas avec ***l'apragmatisme*** qui décrit une difficulté à entreprendre des actions par incapacité à planifier les activités ;
- « *se trouve incompétente dans tous les domaines* » → ***autodépréciation ;***
- « *manger entre les repas au point d'avoir pris 5 kg* » → ***hyperphagie.***

Le ***sentiment de solitude*** est décrit dans l'énoncé mais ce n'est pas un critère de dépression. Ici, les symptômes dépressifs ***persistent malgré le sevrage et satisfont aux critères de l'état dépressif caractérisé***, d'intensité modérée à sévère, donc on prescrira des ***antidépresseurs*** ainsi qu'une psychothérapie.

Question 13

Quel(s) autre(s) diagnostic(s) le tableau clinique de la patiente évoque-t-il ?

A. Trouble anxieux généralisé
B. Phobie sociale
C. Agoraphobie
D. Syndrome de Korsakoff
E. Trouble de la personnalité schizoïde

Le fait que la patiente « s'inquiète presque toute la journée et excessivement pour différents motifs » évoque un ***trouble anxieux généralisé***. Dans le référentiel, on parle d'« ***inquiétudes et soucis difficilement contrôlables et dirigés sur au moins 2 thèmes différents*** », avec des ***symptômes physiques et perturbations physiologiques*** de base. Ils sont ici manifestés par une insomnie d'endormissement (« met plus d'une heure avant de s'endormir »).

Le fait qu'elle « *sort peu et voit très peu de monde car elle redoute les rencontres et a peur de ne pas être à la hauteur* » : oriente vers une ***phobie sociale***. Celle-ci se définit par la crainte d'agir de façon embarrassante sous le regard d'autrui, avec conduites d'évitement, d'anxiété anticipatoire envers le jugement des autres et sa propre réaction (rougissement notamment) ;

Les symptômes de ces deux troubles doivent durer depuis ***plus de 6 mois*** et être à l'origine d'une ***altération du fonctionnement*** significative ;

Concernant les propositions fausses :

- ***l'agoraphobie*** est la peur des situations dans lesquelles le patient ne pourra ***pas facilement s'échapper ou être secouru*** en cas d'attaque de panique par exemple. Cette crainte doit être disproportionnée, et entraîner un évitement de la situation. Ce n'est pas une peur des autres en soi ;
- le ***syndrome de Korsakoff*** a été décrit plus haut et se manifesterait par un ***déficit de la mémoire antérograde***, pas par les troubles cognitifs ici décrits par la patiente qui sont de l'ordre de l'attention et de la décision ;
- la ***personnalité schizoïde*** sort peu et n'a guère de relations sociales : c'est ***par manque d'intérêt et non pas par peur du jugement d'autrui.***

Question 14

Une prescription d'antidépresseur en monothérapie (escitalopram) a été mise en place il y a 4 mois et a permis d'obtenir une rémission complète de l'épisode dépressif depuis maintenant 3 mois. La patiente est restée abstinente en alcool. Cependant, elle demeure très anxieuse dans de nombreuses situations de la vie quotidienne. Quelle(s) orientation(s) thérapeutique(s) est (sont) indiquée(s) à ce stade ?

A. Arrêt progressif de l'escitalopram
B. Thérapie comportementale et cognitive
C. Thérapie EMDR (*eye movement desensitization and reprocessing*)
D. Prescription d'un bêtabloquant
E. Prescription d'un neuroleptique sédatif

- Devant un premier épisode dépressif caractérisé d'intensité modérée à sévère, il est indiqué de prescrire un ***antidépresseur jusqu'à environ 6 mois à 1 an après rémission clinique***. Ici, à 3 mois de la rémission, il est encore trop tôt pour commencer à arrêter l'escitalopram.
- Concernant les psychothérapies indiquées dans la dépression :
  - ***la psychothérapie de soutien*** (toujours indiquée) ;
  - ***la psychothérapie comportementale et cognitive et les thérapies interpersonnelles***. Elles peuvent suffire en monothérapie en cas de dépression légère. Sinon, elles sont indiquées en association avec le traitement médicamenteux.
- La ***thérapie EMDR*** (*eyes movement desensitization and reprocessing*, c'est-à-dire désensibilisation et reprogrammation par les mouvements oculaires) est essentiellement indiquée dans le ***trouble stress post-traumatique***. Elle consiste à verbaliser des souvenirs traumatiques lors de la réalisation de mouvements oculaires guidés par le thérapeute.
- La patiente reste très anxieuse dans de nombreuses situations. Les ***bêtabloquants*** peuvent être utiles en prise ponctuelle lorsque l'anxiété concerne des situations ciblées (situation de performance par exemple) mais n'a pas de place dans l'anxiété au long cours. Les ***neuroleptiques sédatifs*** ne sont pas une option non plus : ils sont utilisés en cas d'anxiété aiguë en 2e intention. On peut, en attendant l'effet des antidépresseurs, envisager pour une courte période une ***benzodiazépine ou de l'hydroxyzine***. Mais ici, l'antidépresseur est déjà actif et ce n'est pas un traitement de fond du trouble anxieux généralisé : il faudra travailler en psychothérapie.

Question 15

Après 12 mois de traitement par escitalopram et maintien d'une rémission complète et stable de l'épisode dépressif, quel(s) argument(s) peut (peuvent) justifier la prolongation de ce traitement au long cours ?

A. Identification d'antécédents d'épisodes dépressifs
B. Identification d'un antécédent d'épisode maniaque
C. Signes de sevrage médicamenteux survenant lors des oublis de prise
D. Trouble anxieux généralisé sévère
E. Trouble de la personnalité évitante

- Au moins ***2 épisodes dépressifs séparés d'au moins 2 mois*** sans symptômes définissent un épisode dépressif récurrent. Dans ce cas-là, on ***maintiendrait le traitement 18 mois*** à 2 ans.
- Un ***trouble anxieux généralisé sévère*** est une indication, en plus de la psychothérapie, à un traitement psychopharmacologique reposant sur les ***inhibiteurs sélectifs de la recapture de la***

sérotonine (possibilité également des ISRNA). L'efficacité de ces molécules dans le TAG est indépendante de l'existence d'un épisode dépressif caractérisé associé.

- Un ***antécédent d'épisode maniaque*** redéfinirait la pathologie de la patiente en ***trouble bipolaire de type 1***, pour lequel il faudrait prescrire ***en première intention un thymorégulateur*** et non un antidépresseur (qui risquent d'induire plus de virages).
- Les ***signes de sevrage en cas d'oubli*** sont ***normaux*** : les antidépresseurs exposent à une ***dépendance***. Cela ne témoigne pas d'un échec de traitement et ne justifie pas une prolongation de traitement.
- La ***prise en charge d'un trouble de la personnalité est uniquement par psychothérapie*** (pas de traitement médicamenteux à moins d'une pathologie associée !!).

Question 16

La patiente consulte un an plus tard. Elle ne prend plus d'antidépresseur depuis 6 mois, mais prend tous les jours de l'alprazolam à doses variables prescrit par un autre médecin. Quelle(s) stratégie(s) thérapeutique(s) peut-on proposer pour limiter le risque de dépendance aux benzodiazépines chez cette patiente ?

A. Information sur les risques liés à la prise chronique de benzodiazépines
B. Participation à un groupe d'entraide mutuelle (GEM)
C. Prolongation de la prescription d'alprazolam à dose stable pour obtenir une rémission complète
D. Remplacement de l'alprazolam par une benzodiazépine à demi-vie plus courte
E. Information sur les alternatives thérapeutiques non médicamenteuses

Il ne faut pas prolonger la prise de benzodiazépine ***plus de 4 semaines à but hypnotique***, et ***12 semaines à but anxiolytique*** (recommandations médicales opposables). Il faut bien entendu informer la patiente des effets indésirables liée à la prise chronique de benzodiazépine : ***sédation*** (somnolence, risque d'accident), ***troubles cognitifs mnésiques et de l'attention, effet désinhibiteur, pharmacodépendance.*** Il y a également une suspicion d'augmentation du risque d'Alzheimer qui est encore en cours d'investigation. Il faudra également l'informer des aides au sevrage, que peuvent être les différentes structures de prise en charge addictologiques, les groupes d'entraide, et les alternatives non médicamenteuses de gestion de l'anxiété.

> **Rappel : Les facteurs de risque de pharmacodépendance aux benzodiazépines**
> - **Une demi-vie courte.**
> - **Une posologie élevée.**
> - **Des antécédents de dépendance.**
> - **Une escalade des doses.**
> - **Un traitement prolongé.**

L'alprazolam est déjà une benzodiazépine à durée courte, donc au potentiel addictif le plus élevé. On peut au contraire discuter d'un switch pour une demi-vie longue avant de commencer le sevrage pour le faciliter. Le sevrage d'une benzodiazépine se fait lentement +++ (semaines voire mois !) : le schéma dépend de chaque situation. ***La HAS recommande une durée de décroissance de 4 à 10 semaines, avec une réduction de -25 % sur la première semaine.***

Dossier 6

Corrigé

(Énoncé p. 273)

Question 1

Concernant la confusion dans cette situation, quelle(s) est (sont) la (les) réponse(s) exacte(s) ?

A. Elle peut persister plusieurs jours
B. Elle peut être suivie de troubles cognitifs persistants
C. Elle se manifeste par un trouble du langage spontané
D. Son association avec une désorientation temporo-spatiale est constante
E. Elle se manifeste notamment par des troubles du comportement

Devant l'association d'une perte de connaissance avec des mouvements convulsifs, suivie d'une période de confusion régressive, on s'oriente naturellement vers une crise convulsive tonico-clonique généralisée.

Rappel : Les différentes phases d'une crise tonico-clonique

Phase tonique (10-20 s)	• Cri profond, abolition de la conscience (yeux révulsés) brutale avec chute, morsure latérale de la langue • Contraction musculaire axiale et des membres d'abord en flexion puis en extension • Apnée avec cyanose + signes végétatifs (tachycardie, hypertension artérielle, mydriase, rougeur du visage, hypersécrétion bronchique et salivaire)
Phase clonique (30 s)	Secousses bilatérales synchrones rythmiques, qui s'espacent progressivement
Phase résolutive ou postcritique (quelques minutes)	• Coma profond, hypotonie + + possible énurésie • Respiration stertoreuse (bruyante, gênée par hypersécretion) • Lorsque le sujet ne s'endort pas spontanément, confusion postcritique +++. Aucun souvenir de la crise et parfois même oubli à mesure pendant cette phase • Céphalées, myalgies au réveil, pétéchies du visage (témoin de l'effort musculaire) +/- douleurs traumatiques

La confusion s'intégrant dans la phase postcritique ne dure que ***quelques minutes*** et précède un retour à la normale ***sans trouble cognitif persistant***, à moins d'une lésion focale causale ou d'un état de mal non convulsif. On nous précisait par exemple dans l'énoncé que l'examen à une heure était normal.
Lors d'un épisode confusionnel, la ***désorientation spatio-temporelle est constante***. Il y a des troubles du ***comportement*** comme de l'agitation ou de la perplexité, et parfois un ***langage*** décousu et incohérent par trouble de l'attention.

Question 2

Concernant le mécanisme de cette perte de connaissance, quelle(s) est (sont) la (les) proposition(s) juste(s) ?

A. Vous évoquez le diagnostic de crise épileptique tonico-clonique car les témoins rapportent des mouvements convulsifs
B. Vous retenez le diagnostic de crise épileptique tonico-clonique puisque la patiente vous a rapporté une perte d'urine
C. L'absence de morsure de langue permet d'écarter le diagnostic de crise épileptique tonico-clonique
D. Le fait que la patiente dit ne se souvenir de rien est en faveur d'une origine psychogène de la perte de connaissance
E. L'existence d'une confusion lors de la prise en charge par le SAMU vous fait évoquer une crise épileptique tonico-clonique

Retenez qu'une ***morsure du bout de la langue n'est pas discriminante*** entre les diagnostics différentiels d'une perte de connaissance. Une ***morsure latérale est en revanche pathognomonique d'une crise convulsive***. Les morsures de langue ne sont pas constantes et leur absence n'élimine pas une comitialité.

La perte d'urine, quant à elle, n'a aucune valeur diagnostique.

L'amnésie de l'épisode est ***classique dans les crises épileptiques tonico-cloniques.***

Question 3

Quel(s) élément(s) serait (seraient) en faveur d'une syncope convulsivante ?

A. Pâleur extrême
B. Reprise immédiate d'une conscience normale
C. Durée de la perte de connaissance d'au moins cinq minutes
D. Secousses cloniques des quatre membres
E. Perte d'urine

Le principal travail à faire devant une perte de connaissance est de ***différencier une syncope d'une crise comitiale.*** Je vous rappelle ci-dessous les différences majeures entre ces deux cadres nosologiques, avec ***en gras*** les éléments les plus discriminants.

	Syncope	Crise tonico-clonique
Mécanisme	Hypoperfusion cérébrale globale passagère de début rapide et durée de quelques secondes (12 s)	Décharge hypersynchrone de neurones
Durée de l'épisode	Durée brève **de quelques secondes à 3 min**	Durée prolongée > 5 min
Pendant la perte de connaissance	État de mort apparente : **pâleur, hypotonie globale, pouls imprenable** ⚠ Il peut exister quelques **secousses cloniques peu nombreuses et limitées aux membres supérieurs : *syncope convulsivante*** par hypoxie neuronale transitoire	• Cyanose et rougeur du visage • Hypertonie • Mouvements anormaux des 4 membres, puis hypotonie en phase résolutive
Mode de reprise de connaissane	**Reprise immédiate d'une conscience claire**	Confusion postcritique : reprise de conscience progressive auprès des secours

Sont non spécifiques :
- morsure du bout de la langue
- perte d'urine (relâchement du tonus sphinctérien si vessie pleine)
- chute traumatisante

Question 4

À l'interrogatoire, vous apprenez que la patiente est parfois surprise le matin, pendant le petit-déjeuner par des soubresauts des membres supérieurs. Elle a même une fois subitement lâché la tasse de café qu'elle tenait tant le mouvement était brusque. Concernant ce symptôme, vous évoquez :

A. Une tétanie
B. Des tics
C. Des myoclonies physiologiques
D. Des myoclonies épileptiques
E. Des manifestations psychogènes

Ce que la patiente décrit correspond à des ***myoclonies***. Les myoclonies positives se définissent par des ***contractions musculaires brèves et brusques***. Elles peuvent être ***isolées ou répétitives*** (pouvant donner l'impression d'un tremblement, mais irrégulier alors que le tremblement est une oscillation autour d'un point d'équilibre), ***généralisées ou segmentaires***.
À noter qu'il peut y avoir des myoclonies négatives par résolution du tonus musculaire : c'est ce que l'on nomme astérixis ou *flapping tremor* et que l'on retrouve dans les encéphalopathies métaboliques ou toxiques.

Rappel : Étiologies des myoclonies

- **Épilepsies myocloniques** (myoclonie juvénile) +++.
- **Encéphalopathies métaboliques et toxiques.**
- **Encéphalites (herpétique ++).**
- **Maladies neurodégénératives** : MCJ, Alzheimer stade avancé, atrophie multisystématisée, dégénérescence corticobasale.
- **Étiologies médicamenteuses** : AD tricycliques, L-Dopa, IRS, valproate.
- **Étiologies physiologiques : myoclonies d'endormissement/hoquet.**

La ***tétanie*** est une crise de contractures musculaires due à une diminution calcium ionisé sanguin.
Les ***myoclonies physiologiques*** sont les myoclonies de ***l'endormissement et des phases précoces du sommeil*** ainsi que le ***hoquet*** (myoclonies diaphragmatiques). Ici, elles survenaient pendant le petit-déjeuner.
Les ***tics*** sont des mouvements brefs et répétitifs stéréotypés (« caricature » de geste normal) et précédés d'un besoin de bouger avec une tension croissante. Ils sont relativement contrôlables par la volonté. Cela n'engendrerait donc pas de lâchage d'objet intempestif.

Question 5

Vous intégrez ce symptôme dans votre raisonnement syndromique. Quelle(s) est (sont) la (les) proposition(s) exacte(s) ?

A. Ce symptôme remet en cause le diagnostic d'un mécanisme épileptique concernant l'épisode de perte de connaissance.
B. Ce symptôme associé à la suspicion clinique de crise tonico-clonique est en faveur d'une épilepsie partielle secondairement généralisée
C. Ce symptôme associé à la suspicion clinique de crise tonico-clonique est en faveur d'une épilepsie généralisée idiopathique
D. Ce symptôme nécessite un avis psychiatrique
E. Ce symptôme doit faire rechercher à l'interrogatoire une photosensibilité

La patiente a fait une crise généralisée tonico-clonique. Une crise épileptique peut être due à un facteur ***transitoire*** (agression cérébrale aiguë) ou bien être la manifestation d'une ***épilepsie, c'est-à-dire une prédisposition durable à générer des crises***. L'épilepsie peut être :

- soit symptomatique (secondaire à une léion cérébrale) ;
- soit cryptogénique (lésion probable) ;
- soit idiopathique (sans lésion cérébrale et d'origine génétique présumée).

Les ***épilepsies idiopathiques généralisées*** ont pour point commun :

- une survenue liée à ***l'âge*** (ne pas y penser si survenue chez un adulte mûr) ;
- avec de fréquents ***antécédents familiaux*** ;
- un examen clinique sans particularité ;
- un rythme EEG montrant des ***anomalies paroxystiques sur fond normal*** ;
- un pronostic en général favorable.

Épilepsies généralisées à connaître pour l'ECN : chez le nourrisson		
Syndrome de West (maladie des spasmes en flexion) : • symptomatique (2/3) : sclérose tubéreuse, malformation, anoxie périnatale, T21, fœtopathie • idiopathique (1/3)	Entre 2 et 12 mois (souvent vers 6 mois)	Triade diagnostique +++ : • **spasmes infantiles en flexion ++** • **régression psychomotrice constante** • **EEG (hypsarythmie)**
Épilepsies myocloniques *bénigne* du nourrisson	> 1 an	Myoclonies **brèves ++ généralisées**, souvent **provoquées** par un **bruit** ou une **stimulation tactile** (caractère **réflexe**)
Épilepsies myocloniques *sévère* du nourrisson (syndrome de Dravet), dans la majorité des cas : **mutation *de novo* du gène SCN1A**	• < 1 an • Débute dans un contexte fébrile ou post-vaccinal	• **Convulsions prolongées** et **fréquentes** • **Régression *psychomotrice, déficience intellectuelle*** • Répétition sous forme ***d'EME peu ou pas fébriles***, **généralisés** ou ***hémicorporels*** jusqu'à 2 ans • Plus tard, d'autres types de crises peuvent apparaître (focales, absences atypiques, myoclonies)
Épilepsies généralisées à connaître pour l'ECN : chez l'enfant et l'adolescent		
Syndrome de **Lennox-Gastaut cyptogénique** ou **symptomatique** (atteinte cérébrale congénitale ou acquise/secondaire à un syndrome de West)	• Avant 8 ans, • ++ entre 3 et 5 ans	• Crises évocatrices par leur **type** (**toniques**, **atoniques**, **absences atypiques**), leur coexistence, leur **survenue quotidienne** • Troubles **mentaux**, **comportements autistiques** ou **prépsychotiques**

Épilepsie-absence de **l'enfant** / **adolescent,** idiopathique, et qui représente **10 %** des épilepsies de l'enfant	• Vers 5-7 ans (au primaire) • Prédominance féminine	• **Absences typiques** répétées inaugurales, très fréquentes (jusque 100 et plus par jour) • Facilement provoquées par ***l'hyperpnée***
Épilepsie myoclonique juvénile, fréquente, bénigne et idiopathique (2 gènes majeurs [chromosome 6 et 15])	Adolescent (12-18 ans)	• Myoclonies en **pleine conscience peu après le réveil** • Facteurs favorisants : manque de sommeil, réveil brusque, photosensibilité • Les myoclonies **peuvent précéder de plusieurs mois voire de plusieurs années la crise généralisée tonico-clonique**
Épilepsie avec crises grand mal du réveil et idiopathique	Adolescent	Crises tonico-cloniques au révei
Épilepsie tonico-clonique de l'adulte (la plus fréquente chez l'adulte), idiopathique	**Adolescent** ou **adulte jeune**	Crises **tonico-cloniques généralisées**

Epilepsies avec crises partielles à connaître pour l'ECN		
Épilepsie partielle à **paroxysme rolandique** de **l'enfant (20 %** des épilepsies de l'enfant), idiopathique	Début **entre 3 et 13 ans**, légère prédominance masculine	• Crises **partielles *simples*** de la région ***bucco-faciale*** : clonies hémiface, paresthésies de la langue, **hypersalivation**, arrêt parole • Peuvent s'étendre au membre supérieur ou se généraliser secondairement • **Liées au *sommeil*** : l'endormissement/ réveil ++ • **Crises *brèves***, attirant l'attention de l'entourage par des bruits de gorge
• **Épilepsies partielles symptomatiques structurelles lobaires** (temporale/frontale/ occipitale/pariétale) : exemple de l'épilepsie de la **face interne** (ou mésiale ou médiale) du **lobe temporal** avec **sclérose** = atrophie hippocampique • Crises partielles les plus fréquentes de l'adulte	• Début chez l'adolescent/ adulte jeune • ATCD de convulsions fébriles compliquées dans l'enfance	• séquence typique : **gêne épigastrique ascendante** bien **mémorisée** par le malade, à laquelle font suite des **symptômes décrits** par **l'entourage (arrêt psychomoteur mâchonnement ample** et **lent** ; **activité gestuelle simple** (émiettement, frottement) ; **attitude dystonique** d'un **membre controlatéral** • Répétition des crises, souvent groupées sur un ou plusieurs jours et entrecoupées d'intervalles libres • IRM sclérose hippocampique en hypersignal Flair

La patiente décrit des secousses myocloniques en pleine conscience au réveil, ayant débuté à l'adolescence : la répétition de ces crises nous permet de rattacher l'épisode actuel à une probable ***épilepsie myoclonique juvénile*** qui est restée méconnue et qui ***s'accompagne désormais de crises tonico-cloniques*** (évolution classique après plusieurs années sans traitement). L'épilepsie myoclonique est la seule épilepsie généralisée à conscience normale. Les secousses musculaires en éclair, isolées ou répétées en salves, en extension-flexion surviennent peu après le réveil. Le lâchage ou la projection d'objet au petit-déjeuner comme décrit par la patiente est bien connu : il s'agit du « ***signe de la tasse de café*** ». Les crises sont favorisées par les nuits écourtées, les réveils brusques et la photosensibilité (c'est-à-dire par une stimulation lumineuse intermittente). L'influence de ces facteurs constitue un argument à rechercher par l'interrogatoire.

Question 6

Vous retenez l'existence de myoclonies épileptiques. Concernant les myoclonies épileptiques, quelle(s) est (sont) la (les) proposition(s) exacte(s) ?

A. Elles peuvent s'observer au cours des épilepsies généralisées
B. Elles peuvent s'observer au cours des épilepsies partielles
C. Elles sont favorisées par le manque de sommeil
D. Elles sont favorisées par la stimulation lumineuse intermittente
E. Elles peuvent survenir en l'absence de décharge épileptique concomitante sur l'électroencéphalogramme

Voir question précédente.

Les myoclonies bilatérales (c'est-à-dire généralisées) sont un ***signe moteur de crise généralisée***, au même titre que les mouvements toniques, cloniques, tonico-cloniques et atoniques. Cependant, les épilepsies ***partielles*** peuvent elles aussi se manifester par des ***myoclonies unilatérales*** par une hyperexcitabilité de la zone motrice rolandique.

Les crises épileptiques résultent de l'hyperactivité paroxystique d'un réseau neuronal, capable de générer des trains de potentiels synchrones en décharge. Chaque crise ***clinique*** est donc l'expression d'une crise ***électrique*** concomitante qui serait en théorie ***perceptible sur l'électroencéphalogramme***, d'autant plus si elle est généralisée comme ici.

Mais, il est rare d'observer l'EEG en percritique : la situation courante est l'interprétation d'un EEG intercritique, avec la mise en évidence d'anomalies intercritiques. C'est dans cette situation que vous devez être prudents : ***un EEG normal intercritique n'élimine pas une épilepsie et inversement car des anomalies EEG peuvent être observées en l'absence de toute épilepsie.***

Question 7

Dans les premières heures de votre prise en charge, quel(s) examen(s) complémentaire(s) à visée étiologique allez-vous réaliser ?

A. Une IRM cérébrale
B. Une ponction lombaire
C. Un électroencéphalogramme
D. Une recherche de toxiques dans les urines
E. Un angioscanner cérébral

Le diagnostic étiologique est guidé par la suspicion clinique mais il faut se donner les moyens d'obtenir un diagnostic de ***certitude*** pour ne pas traiter à tort.

Bilan étiologique après une crise tonicoclonique

- ***EEG dans les heures suivant la crise*** (rentabilité maximale dans les 24 à 48 h). Souvenez-vous en revanche que la seule urgence immédiate à faire un EEG est l'état de mal épileptique.
- ***Imagerie cérébrale*** (IRM injectée ou à défaut un scanner) : elle recherche une étiologie ***focale*** et est indiquée devant toute crise épileptique ***inaugurale, isolée, ne s'intégrant pas d'emblée et de façon évidente dans un syndrome épileptique non lésionnel***. En pratique, seules l'épilepsie-absence, l'épilepsie myoclonique juvénile bénigne et l'épilepsie à paroxysmes rolandiques ne le justifient pas. L'imagerie peut être pratiquée à distance de la crise si l'examen neurologique est normal. Dans notre cas, vu que la présentation est tout de même celle d'une crise tonico-clonique généralisée, l'imagerie cérébrale pouvait se discuter, mais elle ne sera ***pas demandée dans les premières heures*** de la prise en charge (pas d'urgence, l'examen neurologique est normal).
- ***Bilan métabolique*** : glycémie, ionogramme, calcémie, fonction rénale et hépatique.
- ***Bilan toxique : alcoolémie***. ***Les toxiques urinaires ne sont par contre pas systématiques*** du tout (uniquement si contexte médicolégal pour recherche d'amphétamines, cocaïne, etc.).

Une ponction lombaire serait indiquée dans un contexte de céphalée aiguë avec scanner cérébral normal (hémorragie méningée) ou avec fièvre (méningo-encéphalite).

Question 8

Vous avez fait réaliser un électroencéphalogramme une heure après son admission. Le tracé est le suivant :

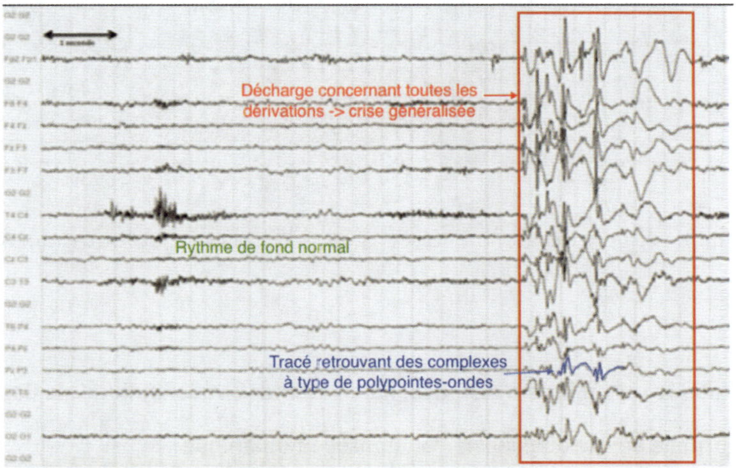

Quelle(s) caractéristique(s) retenez-vous à la septième seconde de l'enregistrement ?

A. Une décharge épileptique généralisée
B. Un tracé physiologique (rythme normal)
C. Une décharge caractéristique d'une absence
D. Une décharge enregistrée sur toutes les dérivations (lignes)
E. Une décharge caractéristique d'une crise partielle

Rappel : Les différents éléments pouvant être individualisés sur un tracé EEG

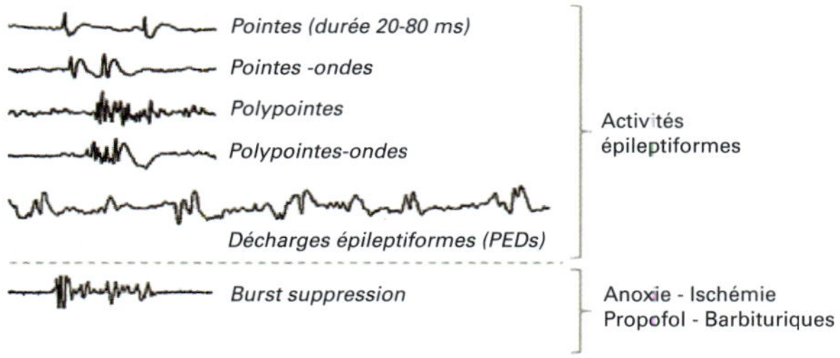

L'EEG de la patiente se caractérise par des ***polypointes-ondes généralisées***, bilatérales, symétriques et synchrones, ce qui est caractéristique de l'épilepsie myoclonique juvénile. Une décharge pathognomonique d'une absence typique est composée de pointes-ondes à 3 Hz généralisées, symétriques et synchrones, durant quelques secondes, de début et fin brusques et interrompant un tracé normal.

EEG d'une absence typique

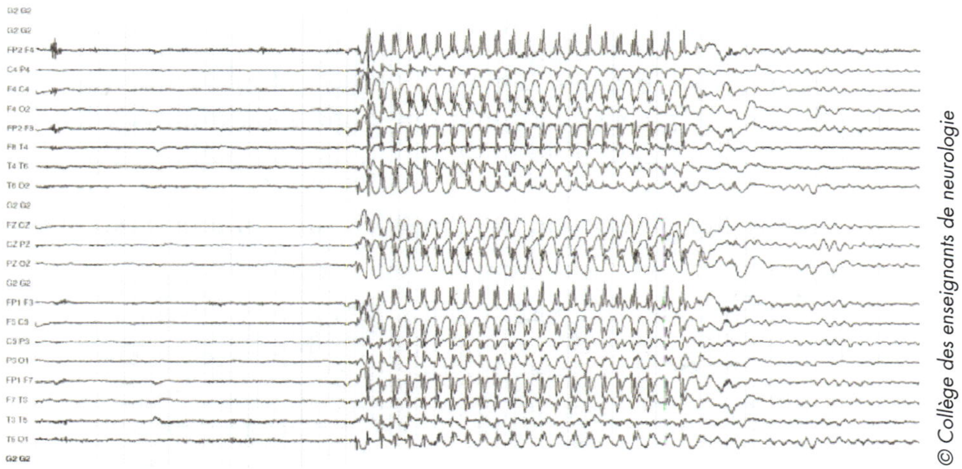

Une crise partielle engendrerait un tracé perturbé dans quelques dérivations (lignes) uniquement.

Question 9

Une IRM encéphalique est réalisée à distance, qu'en attendez-vous (indiquez la (les) proposition(s) exacte(s)) ?

A. Elle sera normale en cas d'épilepsie généralisée idiopathique
B. Une anomalie à l'IRM n'est pas nécessairement responsable de l'épilepsie
C. Une anomalie à l'IRM permettra de prouver que les symptômes de la patiente sont d'origine épileptique
D. L'absence d'anomalie à l'IRM permettra de récuser le diagnostic d'épilepsie chez cette patiente
E. La présence d'une anomalie à l'IRM permettra de prouver que l'épilepsie est d'origine partielle chez cette patiente

L'IRM est par définition ***normale*** dans les épilepsies généralisées idiopathiques, cas que l'on suspecte dans ce dossier. L'IRM permet de détecter une cause éventuelle ***symptomatique*** à l'épilepsie (tumorale, vasculaire, dysplasie corticale focale) pour le diagnostic différentiel. En revanche, il peut toujours y avoir une découverte ***fortuite*** à l'imagerie qui ne soit pas en rapport avec la comitialité. Par exemple, un anévrisme non rompu n'est pas épileptogène : cela serait à corréler avec la lésion et sa localisation.

⚠ Je vous rappelle par la même occasion que seules les lésions **supratentorielles** peuvent causer directement des crises convulsives : à l'ECN comme dans la vraie vie, méfiez-vous des propositions trop catégoriques.

Question 10

L'IRM encéphalique est normale. Quel est le diagnostic retenu ?

A. Épilepsie à paroxysmes rolandiques
B. Épilepsie myoclonique juvénile bénigne
C. Épilepsie partielle temporale
D. Épilepsie cryptogénique
E. Syncope convulsivante

Arguments cliniques (crise tonico-clonique avec notions de myoclonies peu après le réveil), âge, EEG montrant des polypointes ondes généralisées et IRM normale, tous les critères sont réunis pour diagnostiquer une épilepsie idiopathique myoclonique juvénile.

Question 11

Vous avez retenu le diagnostic d'épilepsie myoclonique juvénile bénigne. Vous discutez avec la patiente de l'instauration d'un traitement antiépileptique de fond. Quelle(s) est (sont) la (les) proposition(s) exacte(s) ?

A. Il n'y a pas d'indication de traitement anti-épileptique de fond car elle n'a présenté qu'une seule crise épileptique généralisée
B. Le caractère bénin de l'épilepsie justifie l'abstention thérapeutique
C. La prescription d'un traitement anti-épileptique de fond doit s'accompagner d'une éducation thérapeutique
D. La prescription d'un traitement antiépileptique de fond contre-indique une contraception orale
E. La prescription doit être maintenue au long cours pour prévenir la récidive de sa pathologie

- L'indication de mettre en place un traitement antiépileptique repose essentiellement sur le risque de ***récidive*** :
  - pour une crise tonico-clonique : souvent ***après 2 épisodes***, ou dès le premier épisode si le risque de récidive est conséquent (lésion épileptogène, paroxysmes EEG intercritiques) et les ***conséquences*** associées (profession, vécu du patient) ;
  - pour ***toutes les autres crises (absences, myoclonies, mais aussi crises partielles symptomatiques), dès le premier épisode*** car risque de récidive ++ ;
  - la seule exception est l'épilepsie partielle à paroxysme rolandique qui justifie une abstention thérapeutique la plupart du temps car elle est assez peu handicapante (caractère partiel et survenue nocturne) et guérison spontanément autour de 15 ans.
- L'épilepsie myoclonique juvénile est qualifiée de « ***bénigne*** » en raison d'un ***contrôle rapide par une monothérapie***. Mais c'est une épilepsie très ***pharmacodépendante*** : l'arrêt du traitement entraîne dans 90 % des cas une récidive. Il conviendra donc de ***maintenir le traitement au long cours***.

- Les antiépileptiques de fond sont nombreux et variés. On distingue parmi eux les ***inducteurs enzymatiques*** : ***phénobarbital, phénytoine, carbamazépine, oxcarbamazépine, eslicarbazépine*** (tandis que l'acide valproïque, le felbamate et le topiramate sont inhibiteurs enzymatiques).
- La contraception ***orale*** est autorisée ***sauf pour les antiépileptiques inducteurs enzymatiques***. En effet, ceux-ci augmentent l'activité du cytochrome 3A4 dans les hépatocytes. Or, les œstrogènes et progestatifs sont métabolisés par cette enzyme : la concentration des contraceptifs est donc diminuée. Il faudra pour ces antiépileptiques recommander un ***dispositif intra-utérin***. ***Cependant, la lamotrigine ou le lévétiracétam seraient tout à fait compatibles avec une contraception orale.***

Question 12

Traitée depuis 18 mois par lamotrigine, elle n'a jamais récidivé. Elle souhaite passer son permis de conduire. Quelle(s) est (sont) la (les) réponse(s) exacte(s) concernant la conduite automobile ?

A. La conduite d'un véhicule de transport en commun est définitivement contre-indiquée
B. La conduite d'un véhicule léger est possible sans restriction
C. Le médecin doit informer le patient des démarches règlementaires
D. La conduite automobile sera possible avec un certificat du médecin traitant
E. La prise du traitement antiépileptique interdit la conduite automobile

La conduite automobile en cas de maladie épileptique est règlementée par la loi et le Code de la route. Voici un petit tableau sur les notions légales quant au permis pouvant faire l'objet d'une question à l'ECN :

Type de véhicule	Épilepsie	Somnolence diurne (SAOS++)
Voiture	**Stabilité depuis *1 an* (même avec traitement)**	Reprise possible **1 mois** après que le traitement ait été prouvé efficace avec un permis d'une validité limitée à **3 ans**
Poids lourds, transport en commun	**Après une guérison et recul sans crise de *10 ans sans traitement***	Reprise possible **1 mois** après que le traitement ait été prouvé efficace et test d'éveil concluant avec permis d'une validité limitée à **1 an**

Dans tous les cas :

- le médecin a un devoir ***d'informer*** le patient des démarches à faire, et ***seulement le patient*** !
- ***c'est au patient de faire les démarches*** auprès des services de la préfecture (c'est ***obligatoire***) et une omission peut invalider l'assurance ;
- la reprise sera autorisée uniquement après ***avis du médecin agréé*** pour le permis de conduire auprès de la préfecture. Il ne s'agit pas de n'importe quel médecin !

Question 13

Elle vous questionne concernant sa contraception. Quelle(s) est (sont) la (les) réponse(s) exacte(s) ?

A. La contraception orale est contre-indiquée
B. La lamotrigine est un inducteur enzymatique des contraceptifs oestroprogestatifs
C. Vous préconisez un arrêt du traitement antiépileptique
D. Vous autorisez la contraception de son choix
E. Vous préconisez un changement de traitement antiépileptique

Comme vu précédemment ***la lamotrigine n'a pas d'interaction enzymatique*** empêchant l'usage des contraceptifs oraux.
Les contraceptifs oraux œstroprogestatifs peuvent par contre eux réduire l'efficacité de la lamotrigine en diminuant sa concentration plasmatique : il suffira d'adapter la dose de lamotrigine. Cette notion n'était apparemment pas exigée pour l'ECN 2019.

Question 14

Cinq ans plus tard, la patiente vous exprime un désir de grossesse et souhaite avoir des informations. Quelle(s) est (sont) la (les) réponses exactes ?

A. Un conseil génétique devra être proposé
B. Le contexte de grossesse vous fait proposer une bi-thérapie
C. Vous mettez en place une supplémentation en acide folique
D. La surveillance échographique rapprochée sera nécessaire durant le dernier trimestre de la grossesse
E. Sous traitement le risque de malformation est supérieur à celui de la population générale

Un conseil génétique est rarement nécessaire et uniquement dans les ***formes avec une hérédité bien définie***.
Les effets de la grossesse sur l'épilepsie sont faibles : il n'y a pas lieu de renforcer le traitement anti-épileptique si la patiente est actuellement contrôlée.
Concernant les risques fœtaux des antiépileptiques :

- les antiépileptiques classiques sont responsables d'un ***risque de malformation 4 à 6 fois supérieur*** à celui de la population normale (2 %), les plus à risque étant ***l'acide valproïque ++, le phénobarbital et la carbamazépine, qu'il faudra éviter***. Il a aussi été démontré un risque de troubles neuro-développementaux lié à une exposition *in utero* au valproate ;
- la proposition E était ambiguë : est-ce qu'elle concernait les antiépileptiques en général ou plutôt le cas précis de la patiente sous lamotrigine ? Vu la formulation avec la patiente qui demande des informations, j'ai répondu par rapport à son traitement seulement : ***pour la lamotrigine aucun signal d'alerte concernant le risque de malformation*** n'est observé selon l'avis de l'ANSM en 2019. De même, le CRAT[3] ne voit pas de problème à la lamotrigine pendant la grossesse.

Vue d'ensemble sur le risque global de malformations[4]				
Fréquence globale de malformations ne semblant pas augmenter	**Risque potentiel ou toxicité particulière à considérer**	**Augmentation de la fréquence globale des malformations**		
• **Lamotrigine** • **Lévétiracétam** • **Oxcarbazépine**	• Prégabaline (malformation) • Gabapentine (malformation) • Zonisamide (retard de croissance) • Felbamate (hémato-/hépatotoxicité) • Vigabatrin (champ visuel)	• **Carbamazépine** • **Phénytoïne** • x 2-3	• **Topiramate** • **Phénobabital** • **Primidone** • x3	**Valproate** x 4-5

3 Référence pour les thérapeutiques de grossesse : https://lecrat.fr/spip.php?page=article&id_article=618

4 Rapport de l'ANSM, avril 2019, synthèse disponible sur vidal.fr

Il est mentionné dans le Collège des enseignants de neurologie qu'il faut supplémenter les femmes sous antiépileptique en ***acide folique (10 mg par jour) avant*** la conception et ***pendant*** la grossesse (y compris sous lamotrigine), bien que son efficacité pour prévenir l'apparition de malformations liées aux anticonvulsivants tératogènes soit ***contestée***. Si le traitement est un barbiturique, il faudra aussi supplémenter en vitamine K pendant le dernier trimestre et la période néonatale car l'effet inducteur diminue les facteurs vitamine K-dépendants du nouveau-né.

La ***surveillance obstétricale et échographique*** est plus rapprochée pendant le ***premier et le deuxième trimestre*** afin de détecter une éventuelle malformation (notamment de la crête neurale et cardiaque). Au troisième trimestre, il n'y a plus de risque de nouvelles malformations (la période critique étant ***l'organogénèse*** jusqu'à 8 semaines de grossesse [10 SA] uniquement) et en principe si la surveillance a été rigoureuse les éventuelles malformations ont déjà été détectées au 2e trimestre.

Dossier 7

Items 4, 6, 7, 8, 16, 74, 143, 156

Énoncé

(Corrigé p. 379)

M. B. est amené aux urgences par une équipe SMUR pour un traumatisme du membre supérieur droit suite à une rixe. Le bilan lésionnel initial réalisé par l'équipe médicale extrahospitalière suspecte une fracture fermée du poignet droit. On note également plusieurs plaies superficielles des deux avant-bras, fortement souillées de boue, qui nécessitent des points de sutures.

Il a 45 ans, est de nationalité afghane et est arrivé sur le territoire français il y a 4 mois, en situation irrégulière. Il ne parle et ne comprend que quelques mots de français. Vous bénéficiez aux urgences d'un traducteur français-afghan. Il vit dans un camp avec pour objectif de passer vers le Royaume-Uni et n'a donc fait aucune démarche pour obtenir un titre de séjour en France. Avec l'aide d'une association, il est domicilié auprès du centre communal d'action sociale depuis son arrivée.

Il a une consommation tabagique active, une consommation d'alcool régulière et de cannabis. Il n'a pas d'autre antécédent connu mis à part une allergie avérée aux protéines de l'œuf.

Q1. Aux urgences, le patient est pris en charge. L'examen clinique, complété par l'imagerie, confirme une fracture fermée du poignet droit nécessitant une intervention chirurgicale. Les plaies des membres supérieurs sont à suturer. Le soignant se lave les mains en respectant les étapes suivantes :

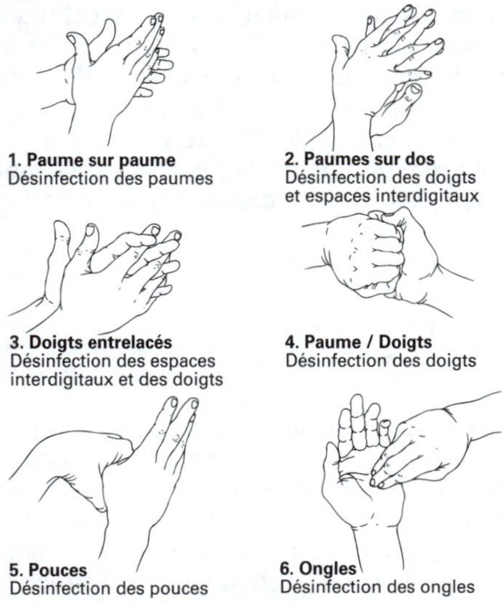

Parmi les propositions suivantes concernant les précautions standard d'hygiène pour la réalisation des sutures aux urgences, laquelle (lesquelles) est (sont) exacte(s) ?

A. Le port d'un masque chirurgical pour l'opérateur est recommandé
B. La friction des mains en 6 étapes avec une solution hydro-alcoolique, avant le soin, est conforme aux recommandations
C. La durée de la friction des mains doit durer au moins une minute
D. Le port d'une paire de lunettes de protection est recommandé
E. Le port de gants est nécessaire

Q2. Les plaies ont été suturées. Vous interrogez le patient sur son statut vaccinal qu'il ne connaît pas. Quelle(s) modalité(s) de prévention du risque infectieux mettez-vous en œuvre ?

A. Vous lui faites une injection de 250 UI d'immunoglobulines antitétaniques aux urgences
B. Vous lui faites une injection d'une dose de vaccin contenant de la valence tétanique aux urgences
C. Vous débutez une antibiothérapie par amoxicilline et acide clavulanique pour une durée de 10 jours
D. Vous prévoyez un rappel de vaccination antitétanique pour ce patient

E. Vous prévoyez une nouvelle consultation pour surveillance de la cicatrisation dans une semaine

Q3. Vous informez le patient de la nécessité d'une intervention chirurgicale suivie d'une hospitalisation afin de traiter sa fracture du poignet. Le patient refuse l'intervention chirurgicale et l'hospitalisation. Parmi les propositions suivantes concernant l'information et le consentement du patient, laquelle (lesquelles) est (sont) exacte(s) ?

A. Le faible niveau de compréhension de la langue française du patient dispense le médecin d'obtenir le consentement du patient
B. Le médecin doit informer ce patient des bénéfices attendus et les risques éventuels de l'intervention chirurgicale
C. Le statut d'étranger en situation irrégulière dispense le médecin d'obtenir le consentement du patient
D. Le médecin doit s'assurer de la compréhension du patient en lui demandant de dire ce qu'il a compris
E. La présence de l'interprète est recommandée lors de l'entretien avec le patient

Q4. L'échange avec le patient met en évidence que son refus est principalement motivé par le coût de l'intervention chirurgicale et de l'hospitalisation.
Ses frais d'hospitalisation seront pris en charge au titre :

A. De la Protection universelle maladie (PUMa)
B. De la Couverture maladie universelle complémentaire (CMUc)
C. De l'Aide médicale d'État (AME)
D. De l'Aide à la complémentaire santé (ACS)
E. Du Revenu de solidarité active (RSA)

Q5. Ce patient remplit les conditions pour bénéficier de l'Aide Médicale d'État (AME) mais il n'a, à ce jour, pas déposé de dossier de demande. Parmi les propositions suivantes concernant l'AME, laquelle (lesquelles) est (sont) exacte(s) ?

A. La demande d'AME doit avoir été déposée le jour de son hospitalisation
B. Le forfait hospitalier restera à la charge du patient car il n'avait pas déposé de dossier de demande d'AME préalablement à son entrée à l'hôpital
C. L'AME ne lui permettra d'accéder gratuitement qu'aux soins urgents
D. L'AME lui permettra d'être remboursé à 100 % d'une consultation médicale mais il devra avancer les frais
E. L'AME lui permettra d'être exonéré de la franchise médicale

Q6. Suite aux informations délivrées, le patient accepte finalement l'intervention chirurgicale et l'hospitalisation. Il est donc emmené au bloc opératoire pour une intervention orthopédique. Arrivée au bloc opératoire, l'équipe utilise la check-list « sécurité du patient au bloc opératoire » (version 2016 de la Haute autorité de santé [HAS]).
Parmi les propositions suivantes concernant la check-list « sécurité du patient au bloc opératoire », laquelle (lesquelles) est (sont) exacte(s) ?

A. La check-list est une barrière de récupération selon le modèle de Reason
B. La check-list vérifie des points de sécurité des soins à 4 moments clés de l'intervention chirurgicale : avant l'induction anesthésique, avant, pendant et après l'intervention chirurgicale
C. La check-list favorise le partage des informations par la vérification croisée
D. La check-list diminue la morbi-mortalité postopératoire de manière significative
E. La check-list doit être cosignée par le chirurgien, l'anesthésiste et le patient dès son réveil

Q7. Les suites immédiates de l'intervention chirurgicale sont simples. Le patient est désormais hospitalisé. Il est rapidement vu par l'équipe mobile d'addictologie. L'état clinique du patient est stable et satisfaisant. La douleur postopératoire est bien contrôlée. Il n'y a pas d'autre signe clinique notable. Parmi les questionnaires d'évaluation des consommations addictives suivants, lequel (lesquels) est (sont) indiqué(s) chez ce patient ?

A. Le test de Fagerström
B. Le score de Cushman
C. Le questionnaire CAST
D. Le questionnaire AUDIT
E. Le score EPICES

Q8. Lors du rendez-vous avec l'addictologue, en présence du traducteur, le patient rapporte une consommation d'alcool équivalente à 6 verres standard tous les jours. Il ressent le besoin de boire un premier verre dès le matin et a déjà été blessé dans un contexte d'alcoolisation au cours des 12 derniers mois. L'addictologue utilise le test AUDIT. Ces éléments

de consommation sont en faveur (une ou plusieurs réponses possibles) :

A. D'une alcoolo-dépendance
B. D'un mésusage d'alcool
C. De l'indication d'une intervention brève seule
D. D'une prise en charge addictologique spécialisée
E. D'un risque de syndrome de sevrage

Q9. Dans le cadre de la prévention d'un syndrome de sevrage alcoolique, le médecin du service prescrit un traitement par diazépam.
Le médecin de garde est appelé pendant la nuit suivante car le patient présente un état de mal convulsif nécessitant un transfert en réanimation pendant 48 h, allongeant la durée d'hospitalisation de ce patient.
La consultation du dossier du patient lors de la prise en charge par le médecin de garde met en évidence que le patient n'a pas reçu son traitement par diazépam. Vous ne disposez pas d'autre information à ce stade. Comment peut-on qualifier cette situation (une ou plusieurs réponses possibles) ?

A. Un événements porteur de risque
B. Un événement indésirable associé aux soins
C. Un événement indésirable grave
D. Un événement indésirable évitable
E. Un effet indésirable inattendu

Q10. Dans le cadre de la démarche qualité au sein du service, il est décidé d'investiguer les causes responsables de la survenue de cet événement indésirable. Quelle(s) méthode(s) est (sont) adaptée(s)

A. Un audit clinique
B. Un chemin clinique
C. Une analyse des modes de défaillance, de leurs effets et de leur criticité
D. Une revue de mortalité et de morbidité
E. Une revue de pertinence des soins

Q11. L'analyse de cet événement en revue de mortalité et de morbidité vise à (une ou plusieurs réponses possibles) :

A. Fixer *a priori* le parcours de soins optimal
B. Effectuer une analyse collective intégrant l'ensemble des professionnels concernés par l'événement
C. Identifier le(s) coupable(s) à l'origine de la faute
D. Mettre en œuvre des actions de prévention, de récupération ou d'atténuation
E. Identifier les causes racines

Q12. La méthode ALARM a été utilisée pour identifier les causes de cet événement indésirable associé aux soins. Les causes identifiées sont les suivantes :
– une panne informatique n'a pas permis de réaliser une prescription informatisée ;
– la prescription a été faite dans un dossier papier qui s'est avéré être celui d'un autre patient que M. B. ;
– la prescription a été faite en fin de poste des infirmières du matin. Or la panne informatique a été rapidement résolue et les infirmières de l'équipe d'après-midi n'ont pas été informées de la panne informatique. La panne informatique n'a finalement concerné que les prescriptions de M. B. ;
– les prescriptions des autres patients du service ont pu être faites sur informatique comme c'est l'habitude dans ce service ;
– le patient ne parlant pas français, et en l'absence d'interprète pendant l'hospitalisation, il a existé un défaut de communication ;
– l'équipe infirmière était en sous-effectif en raison de multiples arrêts de travail dans un contexte d'épidémie grippale. L'analyse des causes retrouve des facteurs liés (une ou plusieurs réponses possibles) :

A. À l'environnement de travail
B. À l'organisation du service
C. Au fonctionnement de l'équipe
D. Aux caractéristiques du patient
E. Au contexte international

Q13. Suite à cet événement indésirable associé aux soins, que convient-il de faire (une ou plusieurs réponses possibles) ?

A. Informer le patient qu'il a subi un événement non souhaité
B. Expliquer au patient que cet événement ne se serait pas produit s'il ne consommait autant d'alcool quotidiennement
C. Informer le patient que tout a été mis en œuvre pour comprendre les causes de cet événement et éviter que cela ne se reproduise
D. Minimiser l'importance de cet événement dans la mesure où il ne présente aucune séquelle
E. Proposer, si besoin, un soutien spirituel

Dossier 8

Items 179, 180, 267, 286, 349

Énoncé

(Corrigé p. 391)

Une patiente de 42 ans consulte au service d'accueil des urgences pour une douleur abdominale aiguë. Elle est hôtesse d'accueil, n'a pas d'antécédent médical personnel ou familial en dehors d'une pathologie migraineuse équilibrée sous traitement. Elle a été opérée à l'âge de 14 ans d'une appendicite aiguë. Elle est sous contraception orale. La douleur est survenue de façon brutale alors qu'elle était à son poste de travail. Elle a débuté en région péri-ombilicale puis s'est étendue à tout l'abdomen. Elle n'a été soulagée ni par la prise de paracétamol (1 g) ni par les 2 vomissements ou l'épisode diarrhéique qu'elle a eus. Elle n'a pas de fièvre. À l'inspection, la patiente est couchée en chien de fusil. L'examen physique retrouve une douleur abdominale diffuse sans contracture ni défense à la palpation. La douleur est côtée à 8/10 sur l'échelle EVA.

Q1. Parmi les signes cliniques suivants, quel(s) est (sont) celui (ceux) qui oriente(nt) d'emblée vers une urgence chirurgicale ?

A. L'installation brutale de la douleur
B. L'absence de défense ou de contracture
C. La position antalgique en chien de fusil
D. Les 2 épisodes de vomissements
E. Le début de la douleur en péri-ombilical

Q2. Parmi les diagnostics suivants, lequel vous paraît le plus probable ? (Une réponse attendue)

A. Occlusion intestinale aiguë
B. Diverticulite sigmoïdienne
C. Iléite infectieuse
D. Cholécystite aiguë
E. Salpingite aiguë

Q3. Le pouls est à 98 bpm, la TA à 110/80 mmHg et la température à 37,8 °C. Concernant la prise en charge en urgence, quelle(s) est (sont) la (les) proposition(s) vraie(s) ?

A. Mise en place d'une sonde nasogastrique
B. Mise en place d'une sonde urinaire
C. Pose d'une voie veineuse périphérique
D. Traitement antalgique de palier 3
E. Groupe sanguin et rhésus

Q4. Quel(s) examen(s) vous semble(nt) utile(s) à la prise en charge de cette patiente ?

A. Échographie abdominale
B. Scanner abdominopelvien avec injection de produit de contraste
C. Entéro-IRM
D. Radiographie d'abdomen sans préparation de face
E. Endoscopie œsogastrique

Q5. Un scanner abdominopelvien est réalisé.

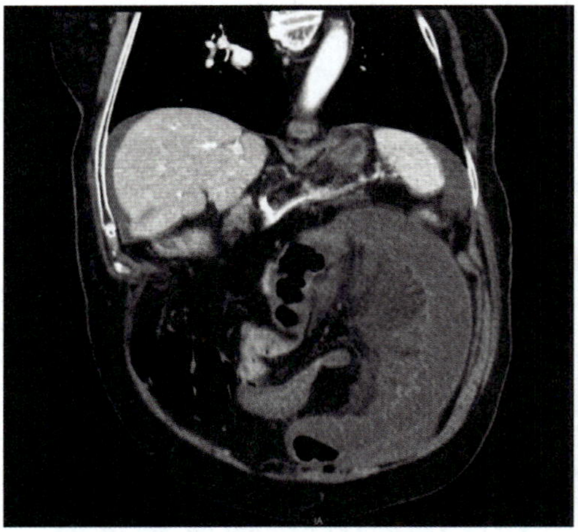

Parmi les propositions suivantes, laquelle (lesquelles) est (sont) exacte(s) ?

A. Il s'agit d'un scanner abdominal avec injection, au temps artériel
B. Il s'agit d'une coupe axiale
C. L'artère mésentérique supérieure est opacifiée et visible sur ce cliché
D. Une anse digestive est distendue
E. Il existe un épanchement péritonéal

Q6. Le scanner confirme l'hypothèse d'une occlusion du grêle sur bride avec souffrance d'une anse grêle et présence d'un épanchement péritonéal. À ce stade, que proposez-vous ?

A. Vérifier le ionogramme sanguin pour adapter les apports ioniques
B. Hospitalisation, mise à jeun, poursuite du traitement antalgique et accélérateurs du transit, réévaluation clinique et biologique à 24 h
C. Contacter l'équipe chirurgicale et anesthésique pour une intervention en urgence
D. Débuter une antibiothérapie probabiliste intraveineuse
E. Réaliser une rectosigmoïdoscopie pour lever la bride

Q7. Vous décidez d'opérer la patiente. Une laparotomie est effectuée, vous découvrez une bride responsable d'une strangulation de l'iléon avec une ischémie du grêle sur environ 1 m. Parmi les propositions suivantes concernant votre prise en charge, laquelle (lesquelles) est (sont) vraie(s) ?

A. Section au plus vite de la bride responsable de la strangulation
B. Résection rapide du segment digestif ischémié pour éviter la translocation bactérienne
C. Mise en place de compresses humides et chaudes au contact de l'intestin ischémique et réévaluation de sa recoloration et de sa vitalité après quelques minutes
D. L'intestin grêle doit être déroulé dans sa totalité pour rechercher d'autres brides susceptibles d'entraîner des occlusions
E. Vous avez informé la patiente de l'éventualité d'une stomie à l'issue de l'intervention

Q8. Vous effectuez une résection anastomose du grêle. La patiente est réalimentée au 2e jour. Au 5e jour, elle se plaint d'une douleur abdominale diffuse, prédominant au niveau péri-ombilical. La température est à 38,5 °C. L'examen retrouve une voussure douloureuse au niveau de la cicatrice opératoire. Parmi les diagnostics suivants, lequel (lesquels) pouvez-vous évoquer ?

A. Un abcès de paroi
B. Une fistule anastomotique
C. La récidive précoce d'une occlusion sur bride
D. Une éviscération couverte
E. Un globe vésical

Q9. Quel(s) examen(s) demandez-vous pour étayer votre diagnostic ?

A. Aucun examen complémentaire
B. Une échographie sus-pubienne
C. Un scanner abdominal avec injection
D. Une radiographie d'abdomen sans préparation
E. Une rectosigmoïdoscopie pour éliminer une fistule anastomotique

Q10. Le scanner abdominal demandé en urgence montre un abcès de paroi. L'abcès est évacué. La patiente quitte le service avec des soins locaux à son domicile avec un arrêt de travail pour 5 semaines. Pour quelles raisons doit-elle revoir le médecin du travail lors de la reprise (une ou plusieurs réponses possibles)

A. Parce que l'événements est survenu sur le lieu de travail
B. Parce que c'est un arrêt de plus de 30 jours
C. Pour adapter si besoin le poste de travail
D. Pour expertiser l'imputabilité de l'accident de travail
E. Pour déterminer le taux d'incapacité lié à l'accident de travail

Q11. Elle est revue en consultation à sa demande 6 mois plus tard pour l'apparition d'une « boule » en regard de sa cicatrice. À l'examen, il existe une tuméfaction impulsive à la toux, non douloureuse. Parmi les diagnostics suivants, lequel (lesquels) peut (peuvent) être évoqué(s) ?

A. Une éviscération couverte
B. Une éventration non compliquée
C. Une récidive de l'abcès de paroi
D. Une cicatrice chéloïde
E. Un lipome pariétal

Q12. Compte tenu du caractère impulsif à la toux et non douloureux, vous évoquez une éventration non compliquée. Vous informez la patiente que :

A. Le port d'une ceinture de contention pendant 6 mois prévient leur survenue
B. Une éventration survient toujours sur un orifice aponévrotique acquis
C. La chirurgie est responsable des éventrations dans la majorité des cas
D. Elle aurait dû avoir un arrêt de travail d'au moins 3 mois pour prévenir l'éventration
E. La survenue d'un abcès pariétal est un facteur de risque de survenue d'éventration

Q13. Vous proposez à la patiente une cure chirurgicale de l'éventration, mais elle refuse cette intervention. Trois ans plus tard, elle est admise en urgence pour une douleur abdominale aiguë. Parmi les propositions suivantes, laquelle (lesquelles) va (vont) vous orienter vers le diagnostic d'une éventration étranglée ?

A. Tuméfaction douloureuse
B. Irréductibilité de l'éventration
C. Survenue de vomissements itératifs
D. Ictère conjonctival
E. Perte de l'impulsivité à la toux

Q14. Vous posez le diagnostic d'éventration étranglée et la patiente est opérée en urgence. Il n'y a pas de souffrance digestive et l'aponévrose est refermée par une simple suture car la déhiscence était inférieure à 5 cm. Les suites opératoires sont simples et la patiente quitte le service au 5e jour. En qualité de médecin généraliste, vous revoyez la patiente 8 jours plus tard à son domicile et vous l'informez :

A. Que, dans sa situation, la suture aponévrotique garantit l'absence de récidive dans 90 % des cas
B. Que le port d'une ceinture de contention est recommandé 24 h/24
C. Qu'il conviendrait de prendre contact avec le médecin du travail de son entreprise
D. Qu'en cas de récidive de son éventration, la pose d'une prothèse de renfort pariétal serait recommandée
E. Que vous ne pouvez pas demander à son chirurgien l'ensemble de son dossier d'hospitalisation en raison du secret médical

Dossier 9

Items 44, 45, 51, 53, 55, 331, 332

Énoncé

(Corrigé p. 402)

Vous êtes de permanence au service de la régulation téléphonique du SAMU, on vous passe l'appel de la mère d'une enfant de 18 mois. Elle s'inquiète car son enfant s'est rendormie à 10 h du matin et qu'elle n'arrive pas à la réveiller. L'enfant s'était levée vers 7 h et allait pourtant bien. Cette enfant n'a aucun antécédent notable, elle est née eutrophe à terme après une grossesse normale.

Q1. Parmi les éléments suivants, quel(s) est (sont) le(s) symptômes(s) de gravité clinique que vous recherchez chez cette enfant ?

A. L'enfant ne réagit pas à la douleur
B. La fréquence cardiaque est à 60 bpm
C. Elle a de la fièvre et une éruption qui persiste à la vitropression
D. Il y a une notion de voyage récent
E. Elle a une respiration irrégulière

Q2. Il n'existe ni éruption ni fièvre. En l'absence de réponse verbale et motrice décrite par la maman ainsi qu'une respiration que vous entendez comme très lente et bruyante, vous envoyez une équipe à domicile.
Sur place le médecin constate : une fréquence cardiaque à 80/min, une fréquence respiratoire à 10/min, une enfant rose mais somnolente avec un score de Glasgow à 11, la température est à 36,2 °C, la recoloration cutanée est immédiate et la tension artérielle est 102/61 mmHg. Les pupilles sont symétriques et réactives, la nuque est souple.
La mère ne rapporte aucun élément inhabituel les jours précédents (pas de fièvre, pas de traumatisme).
Quel(s) est (sont) le(s) diagnostic(s) compatible(s) avec ce tableau clinique ?

A. Méningite bactérienne
B. Traumatisme infligé
C. État de mal épileptique
D. Intoxication exogène
E. Anomalie héréditaire du métabolisme

Q3. Concernant l'hypothèse d'un traumatisme crânien infligé, quelle(s) est (sont) la (les) proposition(s) exacte (s) dans cette pathologie ?

A. L'âge de l'enfant est évocateur
B. L'absence d'impact sur la boîte crânienne exclut ce diagnostic
C. Les troubles de conscience sont rares
D. La cassure de la courbe de périmètre crânien est évocatrice
E. Il faut rechercher un hématome sous dural

Q4. En règle générale, dans quelles circonstances peut-on observer une bradypnée chez l'enfant ?

A. En cas d'intoxication aux opiacés
B. En cas d'acidose métabolique
C. En cas d'hypoxie
D. En cas d'intoxication au monoxyde de carbone
E. En cas d'intoxication au paracétamol

Q5. Le bilan gazeux artériel fait sous oxygène est le suivant : pH 7,26 ; PCO_2 66 mmHg, PO_2 90 mmHg ; HCO_3^- 24 mmol/L ; HbCO 3 %. Comment interprétez-vous ce bilan (une seule réponse) ?

A. Acidose respiratoire compensée
B. Acidose respiratoire non compensée
C. Acidose métabolique compensée
D. Acidose métabolique non compensée
E. Acidose mixte

Q6. L'enfant est admise aux urgences où vous décidez de réaliser un scanner cérébral et prescrivez une recherche de toxiques urinaires. Quel(s) symptôme(s) est (sont) compatible(s) avec une intoxication médicamenteuse ?

A. Rétention urinaire
B. Cyanose
C. Urticaire
D. Nausées et vomissements
E. Asymétrie pupillaire

Q7. Voici les courbes de croissances que vous reconstituez dans le carnet de santé :

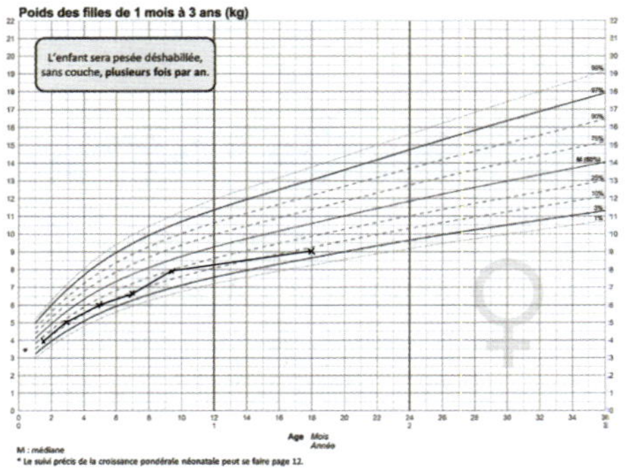

Courbes de croissance AFPA – CRESS/INSERM - CompuGroup Medical, 2018 [enfants nés à plus de 2500 g et suivis par des médecins sur le territoire métropolitain]

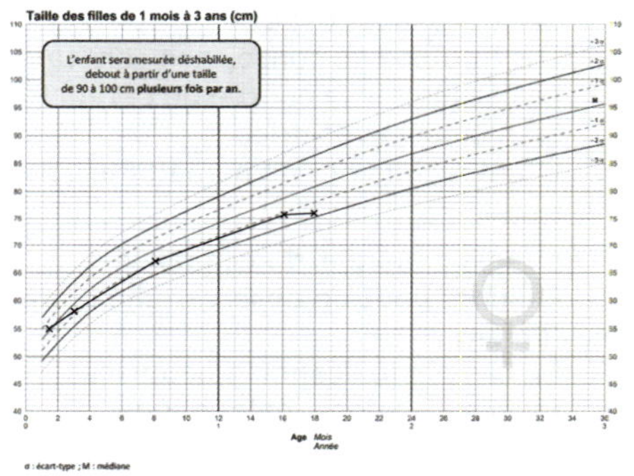

Courbes de croissance AFPA – CRESS/INSERM - CompuGroup Medical, 2018 [enfants nés à plus de 2500 g et suivis par des médecins sur le territoire métropolitain]

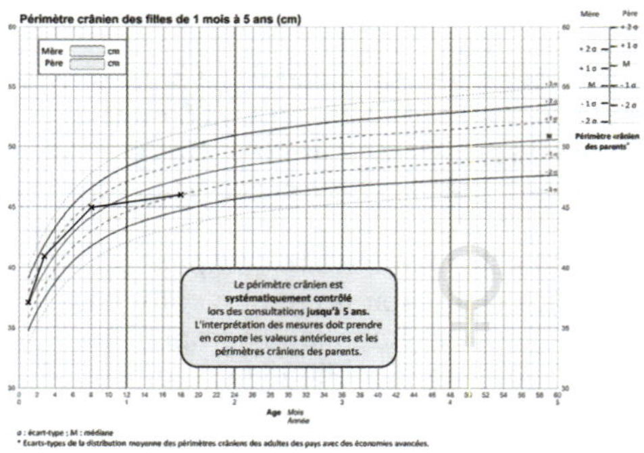

Courbes de croissance AFPA – CRESS/INSERM - CompuGroup Medical, 2018 [enfants nés à plus de 2500 g et suivis par des médecins sur le territoire métropolitain]

Quelle(s) hypothèse(s) diagnostique(s) peut (peuvent) être évoquée(s) à la lecture de ces courbes ?

A. Hydrocéphalie
B. Craniopharyngiome
C. Déficit immunitaire congénital
D. Syndrome de Turner
E. Nanisme psychosocial

Q8. La recherche de substances toxiques retrouve du cannabis. La mère rapporte que son conjoint a reçu des amis la veille et qu'il est possible qu'ils aient laissé de la résine de cannabis sur la table basse que l'enfant aurait alors ingérée. Vous notez par ailleurs à l'examen clinique une hypertrophie gingivale, des caries, une pâleur, quelques pétéchies au niveau des membres inférieurs. Quelle(s) investigation(s) de première intention est (sont) nécessaire(s) au vu de ces courbes de croissance et de ces signes cliniques ?

A. Une numération formule sanguine
B. Une radiographie de crâne
C. Un dosage pondéral des immunoglobulines
D. Un dosage de FSH-LH
E. Une sérologie CMV

Q9. La numération formule sanguine montre une hémoglobine à 9,8 g/dL, avec un VGM à 68 fl, le taux de plaquettes 525 giga/L. Parmi les suivants, quel diagnostic vous paraît le plus probable au vu des antécédents, des signes cliniques et des résultats biologiques ?

A. Carence nutritionnelle
B. Maladie de Crohn
C. Mucoviscidose
D. Maladie de Biermer
E. Insuffisance hépatocellulaire

Q10. L'enquête alimentaire confirme votre hypothèse de carence grave sur une alimentation inadaptée, puisque l'enfant ne boit que du lait de vache demi-écrémé, des boissons sucrées et grignote des gâteaux. Concernant les apports nutritionnels et vitaminiques recommandés à cet âge, lequel (lesquels) est (sont) exact(s) ?

A. La supplémentation en fluor est recommandée pour tous les enfants dès la naissance
B. Un complément en vitamine C est nécessaire en hiver
C. Le lait de croissance peut être remplacé par du lait de vache à partir de 18 mois
D. L'allaitement maternel permet des apports en fer suffisants à cet âge
E. Les laits infantiles sont enrichis en vitamine D

Q11. Lorsque vous consultez son carnet de santé, vous notez :

– à 2 mois : vaccin hexavalent et anti-pneumococcique conjugué à 13 valences ;

– à 6 mois : vaccin hexavalent et anti-pneumococcique conjugué à 13 valences ;
– à 7 mois : vaccination anti méningocoque C ;
– à 12 mois : vaccin hexavalent et anti-pneumococcique conjugué à 13 valences.
Il n'y a pas eu de visite médicale depuis l'âge de 12 mois.
Concernant les recommandations vaccinales en vigueur pour ce nourrisson de 18 mois, quelle(s) est (sont) la (les) proposition(s) exacte(s) ?

A. Il manque une dose de vaccin anti-méningocoque C
B. Il manque une dose de vaccin anti-hépatite
C. Il manque au moins une dose de vaccin anti-rougeole/oreillons/rubéole
D. Il manque une dose de vaccin anti-pneumococcique polyosidique à 23 valences
E. Il manque une dose de vaccin anti-varicelle

Q12. **Vous êtes également inquiet du développement psychomoteur de cette enfant de 18 mois, très peu stimulée par les parents et qui passe ses journées devant l'écran de télévision.**
Laquelle (lesquelles) de ces propositions est (sont) exactes ?

A. La marche doit être acquise
B. L'enfant sait boire seule
C. Son langage doit comporter au moins 100 mots
D. Elle associe 2 à 3 mots
E. L'enfant peut empiler 2 cubes

Q13. **Le langage de cette enfant est dissyllabique, elle n'associe pas deux mots et ne réagit pas à l'appel de son prénom. Elle se met debout seule et ébauche quelques pas lorsqu'on l'y invite mais est spontanément « très calme ». Parmi les investigations suivantes, laquelle est à faire en première intention ?**

A. Une consultation ORL pour audiométrie
B. Un dosage des CPK
C. Des potentiels évoqués du tronc cérébral
D. Un électromyogramme
E. Un examen ophtalmologique

Q14. **La consultation ORL retrouve une audition normale, vous retenez une origine carentielle à ce retard psychomoteur. Devant ce tableau d'intoxication accidentelle et de carence grave des apports alimentaires, le suivi médical irrégulier (avec retard vaccinal), quelle(s) démarche(s) vous semble(nt) nécessaire(s) ?**

A. Un appel téléphonique à la gendarmerie
B. Un signalement au procureur de la République
C. Un signalement à l'Agence régionale de santé
D. Une information préoccupante à la Haute autorité de santé
E. Un appel téléphonique au médecin de l'enfant et à la Protection maternelle infantile

Q15. **Vous rédigez un signalement judiciaire. Parmi les propositions suivantes, laquelle (lesquelles) est (sont) exactes ?**

A. Le nom du (des) médecin(s) rédacteur(s) doit rester anonyme
B. Il doit suggérer le responsable de la maltraitance
C. Il doit être remis aux deux parents
D. Il doit mentionner l'identité des personnes détenant l'autorité parentale
E. Les parents doivent être informés du signalement

Dossier 10

Items 188, 190, 198, 209, 325

Énoncé

(Corrigé p. 421)

Mme B., 35 ans, consulte son médecin généraliste pour une asthénie inhabituelle. Dans ses antécédents médicaux, on note :

- une hypothyroïdie substituée ;
- un accident de la voie publique en 1990 avec fractures multiples et transfusions ;
- une hépatite C post-transfusionnelle guérie ;
- une thrombose veineuse superficielle il y a 2 ans (jamais de thrombose profonde) ;
- pas de grossesse.

Le traitement habituel de la patiente comporte : lévothyroxine 75 µg.

Q1. Parmi les éléments d'interrogatoire suivants, lequel (ou lesquels) pourrait (pourraient) être discriminant(s) concernant la cause de l'asthénie présentée par votre patiente ?

A. Oubliez-vous régulièrement votre traitement ?
B. Ronflez-vous ?
C. Avez-vous perdu du poids ?
D. Votre fatigue a-t-elle nécessité un arrêt de travail ?
E. Vous sentez-vous triste ?

Q2. Votre patiente vous rapporte que cette fatigue inhabituelle évolue depuis quelques semaines. Le poids est stable et le sommeil est conservé. La patiente ne présente pas de tristesse de l'humeur ni d'autre élément évocateur d'un syndrome dépressif. Cette fatigue se majore au cours de la journée et à l'effort, et s'associe également à une dyspnée à l'effort.
D'une façon générale, quel(s) est (sont) l' (les) élément(s) clinique(s) exact(s) ?

A. Une pâleur cutanéo-muqueuse est spécifique du syndrome anémique
B. Une asthénie qui se majore au cours de la journée est spécifique d'une cause organique
C. Un amaigrissement à appétit conservé voire augmenté peut orienter vers une endocrinopathie
D. Une mélanonychie peut orienter vers une carence martiale
E. Une mélanodermie peut orienter vers une insuffisance surrénale

Q3. À l'interrogatoire, la patiente décrit des urines foncées depuis environ 15 jours. L'alimentation de votre patiente semble équilibrée, et elle ne rapporte pas d'introduction médicamenteuse récente. Elle décrit une tendance à la constipation ancienne. La pression artérielle est mesurée à 125/70, la fréquence cardiaque à 100/min. L'examen abdominal retrouve une splénomégalie, sans hépatomégalie associée. Parmi les hypothèses diagnostiques suivantes, laquelle vous semble la plus probable pour expliquer l'ensemble des éléments cliniques (une seule réponse attendue) ?

A. Hypothyroïdie
B. Insuffisance cardiaque
C. Myélome multiple
D. Anémie hémolytique
E. Cholangiocarcinome

Q4. La patiente vous présente les résultats d'un hémogramme réalisé la semaine précédente à la demande de son médecin généraliste : hémoglobine 7,5 g/dL ; VGM 102 fl ; leucocytes 5,5 G/L ; formule sanguine avec polynucléaires (PN) neutrophiles 3,8 G/L, PN éosinophiles 0,08 G/L, PN basophiles 0,02 G/L, lymphocytes 1,2 G/L, monocytes 0,46 G/L, plaquettes 160 G/L.
À ce stade de la prise en charge, lequel (lesquels) des examens complémentaires suivants vous paraît (paraissent) licite(s) de prescrire en première intention ?

A. Échographie cardiaque transthoracique
B. Épreuves fonctionnelles respiratoires

C. Ferritinémie
D. Groupage sanguin et recherche d'agglutinines irrégulières
E. Compte des réticulocytes

Q5. Vous cherchez des arguments pour une hémolyse, vous prescrivez : (une ou plusieurs réponses exactes)
A. Haptoglobine
B. Bêta2-microglobuline
C. Coefficient de saturation de la transferrine
D. Bilirubine libre et conjuguée
E. LDH

Q6. La patiente est hospitalisée et des analyses sanguines supplémentaires sont réalisées en urgence, dont les résultats sont les suivants : hémoglobine 6,9 g/dL ; VGM 103 fl ; réticulocytes 300 G/L ; leucocytes 6,1 G/L ; formule sanguine avec polynucléaires (PN) neutrophiles 4,2 G/L, PN éosinophiles 0,08 G/L, PN basophiles : 0,02 G/L, lymphocytes 1,3 G/L, monocytes 0,46, plaquettes 150 G/L ; Na 145 mmol/L ; K 4,5 mmol/L ; Cl 105 mmol/L ; urée 3,5 mmol/L ; créatinine 74 µmol/L ; protéine C-réactive 3,6 mg/L ; LDH 772 UI/L ; bilirubine totale 40 µmol/L ; bilirubine conjuguée 5 µmol/L ; ASAT 50 UI/L (N: 8-35) ; ALAT 45 UI/L (N: 8-25) ; phosphatase alcaline 54 UI/L ; GGT 53 UI/L ; Haptoglobine < 0,1 g/L.
En dehors du test de Coombs érythrocytaire (test direct à l'antiglobuline), lequel des examens suivants vous semble le plus pertinent pour compléter, à ce stade, le bilan de votre patiente (une seule réponse attendue) ?
A. Dosage de la vitamine B12 sérique
B. Dosage de la TSH
C. Frottis sanguin
D. Plombémie
E. Dosage de l'activité ADAMTS13

Q7. Dans ce contexte d'anémie hémolytique, cette patiente est adressée à un collègue interniste. Celui-ci demande la réalisation d'un frottis sanguin au biologiste du laboratoire d'hématologie.
D'une manière générale, parmi les situations pathologiques suivantes, laquelle (ou lesquelles) peut (peuvent) être évoquée(s) grâce aux données du frottis sanguin ?
A. Infection virale avec syndrome mononucléosique
B. Micro-angiopathies thrombotiques
C. Hémoglobinurie paroxystique nocturne
D. Infection parasitaire à *Plasmodium*
E. Gammapathie monoclonale de signification indéterminée (MGUS)

Q8. Le frottis sanguin réalisé chez votre patiente ne retrouve pas de schizocytes ni de cellules anormales. Il est noté la présence de quelques sphérocytes. Vous vous faites faxer les premiers résultats du test de Coombs érythrocytaire (test direct à l'antiglobuline), qui vous sont présentés ci-dessous :

Examen direct à l'antiglobuline	
Examen direct à l'antiglobuline anti-igG	Positif
Examen direct à l'antiglobuline anti-C3d	Négatif
Conclusion	**Positif**
Méthode manuelle : support filtration	

À la vue des résultats ci-dessus, quel diagnostic vous paraît le plus probable (une seule réponse attendue)
A. Anémie hémolytique auto-immune à anticorps chauds
B. Maladie des agglutinines froides
C. Hémoglobinurie paroxystique « *a frigore* »
D. Sphérocytose héréditaire
E. Anémie hémolytique allo-immune post-transfusionnelle

Q9. La patiente est orientée vers la consultation d'un confrère interniste. Le diagnostic d'anémie hémolytique auto-immune (AHAI) à anticorps chauds est retenu. Parmi les pathologies suivantes, laquelle (ou lesquelles) peut (peuvent) s'associer à une AHAI à anticorps chauds ?
A. Sclérodermie systémique
B. Lupus systémique
C. Lymphome non hodgkinien
D. Leucémie lymphoïde chronique
E. Déficit immunitaire commun variable

Q10. Parmi les examens complémentaires suivants, lequel (ou lesquels) allez-vous réaliser chez votre patiente ?
A. Électrophorèse des protéines sériques
B. Sérologie VIH
C. Anticorps anti-cytoplasme des polynucléaires neutrophiles
D. Anticorps anti-nucléaires
E. Scintigraphie osseuse

Q11. Le complément de bilan réalisé chez votre patiente est le suivant :

AC ANTI-NUCLEAIRES				
Nat Prel : SERUM				
Anti-nucléaires		Positif, titre > à 1280.		
aspect nucléaire		Moucheté.		
anti-DNA natif	H	49,00	UI/ml	< 15,00
Dépist Ag solubles				
Ag NUCL SOL ELIA 4				
anti SSA (60kD)	H	>240,00	U/ml	< 10,00
anti SSB/La	H	35,00	U/ml	< 10,00
anti SmD	H	11,00	U/ml	< 10,00
anti RNP		4,10	U/ml	< 10,00
DOSAGE PONDERAL IG				
Nat Prel : SERUM				
Immunoglobulines G	H	29,80	g/l	6,90 - 14,00
Immunoglobulines A	H	4,80	g/l	0,70 - 3,70
Immunoglobulines M		1,50	g/l	0,40 - 2,40
EXPL DU COMPLEMENT				
Nat Prel : SERUM				
C3		0,87	g/l	0,81 - 1,57
C4	B	0,08	g/l	0,13 - 0,39
ch50	B	57	%	70 - 130
RECH Ig MONOCLONALE				
ELECTROPH. CAPILL.				
Conclusion		Augmentation d'allure polyclonale de la fraction gamma de l'électrophorèse.		
Proteines seriques	H	97	g/L	58 - 76
Albumine	B	47,7	%	55,8 - 66,1
soit en g/l		46,27	g/l	40,20 - 47,60
Alpha 1		3,3	%	2,9 - 4,9
soit en g/l		3,20	g/l	2,10 - 3,50
Alpha 2	B	7,0	%	7,1 - 11,8
soit en g/l		6,79	g/l	5,10 - 8,50
Bêta 1		5,6	%	4,7 - 7,2
soit en g/l	H	5,43	g/l	3,40 - 5,20
Bêta 2		4,8	%	3,2 - 6,5
soit en g/l		4,66	g/l	2,30 - 4,70
Gamma	H	31,6	%	11,1 - 18,8
soit en g/l	H	30,65	g/l	8,00 - 13,50
ANTI PHOSPHO CONV				
Nat Prel : SERUM				
Anti-cardiolipine G	H	21,47	GPL/ml	< 15,00
Anti-cardiolipine M		5,24	MPL/ml	< 15,00
Anti-Bêta 2 GP1(IgG)		0,59	U/ml	< 8,00
Anti-Bêta 2 GP1(IgM)		0,71	U/ml	< 8,00

Le scanner thoraco-abdominopelvien montre une splénomégalie mesurée à 13 cm, ainsi que des adénopathies multiples infra-centimétriques cervicales, médiastinales, cœlio-mésentériques, rétro-aortiques et inguinales bilatérales.
Des analyses sanguines montrent : anticorps (Ac) anti-HBc négatifs, ac antiHBs négatifs, ag HBs négatif ; Ac anti-VHC positifs, recherche de l'ARN du VHC par PCR quantitative négative ; sérologie VIH négative.
En reprenant l'interrogatoire, la patiente vous signale des douleurs articulaires des poignets et des doigts, prédominant le matin et la réveillant la nuit, évoluant depuis plusieurs semaines avec des épisodes de gonflements articulaires. Elle a présenté une éruption cutanée après des expositions au soleil depuis 2 étés. Elle décrit également une sécheresse buccale, et une sensation de grains de sable dans les yeux depuis quelques mois. Parmi les diagnostics suivants, lequel (ou lesquels) est (sont) compatible(s) avec le tableau clinicobiologique présenté par votre patiente ?

A. Syndrome de Gougerot-Sjögren secondaire
B. Syndrome des anticorps anti-phospholipides secondaire
C. Polyarthrite rhumatoïde
D. Lupus systémique
E. Cryoglobulinémie de type I

Q12. Vous retenez le diagnostic de lupus systémique avec syndrome de Gougerot-Sjögren secondaire, et compliqué d'anémie hémolytique auto-immune à anticorps chauds.
Parmi les traitements suivants, lequel (ou lesquels) allez-vous mettre en route dans le cadre de la prise en charge de votre patiente ?

A. Hydroxychloroquine
B. Corticothérapie systémique
C. Anticoagulation curative
D. Vaccination anti-pneumococcique
E. Vaccination anti-Haemophilus influenzae de type b

Q13. Vous débutez un traitement par antipaludéens de synthèse (hydroxychloroquine) et une corticothérapie systémique par voie orale à 1 mg/kg/jour, avec mesures associées à la corticothérapie usuelles.
La patiente et son entourage vous questionnent sur l'évolution attendue et les éléments pronostiques associés à sa maladie auto-immune.
Parmi les propositions suivantes, quelle(s) information(s) allez-vous fournir à votre patiente ?

A. Les grossesses sont contre-indiquées en raison du risque de poussée lupique gravidique
B. L'activité de la maladie s'aggrave après la ménopause
C. Une atteinte rénale doit systématiquement être dépistée, même en l'absence d'autres symptômes de la maladie
D. Le risque d'athérosclérose est augmenté
E. Le risque d'infections est augmenté

Q14. Alors que la corticothérapie vient d'être débutée, votre patiente vous rapporte des douleurs thoraciques rétro-sternales constrictives à l'effort. Le contrôle de l'hémogramme retrouve un dosage d'hémoglobine à 4,8 g/dL. Vous décidez de transfuser votre patiente en urgence.
Concernant la réalisation de cette transfusion de culots globulaires (CGR), laquelle (ou lesquelles) des propositions suivantes est (sont) exacte(s) ?

A. Les CGR à usage clinique font systématiquement l'objet d'une déleucocytation
B. La transfusion d'un CGR délivré est à débuter impérativement dans les 6 heures suivant l'arrivée dans le service clinique
C. Il existe une indication à prescrire des CGR irradiés dans le cas de votre patiente
D. Il est recommandé d'utiliser des CGR phénocompatibles RH-KEL1 dans le cas de votre patiente
E. Il est recommandé d'utiliser des CGR déplasmatisés dans le cas de votre patiente

Q15. La transfusion est bien tolérée, les douleurs thoraciques régressent et l'ECG se normalise après celle-ci. La corticothérapie est finalement efficace, avec régression des stigmates biologiques d'hémolyse en quelques jours, et ascension progressive du chiffre d'hémoglobine (Hb).
Cependant, alors qu'une diminution de la posologie de prednisone est réalisée, on assiste 3 mois plus tard à une rechute de l'anémie hémolytique auto-immune avec reprise des marqueurs d'hémolyse et nouvelle baisse du taux d'Hb en dessous de 10 g/dL.
Un traitement par rituximab est alors envisagé chez votre patiente.
Concernant cette biothérapie, laquelle (ou lesquelles) des propositions suivantes est (sont) exacte(s) ?

A. Il s'agit d'un anticorps monoclonal dirigé contre le CD34
B. Il s'agit d'une thérapie ciblée contre les lymphocytes T
C. Une vaccination anti-pneumococcique doit être réalisée avant la première perfusion
D. Une prémédication antiallergique est systématiquement réalisée avant les perfusions
E. La survenue d'une hypogammaglobulinémie doit être dépistée au décours de ce traitement

Dossier 11

Items 23, 33, 37, 42, 157, 262

Énoncé

(Corrige p. 434)

Un couple consulte pour infécondité. La femme est âgée de 28 ans et n'a pas d'antécédents familiaux. Elle n'a jamais voyagé et n'a pas eu de rapport sexuel non protégé à part avec son compagnon actuel, et a comme antécédent personnel une épistaxis récidivant, un tabagisme actif de 10 paquets-années, une allergie aux pollens et aux acariens et une chirurgie abdominale pour appendicectomie à l'âge de 21 ans.
Le conjoint est âgé de 36 ans, fume un paquet par jour depuis l'âge de 17 ans et consomme de temps en temps du cannabis. Il n'a aucun antécédent médicochirurgical.
Ils vivent en couple depuis 6 ans, n'utilisent aucune contraception depuis 14 mois et ont des rapports sexuels pluri-hebdomadaires.
Le gynécologue qui prend en charge la patiente n'a pas relevé d'anomalie ovarienne ni utérine. Le bilan hormonal de la patiente est normal.

Q1. Quel(s) élément(s) recherchez-vous à l'examen clinique du patient pouvant participer à l'infertilité ?

A. Signe de Prehn positif
B. Gynécomastie unilatérale
C. Cryptorchidie
D. Anomalie de la pilosité
E. Hyperlaxité ligamentaire

Q2. Le patient a déjà réalisé un spermogramme après 4 jours d'abstinence dont il vous montre les résultats :

- **volume éjaculé : 5 mL ;**
- **concentration spermatique : 2 millions/mL ;**
- **mobilité totale des spermatozoïdes : 10 % ;**
- **75 % de spermatozoïdes ;**
- **1 % de formes normales.**

Quelles sont la (les) proposition(s) exacte(s)?

A. Il existe une hypospermie
B. Il existe une oligospermie
C. Il existe une tératospermie
D. Il existe une nécrospermie
E. Il existe une asthénospermie

Q3. Aucune étiologie n'est retrouvée à ces anomalies du spermogramme expliquant l'infécondité et une grossesse est obtenue par injection intra-cytoplasmique de spermatozoïdes. Le 1er trimestre de la grossesse se passe sans difficulté à l'exception de nausées et de quelques saignements de sang rouge.
La patiente consulte à 27 semaines d'aménorrhée car ses deux dernières bandelettes urinaires montraient la présence de leucocytes et de nitrites. Elle n'a pas de fièvre, ne présente aucun symptôme urinaire en dehors de légères fuites à la toux.
Elle présente en effet une toux récurrente depuis le début de l'hiver. Elle se restreint donc de boire pour limiter les fuites.
Quel est le diagnostic le plus probable?

A. Tuberculose urogénitale
B. Cystite
C. Colonisation urinaire
D. Grossesse molaire
E. Lithiase vésicale

Q4. Vous faites réaliser un examen cytobactériologique des urines qui montre : 42000 hématies/mL ; 120000 leucocytes/mL, et 10^5 *Escherichia coli*/mL en culture.
Quelle(s) est (sont) la (les) proposition(s) exacte(s) ?

A. Il faut débuter en 1re intention un traitement par amoxicilline
B. Il faut débuter en 1re intention un traitement par fosfomycine-trométamol

C. Il faut attendre les résultats de l'antibiogramme pour traiter
D. Il faut mettre en place une biantibiothérapie intraveineuse
E. Il existe un risque de pyélonéphrite aigue en l'absence de traitement

Q5. La colonisation à Escherichia coli récidive à plusieurs reprises pendant la grossesse et a nécessité 4 lignes de traitement antibiotique. La patiente accouche à 38 SA + 4 j d'une petite fille de 4180 g par voie basse sans épisiotomie. Trois semaines plus tard, elle consulte pour une altération de l'état général, une fièvre à 38,2 °C, des signes fonctionnels urinaires à type de pollakiurie et fuites à l'effort et une douleur qu'elle a du mal à systématiser mais prédominant dans l'hémi-abdomen droit. Sa fille est nourrie au lait maternisé et se porte bien. Quel(s) diagnostic(s) sont possibles à ce stade ?

A. Cystite
B. Endométrite
C. Pyélonéphrite
D. Colique néphrétique
E. Thrombophlébite pelvienne

Q6. À l'examen clinique le toucher vaginal est indolore, les seins sont souples, il existe une douleur à l'ébranlement de la fosse lombaire droite avec un trajet douloureux irradiant en sus-pubien. L'auscultation cardiopulmonaire retrouve une diminution du murmure vésiculaire en base droite. La patiente est fébrile à 38,7 °C, la fréquence cardiaque est à 132/min et la pression artérielle à 87/53 mmHg. Quel(s) examen(s) demandez-vous en 1re intention ?

A. Échographie doppler des membres inférieurs
B. Examen cytobactériologique des urines
C. Imagerie rénale
D. D-dimères
E. Hémocultures

Q7. L'imagerie est la suivante.

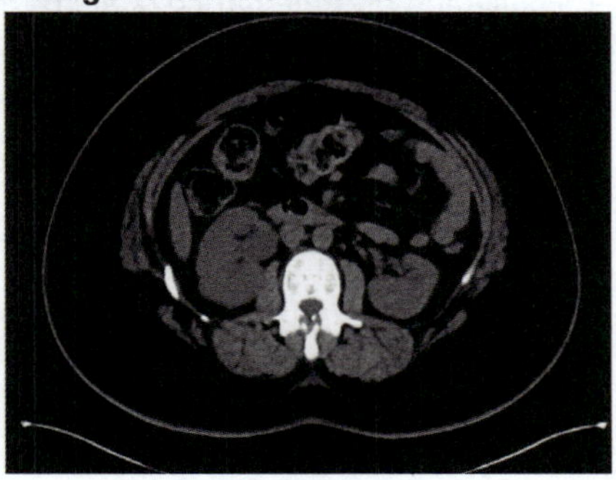

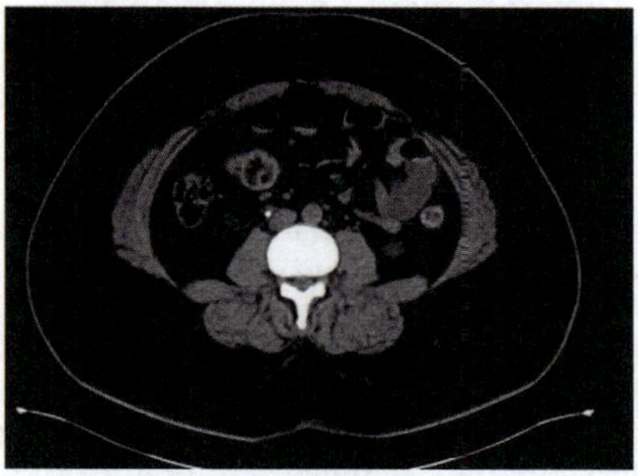

Quelle(s) est (sont) la (les) proposition(s) exacte(s) ?

A. Il s'agit de coupes de scanner abdominopelvien après injection de produit de contraste
B. Il existe une dilatation des cavités pyélocalicielles droites
C. Il existe un calcul pyélique droit
D. Il existe un calcul urétéral droit
E. Il existe un syndrome de masse rénale droite

Q8. Le scanner abdominopelvien montre donc une dilatation des cavités pyélocalicielles droites en amont d'un calcul urétéral de 7 mm. L'examen direct des urines montre la présence de 10^{5} leucocytes, 10^{4} hématies et 10^{5} bacilles gram négatif. Alors qu'elle revient du scanner, la pression artérielle de la patiente chute à 65/30 mmHg et les douleurs de la fosse lombaire s'intensifient. Son état de conscience est normal, elle présente quelques marbrures aux genoux. Quelle(s) est (sont) la (les) mesure(s) thérapeutique(s) possibles en 1re intention ?

A. Aucune mesure ne doit retarder la prise en charge chirurgicale
B. Remplissage par solutés de type cristalloïde
C. Bi-antibiothérapie parentérale par fluoroquinolone et aminoside
D. Bi-antibiothérapie parentérale par bêta-lactamine et aminoside
E. Administration de drogue vasopressive type noradrénaline

Q9. La patiente répond bien au remplissage par cristalloïdes et sa pression artérielle est désormais stabilisée à 100/58 mmHg. Quelle mesure thérapeutique supplémentaire proposez-vous dans ce contexte ?

A. Anti-inflammatoires non stéroïdiens
B. Drainage des urines par sonde JJ ou urétérale
C. Drainage des urines par sonde vésicale seule

D. Urétéroscopie pour extraction du calcul après 48 h d'antibiothérapie efficace
E. Drainage urétéral par sonde JJ après 48 h d'antibiothérapie efficace

Q10. Après la mise en place d'une sonde JJ (urines non purulentes) et 72 h d'antibiothérapie adaptée, l'état clinique de la patiente s'améliore et elle peut rentrer à domicile. Vous la revoyez en consultation 1 mois après et le scanner sans injection montre que le calcul a été refoulé dans le calice supérieur. Il mesure toujours 7 mm et sa densité est de 1050 UH. La sonde JJ est assez mal tolérée avec une pollakiurie et des douleurs quasi permanentes.
Quelles sont les mesures envisageables pour la poursuite de la prise en charge (une ou plusieurs bonnes réponses) ?

A. Retrait de la sonde JJ et surveillance
B. Lithotriptie extracorporelle
C. Extraction par urétéroscopie
D. Néphrolithotomie percutanée
E. Changements itératifs de la sonde JJ

Q11. Vous décidez finalement de réaliser une urétéroscopie souple avec extraction de l'ensemble des fragments lithiasiques qui sont envoyés à l'analyse.
Compte tenu des éléments à votre disposition, quel est le composant majoritaire le plus probable de ce calcul ?

A. Oxalate de calcium
B. Struvite
C. Lithiase médicamenteuse
D. Cystine
E. Acide urique

Q12. La spectrophotométrie infrarouge conclut qu'il s'agit d'un calcul composé de 75 % de whewellite (oxalate de calcium monohydraté), 25 % de wedellite (oxalate de calcium dihydraté).
Quel(s) peut (peuvent) être le(s) facteur(s) favorisant(s) d'un tel calcul chez cette patiente?

A. Hyperparathyroïdie primitive
B. Hypocalciurie
C. Infections urinaires récidivantes
D. Apports hydriques insuffisants
E. Apports protidiques trop faibles

Q13. Le bilan étiologique de 1re intention que vous aviez prescrit est normal.
Quelle(s) mesure(s) de prévention des récidives mettez-vous en place ?

A. Diminution des apports calciques (< 400 mg/j)
B. Diminution des apports sodés (6 g/j)
C. Hydratation pour un volume de diurèse de l'ordre de 1 L
D. Alcalinisation des urines
E. Antibioprophylaxie hebdomadaire

Q14. La patiente revient vous voir 4 ans après car elle pense que ses calculs récidivent.
Elle a pourtant vécu une seconde grossesse sans récidive lithiasique et a accouché sans difficulté d'un petit garçon de 3560 g il y a 18 mois.
Depuis quelques semaines, elle a l'impression d'être gênée par un calcul vésical qui lui donne fréquemment envie d'aller uriner de jour comme de nuit. Elle ressent une pesanteur pelvienne s'aggravant par la station debout prolongée. Ses besoins sont urgents au point qu'elle ne parvient pas toujours à se retenir.
En revanche, ses fuites à la toux ont disparu sauf éventuellement le matin au réveil.
Les rapports sexuels sont désagréables.
Quelle est l'hypothèse diagnostique la plus probable?

A. Lithiase enclavée dans l'urètre
B. Infection urinaire
C. Prolapsus génital
D. Carcinome *in situ*
E. Fibrome utérin

Q15. Votre examen clinique confirme la présence d'une colpocèle antérieure grade 3.
Quelle est l'explication la plus plausible à la disparition de l'incontinence urinaire d'effort ?

A. Lithiase enclavée dans l'urètre
B. Synéchie liée aux accouchements
C. Plicature de l'urètre par la colpocèle
D. Séquelle des infections urinaires
E. Calcification urétrale par l'oxalate de calcium

Dossier 12

Items 23, 24, 25, 267

Énoncé

(Corrigé p. 447)

Une patiente âgée de 36 ans vient consulter en urgence pour métrorragies modérées et retard de règles de 2 semaines. Elle mesure 1m65 et pèse 89 kg. Elle est fumeuse (25 paquets année). Elle a un antécédent de phlébite du membre inférieur droit après un traitement orthopédique pour entorse de la cheville droite. Sa mère a présenté une embolie pulmonaire en *post partum*. Son père est décédé. Il avait une surdité bilatérale et avait été greffé d'un rein. Elle assure sa contraception par préservatifs. Elle a effectué un test de grossesse urinaire qui est positif.

Q1. Quelle est l'information la plus pertinente qu'il faut rechercher à l'interrogatoire ou à l'examen clinique ?

A. Des douleurs abdominales
B. Un col ouvert
C. Des métrorragies abondantes
D. Un utérus de taille trop importante pour le terme
E. Une exacerbation des signes sympathiques de grossesse

**Q2. Chez cette patiente, l'examen physique révèle une douleur provoquée modérée en fosse iliaque droite, sans défense.
La pression artérielle est à 130/70 mmHg.
La fréquence cardiaque est à 80 bpm.
L'utérus est impalpable en raison de l'embonpoint de la patiente. À l'examen sous spéculum, un saignement rouge modéré vient de l'endocol. Au toucher vaginal, il n'existe pas de masse, mais la palpation du cul-de-sac droit déclenche une douleur modérée.
Quel diagnostic privilégiez-vous à ce stade de la prise en charge ?**

A. Grossesse extra-utérine
B. Grossesse intra-utérine non évolutive
C. Grossesse molaire
D. Grossesse intra-utérine évolutive
E. Avortement spontané en cours

**Q3. Suite à votre examen clinique, vous décidez de réaliser une échographie pelvienne par voie endovaginale.
Quel(s) signe(s) échographique(s) serait (seraient) compatible(s) avec le diagnostic de grossesse extra-utérine ?**

A. Epaississement de l'endomètre
B. Absence d'épanchement dans le cul-de-sac recto-utérin (Douglas)
C. Absence de masse latéro utérine droite visible
D. Corps jaune sur l'ovaire droit
E. Image intra utérine hypoéchogène sans couronne hyperéchogène

**Q4. L'échographie pelvienne que vous réalisez montre une vacuité utérine, aucun épanchement intra-abdominal et aucune masse annexielle visible.
Les HCG plasmatiques sont mesurés à 900 UI/L.
Quelle stratégie thérapeutique adoptez-vous (une seule réponse attendue) ?**

A. Injection intramusculaire de méthotrexate en ambulatoire
B. Cœlioscopie exploratrice
C. Administration de misoprostol *per os* en ambulatoire
D. Expectative et réévaluation dans 48 h avec nouveau dosage d'HCG et échographie de contrôle
E. Aspiration endo-utérine avec envoi des prélèvements en anatomopathologie pour recherche de villosités choriales

Q5. Vous revoyez la patiente 48 h plus tard. Elle ressent toujours une légère douleur en fosse iliaque droite. Les métrorragies

minimes persistent. Le taux d'HCG est mesuré à 1200 UI/L dans le même laboratoire. L'échographie de contrôle révèle cette fois un hématosalpinx droit de 20 mm sans embryon visible, sans épanchement intra-abdominal. Devant cette probable grossesse extra-utérine droite, vous décidez d'un traitement par méthotrexate.
À propos du traitement par méthotrexate, quelle(s) proposition(s) est (sont) exacte(s) ?

A. Une supplémentation en folate doit systématiquement être associée
B. Une augmentation transitoire des HCG est habituelle
C. Un syndrome palmo-plantaire peut être attribué à ce traitement
D. Le taux de succès thérapeutique est corrélé au taux d'HCG
E. Une rupture tubaire peut survenir après l'injection

Q6. La négativation du taux d'HCG est obtenue en 15 jours. Quel(s) conseil(s) prodiguez-vous à la patiente ?

A. Contre-indication absolue aux microprogestatifs
B. Nécessité de réaliser une échographie pelvienne précoce en cas de nouvelle grossesse
C. Respecter un délai de 6 mois minimum après l'injection de méthotrexate pour débuter une nouvelle grossesse
D. Arrêt du tabac
E. Réaliser une hystérosalpingographie pour évaluer la perméabilité tubaire

Q7. Deux ans après la prise en charge de cette grossesse extra-utérine, la patiente revient consulter dans le cadre du suivi d'une nouvelle grossesse. Cette grossesse est désirée. Elle est à 12 SA. Elle n'a aucun symptôme.
Elle vous apporte le résultat du bilan de début de grossesse prescrit par son médecin généraliste : groupe sanguin O rhésus négatif, recherche d'agglutinines irrégulières négative, sérologie rubéolique IgG+, sérologie toxoplasmose IgG+/IgM-, AgHBs-, TPHA-VDRL-, sérologie VIH- .
Vous en profitez pour effectuer une bandelette urinaire, celle-ci révèle 2 croix de sang et 2 croix de protéines, pas de leucocytes ni de nitrites. La pression artérielle est mesurée à 130/80 mmHg. Quelle(s) est (sont) votre (vos) prescription(s) ?

A. Quantification des hématies urinaires par ECBU
B. Échographie réno-vésicale
C. Cystoscopie
D. Rapport protéinurie/créatininurie
E. Uroscanner

Q8. Le lendemain (12+1 SA), vous recevez les résultats des examens prescrits.
L'ECBU est stérile mais confirme un taux d'hématies ≥ 10 hématies/mm³. Le rapport protéinurie/créatininurie est de 40 mg/mmoL. L'échographie montre l'absence de malformation rénale et des reins de taille normale sans kyste macroscopique ainsi qu'une vessie sans anomalie. Le dosage de créatinine plasmatique est de 50 micromoL/L. Quelle(s) étiologie(s) est (sont) compatible(s) avec l'ensemble du tableau présenté par cette patiente ?

A. Pré-éclampsie
B. Syndrome d'Alport
C. Sténose des artères rénales
D. Néphropathie à IgA
E. Polykystose autosomique dominante

Q9. Devant l'existence probable d'une néphropathie préexistante à la grossesse, une consultation avec un néphrologue est programmée. En l'absence d'insuffisance rénale, ce dernier prévoit la réalisation d'une biopsie rénale une fois la grossesse achevée. La surveillance de la grossesse s'avère par la suite satisfaisante, notamment sur le plan tensionnel. À 31 SA, la patiente consulte pour baisse des mouvements actifs fœtaux.
Elle est par ailleurs asymptomatique. Sa température est à 37 °C. Sa pression artérielle est à 140/80 mmHg. La hauteur utérine est mesurée à 26 cm. Ses réflexes ostéo-tendineux sont normaux. Le monitoring cardio-fœtal est normal.
Vous réalisez une échographie fœtale. Les biométries fœtales sont les suivantes : diamètre bipariétal au 25ᵉ percentile, périmètre céphalique au 30ᵉ percentile, périmètre abdominal au 5ᵉ percentile, longueur du fémur 4ᵉ percentile, estimation de poids fœtal au 3ᵉ percentile.
Le doppler utérin a une diastole diminuée des deux côtés, sans notch. Le doppler ombilical a une diastole nulle. Le doppler cérébral a une diastole augmentée. Il n'existe pas de malformation fœtale visible. La quantité de liquide amniotique est diminuée.
Quel(s) argument(s) étaye(nt) l'hypothèse d'une cause vasculo-placentaire pouvant expliquer ces biométries ?

A. Diastole diminuée sur le doppler utérin
B. Quantité de liquide amniotique diminuée
C. Absence de « notch » au doppler utérin

D. Biométries céphaliques conservées
E. Diastole augmentée sur le doppler cérébral

Q10. Compte tenu de ce fœtus petit pour l'âge gestationnel, vous décidez d'hospitaliser la patiente pour surveillance du rythme cardiaque fœtal 3 fois par jour.
Quelle(s) mesure(s) thérapeutique(s) décidez-vous d'instaurer ?

A. Corticothérapie de maturation pulmonaire fœtale
B. Tocolyse par atosiban
C. Sulfate de magnésium
D. Antihypertenseur central
E. Aspirine à faible dose

Q11. Après 24 h d'hospitalisation, l'état de la patiente se détériore. La pression artérielle est désormais mesurée à 150/100 mmHg. La patiente se plaint de céphalées et d'une douleur épigastrique. Sa diurèse est quantifiée à 200 mL depuis son hospitalisation. Les réflexes sont vifs, diffusés et polycinétiques.
Le monitoring cardiofœtal est peu oscillant avec des décélérations.
Vous effectuez un bilan biologique en urgence, les résultats sont les suivants : plaquettes 60 G/L ; hémoglobine 9 g/dL ; schizocytes positifs ; haptoglobine 0,2 g/L ; ASAT 230 UI/L ; ALAT 340 UI/L.
Quelles sont les mesures thérapeutiques prioritaires (une ou plusieurs réponses exactes)?

A. Deuxième injection de corticoïdes
B. Prévention de l'éclampsie par sulfate de Magnésium
C. Extraction fœtale
D. Transfusion de culots globulaires
E. Antihypertenseur par voie intraveineuse

Q12. Une césarienne en urgence est pratiquée. La patiente donne naissance à une fille de 1020 g, prise en charge par l'équipe de néonatologie. L'allaitement est maternel.
À 72 h, l'évolution maternelle est satisfaisante. L'hypertension artérielle a disparu, les céphalées également. Les réflexes ostéotendineux se sont normalisés. La diurèse a repris de manière normale.
Le bilan biologique maternel s'est également amélioré dans les 48 premières heures suivant l'accouchement avec disparition du HELLP syndrome.
Au 4e jour du *post partum*, la patiente présente une fièvre à 38,5 °C et des douleurs pelviennes hypogastriques importantes. Sa pression artérielle est à 130/70 mmHg et son pouls à 90 bpm.
L'examen au speculum met en évidence des lochies malodorantes mélangées à du sang en faible quantité.
La cicatrice de césarienne est propre.
Les seins sont tendus, douloureux dans leur ensemble, sans placard inflammatoire ni masse palpable. Il n'existe pas d'adénopathie axillaire.
La patiente n'a plus de voie d'abord veineuse ni de sonde urinaire depuis 48 h.
Aucun traitement anticoagulant préventif n'a été mis en place initialement en raison du HELLP syndrome.
Quel est le diagnostic que vous évoquez en priorité ?

A. Salpingite
B. Abcès pelvien
C. Endométrite
D. Thrombophlébite pelvienne
E. Suite d'une perforation peropératoire

Q13. Vous réalisez une échographie pelvienne devant cette suspicion d'endométrite.
Une petite rétention placentaire mesurée 15 mm en coupe sagittale de l'utérus est observée.
Quel(s) est (sont) l' (les) élément(s) de votre prise en charge thérapeutique ?

A. Ceftriaxone et métronidazole par voie intraveineuse
B. Aspiration endo-utérine au bloc opératoire
C. Arrêt de l'allaitement
D. Méthotrexate
E. Héparine de bas poids moléculaire à dose prophylactique

Q14. Trois jours après le début du traitement instauré par antibiotiques et héparinothérapie à dose prophylactique, les douleurs pelviennes persistent, de même que la fièvre. La patiente est toujours ballonnée.
Vous demandez un scanner avec injection de substance de contraste.

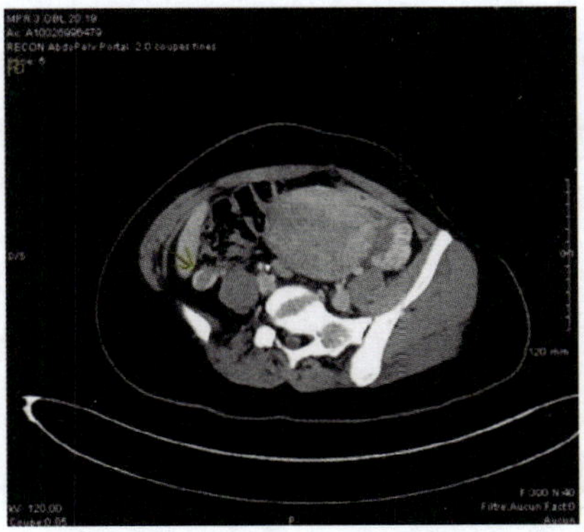

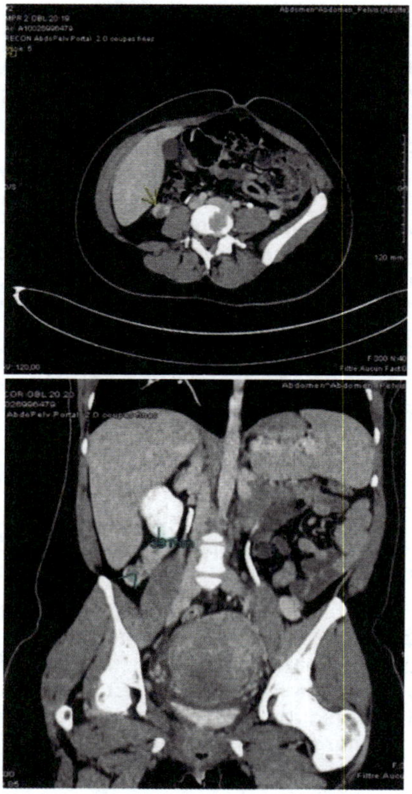

Quel est le diagnostic le plus probable ?

A. Textilome
B. Lithiase urinaire enclavée dans le bas uretère droit
C. Appendicite aiguë
D. Thrombose de la veine ovarienne droite
E. Abcès pelvien gauche

Q15. Outre les antécédents thrombotiques personnels et familiaux de la patiente, quel(s) facteur(s) de risque supplémentaire(s) identifiez-vous dans ce contexte de thrombose de la veine ovarienne droite

A. La primiparité
B. Le contexte de prématurité
C. L'indice de masse corporelle de la patiente
D. La césarienne
E. L'endométrite du *post partum*

Q16. Sachant que la créatininémie est contrôlée à 70 microml/L et que la patiente souhaite continuer à allaiter, quelle est votre prescription anticoagulante pour cette thrombophlébite de la veine ovarienne droite

A. Fluindione
B. Acénocoumarol
C. Warfarine
D. Enoxaparine à dose hypocoagulante
E. Filtre cave

Dossier 7

Corrigé

(Énoncé p. 359)

Question 1

Aux urgences, le patient est pris en charge. L'examen clinique, complété par l'imagerie, confirme une fracture fermée du poignet droit nécessitant une intervention chirurgicale. Les plaies des membres supérieurs sont à suturer. Le soignant se lave les mains en respectant les étapes suivantes :

1. Paume sur paume
Désinfection des paumes

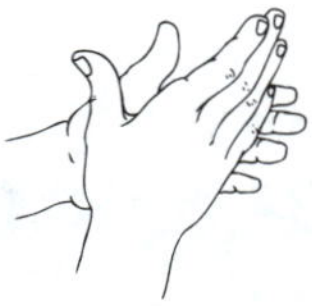

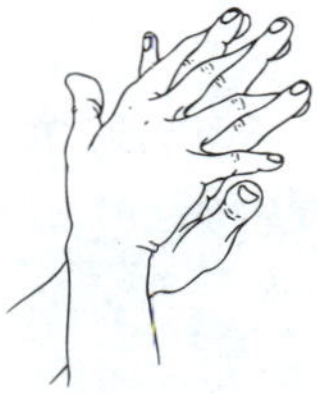

2. Paumes sur dos
Désinfection des doigts et espaces interdigitaux

3. Doigts entrelacés
Désinfection des espaces interdigitaux et des doigts

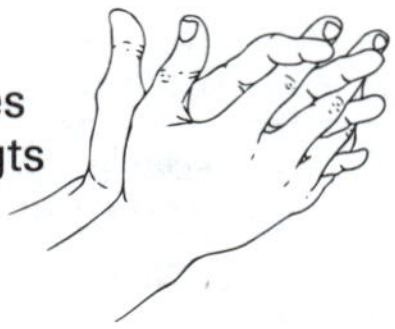

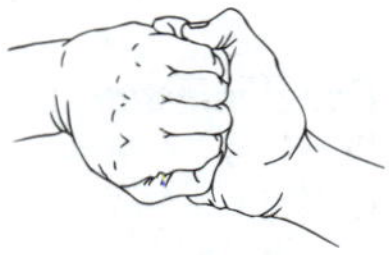

4. Paume / Doigts
Désinfection des doigts

5. Pouces
Désinfection des pouces

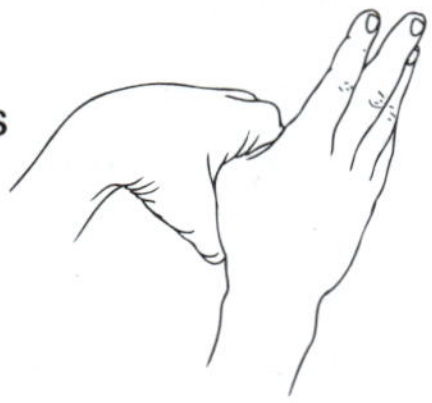

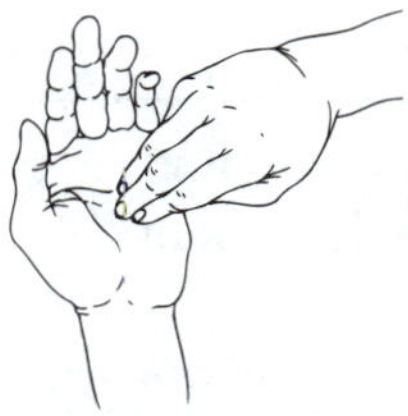

6. Ongles
Désinfection des ongles

Parmi les propositions suivantes concernant les précautions standard d'hygiène pour la réalisation des sutures aux urgences, laquelle (lesquelles) est (sont) exacte(s)?

A. Le port d'un masque chirurgical pour l'opérateur est recommandé
B. La friction des mains en 6 étapes avec une solution hydro-alcoolique, avant le soin, est conforme aux recommandations
C. La durée de la friction des mains doit durer au moins une minute
D. Le port d'une paire de lunettes de protection est recommandé
E. Le port de gants est nécessaire

La ***friction hydro-alcoolique*** est la référence pour le lavage des mains et doit durer ***environ 30 s***. Si les mains sont visiblement souillées, elle doit être précédée d'un lavage simple au savon doux.

Ici, l'ordre des différentes phases de lavage des mains était ***correct*** mais ***il manquait la phase de friction des bords ulnaires et des poignets*** pour un total de ***7 étapes***.

Il vaut mieux porter un ***masque chirurgical pour réaliser ce geste en asepsie***. Le port de gants, quant à lui, protège l'utilisateur d'un contact avec le sang. De plus, comme il s'agit d'un geste chirurgical superficiel, les gants devront être stériles. Les lunettes de protection sont recommandées pour les soins à risque de ***projection de liquide biologique*** (ici du sang, lors de l'anesthésie par exemple), même si en pratique c'est moins souvent fait.

Question 2

Les plaies ont été suturées. Vous interrogez le patient sur son statut vaccinal qu'il ne connaît pas. Quelle(s) modalité(s) de prévention du risque infectieux mettez-vous en œuvre ?

A. Vous lui faites une injection de 250 UI d'immunoglobulines antitétaniques aux urgences
B. Vous lui faites une injection d'une dose de vaccin contenant de la valence tétanique aux urgences
C. Vous débutez une antibiothérapie par amoxicilline et acide clavulanique pour une durée de 10 jours
D. Vous prévoyez un rappel de vaccination antitétanique pour ce patient
E. Vous prévoyez une nouvelle consultation pour surveillance de la cicatrisation dans une semaine

Rappel : Conduite à tenir concernant le risque tétanique (bien détaillée dans le Pilly)

Type de plaie	Patient à jour de ses vaccinations[1]	Patient non à jour
Mineure, propre	• ***Pas d'injection*** • Préciser la date du prochain rappel selon le calendrier	• Dose immédiate de ***vaccin*** antitétanique • Proposer si nécessaire un programme de mise à jour et préciser la date du prochain rappel antitétanique
Majeure (étendue, pénétrante, avec corps étranger, ou vue tardivement) ou **contamination** tellurique		• Dose immédiate de ***vaccin*** tétanique • Dose immédiate de ***250 UI d'immunoglobuline tétanique*** humaine ***dans l'autre bras*** • Proposer si nécessaire un programme de mise à jour et préciser la date du prochain rappel antitétanique

Il faut savoir que dans certains centres, des tests de diagnostic rapide aident à déterminer le statut sérologique du patient.

Les plaies des avant-bras sont ***superficielles mais fortement souillées*** de boue donc on réalise une ***sérovaccination*** (vaccin + immunoglobulines) et l'on prévoit ensuite de compléter le schéma vaccinal. Comme nous ne savons pas (vu son statut de migrant) s'il a déjà reçu une vaccination antitétanique, il faudra lui faire un ***schéma complet avec une dose supplémentaire à 2 mois puis un rappel 6 à 12 mois plus tard.***
Par ailleurs, le patient a eu des ***points de suture***. En pratique, on ne prévoit pas de consultation de contrôle mais un ***passage infirmier*** pour ***surveiller l'évolution et ensuite réaliser une ablation des points*** (classiquement deux semaines plus tard pour les membres, une semaine pour la face). Cependant, du fait de la fracture, le patient sera de toute façon amené à avoir une surveillance médicale : il ne me semblait donc pas faux de cocher cette proposition.
Un traitement par ***antibiotiques*** peut être indiqué pour prévenir l'infection d'une plaie en cas de ***forte souillure, de morsure, d'atteinte tendineuse ou articulaire de difficulté d'accès à un lavage efficace ou de plaie prise en charge après plus de 24 h.*** Mais c'est alors un traitement d'une durée de ***5 jours*** (pas 10) ***par amoxicilline-acide clavulanique (AUGMENTIN), ou doxycycline si allergie.***

1. Une dose dans les 20 ans si le patient a moins de 65 ans ; une dose dans les 10 ans si le patient a 65 ans ou plus.

Question 3

Vous informez le patient de la nécessité d'une intervention chirurgicale suivie d'une hospitalisation afin de traiter sa fracture du poignet. Le patient refuse l'intervention chirurgicale et l'hospitalisation. Parmi les propositions suivantes concernant l'information et le consentement du patient, laquelle (lesquelles) est (sont) exacte(s) ?

A. Le faible niveau de compréhension de la langue française du patient dispense le médecin d'obtenir le consentement du patient
B. Le médecin doit informer ce patient des bénéfices attendus et les risques éventuels de l'intervention chirurgicale
C. Le statut d'étranger en situation irrégulière dispense le médecin d'obtenir le consentement du patient
D. Le médecin doit s'assurer de la compréhension du patient en lui demandant de dire ce qu'il a compris
E. La présence de l'interprète est recommandée lors de l'entretien avec le patient

L'information du patient est un ***devoir légal*** pour le médecin. Il ne suffit pas de délivrer les informations : il faut aussi s'assurer que le patient ***ait bien compris***, si nécessaire en ayant recours avec un interprète lorsque, comme ici, la barrière de la langue gène la communication. Le fait que le patient soit étranger ou en situation irrégulière ne le dispense en aucun cas des mêmes considérations éthiques. Les exceptions au devoir d'information sont les urgences absolues, l'impossibilité d'informer le patient (coma, démence sévère), ***et le refus du patient d'être informé (⚠ Cela ne peut s'appliquer si la pathologie expose un tiers, comme pour le VIH par exemple).*** L'information est la clé de voute de tout consentement au soin qui doit en effet être libre, éclairé et exprès.
Tout refus doit être ***respecté*** après s'être assuré que le patient en comprend les conséquences. Il doit être écrit et conservé dans le dossier médical.

Notions-clés sur le consentement

Cas où le médecin peut passer outre le refus de consentement	• Risque **vital immédiat** • Patient **hors d'état d'exprimer sa volonté** (troubles de la conscience, troubles psychiatriques) : aucune intervention ou investigation ne peut être réalisée sauf urgence ou impossibilité, sans que la personne de confiance ou les proches ait été consultée (consultés) • Patient **mineur en danger** (saisie du procureur de la République → OPP)
Cas particulier des mineurs ou des majeurs protégés	• L'information et le consentement du mineur ou du majeur protégé doivent être **systématiquement recherchés** • Consentement des **représentants légaux obligatoire sauf contraception et IVG**
Actes soumis à un consentement écrit obligatoire	• IVG/PMA/stérilisation à visée contraceptive • Recherche génétique/recherche biomédicale • Prélèvement d'organe ou de moelle osseuse

Question 4

L'échange avec le patient met en évidence que son refus est principalement motivé par le coût de l'intervention chirurgicale et de l'hospitalisation.
Ses frais d'hospitalisation seront pris en charge au titre :

A. De la Protection universelle maladie (PUMa)
B. De la Couverture maladie universelle complémentaire (CMUc)
C. De l'Aide médicale d'État (AME)
D. De l'Aide à la complémentaire santé (ACS)
E. Du Revenu de solidarité active (RSA)

Notre patient est en situation ***irrégulière*** en France : la seule couverture d'Assurance maladie disponible dans ce cas est ***l'Aide médicale d'État***. L'AME est soumise à ***conditions de ressources***, et protège plus que le régime général : le patient est exonéré de tous les restes à charge.

Dispositif	Conditions	Prestations
PUMa (Protection universelle maladie), anciennement CMU de base	• **Français et étrangers en situation RÉGULIÈRE** (titre de séjour en cours de validité ou une attestation de dépôt de demande d'asile) **résidant en France** depuis plus de **3 mois** • **Ne pas avoir droit** à **l'Assurance maladie** à un autre titre (professionnel ou en tant qu'ayant droit) • **Pas de seuil de ressources** • Nouveautés depuis le passage à la PUMa : – disparition du statut d'ayant droit car maintenant la carte CMU est disponible à titre personnel à partir de 16 ans – Plus besoin d'apporter des justificatifs chaque année si la situation ne change pas : limite les périodes de rupture de droit	Idem au régime général
CMU complémentaire (CMUc)	Idem CMU + ressources financières inférieures au seuil fixé par décret (environ 600 euros/mois)	Prise en charge à 100 %, tiers payant, exonération de tous les forfaits et franchises
Aide médicale d'État (AME)	• Étranger en **situation IRRÉGULIÈRE** (***sans papiers***), en France de **manière stable depuis 3 mois ou plus (non applicable à Mayotte)** • **Ressources inférieures** à un **seuil fixé (le même** que CMUc)	**Idem CMUc**

L'Aide à la Complémentaire Santé (ACS) est réservée aux personnes dont les ressources sont ***légèrement supérieures au plafond d'attribution de la CMUc.*** Elle donne droit à une ***aide financière pour payer une complémentaire santé.***

REMARQUE

La **CMUc** est étendue aux bénéficiaires actuels de l'aide à la complémentaire santé (ACS) à partir de novembre 2019.

Le revenu de solidarité active (RSA) assure aux personnes ***sans ressources*** un ***niveau minimum de revenu*** qui varie selon la composition du foyer. Le RSA est ouvert, sous certaines conditions, aux personnes ***d'au moins 25 ans*** et aux jeunes actifs de 18 à 24 ans s'ils sont parents isolés ou justifient d'une certaine durée d'activité professionnelle. Il ne s'agit ***pas d'une couverture de santé.***

Mise à jour CSS (Complémentaire santé solidarité)
Depuis le 1er novembre 2019, la CMUc (Couverture maladie universelle complémentaire) et l'ACS (Aide au paiement d'une complémentaire santé) ont été remplacées par la CSS (Complémentaire santé solidaire). Cela ne change rien pour les anciens bénéficiaires de la CMUc : les droits restent les mêmes.

Question 5

Ce patient remplit les conditions pour bénéficier de l'Aide médicale d'État (AME) mais il n'a, à ce jour, pas déposé de dossier de demande. Parmi les propositions suivantes concernant l'AME, laquelle (lesquelles) est (sont) exacte(s) ?

A. La demande d'AME doit avoir été déposée le jour de son hospitalisation
B. Le forfait hospitalier restera à la charge du patient car il n'avait pas déposé de dossier de demande d'AME préalablement à son entrée à l'hôpital
C. L'AME ne lui permettra d'accéder gratuitement qu'aux soins urgents
D. L'AME lui permettra d'être remboursé à 100 % d'une consultation médicale mais il devra avancer les frais
E. L'AME lui permettra d'être exonéré de la franchise médicale

Voici une question très difficile surement censée nous préparer à la disparition soudaine des assistants sociaux hospitaliers … mais passons ! Il était possible de se débrouiller en gardant en tête que la France reste jusqu'à présent un pays de droits.
La ***demande d'aide médicale d'État*** se fait via un formulaire adressé à la caisse d'Assurance maladie du lieu de résidence, et si elle est acceptée, donne lieu à la remise d'une carte d'AME. L'AME est ***accordée pour une durée d'un an (renouvelable)*** à partir de la date de dépôt de demande.
En cas d'hospitalisation, l'AME est accordée ***au jour d'entrée*** dans l'établissement de santé ou à la date du début des soins, en cas d'urgence vitale. Dans ce cas, la demande d'AME doit être déposée ***sous trente jours*** à compter de la date de l'hospitalisation ou de la délivrance des soins et sera donc rétroactive.

Rappel : Les coûts restant à la charge d'un patient couvert par la Sécurité Sociale et les cas dans lesquels il peut en être exempté

À charge	Définition	Cas d'exonération
Ticket modérateur	• Une part des frais reste à la charge de l'assuré après remboursement par l'AM • 30 % si consultation dans le parcours de soins (car remboursement par la SS de 70 %) ; 70 % si hors parcours • Pour les médicaments : selon SMR • Peut être pris en charge par une mutuelle ou une assurance privée complémentaire	= Prise en charge à 100 % (exonération du ticket modérateur) : • **ALD** • **Grossesse (à partir du 6e mois et jusqu'à + 12 j), CMUc-AME, AT/MP, invalidité** • **Campagne nationale de prévention** • **Infertilité : diagnostic ou traitement** • **Pension militaire** • **Mineurs victimes de sévices sexuels** • **Soins en établissement dans les 30 premiers jours de vie** • **Enfants handicapés en institution**

→

À charge	Définition	Cas d'exonération
Participation forfaitaire de 1 €	Pour chaque **consultation par un médecin** (pas dentiste, pas sage-femme, etc.), **analyse biologique** ou **examen de radiologie** (plafonnée à 50 €/an/personne, en dehors d'une hospitalisation et pas pour les dépistages gratuits ou la chirurgie)	• < 18 ans • Aide à l'obtention d'une complémentaire santé (ACS) • Grossesse (à partir du 6e mois et jusqu'à +12 j), CMUc-AME • Doit donc être payée si ALD, AT/MP, invalidité
Franchise médicale	• Sur chaque **boîte de médicament** (50 cts) • Chaque **acte paramédical** (50 cts) • Chaque **transport** (2 €) • Plafonnée à 50 €/an/personne • En dehors d'une hospitalisation ou d'un transport d'urgence	
Forfait de 18 €	Pour tout acte médical ≥ 120 €	• ALD • Grossesse (à partir du 6e mois et jusqu'à +12 j), CMUc-AME, AT/MP, invalidité
Forfait hospitalier journalier : 16 €/j	En cas d'hospitalisation	• Grossesse (à partir du 6e mois et jusqu'à +12j), CMUc-AME, AT/MP • Doit donc être payée si ALD, invalidité

Le tiers payant est la ***dispense d'avancer*** les frais pris en charge par l'AM. Cela concerne les cas suivants :

- lors d'une ***hospitalisation*** ;
- ***les ALD et les femmes enceintes (depuis 2017) ;***
- ***l'AT/MP ;***
- ***CMU c/AME*** (pas la CMU de base) ;
- dans le cadre d'un ***dépistage organisé*** (ex : mammographie).

Si l'assuré a une couverture complémentaire, il peut bénéficier du tiers payant en présentant sa carte vitale et son attestation de mutuelle

Question 6

Suite aux informations délivrées, le patient accepte finalement l'intervention chirurgicale et l'hospitalisation. Il est donc emmené au bloc opératoire pour une intervention orthopédique. Arrivé au bloc opératoire, l'équipe utilise la check-list « sécurité du patient au bloc opératoire » (version 2016) de la Haute autorité de santé (HAS).
Parmi les propositions suivantes concernant la check-list « sécurité du patient au bloc opératoire », laquelle (lesquelles) est (sont) exacte(s) ?

A. La check-list est une barrière de récupération selon le modèle de Reason
B. La check-list vérifie des points de sécurité des soins à 4 moments clés de l'intervention chirurgicale : avant l'induction anesthésique, avant, pendant et après l'intervention chirurgicale
C. La check-list favorise le partage des informations par la vérification croisée
D. La check-list diminue la morbi-mortalité postopératoire de manière significative
E. La check-list doit être cosignée par le chirurgien, l'anesthésiste et le patient dès son réveil

Le modèle de Reason est un modèle permettant d'analyser les événementss indésirables par un franchissement d'une ***succession de barrières de défense*** :

Barrière de prévention	• Empêche la ***survenue*** de l'erreur et l'accident • Exemple : check-list opératoire, alertes sur les logiciels de prescription, etc.
Barrière de récupération	• ***L'erreur est commise*** **:** le but est la ***récupération*** avant d'avoir un EI • Exemple : check-list opératoire (retrait d'une compresse oubliée dans l'abdomen), vérification des prescriptions par l'infirmière avant administration
Barrière d'atténuation	• L'erreur a été commise, n'a pas été récupérée et ***il y a eu un EI*** : le but est la ***limitation des conséquences*** • Exemple : rapidité à gérer le choc anaphylactique après prescription d'amoxicilline à un patient connu allergique

La check-list au bloc opératoire vérifie des points de sécurité à 3 moments de l'intervention :

- ***avant l'induction anesthésique (identité, intervention, installation, préparation, risques concernant les allergies, l'inhalation, l'intubation, la ventilation, le saignement) ;***
- ***avant le geste chirurgical*** (identité, intervention, installation, documents nécessaires, antibioprophylaxie, champ) ;
- ***après le geste chirurgical*** (intervention, compte des compresses, étiquetage des prélèvements, événementss indésirables, prescriptions de suites opératoires).

On comprend alors que ***la check-list est une barrière à la fois de prévention et de récupération***. Certains de ces points font l'objet d'une vérification ***croisée c'est-à-dire par toute l'équipe (chirurgiens, anesthésiste, IADE, IBODE, IDE) avec un partage oral d'information.*** Selon la HAS, la check-list permet de ***réduire la morbi-mortalité postopératoire de près de 30 %.*** Elle doit être ***co-signée par le chirurgien, l'anesthésiste ou IADE et le coordonnateur de la check-list.***

REMARQUE

Le support est unique et ***standardisé*** pour toute la France. Je vous invite à regarder le modèle lors de vos stages ou sur le site de l'HAS : https://www.has-sante.fr/upload/docs/application/pdf/2016-02/mode_demploi_et_version_2016_de_la_check-list_securite_du_patient_au_bloc_operatoire.pdf

Question 7

Les suites immédiates de l'intervention chirurgicale sont simples. Le patient est désormais hospitalisé. Il est rapidement vu par l'équipe mobile d'addictologie. L'état clinique du patient est stable et satisfaisant. La douleur postopératoire est bien contrôlée. Il n'y a pas d'autre signe clinique notable. Parmi les questionnaires d'évaluation des consommations addictives suivants, lequel (lesquels) est (sont) indiqué(s) chez ce patient ?

A. Le test de Fagerström
B. Le score de Cushman
C. Le questionnaire CAST
D. Le questionnaire AUDIT
E. Le score EPICES

On rappelle que le patient est consommateur de tabac, de cannabis et d'alccol.

Questionnaires et scores à l'ECN en addictologie	
Alcool	• Consommation : – **AUDIT** (*Alcool Use Disorders Identification Test*) – **AUDIT-c** (version courte) – **FACE** (*Fast Alcohol Consumption Evaluation*) – **DETA** (Diminuer, Entourage, Trop, Alcool au matin) • Sevrage : – **Cushman** – **CIWA-Ar** (*clinical institute withdrawal assessment for alcohol*, révisé)
Tabac	• **Fagerström** • **HSI** *(heaviness of smoking index)* : Fagerström simplifié, questions 1 et 4
Cannabis	**CAST** (***Cannabis Abuse Screening Test***)
Benzodiazépines	**ECAB** (Échelle cognitive d'attachement aux benzodiazépines)
Opioïdes	**POMI** ***(Prescription Opioid Misuse Index)***

Le score de ***Cushman*** n'évalue pas la consommation mais les signes de sevrage alcoolique pour adapter la conduite à tenir notamment la dose de benzodiazépine en prévention du *delirium tremens*. Le score ***EPICES*** (évaluation de la précarité et des inégalités de santé) était un distracteur : c'est un score individuel de précarité.

Question 8

Lors du rendez-vous avec l'addictologue, en présence du traducteur, le patient rapporte une consommation d'alcool équivalente à 6 verres standard tous les jours. Il ressent le besoin de boire un premier verre dès le matin et a déjà été blessé dans un contexte d'alcoolisation au cours des 12 derniers mois. L'addictologue utilise le test AUDIT. Ces éléments de consommation sont en faveur (une ou plusieurs réponses possibles) :

A. D'une alcoolodépendance
B. D'un mésusage d'alcool
C. De l'indication d'une intervention brève seule
D. D'une prise en charge addictologique spécialisée
E. D'un risque de syndrome de sevrage

Classification de la CIM-10 (faisant référence pour le codage des pathologies en France)			
Non usage			Abstinence
Usage simple			Seuil OMS : < 30 g/j (H) ou 20 g/j (F) et < 40 g en une seule occasion et abstinence au moins un jour/semaine
Mésusage		**Usage à risque**	***Seuil OMS*** : à partir de 30 g/j (H) ou 20 g/j (F) ou > 40 g en une seule occasion ou pas d'abstinence au moins un jour/semaine ou dans les situations qui l'exigent (grossesse, sport, etc.)
	Troubles liés à l'usage	**Usage nocif**	Existence d'au moins une ***conséquence grave*** liée à l'alcool
		Dépendance	Impossibilité de s'abstenir de consommer, dépendance physique et psychique

Le DSM-V supprime les distinctions ci-dessus au sein des troubles liés à l'usage et classifie en trouble de l'usage faible sévère ou sévère selon le nombre de critères présents.

Ici, le patient a une consommation importante, bien au-dessus du seuil OMS tant en nombres de verres quotidiens qu'en fréquence : il s'agit d'un ***mésusage***. Les blessures lors d'alcoolisations sont un retentissement de sa consommation (donc *a priori* usage nocif) ***mais le besoin de boire dès le matin traduit une dépendance, qui est le niveau de trouble lié à l'usage le plus élevé.*** Du fait de la dépendance, il est à risque de ***syndrome de sevrage*** (mais ce n'est pas systématique, ***1/3 ne feront pas un syndrome de sevrage*** à l'arrêt) et nécessite une prise en charge addictologique spécialisée.

Nouvelles recos

Recommandations de Santé publique France de janvier 2019 sur la consommation alcoolique

Si vous consommez de l'alcool, pour limiter les risques pour votre santé au cours de votre vie, il est recommandé de :

- ne pas consommer plus de 10 verres standard par semaine et pas plus de 2 verres standard par jour quel que soit le sexe ;
- avoir des jours dans la semaine sans consommation.

Question 9

Dans le cadre de la prévention d'un syndrome de sevrage alcoolique, le médecin du service prescrit un traitement par diazépam.
Le médecin de garde est appelé pendant la nuit suivante car le patient présente un état de mal convulsif nécessitant un transfert en réanimation pendant 48h, allongeant la durée d'hospitalisation de ce patient.
La consultation du dossier du patient lors de la prise en charge par le médecin de garde met en évidence que le patient n'a pas reçu son traitement par diazépam. Vous ne disposez pas d'autre information à ce stade. Comment peut-on qualifier cette situation (une ou plusieurs réponses possibles) ?

A. Un événement porteur de risque
B. Un événement indésirable associé aux soins
C. Un événement indésirable grave
D. Un événement indésirable évitable
E. Un effet indésirable inattendu

Voici quelques définitions préalables pour répondre à cette question :

Événement indésirable associé aux soins (EIAS)	Tout événements défavorable pour le patient consécutif à la prise en charge, au diagnostic, au traitement, à l'hospitalisation, à la prévention et à la réhabilitation : c'est une notion très large
Événement indésirable grave (EIG)	À l'origine d'une hospitalisation ou d'un prolongement d'une hospitalisation de plus d'un jour, d'un handicap ou incapacité ou menace vitale ou décès
Événement porteur de risque (EPR) = presqu'accident	Défaillance détectée avant qu'elle n'atteigne le patient et ne causant pas de dommage mais ayant entraîné une situation à risque

Le patient n'a pas reçu son médicament comme il aurait dû : il s'agit d'un ***événement*** indésirable associé aux ***soins*** (car lors d'une hospitalisation) de type ***erreur*** médicamenteuse et donc ***évitable***. Cette erreur est avérée et a été à l'origine d'un ***effet*** indésirable, l'état de mal convulsif, qui était ***attendu*** si le patient ne recevait pas de benzodiazépine. Cet événement a été à l'origine d'une prolongation de l'hospitalisation, on peut donc le qualifier de ***grave***.

Rappel : L'erreur médicamenteuse

C'est un événement indésirable associé aux soins, qui **peut ou non être à l'origine d'un effet indésirable**. L'erreur médicamenteuse est **non intentionnelle** par définition, et peut être due à un professionnel de santé, un patient ou un tiers.
Si l'erreur n'est pas rattrapée et « va jusqu'au bout », elle est dite **avérée**.
Si l'erreur est interceptée, elle est dite **potentielle** : cela fait partie des événementss porteurs de risque.
Si l'erreur constitue un danger en suspens pour le patient, elle est dite **latente.**

Question 10

Dans le cadre de la démarche qualité au sein du service, il est décidé d'investiguer les causes responsables de la survenue de cet événement indésirable. Quelle(s) méthode(s) est (sont) adaptée(s) ?

A. Un audit clinique
B. Un chemin clinique
C. Une analyse des modes de défaillance, de leurs effets et de leur criticité
D. Une revue de mortalité et de morbidité
E. Une revue de pertinence des soins

La ***revue de morbi-mortalité*** est une analyse collective (***pluridisciplinaire***) ***rétrospective*** d'effets indésirables, de manière systémique, c'est-à-dire qui prend en compte les différentes composantes organisationnelles, techniques et humaines. Le but est d'apprendre des effets indésirables et de mettre en place des actions de prévention, de récupération et d'atténuation. Une autre évaluation que l'on aurait pu réaliser ***a posteriori*** pour cet événement est le ***comité de retour d'expérience.***

Les autres propositions relevaient de méthodes de gestion de risque ***a priori*** (avant qu'il y ait un événements indésirable) visant à identifier les éléments ***susceptibles de générer des erreurs :***

Par analyse de processus	***L'analyse des modes de défaillance, de leurs effets et de leur criticité*** est une analyse structurée et systématique utilisée surtout en milieu industriel pour identifier et prévenir les risques potentiels. Elle peut être appliquée à l'hôpital pour la logistique : repas, stérilisation, etc.
Par normalisation ou contrôle de la conformité des normes	• Un ***chemin clinique*** vise à standardiser la prise en charge hypothétique d'une même pathologie • Une ***revue de pertinence des soins*** compare les soins faits au patient à une grille d'indications pour voir s'ils étaient adéquats • Un ***audit clinique*** mesure également les écarts entre la pratique réelle observée et celle décrite dans les référentiels (les recommandations de bonnes pratiques). En fonction du niveau d'atteinte, des objectifs seront mis en place dans les programmes d'amélioration de la qualité des soins

Aucune de ces méthodes ne vise à expliquer les causes d'un événements indésirable déjà mis en évidence.

Question 11

L'analyse de cet événement en revue de mortalité et de morbidité vise à (une ou plusieurs réponses possibles) :

A. Fixer *a priori* le parcours de soins optimal
B. Effectuer une analyse collective intégrant l'ensemble des professionnels concernés par l'événement
C. Identifier le ou les coupables à l'origine de la faute
D. Mettre en œuvre des actions de prévention, de récupération ou d'atténuation
E. Identifier les causes racines

Le but n'est ***pas de désigner un coupable*** mais d'identifier, ***à partir d'un évènements indésirable (démarche rétrospective et non** a priori*), les ***causes sous-jacentes*** pour ensuite ***améliorer*** l'environnement de soin.

Question 12

La méthode ALARM a été utilisée pour identifier les causes de cet événement indésirable associé aux soins. Les causes identifiées sont les suivantes :
– une panne informatique n'a pas permis de réaliser une prescription informatisée ;
– la prescription a été faite dans un dossier papier qui s'est avéré être celui d'un autre patient que M. B. ;
– la prescription a été faite en fin de poste des infirmières du matin. Or la panne informatique a été rapidement résolue et les infirmières de l'équipe d'après-midi n'ont pas été informées de la panne informatique. La panne informatique n'a finalement concerné que les prescriptions de M. B. ;
– les prescriptions des autres patients du service ont pu être faites sur informatique comme c'est l'habitude dans ce service ;
– le patient ne parlant pas français, et en l'absence d'interprète pendant l'hospitalisation, il a existé un défaut de communication ;
– l'équipe infirmière était en sous-effectif en raison de multiples arrêts de travail dans un contexte d'épidémie grippale.
L'analyse des causes retrouve des facteurs liés (une ou plusieurs réponses possibles) :

A. À l'environnement de travail
B. À l'organisation du service
C. Au fonctionnement de l'équipe
D. Aux caractéristiques du patient
E. Au contexte international

La méthode ***ALARM (association of litigation and risk management)*** est la méthode la plus connue pour montree des causes racines multiples concernant (4 catégories retrouvées dans le Collège de santé publique) :

- ***l'environnement de travail*** (panne informatique) ;
- ***l'organisation du service*** (infirmières en sous-effectif) ;
- ***le fonctionnement de l'équipe*** (prescription par infirmières du matin, or panne résolue sans que les infirmières de l'équipe d'après-midi n'aient été informées) ;
- ***les caractéristiques du patient*** (non francophone).

Le contexte international était un distracteur faisant référence par exemple au contexte socio-politique ayant pu pousser le patient à migrer. Il ne fallait pas le cocher pour la barrière de la langue car cela était couvert par l'item « caractéristiques du patient ».

Question 13

Suite à cet événement indésirable associé aux soins, que convient-il de faire (une ou plusieurs réponses possibles) ?

A. Informer le patient qu'il a subi un événement non souhaité
B. Expliquer au patient que cet événement ne se serait pas produit s'il ne consommait autant d'alcool quotidiennement
C. Informer le patient que tout a été mis en œuvre pour comprendre les causes de cet événement et éviter que cela ne se reproduise
D. Minimiser l'importance de cet événement dans la mesure où il ne présente aucune séquelle
E. Proposer, si besoin, un soutien spirituel

Tout événement indésirable ayant entraîné un ***dommage*** (qu'il soit consécutif à la maladie du patient, à une erreur ou un aléa thérapeutique) doit faire l'objet d'une ***annonce*** au patient qui a un droit à l'information. C'est non seulement éthique mais aussi ***obligatoire et inscrit au Code de Santé publique***. Il ne faut ***pas minimiser*** l'erreur ni sous-estimer le préjudice subi par le patient et proposer le soutien dont il a besoin.

Dossier 8

Corrigé

(Énoncé p. 362)

Question 1

Parmi les signes cliniques suivants, quel(s) est (sont) celui (ceux) qui oriente(nt) d'emblée vers une urgence chirurgicale

A. L'installation brutale de la douleur
B. L'absence de défense ou de contracture
C. La position antalgique en chien de fusil
D. Les 2 épisodes de vomissements
E. Le début de la douleur en péri-ombilical

- Devant une douleur abdominale aiguë ***généralisée***, on peut évoquer :
  - des ***urgences chirurgicales : péritonite, occlusion, infarctus mésentérique, hémopéritoine*** (sur pathologie grossesse extra-utérine notamment) ;
  - des ***causes médicales*** : troubles fonctionnels, gastro-entérite, insuffisance surrénalienne, hypercalcémie, acidocétose entre autres.
- Les éléments cliniques qui orientent vers une urgence chirurgicale devant une douleur généralisée sont :
  - un caractère ***brutal, récent, inhabituel*** (orientant vers des mécanismes de perforation, une embolie, une torsion ou une rupture) ;
  - une douleur ***constante et mal soulagée par la prise d'un antalgique ;***
  - des signes de péritonite (***défense ou contracture) ;***
  - des signes d'occlusion (***silence ou signes de lutte à l'auscultation) ;***
  - une hernie étranglée.
- ***La position antalgique en position de chien de fusil*** est évocatrice d'une douleur pancréatique (pancréatite aiguë, cancer du pancréas, etc.) qui n'est pas une urgence chirurgicale.
- ***Les vomissements*** ne sont pas spécifiques devant une douleur abdominale et peuvent se retrouver dans de nombreuses étiologies chirurgicales mais aussi médicales (hypercalcémie, pancréatite, pyélonéphrite, etc.).
- ***Le début de la douleur en péri-ombilical*** évoquerait classiquement une appendicite mais dans ce dossier ce n'est pas le cas car la patiente a été ***appendicectomisée***.

Question 2

Parmi les diagnostics suivants, lequel vous paraît le plus probable (une réponse attendue)

A. Occlusion intestinale aiguë
B. Diverticulite sigmoïdienne
C. Iléite infectieuse
D. Cholécystite aiguë
E. Salpingite aiguë

Devant toute douleur abdominale brutale chez un patient ***ayant un antécédent de chirurgie abdominale***, il faut avant tout évoquer une ***occlusion grêlique sur bride***. C'était l'élément clé de l'énoncé. La clinique est de plus très évocatrice d'une strangulation du grêle : ***brutalité*** témoignant du mécanisme par strangulation, vomissements ***précoces et répétés***, et ***pas d'arrêt des matières initialement mais diarrhée*** témoignant d'une localisation haute.

Les brides sont souvent des adhérences postopératoires (notamment les interventions ***sous-mésocoliques***) mais peuvent être ***spontanées***. La bride peut être isolée ou s'associer à un volvulus car elle rétrécit le pied de l'anse et facilite sa rotation. Il y a alors une strangulation autour de l'axe vasculaire avec un risque ischémique et nécrotique majeur.

Les autres propositions seraient toutes de début ***progressif*** et non brutal. De plus, la patiente est ***apyrétique*** alors que ces étiologies s'accompagnent le plus souvent de fièvre.

Question 3

Le pouls est à 98 bpm, la TA à 110/80 mmHg et la température à 37,8 °C. Concernant la prise en charge en urgence, quelle(s) est (sont) la (les) proposition(s) vraie(s) ?

A. Mise en place d'une sonde naso-gastrique
B. Mise en place d'une sonde urinaire
C. Pose d'une voie veineuse périphérique
D. Traitement antalgique de palier 3
E. Groupe sanguin et rhésus

Devant tout tableau occlusif, il faut prendre les mesures suivantes :

- patient ***à jeun*** ;
- ***voie veineuse (deux en cas d'instabilité hémodynamique)*** pour hydratation et rééquilibration hydro-électrolytique, et administration des médicaments en parentéral ***;***
- ***sonde naso-gastrique en aspiration douce (PMZ)***. Elle diminue la distension intestinale et donc la douleur, évite l'inhalation liée aux vomissements répétés (et avant une éventuelle anesthésie générale), et permet parfois de lever l'occlusion. Il faut la poser ***avant même la réalisation du scanner***. Les mesures associées à la pose de cette sonde d'aspiration sont la compensation volumique, la prévention de l'ulcère de stress par inhibiteur de pompe à proton et le maintien en position demi-assise ;
- ***antalgie*** adaptée (nécessitant souvent le recours à des morphiniques) et ***antispasmodiques*** en intraveineux ***;***
- ***bilan préopératoire*** (groupage sanguin et rhésus, recherche de RAI, hémostase) ***;***
- bilan sanguin à la recherche de signes de gravité : hémogramme, ionogramme, urée, créatinine, CRP.

La ***sonde urinaire*** quant à elle ne sera pas posée en urgence et ne doit pas retarder la prise en charge. En pratique, sa mise en place sera discutée entre le chirurgien et l'anesthésiste en cas de :

- ***nécessité de quantifier les urines (état de choc +++) ;***
- durée de chirurgie de plus d'une heure (risque de rétention aiguë d'urine en postopératoire).

En cas de vessie pleine au bloc opératoire, un sondage aller-retour pourra être également réalisé.

Question 4

Quel(s) examen(s) vous semble(nt) utile(s) à la prise en charge de cette patiente ?

A. Échographie abdominale
B. Scanner abdomino-pelvien avec injection de produit de contraste
C. Entéro-IRM
D. Radiographie d'abdomen sans préparation de face
E. Endoscopie œsogastrique

Devant un syndrome occlusif de l'adulte, l'examen radiologique indispensable est un ***scanner abdominopelvien, avec injection intraveineuse de produit de contraste.*** On peut cependant s'en passer si l'occlusion est causée par une hernie cliniquement évidente ou si le patient présente des signes de gravité franche. Du fait de l'injection de produit de contraste, il faut faire attention à la fonction rénale notamment chez un patient âgé en occlusion depuis plusieurs jours (risque d'insuffisance rénale aiguë fonctionnelle). L'opacification digestive basse n'a pas d'intérêt et fait perdre du temps face à une urgence chirurgicale vraie.
L'échographie ne serait pas contributive à cause de l'interposition de gaz.

Rappel : Les dernières indications de l'ASP en pathologie digestive

- Chez l'adulte : ***colite aiguë grave*** (sur maladie intestinale chronique inflammatoire notamment, pour rechercher une colectasie) ; ***corps étranger***. La place de l'ASP en cas d'occlusion est maintenant exceptionnelle car limitée aux situations où le scanner est indisponible.
- Chez l'enfant : idem adulte + ***tableau occlusif*** et suspicion ***d'entérocolite*** chez le nouveau-né.

Question 5

Un scanner abdomino-pelvien est réalisé.

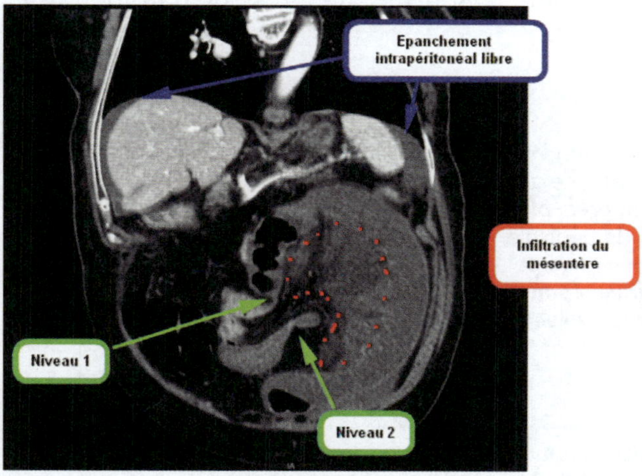

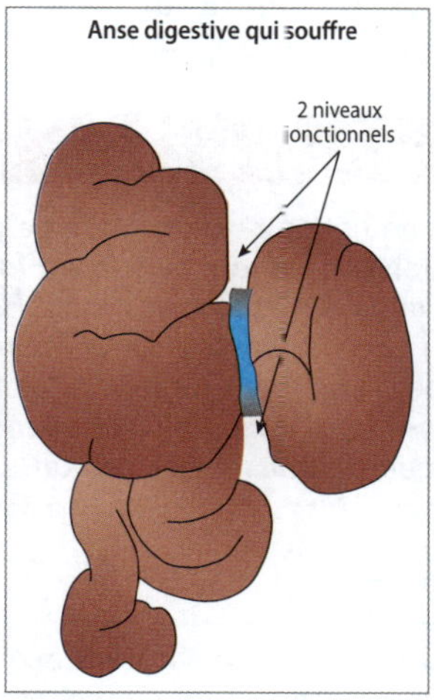

Parmi les propositions suivantes, laquelle (lesquelles) est (sont) exacte(s) ?

A. Il s'agit d'un scanner abdominal avec injection, au temps artériel
B. Il s'agit d'une coupe axiale
C. L'artère mésentérique supérieure est opacifiée et visible sur ce cliché
D. Une anse digestive est distendue
E. Il existe un épanchement péritonéal

Le scanner en cas d'occlusion permet :

Un diagnostic positif	• En cas d'occlusion mécanique, le siège de l'occlusion est retrouvé par un ***syndrome jonctionnel (jonction intestin plat/intestin dilaté*** - grêle > 25mm ou côlon > 60 mm), qui peut être associé à une stagnation des matières fécales en amont (***feces sign***), avec des niveaux hydro-aériques • Mais, chez un malade en aspiration gastrique, la distension gazeuse et liquidienne des anses intestinales peut avoir disparu, surtout en cas d'occlusion haute.
Un diagnostic étiologique	Bride en regard de la jonction, volvulus (whirlpool sign), masse, etc.
La recherche de signes de gravité	• **Diamètre du cæcium > 10 cm** • **Épanchement intra-péritonéal** • **Œdème sous muqueux en cible (œdème veineux)** • **Absence de rehaussement et amincissement de la paroi (ischémie), pneumatose pariétale (nécrose)** • **Aéroportie** • **Pneumopéritoine** Ces signes s'ajoutent aux signes de gravité cliniques (collapsus, fièvre, contracture) et biologiques (syndrome inflammatoire, acidose, insuffisance rénale) !

Cette coupe ***coronale*** est ***injectée*** au temps artériel (opacification franche de l'aorte thoracique). L'artère visualisée est ***l'artère splénique issue du tronc cœliaque***. L'artère mésentérique supérieure naît plus bas et se dirige vers le bas. Lors d'une suspicion d'occlusion par strangulation, on recherche un syndrome de jonction, c'est-à-dire un aspect de transition brutale du calibre des anses grêles.

Pour aller plus loin avec L'ATBC

Voici une notion hors-programme (avis de l'interne de radio). C'est une image typique d'une occlusion à anse fermée (***closed-loop***), qui est une urgence chirurgicale absolue : on retrouve ici non pas 1 mais ***2 niveaux jonctionnels*** (jonction ***grêle plat-grêle dilaté)***, qui délimitent une anse fermée, très à risque de souffrance (torsion autour du pédicule vasculaire).
Ce type d'occlusion dégénère très vite, comme on peut le voir ici avec des ***signes de souffrance de l'anse intestinale*** (***infiltration mésentérique, épanchement libre*** visible en péri-hépatique et péri-splénique, rehaussement de l'anse difficile à évaluer, etc.).

Question 6

Le scanner confirme l'hypothèse d'une occlusion du grêle sur bride avec souffrance d'une anse grêle et présence d'un épanchement péritonéal. À ce stade, que proposez-vous ?

A. Vérifier l'ionogramme sanguin pour adapter les apports ioniques
B. Hospitalisation, mise à jeun, poursuite du traitement antalgique et accélérateurs du transit, réévaluation clinique et biologique à 24 h
C. Contacter l'équipe chirurgicale et anesthésique pour une intervention en urgence
D. Débuter une antibiothérapie probabiliste intraveineuse
E. Réaliser une rectosigmoïdoscopie pour lever la bride

Lors d'une occlusion sur bride, la prise en charge dépend de la présence ou non de signes de gravité :

- ***en cas d'absence de signes de gravité, un traitement médical premier peut être envisagé :***
  - traitement médical avec ***aspiration gastrique, antalgiques et antispasmodiques***,
  - ou transit à la ***gastrograffine :***

  - produit de contraste hydrosoluble aux propriétés osmotiques,
  - prise PO avec clampage temporaire de la sonde nasogastrique pendant une vingtaine de minutes, et un ASP est pratiqué 4 à 24 h après pour vérifier la progression du produit au-delà de l'obstacle ;
- ***en cas de présence de signes de gravité, chirurgie en urgence.***

REMARQUE

Si l'état du patient ***se dégrade ou que l'occlusion ne cède pas*** après 48 h de traitement médical ou du transit à la gastrograffine : il faut envisager la chirurgie.

Qu'il nécessite une chirurgie immédiate ou non, tout syndrome occlusif est une ***urgence*** qui nécessite une ***prise en charge par l'équipe chirurgicale.***

L'occlusion par strangulation est à risque ***infectieux*** de par son mécanisme ischémique prédominant : les lésions vasculaires causent une extravasation de sang avec le passage d'endotoxines dans le péritoine et les capillaires (***translocation bactérienne***) et il y a un fort risque de nécrose et donc de ***perforation avec péritonite stercorale***. Cependant, il n'y a ***pas d'indication à débuter une antibiothérapie tant que le patient ne présente pas de signe de sepsis (composant du Quick SOFA, fièvre) ou ne présente pas non plus de contracture signant une péritonite*** par perforation. Par ailleurs, la chirurgie sera une intervention propre contaminée (classe 2 de la classification d'Altemeier) et nécessitera donc uniquement une ***antibioprophyaxie peropératoire***.

La ***rectosigmoïdoscopie*** est intéressante lors d'une occlusion ***basse*** causée par un ***volvulus du sigmoïde ou un syndrome d'Ogilvie*** car elle permet une exsufflation par tube de Faucher.

Question 7

Vous décidez d'opérer la patiente. Une laparotomie est effectuée, vous découvrez une bride responsable d'une strangulation de l'iléon avec une ischémie du grêle sur environ 1 m. Parmi les propositions suivantes concernant votre prise en charge, laquelle (lesquelles) est (sont) vraie(s) ?

A. Section au plus vite de la bride responsable de la strangulation
B. Résection rapide du segment digestif ischémié pour éviter la translocation bactérienne
C. Mise en place de compresses humides et chaudes au contact de l'intestin ischémique et réévaluer sa recoloration et vitalité après quelques minutes
D. L'intestin grêle doit être déroulé dans sa totalité pour rechercher d'autres brides susceptibles d'entraîner des occlusions
E. Vous avez informé la patiente de l'éventualité d'une stomie à l'issue de l'intervention

On pratique une ***laparotomie médiane*** avec ***exploration première*** puis ***section de la bride*** et recherche ***d'autres brides à risque*** de stranguler le grêle. En cas de distension modérée du grêle, on peut aussi réaliser une ***cœlioscopie*** plutôt qu'une laparotomie.

La vitalité du grêle est évaluée sur le plan de sa ***coloration*** et du ***péristaltisme***. On la réévalue après ***toilette péritonéale au sérum physiologique tiède.*** Tout cela sert à juger de la nécessité ou non à une ***résection*** de l'intestin grêle non viable. Il faut tant que possible éviter de réséquer inutilement du grêle au risque d'exposer le patient au syndrome du grêle court !

On pourra, la majorité du temps, réaliser une ***résection-anastomose en un temps, sauf si le patient présente une péritonite stercorale ou un choc***, auquel cas on fera non pas une anastomose mais une ***double entérostomie***.

Il faut impérativement prévenir la patiente du ***risque de stomie*** avant de l'emmener au bloc opératoire. Cette proposition est à cocher largement en chirurgie digestive. En effet, les risques et les bénéfices du traitement doivent être pesés non seulement par le médecin mais aussi par le patient, informé de manière loyale et complète. Lorsqu'*a posteriori* le risque se réalise, la complication est d'autant mieux acceptée que le patient a été informé et a participé à la décision.

Question 8

Vous effectuez une résection anastomose du grêle. La patiente est réalimentée au 2e jour. Au 5e jour, elle se plaint d'une douleur abdominale diffuse, prédominant au niveau péri-ombilical. La température est à 38,5 °C. L'examen retrouve une voussure douloureuse au niveau de la cicatrice opératoire. Parmi les diagnostics suivants, lequel (lesquels) pouvez-vous évoquer ?

A. Un abcès de paroi
B. Une fistule anastomotique
C. La récidive précoce d'une occlusion sur bride
D. Une éviscération couverte
E. Un globe vésical

Complications post-opératoires classiques en chirurgie digestive	
Complications précoces (premiers jours)	• **Iléus** : fréquent et normal à la phase postopératoire immédiate, puis pouvant être en lien avec une complication (abcès par exemple) • Plus rarement, **véritable syndrome occlusif mécanique** (bride précoce, volvulus, passage trans-mésocolique sténosant d'une anse grêle avec, radiologiquement, une zone de transition anse plate-anse dilatée qui le différencie d'un iléus réflexe). • **Hémorragie/Ischémie.** • **Hématome de paroi et hématome profond :** – peut se surinfecter – aspect radiologique : collection spontanément hyperdense • **Fistule anastomotique :** – lâchage de suture ou anastomose sous tension – classiquement vers J5 postopératoire se compliquant de péritonite ou d'abcès intra-abdominal (donc clinique de fièvre, mauvaise évolution, douleur abdominale, etc.) – aspect radiologique : signes directs (bulles d'air extradigestives péri-anastomotiques, fuite de produit de contraste, rupture de la continuité de l'agrafage, etc.), signes indirects (abcès, péritonite) • **Éviscération** : issue des viscères abdominaux à travers un lâchage des berges anastomotiques, sans sac péritonéal. Elle peut être couverte (si la peau reste fermée) ou ouverte (si la peau s'écarte) • **Abcès de paroi et abcès intra-abdominal :** – généralement en regard de la zone opérée, mais parfois à distance (cul-de-sac de Douglas, sous phrénique). Lorsqu'il se situe au contact d'une anastomose, il faut toujours suspecter une **fistule anastomotique** – aspect radiologique : collection hétérogène, mixte, liquidienne contenant des bulles de gaz ; cloison épaisse se rehaussant en cocarde • **Péritonite** : – clinique souvent peu contributive en postopératoire (attention si fièvre et mauvaise évolution clinique) – aspect radiologique : infiltration et/ou épanchement liquidien intra-péritonéal parfois cloisonné associés à un pneumopéritoine de quantité anormale ; parfois épaississement circonférentiel réactionnel des anses • **Complications générales : confusion, pneumopathie, RAU, EP, etc.**
Complications tardives	• Éventration • Sténose anastomotique • Occlusion sur bride

Les complications en chirurgie digestive sont un classique de l'ECN et avaient déjà fait l'objet d'une question dans le cadre d'un ulcère perforé en 2016.

La patiente présente une ***voussure douloureuse et fébrile au niveau de la cicatrice à J5 postopératoire***. La première hypothèse correspondant à ce tableau est celle d'un ***abcès pariétal au niveau d'une désunion de la cicatrice.*** Cet abcès peut être assez important pour irriter le tube digestif et être à l'origine de douleurs plus diffuses.
La ***fistule anastomotique*** était une proposition plus difficile. La voussure n'est pas en faveur car les abcès provoqués par un lâchage anastomotique sont intra-abdominaux. Cependant, il faudra ***rechercher une fistule surajoutée au scanner*** car la patiente présente une ***symptomatologie compatible*** (fièvre, douleurs abdominales) ***après une anastomose*** et dans une ***temporalité*** concordante (la fistule est surnommée « syndrome du 5e jour »).
Une ***éviscération*** couverte se manifesterait par une voussure douloureuse ***: je pense donc qu'il fallait l'évoquer sous sa forme couverte. Elle n'est pas fébrile*** en soi sauf si un phénomène infectieux concomitant la favorise, ou si elle s'étrangle, ce qui peut rendre la proposition ambiguë.
Un ***globe*** urinaire donnerait lieu à une voussure et une douleur plutôt hypogastrique et ***sans fièvre***. De plus chez la femme, la rétention aiguë d'urine est rare. Chez un homme, on aurait pu évoquer un globe sur une prostatite aiguë, mais chez cette patiente, je ne retiens pas la proposition.
Même si la patiente est douloureuse, ***la fièvre et la voussure ne sont pas en faveur d'une occlusion sur bride*** précoce. On ne nous parle pas non plus d'interruption du transit ni de vomissement.

Question 9

Quel(s) examen(s) demandez-vous pour étayer votre diagnostic ?
A. Aucun examen complémentaire
B. Une échographie sus-pubienne
C. Un scanner abdominal avec injection
D. Une radiographie d'abdomen sans préparation
E. Une rectosigmoïdoscopie pour éliminer une fistule anastomotique

Le scanner est l'examen de choix ***pour le diagnostic des complications postopératoires***. Ici, on recherchera un ***abcès pariétal et on vérifiera l'absence de fistule, d'abcès profonds ou de signes de péritonite***. Ce scanner nécessite une injection de produit de ***contraste*** pour, entre autres, mettre en évidence le ***rehaussement de la paroi des abcès.***

Question 10

Le scanner abdominal demandé en urgence montre un abcès de paroi. L'abcès est évacué. La patiente quitte le service avec des soins locaux à son domicile avec un arrêt de travail pour 5 semaines. Pour quelles raisons doit-elle revoir le médecin du travail lors de la reprise (une ou plusieurs réponses possibles)
A. Parce que l'événements est survenu sur le lieu de travail
B. Parce que c'est un arrêt de plus de 30 jours
C. Pour adapter si besoin le poste de travail
D. Pour expertiser l'imputabilité de l'accident de travail
E. Pour déterminer le taux d'incapacité lié à l'accident de travail

L'occlusion de la patiente est un ***accident du travail*** car il s'agit d'un fait accidentel soudain, au lieu et temps habituel du travail, ce qui garantit la ***présomption d'imputabilité*** à la patiente. Celle-ci n'est pas déterminée par le médecin du travail (proposition D fausse). Je vous rappelle qu'il n'y a pas besoin d'avoir systématiquement une cause extérieure à un accident du travail.
La visite de ***reprise est obligatoire si l'arrêt de travail (pour maladie ou pour accident de travail) est supérieur à 30 jours***, ce qui est son cas. Je ne coche donc pas la proposition A car, même si ce n'était pas un arrêt dans le cadre d'un accident du travail, elle devrait tout de même revoir le médecin du travail lors de la reprise.
Le but de cette visite est d'évaluer ***l'aptitude au poste et d'adapter si besoin*** le poste de travail.
Le ***taux d'incapacité permanente*** est déterminé par le ***médecin-conseil de la Sécurité sociale*** si et seulement si le certificat médical final conclut sur une « ***consolidation avec séquelles*** ». Ce taux va alors servir à déterminer le montant de la rente ou du capital reçu par le patient. Si l'IPP est inférieure à 10 %, l'indemnisation par capital est donnée en une fois. Si l'IPP est supérieur à 10 %, l'indemnisation sera donnée par rente trimestrielle selon le dernier salaire.

Rappel sur les visites de reprise et de pré-reprise

	Visite de reprise	Visite de pré-reprise
Pour qui ?	Obligatoire dans les cas suivants (au plus tard dans un délai de 8 jours à compter de la reprise) : • après un **arrêt de plus de 30 jours (si maladie ordinaire ou accident de travail)** • après **tout arrêt pour maladie professionnelle ou congé maternité** (quelle que soit la durée)	• Après **arrêt de plus de 3 mois : conseillée** mais pas obligatoire • Sinon possibilité de visite à la demande • ***À l'initiative du patient, du médecin traitant ou du médecin-conseil*** (pas du médecin du travail ni de l'employeur !)
Pour quoi ?	• **Étude de l'aptitude au poste** (compétence exclusive du médecin du travail) • Si le médecin estime que le patient est inapte à ce poste tel quel, **évaluation des possibilités d'adaptation** du poste de travail : – si oui, **aptitude avec restriction** (aménagement du temps ou du poste) – si non, fiche d'**inaptitude** + capacités restantes transmises à l'employeur : · nécessité de **2 visites espacées de 2 semaines** sauf danger immédiat · possibilité de contester si désaccord (inspection du travail) – obligation de tentative de reclassement dans l'entreprise par l'employeur dans un délai d'1 mois – si impossibilité de reclassement : · soit licenciement pour inaptitude et indemnités · soit versement du salaire, même si le salarié ne vient pas travailler (retraite anticipée)	• ***N'évalue pas encore l'aptitude*** • Émet des préconisations à l'employeur : aménagement ou adaptation du poste de travail/ formations professionnelles à organiser

Dans le cas particulier du reclassement d'un salarié victime d'un accident de travail ou d'une maladie professionnelle, il existe une ***protection renforcée du maintien dans l'emploi***. Par exemple, en cas de licenciement, les indemnités de licenciement sont ***doublées***.

Question 11

Elle est revue en consultation à sa demande 6 mois plus tard pour l'apparition d'une « boule » en regard de sa cicatrice. À l'examen, il existe une tuméfaction impulsive à la toux, non douloureuse. Parmi les diagnostics suivants, lequel (lesquels) peut (peuvent) être évoqué(s) ?

A. Une éviscération couverte
B. Une éventration non compliquée
C. Une récidive de l'abcès de paroi
D. Une cicatrice chéloïde
E. Un lipome pariétal

Hernie	Protrusion des **viscères à l'intérieur de leur sac péritonéal** à travers un **orifice anatomique naturel** de par une déhiscence de la paroi
Éventration	Hernie mais ***à travers un orifice artificiel***, secondaire dans la **majorité des cas à une chirurgie, plus rarement à une effraction traumatique**) de par une solution de continuité de l'aponévrose. Elle survient en post-opératoire **tardif**. Elle est bien plus fréquente après laparotomie que coelioscopie.
Éviscération	**Rupture du péritoine** avec exposition des viscères soit sous la peau (tuméfaction sous cutanée) soit à l'air libre (issue des viscères). Elle survient en post-opératoire **précoce** et est souvent liée à une complication intra-abdominale (fistule, péritonite) ou à des efforts de toux entrainant une surpression abdominale importante en post-opératoire immédiat.

Les hernies et éventrations non compliquées se manifestent par une ***tuméfaction indolore, palpable et réductible***, ***expansive*** lors des manœuvres augmentant la pression intra-abdominale, comme les mouvements de toux ou la position debout. C'est ce que présente la patiente et comme c'est ***en regard de la cicatrice***, il s'agit d'une éventration car le contenu abdominal passe à travers l'orifice chirurgical.

Nous sommes à distance de quelques mois de l'intervention, ce qui est caractéristique d'une éventration, tandis qu'une éviscération se produirait précocement après une chirurgie compliquée.

Une ***récidive de l'abcès*** se manifesterait par une tuméfaction inflammatoire, douloureuse et non impulsive. Ce n'est pas non plus cohérent chronologiquement après 6 mois d'intervalle libre.

Une ***cicatrice chéloïde*** est une cicatrice qui se développe en relief par excès de formation de collagène dans le derme lors de la réparation cutanée. Elle ne serait donc pas impulsive à la toux.

Un ***lipome pariétal*** serait lui aussi non impulsif. De plus, devant une anomalie en regard de la cicatrice, on évoque d'abord une complication en lien avec la chirurgie.

Question 12

Compte tenu du caractère impulsif à la toux et non douloureux, vous évoquez une éventration non compliquée. Vous informez la patiente que :

A. Le port d'une ceinture de contention pendant 6 mois prévient leur survenue
B. Une éventration survient toujours sur un orifice aponévrotique acquis
C. La chirurgie est responsable des éventrations dans la majorité des cas
D. Elle aurait dû avoir un arrêt de travail d'au moins 3 mois pour prévenir l'éventration
E. La survenue d'un abcès pariétal est un facteur de risque de survenue d'éventration

Comme nous l'avons vu les éventrations sont majoritairement post-chirurgicales et parfois post-traumatiques. Les facteurs favorisant l'éventration sont :

- ***l'infection de la cicatrice*** (cause la plus souvent impliquée). Il peut s'agir d'une infection patente avec un écoulement purulent ou bien subclinique avec une simple rougeur et sensibilité. Le processus interfère avec la production de collagène et la cicatrice sera moins résistante ;
- les facteurs pouvant augmenter la ***pression intra-abdominale*** comme l'***obésité*** principalement, la ***toux*** chronique, l'***ascite, l'occlusion*** prolongée, etc. ;
- ***les efforts de toux précoces*** postopératoires qui peuvent certes provoquer une éviscération mais aussi faire le lit d'une éventration qui sera visible tardivement ;
- ***la malnutrition, une ischémie peropératoire*** (moindre cicatrisation).

Prise en charge classique après une laparotomie

- ***Ablation des fils*** si non résorbables ou agrafes en général ***dans les 7 jours*** après l'intervention.
- ***Conduite*** automobile déconseillée pendant ***7 jours*** environ.
- ***Bains*** interdits pendant environ ***1 mois*** mais les douches restent possibles.
- Port d'une ***ceinture de contention*** pendant ***1 mois*** : action ***antalgique*** en postopératoire en diminuant la tension sur les berges de la cicatrice, et diminution de la survenue des ***éventrations***.
- ***Efforts physiques*** (sport, natation, relations sexuelles, ports de charges lourdes, etc.) proscrits pendant ***4 à 6 semaines.***
- ***Arrêt de travail*** en général de ***3 à 6 semaines***, à adapter selon l'intervention et le type d'activité exercée par le patient.
- ***Consultation de contrôle*** après ***1 mois***.

Six mois de port de contention est une durée trop longue et ne garantit pas l'absence de survenue d'une éventration.
Trois mois d'arrêt de travail aurait été excessif.

Question 13

Vous proposez à la patiente une cure chirurgicale de l'éventration. Mais elle refuse cette intervention. Trois ans plus tard, elle est admise en urgence pour une douleur abdominale aiguë. Parmi les propositions suivantes, laquelle (lesquelles) va (vont) vous orienter vers le diagnostic d'une éventration étranglée ?

A. Tuméfaction douloureuse
B. Irréductibilité de l'éventration
C. Survenue de vomissements itératifs
D. Ictère conjonctival
E. Perte de l'impulsivité à la toux

L'éventration évolue ***inéluctablement vers une augmentation de son volume***, avec l'apparition de phénomènes ***sub-occlusifs*** et un ***risque d'étranglement proportionnel à l'étroitesse du collet***. Elle peut aussi entraîner des complications ***respiratoires*** et ***cutanées locales***. Ainsi, seules les éventrations ***asymptomatiques à collets larges*** peuvent ne pas être opérées.

La symptomatologie typique d'une hernie ou éventration compliquée d'un étranglement montre une tuméfaction devenue ***douloureuse, irréductible et non impulsive à la toux***. S'il y a incarcération d'une anse digestive, la patiente peut par ailleurs présenter une symptomatologie ***occlusive*** : vomissements, arrêt des matières et des gaz, douleur abdominale.
Un ***ictère conjonctival*** associé à une douleur abdominale aiguë évoquerait une hémolyse aiguë, une angiocholite ou une pancréatite aiguë lithiasique, une hépatite aiguë mais pas un étranglement de l'éventration.

Question 14

Vous posez le diagnostic d'éventration étranglée et la patiente est opérée en urgence. Il n'y a pas de souffrance digestive et l'aponévrose est refermée par une simple suture car la dehiscence était inférieure à 5 cm. Les suites opératoires sont simples et la patiente quitte le service au 5ᵉ jour. En qualité de médecin généraliste, vous revoyez la patiente 8 jours plus tard à son domicile et vous l'informez :

A. Que, dans sa situation, la suture aponévrotique garantit l'absence de récidive dans 90 % des cas
B. Que le port d'une ceinture de contention est recommandé 24 h/24
C. Qu'il conviendrait de prendre contact avec le médecin du travail de son entrepr se
D. Qu'en cas de récidive de son éventration, la pose d'une prothèse de renfort par étal serait recommandée
E. Que vous ne pouvez pas demander à son chirurgien l'ensemble de son dossier d'hospitalisation en raison du secret médical

C'est une question difficile de fin de dossier. La pose d'une ***prothèse est le plus souvent associée à la plastie*** pour éviter la récidive après une cure d'éventration. Selon le Collège de chirurgie générale, viscérale et digestive, ***jusqu'à 1 patient sur 2 récidive*** en l'absence d'interposition de prothèse. Dans le cas de notre patiente, il deviendrait inévitable d'utiliser une prothèse si la simple plastie ne suffisait pas. L'insertion de ces prothèses se fait actuellement en ***extra-péritonéal***, le plus souvent dans un plan rétro-musculaire. Les complications propres des interpositions de prothèses sont ***l'infection de prothèse, la désinsertion prothétique et la migration dans les organes creux. Les douleurs chroniques pariétales sont plus fréquentes***.
En postopératoire, il est conseillé de porter ***jour et nuit une ceinture abdominale de contention*** pendant le ***premier mois*** (même lorsque la cure est traitée par cœlioscopie, ce qui est fréquent pour les petites éventrations).
Il faudrait également reprendre contact avec le médecin du travail pour réévaluer les contraintes liées à son poste pour éventuellement l'adapter, même de façon temporaire.
Le médecin ***généraliste*** participe activement aux soins de la patiente et peut donc être ***directement en communication avec les autres intervenants*** (à moins bien sûr que la patiente ne s'y oppose explicitement). Il ne faut pas le confondre avec le médecin du travail, avec qui le secret médical est partiellement partagé (par l'intermédiaire du patient).

Dossier 9

Corrigé

(Énoncé p. 365)

Question 1

Parmi les éléments suivants, quel(s) est (sont) le(s) symptômes(s) de gravité clinique que vous recherchez chez cette enfant

A. L'enfant ne réagit pas à la douleur
B. La fréquence cardiaque est à 60 battements par minute
C. Elle a de la fièvre et une éruption qui persiste à la vitropression
D. Il y a une notion de voyage récent
E. Elle a une respiration irrégulière

L'enfant est non réveillable : il s'agit donc d'un ***coma*** c'est-à-dire une altération prolongée (> 1 h) de la conscience définie par l'absence d'éveil spontané ou provoqué. ***Les critères de gravité d'un coma sont :***

- ***l'état hémodynamique et respiratoire :***
  - à cet âge, la fréquence cardiaque doit être entre 120+/-30 (âge d'un an) et 110+/-30 (âge de deux ans) bpm. Une fréquence à 60 bpm est une ***bradycardie*** à cet âge et est donc un signe de gravité hémodynamique,
  - la respiration irrégulière fait craindre une atteinte du bulbe cérébral (respiration ataxique) ou un épuisement respiratoire avec apnées et pauses précédant l'arrêt respiratoire ;
- ***la profondeur du coma.*** Une ***non-réponse à la douleur*** caractérise un trouble de conscience très profond, qui expose à des risques d'inhalation notamment et reflète aussi des étiologies plus sérieuses ;
- ***une étiologie menaçant le pronostic vital : penser au purpura fulminans.***

La notion de voyage élargit les étiologies possibles aux pathologies tropicales mais ne constitue pas en soi un signe de gravité.

Question 2

Il n'existe ni éruption ni fièvre. En l'absence de réponse verbale et motrice décrite par la maman ainsi qu'une respiration que vous entendez comme très lente et bruyante, vous envoyez une équipe à domicile.
Sur place le médecin constate : une fréquence cardiaque à 80/min, une fréquence respiratoire à 10/min, une enfant rose mais somnolente avec un score de Glasgow à 11, la température est à 36,2 °C, la recoloration cutanée est immédiate et la tension artérielle est 102/61 mmHg.
Les pupilles sont symétriques et réactives, la nuque est souple.
La mère ne rapporte aucun élément inhabituel les jours précédents (pas de fièvre, pas de traumatisme).
Quel(s) est (sont) le(s) diagnostic(s) compatible(s) avec ce tableau clinique ?

A. Méningite bactérienne
B. Traumatisme infligé
C. État de mal épileptique
D. Intoxication exogène
E. Anomalie héréditaire du métabolisme

L'enfant est somnolente avec une dépression respiratoire et cardiologique, apyrétique, sans signe de localisation.
Un ***traumatisme infligé*** peut très bien expliquer le tableau par trouble neurologique. Vous pourriez remarquer l'association d'une hypertension artérielle pour l'âge à une bradycardie qui pourrait correspondre à une réaction de Cushing sur hypertension intracrânienne décompensée dans laquelle la respiration irrégulière pourrait également s'inscrire.
Un ***état de mal épileptique*** est défini par la persistance de troubles de conscience et (ou) la récidive de crises convulsives sans retour à la conscience pendant au moins 30 min, et (ou) des crises continues ou subintrantes se prolongeant pendant plus de 5 min. L'énoncé ne décrit pas de mouvements anormaux précédant le coma (convulsions, clonies de la face, etc.) mais la mère ne surveillait pas l'enfant en permanence : on ne peut donc pas éliminer un état de mal non convulsif devant les ***troubles de conscience persistants***, d'autant plus que ce diagnostic est compatible avec une respiration stertoreuse et une bradycardie d'origine neurologique.
Une ***intoxication exogène*** est à évoquer absolument devant ***l'âge*** de l'enfant (marche seule et préhension acquise) et des symptômes de dépression cardiorespiratoire avec troubles de conscience. Il peut s'agir de médicaments, de toxiques domestiques etc.
L'absence de signes de sepsis (fièvre, tachycardie, polypnée) et de syndrome méningé avec une nuque souple est en ***défaveur d'une méningite bactérienne***.
Les anomalies héréditaires du métabolisme (intoxication endogène), même si elles ne sont pas à connaitre en détail pour l'ECN, se manifestent rarement de manière ***brutale*** chez une enfant de ***déjà 18 mois antérieurement en bonne santé*** (l'énoncé insiste sur cette rupture avec un état normal). On ne s'oriente donc pas vers une pathologie héréditaire.

Question 3

Concernant l'hypothèse d'un traumatisme crânien infligé, quelle(s) est (sont) la (les) proposition(s) exacte(s) dans cette pathologie ?

A. L'âge de l'enfant est évocateur
B. L'absence d'impact sur la boite crânienne exclut ce diagnostic
C. Les troubles de conscience sont rares
D. La cassure de la courbe de périmètre crânien est évocatrice
E. Il faut rechercher un hématome sous dural

La proposition A était ambiguë. En effet, la maltraitance concerne surtout l'enfant ***jeune : 75 % ont moins de 3 ans et la moitié a moins d'1 an***. Cependant, pour le cas particulier du syndrome du bébé secoué, l'enfant est un peu trop vieille : les référentiels HAS et le Collège de pédiatrie mentionnent que la plupart des cas surviennent avant 1 an. L'imagerie cérébrale est cependant indiquée dans un bilan de maltraitance pour les enfants de moins de 2 ans. Je coche donc cette proposition, en me disant que 18 mois est plus évocateur que 3 ou 4 ans par exemple.
Le traumatisme crânien infligé peut être un coup externe mais aussi un ***syndrome du bébé secoué*** où c'est le secouement, seul ou associé à un impact, qui provoque le traumatisme crânio-cérébral. L'absence d'impact sur le crâne n'exclut donc pas le diagnostic.

Rappel : Le syndrome du bébé secoué

- 200 cas/an.
- La plupart du temps avant 1 an et dans 2/3 des cas avant 6 mois : cela s'explique par la largeur des espaces sous-arachnoïdiens à cet âge, une faible myélinisation et une tenue de tête insuffisante.
- Clinique :
  - irritabilité, pâleur, malaise grave, ***trouble de la conscience***, pauses respiratoires, hypotonie axiale ;
  - vomissements, ***changement du couloir de périmètre crânien***, bombement de la fontanelle ;
  - ecchymoses du thorax et des bras (points d'enserrement).
- FO (après dilatation) : hémorragies rétiniennes, quasi-pathognomoniques si multiples et profuses, éclaboussant jusqu'à la périphérie (type 3). Elles sont absentes dans 20 % des cas/œdème papillaire en cas d'HTIC.
- TDM (+IRM) cérébrale : ***hématomes sous-duraux*** volontiers plurifocaux (+++ à la ***faux*** ou en ***fosse postérieure***), parfois HSA, lésions anoxiques et œdémateuses ou contusions ; pas d'hématome extradural.
- Complément : IRMc + cervicale + médullaire, radio et scintigraphie osseuse ou IRM corps entier, recherche de toxiques, transaminases, NFS, hémostase complète.

⚠ Ne pas cocher la recherche de bombement de la **fontanelle** si l'enfant est trop grand pour qu'elle soit encore présente (**fermeture entre 9 et 18 mois**). En revanche, les **sutures** restent souples jusqu'à environ 3 ans donc le **périmètre crânien reste plus longtemps un signe clinique important**.

Le syndrome du bébé secoué a fait l'objet d'une Recommandation de bonne pratique par l'HAS en 2017

Enquête paraclinique lors d'une suspicion ou d'une situation avérée de maltraitance	
Systématique	• **NFS, hémostase complète (dont facteur XIII)** • **Recherche de toxiques, transaminases** • **Radiographies du squelette** +/- scintigraphie ou IRM corps entier : – **complet si < 2 ans** : membres (F), rachis (F+P), gril costal – orienté si > 2 ans avec double lecture – recherche de : · fractures des **os plats** (crâne, côtes), du **rachis** · fracture des **os longs avant l'âge de la marche** · **syndrome de Silverman** : lésions osseuses et fractures **multiples,** d'âge différent (**cals osseux, arrachements métaphysaires, décollements périostés**) • **Imagerie cérébrale si < 2 ans** – **si symptôme aigu : TDMc puis une fois stabilisé IRM systématique** – si pas de symptôme neurologique : IRM 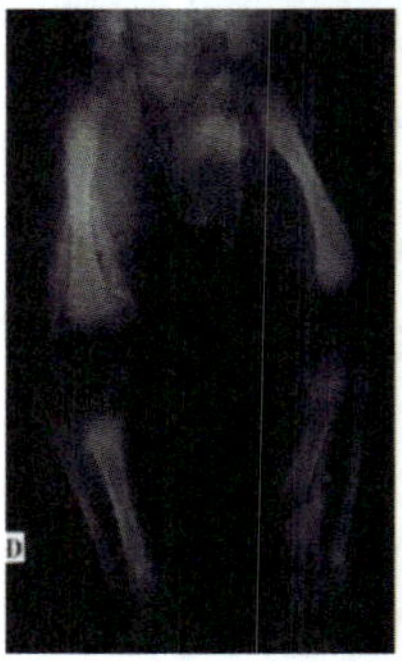
Orienté	• Bilan phosphocalcique si présence d'argument pour un rachitisme • Échographie, BU si traumatisme abdominal

Question 4

En règle générale, dans quelles circonstances peut-on observer une bradypnée chez l'enfant ?

A. En cas d'intoxication aux opiacés
B. En cas d'acidose métabolique
C. En cas d'hypoxie
D. En cas d'intoxication au monoxyde de carbone
E. En cas d'intoxication au paracétamol

La bradypnée signe généralement une origine centrale à la dysfonction respiratoire ou parfois une insuffisance respiratoire décompensée (situation exceptionnelle qui témoigne d'un épuisement et précède l'arrêt respiratoire).

En cas ***d'acidose métabolique,*** il existe plutôt une polypnée compensatrice permettant d'éliminer l'acidité sous forme de CO_2.

En cas ***d'hypoxie ou d'intoxication au CO,*** le patient sera plutôt tachypnéique pour compenser le déficit d'oxygénation des tissus. Cependant, si ces situations sont graves et prolongées l'épuisement des muscles respiratoires peut engendrer une bradypnée précédant l'arrêt respiratoire. La question était difficile et ambiguë, ce qui finalement me fait cocher ces propositions est la formulation plurielle de la question…

Dans les intoxications, la bradypnée est le plus souvent due à une ***hypoventilation périphérique*** (obstruction des voies aériennes supérieures par hypotonie des muscles oropharyngés : benzodiazépines, barbituriques, carbamate, alcool) ou ***centrale*** (***opioïdes : dépression de la commande de la ventilation***). Il peut aussi y avoir une détresse respiratoire liée au coma (atélectasie, pneumopathie d'inhalation ou infectieuse) qui donnerait plutôt une fréquence respiratoire augmentée. La toxicité directe pulmonaire est rare. L'intoxication au ***paracétamol*** n'entraîne classiquement pas de symptomatologie respiratoire sauf au stade ultime d'encéphalopathie hépatique : je ne pense pas qu'il ait fallu le cocher dans ce QCM.

Question 5

Le bilan gazeux artériel fait sous oxygène est le suivant : pH 7,26 ; PCO_2 66 mmHg ; PO_2 90 mmHg ; HCO_3^- 24 mmol/L ; HbCO 3 %.
Comment interprétez-vous ce bilan (une seule réponse) ?

A. Acidose respiratoire compensée
B. Acidose respiratoire non compensée
C. Acidose métabolique compensée
D. Acidose métabolique non compensée
E. Acidose mixte

Le pH est inférieur à 7,35 (norme du Collège de pneumologie) : il existe une ***acidémie et par conséquent une acidose décompensée***. En revanche, attention car une acidose peut être à pH normal si elle est compensée.

La PCO_2 est augmentée (> 45 mmHg) : il s'agit donc d'une ***hypercapnie*** qui est à l'origine de l'acidose. Le patient présente une ***acidose respiratoire***.

L'HCO_3^- est normal (22-26 mmol/L) et le rein ***ne compense pas***, même partiellement, le désordre respiratoire car le phénomène est certainement trop aigu. S'il y avait une tentative de compensation (partielle), il y aurait une régénération de bicarbonates par le rein et ces derniers seraient augmentés. On parle de compensation totale si ce processus aboutit à une normalisation du pH.

Le trouble est mixte quand l'acidose ou l'alcalose résulte de l'association d'un trouble respiratoire et d'un trouble métabolique :
- acidose respiratoire + acidose métabolique = acidose mixte ;
- alcalose respiratoire + alcalose métabolique = alcalose mixte.

Astuce pratique !

Déterminez le sens de variation du pH puis regardez dans quel sens varient le couple PCO_2 et HCO_3^-. S'ils varient dans le ***même sens que le pH***, c'est un trouble ***métabolique***. S'ils varient dans le ***sens inverse du pH,*** c'est un trouble ***respiratoire***. Si le pH est normal, le phénomène est compensé et il faut s'aider du contexte pour déterminer qui de la PCO_2 ou des HCO_3^- compense(nt) l'autre.

pH	↓ : **acidose** non compensée		↑ : **alcalose** non compensée	
HCO_3^- et PCO_2	↓ : acidose métabolique (plus ou moins compensée par la diminution de la PCO_2 : hypocapnie)	↑ : acidose respiratoire (plus ou moins compensée par l'augmentation des HCO_3^-)	↑ : alcalose métabolique (plus ou moins compensée par l'augmentation de la PCO_2 : hypercapnie)	↓ : alcalose respiratoire (plus ou moins compensée par la diminution des HCO_3^-)

Question 6

L'enfant est admise aux urgences où vous décidez de réaliser un scanner cérébral et prescrivez une recherche de toxiques urinaires. Quel(s) symptôme(s) est (sont) compatible(s) avec une intoxication médicamenteuse ?

A. Rétention urinaire
B. Cyanose
C. Urticaire
D. Nausées et vomissements
E. Asymétrie pupillaire

La ***rétention urinaire*** s'intègre dans le ***toxidrome atropinique*** (anticholinergique) causé par :
- des antidépresseurs tricycliques ;
- des neuroleptiques ;
- des antihistaminiques ;
- des antiparkinsoniens ;
- de l'atropine.

La ***cyanose ardoisée*** est un signe d'orientation vers une ***méthémoglobinémie***. Il s'agit d'une hémoglobine dont le noyau hémique va lier un fer ferrique (Fe^{3+}) au lieu d'un fer ferreux (Fe^{2+}) : cela la rend incapable de fixer l'oxygène. Elle peut être congénitale ou plus souvent liée à des produits oxydants comme les anesthésiques locaux (benzocaïne, lidocaïne, méprivacaïne), les antimalariques, les sulfamides, l'aniline et ses dérivés, les chlorates, le naphtalène, les nitrés, les poppers et les quinones. La cyanose ne répond pas à l'administration d'oxygène. L'antidote est le bleu de méthylène.

L'urticaire est une éruption cutanée papulo-œdémateuse. Elle peut être causée par des médicaments par mécanisme ***immunologique*** (hypersensibilité immédiate) ou ***pharmacologique*** (par histaminolibération [codéine], ou par activation du métabolisme de l'acide arachidonique [aspirine et AINS]). L'urticaire n'est pas un symptôme de l'intoxication car

le mécanisme de l'urticaire aiguë n'est pas lié à une quantité excessive ingérée mais à un contact déclenchant après sensibilisation antérieure, ***non dose-dépendant***.
Les ***nausées et vomissements*** sont non spécifiques et bien sûrs compatibles avec des intoxications. Chez l'enfant, on pense notamment à l'intoxication à ***l'aspirine*** (troubles digestifs, hyperventilation, troubles neurosensoriels, déshydratation, hypoglycémie), au ***paracétamol*** (dès la phase initiale) et au ***CO***. On peut aussi évoquer la digoxine.
L'asymétrie pupillaire va à l'encontre d'une intoxication : s'il y a des anomalies pupillaires dues à un toxique (myosis, mydriase), elles seront symétriques, contrairement à un processus lésionnel focal.

Question 7

Voici les courbes de croissances que vous reconstituez dans le carnet de santé :

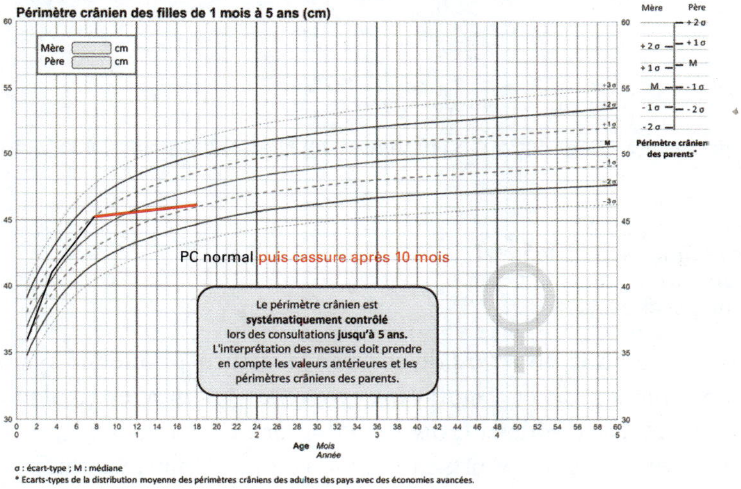

Courbes de croissance AFPA – CRESS/INSERM - CompuGroup Medical, 2018 [enfants nés à plus de 2500 g et suivis par des médecins sur le territoire métropolitain]

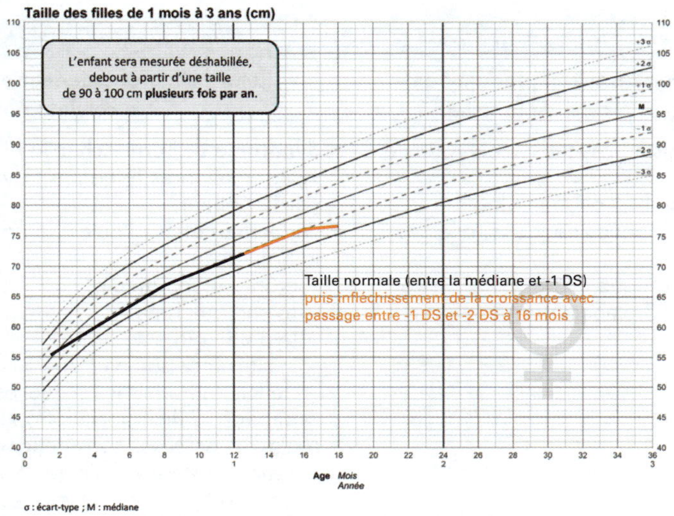

Courbes de croissance AFPA – CRESS/INSERM - CompuGroup Medical, 2018 [enfants nés à plus de 2500 g et suivis par des médecins sur le territoire métropolitain]

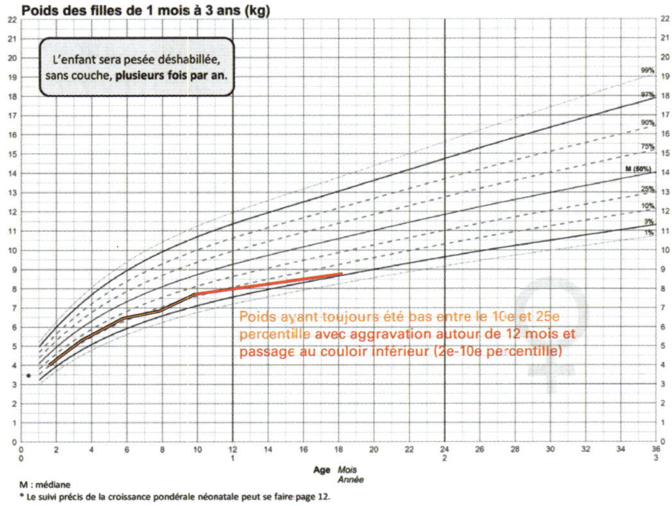

Quelle(s) hypothèse(s) diagnostique(s) peut (peuvent) être évoquée(s) à la lecture de ces courbes ?

A. Hydrocéphalie
B. Crâniopharyngiome
C. Déficit immunitaire congénital
D. Syndrome de Turner
E. Nanisme psychosocial

La patiente présente donc un ***retard*** de croissance staturo-pondérale ayant commencé sur le ***poids*** dès ses premiers mois et s'aggravant progressivement avec finalement un infléchissement statural et une cassure de la croissance du périmètre crânien.

Pour ensuite raisonner par rapports aux propositions, il fallait avoir en tête la distinction principale suivante :

Retard de croissance staturo-pondérale	
Retard pondéral isolé ou prédominant et antérieur à celui de la taille	**Retard statural antérieur ou contemporain à celui du poids**
• Carence : nanisme psychosocial, carence d'apports • Digestive : malabsorption (maladie cœliaque, MICI, mucoviscidose, allergie aux PLV) • Pathologie chronique altérant l'oxygénation, l'homéostasie	• **Syndrome de Turner chez la fille**, T21, autres syndromes rares (Noonan : dysmorphie, cardiopathie) • **Endocrinopathies** (toutes de poids et taille normaux à la naissance) : – crâniopharyngiome* – hypercorticisme * – hypothyroïdie * – insuffisance somatotrope – déficit en hormones sexuelles : retard simple de puberté, déficit gonadotrope • **Maladies osseuses constitutionnelles (MOC)** : dyschondrostéose, a-/hypochondroplasie, pseudo-hypoparathyroïdie, dysplasies polyépiphysaires
	* *Ralentissement de la croissance* ***avec prise de poids*** +++

Retard de croissance staturo-pondérale
Examens complémentaires communs
• Bilan radiologique osseux : rachis lombaire F+P, bassin F, Genou F, main et avant-bras F, âge osseux • Bilan biologique : NFS, VS, ionogramme/urée/créatinine, bilan hépatique • Carences : ferritine, réserve alcaline • Maladie cœliaque : IgA antitransglutaminase et IgA totales • Thyroïde : TSH, T4L • IGF1 • Turner : caryotype si fille

Le ***nanisme psychosocial*** est un retard de croissance en lien avec une carence psychoaffective, sans déficit d'apports nutritionnels. Il prédomine sur le poids.
Un ***déficit immunitaire congénital*** peut effectivement se manifester par un retard staturo-pondéral prédominant sur le poids de la même manière qu'une insuffisance rénale, un cancer, etc. Certes nous n'avons aucun antécédent infectieux dans ce dossier, mais comme l'énoncé le précisait à la lecture de ces courbes, je me suis davantage basée sur les biométries que sur le contexte.

Signes devant faire évoquer un déficit immunitaire
• Infections récurrentes des VA hautes et basses : – ≥ 8 otites/an (pendant l'automne et l'hiver) si l'enfant a moins de 4 ans – ≥ 4 otites/an (pendant l'automne et l'hiver) si l'enfant a 4 ans ou plus – ≥ 2 pneumonies/an – ≥ 2 sinusites/an • ≥ 1 infection sévère à pneumocoque, *haemophilus, neisseria* (méningite, sepsis) • Infections à pyogènes récurrentes (cutanée, invasive, tissulaire) • Infections récurrentes avec le même type de germe • Infections inhabituelles : – germe opportuniste – diarrhée infectieuse persistante – muguet ou candidose cutanée récidivante • **Cassure de la courbe staturo-pondérale** • Eczéma, auto-immunité, inflammation chronique ou lymphoprolifération (ADP et HSMG) • Antécédents familiaux de déficit immunitaire ou mêmes signes cliniques

L'hydrocéphalie et le ***crâniopharyngiome*** se manifesteraient par une ***augmentation*** anormale du périmètre crânien. De plus, un craniopharyngiome arrive plus tardivement (après 4 ans) et provoque un retard statural avec prise de poids, tout comme l'hypercorticisme et l'hypothyroïdie.

Un syndrome de ***Turner*** donnerait lieu à un retard de croissance ancien déjà présent à la naissance (RCIU), qui s'aggrave au cours des années et qui prédomine sur la taille.

Question 8

La recherche de substances toxiques retrouve du cannabis. La mère rapporte que son conjoint a reçu des amis la veille et qu'il est possible qu'ils aient laissé de la résine de cannabis sur la table basse que l'enfant aurait alors ingérée. Vous notez par ailleurs à l'examen clinique une hypertrophie gingivale, des caries, une pâleur, quelques pétéchies au niveau des membres inférieurs. Quelle(s) investigation(s) de première intention est (sont) nécessaire(s) au vu de ces courbes de croissance et de ces signes cliniques?

A. Une numération formule sanguine
B. Une radiographie de crâne
C. Un dosage pondéral des immunoglobulines
D. Un dosage de FSH-LH
E. Une sérologie CMV

La négligence des parents et le retard de croissance évoquent d'emblée des carences nutritionnelles, qui sont appuyées par l'examen clinique.

Rappel : Les signes cliniques chez un patient dénutri

Signes cliniques de dénutrition	• **Fonte du pannicule adipeux** • **Fonte musculaire** (appréciée au niveau des fesses, des cuisses et des bras) +/- baisse de l'activité • **Œdèmes ou troubles des phanères**
Signes de malnutrition orientant vers une carence spécifique	• **Fer : anémie microcytaire** • **Vitamine A** : – atteinte rétinienne : héméralopie (diminution de la vision crépusculaire – atteinte cornéeenne : xérophtalmie, tâche de Bitot, atrophie, kératite ponctuée, kératomalacie 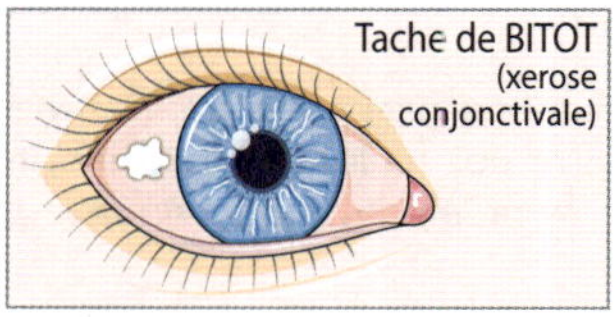 • **Vitamine D : rachitisme chez l'enfant, ostéomalacie chez l'adulte, signes d'hypocalcémie** • Vitamine E : anémie hémolytique, signes neuromusculaires et atteinte rétinienne • **Vitamine K : signes hémorragiques** • **Vitamine C : scorbut (voir plus loin)** • **Vitamine B1 : Béri-béri (atteinte neurologique périphérique et/ou centrale, cardiaque)** • **Vitamine PP (B3) : Pelagre** (les 3 D : Dermite, Diarrhée, Démence) • Vitamine B2, B5, B6, B8 : non spécifique (atteinte cutanéomuqueuse, digestive, neuropsychiatriques). Il faut connaître le risque de polynévrite distale de la carence en B6 • **Vitamine B9 et B12** : anémie mégaloblastique, pancytopénie, atteinte cutanéomuqueuse (glossite, dite de Hunter si B12), digestive, neuropsychiatrique (surtout B12) : troubles du comportement, neuropathie périphérique, sclérose combinée de la moelle, syndrome cérébelleux

La pâleur évoque une ***anémie***, tandis que les pétéchies aux membres inférieurs évoquent un ***purpura***. Il faut donc contrôler le taux d'hémoglobine et les plaquettes par une NFS.
Les caries à l'âge de 2 ans peuvent être l'expression d'une diète très sucrée et/ou de mauvaises habitudes (***biberon sucré pour le coucher : très fréquent***), d'une carence en ***fluor*** et de ***mauvaise hygiène*** bucco-dentaire.

L'hypertrophie gingivale évoque un ***scorbut*** par déficit en vitamine C et le purpura peut également s'inscrire dans cette pathologie.

Scorbut (ou maladie de Barlow)

- Signes généraux : asthénie.
- Signes ostéo-articulaires : douleurs des membres inférieurs.
- Signes cutanéomuqueux :
  - œdèmes distaux ;
  - gingivite hypertrophique hémorragique ;
  - perte dentaire ;
  - hémorragie cutanée (pétéchie, ecchymose).
- Complications cardiaques et infectieuses.

Rappel : Les causes d'hypertrophie gingivale

- ***Idiopathiques*** (congénitale, liée au développement dentaire).
- ***Hormonales*** (puberté, pilule de contraception, grossesse).
- ***Carentielles*** (avitaminose C : scorbut).
- ***Iatrogéniques*** (phénytoïne, nifédipine, ciclosporine).
- ***Hémopathie*** (leucémies).
- ***Collagénose.***
- ***Mycose.***

Question 9

La numération formule sanguine montre une hémoglobine à 9,8 g/dL, avec un VGM à 68 fl, le taux de plaquettes 525 giga/L. Parmi les suivants, quel diagnostic vous paraît le plus probable au vu des antécédents, des signes cliniques et des résultats biologiques ?

A. Carence nutritionnelle
B. Maladie de Crohn
C. Mucoviscidose
D. Maladie de Biermer
E. Insuffisance hépato-cellulaire

La NFS fait état d'une ***anémie*** (à cet âge, l'hémoglobine devrait être supérieure à 10 g/dL), qui est ***microcytaire*** (VGM normal pour cet âge entre 70 et 80) associée à une ***thrombocytose***. Cette combinaison se retrouve dans deux grandes situations : une anémie ferriprive ou une anémie inflammatoire. L'hypothèse la plus probable pour expliquer ces deux anomalies est une ***anémie ferriprive*** car il n'y a pas de contexte inflammatoire. L'étiologie de cette anémie ferriprive est certainement une carence ***d'apport*** devant ce contexte de retard staturo-pondéral et globalement de maltraitance. Il faudra confirmer l'origine ferriprive par un dosage de la ferritine.

La maladie de Crohn pourrait être responsable d'un syndrome carentiel mais survient chez le ***grand enfant***, avec des diarrhées et douleur abdominales.

La mucoviscidose serait compatible s'il n'y avait pas le contexte social ici présent. C'est une maladie maintenant rarement diagnostiquée à cet âge à l'ère du dépistage néonatal systématique et elle n'est pas à évoquer en premier.
La maladie de Biermer n'est pas une maladie de l'enfant et l'anémie y est macrocytaire.
Il n'y avait pas d'argument notamment clinique orientant vers une insuffisance hépatique.

Question 10

L'enquête alimentaire confirme votre hypothèse de carence grave sur une alimentation inadaptée, puisque l'enfant ne boit que du lait de vache demi-écrémé, des boissons sucrées et grignote des gâteaux. Concernant les apports nutritionnels et vitaminiques recommandés à cet âge, lequel (lesquels) est (sont) exact(s) ?

A. La supplémentation en fluor est recommandée pour tous les enfants dès la naissance
B. Un complément en vitamine C est nécessaire en hiver
C. Le lait de croissance peut être remplacé par du lait de vache à partir de 18 mois
D. L'allaitement maternel permet des apports en fer suffisants à cet âge
D. Les laits infantiles sont enrichis en vitamine D

La ***supplémentation systématique en fluor n'est pas indiquée*** : c'est uniquement si le risque carieux est élevé et après réalisation d'un bilan des apports en florure (eau de boisson, sel). En effet, le dépassement de 1 mg/jour tous les apports confondus expose à un risque de ***fluorose*** *(tâches, stries, puits sur l'émail)*. La prévention des caries passe essentiellement par l'évitement d'une alimentation trop sucrée, un brossage des dents biquotidien et un bilan dentaire au moins annuel.
Les apports en fer chez le nourrisson sont essentiels pour la constitution de l'hème et du développement du système nerveux central. Les apports nutritionnels conseillés (ANC) sont de 6-10 mg/j jusqu'à 10 ans puis de 13 à 16 mg/j (absorption intestinale basse : 1-2 mg absorbés) ;
Les besoins ***en fer sont assurés par :***

- ***si non allaité, les laits infantiles de 1er âge (0 à 4-6 mois***). ***2e âge (4-6 mois à 1 an) et lait de croissance*** (1 à 3 ans) ***suffisent*** pour les apports (ils contiennent des sels ferreux et de la vitamine C qui amène l'absorption du fer à 20 %) ;
- ***si allaitement maternel,*** le lait de mère permet une très bonne absorption (50 %) ***mais n'est suffisant en apport que jusqu'à 6 mois. Si par la suite le nourrisson est encore majoritairement allaité, il faudra le supplémenter en fer.*** Ici, à 18 mois, l'allaitement maternel ne permet plus des apports en fer suffisants.

Supplémentation en vitamines chez l'enfant	
Vitamine K (synthèse des facteurs de coagulation [+++ en néonatal]) ANC=5-10 µg/j jusqu'à 2 ans	• Une **1re dose** (2 mg) à la **naissance** toujours • Une **2e dose** entre **J4 et J7** toujours • Une **3e dose** supplémentaire à **1 mois** si **allaitement maternel, optionnelle si biberon** • Pour un enfant prématuré, 1 mg PO, 1 fois/semaine jusqu'au terme théorique • Forme IVL chez nouveau-né à risque accru de maladie hémorragique du nouveau-né
Vitamine D (absorption intestinale de Ca, minéralisation osseuse, prévention du rachitisme)	• Femme enceinte : DU de 80000-100 000 UI au début du 7e mois • Le lait maternel contient peu de vitamine D : les préparations lactées sont enrichies mais insuffisantes. • **Jusqu'à l'âge de 18 mois :** – **600-800UI/jour** pour les enfants avec lait artificiel – **1000-1200 UI/jour** pour les enfants allaités ou FdR de carence (forte pigmentation cutanée, pas d'exposition au soleil estival, malabsorption digestive, cholestase, insuffisance rénale, syndrome néphrotique, corticoides, rifampicine, phénobarbital ou phénytoïne) • Jusqu'à l'âge de **5 ans** et **après 10 ans** : 2 doses de charge de **100 000 UI** (l'une en novembre, l'autre en février) • **Si facteur de risque ou obèse : 100 000 UI trimestrielles de 1 an à 18 ans**

Il n'est pas nécessaire de supplémenter systématiquement les autres vitamines (dont la C). Le ***lait de vache est inadapté*** à l'alimentation du nourrisson car il contient ***trop de protéines*** et de ***sodium et pas assez d'AG essentiels***, de ***fer*** et ***vitamine D***.

Question 11

Lorsque vous consultez son carnet de santé, vous notez :
- **à 2 mois : vaccin hexavalent et anti pneumococcique conjugué à 13 valences ;**
- **à 6 mois : vaccin hexavalent et anti-pneumococcique conjugué à 13 valences ;**
- **à 7 mois : vaccination anti méningocoque C ;**
- **à 12 mois : vaccin hexavalent et anti pneumococcique conjugué à 13 valences ;**

il n'y a pas eu de visite médicale depuis l'âge de 12 mois.
Concernant les recommandations vaccinales en vigueur pour ce nourrisson de 18 mois, quelle(s) est (sont) la (les) proposition(s) exacte(s) ?

A. Il manque une dose de vaccin anti-méningocoque C
B. Il manque une dose de vaccin anti-hépatite
C. Il manque au moins une dose de vaccin anti-rougeole/oreillons/rubéole
D. Il manque une dose de vaccin anti-pneumococcique polyosidique à 23 valences
E. Il manque une dose de vaccin anti-varicelle

Calendrier vaccinal en 2019 pour les enfants et adolescents d'après solidarité-santé.gouv.fr

	Vaccins contre :	Naissance	2 mois	4 mois	5 mois	11 mois	12 mois	16-18 mois	6 ans	11 - 13 ans	15 ans	16-18 ans
Recommandations générales	Diphtérie (D), Tétanos (T), coqueluche acellulaire (Ca), Poliomyélite (P) [1]		DTCaP	DTCaP		DTCaP			DTCaP			
	Haemophilus influenzae b (Hib)		Hib	Hib		Hib						
	Hépatite B (Hep B)		Hep B	Hep B		Hep B						
	Pneumocoque (PnC) [2]		PnC	PnC		PnC						
	Méningocoque C (vaccin conjugué MnC) [3]				MnC		MnC					
	Rougeole (R), Oreillons (O), Rubéole (R)						ROR 1	ROR 2				
	diphtérie (d), Tétanos (T), coqueluche acellulaire (ca), Poliomyélite (P) [4]									dTcaP		
	Papillomavirus humains (HPV) chez jeunes filles									2 doses (0, 6 mois) : vaccin quadrivalent ou vaccin bivalent ou vaccin neufvalent (11/14 ans)		
Rattrapage	**Hépatite B**							3 doses selon le schéma 0, 1, 6 mois ou, de 11 à 15 ans révolus, 2 doses selon le schéma 0, 6 mois[5]				
	Méningocoque C (vaccin conjugué)							1 dose jusqu'à 24 ans[6]				
	Papillomavirus humains (HPV) chez jeunes filles										3 doses selon le schéma 0, 1, 6 mois ou 0, 2, 6 mois (jeunes filles de 14 ou 15 à 19 ans révolus) selon le vaccin utilisé	
	Rougeole (R), Oreillons (O), Rubéole (R)								2 doses à au moins 1 mois d'intervalle si pas de vaccin antérieur ; 1 dose si une seule dose vaccinale antérieure			

Nota bene : les vaccins indiqués sur fond bleu sont obligatoires pour les enfants à partir de janvier 2018. Encadrés verts : co-administration possible.

Lorsqu'un retard est intervenu dans la réalisation du calendrier de vaccinations indiqué, il n'est pas nécessaire de recommencer tout le programme vaccinal ce qui imposerait des injections répétées. Il suffit de reprendre ce programme au stade où il a été interrompu et de compléter la vaccination en tenant compte du nombre de doses manquantes et de l'âge de la personne

Cette enfant a 18 mois. Selon les nouvelles recommandations (rendant obligatoire 11 vaccins), elle devrait donc avoir reçu :

- 3 doses d'hexavalent (DTPCoqueluche, Hib et hépatite B) et de pneumocoque conjugué de 13 valences, ce qui est le cas ;
- 2 doses de vaccin conjugué anti-méningocoque C, alors qu'elle n'en a reçue qu'une ;
- une voire deux doses de ROR (rougeole, oreillons, rubéole), qu'elle n'a pas eue(s).

Le vaccin anti-pneumococcique non conjugué à 23 valences est réservé aux patients ***immunodéprimés.***

Le vaccin anti-VZV (varicelle, zona) n'est actuellement pas recommandé de manière systématique en France pour le nourrisson. D'une part, la forme contractée pendant l'enfance est majoritaire bénigne, et d'autre part cela permet une immunité naturelle assez large dans les groupes à risque (femmes enceintes). Contre la varicelle, ce vaccin est recommandé ***à partir de l'âge de 12 ans*** chez (si la personne n'a jamais contracté de varicelle):

- les adolescents entre 12 et 18 ans ;
- les femmes en page de procréer ;
- les adultes dans l'entourage proche d'une personne atteinte (dans les 72 h) ;
- les enfants en attente de greffe ;
- les personnes en contact avec des immunodéprimés.

Contre le zona, il est recommandé chez les ***adultes âgés de 65 à 74 ans***.

Question 12

Vous êtes également inquiet du développement psychomoteur de cette enfant de 18 mois, très peu stimulée par les parents et qui passe ses journées devant l'écran de télévision. Laquelle (lesquelles) de ces propositions est (sont) exacte(s) ?

A. La marche doit être acquise
B. L'enfant sait boire seule
C. Son langage doit comporter au moins 100 mots
D. Elle associe 2 à 3 mots
E. L'enfant peut empiler 2 cubes

Je vous fournis ci-dessous mes tableaux récapitulatifs concernant le développement de l'enfant. C'est laborieux à apprendre, mais ça fait facilement l'objet d'une question discriminante.

Astuce pratique !

Mon conseil : les éléments dans chaque domaine suivent une progression logique et se retrouvent. Apprenez par cœur l'étape du 9e mois pour vous resituer facilement.

Développement chez le petit enfant (de 2 à 6 ans)				
	3 ans	**4 ans**	**5 ans**	**6 ans**
Motricité globale	• Monte escaliers en **alternant** • Tricycle, saute à pieds joints	• **Appui monopodal**, saute à cloche pied • *Lance balle en l'air*	• Saute à la corde • Rattrape balle au rebond, vélo, **s'habille**	
Motricité fine	• **Rond** pas gribouillé • Pont avec 3 cubes	• **Carré**, bonhomme • Établissement de **dominance D-G**	• Triangle • **Écrit son prénom** (majuscules) • Pyramide	• Losange • Écrit son prénom (attaché)
Langage	• Plusieurs phrases • **« Je »** • Prononce son nom, sait son âge et sexe, compte jusqu'à 3 • Se lave les mains seul	• Raconte des histoires • Additions simples	• Phrases élaborées • Compte jusqu'à 30, **cardinalité** • **Repérage spatiotemporel** • **Discrimination D-G** (6 A)	
Sociabilité	Commence à jouer avec autres enfants	Interactions sociales		

Développement chez le nourrisson (jusqu'à 2 ans) En parallèle : entre 2 et 6 mois, disparition des réflexes archaïques du nouveau-né							
	2 mois	**4 mois**	**6 mois**	**9 mois**	**12 mois**	**18 mois**	**24 mois**
Motricité globale : tonus (céphalo-caudal)	Soulève épaules et tête (la change de côté à 1 mois), contrôle tête en position verticale	• **Tenue de tête dans toutes directions (3M)** • Appui sur avants bras ou ventre	• **Trépied** (5M) • Se retourne seul • Parachute latéral (6-8 mois) • Supporte son poids	• **Assis sans appui** • Debout avec appui • Réactions posturales • **Parachute antérieur**	• **Marche seul** • Acquisition de la marche :9-18 mois, souvent précédée de 4 pattes ou rampage ou sur fesses avec jambe repliée / parfois rien avant		• **Court** • Marche à reculons, lance une balle, ouvre les portes • Mets ses chaussures et enlève ses vêtements
Motricité fine	**Préhension réflexe**	**Préhension volontaire**	**Passe d'une main à l'autre** Porte à la bouche	Manipule avec ses **2 mains**	• Autonomie verre et cuillère • Empile 2 cubes		• Trait • Empile 6 cubes
		Empaumement cubital	Empaumement médian	**Pince pouce index++**			
Langage	Réponse vocale à sollicitation	Vocalise	**Babillage** : redoublement des syllabes	• **Répète une syllabe** • **Pointage**	• Premiers mots : 8-10 mois • **Combine 2 mots** • « non »		• 18-24 mois: 50 mots → explosion lexicale • **3 mots en phrase** • **Pluriel ;** montre parties du corps ; reconnait miroir • Fait semblant lors de jeux (2 ans et demi)
				Comprends premiers mots	Ordre simple en contexte : 15 mois		Ordre simple hors contexte : 30 mois
Sociabilité, sensorialité ***Attention conjointe dès les premiers mois***	• Suit des yeux (naissance : 90° ; 1 mois : 180° ; 3 mois : horizontale et verticale • **Sourire réponse**	**Rit aux éclats**	• Visage familier • Orientation parfaite au bruit	• **Peur de l'étranger** • Réagit à son prénom • Capacité d'imitation : coucou/au revoir	Joue avec d'autres enfants		Consigne simple

Compétences particulières	
Alimentation	• 4-5 mois : tasse et cuillère si portées • 6 mois : mastique, peut manger biscuit seul • 15 mois : boit seul • 18-24 mois : mange seul
Sommeil	• Nouveau-né : 16 h/j, pas de différence entre le jour et la nuit, s'endort en sommeil agité = 50-60 % du sommeil total ++ • 1-6 mois : rythme circadien, maturation des ondes de sommeil • 3 mois : 15 h avec 9 h nocturnes • 6 mois-1 an : 12 h nocturnes et diminution des siestes • 4 ans : disparition des siestes, 13-14 h de sommeil • 4-12 ans : réduction du temps de sommeil et coucher passant de 20 h à 5 ans à 22 h à 12 ans
Contrôle sphinctérien	• Souvent anal avant miction • Le jour : – début de contrôle vers **15-18 mois** – demande du pot à 18 mois – propre le jour à 2 ans avec quelques accidents – va seul aux toilettes à 4 ans • La nuit : début à **2 ans**, mais variable et **« énurésie » à partir de 5 ans**

Question 13

Le langage de cette enfant est dissyllabique, elle n'associe pas deux mots et ne réagit pas à l'appel de son prénom. Elle se met debout seule et ébauche quelques pas lorsqu'on l'y invite mais est spontanément « très calme ». Parmi les investigations suivantes, laquelle est à faire en première intention ?

A. Une consultation ORL pour audiométrie
B. Un dosage des CPK
C. Des potentiels évoqués du tronc cérébral
D. Un électromyogramme
E. Un examen ophtalmologique

Devant un retard manifeste du développement psychomoteur, il faut en premier lieu ***rechercher un trouble sensoriel ou une carence affective***. Ici, la négligence des parents est manifeste mais l'enfant peut cumuler plusieurs causes de retard de développement.

Une enfant ayant en particulier comme ici des troubles orientés sur le ***langage***, une ***non-réactivité à l'appel*** sonore de son nom, et étant ***trop calme*** fait avant tout évoquer une déficience ***auditive***.

Signes d'appels de surdité chez l'enfant		
Premiers mois	• **Absence de réaction au bruit** mais réaction vive au toucher • **Sommeil trop calme**, enfant très observateur	
6-12 mois	**Pas de réaction à l'appel**	Un babillage peut faire illusion mais il **disparaît**, pas de redoublement de syllabes
12-24 mois		Compréhension faible hors contexte et sans lecture labiale, pas de jargon ni association de 2 mots
24-36 mois	• Peu ou pas de phrases, **trouble massif de l'articulation** • **Retrait ou agitation**	
Après 3 ans	• Tout retard de parole et de langage • **Troubles du comportement et d'apprentissage (errance diagnostique)**	
Grand enfant	**Régression** de l'expression vocale, modification du comportement, agressivité	

Lorsque l'on dispose d'un point d'appel pour un trouble auditif, il est sage d'adresser le patient à l'ORL pour réaliser des examens diagnostiques d'audiométrie :

Âge	Examen
À tout âge dès la naissance	**Audiométrie objective** (**OEAP**, **PEAP**rovoqués, **ASSR** = ***auditory steady-rate responses***)
Avant 10 mois	**Audiométrie comportementale** : déceler réaction (arrêt de tétée…) aux stimuli sonores
Entre 10 ans et 5 ans	**Audiométrie par réflexe conditionné** : le son est un stimulus qui provoque une réponse après apprentissage : indique que l'enfant a perçu le son. Deux variantes : **geste automatico-reflexe** dès 1 an **ou geste volontaire à but ludique** (3-5ans)
À partir de 5 ans pour le collège d'ORL (4 ans pour le collège de pédiatrie)	Techniques **d'audiométrie subjective tonale et vocale idem adulte**

À cet âge une déficience ***visuelle*** se manifesterait essentiellement par un enfant qui chute trop souvent, butte contre les objets, plisse les yeux et a une apparente indifférence à son entourage.
Les explorations ***neurologiques*** ne sont pas à faire en première intention, mais seulement si il y a un point d'appel ou un trouble du développement non explicable par une carence affective ou un trouble sensoriel.

Question 14

La consultation ORL retrouve une audition normale, vous retenez une origine carentielle à ce retard psychomoteur. Devant ce tableau d'intoxication accidentelle et de carence grave des apports alimentaires, le suivi médical irrégulier (avec retard vaccinal), quelle(s) démarche(s) vous semble(nt) nécessaire(s) ?

A. Un appel téléphonique à la gendarmerie
B. Un signalement au procureur de la République
C. Un signalement à l'Agence régionale de santé
D. Une information préoccupante à la Haute autorité de santé
E. Un appel téléphonique au médecin de l'enfant et à la Protection maternelle infantile

Je remets ci-après l'organigramme des différents acteurs lors du signalement d'une maltraitance pour l'ECN.

REMARQUE

Dans des cas de maltraitance suspectée sans élément de gravité et avec certitude de protection, le médecin traitant peut surseoir à l'hospitalisation et communiquer avec la CRIP ou les services de PMI ou de l'ASE.

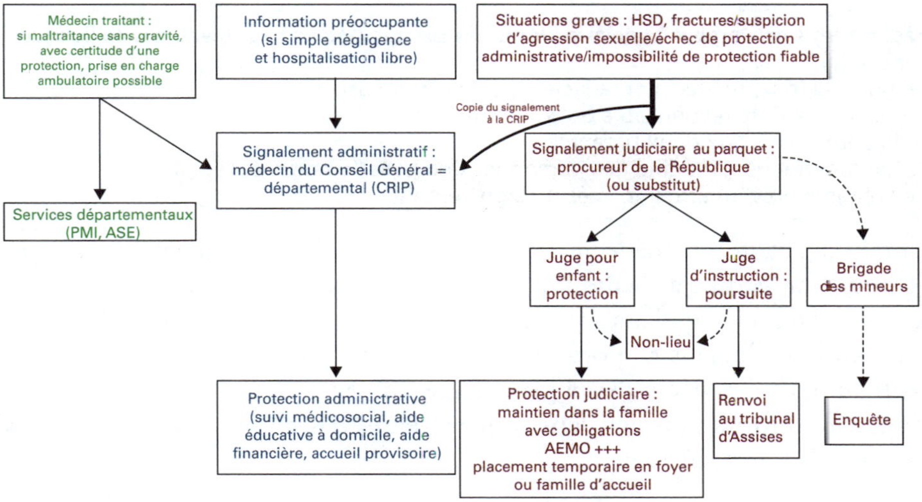

Voici la conduite à tenir lors d'une situation de maltraitance (en plus du traitement des lésions) :

1. Hospitalisation	Nécessaire dans la majorité des cas et bligatoire si maltraitance physique avérée, complications graves évocatrices ou récidive possible : • **dès que possible : hospitalisation libre** avec accord parental (**1 parent suffisant**) • **en cas de refus d'hospitalisation** : appel en urgence du Procureur de la République pour demande d'OPP (ordonnance de placement provisoire) qui permettra le maintien immédiat et légal de l'enfant en hôpital sous responsabilité de l'ASE (Aide sociale à l'enfance). C'est une **décision sans appel, valable 8 jours** pendant lesquels le juge des enfants doit être saisi (celui-ci statut dans les 15 jours, après avoir convoqué les détenteurs de l'autorité parentale)
2. Certificat médical initial descriptif et non interprétatif	• **Systématique** : – n'est pas une mesure protectrice – est effectué par docteur thésé – comprend les constatations négatives, les résultats des examens complémentaires et les soins éventuellement apportés) • Préciser ITT > 8 j en cas de lésions sévères (responsabilité pénale)
3. Signalement	• Administratif à la CRIP ou judiciaire au Procureur de la République (avec copie à la CRIP) • **Remis SANS intermédiaire** (avec copie dans le dossier médical) • **Dérogation au secret médical** : mention exclusive des faits (pas de poursuite possible si agit de bonne foi) • Contient : – les **renseignements administratifs des personnes vivant au domicile** – l'identité des détenteurs de l'autorité parentale – les faits ayant menés au signalement – **les actions déjà menées dans la famille** – **l'avis du rédacteur sur les mesures** de protection nécessaires – le **suivi envisagé par l'équipe** médicale • CMI joint, mais indépendant • Si OPP, voie téléphonique et administrateur de garde de l'hôpital averti, puis dans tous les cas envoi **par écrit** (fax puis recommandé) • Les **parents sont informés** du signalement (sauf intérêt contraire pour l'enfant)

Question 15

Vous rédigez un signalement judiciaire. Parmi les propositions suivantes, laquelle (lesquelles) est (sont) exacte(s) ?

A. Le nom du (des) médecin(s) rédacteur(s) doit rester anonyme
B. Il doit suggérer le responsable de la maltraitance
C. Il doit être remis aux deux parents
D. Il doit mentionner l'identité des personnes détenant l'autorité parentale
E. Les parents doivent être informés du signalement

L'identité et la qualité du médecin signataire doivent être indiquées sur le signalement. Comme pour tout certificat médical, il met en jeu ses responsabilités.

Les noms des détenteurs de l'autorité parentale et des personnes vivant à domicile doivent être écrits, ainsi que les faits rapportés et constatés par l'auteur du signalement. Cependant, il n'appartient pas au médecin de suggérer un responsable.

Les parents sont informés du signalement mais celui-ci est remis à l'autorité administrative ou juridique sans intermédiaire.

Dossier 10

Corrigé

(Énoncé p. 368)

Question 1

Parmi les éléments d'interrogatoire suivants, lequel (ou lesquels) pourrait (pourraient) être discriminants concernant la cause de l'asthénie présentée par votre patiente ?

A. Oubliez-vous régulièrement votre traitement ?
B. Ronflez-vous ?
C. Avez-vous perdu du poids ?
D. Votre fatigue a-t-elle nécessité un arrêt de travail ?
E. Vous sentez-vous triste ?

L'oubli régulier de son traitement substitutif thyroïdien risque de laisser la patiente en situation ***d'hypothyroïdie***, qui est une cause d'asthénie.
Les ***ronflements*** font référence au ***syndrome d'apnées obstructives du sommeil***, qui se manifeste notamment par une somnolence diurne.
Un ***amaigrissement*** orienterait vers un ***hypercatabolisme*** (inflammatoire, infectieux, néoplasique), des étiologies endocriniennes comme ***l'hyperthyroïdie***, ou une pathologie psychiatrique telle qu'une ***dépression***.
L'humeur triste est un critère majeur de ***dépression*** qui est une cause fréquente de fatigue.
La nécessité d'un arrêt de travail traduit l'impact de l'asthénie et donc indirectement son intensité, mais ne discrimine pas entre les différentes causes.

Question 2

Votre patiente vous rapporte que cette fatigue inhabituelle évolue depuis quelques semaines. Le poids est stable, le sommeil est conservé. La patiente ne présente pas de tristesse de l'humeur ni d'autre élément évocateur d'un syndrome dépressif. Cette fatigue se majore au cours de la journée et à l'effort, et s'associe à une dyspnée également à l'effort.
D'une façon générale, quel(s) est (sont) l' (les) élément(s) clinique(s) exact(s) ?

A. Une pâleur cutanéo-muqueuse est spécifique du syndrome anémique
B. Une asthénie qui se majore au cours de la journée est spécifique d'une cause organique
C. Un amaigrissement à appétit conservé voire augmenté peut orienter vers une endocrinopathie
D. Une mélanonychie peut orienter vers une carence martiale
E. Une mélanodermie peut orienter vers une insuffisance surrénale

⚠ Se méfier de tout ce qui est spécifique ou pathognomonique : en médecine, il y a souvent des nuances !

La ***pâleur*** est un signe classique d'anémie mais aussi ***d'insuffisance surrénalienne centrale*** (en opposition à la ***mélanodermie de l'insuffisance surrénalienne périphérique***) et toutes deux s'accompagnent d'asthénie.
L'excès ou le déficit de pigmentation lors des insuffisances surrénaliennes est le reflet de la quantité de ***POMC*** (précurseur de l'ACTH) sécrétée car c'est d'elle dont est issue la

mélanocortine. Si le déficit est périphérique, sa sécrétion est augmentée par rétrocontrôle négatif, tandis qu'elle est diminuée si l'étiologie est corticotrope.

À cause du caractère cyclique de la sécrétion de cortisol, toute fatigue a tendance à s'aggraver au cours de la journée. Cela est amplifié lors des insuffisances surrénaliennes. Mais ce n'est pas un signe qui peut être qualifié de spécifique.

Les causes à retenir ***d'amaigrissement sans anorexie voire avec hyperphagie*** sont :

- ***l'hyperthyroïdie ;***
- ***le diabète de type 1 ;***
- ***l'insuffisance surrénale ;***
- ***l'insuffisance antéhypophysaire ;***
- ***les parasitoses intestinales ;***
- ***la maladie cœliaque, le syndrome du grêle court.***

La ***mélanonychie*** est une bande unguéale pigmentée devant laquelle il faut, en premier lieu, évoquer un ***mélanome***. Elle peut aussi être fonctionnelle (ethnie, traumatisme, etc.). La carence martiale provoque des troubles des phanères à type de ***koilonychie*** (ongles cassants, mous, striés, en cupule), de perte de cheveux, de perlèche et de peau sèche rugueuse.

Question 3

À l'interrogatoire, la patiente décrit des urines foncées depuis environ 15 jours. L'alimentation de votre patiente semble équilibrée, et elle ne rapporte pas d'introduction médicamenteuse récente. Elle décrit une tendance à la constipation ancienne. La pression artérielle est mesurée à 125/70, la fréquence cardiaque à 100/min. L'examen abdominal retrouve une splénomégalie, sans hépatomégalie associée. Parmi les hypothèses diagnostiques suivantes, laquelle vous semble la plus probable pour expliquer l'ensemble des éléments cliniques (une seule réponse attendue) ?

A. Hypothyroïdie
B. Insuffisance cardiaque
C. Myélome multiple
D. Anémie hémolytique
E. Cholangiocarcinome

La patiente présente donc au total une asthénie et une dyspnée d'effort, une tachycardie modérée, des urines foncées et une splénomégalie. On a ici un possible ***syndrome anémique*** sur les trois premiers signes cliniques, et la présence d'une ***splénomégalie et d'urines foncées qui oriente vers un mécanisme hémolytique.***

En effet, des urines foncées peuvent être l'expression :

- d'une ***cholestase*** (peu probable car la patiente n'est pas ***ictérique***) ;
- ***d'une hémoglobinurie (présence d'hémoglobine libre dans les urines liée à une hémolyse intravasculaire).***

L'hypothyroïdie explique uniquement la constipation ancienne et l'asthénie.

L'insuffisance cardiaque peut uniquement expliquer la fatigue, la tachycardie et la dyspnée d'effort.

Le myélome multiple n'est pas une pathologie du sujet jeune et il n'y a classiquement pas de syndrome tumoral de type splénomégalie.

Un cholangiocarcinome pourrait par phénomènes compressifs expliquer le tableau via une hypertension portale et une cholestase mais il faudrait que la patiente soit ictérique.

Question 4

La patiente vous présente les résultats d'un hémogramme réalisé la semaine précédente à la demande de son médecin généraliste : hémoglobine 7,5 g/dL ; VGM 102 fl ; leucocytes 5,5 G/L ; formule sanguine avec polynucléaires (PN) neutrophiles 3,8 G/L, PN éosinophiles 0,08 G/L, PN basophiles 0,02 G/L, lymphocytes 1,2 G/L, monocytes 0,46 G/L, plaquettes 160 G/L.
À ce stade de la prise en charge, lequel (lesquels) des examens complémentaires suivants vous paraît (paraissent) licite(s) de prescrire en première intention ?

A. Échographie cardiaque trans-thoracique
B. Épreuves fonctionnelles respiratoires
C. Ferritinémie
D. Groupage sanguin et recherche d'agglutinines irrégulières
E. Compte des réticulocytes

L'hémogramme met en évidence une ***anémie*** (Hb < 12 g/dL) légèrement ***macrocytaire*** (VGM normal entre 80 et 98 fl), et isolée. Pour raisonner devant une anémie, il faut savoir le ***VGM*** et son ***caractère régénératif ou non*** (sauf en cas d'anémie microcytaire qui sera toujours arégénérative). Le caractère régénératif est reflété par la quantité de ***réticulocytes*** sanguins.
Un ***groupage sanguin et une recherche de RAI*** est nécessaire dans l'éventualité d'une transfusion devant la symptomatologie dyspnéique notamment. En revanche, on évitera tant que possible de transfuser car on suspecte un mécanisme hémolytique qui serait aggravé par l'apport de culots.
La ***ferritinémie*** aurait eu un intérêt si l'anémie avait été microcytaire pour rechercher une carence.
L'ETT et les EFR servent à explorer une dyspnée chronique mais n'ont aucun sens dans ce contexte d'anémie profonde qui l'explique déjà.

Question 5

Vous cherchez des arguments pour une hémolyse, vous prescrivez : (une ou plusieurs réponses exactes)

A. Haptoglobine
B. Bêta2-microglobuline
C. Coefficient de saturation de la transferrine
D. Bilirubine libre et conjuguée
E. LDH

Les stigmates sanguins d'une hémolyse sont en lien avec la dégradation des différents composants de l'hématie :

- ***hyperbilirubinémie*** (par transformation de l'hémine en bilirubine libre) ;
- ***haptoglobine effondrée*** (par complexation de l'hémoglobine à haptoglobine) ;
- ***LDH augmenté*** (lyse cellulaire).

Question 6

La patiente est hospitalisée et des analyses sanguines supplémentaires sont réalisées en urgence, dont les résultats sont les suivants : hémoglobine 6,9 g/dL ; VGM 103 fl ; réticulocytes 300 G/L ; leucocytes 6,1 G/L ; formule sanguine avec polynucléaires (PN) neutrophiles 4,2 G/L, PN éosinophiles 0,08 G/L, PN basophiles : 0,02 G/L, lymphocytes 1,3 G/L, monocytes 0,46, plaquettes 150 G/L ; Na 145 mmol/L ; K 4,5 mmol/L ; Cl 105 mmol/L ; urée 3,5 mmol/L ; créatinine 74 µmol/L ; protéine C-réactive 3,6 mg/L ; LDH 772 UI/L ; bilirubine totale 40 µmol/L ; bilirubine conjuguée 5 µmol/L ; ASAT 50 UI/L (N: 8-35) ; ALAT 45 UI/L (N: 8-25) ; phosphatase alcaline 54 UI/L ; GGT 53 UI/L ; Haptoglobine < 0,1 g/L.
En dehors du test de Coombs érythrocytaire (test direct à l'antiglobuline), lequel des examens suivants vous semble le plus pertinent pour compléter, à ce stade, le bilan de votre patiente (une seule réponse attendue)

A. Dosage de la vitamine B12 sérique
B. Dosage de la TSH
C. Frottis sanguin
D. Plombémie
E. Dosage de l'activité ADAMTS13

On diagnostique donc une anémie ***hémolytique*** (LDH et bilirubine libre élevés, haptoglobine effondrée) isolée en dehors d'une légère cytolyse hépatique à 1,5 N.

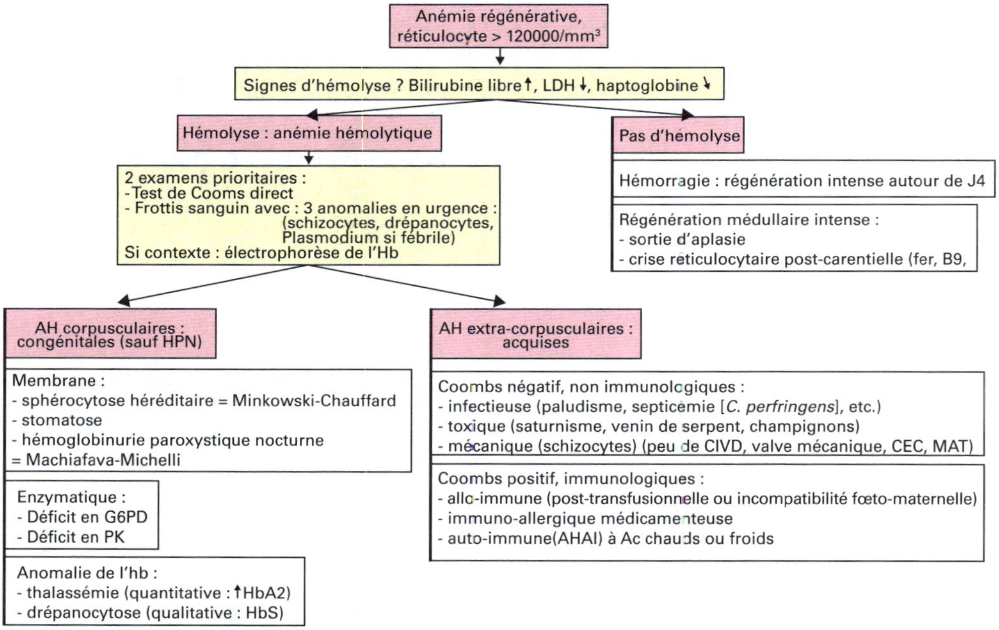

Question 7

Dans ce contexte d'anémie hémolytique, cette patiente est adressée à un collègue interniste. Celui-ci demande la réalisation d'un frottis sanguin au biologiste du laboratoire d'hématologie. D'une manière générale, parmi les situations pathologiques suivantes, laquelle (ou lesquelles) peut (peuvent) être évoquée(s) grâce aux données du frottis sanguin ?

A. Infection virale avec syndrome mononucléosique
B. Micro-angiopathies thrombotiques
C. Hémoglobinurie paroxystique nocturne
D. Infection parasitaire à *Plasmodium*
E. Gammapathie monoclonale de signification indéterminée (MGUS)

Le ***syndrome mononucléosique*** est un diagnostic posé sur le frottis sanguin lorsque celui-ci met en évidence de ***grands lymphocytes hyperbasophiles (activés) polymorphes supérieure à 10 %.*** Les ***microangiopathies thrombotiques*** provoque l'apparition de ***schizocytes*** au frottis (hématies déchirées par frottement sur les agrégats plaquettaires).

REMARQUE

À noter que les schizocytes sont évocateurs mais non spécifiques : on peut en retrouver dans les CIVD (si valve mécanique), mais aussi dans les anémies non hémolytiques par carence martiale, les anémies mégaloblastiques et les myélodysplasies.

L'hémoglobinurie paroxystique nocturne est une étiologie d'hémolyse par hypersensibilité au complément. Il n'y a pas de signes d'orientation au frottis. Le diagnostic est suspecté sur la clinique (crises hémolytiques aiguës avec l'hémoglobinurie [urines rouges de la nuit] sur hémolyse chronique), et prouvé par ***immunophénotypage*** (défaut d'expression des CD55 et 59).
Le ***paludisme*** peut être diagnostiqué au frottis sanguin puisque que les parasites sont intra-érythrocytaires (aspect de bague à chaton). S'il n'est pas l'examen le plus sensible, il permet de déterminer l'espèce et la parasitémie.
Le frottis sanguin n'est pas vraiment un examen qui permet d'évoquer un ***MGUS***. Tout au plus, on peut avoir des rouleaux érythrocytaires décrits pour le myélome et témoignant d'une hyperprotidémie à cause du pic monoclonal. Cependant, la protidémie dans le MGUS est moins élevée que dans un myélome et ça me paraît aller chercher trop loin : je ne pense pas qu'il fallait retenir cette proposition.

Question 8

Le frottis sanguin réalisé chez votre patiente ne retrouve pas de schizocytes ni de cellules anormales. Il est noté la présence de quelques sphérocytes. Vous vous faites faxer les premiers résultats du test de Coombs érythrocytaire (test direct à l'antiglobuline), qui vous sont présentés ci-dessous :

Examen direct à l'antiglobuline	
Examen direct à l'antiglobuline anti-igG	Positif
Examen direct à l'antiglobuline anti-C3d	Négatif
Conclusion	**Positif**
Méthode manuelle : support filtration	

À la vue des résultats ci-dessus, quel diagnostic vous paraît le plus probable ? (1 seule réponse attendue)

A. Anémie hémolytique auto-immune à anticorps chauds
B. Maladie des agglutinines froides
C. Hémoglobinurie paroxystique « *a frigore* »
D. Sphérocytose héréditaire
E. Anémie hémolytique allo-immune post-transfusionnelle

Le but du ***test de Coombs direct, aussi appelé test direct à l'antiglobuline (TDA),*** est de mettre en évidence des ***anticorps (Ac) ou du complément fixés à la surface des globules rouges***. C'est un test semi-quantitatif. Il doit être réalisé à 4 °C (pour les Ac froids) et à 37 °C (pour les Ac chauds) selon la température à laquelle ils « attaquent » les hématies.

Il peut être utilisé pour le diagnostic des AHAI qui sont dues à un ***auto-Ac*** acquis dirigé contre un antigène de la membrane du globule rouge et entraînant sa lyse. Les ***anticorps de type IgM ne sont pas retrouvés au Coombs*** car éluées spontanément dans le prélèvement. En revanche, comme elles ont une structure très « dense », elles activent le complément et c'est ***ce complément qui reflètera la présence d'IgM***.
Ainsi un Coombs positif :

- au complément seul, correspond à un auto-anticorps IgM ;
- à IgG, correspond à un auto-anticorps IgG ;
- à IgG + complément, correspond à des auto-anticorps IgG + IgM.

Il pourra si positif être complété par un test d'élution-fixation (les AC sont détachés et dirigés contre un panel d'hématies test pour déterminer leur spécificité [exemple : anti-rhésus, anti-i, etc.] et leur titre).
Les anémies hémolytiques auto-immunes ont fait l'objet d'un PNDS de la HAS qui est très (trop) détaillé pour l'ECN : je profite de ce corrigé pour vous faire un résumé des points clés.

<table>
<tr><th></th><th>AHAI à Ac chauds : 70 %
(activité optimale à 37 °C)</th><th>AHAI à Ac froids = agglutinine froide : 30 %
(activité optimale à 4 °C)</th></tr>
<tr><td>Anticorps responsable</td><td>• Type IgG (souvent anti-rhésus)
• Coombs : IgG ou IgG+complément(C3)</td><td>• Type IgM (anti-I ou anti-i)
• Coombs : complément (C3) isolé</td></tr>
<tr><td>Mécanisme hémolytique</td><td>Destruction intratissulaire</td><td>Destruction intravasculaire par complément</td></tr>
<tr><td>Étiologies</td><td>• Idiopathique : 50 % des cas
• MAI : lupus, SAPL, PR, GS, MICI, sarcoïdose, etc.
• Hémopathies lymphoïdes : LLC ++, LNH, LH
• Médicaments : améthyldopa, levodopa
• Infection : MNI, VHC, VIH, CMV, TB, brucellose, syphilis, PVB19
• Tumeur ovarienne, carcinomes
• Déficit immunitaire : DICV, ALPS, Wiskott, etc.</td><td>• Maladie chronique des agglutinines froides (MAF) (IgM kappa monoclonale) chez l'adulte mûr, avec un aspect chronique et une acrocyanose ++ :
– primitive = idiopathique (le plus souvent)
– secondaire à une hémopathie de bas grade (Waldenström, LNH)
• Infection (enfant ou adulte jeune, transitoire) : MNI, CMV, VIH, mycoplasme</td></tr>
<tr><td rowspan="2">Traitement</td><td>• 1re ligne : corticoïdes
• 2e ligne : splénectomie, rituximab</td><td>• Traitement symptomatique (éviction du froid, transfusion si besoin (à réchauffer), seul si post-infectieux)
• Rituximab possible si MAF sévère
• Corticoïdes et splénectomie inefficaces</td></tr>
<tr><td colspan="2">• Traitement étiologique si possible, supplémentation en B9 (voir régénération)
• Transfusions à éviter sauf en cas de très mauvaise tolérance
• Pas d'échanges plasmatiques ni IgIV</td></tr>
</table>

Dans ce dossier, le test de Coombs est positif pour les IgG et négatif pour le complément (C3d), sans anomalie au frottis. ***L'AHAI à autoanticorps chauds*** devient l'hypothèse la plus probable. ***L'hémoglobinurie paroxystique « a frigore »*** est une maladie rare, hors programme, caractérisée par des crises hémolytiques aiguës après exposition au froid mais liée à une ***hémolysine***

biphasique IgG et au complément (diagnostic différentiel des AHAI à Ac froids de type IgM). Elle touche parfois les enfants transitoirement après infection virale.

La ***sphérocytose*** (maladie de Minkowski-Chauffard) est l'anémie hémolytique la plus fréquente en France et due à une instabilité de la membrane de l'hématie. C'est certes une cause de sphérocytes au frottis (comme les AHAI) mais il n'en y aurait pas que « quelques » uns et le Coombs ne serait pas positif.

L'anémie hémolytique allo-immune (post-transfusionnelle ou par incompatibilité maternelle) est due à une incompatibilité immunologique entre deux individus : ce n'est pas le contexte.

Question 9

La patiente est orientée vers la consultation d'un confrère interniste. Le diagnostic d'anémie hémolytique auto-immune (AHAI) à anticorps chauds est retenu. Parmi les pathologies suivantes, laquelle (lesquelles) peut (peuvent) s'associer à une AHAI à anticorps chauds ?

A. Sclérodermie systémique
B. Lupus systémique
C. Lymphome non hodgkinien
D. Leucémie lymphoïde chronique
E. Déficit immunitaire commun variable

Voir le tableau de la question précédente.

La liste est assez exhaustive dans le PNDS, et la sclérodermie systémique n'est pas une cause d'AHAI (à moins que ce soit via un syndrome de Gougerot-Sjögren secondaire).

Question 10

Parmi les examens complémentaires suivants, lequel (ou lesquels) allez-vous réaliser chez votre patiente ?

A. Électrophorèse des protéines sériques
B. Sérologie VIH
C. Anticorps anti-cytoplasme des polynucléaires neutrophiles
D. Anticorps anti-nucléaires
E. Scintigraphie osseuse

Le PNDS des AHAI détaille un bilan étiologique systématique qui découle des différentes étiologies :

Explorations systématiques en cas d'AHAI		
	AHAI à Ac chauds	**AHAI à Ac froids**
MAI	**AAN**	
Hémopathies lymphoïdes et tumeurs solides	• **EPS** + immunofixation • Immunophénotypage des LB • Scanner TAP	• EPS + immunofixation • Immunophénotypage des LB • Scanner TAP
Déficit immunitaire	• Phénotypage des LB, T, NK • Dosage pondéral des Ig G, A, M	
Infection	**VIH**, VHC, VHB	Nombreux mais non systématiques

Le complément, les sérologies EBV, CMV, etc. sont à discuter selon contexte.

Question 11

Le complément de bilan réalisé chez votre patiente est le suivant :

C ANTI-NUCLEAIRES				
Nat Prel : SERUM				
Anti-nucléaires		Positif, titre > à 1280.		
aspect nucléaire		Moucheté.		
anti-DNA natif	H	49,00	UI/ml	< 15,00
Dépist Ag solubles				
Ag NUCL SOL ELIA 4				
anti SSA (60kD)	H	>240,00	U/ml	< 10,00
anti SSB/La	H	35.00	U/ml	< 10,00
anti SmD	H	11.00	U/ml	< 10,00
anti RNP		4,10	U/ml	< 10,00
OSAGE PONDERAL IG				
Nat Prel : SERUM				
Immunoglobulines G	H	29,80	g/l	6,90 - 14,00
Immunoglobulines A	H	4,80	g/l	0,70 - 3,70
Immunoglobulines M		1,50	g/l	0,40 - 2,40
XPL DU COMPLEMENT				
Nat Prel : SERUM				
C3		0,87	g/l	0,81 - 1,57
C4	B	0,08	g/l	0,13 - 0,39
ch50	B	57	%	70 - 130
ECH Ig MONOCLONALE				
ELECTROPH. CAPILL.				
Conclusion		Augmentation d'allure polyclonale de la fraction gamma de l'électrophorèse.		
Proteines seriques	H	97	g/L	58 - 76
Albumine	B	47,7	%	55,8 - 66,1
soit en g/l		46,27	g/l	40,20 - 47,60
Alpha 1		3,3	%	2,9 - 4,9
soit en g/l		3,20	g/l	2,10 - 3,50
Alpha 2	B	7,0	%	7,1 - 11,8
soit en g/l		6,79	g/l	5,10 - 8,50
Béta 1		5,6	%	4,7 - 7,2
soit en g/l	H	5,43	g/l	3,40 - 5,20
Béta 2		4,8	%	3,2 - 6,5
soit en g/l		4,66	g/l	2,30 - 4,70
Gamma	H	31,6	%	11,1 - 18,8
soit en g/l	H	30,65	g/l	8,00 - 13,50
NTI PHOSPHO CONV				
Nat Prel : SERUM				
Anti-cardiolipine G	H	21,47	GPL/ml	< 15,00
Anti-cardiolipine M		5,24	MPL/ml	< 15,00
Anti-Béta 2 GP1(IgG)		0,59	U/ml	< 8,00
Anti-Béta 2 GP1(IgM)		0,71	U/ml	< 8,00

Le scanner thoraco-abdominopelvien montre une splénomégalie mesurée à 13 cm, ainsi que des adénopathies multiples infra-centimétriques cervicales, médiastinales, cœlio-mésentériques, rétro-aortiques et inguinales bilatérales.
Des analyses sanguines montrent: anticorps (Ac) anti-HBc négatifs ; Ac anti-HBs négatifs ; Ag HBs négatif ; Ac anti-VHC positifs ; recherche de l'ARN du VHC par PCR quantitative négative ; sérologie VIH négative.
En reprenant l'interrogatoire, la patiente vous signale des douleurs articulaires des poignets et des doigts, prédominant le matin et la réveillant la nuit, évoluant depuis plusieurs semaines avec des épisodes de gonflements articulaires. Elle a présenté une éruption cutanée après des expositions au soleil depuis 2 étés. Elle décrit également une sécheresse buccale, et une sensation de grains de sable dans les yeux depuis quelques mois.
Parmi les diagnostics suivants, lequel (lesquels) est (sont) compatible(s) avec le tableau clinico-biologique présenté par votre patiente ?

A. Syndrome de Gougerot-Sjögren secondaire
B. Syndrome des anticorps anti-phospholipides secondaire
C. Polyarthrite rhumatoïde
D. Lupus systémique
E. Cryoglobulinémie de type I

Ici le diagnostic principal à évoquer est un ***lupus érythémateux systémique*** :

- ***polyarthralgies*** d'horaire inflammatoire des petites articulations périphériques, avec épisodes d'arthrite ;
- ***polyadénopathies*** (indolores, lors des poussées de la maladie) ;
- éruption photosensible ;
- ***anémie hémolytique*** auto-immune à anticorps chauds ;
- positivité des ***anti-ADN*** et des ***anti-Sm*** (les 2 anticorps qui ***sont spécifiques du lupus*** !) ;
- ***hypocomplémentémie*** de consommation (par activation de la voie classique par les complexes immuns) ;
- ***CRP normale*** (la règle dans le lupus [sauf si sérite], le Gougerot et la sclérodermie).

Il y a également des éléments en faveur d'un ***syndrome de Gougerot-Sjögren secondaire*** (au lupus) :

- ***syndrome sec subjectif buccal et oculaire*** (grains de sable dans les yeux = syndrome sec oculaire, conjonctivite sèche) qui ne peut être expliqué par le seul lupus ;
- ***anti-SSA/SSB positifs***. Ces anticorps se retrouvent dans le syndrome de Gougerot (la moitié des cas) et le lupus subaigu et néonatal (mais ici le lupus est aigu) ;
- diagnostics différentiels des syndromes secs (VIH, VHB, VHC, lymphome, GVH, sarcoïdose, anticholinergiques) peu probables car il n'y a pas d'atteinte pulmonaire, les sérologies sont négatives ou l'hépatite C est guérie, et il y a des adénopathies infracentrimétriques.

Il faudra rechercher au moins un critère de plus pour affirmer le diagnostic (syndrome sec objectivé par Test de Schirmer, flux salivaire, Grade de Chilsom sur une biopsie des glandes salivaires).

Le pic polyclonal à l'électrophorèse sérique corrobore ces deux étiologies auto-immunes.

Il y a bien des ***anticorps anti-phospholipides*** mais le diagnostic de syndromes des APL ne peut être fait que s'il y a en plus un événements clinique (thrombotique mais pas une simple thrombose superficielle, obstétrique), et la présence des anticorps doit aussi être contrôlée à 12 semaines.

Critères diagnostiques (de Sapporo) +++[2] : SAPL si ≥ 1 critère clinique + ≥ 1 critère biologique	
Critères cliniques	• **Caractères thrombotiques** : un ou plusieurs épisodes artériels, veineux ou capillaires, confirmé(s) par un critère objectif et validé(s) (imagerie typique, anatomopathologique) • **Caractères obstétricales :** – ≥ **3 FCS** de suite **sans anomalie anatomique,** hormonale maternelle ou **chromosomique** maternelle ou paternelle – 1 MFIU (> 10 SA) inexpliquée avec morphologie normale documentée – 1 prématuré de moins de 34 SA (morphologie normale et causé par pré-éclampsie éclampsie, ou insuffisance placentaire sévère)
Critères biologiques (à confirmer à +12 S)	• Ac anticoagulant circulant • Ac anti-cardiolipine • Ac anti-B2GP1 • Dissociation syphilitique (VDRL + et TPHA -)

La ***cryoglobulinémie de type I*** est éliminée en l'absence de notion de pic monoclonal. De plus, la symptomatologie n'est ici pas rythmée par le froid et n'est pas caractéristique (livédo, purpura, atteinte rénale, neurologique).

La ***polyarthrite rhumatoïde*** se présente dans la majorité des cas par une polyarthrite « nue » c'est-à-dire sans signes extra-articulaires.

Question 12

Vous retenez le diagnostic de lupus systémique avec syndrome de Gougerot-Sjögren secondaire, et compliqué d'anémie hémolytique auto-immune à anticorps chauds.
Parmi les traitements suivants, lequel (lesquels) allez-vous mettre en route dans le cadre de la prise en charge de votre patiente ?

A. Hydroxychloroquine
B. Corticothérapie systémique
C. Anticoagulation curative
D. Vaccination anti-pneumococcique
E. Vaccination anti-*Haemophilus influenzae* de type b

2 Attention à ne pas confondre « présence d'APL » (critère biologique) et « syndrome des APL ».

Traitement de fond	Traitement à court et moyen terme
Hydroxychloroquine (antipaludéen de synthèse)	**Formes bénignes : cutanée ou articulaire**
• **Indication *systématique*** (sauf CI) : – 400 mg/j si fonction rénale normale – actif au bout de 6 à 12 semaines • **Complications** : – neurologiques (troubles psychiques, vertiges, migraines, acouphènes) ; – oculaires (toxicité rétinienne, dépôts coornéens) ; – cutanées (toxidermie [hysensibilité], hyperpigmentation cutanée ardoisée) ; – digestifs (douleurs abdominales, nausées, vomissements, diarrhées, hépatites) ; – autres (cytopénie [agranulocytose rare], myopathies) • **Surveillance ophtalmologique** : – après instauration – puis ***annuel à partir de 5 ans d'exposition***, ou dès le début si FdR (posologie élevée, rétinopathie, insuffisance rénale, insuffisance hépatique) – ***FO + CV automatisé de Humphrey*** + ≥ 1 parmi **ERG* multifocal** (contrairement à l'ERG global, il teste uniquement la macula) ; ***OCT-50*** ; ***cliché du FO en auto-fluorescence*** On ne dépiste pas la vision des couleurs même s'il peut y avoir une dyschromatopsie bleu-jaune.	• ***AINS*** en 1re intention (sauf ibuprofène) • ***Corticoïdes*** PO si échec, souvent nécessaires si atteinte articulaire, infiltrations possibles, topiques si lupus discoïde • Si forme résistante : méthotrexate, belimumab (biothérapie)
	Formes modérées à sévères : atteinte viscérale
	• **corticothérapie** *:* – attaque (3-6 semaines): · 0,5 mg/kg/j dans les **sérites** · 0,5-1 mg/kg/j dans les formes **graves** (rénale, AHAI, thrombopénie, etc.), parfois précédé de bolus IV pendant 3 j · diminution progressive de 10 % par 10-15 jours – **entretien** : 0,10-0,20 mg/kg/j, pendant plusieurs années • **Immunosuppresseurs** en plus si forme très grave (rénale, neurologique) ou si corticorésistance / corticodépendance : – **attaque** (3-6 mois) : · ***Cyclophosphamide IV*** discontinu · ***ou MMF PO*** – **entretien** sur durée totale minimale > 2 ans : · ***azathioprine*** PO · ***micophénolate mofétil*** PO
	Cas particuliers
	IgIV, rituximab ou splénectomie si thrombopénie périphérique corticorésistante
Mesures associées	***Contraception***
• ALD 30, PEC à 100 % • Photoprotection efficace • Arrêt du tabac (aggrave un lupus cutané) • Contrôle des FRCV • Vaccins, en plus du calendrier général : – pneumocoque pour tous les patients lupiques : · si CS ou IS, syndrome néphrotique ou asplénie conjugué 13-valent puis 8 semaines après, non conjugué 23-valent · pour les autres patients : non conjugué 23-valent – grippe si CS ou IS, syndrome néphrotique, insuffisance rénale ou asplénie	• Éviter les œstrogènes • Alternatives : – microprogestatifs – DIU – acétate de chlormadinone – acétate de cyprotérone
ERG = électrorétinogramme	

Les ***corticostéroïdes*** systémiques sont le traitement de référence de l'AHAI à anticorps chauds, ***qu'il s'agisse d'un contexte lupique ou non.***
L'***anticoagulation curative*** est inutile devant une simple sérologie anti-phospholipide isolée et un seul épisode de TVS.

La ***vaccination anti-haemophilus influenzae*** de type b est indiquée beaucoup moins largement que la grippe et le pneumocoque. Ses indications sont l'***asplénie, le déficit humoral, la greffe de cellules souches et la drépanocytose.***

Question 13

Vous débutez un traitement par antipaludéens de synthèse (hydroxychloroquine) et une corticothérapie systémique par voie orale à 1 mg/kg/jour, avec mesures associées à la corticothérapie usuelles.
La patiente et son entourage vous questionnent sur l'évolution attendue et les éléments pronostiques associés à sa maladie auto-immune.
Parmi les propositions suivantes, quelle(s) information(s) allez-vous fournir à votre patiente ?

A. Les grossesses sont contre-indiquées en raison du risque de poussée lupique gravidique
B. L'activité de la maladie s'aggrave après la ménopause
C. Une atteinte rénale doit systématiquement être dépistée, même en l'absence d'autres symptômes de la maladie
D. Le risque d'athérosclérose est augmenté
E. Le risque d'infections est augmenté

La ***grossesse augmente le risque de poussée évolutive du lupus*** (surtout au 3e trimestre et au *post partum*), d'autant plus que la maladie est évolutive au début de la grossesse, et qu'il existe une néphropathie. Elle n'est pas contre-indiquée mais elle doit être ***programmée*** (lupus en rémission depuis plus de 6 mois, bonne fonction rénale). Il faut aussi faire attention aux éventuels traitements immunosuppresseurs prescrits (cyclophosphamide et MMF étant contre-indiqués).
Le lupus est sous l'influence de facteurs hormonaux (à savoir les œstrogènes, d'où la prédominance féminine) et ***s'atténue après la ménopause.***
L'atteinte rénale lupique est fréquente et grave et doit être dépistée de manière systématique par une ***créatininémie et une bandelette urinaire tous les 3 à 6 mois.***

Pronostic du lupus

- Taux de survie à 10 ans identique à celui de la population générale.
- Maladie plus grave si forme ***pédiatrique, peau noire, sexe masculin.***
- Mortalité précoce : ***rénale***, SAPL, iatrogénie (infections).
- Mortalité tardive : cardiovasculaire (IDM, AVC), iatrogène par corticoïdes et immunosupresseurs (***infections*** opportunistes, ***athérosclérose accélérée***, néoplasies).

Question 14

Alors que la corticothérapie vient d'être débutée, votre patiente vous rapporte des douleurs thoraciques rétro-sternales constrictives à l'effort. Le contrôle de l'hémogramme retrouve un dosage d'hémoglobine à 4,8 g/dL. Vous décidez de transfuser votre patiente en urgence.
Concernant la réalisation de cette transfusion de culots globulaires (CGR), laquelle (lesquelles) des propositions suivantes est (sont) exacte(s) ?

A. Les CGR à usage clinique font systématiquement l'objet d'une déleucocytation
B. La transfusion d'un CGR délivré est à débuter impérativement dans les 6 heures suivant l'arrivée dans le service clinique
C. Il existe une indication à prescrire des CGR irradiés dans le cas de votre patiente
D. Il est recommandé d'utiliser des CGR phénocompatibles RH-KEL1 dans le cas de votre patiente
E. Il est recommandé d'utiliser des CGR déplasmatisés dans le cas de votre patiente

Caractéristiques communes des produits sanguins labiles	
Qualification infectieuse	• ***Obligatoires : VIH1-2, HTLV1 et 2, VHC, VHB, syphilis*** • Optionnelles en fonction du donneur : paludisme, maladie de Chagas • Les virus nus HVA ou PVB19 font l'objet d'un dépistage uniquement pour les dons de plasma à visée de fractionnement (MDS) • **La qualification CMV négative ne doit plus du tout être prescrite (la déleucocytation suffit)**
Qualification standard (pour tous sauf les exceptionnels CGRA et sang total)	Groupé + déleucocyté = leucoréduits (< 1 million de leucocytes pour CGR et CP, < 10000 pour PFC) pour prévenir : • un risque d'allo-immunisation HLA • une réaction frissons-hyperthermie • une transmission d'agents infectieux intracellulaires (CMV, EBV, HTLV1) • un risque de GVH

Qualifications supplémentaires : explications et indications		
CGR phénotypé	Groupé pour tous les Ag rhésus (DCEce) et Kell (Rh 2,3,4,5 et KEL1) , en plus de ABO et Rh1	– **Patient RAI à positive** contre un Ag du groupe RH-Kel1 – **Femme non ménopausée** – **Patient devant subir des transfusions itératives**
CGR phénotypé étendu	Prise en compte du système **Duffy** et **Kidd** et **MNSs**	Si RAI contre eux
CGR compatibilisé	Épreuve de compatibilité ***in vitro*** entre le CGR et le sérum du receveur	• Patient **RAI à positive** ou antécédent de RAI • **Drépanocytaire (que la RAI soit positif et négatif)**

Transformations supplémentaires : explications et indications		
PSL irradiés	Supprime leucocytes résiduels	• Patient avec **déficit immunitaire cellulaire sévère** (hors VIH) (prévention de la GVH) : DICS, traitement par fludarabine, alemtuzumab, **greffe de CSH** • **Prématuré, don dirigé intrafamilial**
PSL déplasmatisé	Réduit protéines plasmatiques	Antécédents d'effet indésirable transfusionnel **allergique**, si présence d'Ac anti-FVIII, si anticorps anti-IgA
Congelés	Pour phénotypes rares	
Réduction volumique	Usage pédiatrique	

Tous les produits sanguins labiles (culots globulaires, culots plaquettaires, plasma frais congelé) sont à transfuser ***dans les 6 h suivant leur arrivée*** dans le service.

Question 15

La transfusion est bien tolérée, les douleurs thoraciques régressent et l'ECG se normalise après celle-ci. La corticothérapie est finalement efficace, avec régression des stigmates biologiques d'hémolyse en quelques jours, et ascension progressive du chiffre d'hémoglobine (Hb).
Cependant, alors qu'une diminution de la posologie de prednisone est réalisée, on assiste 3 mois plus tard à une rechute de l'anémie hémolytique auto-immune avec reprise des marqueurs d'hémolyse et nouvelle baisse du taux d'Hb en dessous de 10 g/dL.
Un traitement par rituximab est alors envisagé chez votre patiente.
Concernant cette biothérapie, laquelle (lesquelles) des propositions suivantes est (sont) exacte(s) ?

A. Il s'agit d'un anticorps monoclonal dirigé contre le CD34
B. Il s'agit d'une thérapie ciblée contre les lymphocytes T
C. Une vaccination anti-pneumococcique doit être réalisée avant la première perfusion
D. Une prémédication anti-allergique est systématiquement réalisée avant les perfusions
E. La survenue d'une hypogammaglobulinémie doit être dépistée au décours de ce traitement

Voici ce qu'il faut savoir sur le ***rituximab*** :

- ***c'est un anticorps monoclonal chimérique (humain/murin), dirigé contre le CD20 (= marqueur des lymphocytes B, normaux et tumoraux)***
- ***il s'administre par voie IV*** ;
- ***ses effets secondaires secondaires sont les suivants :***
  - ***infections*** : pyogènes, pneumocystose, réactivation VHB → vaccinations pneumocoque et grippe ++, dépistage VHB préalable et parfois prophylaxie antipneumocystose,
  - ***hypogammaglobulinémie*** → dosage pondéral des Ig annuel,
  - ***neutropénie retardée*** → suivi NFS,
  - ***FA, décompensation d'angor,***
  - quelques cas de ***LEMP,***
  - ***réactions à la perfusion IV*** (premières perfusions ++) :
    - **syndrome de relargage cytokinique** par la lyse cellulaire des lymphocytes B,
    - **réactions d'hypersensibilité voire anaphylactiques.**

Syndrome de relargage cytokinique par la lyse cellulaire des lymphocytes B.	Au cours des maladies inflammatoires, comme la PR, le phénomène de lyse cellulaire est moins massif que dans un lymphome mais suffisant pour pouvoir entrainer des réactions (dyspnée, bronchospasme, fièvre, frissons, tremblements, urticaire, angio-œdèmes), fréquemment pendant la première ou la deuxième heure qui suit le début de la première perfusion
Réactions d'hypersensibilité voire anaphylactiques	Dans les minutes qui suivent le début de la perfusion. Selon l'AMM du médicament, il faut **une prémédication par paracétamol et antihistaminique systématiquement** instaurée avant chaque perfusion de rituximab. Une prémédication par **glucocorticoïde doit également être envisagée selon les cas** (indications oncohématologiques, vascularites). Je coche la proposition même si « anti-réaction à la perfusion » aurait été plus appropriée, puisque cela englobe une réaction allergique et une réaction de relargage cytokinique). La prévention passe également par un débit perfusionnel lent et la réalisation de la première perfusion lors d'une hospitalisation

Le CD34 est un marqueur des ***cellules souches*** hématopoïétiques.

Dossier 11

Corrigé

(Énoncé p. 372)

Question 1

Quel(s) élément(s) recherchez-vous à l'examen clinique du patient pouvant participer à l'infertilité ?

A. Signe de Prehn positif
B. Gynécomastie unilatérale
C. Cryptorchidie
D. Anomalie de la pilosité
E. Hyperlaxité ligamentaire

Rappel : Les causes masculines d'infertilité (20 % des infertilités)

Oligo-asthéno-tératospermie	• Cryptorchidie, varicocèle, infectieux, génétique, idiopathique • Mode de vie (tabac, cannabis), toxique (pesticides, toxiques), chaleur (boulangers/hammams)
Azoospermie	Absence totale de spermatozoïdes (regarder le TSH car l'hypophyse augmente la sécrétion de FSH en cas de diminution de la spermatogenèse testiculaire) : • **sécrétoire :** – **centrale** avec déficit gonadotrope, clinique d'hypogonadisme (Kallman de Morsier, tumeurs hypophysaires) et FSH effondrée – **périphérique ++** (70 % des azoospermies) avec origine testiculaire (cryptorchidie, Klinefelter) et FSH augmentée • **excrétoire** (FSH normale) : – agénésie bilatérale des canaux déférents et/ou des vésicules séminales : • le plus souvent secondaire à une mutation hétérozygote dF508 du gène CFTR « forme génitale de mucoviscidose » (dans forme homozygote, constant) • non-perception de canaux déférents, distension de la tête et atrophie du corps de l'épididyme – **obstruction bilatérale de l'épididyme ou des canaux déférents** • cause infectieuse ++, post-chirurgie inguinale ou scrotale • déférent souvent palpable, parfois gros ou présentant des nodules

L'interrogatoire recherchera donc la profession, les toxiques, des antécédents urologiques, oncologiques, endocrinologiques, etc. L'examen comportera un examen ***général*** (détermination du morphotype, de la répartition pondérale, calcul de l'IMC) et un examen ***urologique*** avec palpation des testicules afin de mettre en évidence une ***cryptorchidie***, la présence et la consistance normale des ***épididymes et des canaux déférents***. À l'inspection, on recherchera une ***varicocèle*** (sensibilisée par une manœuvre de Valsalva ou en position debout) et un ***hypospadias***. Le ***toucher rectal n'est pas réalisé systématiquement*** : il sera utile en cas d'antécédents infectieux, d'hypospermie ou de déficit androgénique.

Au niveau endocrinologique, on recherchera un hypogonadisme dans lesquels s'inscrivent une ***gynécomastie et des anomalies de la pilosité***. Je vous rappelle qu'une ***gynécomastie bilatérale ou unilatérale a la même valeur***.

L'hyperlaxité ligamentaire n'est pas un symptôme des pathologies causant classiquement une infertilité. On la retrouve dans les pathologies du collagène (maladie de Marfan, Ehler-Danlos).

Un signe de Prehn positif signifie le soulagement d'une douleur testiculaire lors du soulèvement du testicule par l'examinateur. Il permet d'orienter sur une épididymite aiguë plutôt que d'une torsion testiculaire lors d'une douleur scrotale aiguë. Ici, ***nous ne sommes pas dans un cadre aigu*** : on cherche une étiologie pouvant expliquer plus d'une année d'infertilité. On ne cherche pas une épididymite en cours mais plutôt une ***épididymite chronique ou des séquelles d'épisodes anciens,*** ayant pu contribuer à une infertilité par obstruction de l'épididyme.

Question 2

Le patient a déjà réalisé un spermogramme après 4 jours d'abstinence dont il vous montre les résultats :

- **volume éjaculé : 5 mL ;**
- **concentration spermatique : 2 millions/mL ;**
- **mobilité totale des spermatozoïdes : 10 % ;**
- **75 % de spermatozoïdes ;**
- **1 % de formes normales.**

Quelles sont la (les) proposition(s) exacte(s) ?

A. Il existe une hypospermie
B. Il existe une oligospermie
C. Il existe une tératospermie
D. Il existe une nécrospermie
E. Il existe une asthénospermie

Chez l'homme, l'examen essentiel à faire dans le cadre d'une infertilité de couple est le ***spermogramme avec spermocytogramme*** (morphologie des spermatozoïdes). Il se réalise après ***3 à 5 jours d'abstinence***, au laboratoire, 30 min après éjaculation.

Anomalies spermatiques	
Hypospermie	**Volume de l'éjaculat < 1,5 mL**
Hyperspermie	Volume de l'éjaculat > 6 mL
Oligospermie	**Numération < 15 millions/mL ou < 39-40 millions de spermatozoïdes dans l'éjaculat**
Polyspermie	Numération > 250 millions/mL
Azoospermie	**Absence totale de spermatozoïdes :** • soit azoospermie non obstructive (=sécrétoire) par défaut de la spermatogenèse • soit azoospermie obstructive (=excrétoire) en cas d'obstacle sur les voies excrétrices
Asthénospermie	**Spermatozoïdes mobiles < 32 %**
Tératospermie	**Spermatozoïdes morphologiquement normaux < 4 %**
Nécrospermie	**Plus de 42 % de spermatozoïdes morts**
Leucospermie	Globules blancs > 1 million/mL
pH	N = 7,2 à 8
Infection	Non opalescent/leucospermie
Ac antiSpz	Agglutinats spontanés
Insuffisance prostatique	Hyperviscosité

Il manquait la fin de la proposition « 75 % de spermatozoïdes » : on peut supposer qu'il s'agissait du pourcentage de spermatozoïdes morts ce qui aurait correspondu à une nécrospermie.

Le patient présentait donc sur ce spermogramme une ***oligo–asthéno–tératospermie*** (+/- nécrospermie).

⚠ Il faut **toujours contrôler un spermogramme anormal** par un autre à **3 mois** d'intervalle (durée de spermatogénèse) car le sperme peut varier selon le stress, un syndrome inflammatoire (même épisode grippal !), etc.

Question 3

Aucune étiologie n'est retrouvée à ces anomalies du spermogramme expliquant l'infécondité et une grossesse est obtenue par injection intra cytoplasmique de spermatozoïdes.
Le 1er trimestre de la grossesse se passe sans difficulté à l'exception de nausées et de quelques saignements de sang rouge.
La patiente consulte à 27 semaines d'aménorrhée car ses deux dernières bandelettes urinaires montraient la présence de leucocytes et de nitrites. Elle n'a pas de fièvre, ne présente aucun symptôme urinaire en dehors de légères fuites à la toux. Elle présente en effet une toux récurrente depuis le début de l'hiver. Elle se restreint donc de boire pour limiter les fuites.
Quel est le diagnostic le plus probable?

A. Tuberculose urogénitale
B. Cystite
C. Colonisation urinaire
D. Grossesse molaire
E. Lithiase vésicale

La patiente est enceinte de 27 SA et présente une ***leucocyturie et une nitriturie*** qui orientent vers la présence d'une ***bactérie dans les urines***. Les bactéries productrices de nitrites sont les entérobactéries.
Elle n'a ***pas de signes généraux (fièvre), ni de signes fonctionnels urinaires***, ni obstructifs (dysurie), ni irritatifs (impériosités, brûlures). En effet, les fuites urinaires ne sont pas liées à des impériosités mais à une incontinence mécanique sur toux surement liée à une hyperréactivité bronchique (épisode hivernal). L'absence de ces signes urinaires élimine une cystite ou une pyélonéphrite. On s'oriente donc vers une probable ***colonisation***, c'est-à-dire une ***bactériurie asymptomatique quel que soit le niveau de leucocyturie.***
Les autres propositions (lithiase vésicale ou tuberculose) n'expliquent pas les nitrites à la BU et sont beaucoup moins fréquentes. De plus, on s'attendrait également à des signes fonctionnels irritatifs.

Question 4

Vous faites réaliser un examen cytobactériologique des urines qui montre : 42000 hématies/mL ; 120000 leucocytes/mL, et 10^5 *Escherichia coli*/mL en culture.
Quelle(s) est (sont) la (les) proposition(s) exacte(s) ?

A. Il faut débuter en 1re intention un traitement par amoxicilline
B. Il faut débuter en 1re intention un traitement par fosfomycine-trométamol
C. Il faut attendre les résultats de l'antibiogramme pour traiter
D. Il faut mettre en place une biantibiothérapie intraveineuse
E. Il existe un risque de pyélonéphrite aigue en l'absence de traitement

Il s'agit ici d'une colonisation puisque la patiente est asymptomatique et présente une bactériurie. Il existe une indication à demander un ***ECBU*** et *à traiter la colonisation* uniquement dans 2 situations :

- ***chez la femme enceinte avec un seuil de bactériurie ≥ 105*** UFC/mL, quel que soit le germe (le seuil n'existe que chez la femme enceinte) ;
- ***lors d'une intervention prévue sur les voies urinaires.***

Dans les autres cas, ça n'apporte aucun bénéfice et contribue à sélectionner des germes résistants. Une colonisation se traitera ***directement de manière adaptée*** à l'antibiogramme (*voir tableau ci-dessous*).

La **fréquence des colonisations** urinaires n'est ***PAS augmentée pendant la grossesse,*** mais une colonisation urinaire gravidique va persister toute la grossesse et expose à un **risque élevé de pyélonéphrite** (20-40 %) avec risque d'accouchement prématuré : c'est ce qui justifie leur traitement systématique.

Rappel : Les facteurs favorisant les IU chez la femme enceinte

- ***Progestérone :*** action ***myorelaxante*** sur les sphincters et inhibition ***du péristaltisme*** des voies urinaires.
- Œstrogènes ***: hyperhémie du trigone*** qui favorise l'adhérence des germes.
- Compression par l'utérus gravide de la vessie : ***mauvaise vidange, résidu.***
- Compression des uretères : ***reflux*** (++ droit par dextrorotation utérine)
- ***Alcalinisation des urines + glycosurie physiologique, augmentation de la pullulation périnéale***

Il faut donc dépister les femmes enceintes par des ***BU mensuelles*** et réaliser un ***ECBU devant toute BU positive*** (nitrites et/ou leucocyturie). Si la patiente est à risque (diabète, uropathie, antécédent d'infection urinaire), il faut réaliser l'ECBU à la première consultation puis mensuellement à partir du 4e mois).

<table>
<tr><th colspan="4">Antibiothérapies probabilistes et adaptées lors d'infections urinaires gravidiques non graves</th></tr>
<tr><th>Hiérarchie</th><th>Colonisation urinaire gravidique</th><th>Cystite aiguë gravidique (idem cystite compliquée)</th><th>PNA gravidique non grave (idem PNA à risque sauf que FQ si allergie à C3G seulement, et aztreonam préféré à FQ en hospitalisation)</th></tr>
<tr><td>1</td><td rowspan="3">Pas d'antibiothérapie probabiliste → directement adaptée</td><td>Fosfomycine-trométamol</td><td>C3G IV</td></tr>
<tr><td>2</td><td>Pivmécillinam</td><td rowspan="2">Si allergie aux C3G :
• aztréonam
• ou ciprofloxacine en l'absence de quinolone dans les 6 derniers mois</td></tr>
<tr><td>3</td><td>Nitrofurantoïne</td></tr>
<tr><th colspan="4">Antibiothérapie adaptée à l'antibiogramme
(relai à 48 h si antibiothérapie probabiliste préalable)</th></tr>
<tr><td>1</td><td colspan="3">Amoxicilline</td></tr>
<tr><td>2</td><td>Pivmécillinam</td><td rowspan="2">Fosfomycine-Trométamol
Pivmécillinam</td><td rowspan="3">Par ordre alphabétique :
• amoxicilline-acide clavulanique
• bactrim
• céfixime
• ciprofloxacine</td></tr>
<tr><td>3</td><td>Fosfomycine-Trométamol</td></tr>
<tr><td>4</td><td colspan="2">Triméthoprime (à éviter les deux premiers mois)</td></tr>
</table>

Antibiothérapies probabilistes et adaptées lors d'infections urinaires gravidiques non graves (suite)		
5	Par ordre de préférence : • nitrofurantoïne (hors grossesse : avant fosfomycine) • cotrimoxazole, Augmentin®, cefixime, ciprofloxacine	Par ordre **alphabétique** : • amoxicilline-acide clavulanique • bactrim • céfixime • ciprofloxacine
Durée	**7 jours sauf fosfomycine-trométamol en prise unique**	10-14 jours
Modalité	Ambulatoire	Hospitalisation initiale, RAD après contrôle ECBU à 48 h
Suivi	ECBU de contrôle systématique 8-10 jours après la fin de l'antibiothérapie puis ECBU mensuel jusqu'à l'accouchement (risque de rechute)	

Question 5

La colonisation à *Escherichia coli* récidive à plusieurs reprises pendant la grossesse et a nécessité 4 lignes de traitement antibiotique. La patiente accouche à 38 SA + 4 j d'une petite fille de 4180 g par voie basse sans épisiotomie.
Trois semaines plus tard, elle consulte pour une altération de l'état général, une fièvre à 38,2 °C, des signes fonctionnels urinaires à type de pollakiurie et fuites à l'effort et une douleur qu'elle a du mal à systématiser mais prédominant dans l'hémi abdomen droit. Sa fille est nourrie au lait maternisé et se porte bien.
Quel(s) diagnostic(s) sont possibles à ce stade ?

A. Cystite
B. Endométrite
C. Pyélonéphrite
D. Colique néphrétique
E. Thrombophlébite pelvienne

La patiente présente une fièvre à 3 semaines ***post partum***, avec des signes fonctionnels urinaires et une douleur abdominale mal systématisée. Je vous rappelle ici les étiologies à évoquer devant une fièvre du *post partum*.

Fièvre du *post partum*	
Complications infectieuses	• **Endométrite aiguë :** – **fièvre et douleurs pelviennes modérées** – gros utérus mou, **mal involué** ; **col béant** ; douleur à la mobilisation utérine – **lochies** nauséabondes et abondantes, d'aspect purulent et +/- hémorragiques • **Pyélonéphrite aiguë** (le plus souvent à droite) • **Infection de cicatrice** (abcès de paroi sur césarienne, infection de cicatrice d'épisiotomie)
Complications de l'allaitement	• **Montée de lait : cause la plus fréquente mais diagnostic d'élimination.** C'est possible même si pas d'allaitement maternel • **Crevasse**, **engorgement**, **lymphangite**, **galactophorite**, **abcès**
Complications thrombo-emboliques	• **Thrombose veineuse cérébrale** • **Thrombose veineuse superficielle** • **Thrombose veineuse profonde (+/- EP)** • **Phlébite pelvienne (complique une endométrite)** – y penser devant une endométrite rebelle aux antibiotiques – **douleur pelvienne importante, signes urinaires et rectaux** – **TV : palpation d'un cordon douloureux inconstante**

Ici, la symptomatologie ***urinaire et abdominale*** réduisait les hypothèses ***aux pathologies urologiques et pelviennes***, à savoir ***endométrite +/- thrombophlébite pelvienne et pyélonéphrite***. Je n'ai pas coché colique néphrétique car la patiente est fébrile. Même si une lithiase urinaire est en cause, on passe donc dans la catégorie pyélonéphrite obstructive et non pas une simple colique néphrétique.

La cystite n'est pas fébrile et ne provoque pas d'altération de l'état général.

Question 6

À l'examen clinique le toucher vaginal est indolore, les seins sont souples, il existe une douleur à l'ébranlement de la fosse lombaire droite avec un trajet douloureux irradiant en sus pubien. L'auscultation cardio pulmonaire retrouve une diminution du murmure vésiculaire en base droite. La patiente est fébrile à 38,7 °C, la fréquence cardiaque est à 132/min et la pression artérielle à 87/53 mmHg. Quel(s) examen(s) demandez-vous en 1re intention ?

A. Échographie doppler des membres inférieurs
B. Examen cytobactériologique des urines
C. Imagerie rénale
D. D-dimères
E. Hémocultures

La douleur à l'ébranlement de la fosse lombaire (signe de Giordano pour ceux qui aiment les noms propres) avec trajet irradiant vers les organes génitaux oriente vers une douleur d'origine ***urologique***. Le toucher vaginal indolore va à l'encontre des pathologies gynécologiques (endométrite ou thrombophlébite pelvienne).

La patiente présente une ***hémodynamique altérée*** avec une tachycardie et une pression artérielle < 90 mmHg.

Elle présente 3 anciens critères de SRIS (fièvre > 38, FC > 120, PAS < 90). Il faut donc considérer cette pyélonéphrite comme ***potentiellement grave*** (même si l'on pas tous les éléments pour le quickSOFA, et que le remplissage n'a pas été tenté). Dans ce cadre, il est nécessaire de réaliser tous les examens complémentaires : ***CRP, ionogramme, créatinine, imagerie (scanner en urgence), hémocultures.***

Question 7

L'imagerie est la suivante.

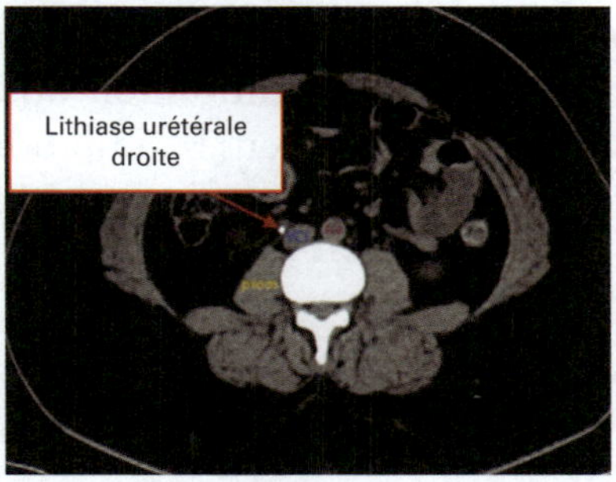

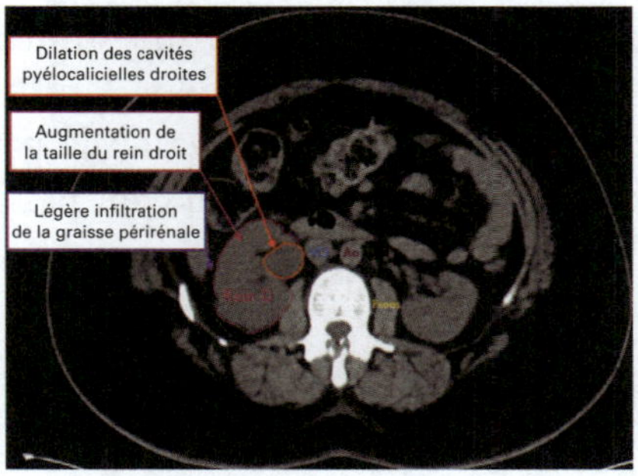

Quelle(s) est (sont) la (les) proposition(s) exacte(s)

A. Il s'agit de coupes de scanner abdomino-pelvien après injection de produit de contraste
B. Il existe une dilatation des cavités pyélocalicielles droites
C. Il existe un calcul pyélique droit
D. Il existe un calcul urétéral droit
E. Il existe un syndrome de masse rénale droite

Il s'agit de deux coupes ***axiales*** de ***scanner abdominopelvien non injecté***. On remarque en effet qu'il n'y a aucune prise de contraste sur l'image et les vaisseaux ne sont pas opacifiés. La première coupe au niveau visualise les deux reins avec une ***dilatation des cavités pyélocalicielles franche à droite*** (comparez avec l'aspect normal à gauche), associé à une ***hydronéphrose du rein droit*** (augmenté de volume).
La deuxième coupe est située juste au-dessous de la première : on remarque uniquement le pôle inférieur du rein droit. Le scanner met en évidence une image sphérique de densité élevée correspondant à un ***calcul urinaire dans l'uretère supérieur droit***. Ce calcul est responsable d'une obstruction de la voie urinaire et de la dilatation des cavités visualisées en amont.

Question 8

Le scanner abdominopelvien montre donc une dilatation des cavités pyélocalicielles droites en amont d'un calcul urétéral de 7 mm.
L'examen direct des urines montre la présence de 10^5 leucocytes, 10^4 hématies et 10^5 bacilles gram négatif. Alors qu'elle revient du scanner, la pression artérielle de la patiente chute à 65/30 mmHg et les douleurs de la fosse lombaire s'intensifient. Son état de conscience est normal, elle présente quelques marbrures aux genoux.
Quelle(s) est (sont) la (les) mesure(s) thérapeutique(s) possibles en 1re intention ?

A. Aucune mesure ne doit retarder la prise en charge chirurgicale
B. Remplissage par solutés de type cristalloïde
C. Bi-antibiothérapie parentérale par fluoroquinolone et aminoside
D. Bi-antibiothérapie parentérale par bêta-lactamine et aminoside
E. Administration de drogue vasopressive type noradrénaline

Il existe des signes ***d'insuffisance circulatoire*** que sont la tension artérielle inférieure à 90/40 mmHg et des signes d'hypoperfusion périphérique avec vasoconstriction cutanée (marbrures des genoux). En revanche, elle ne remplit pas pour l'instant les critères de choc septique parce qu'on ne l'a pas encore remplie. Il faut donc poser ***deux voies veineuses*** périphériques et débuter sans attendre un ***remplissage par cristalloïdes*** de 500 cc/15 min à répéter selon évolution, pour un objectif de PAM > 65 mmHg. Il faudra aussi ***oxygéner*** pour cibler SpO_2 > 95 % et ***sonder*** la patiente pour surveiller la diurèse.
La ***pression artérielle diastolique*** **< 40 mmHg** autorise à débuter de la ***noradrénaline d'emblée*** avant même avoir eu un remplissage vasculaire efficace parce que c'est le ***seuil de perfusion des coronaires*** du ventricule gauche.
En parallèle, il faut administrer une ***bithérapie antibiotique parentérale et probabiliste active sur les entérobactéries*** (dans l'heure au maximum). En première intention, on utilise l'association ***C3G IV + aminoside***. Ici la patiente avait reçu de nombreuses antibiothérapies dans les derniers mois mais ce n'était pas à prendre en compte pour le risque de BLSE tant qu'elle n'était pas en choc.

Rappel : gestion de l'antibiothérapie dans les PNA graves

- Traitement probabiliste = bithérapie. C3G IV + amikacine (1 dose/j pendant 1 j à la phase initiale : bactéricidie rapide, synergie, élargissement spectre à EBLSE, avec excellente diffusion intrarénale). En cas d'allergie : aztreonam + amikacine.

Recherche des facteurs de risque de BLSE qui empêchent l'usage de C3G IV		
Situation	**Facteurs à prendre en compte**	**Si présence, conduite à tenir**
Sepsis grave, geste urologique	**IU ou colonisation à EBLSE < 6 mois**	• Si profil antérieur : l'utiliser • Sinon : **carbapénème** + **amikacine** • Si allergie : aztreonam + **amikacine**
Choc septique	• IU ou colonisation à EBLSE < 6 mois • **pénicilline+inhibiteur, C2G, C3G, FQ < 6 mois** • **Voyage** récent en zone d'endémie d'EBLSE • **Hospitalisation < 3 mois** • Vie en établissement de **long séjour**	

- Relais adapté aux résultats de l'antibiogramme :
  - ***arrêt de la carbapénème dès que possible ;***
  - poursuite en parentéral si signe de gravité persistant ;
  - puis relais oral idem PNA non grave.
- Durée totale idem PNA à risque de complication : 10 jours (si tout va bien) à ~14 jours

Enfin, la pyélonéphrite étant obstructive, le troisième volet du traitement est le ***drainage urologique*** dès la patiente stabilisée.

Question 9

La patiente répond bien au remplissage par cristalloïdes et sa pression artérielle est désormais stabilisée à 100/58 mmHg. Quelle mesure thérapeutique supplémentaire proposez-vous dans ce contexte ?

A. Anti-inflammatoires non stéroïdiens
B. Drainage des urines par sonde JJ ou urétérale
C. Drainage des urines par sonde vésicale seule
D. Urétéroscopie pour extraction du calcul après 48 h d'antibiothérapie efficace
E. Drainage urétéral par sonde JJ après 48 h d'antibiothérapie efficace

Il faut ***dériver les urines infectées*** en urgence pour ***diminuer la charge bactérienne, la douleur et la surpression intra-rénale.*** Classiquement, cela se fait endoscopiquement par ***sonde double J*** mise par voie basse sous anesthésie ***générale***. Si les urines sont très purulentes, on peut utiliser une ***sonde urétérale*** qui peut dépasser de l'urètre, mais il faut la remplacer ensuite par une JJ une fois l'évolution favorable.
L'alternative chirurgicale est constituée par la ***néphrostomie percutanée*** (mise en place d'un drain sous anesthésie ***locale***).
Dans tous les cas, un ***prélèvement des urines sera effectué en peropératoire***.
L'extraction du calcul n'est pas une urgence. En pratique, il est souvent éliminé spontanément s'il est de petite taille (< 10 mm). S'il est encore présent à 4-6 semaines, un traitement urologique de l'obstacle sera nécessaire.

Question 10

Après la mise en place d'une sonde JJ (urines non purulentes) et 72 h d'antibiothérapie adaptée, l'état clinique de la patiente s'améliore et elle peut rentrer à domicile. Vous la revoyez en consultation 1 mois après et le scanner sans injection montre que le calcul a été refoulé dans le calice supérieur. Il mesure toujours 7 mm et sa densité est de 1050 UH. La sonde JJ est assez mal tolérée avec une pollakiurie et des douleurs quasi permanentes.
Quelles sont les mesures envisageables pour la poursuite de la prise en charge (une ou plusieurs bonnes réponses)

A. Retrait de la sonde JJ et surveillance
B. Lithotriptie extra-corporelle
C. Extraction par urétéroscopie
D. Néphrolithotomie percutanée
E. Changements itératifs de la sonde JJ

Le calcul ne s'étant pas évacué naturellement, il faut envisager un ***traitement urologique pour extraire la lithiase***, d'autant plus que la sonde JJ est mal tolérée donc on veut l'enlever au plus tôt.
Ce n'est pas facile de s'y retrouver entre les différentes indications étant donné que le Collège des enseignants d'urologie diffère un peu des recommandations de la fiche de pertinence des soins HAS.

Indications selon la localisation et la taille du calcul			
Calcul urétéral	Lombaire	< 1 cm	LEC+++ (URS possible selon Collège)
		≥ 1 cm	URS+++ ou LEC
	Ilio-pelvien	Quelle que soit la taille	URS+++ ou LEC
Calcul rénal (à traiter si > 5 mm)	**< 2 cm**		**URS ou LEC**
	≥ 2 cm ou coraliformes		NLPC

	Lithotritie extra-corporelle (LEC)	Urétéroscopie (URS)	Néphrolithotomie percutanée (NLPC)
Principe	• Onde de choc • ECBU avant et ASP la veille pour vérifier que le calcul est toujours en place • NON INVASIF, en ambulatoire • Pas d'anesthésie	Introduction rétrograde d'un utéréroscope : extraction à la pince +/- fragmentation laser ou pneumatique. Sous AG	Ponction percutanée du rein, dilatation progressive et mise en place d'un néphroscope, fragmentation laser ou ultrason et extraction. Sous AG
Contre-indications	• Calcul radiotransparent, de cystine, d'oxalate de Ca monohydraté de densité > 1000-1200 UH. • Obésité majeure, grossesse • Obstacle en aval du calcul • Anévrisme ou calcifications de l'aorte et l'artère rénale, • Anticoagulant • Antiagrégant si calcul rénal	Limité par grosse prostate : accès urétéral difficile	Traitement anticoagulant
	Infection urinaire non traitée : ECBU préalable		

<table>
<tr><th></th><th>Lithotritie extra-corporelle (LEC)</th><th>Urétéroscopie (URS)</th><th>Néphrolithotomie percutanée (NLPC)</th></tr>
<tr><td>Résultat</td><td>• But = sans fragment résiduel (SF) : obtenu dans la moitié des cas
• Pas de bénéfice à la pose d'une JJ</td><td></td><td>Possibilité de faire une LEC ou URS sur fragments résiduels</td></tr>
<tr><td rowspan="2">Complications</td><td>• CN post-LEC par migration des fragments résiduels (20 %)
• Hématome avec bonne évolution</td><td>• Lésions urétérales
• CN par caillotage urétéral</td><td>• Complications hémorragiques
• Lésions d'organes intra-abdominaux</td></tr>
<tr><td colspan="3">Infection urinaire, hématurie</td></tr>
</table>

Question 11

Vous décidez finalement de réaliser une urétéroscopie souple avec extraction de l'ensemble des fragments lithiasiques qui sont envoyés à l'analyse.
Compte tenu des éléments à votre disposition, quel est le composant majoritaire le plus probable de ce calcul ?

A. Oxalate de calcium
B. Struvite
C. Lithiase médicamenteuse
D. Cystine
E. Acide urique

En termes de densité, les deux types possibles dans ce cas sont les ***calculs d'oxalate de calcium ++ et de struvite***.
L'oxalate a ***l'argument de fréquence*** puisqu'il constitue 80 % des lithiases urinaires.
On aurait pu s'orienter vers de la struvite devant le contexte d'infections urinaires à répétition. Cependant, les différentes colonisations (et probablement la pyélonéphrite) étaient dues à ***E. coli qui n'est pas un germe uréasique et qui donc ne favorise pas les lithiases phospho-ammoniaco-magnésiennes.***

Question 12

La spectrophotométrie infrarouge conclut qu'il s'agit d'un calcul composé de 75 % de whewellite (oxalate de calcium monohydraté), 25 % de wedellite (oxalate de calcium dihydraté).
Quel(s) peut (peuvent) être le(s) facteur(s) favorisant d'un tel calcul chez cette patiente ?

A. Hyperparathyroïdie primitive
B. Hypocalciurie
C. Infections urinaires récidivantes
D. Apports hydriques insuffisants
E. Apports protidiques trop faibles

	Lithiase calcique (90 %)			Lithiase urique (10 %)	Lithiase phospho-amionaco-magnésienne (5 %)	Lithiase cystinique	Médicamenteux indinavir
	Phosphate de calcium (15 %)	Oxalate de calcium (80 %)					
		Monohydraté	diH				
Nom cristallin	Carbapatite hydroxyapatite	**Whewellite : le plus fréquent**	**Weddelite**		Struvite		
Forme	Variable, lisse	Petit, lisse	Petit, spiculé	Petit	Variable, **coraliforme = complexes**	Multiples, parfois coraliformes bilatérales	
Densité	Très **opaque : 1550-1950**	**Opaque :** 1000-1700		Radiotransparents : **300-650**	Modérément opaque : 550-950 UH	**Très peu opaque : 650-850**	Transparent
pH U (N=5,8)	Alcalin	Acide (mais aucun rôle)		Acide	Alcalin	Acide	
Autres facteurs	• Hypercalciurie • Infection urinaire chronique	• Sexe masculin • Hyperoxalurie • Hypercalciurie • Hypocitraturie	Hypercalciurie	• **Vieillesse** • Goutte, syndrome métabolique, SMP	**IU** par **germe uréasique *(proteus mirabilis/ klebsielle/ pseudomonas)***	Tubulopathie **génétique : cystinurie (AR)**	

Etiologies des calculs calciques	
Lithiase calcique secondaire	• **Hypercalciurie avec hypercalcémie :** – PTH haute : hyperparathyroïdie primitive – PTH basse : intoxication à la vitamine D, granulomatose, immobilisation, métastases osseuses • **Hypercalciurie sans hypercalcémie :** – hyperparathyroïdie primitive normocalcémique – hypercalciurie secondaire : • os (syndrome de Cushing, acidose métabolique, hyperthyroïdie • diurétiques de l'anse • traitement par calcium ou vitamine D
Lithiase calcique primaire = idiopathique (forme la plus fréquente)	Favorisée par : • **les anomalies urologiques** (rein en fer à cheval, diverticules, urétérocèle, duplicité, maladie de Cacchi-Rici) • les facteurs métaboliques de sursaturation urinaire en oxalate de calcium : – **diurèse insuffisante** (urines concentrées) – **hypercalciurie** (> 0,1 mmol/kg/j : trop d'apports calciques, de sel, de protides) – **hyperoxalurie** (idiopathique avec apports excessifs : thé, vitamine C, chocolat, moutarde, légumes, fruits frais et secs, protéines animales) : • primaire (génétique) • secondaire (maladie cœliaque, MICI, insuffisance pancréatique, résection intestinale) – **hyperuricurie** (fait précipiter) – **hypocitraturie** (le citrate solubilise : acidose, hypokaliémie, excès de protéines ou de sodium) ⚠ Elle n'est pas favorisée par le pH !

Question 13

Le bilan étiologique de 1re intention que vous aviez prescrit est normal.
Quelle(s) mesure(s) de prévention des récidives mettez-vous en place ?

A. Diminution des apports calciques (< 400 mg/j)
B. Diminution des apports sodés (6 g/j)
C. Hydratation pour un volume de diurèse de l'ordre de 1 L
D. Alcalinisation des urines
E. Antibioprophylaxie hebdomadaire

Les mesures hygiéno-diététiques à instaurer, quel que soit le type de lithiase, sont de :

- favoriser les boissons abondantes et continues pour une ***diurèse ≥ 2 L/jour*** (densité urinaire < 1015) ;
- veiller à des apports calciques ***normaux*** (autour de 1 g/j) ;
- ***diminuer les apports sodés*** (< 6 g/j) ;
- ***diminuer les protéines*** animales (< 1 g/kg/j) et des aliments riches en purines ;
- ***limiter les apports d'oxalate ;***
- limiter les sucres et les sodas sucrés (fructose) ;
- consommer des fruits et des légumes (fibres +apport de citrate pour les lithiases calciques).

Pour les lithiases calciques, on peut rajouter :

- en cas hypocitraturie persistante du citrate potassique officinal ;
- en cas d'hyperuricémie importante de l'allopurinol ;
- en cas d'échec des mesures, un traitement hypocalciuriant par diurétique thiazidique.

Le pH n'a pas de rôle dans la formation des calculs d'oxalate de calcium (c'est une exception).

Question 14

La patiente revient vous voir 4 ans après car elle pense que ses calculs récidivent. Elle a pourtant vécu une seconde grossesse sans récidive lithiasique et a accouché sans difficulté d'un petit garçon de 3560 g il y a 18 mois.
Depuis quelques semaines, elle a l'impression d'être gênée par un calcul vésical qui lui donne fréquemment envie d'aller uriner de jour comme de nuit. Elle ressent une pesanteur pelvienne s'aggravant par la station debout prolongée. Ses besoins sont urgents au point qu'elle ne parvient pas toujours à se retenir.
En revanche ses fuites à la toux ont disparu sauf éventuellement le matin au réveil.
Les rapports sexuels sont désagréables.
Quelle est l'hypothèse diagnostique la plus probable ?

A. Lithiase enclavée dans l'urètre
B. Infection urinaire
C. Prolapsus génital
D. Carcinome *in situ*
E. Fibrome utérin

La patiente présente donc une sensation de pesanteur pelvienne, des dyspareunies et des signes fonctionnels urinaires irritatifs à type de pollakiurie et impériosités avec une incontinence urinaire par impériosité.
La pesanteur pelvienne accentuée à la position debout oriente vers un syndrome de masse pelvienne, le plus fréquemment un ***prolapsus génital ou des fibromes utérins***. Les deux peuvent ***irriter la vessie*** et causer une hyperactivité vésicale.
Cependant, l'apparition assez rapide après ***deux grossesses avec accouchement par voie basse*** (qui fragilisent le plancher pelvien) et l' «effet pelote » (*voir question suivante*) orientent davantage vers un ***prolapsus*** génital.

Question 15

Votre examen clinique confirme la présence d'une colpocèle antérieure grade 3.
Quelle est l'explication la plus plausible à la disparition de l'incontinence urinaire d'effort

A. Lithiase enclavée dans l'urètre
B. Synéchie liée aux accouchements
C. Plicature de l'urètre par la colpocèle
D. Séquelle des infections urinaires
E. Calcification urétrale par l'oxalate de calcium

La ***disparition d'une incontinence urinaire d'effort*** est un argument supplémentaire en faveur d'un prolapsus génital. En effet, le prolapsus va, lors de son extériorisation, ***comprimer et provoquer une plicature de l'urètre*** et créer une ***dysurie*** : c'est l' « ***effet pelote*** ». Comme le prolapsus descend au cours de la journée par gravité, les fuites liées à la toux sont ***plus inhibées en fin de journée*** que le matin au réveil.
Une colpocèle antérieure est un bombement de la paroi antérieure du vagin, dû à une ***cystocèle***.

Rappel : Les 4 grands stades du prolapsus de Baden

Grade 1	Bombement bien au-dessus de l'hymen
Grade 2	Bombement atteignant l'hymen
Grade 3	Bombement dépassant l'orifice vulvaire
Grade 4	Extériorisation permanente

Dossier 12

Corrigé

(Énoncé p. 375)

Question 1

Quelle est l'information la plus pertinente qu'il faut rechercher à l'interrogatoire ou à l'examen clinique ?

A. Des douleurs abdominales
B. Un col ouvert
C. Des métrorragies abondantes
D. Un utérus de taille trop importante pour le terme
E. Une exacerbation des signes sympathiques de grossesse

Cette femme est ***enceinte*** depuis quelques semaines et présente des métrorragies. Les étiologies gravidiques des métrorragies du premier trimestre (25 % de saignements) sont :

- ***une grossesse extra-utérine (GEU)*** (1 %) ;
- ***un avortement spontané précoce*** (12 %) ;
- une grossesse intra-utérine évolutive avec hématome décidual (12 %) ;
- une môle hydatiforme (rare) ;
- une lyse d'un jumeau sur grossesse gémellaire multichoriale (rare).

L'urgence diagnostique dans ce contexte est la GEU, qui expose à un risque vital si rupture tubaire. Toute femme en âge de procréer avec métrorragie ou douleurs pelviennes est une GEU jusqu'à preuve du contraire, et *a fortiori* ***toute hémorragie du 1er trimestre est une GEU jusqu'à preuve du contraire***.

Les ***douleurs abdominales*** sont l'information la plus importante à rechercher car ***des douleurs franches orientent fortement vers une GEU***. Les grossesses intra-utérines évolutives et les grossesses môlaires sont ***indolores*** tandis que les avortements spontanés précoces peuvent, tout au plus, donner des ***contractions pelviennes intermittentes***.

Un ***col ouvert*** est un argument pour une ***fausse couche*** spontanée précoce.

Des ***métrorragies abondantes*** se retrouvent généralement dans les ***avortements spontanés précoces***, alors qu'elles sont classiquement peu abondantes dans les GEU mais l'aspect des métrorragies peut être trompeur.

Les deux dernières propositions orientent vers une ***grossesse môlaire*** (maladie gestationnelle trophoblastique) car le trophoblaste dégénéré produit un excès d'HCG.

Question 2

Chez cette patiente, l'examen physique révèle une douleur provoquée modérée en fosse iliaque droite, sans défense. La pression artérielle est à 130/70 mmHg. La fréquence cardiaque est à 80 bpm. L'utérus est impalpable en raison de l'embonpoint de la patiente. À l'examen sous spéculum, un saignement rouge modéré vient de l'endocol. Au toucher vaginal, il n'existe pas de masse, mais la palpation du cul-de-sac droit déclenche une douleur modérée.
Quel diagnostic privilégiez-vous à ce stade de la prise en charge ?

A. Grossesse extra-utérine
B. Grossesse intra-utérine non évolutive
C. Grossesse molaire
D. Grossesse intra-utérine évolutive
E. Avortement spontané en cours

L'examen au spéculum confirme l'origine intra-utérine du saignement. La douleur pelvienne latéralisée reproduite au toucher vaginal est en faveur d'une grossesse extra-utérine.

	GEU	ASP	GIU évolutive	Grossesse molaire
Métrorragies	Peu abondantes, sépia	Abondantes et de sang rouge, caillots et « débris »	Récidivantes et isolées	Récidivantes
Douleur	Douleurs pelviennes latéralisées +/- irritation péritonéale	Crampes pelviennes possibles		
TV	• Utérus trop petit • Douleur latéro-utérine, voire du Douglas • MLU (50 %)	Indolore et col ouvert		Utérus mou trop volumineux
Signes sympathiques de grossesse	Maintien	Disparition	Maintien	Exacerbation
Échographie	• Vacuité utérine avec endomètre épaissi • **Masse latéro-utérine** (parfois sac +/- embryon latéro-utérin) • **Épanchement** péritonéal	• Possible vacuité utérine si tôt (HCG < 1500 UI/L) • Sac ovulaire intra-utérin visible, mais **aplati, hypotonique, à contours irréguliers, trop petit** : – **sans embryon** visible dans un sac gestationnel IU ≥ 25 mm = « œuf clair » – ou embryon IU **sans activité cardiaque** avec une LLC ≥ 7 mm • Si expulsion de l'oeuf : utérus **vide ou débris trophoblastiques**	• Possible vacuité utérine si tôt (HCG < 1500 UI/L) • Embryon +/- activité cardiaque • **Décollement trophoblastique (hématome décidual)**	• Masse **intra-utérine hétérogène, floconneuse en « tempête de neige »** (multiples petites vésicules) • Pas de cavité ovulaire ni embryon • **Ovaires polykystiques**
HCG	Cinétique : **stagnation** du taux en 48 h	Cinétique : **décroissance brutale** du taux en 48 h	Cinétique normale (**x2** en 48 h)	Taux **très élevé**

Question 3

Suite à votre examen clinique, vous décidez de réaliser une échographie pelvienne par voie endovaginale.
Quel(s) signe(s) échographique(s) serait (seraient) compatible(s) avec le diagnostic de grossesse extra-utérine ?

A. Épaississement de l'endomètre
B. Absence d'épanchement dans le cul-de-sac recto-utérin (Douglas)
C. Absence de masse latéro utérine droite visible
D. Corps jaune sur l'ovaire droit
E. Image intra utérine hypoéchogène sans couronne hyperéchogène

On distingue parmi les signes échographiques d'une GEU :

Signes directs (= image annexielle)	• **Masse latéro-utérine (hématosalpinx)** : inconstante • **Sac gestationnel extra-utérin** (très inconstant) avec couronne trophoblastique hyperéchogène et vésicule vitelline (+/- embryon visible)
Signes indirects	• Utérus **gravide** (endomètre épais) par imprégnation hormonale • **Vacuité utérine**. C'est un piège classique : **le pseudosac gestationnel (= faux sac intra-utérin)** est dû à une accumulation de sang dans l'utérus (caillot de sang) → lacune hypoéchogène sans embryon, ni vésicule vitelline. Pour faire la distinction avec un vrai sac : le pseudo sac a des contours **irréguliers, sans couronne** trophoblastique et est **centré** dans la cavité ! • **Épanchement péritonéal, inconstant**. Dans le cul-de-sac de Douglas (témoin de souffrance tubaire) +/- si massif, hémopéritoine (si rupture tubaire) → espace de Morisson et/ou des gouttières coliques

Le ***corps jaune est un résidu témoignant de l'ovulation récente***, il oriente sur le ***côté*** de la GEU éventuelle (dans 90 % des cas du même côté que le corps jaune). Ici, les douleurs sont à droite : un corps jaune à droite est donc plus probable si c'est une GEU.

Question 4

L'échographie pelvienne que vous réalisez montre une vacuité utérine, aucun épanchement intra abdominal et aucune masse annexielle visible. Les HCG plasmatiques sont mesurés à 900 UI/L.
Quelle stratégie thérapeutique adoptez-vous (une seule réponse attendue)

A. Injection intramusculaire de méthotrexate en ambulatoire
B. Cœlioscopie exploratrice
C. Administration de misoprostol per os en ambulatoire
D. Expectative et réévaluation dans 48 h avec nouveau dosage d'HCG et échographie de contrôle
E. Aspiration endoutérine avec envoi des prélèvements en anatomopathologie pour recherche de villosités choriales

Nous sommes dans le cadre d'une ***grossesse de localisation indéterminée (GLI)*** : il n'y a ***pas de visualisation du sac*** chez une femme enceinte. Deux situations se présentent :

- ***si hCG ≥ 1500 UI/L*** (taux à partir duquel on devrait visualiser le sac) ou en cas de ***masse latéro-utérine***, le diagnostic de GEU est sûr et il est possible de commencer le traitement ;
- ***sinon*** (c'est le cas ici), refaire à ***48 h*** une ***échographie et un dosage de bHCG*** dans le même laboratoire pour évaluer la cinétique :
  - doublement hCG à 48 h = GIU évolutive ;
  - stagnation hCG à 48 h = GEU ;
  - diminution hCG à 48 h = GIU arrêtée.

L'injection intramusculaire de ***méthotrexate*** est le traitement médical de la GEU que l'on ne peut prescrire qu'après être certain qu'il ne s'agit pas d'une grossesse évolutive.
La ***coelioscopie exploratrice*** se justifierait en cas d'instabilité hémodynamique sur hémopéritoine pour traiter chirurgicalement une éventuelle GEU.
L'aspiration endo-utérine est l'une des options thérapeutiques face à un avortement spontané précoce.
Le ***misoprostol*** est un analogue de la prostaglandine E1 utilisé en gynécologie-obstétrique pour sa capacité à provoquer des contractions utérines et une maturation cervicale, donc ses indications sont ***l'interruption volontaire de grossesse et la grossesse intra-utérine arrêtée***... Il n'a pas d'utilité dans le cadre d'une GEU car les trompes (lieu le plus fréquent d'implantation ectopique) n'ont pas de récepteur aux prostaglandines.

Question 5

Vous revoyez la patiente 48 h plus tard. Elle ressent toujours une légère douleur en fosse iliaque droite. Les métrorragies minimes persistent. Le taux d' HCG est mesuré à 1200 UI/L dans le même laboratoire. L'échographie de contrôle révèle cette fois un hématosalpinx droit de 20 mm sans embryon visible, sans épanchement intra abdominal. Devant cette probable grossesse extra utérine droite, vous décidez d'un traitement par méthotrexate.
À propos du traitement par méthotrexate, quelle(s) proposition(s) est (sont) exacte(s) ?

A. Une supplémentation en folate doit systématiquement être associée
B. Une augmentation transitoire des HCG est habituelle
C. Un syndrome palmo-plantaire peut être attribué à ce traitement
D. Le taux de succès thérapeutique est corrélé au taux d'HCG
E. Une rupture tubaire peut survenir après l'injection

Le ***taux de succès du traitement par méthotrexate est corrélé au taux d'HCG***, d'où le cut-off de ***5000 à 10000 UI/L pour décider entre traitement médical et chirurgical***. En effet, des HCG élevés reflètent un embryon plus gros, et plus difficile à lyser chimiquement.

Traitement d'une GEU : facteurs décisionnels	
Traitement chirurgical par coelioscopie : salpingotomie (conservateur ++) ou salpingectomie (radicale)	**Traitement médicamenteux : méthotrexate (RTU si indications suivantes)**
• 3 urgences chirurgicales, après pose de 2 VVP + remplissage : – **instabilité hémodynamique** – **hémopéritoine franc** – **défense abdominale** • **bhCG > 5000 UI/L** • Patiente très algique	• hCG **< 5000** UI/L (**mais possible jusqu'à 10000** UI/L) • GEU **a-** ou **pauci-symptomatique** • **Attention aux contre-indications** au méthotrexate : – **patiente très algique**, suspicion de rupture tubaire, hémopéritoine dépassant le fond utérin – **GEU tubaire avec activité cardiaque** – **masse latéro-utérine > 4 cm** – **bHCG > 10000 UI/L** – allaitement, difficulté de surveillance – **thrombopénie <** 50 G/L – **leucopénie < 2 G/L** – **anémie avec Hb < 9** – IRC sévère (<30), atteinte hépatique sévère – traitement anticoagulant et troubles hémostase

Les modalités du traitement médical par méthotrexate sont les suivantes :
- ***injection unique*** en ***IM***, ***1 mg/kg*** ;
- bilan pré-thérapeutique avec ***NFS- TP-TCA*** et ***bilan rénal et hépatique*** ;
- effets secondaires du méthotrexate :
  - digestifs (stomatite ++, nausées, diarrhées),
  - hématologiques (cytopénies),
  - augmentation des transaminases,
  - insuffisance rénale,
  - cutanés (prurit, érythème, photosensibilisation),
  - respiratoires (pneumopathie interstitielle diffuse)
  - tératogène (malformations crâniennes, faciales, des membres, du système nerveux central et cardiovasculaires ; augmentation des avortements spontanés et des retards de croissance intra-utérins → contraception pendant 3 mois après l'usage de méthotrexate selon le Collège de gynécologie-obstétrique, 2 mois selon la HAS) ;
- dans les jours suivant l'injection, ***sensibilité du côté de la GEU à J3*** (par ***remaniement nécrotique***) mais aussi ***risque de rupture tubaire après méthotrexate*** (soit par évolution naturelle de la GEU soit précipitée par la lyse de l'embryon) → consultation en urgence si ***malaise***, ***douleur abdominale importante*** ou ***métrorragie ;***
- surveillance ***après méthotrexate avec bHCG hebdomadaire jusqu'à négativation*** :
  - guérison (obtention de ***bHCG non détectables,*** généralement au bout d'un mois,
  - ***augmentation transitoire des bHCG, modérée, qui peut se voir à J4,***
  - ***taux d'échec à 25 %.*** Une deuxième injection doit être envisagée si la décroissance à J7 n'est pas satisfaisante (devrait être inférieure à J0 ou inférieure à 85 % de J4). L'alternative est une cœlioscopie.

Lorsque la prise de méthotrexate est ***ponctuelle*** comme ici, il n'y a ***pas d'indication à supplémenter en acide folique ou folinique***, contrairement à son emploi dans les indications rhumatologiques ou onco-hématologiques.
Le ***syndrome palmo-plantaire*** n'est pas un effet indésirable du méthotrexate.

Astuce pratique !

Pour l'ECN, retenez ce syndrome comme complication du **5- FluoroUracile** et de sa prodrogue orale la **capecitabine**, et des **anti-angiogéniques** (bevacizumab, régorafénib, sunitib, sorafenib).

Question 6

La négativation du taux d'HCG est obtenue en 15 jours. Quel(s) conseil(s) prodiguez-vous à la patiente ?

A. Contre-indication absolue aux micro progestatifs
B. Nécessité de réaliser une échographie pelvienne précoce en cas de nouvelle grossesse
C. Respecter un délai de 6 mois minimum après l'injection de méthotrexate pour débuter une nouvelle grossesse
D. Arrêt du tabac
E. Réaliser une hystérosalpingographie pour évaluer la perméabilité tubaire

Au décours :

- prévention allo-immunisation (***Ig anti-D < 72 h*** si patiente ***rhésus négative***) ;
- ***contraception*** pendant au moins 1 mois après administration de méthotrexate (tératogène) ;
- ***prévention des récidives avec un risque de récidive de 20 %, ne*** variant pas selon le type de traitement :
  - arrêt du ***tabac*** (premier facteur de risque de GEU),
  - ***échographie précoce dès 6 SA à une prochaine grossesse*** pour s'assurer de l'implantation intra-utérien ;
- ***altération de la motilité tubaire*** des ***microprogestatifs*** qui induisent un risque accru de grossesse extra-utérine (excepté pour Cérazette® qui est aussi anti-ovulatoire comme les œstroprogestatifs). Dans le dernier Collège de gynécologie, l'antécédent d'une grossesse extra-utérine est considéré comme une ***contre-indication formelle aux microprogestatifs*** : c'est pourquoi je coche cette proposition. Cependant cette notion d'absolu est très contestée.

Une hystérosalpingographie ne doit être réalisée qu'en cas d'infertilité avérée, pas en systématique.

Question 7

Deux ans après la prise en charge de cette grossesse extra-utérine, la patiente revient consulter dans le cadre du suivi d'une nouvelle grossesse. Cette grossesse est désirée. Elle est à 12 SA. Elle n'a aucun symptôme.
Elle vous apporte le résultat du bilan de début de grossesse prescrit par son médecin généraliste : groupe sanguin O rhésus négatif, recherche d'agglutinines irrégulières négative, sérologie rubéolique IgG+, sérologie toxoplasmose IgG+/IgM-, AgHBs-, TPHA-VDRL-, sérologie VIH- .
Vous en profitez pour effectuer une bandelette urinaire, celle-ci révèle 2 croix de sang et 2 croix de protéines, pas de leucocytes ni de nitrites. La pression artérielle est mesurée à 130/80 mmHg.
Quelle(s) est (sont) votre (vos) prescription(s) ?

A. Quantification des hématies urinaires par ECBU
B. Échographie réno-vésicale
C. Cystoscopie
D. Rapport protéinurie / créatininurie
E. Uroscanner

Il faut tout d'abord vérifier l'existence d'une véritable hématurie par un ***ECBU***, et quantifier la quantité de protéines urinaires par une ***protéinurie des 24 h ou par un ratio protéinurie/créatininurie sur échantillon***.

On complète ensuite le bilan par l'évaluation de ***l'hémostase et de la fonction rénale***, par un examen morphologique et par une échographie en première intention selon les Collèges de néphrologie et d'urologie. De plus, la patiente est enceinte : l'uroscanner est à éviter par principe de précaution !

La cystoscopie n'a sa place qu'en deuxième intention et lorsque l'on se dirige vers une cause ***urologique***.

Je vous remets ci-après l'arbre décisionnel devant une hématurie.

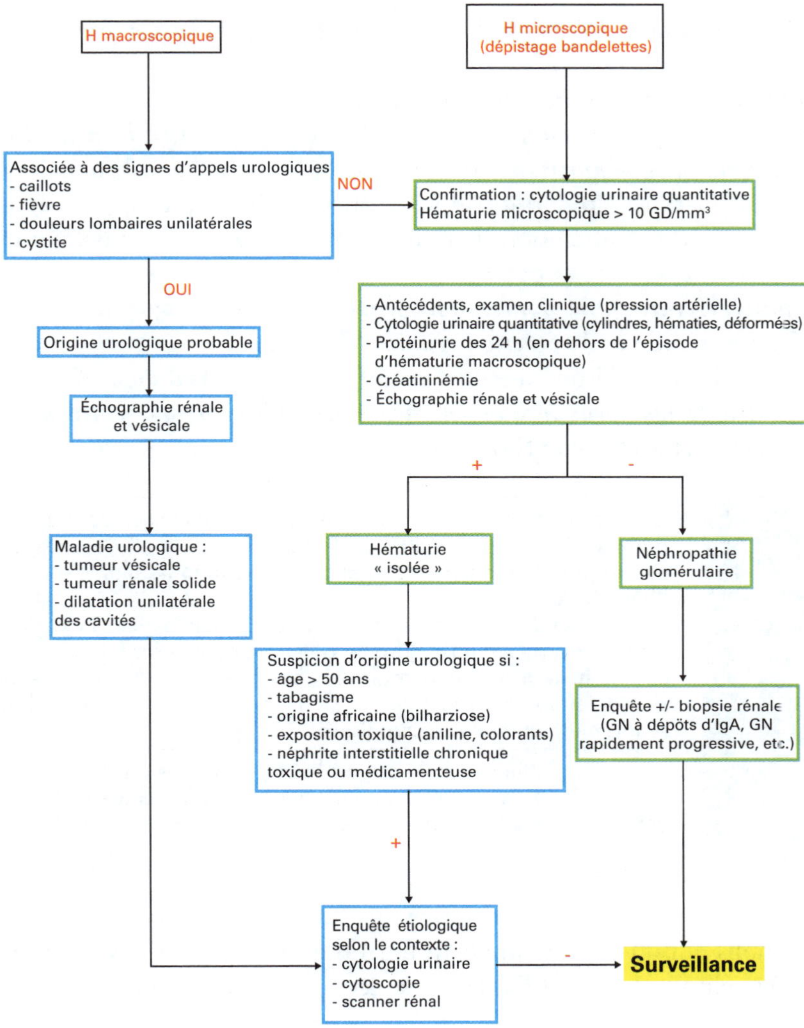

Source : Collège universitaire des enseignants de néphrologie

Question 8

Le lendemain (12+1 SA), vous recevez les résultats des examens prescrits. L'ECBU est stérile mais confirme un taux d'hématies ≥ 10 hématies/mm³. Le rapport protéinurie/créatininurie est de 40 mg/mmoL. L'échographie montre l'absence de malformation rénale et des reins de taille normale sans kyste macroscopique ainsi qu'une vessie sans anomalie. Le dosage de créatinine plasmatique est de 50 micromoL/L. Quelle(s) étiologie(s) est (sont) compatible(s) avec l'ensemble du tableau présenté par cette patiente ?

A. Pré-éclampsie
B. Syndrome d'Alport
C. Sténose des artères rénales
D. Néphropathie à IgA
E. Polykystose autosomique dominante

Les résultats des examens complémentaires évoquent un ***syndrome glomérulaire*** :

- ***l'hématurie*** est confirmée. On aurait aussi pu rechercher des rouleaux ou cylindres hématiques ou des déformations des globules rouges ;
- ***la protéinurie est significative***. Protéinurie/créatininurie = 40 mg/mmol, ce qui équivaut (en multipliant par 10) à 400 mg/g ou 400 mg/24 h ;

- ***les reins sont normaux à l'échographie*** (une malformation aurait été en faveur d'une pathologie interstitielle).

Sur le plan ***syndromique*** au sein des glomérulopathies :

- ***l'absence d'œdèmes et une protéinurie modérée*** allaient ***à l'encontre d'un syndrome néphrotique et d'un syndrome néphritique*** (où le début est par ailleurs brutal et avec HTA). Les pathologies du type glomérulopathies extra-membraneuses et glomérulonéphrites post-infectieuses ou membranoprolifératives (qui peuvent effectivement causer des hématuries) étaient donc peu probables ;
- de plus, on pouvait ***écarter une glomérulonéphrite rapidement progressive*** qui se caractérise par une altération rapide de la ***fonction rénale, ici normale.***

Dans notre cas, le tableau syndromique était plutôt celui d'un ***syndrome d'hématurie macroscopiquement récidivante (qui peut inclure une hématurie microscopique entre les épisodes, une protéinurie non néphrotique et une HTA).*** Deux atteintes rénales à connaître dans ce syndrome :

Glomérulonéphrite à dépôts mésangiaux d'IgA (néphropathie à IgA)	• C'est la première cause à évoquer dans ce contexte. Dans sa forme primitive (maladie de Berger), c'est une pathologie **fréquente** (30 % des néphropathies glomérulaires) et dont la **symptomatologie est dominée par l'hématurie** • Tous les syndromes glomérulaires y sont possibles, mais classiquement, elle est découverte sur un syndrome d'hématurie macroscopique récidivante, ou une **hématurie microscopique à bas bruit**, qui peut éventuellement s'associer à une protéinurie, une HTA ou une IRC dans le cadre d'un syndrome glomérulaire chronique
Syndrome d'Alport	C'est une maladie liée à l'X qui est l'autre cause de syndrome d'hématurie macroscopique récidivante. Ici, les **antécédents familiaux avec le père sourd et transplanté rénal** rendent cette proposition possible (*voir encadré ci-dessous*)

La pré-éclampsie est source de protéinurie mais les deux autres points de la définition n'étaient pas remplis puisque la patiente était normotendue et enceinte de moins de 20 SA.

La polykystose est éliminée devant l'absence de kyste à l'échographie rénale au stade d'atteinte rénale.

La sténose des artères rénales est une néphropathie vasculaire ischémique chronique donc l'HTA serait au premier plan.

Le syndrome d'Alport

- Mutation rendant absent un antigène du domaine NC-1 de la ***chaine alpha-3 du collagène IV*** (antigène cible des anticorps anti-membrane basale de la maladie de Goodpasture).
- ***Transmission liée à X***, récessive surtout, parfois dominante : la maladie peut affecter les hommes et les femmes (souvent dans une forme moins grave).
- Atteintes :
  - ***rénale*** (hématurie microscopique puis protéinurie et évolution vers IRT) ;
  - ***auditive*** (surdité de perception) ;
  - ***oculaire*** (lenticone, lésion cornéenne).

Question 9

Devant l'existence probable d'une néphropathie préexistante à la grossesse, une consultation avec un néphrologue est programmée. En l'absence d'insuffisance rénale, ce dernier prévoit la réalisation d'une biopsie rénale une fois la grossesse achevée.
La surveillance de la grossesse s'avère par la suite satisfaisante, notamment sur le plan tensionnel. À 31 SA, la patiente consulte pour baisse des mouvements actifs fœtaux.
Elle est par ailleurs asymptomatique. Sa température est à 37 °C. Sa pression artérielle est à 140/80 mmHg. La hauteur utérine est mesurée à 26 cm. Ses réflexes ostéo-tendineux sont normaux. Le monitoring cardio fœtal est normal.
Vous réalisez une échographie fœtale. Les biométries fœtales sont les suivantes : diamètre bipariétal au 25e percentile, périmètre céphalique au 30e percentile, périmètre abdominal au 5e percentile, longueur du fémur 4e percentile, estimation de poids fœtal au 3e percentile.
Le doppler utérin a une diastole diminuée des deux côtés, sans notch. Le doppler ombilical a une diastole nulle. Le doppler cérébral a une diastole augmentée. Il n'existe pas de malformation fœtale visible. La quantité de liquide amniotique est diminuée.
Quel(s) argument(s) étaye(nt) l'hypothèse d'une cause vasculo-placentaire pouvant expliquer ces biométries ?

A. Diastole diminuée sur le doppler utérin
B. Quantité de liquide amniotique diminuée
C. Absence de « notch » au doppler utérin
D. Biométries céphaliques conservées
E. Diastole augmentée sur le doppler cérébral

Les causes vasculo-placentaires composent 35 à 50 % des RCIU. Sont en faveur de ce mécanisme :

- un RCIU le plus souvent ***tardif*** (apparition au 3e trimestre), mais il ***peut être précoce dans les formes sévères***. Par opposition, les RCIU d'origine fœtale (chromosomique ou infectieuse) sont volontiers précoces (2e trimestre) ;
- un ***antécédent de RCIU vasculaire*** lors d'une grossesse précédente. La connaissance de l'anatomopathologie du placenta est essentielle (signes d'ischémie placentaire, en particulier des infarctus) ;
- l'association à une ***pathologie maternelle chronique*** (HTA chronique, néphropathie, lupus, SAPL, diabète avec complications vasculaires) ;
- l'association à une ***pré-éclampsie*** (vérifier la PA et la protéinurie) : évocatrice mais inconstante ;
- l'association à un ***oligo-amnios*** (par opposition les RCIU d'origine fœtale sont plutôt associés à un hydramnios) ;
- ***un doppler utérin anormal ou ombilical anormal***. L'augmentation des résistances dans les artères utérines et/ou ombilicales indique un index de résistance, un index de pulsatilité, et des perturbations spectrales :
  - ***notch = incisure protodiastolique*** sur les ***artères utérines (physiologiques au début de la grossesse mais normalement absentes après 24 SA) ;***
  - ***diastole nulle voire reverse flow*** sur les ***artères ombilicales.***

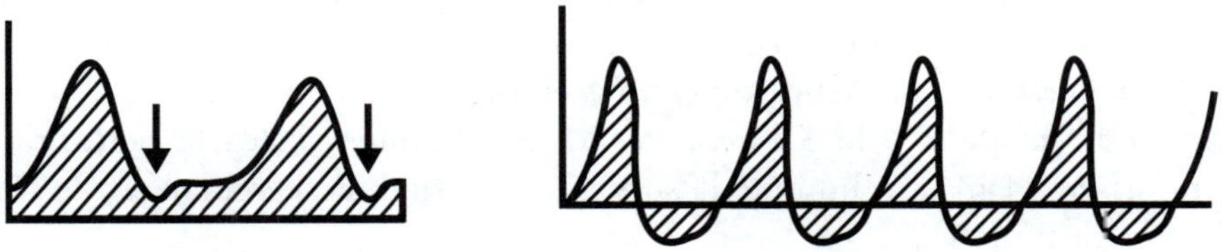

Notchs *Reverse flow*

Un ***RCIU dysharmonieux*** où la biométrie céphalique contraste par sa normalité est en faveur d'une origine ***vasculo-placentaire***, car lorsque l'anomalie est vasculaire la ***redistribution du flux sanguin priorise le cerveau***.

Question 10

Compte tenu de ce fœtus petit pour l'âge gestationnel, vous décidez d'hospitaliser la patiente pour surveillance du rythme cardiaque fœtal 3 fois par jour.
Quelle(s) mesure(s) thérapeutique(s) décidez-vous d'instaurer ?

A. Corticothérapie de maturation pulmonaire fœtale
B. Tocolyse par atosiban
C. Sulfate de magnésium
D. Antihypertenseur central
E. Aspirine à faible dose

L'existence d'un RCIU chez le fœtus est associée à une ***augmentation du risque de pré-éclampsie*** chez la mère. Si le RCIU est découvert avant ***34 SA*** (ce qui était le cas ici) il faut faire une ***corticothérapie*** à visée fœtale car il y a un ***risque d'accouchement prématuré***.

Rappel : La corticothérapie de maturation

- ***2 injections intramusculaires de 12 mg de bêtaméthasone à 24 h d'intervalle*** (le seul corticoïde utilisé, la dexaméthasone étant obsolète et les autres corticoïdes ne traversent pas la barrière ; mnémotechnique « B » comme bébé).
- Intérêts :
  - diminution de la ***morbi-mortalité*** périnatale ;
  - diminution de la ***maladie des membranes hyalines*** car elle accélère la maturation pulmonaire fœtale (stimulation de la synthèse de surfactant) ;
  - diminution du risque d'***hémorragie intraventriculaire*** et de ***leucomalacie périventriculaire ;***
  - diminution du risque d'***entérocolite ulcéro-nécrosante*** ;
  - diminution de la ***persistance du canal artériel***.
- Effets secondaires :
  - déséquilibre d'un ***diabète*** (pendant environ une semaine) ;
  - ***aplatissement transitoire du RCF*** ;
  - ***diminution des mouvements fœtaux : transitoires*** ;
  - augmentation de la leucocytose ;
  - augmentation de risque d'***insulinorésistance à l'âge adulte.***
- Contre-indications : chorio-amniotite, infection maternelle grave. Une infection légère ou un diabète ne sont pas des contre-indications.
- Il n'y a pas d'intérêt à répéter les cures tandis que les effets indésirables sont accrus.

Dans ce dossier il n'y a ***pas de menace d'accouchement prématuré*** (définie par des contractions avec modifications du col avant 37 SA), donc pas de nécessité de tocolyse.
Le ***sulfate de magnésium*** a plusieurs indications en obstétrique :

- ***neuroprotection fœtale si < 32 SA avec accouchement imminent*** (car la perfusion doit être laissée moins de 24 h) qui diminue la survenue de paralysie cérébrale et de troubles du développement moteur ;

- ***prévention de la crise d'éclampsie*** si prodromes (réflexes vifs notamment) lors d'une pré-clampsie sévère ;
- ***traitement de la crise d'éclampsie*** (alternative : benzodiazépine) ;
- ***prévention de la récidive après crise d'éclampsie.***

Lors de la grossesse, on vise :
- une ***PA systolique entre 140 et 155 mmHg (ou 160 mmHg si pré-éclampsie)***, pas plus bas pour la protection maternelle cérébrale ;
- et une ***PA diastolique entre 90 et 105 mmHg***, pas plus bas car risque d'hypoperfusion fœtale.

La patiente présente une tension artérielle de 140/80 mmHg (limite en systolique), qui se situe dans les fourchettes cibles, il n'y a pas d'intérêt à introduire un traitement antihypertenseur.
L'aspirine à faible dose a un bénéfice ***préventif*** s'il y a un antécédent de ***RCIU vasculaire important*** (< 5e percentile) ou de ***pré-éclampsie précoce ou sévère*** lors d'une précédente grossesse. Il doit être introduit à la fin du premier trimestre et continué jusqu'à 36 SA. Ici, nous n'étions pas dans une démarche préventive.

Question 11

Après 24 h d'hospitalisation, l'état de la patiente se détériore. La pression artérielle est désormais mesurée à 150/100 mmHg. La patiente se plaint de céphalées et d'une douleur épigastrique.
Sa diurèse est quantifiée à 200 mL depuis son hospitalisation. Les réflexes sont vifs, diffusés et polycinétiques.
Le monitoring cardiofœtal est peu oscillant avec des décélérations.
Vous effectuez un bilan biologique en urgence, les résultats sont les suivants : plaquettes 60 G/L ; hémoglobine 9 g/dL ; schizocytes positifs ; haptoglobine 0,2 g/L ; ASAT 230 UI/L ; ALAT 340 UI/L.
Quelle sont les mesures thérapeutiques prioritaires (une ou plusieurs réponses exactes)?

A. Deuxième injection de corticoïdes
B. Prévention de l'éclampsie par sulfate de Magnésium
C. Extraction fœtale
D. Transfusion de culots globulaires
E. Antihypertenseur par voie intra veineuse

La patiente présente une ***pré-éclampsie sévère*** : ***oligurie, signes neurosensoriels, irritation pyramidale, HELLP*** syndrome (anémie hémolytique [schizocytes, haptoglobine effondrée], élévation des transaminases, thrombopénie) et ***mauvaise tolérance cardio-fœtale***. Même si l'on ne dispose pas de la protéinurie actuelle, elle est ***hypertendue après 20 SA et le contexte est évocateur*** : primipare avec maladie rénale préexistante, RCIU vasculo-placentaire.

Rappel : Le critère de sévérité de la PE (1 seul suffit)

Critères maternels	• HTA sévère : **PAS ≥ 160 mmHg ou PAD ≥ 110 mmHg** • Atteinte rénale : oligurie **(< 500 mL/24 h)**, élévation de la **créatinine, protéinurie > 5 g/24 h** • **OAP** • **HELLP** : thrombopénie, ASAT > 2N, hémolyse • **Signes fonctionnels** : céphalées, troubles visuels, barre épigastrique, ROT vifs polycinétiques, convulsion
Critères fœtaux	• **RCIU sévère** • **Oligo-amnios**

Devant tous les signes de ***gravité*** présentés par notre patiente, il faut ***extraire en urgence le fœtus*** pour un sauvetage fœtal et maternel, car ***la délivrance est le traitement curatif*** de la pré-éclampsie.
Le terme est ***< 34 SA donc il faut compléter la corticothérapie de maturation pulmonaire par une deuxième injection de corticoïdes***. On pouvait se demander si elle était vraiment utile à l'enfant tant la délivrance est urgente, mais cela fait partie des hésitations où l'on sait que l'on peut prendre un « pas mis zéro » à la question et où il ne faut pas trop se prendre la tête.
On retient la ***double indication du sulfate de magnésium***, à la fois pour ***prévenir l'éclampsie*** (car présence de prodromes neurologiques) et à visée de ***neuroprotection fœtale*** car l'accouchement est imminent et < 32 SA.
La pression artérielle est toujours dans la cible, et ne justifie pas d'antihypertenseur.
Il n'y a pas non plus d'indication à la transfusion car elle est modérée et bien tolérée. Les culots seraient hémolysés.

Question 12

Une césarienne en urgence est pratiquée. La patiente donne naissance à une fille de 1020 g pris en charge par l'équipe de néonatologie. L'allaitement est maternel. À 72 h, l'évolution maternelle est satisfaisante. L'hypertension artérielle a disparu, les céphalées également. Les réflexes ostéotendineux se sont normalisés. La diurèse a repris de manière normale. Le bilan biologique maternel s'est également amélioré dans les 48 premières heures suivant l'accouchement avec disparition du HELLP syndrome. Au 4e jour du *post partum*, la patiente présente une fièvre à 38,5 °C et des douleurs pelviennes hypogastriques importantes. Sa pression artérielle est à 130/70 mmHg et son pouls à 90 bpm. L'examen au speculum met en évidence des lochies malodorantes mélangées à du sang en faible quantité. La cicatrice de césarienne est propre. Les seins sont tendus, douloureux dans leur ensemble, sans placard inflammatoire ni masse palpable. Il n'existe pas d'adénopathie axillaire. La patiente n'a plus de voie d'abord veineuse ni de sonde urinaire depuis 48 heures. Aucun traitement anticoagulant préventif n'a été mis en place initialement en raison du HELLP syndrome.
Quel est le diagnostic que vous évoquez en priorité ?

A. Salpingite
B. Abcès pelvien
C. Endométrite
D. Thrombophlébite pelvienne
E. Suite d'une perforation per-opératoire

Toutes les propositions peuvent se manifester par une fièvre et des douleurs hypogastriques. Cependant, la mise en évidence de ***lochies malodorantes et légèrement hémorragiques*** signe une endométrite.

Rappel : Endométrite aiguë

- Fréquente et ***grave*** : en l'absence de traitement, elle peut évoluer vers une péritonite et une bactériémie.
- ***Les facteurs favorisants*** sont :
  – le travail prolongé ;
  – les manœuvres endo-utérines (délivrance artificielle, révision utérine) ;
  – la rupture prématurée des membranes ;
  – la chorio-amniotite et l'absence de prophylaxie SGB ;
  – la rétention placentaire partielle.

- L'infection est volontiers ***polymicrobienne : streptocoque A et B++, entérobactérie (E. coli),*** entérocoque, staphylocoque, parfois anaérobie ou intracellulaire. ***Le germe le plus redouté est le streptocoque A*** (il existe des tests de diagnostic rapide) de par le risque de syndrome de choc toxique streptococcique. La contamination est endogène ou exogène : d'où le port du masque dans salle de naissance.
- ***Diagnostic :***

Clinique	• **Vers J3-J5 (pas avant), fièvre (38 °C) et douleurs pelviennes modérées** • Gros utérus mou et **mal involué, col béant**, douleur à la mobilisation utérine • **Lochies nauséabondes et abondantes**, d'aspect purulent et +/- hémorragiques
Examens complémentaires	• **Bilan infectieux** : NFS, CRP ; **ECBU** ; hémocultures si température **> 38,5** °C • **Échographie pelvienne** : recherche une **rétention placentaire** • **Prélèvement vaginal des lochies** avant de débuter l'ABT

Question 13

Vous réalisez une échographie pelvienne devant cette suspicion d'endométrite. Une petite rétention placentaire mesurée 15 mm en coupe sagittale de l'utérus est observée.
Quel(s) est (sont) l' (les) élément(s) de votre prise en charge thérapeutique ?

A. Ceftriaxone et métronidazole par voie intraveineuse
B. Aspiration endo-utérine au bloc opératoire
C. Arrêt de l'allaitement
D. Méthotrexate
E. Héparine de bas poids moléculaire à dose prophylactique

Le traitement d'une endométrite comprend :
- ***une hospitalisation*** en suite de couche pathologique ;
- ***une antibiothérapie*** large spectre : ***IV*** puis relai PO après apyrexie, adaptée secondairement aux résultats du prélèvement vaginal, d'une durée ***de 5 à 10 j :***
  - ***en cas d'absence d'allaitement*** : ***[clindamycine + gentamicine],***
  - ***en cas d'allaitement maternel*** : ***Augmentin*** ou [***C3G +/- métronidazole***] ***;***
- ***une discussion sur un traitement anticoagulant préventif***, d'autant plus qu'il y a coexistence d'autres facteurs de risque de maladie thromboembolique veineuse ;
- ***des utérotoniques non systématiques*** (ocytocine, dérivés de l'ergot de seigle) : à discuter notamment si très hémorragique.

Il n'y a pas d'indication à arrêter l'allaitement, le lait n'est pas infecté.

Question 14

Trois jours après le début du traitement instauré par antibiotiques et héparinothérapie à dose prophylactique, les douleurs pelviennes persistent, de même que la fièvre. La patiente est toujours ballonnée.
Vous demandez un scanner avec injection de substance de contraste.

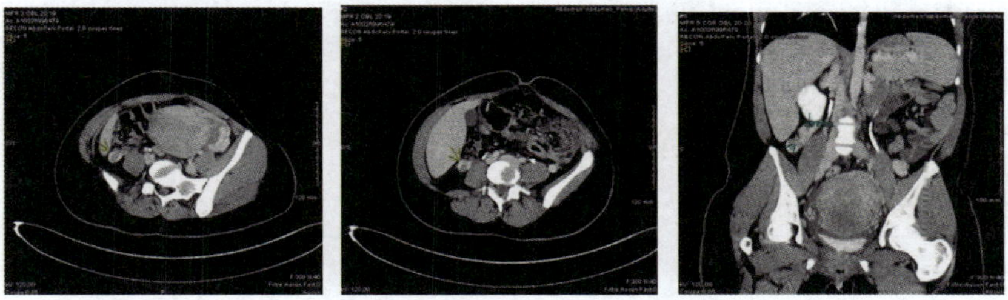

Quel est le diagnostic le plus probable ?

A. Textilome
B. Lithiase urinaire enclavée dans le bas uretère droit
C. Appendicite aigüe
D. Thrombose de la veine ovarienne droite
E. Abcès pelvien gauche

Généralement sous traitement, l'endométrite évolue favorablement en 1 à 2 jours. ***Si pas d'amélioration d'une endométrite sous antibiotique***, il faut classiquement évoquer 2 causes :

- une ***rétention de fragments placentaires***. C'est ici peu probable car déjà vue à l'échographie et aspirée au bloc opératoire ;
- une ***phlébite pelvienne*** associée :
  - ***douleur pelvienne*** importante***, signes fonctionnels urinaires et rectaux,*** TV, palpation d'un ***cordon douloureux inconstante.*** C'est l'association à l'endométrite rebelle aux antibiotiques qui est évocatrice ;
  - urgence car les complications sont graves à savoir extension à la VCI et aux veines rénales et iliofémorales, infarctus ovarien, embolie pulmonaire, choc toxi-infectieux avec défaillance multiviscérale,
  - ***angio-scan ou angio-IRM*** pour confirmer le diagnostic, repérer un caillot flottant dans la veine cave inférieure et éliminer un abcès profond.

Le scanner injecté montre un ***défect endoluminal*** au sein d'un vaisseau (prenant le contraste) dilaté au contact du psoas droit, correspondant à une thrombose veineuse. La coupe coronale mesure ce caillot à 39 mm. On ne visualise ***pas d'extension cave*** du caillot. Devant le contexte d'endométrite résistante aux antibiotiques, on retient la thrombose de la veine ovarienne droite, d'autant plus en considérant les ***antécédents*** personnels et familiaux thromboemboliques.

Un ***textilome*** est possible du fait de la césarienne mais ne présenterait pas cet aspect de prise de contraste périphérique.

L'aspect tomodensitométrique est incompatible avec une ***lithiase*** urétérale qui serait arrondie, de plus petite taille et non de densité tissulaire.

L'appendicite est d'emblée peu probable devant la résistance de la symptomatologie à une antibiothérapie couvant les entérobactéries et les anaérobies. De plus, l'aspect radiologique n'est pas en faveur : la localisation de l'anomalie est trop haute pour une femme venant d'accoucher.

Enfin, il n'y a ***pas d'abcès pelvien*** visualisé sur ces coupes. Celui-ci se manifesterait par une collection hétérogène, contenant des bulles de gaz avec une cloison épaisse se rehaussant en cocarde.

Question 15

Outre les antécédents thrombotiques personnels et familiaux de la patiente, quel(s) facteur(s) de risque supplémentaire(s) identifiez-vous dans ce contexte de thrombose de la veine ovarienne droite ?

A. La primiparité
B. Le contexte de prématurité
C. L'indice de masse corporelle de la patiente
D. La césarienne
E. L'endométrite du *post partum*

Les facteurs favorisants de ***MTEV du post partum*** sont :

- un âge ***> 35 ans ;***
- ***une multiparité ;***
- une obésité ;
- des varices ;
- ***un accouchement dystocique*** ou par césarienne (surtout si césarienne en urgence) ;
- une immobilisation en *ante partum* ;
- ***une hémorragie de la délivrance ;***
- ***une procréation médicalement assistée ;***
- ***un tabagisme*** (⚠ ce n'est pas un facteur de risque en dehors de la grossesse) ;
- des affections cardiaques ;
- des antécédents thromboemboliques ou un état thrombophilique.

La thrombophlébite pelvienne est en plus très favorisée par une endométrite.

Question 16

Sachant que la créatininémie est contrôlée à 70 microml/L et que la patiente souhaite continuer à allaiter, quelle est votre prescription anticoagulante pour cette thrombophlébite de la veine ovarienne droite

A. Fluindione
B. Acénocoumarol
C. Warfarine
D. Enoxaparine à dose hypocoagulante
E. Filtre cave

Le traitement d'une thrombophlébite pelvienne repose sur :

- ***une antibiothérapie*** IV adaptée, à large spectre intégrant le staphylocoque ;
- ***une HBPM anticoagulante*** (efficace) pendant la durée de l'antibiothérapie, sur une durée minimale de ***7 à 14 jours***. Le ***recours à un relais*** par AVK sera être évalué en fonction de la localisation du thrombus et de son extension.

La question étant formulée de manière unique, je pense qu'il ne fallait cocher que la prescription immédiate, sans se soucier d'un éventuel relais AVK ultérieur.

Pour rappel, la fluindione était de toute façon contre-indiquée lors de l'allaitement (risque hémorragique chez l'enfant).

<table>
<tr><th colspan="3">Compatibilité des anticoagulants pendant la grossesse et l'allaitement</th></tr>
<tr><th></th><th>Grossesse</th><th>Allaitement</th></tr>
<tr><td>Héparines</td><td>OUI</td><td rowspan="3">OUI : indétectable dans le lait</td></tr>
<tr><td>Acénocoumarol</td><td rowspan="3">NON (surtout au 1er trismestre) : tératogène : embryofœtopathie aux AVK et anomalies du système nerveux central</td></tr>
<tr><td>Warfarine</td></tr>
<tr><td>Fluindione</td><td>NON : passage dans le lait important</td></tr>
<tr><td>AOD et fondaparinux</td><td>NON</td><td>NON</td></tr>
</table>

Le filtre cave n'est indiqué qu'en cas de contre-indication à l'anticoagulation ou de récidive thromboembolique sous anticoagulants.

Dossier 13

Items 143, 146, 151, 152, 326

Énoncé

(Corrigé p. 478)

Une patiente de 42 ans vient vous consulter à votre cabinet pour des douleurs pharyngées fébriles.
Cette dame a pour principaux antécédents un accident de la voie publique en 2001 avec rupture de rate ayant nécessité une splénectomie partielle, des épisodes de tachycardie non étiquetés, une hypertension artérielle essentielle traitée par hydrochlorothiazide et un alcoolisme chronique (8 cannettes de bière par jour). Elle fume un paquet de cigarettes par jour.
Elle est mère de 4 enfants mais vit seule car la garde de ses enfants lui ayant été retirée. Elle est actuellement au chômage (ancien agent d'entretien) et a de temps en temps des relations sexuelles tarifées. Elle présente depuis 24 h une fièvre et une douleur de la gorge. L'examen de la gorge est le suivant :

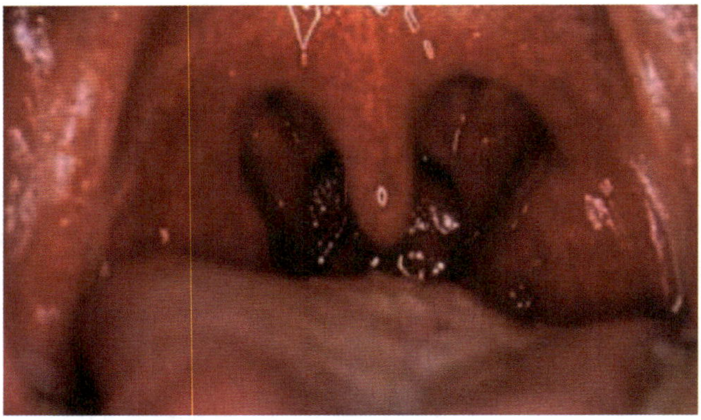

Q1. Quelle(s) donnée(s) clinique(s) devez-vous particulièrement rechercher dans ce contexte pour affiner le diagnostic et la prise en charge de ce problème ORL ?

A. Odynophagie
B. Intensité de la fièvre
C. Conjonctivite
D. Toux
E. Adénopathies cervicales

Q2. Vous notez également une fièvre à 38,7 °C, une pression artérielle à 120/75 mmHg, une fréquence cardiaque à 84/min, une fréquence respiratoire à 15/min, des adénopathies latérocervicales, une toux plutôt sèche avec quelques ronchi à l'auscultation pulmonaires. L'état dentaire est mauvais avec plusieurs dents à soigner voire extraire. Vous notez également une lésion en haut de la cuisse droite, près du pli de l'aine, dont la patiente ne se plaint pas vraiment, « ayant l'habitude ».

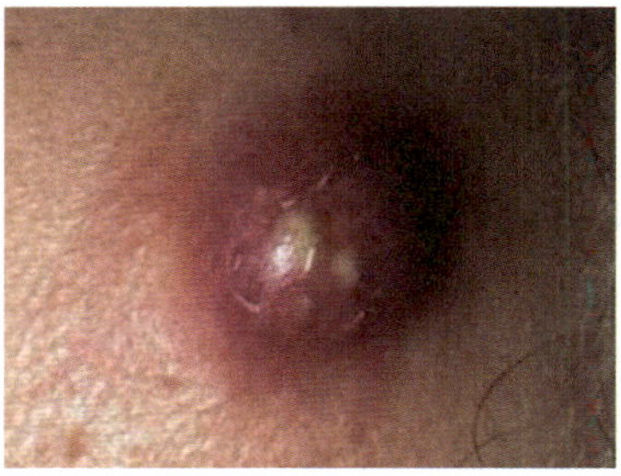

En ce qui concerne la lésion cutanée, quelle(s) est (sont) votre (vos) hypothèse(s) diagnostique(s) ?

A. Furoncle
B. *Pyoderma gangrenosum*
C. Impétigo
D. Lymphocytome borrélien
E. Lymphangite

Q3. Il s'agit bien d'un furoncle. Quelle(s) pourrait (pourraient) être la (les) complication(s) de ce furoncle de la cuisse ?

A. Abcès sous-cutané
B. Dermohypodermite aiguë
C. Thrombophlébite fémoro-iliaque
D. Lymphangite
E. Staphylococcie maligne

Q4. Concernant la prise en charge immédiate de cette patiente, quelle(s) proposition(s) parmi les suivantes est (sont) exacte(s) ?

A. Le score de Mc Isaac est strictement inférieur à 3
B. Il faut faire un test de diagnostic rapide du streptocoque du groupe A
C. Il faut hospitaliser la patiente
D. Il faut instaurer rapidement une antibiothérapie probabiliste
E. Il faut administrer des gammaglobulines antitétaniques en l'absence de renseignement sur son statut vaccinal

Q5. Le test de diagnostic rapide du streptocoque du groupe A est positif. Quel traitement antibiotique instaurez-vous chez cette patiente en première intention?

A. Amoxicilline
B. Amoxicilline acide clavulanique
C. Pristinamycine
D. Cefuroxime-axétil
E. Ceftriaxone

Q6. L'évolution clinique est favorable sous amoxicilline. Vous en profitez pour vérifier son statut vaccinal. Quelle(s) vaccination(s) parmi les suivantes est (sont) notamment recommandée(s) chez cette patiente?

A. Tétanos
B. Hépatite B
C. Pneumocoque
D. *Haemophilus influenzae* type B
E. Méningocoque du groupe B

Q7. Vous aviez prévu de revoir la patiente pour vous assurer de l'évolution, remettre à jour son calendrier vaccinal et impulser la prise en charge de ses différentes comorbidités mais la patiente ne s'est jamais représentée à votre cabinet.
Elle vient voir votre confrère au cabinet presque un an après car elle est gênée par une toux évoluant depuis un mois, avec expectorations abondantes et sueurs nocturnes. Elle mange très peu depuis une semaine car se sent nauséeuse et très déprimée.
La température est à 38,7 °C, la pression artérielle à 145/85 mmHg, la fréquence respiratoire à 22/min, la fréquence cardiaque à 92/min. Il existe de nombreux crépitants avec nette diminution du murmure vésiculaire dans le champ pulmonaire supérieur droit, et les expectorations qu'elle produit devant vous sont verdâtres et malodorantes. Elle n'a par ailleurs entrepris aucun soin sur le plan dentaire.
Parmi les propositions suivantes concernant sa prise en charge immédiate, quelle mesure vous semble la plus appropriée?

A. Hospitaliser la patiente
B. Instaurer une antibiothérapie probabiliste
C. Faire réaliser à la patiente une radiographie thoracique
D. Faire réaliser à la patiente un examen cytobactériologique des crachats
E. Faire réaliser à la patiente un bilan biologique (NFR, CRP, PCT. hémocultures notamment)

Q8. La patiente est hospitalisée et vous la prenez en charge. Au vu des éléments cliniques dont vous disposez, quelle(s) disposition(s) parmi les suivantes adoptez-vous immédiatement?

A. Mise en isolement « contact »
B. Mise en isolement « air »
C. Hospitalisation en chambre en surpression
D. Traitement par lévofloxacine à visée antipneumococcique
E. Sérovaccination antipneumococcique

Q9. Parmi les examens suivants, lequel (lesquels) réalisez-vous rapidement?

A. Examen cytobactériologique des crachats
B. Recherche de bacilles acido-alcoolorésistants dans les crachats
C. Lavage broncho-alvéolaire
D. Tubage gastrique à la recherche de bacilles acido-alcoolorésistants
E. Radiographie thoracique

Q10. Un scanner thoracique a été en fait réalisé :

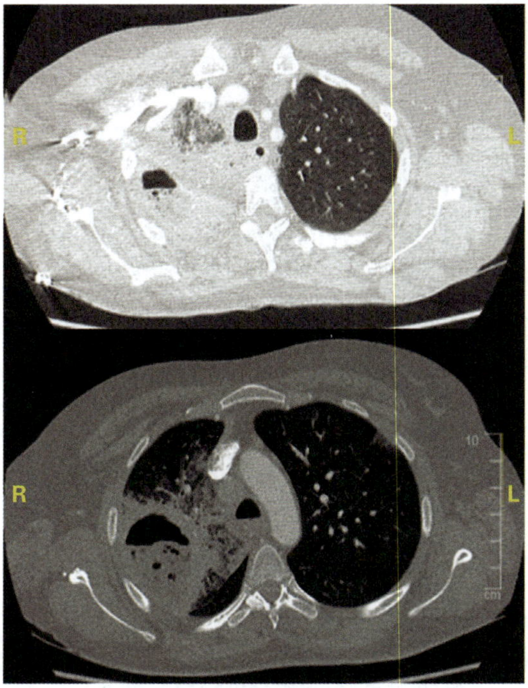

Parmi les anomalies suivantes, laquelle (lesquelles) est (sont) présente(s)?

A. Lésion abcédée apicale droite
B. Pleurésie bilatérale
C. Calcification péricardique
D. Plages de condensation pulmonaire
E. Aspect évocateur de miliaire

Q11. Parmi les agents infectieux suivants, lequel (lesquels) peut (peuvent) classiquement être en cause dans des atteintes pulmonaires abcédées ?

A. *Staphylococcus aureus*
B. *Klebsiella pneumoniae*
C. *Treponema pallidum*
D. *Pneumocystis jiroveci*
E. *Fusobacterium necrophorum*

Q12. Dans le cas de votre patiente, quel bilan biologique demandez-vous à ce stade?

A. Sérologie VIH
B. D-dimères
C. Numération formule plaquettes
D. Hémocultures
E. Antigénurie légionnelle

Q13. Vous avez aussi réalisé un examen cytobactériologique des crachats. Quel(s) paramètre(s) vous incitera (inciteront) à considérer cet examen comme de qualité et fiable ?

A. Prélèvement en milieu d'expectoration
B. Nombre de colonies bactériennes supérieur ou égal à 10^3/mL
C. Nombre de polynucléaires inférieur à 25 par champ
D. Nombre de cellules épithéliales inférieur à 10 par champ
E. Caractère monomicrobien

Q14. L'examen cytobactériologique des crachats met en évidence une flore anaérobie à 10^8/mL avec moins de 10 cellules épithéliales et plus de 25 polynucléaires neutrophiles par champ. La recherche de bacilles acido-alcoolorésistants est négative à l'examen direct. Parmi les portes d'entrée potentielles, laquelle (lesquelles) retenez-vous?

A. Dentaire
B. Furonculose chronique
C. Intertrigo
D. Sexuelle
E. Urinaire

Q15. Si du fait de l'implication de cette flore anaérobie vous décidiez d'inclure dans votre antibiothérapie du métronidazole, à quel(s) effet(s) indésirable(s) exposeriez-vous la patiente?

A. Goût métallique dans la bouche
B. Effet antabuse en cas d'ingestion d'alcool
C. Hypokaliémie en cas d'association avec un diurétique thiazidique
D. Trouble de la vision des couleurs
E. Neuropathie

Dossier 14

Items 157, 190, 256, 257, 258

Énoncé

(Corrigé p. 488)

Une patiente caucasienne de 36 ans est adressée à son médecin généraliste pour découverte d'une hématurie à trois croix à la bandelette urinaire en médecine du travail, avec une pression artérielle à 155/90 mmHg.
La patiente a comme antécédents principaux une appendicectomie et des cystites fréquentes (3 à 4 par an, la dernière il y a 3 mois traitée par fluoroquinolones). Elle a eu 2 grossesses et 2 accouchements par voie basse à 25 et 30 ans (la dernière grossesse compliquée d'une pré-éclampsie). Elle porte actuellement un stérilet. Elle a un tabagisme chiffré à 10 paquets/année non sevré. Elle ne prend aucun traitement au long cours sauf de l'ibuprofène occasionnellement pour des douleurs menstruelles notamment. Elle pèse 60 kg pour 1,68 m. Elle travaille dans la finance dans un poste à hautes responsabilités et est soumise à un fort stress.

Q1. Au vu du contexte, quel diagnostic est à évoquer en première intention ?

A. Lithiase vésicale
B. Cystite
C. Pyélonéphrite
D. Tumeur rénale
E. Tumeur urothéliale

Q2. Quel(s) est (sont) l' (les) élément(s) à recueillir à l'interrogatoire dans ce contexte de découverte d'une hématurie ?

A. Antécédent d'hématurie macroscopique
B. Présence d'une protéinurie à la bandelette
C. Exposition au plomb
D. Antécédents familiaux d'hématurie
E. Antécédents familiaux de cancer de vessie

Q3. L'ECBU que vous avez prescrit à la patiente trouve actuellement : hématies 150000/mL ; leucocytes < 1000/mL, culture stérile. Il existait une protéinurie à 2 croix à la bandelette mais les urines étaient concentrées. Sa pression artérielle est actuellement à 150/90 mmHg dans votre cabinet de consultation. Ses bêta-HCG urinaires sont négatives (les dernières règles ont débuté il y a 8 jours).
Quel(s) examen(s) biologique(s) prescrivez-vous chez cette patiente à ce stade.

A. Créatininémie avec calcul du débit de filtration glomérulaire
B. Protéinurie et créatininurie sur échantillon urinaire
C. Cristallurie
D. Cytologie urinaire
E. pH urinaire

Q4. Quel(s) examen(s) d'imagerie prescrivez-vous chez cette patiente à ce stade ?

A. Uroscanner
B. Échographie rénale et vésicale
C. Échographie pelvienne endovaginale
D. Uro-IRM
E. Cystographie rétrograde et mictionnelle

Q5. Quelle est la conduite à tenir devant la découverte de cette pression artérielle élevée chez cette patiente ? (une ou plusieurs bonnes réponses exactes).

A. Prescription d'amlodipine en attendant les résultats des bilans biologiques
B. Demande de réalisation de mesures de pression artérielle en automesure ambulatoire
C. Prescription d'un anxiolytique
D. Nécessité de revoir la patiente dans les 48 h pour contrôle de la pression artérielle
E. Réévaluation de la pression artérielle après arrêt de l'ibuprofène

Q6. Les résultats des examens prescrits sont les suivants : Na 142 mmol/L ; K 4 mmol/L, créatininémie 90 µmol/L (DFG CKD-EPI à 71 mL/min/1,73 m^2) ; protéinurie 2,5 g/24 h, sélective ; ECBU hématies 200000/mL ; leucocytes < 1000/mL.
L'échographie rénale trouve des reins de 118 mm et 122 mm respectivement à droite et à gauche avec un kyste du pôle supérieur droit de 1 cm. Ils sont bien différenciés, l'épaisseur corticale est à 22 mm, homogène. Sa pression artérielle ambulatoire est à 150/90 mmHg en moyenne malgré l'arrêt de l'ibuprofène.
Elle décrit une asthénie et une perte récente de ses cheveux qu'elle relie à de fortes tensions au travail. Vous adressez la patiente à un néphrologue avec d'autres examens biologiques. Quel(s) est (sont) l' (les) examen(s) le(s) plus pertinent(s) vu le contexte chez cette patiente ?

A. NFS, plaquettes
B. Immunoélectrophorèse des protéines plasmatiques
C. Dosage de la parathormone et de la 25OH vitamine D
D. Facteurs anti-nucléaires, anticorps anti-ADN
E. Dosage C3, C4, CH50

Q7. Votre complément de bilan est le suivant : leucocytes 3,50 G/L ; Hb 9 g/dL ; VGM 92 fl ; plaquettes 200 G/L ; réticulocytes 250 G/L ; facteurs anti-nucléaires positifs au 1/160e avec anticorps anti-ADN natif à 40 UI/mL, C3 0,5 g/L (0,8-1,6) ; C4 0,08 g/L (0,17-0,53) ; CH50 40 % (> 50 %) ; CRP 7 mg/L ; sérologies HCV et HIV négatives ; sérologie HBV : anticorps anti-HBs 100 UI/mL, anticorps anti-HBc négatifs.
Quel(s) est (sont) l' (les) élément(s) en faveur d'un diagnostic de lupus systémique ?

A. Leucopénie
B. Consommation du complément
C. Anémie régénérative
D. Syndrome inflammatoire
E. Hématurie microscopique

Q8. Quelles sont les causes possibles de cette anémie dans ce contexte (une ou plusieurs bonnes réponses) ?

A. Insuffisance rénale chronique
B. Purpura thrombopénique immunologique
C. Anémie hémolytique à Coombs positif
D. Micro-angiopathie thrombotique
E. Saignement gynécologique aigu

Q9. Quels signes cliniques extrarénaux allez-vous rechercher dans le contexte de cette probable poussée lupique ? (Une ou plusieurs bonnes réponses)

A. Aphtes buccaux
B. Érythème noueux
C. Polyarthrite
D. Sclérodactylie
E. Ulcérations vulvaires

Q10. La patiente présente des aphtes buccaux et des arthrites des mains non érosives et vous posez le diagnostic de lupus systémique. Quelle est la conduite à tenir la plus appropriée chez cette patiente à ce stade ? (Une seule réponse attendue)

A. Surveillance biologique dans un premier temps
B. Réalisation d'une ponction biopsie rénale transpariétale
C. Réalisation d'un uroscanner
D. Réalisation d'un angioscanner rénal
E. Pas de nécessité de confirmation histologique rénale dans ce contexte de néphropathie lupique

Q11. Vous décidez de réaliser une biopsie rénale chez cette patiente. Elle est hospitalisée en néphrologie. Son examen clinique retrouve une pression artérielle à 155/90 mmHg. Elle est apyrétique mais présente des brûlures mictionnelles depuis 48 h. Son bilan biologique retrouve : leucocytes 3,8 G/L ; Hb 9,4 g/dL, VGM 88 fl ; plaquettes 220 G/L ; Na 142 mmol/L, K 3,7 mmol/L ; créatininémie 99 µmol/L (débit de filtration glomérulaire CKD-EPI à 63 mL/min/1,73 m^2) ; protéinurie 2,2 g/24 h, sélective ; ECBU hématies 300 000/mL ; leucocytes 20 000/mL ; nombreux bacilles Gram négatifs au direct.
Vous décidez de traiter 48 h cette probable cystite avant de réaliser la ponction biopsie rénale et de normaliser sa pression artérielle. Quels sont les éléments de votre prise en charge thérapeutique ? (Une ou plusieurs bonnes réponses)

A. Traitement par métronidazole
B. Traitement par ofloxacine monodose
C. Traitement par amoxicilline
D. Traitement par fosfomycine-trométamol
E. Traitement par gentamicine

Q12. Quels sont les éléments histologiques élémentaires possibles chez cette patiente compte tenu de sa présentation clinicobiologique? (Une ou plusieurs bonnes réponses)

A. Dépôts dominants mésangiaux d'immunoglobuline A et de complément
B. Prolifération extra-capillaire
C. Prolifération endo-capillaire
D. Dépôts extra-membraneux d'immunoglobuline et de complément en immunofluorescence
E. Dépôts glomérulaires de C3 dominants

Q13. Voilà le compte rendu de la biopsie rénale de votre patiente :
– fragment de corticale rénale de 8 mm contenant 15 glomérules dont 1 pain à cacheter ;
– microscopie optique : 10 glomérules sur 15 sont le siège d'une prolifération endocapillaire, présence de proliférations extra-capillaires sur 3 glomérules, volumineux dépôts endo-membraneux le long des capillaires glomérulaires réalisant des « wireloops » ;
– infiltrat interstitiel polymorphe sur environ 30 % de la surface corticale ;
– pas de lésions vasculaires ou de lésions tubulaires, présence de cylindres hématiques dans quelques lumières tubulaires ;
– immunofluorescence : dépôts granuleux d'Ig G, IgM, C3 et C1q à 3+ mésangiaux et à 2+ endomembraneux sur tous les glomérules, pas de dépôts extra-membraneux, dépôts de fibrine sur 4 glomérules sur 18.
Quel est votre diagnostic ?
A. Glomérulonéphrite lupique extra-membraneuse
B. Glomérulonéphrite lupique mésangiale pure
C. Glomérulonéphrite lupique proliférative diffuse
D. Néphrite lupique tubulo-interstitielle
E. Glomérulonéphrite lupique proliférative focale

Q14. Votre patiente a donc une poussée de lupus systémique avec anémie hémolytique, polyarthrite, aphtes, alopécie et glomérulonéphrite lupique de classe IV (proliférative diffuse). Quelles sont les options thérapeutiques pour le traitement d'attaque chez cette patiente ? (Une ou plusieurs bonnes réponses)
A. Bolus de methyl-prednisolone puis prednisone 1 mg/kg
B. Infliximab
C. Rituximab
D. Mycophénolate mofétil
E. Cyclophosphamide

Q15. Vous débutez le traitement d'attaque qui est bien toléré dont une corticothérapie à fortes doses. Sa pression artérielle est à 145/90 mmHg sous ramipril que vous aviez débuté avant la biopsie rénale. Son bilan rénal avant la sortie est le suivant : créatininémie 97 µmol/L (débit de filtration glomérulaire CKD-EPI à 65 mL/min/1,73 m^2), protéinurie 2,2 g/24 h ; ECBU hématies 350000/mL. Quelles sont les différentes mesures thérapeutiques possibles avant son retour à domicile ? (une ou plusieurs bonnes réponses)
A. Amlodipine en association avec le ramipril
B. Hydroxychloroquine
C. Cholecalciférol
D. Hydrochlorothiazide en association avec le ramipril
E. Candesartan en association avec le ramipril

Dossier 15

Items 208, 224, 314, 326

Énoncé

(Corrigé p. 502)

M. M., âgé de 45 ans, contrôleur SNCF, vient vous voir pour une « augmentation des globules rouges ». Il est donneur de sang occasionnel et a été récusé en raison d'une hémoglobine trop élevée. Il ne connaît pas les résultats de l'hémogramme. Il mesure 1,72 m et pèse 93 kg (IMC = 31) avec une érythrose faciale, mais dit avoir toujours eu « bonne mine ». Il prend un traitement par amlodipine pour une HTA depuis 5 ans, et un traitement par pravastatine pour une hypercholestérolémie.

Q1. Que recherchez-vous à l'interrogatoire pour explorer cette anomalie ? (Une ou plusieurs réponses exactes)

A. Séjour récent prolongé en altitude
B. Consommation de tabac
C. Consommation d'alcool
D. Fièvre récente
E. Prise de poids récente

Q2. À l'examen clinique, quels signes vous orienteraient vers une polyglobulie primitive ? (Une ou plusieurs réponses possibles)

A. Érythrose palmaire
B. Prurit aquagénique
C. Hyperhémie conjonctivale
D. Dyspnée d'effort
E. Splénomégalie

Q3. Vous réalisez un hémogramme qui montre : GR 6,9 T/L ; hémoglobine 18,7 g/dL ; hématocrite 57 % ; VGM 83 fl ; CCMH 33 g/dL ; réticulocytes 80 G/L ; leucocytes 12,6 G/L ; polynucléaires neutrophiles 10,4 G/L ; polynucléaires éosinophiles 0,3 G/L, polynucléaires basophiles 0,05 G/L ; lymphocytes 1,25 G/L ; monocytes 0,6 G/L ; plaquettes 534 G/L.
Que montre cet hémogramme ? (Une ou plusieurs réponses possibles)

A. Polyglobulie
B. Hyperréticulocytose
C. Hyperchromie
D. Microcytose
E. Thrombocytose

Q4. Vous retrouvez à l'examen une splénomégalie avec un débord costal de 2 cm et la notion de prurit aquagénique. Parmi les examens suivants, lesquels sont utiles chez ce patient pour étayer le diagnostic de maladie de Vaquez ? (Une ou plusieurs réponses possibles)

A. Dosage d'érythropoïétine
B. Myélogramme
C. Recherche de mutation de JAK2
D. Culture de progéniteurs érythroïdes
E. Masse globulaire isotopique

Q5. Vous revoyez le patient avec les résultats de vos examens. Il a une mutation de JAK2 et le taux d'érythropoïétine est effondré. Le patient, inquiet, vous demande les complications susceptibles de survenir. Que lui répondez-vous ? (Une ou plusieurs réponses possibles)

A. Thrombose veineuse
B. Thrombose artérielle
C. Syndrome de lyse
D. Coagulation intravasculaire disséminée
E. Crise de goutte

Q6. À propos de la polyglobulie de Vaquez, quelles propositions sont vraies ? (Une ou plusieurs réponses possibles)

A. Il s'agit d'une maladie clonale de cellules hématopoïétiques matures
B. Il s'agit d'un syndrome myéloprolifératif
C. Il existe un blocage de maturation érythroblastique
D. On observe des érythroblastes circulants
E. Il existe une pousse spontanée des progéniteurs érythroblastiques *in vitro*

Q7. Le patient vous interroge sur les principes du traitement. Quel type de prise en charge

évoquez-vous ? (Une ou plusieurs réponses exactes)

A. Saignées
B. Acide acétyl-salicylique
C. Anticoagulants
D. Polychimiothérapie
E. Dons de sang répétés à l'EFS

Q8. **Le patient a eu des saignées initiales puis est actuellement sous antiagrégants. Trois mois plus tard, votre patient vient vous voir 48 heures après son retour de vacances des Antilles. Il a un mollet gauche douloureux et gonflé depuis 24 h. Quels éléments cliniques vont conforter votre suspicion de phlébite ? (Une ou plusieurs réponses possibles)**

A. Douleur provoquée à la pression du mollet
B. Augmentation de la circonférence du mollet
C. Contracture du mollet
D. Diminution du pouls pédieux
E. Dilatation des veines superficielles

Q9. **Quels sont chez ce patient les facteurs de risque de phlébite? (Une ou plusieurs réponses exactes)**

A. Obésité
B. Antiagrégant plaquettaire au long cours
C. HTA
D. Hypercholestérolémie
E. Voyage en avion

Q10. **L'examen clinique est peu spécifique. Quels examens sont utiles au diagnostic ? (Une ou plusieurs réponses possibles)**

A. Angioscanner pulmonaire
B. Échodoppler des membres inférieurs
C. Phlébographie des membres inférieurs
D. TP TCA fibrine
E. Recherche de déficit en protéines C et S

Q11. **L'échodoppler a confirmé l'existence d'une phlébite surale.
Quelles attitudes thérapeutiques sont possibles chez ce patient ? (une ou plusieurs réponses possibles)**

A. Anticoagulants oraux directs
B. Acide acétylsalicylique et clopidogrel
C. Héparine de bas poids moléculaire
D. Repos strict au lit
E. Contention veineuse

Q12. **Vous avez opté pour un traitement par HBPM avec relais précoce par anti-vitamine K (warfarine). Quelles recommandations donnez-vous à votre patient en rapport avec ce traitement ? (Une ou plusieurs réponses possibles)**

A. Port d'une carte mentionnant le traitement sur soi
B. Prise de la warfarine à heure fixe
C. Suivre un régime alimentaire strict
D. Arrêt strict de la consommation d'alcool
E. Interdiction d'injections intramusculaires

Q13. **Au cours de son suivi, le patient vous appelle car son INR de contrôle est à 5,5. Il n'a pas constaté de signes hémorragiques.
Que faites-vous ?**

A. Vous l'hospitalisez
B. Vous lui demandez de sauter une prise
C. Vous prescrivez de la vitamine K *per os*
D. Vous prescrivez du sulfate de protamine
E. Vous recontrôlez l'INR le lendemain

Q14. **Votre patient a été muté dans une ville à 500 km de chez vous. Vous n'avez plus de nouvelles pendant plusieurs années. Puis, un médecin qui le voit pour la première fois vous appelle car on lui adresse le patient pour un malaise.
L'hémogramme montre : Hb 10 g/dL ; VGM 83 fl ; leucocytes 3 G/L ; PNN 0,8 G/L ; lymphocytes 1 G/L ; monocytes 0,2 G/L ; cellules blastiques 1 G/L ; plaquettes 86 G/L.
Quelles anomalies constatez-vous sur cet hémogramme ? (Une ou plusieurs réponses exactes)**

A. Neutropénie
B. Thrombopénie
C. Myélémie équilibrée
D. Pancytopénie
E. Anémie microcytaire

Q15. **Quels diagnostics évoquez-vous dans ce contexte ? (Une ou plusieurs réponses possibles)**

A. Transformation en leucémie aiguë
B. Évolution vers une myélofibrose
C. Syndrome de Richter
D. Transformation en leucémie myéloïde chronique
E. Évolution vers une splénomégalie myéloïde

Dossier 16

Items 126, 130, 151, 248, 354, 359

Énoncé

(Corrigé p. 514)

Vous accueillez directement dans le service de gériatrie un patient de 84 ans dans les suites d'une chute. Le patient se plaint d'une dyspnée. Vous n'avez pour le moment aucune information sur ses antécédents.

Q1. L'infirmière de l'unité vous donne les informations suivantes : pression artérielle à 95/55 mmHg, température à 39 °C et une fréquence cardiaque à 110/min. La dyspnée est au premier plan. À l'auscultation pulmonaire, vous trouvez une diminution du murmure vésiculaire de la base du poumon gauche. Parmi les propositions suivantes, quel(s) est (sont) l' (les) élément(s) en faveur d'un épanchement pleural chez ce patient ?

A. Bruit surajouté à type de crépitant unilatéral gauche
B. Matité à la percussion à la base gauche
C. Majoration des vibrations vocales
D. Bruit surajouté à type de sibilant expiratoire
E. Distension thoracique

Q2. Vous obtenez plus d'informations pour ce patient qui vit seul à domicile de façon indépendante. Il a dans ses antécédents une insuffisance cardiaque stade III de la NYHA sur une cardiopathie ischémique et hypertensive. L'infirmière a eu sa fille au téléphone lui racontant que son père n'est plus comme d'habitude depuis 48 h, avec des propos incohérents.
À l'auscultation pulmonaire attentive, vous trouvez des bruits surajoutés à type de crépitants unilatéraux en base gauche. Les vibrations vocales sont augmentées en base gauche. Il ne présente pas de signe d'insuffisance cardiaque droite.
Parmi les propositions suivantes, quelle(s) est (sont) l' (les) étiologie(s) du tableau pulmonaire la (les) plus probable(s) ?

A. Péricardite aiguë
B. Embolie pulmonaire
C. Pneumonie bactérienne communautaire
D. Pneumothorax
E. Pneumonie virale communautaire

Q3. Pour évaluer la gravité de ce patient, quel élément paraît le plus important ?

A. Recherche d'un signe de focalisation neurologique
B. Recherche de purpura
C. Mesure de la fréquence respiratoire
D. Mesure de la diurèse
E. Recherche d'un pouls paradoxal

Q4. Le patient présente une fréquence respiratoire à 35/min, sa saturation est mesurée à 94 % en air ambiant. Vous suspectez une pneumonie franche lobaire aiguë.
Parmi les examens complémentaires suivants, quel(s) est (sont) celui (ceux) à effectuer immédiatement ?

A. Gaz du sang
B. ECG
C. Dosage des D-dimères
D. Radiographie de thorax
E. Hémocultures

Q5. Les prélèvements biologiques sont en cours et la radiographie de thorax montre une opacité alvéolaire de la base gauche associée à un épanchement pleural de faible abondance. Les gaz du sang artériels montrent : PaO_2 62 mmHg ; $PaCO_2$ 28 mmHg ; lactate 1,3 mmol/L ; pH 7,46.
Parmi les propositions suivantes chez ce patient, quelle(s) est (sont) l' (les) affirmation(s) juste(s) ?

A. Vous pensez immédiatement à une embolie pulmonaire
B. Vous pensez que c'est compatible avec le diagnostic de pneumonie
C. Vous pensez que la valeur du lactate oriente vers une pneumonie aiguë communautaire
D. Vous pensez que l'épanchement pleural peut expliquer l'effet shunt gazométrique
E. Vous suspectez une erreur de prélèvement

Q6. Compte tenu du contexte de chute, vous examinez l'appareil locomoteur. Votre examen trouve une douleur de la hanche droite. Vous suspectez une fracture du col fémoral droit, car il existe : (une ou plusieurs réponses possibles)

A. Une impotence fonctionnelle du membre inférieur droit
B. Une douleur à la palpation du grand trochanter droit
C. Une rotation interne de la hanche droite
D. Un psoïtis du côté droit
E. Un raccourcissement du membre inférieur droit

Q7. La radiographie de hanche ne montre pas de fracture du col fémoral. L'hémogramme montre des leucocytes à 15 G/L, une hémoglobine à 10 g/dL et des plaquettes à 349 G/L. La créatininémie est à 75 micromol/L. Quelle prise en charge débutez-vous chez ce patient ?

A. Oxygène nasal
B. Voie veineuse périphérique
C. Ciprofloxacine par voie intraveineuse
D. Héparine de bas poids moléculaire à dose préventive
E. Sérum salé isotonique en perfusion veineuse 3 litres/jour

Q8. Parmi les autres mesures suivantes, quelle est la plus importante à mettre en place ?

A. Prévention des troubles de déglutition
B. Prévention de la déshydratation
C. Prévention escarre de décubitus
D. Pose de sonde urinaire
E. Soins de bouche

Q9. Au cours des 24 premières heures d'hospitalisation, le patient a des propos incohérents. Il se croit en 1939. Par moments, à l'inverse, il semble bien adapté. Il est le plus souvent somnolent. À votre entrée dans la chambre, il ne se souvient pas vous avoir vu le matin et ne sait pas qu'il est hospitalisé. Vous évoquez un syndrome confusionnel. Quel(s) élément(s) sémiologique(s) présent(s) dans l'observation est (sont) en faveur de cette hypothèse diagnostique ?

A. Troubles attentionnels
B. Fluctuations des troubles
C. Troubles phasiques
D. Trouble mnésique
E. Apathie

Q10. Le patient a été mis sous oxygène et une antibiothérapie a été débutée. Le lendemain matin l'infirmière trouve que le patient s'aggrave. Quel(s) signe(s) serait (seraient) en faveur d'une hypercapnie ?

A. La présence d'une hypotension artérielle
B. La présence d'une dyspnée ample
C. L'aggravation de la confusion
D. La présence de sueurs
E. Un astérixis

Q11. Finalement, le patient évolue favorablement sur le plan respiratoire dans les 3 jours avec une apyrexie et une réduction de la fréquence respiratoire. Cependant, il n'a rien mangé durant ces 3 derniers jours et vous craignez la présence d'une malnutrition protéino-énergétique (MPE). Parmi les propositions suivantes concernant son état nutritionnel, quelle(s) est (sont) l' (les) affirmation(s) juste(s) ?

A. Un indice de masse corporelle < 21 kg/m^2 définit la MPE
B. La MPE peut être définie selon l'HAS par la perte de poids sur la dernière année
C. L'absence d'alimentation sur ces 3 derniers jours peut définir une MPE
D. Le dosage de l'albumine sanguine est indispensable pour déterminer l'état nutritionnel
E. Son état nutritionnel ne peut pas s'être dégradé suffisamment en 3 jours

Q12. Au 4e jour, votre patient arrive à se lever mais l'appui bipodal est douloureux empêchant la marche et l'appui unipodal à droite est impossible. Une seconde radiographie de hanche est relue normale. Parmi les propositions suivantes concernant son état, quelle(s) est (sont) l' (les) affirmation(s) juste(s) à ce stade ?

A. Vous prescrivez une scintigraphie osseuse
B. Vous suspectez une contusion simple
C. Vous recherchez une fracture de branche ilio- ou ischio-pubienne
D. Vous prescrivez une scanographie de bassin et de hanches
E. Vous prescrivez une radiographie du genou droit

Q13. Le scanner a révélé une fracture de la branche ilio-pubienne droite. L'évolution est favorable sous traitement antalgique et mobilisation précoce active en une semaine. Vous projetez un retour à domicile. Quel(s) élément(s) faut-il évaluer avant d'envisager un retour à domicile ?

A. Activités de base de la vie quotidienne (échelle ADL)
B. Activités instrumentales de la vie quotidienne (échelle IADL)
C. Évaluation du statut nutritionnel (échelle MNA)
D. Fragilité (critères de Fried)
E. Évaluation de la dépression (*Geriatric depression scale*)

Q14. Vous avez évalué ses activités de base de la vie quotidienne (score ADL). Quel(s) élément(s) constitue(nt) ce score ?

A. Sa capacité à faire ses courses sans aides
B. Sa capacité à répondre au téléphone sans aides
C. Sa capacité à utiliser les transports en commun sans aides
D. Sa capacité à manger sans aides
E. Sa capacité à gérer ses médicaments sans aides

Q15. Vous mesurez son score ADL (activités de base de la vie quotidienne) actuel à 4/6, et son groupe iso-ressources (GIR) à 4. Quelle(s) est (sont) l' (les) interprétation(s) juste(s) ?

A. Le score ADL montre qu'il existe une dépendance pour ses activités instrumentales de la vie quotidienne
B. Le GIR est associé au niveau d'ADL
C. Le score ADL ne permet pas de mesurer la présence d'un trouble cognitif
D. Le trouble cognitif est pris en compte dans la mesure du GIR
E. Il paraît probable qu'il obtienne une aide financière pour ses aides à domicile

Dossier 17

Items 223, 231, 232, 334

Énoncé

(Corrigé p. 528)

Un patient âgé de 66 ans consulte son médecin généraliste pour dyspnée d'effort évoluant depuis 2 mois. Il est chef de cuisine encore actif. Il est en surcharge pondérale avec un indice de masse corporelle à 28 kg/m^2, diabétique de type 2 et hypertendu. Il est sevré du tabagisme (35 paquets-années) depuis 1 an, date de la découverte du diabète. Il boit 2 à 3 verres de vin par jour. Il reçoit irbesartan, metformine et rosuvastatine.

Q1. Quel(s) élément(s) séméiologique(s) recherchez-vous en faveur d'une cause cardiaque à la dyspnée chez ce patient ?

A. Toux et expectoration matinales
B. Hippocratisme digital
C. Toux à l'effort et au décubitus
D. Pesanteur de l'hypochondre droit à l'effort
E. Palpitations à l'effort

Q2. Le patient vit au 3e étage avec ascenseur. Il ne présente pas de gêne respiratoire pour les gestes de la vie courante. En revanche, il vous signale une dyspnée à la marche en côte à vitesse normale (4 km/h). À quel stade de la NYHA correspond cette description ?

A. I
B. II
C. III
D. IV
E. Inclassable avec les données disponibles

Q3. Le patient présente une dyspnée de stade II de la NYHA. L'auscultation cardiaque met en évidence une insuffisance mitrale. Sur quelle(s) anomalie(s) auscultatoire(s) est fondé ce diagnostic ?

A. Souflle protodiastolique
B. Souffle à renforcement mésosystolique
C. Souffle holosystolique
D. Tonalité râpeuse
E. Abolition de B1

Q4. Le médecin généraliste dirige le patient vers une consultation de cardiologie. En attente de son rendez-vous, le patient est admis aux urgences pour une dyspnée aiguë. Le médecin urgentiste évoque un œdème aigu du poumon (OAP) cardiogénique. Quel est le principal argument séméiologique pour ce diagnostic ?

A. Désaturation en oxygène (SpO_2)
B. Foyer de râles crépitants
C. Intolérance complète au décubitus dorsal
D. Oppression thoracique
E. Turgescence jugulaire

Q5. L'examen clinique retrouve des râles crépitants bilatéraux remontant à mi-champ. Les analyses biologiques de routine (numération sanguine, plaquettes, ionogramme sanguin, urée et créatininémie) ont été prélevées et vous êtes en attente des résultats. Quel(s) est (sont) l' (les) examen(s) complémentaire(s) indispensable(s) avant de débuter le traitement ?

A. Électrocardiogramme
B. Dosage du BNP ou du NT-proBNP
C. Dosage des D-dimères
D. Angio-TDM pulmonaire
E. Échocardiographie

Q6. Une radiographie thoracique est réalisée.

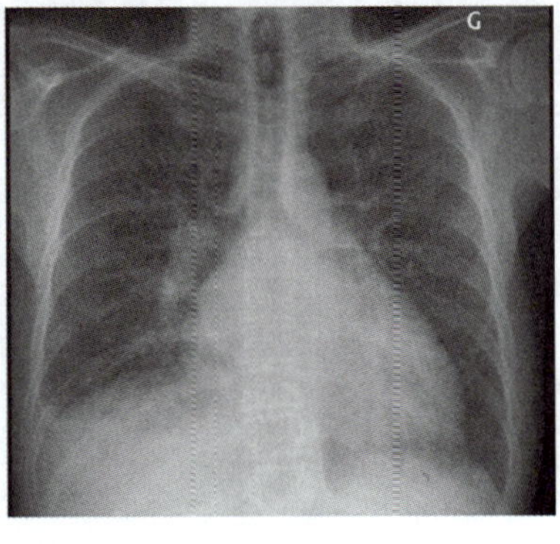

Quelle(s) anomalie(s) présente(s) sur ce cliché est (sont) en faveur du diagnostic d'insuffisance cardiaque ?

A. Cardiomégalie
B. Épanchement pleural droit
C. Redistribution vasculaire aux bases
D. Lignes de Kerley
E. Épanchement péricardique

Q7. L'électrocardiogramme ne montre pas d'argument en faveur d'un syndrome coronaire aigu. La présence d'une orthopnée, de râles sous-crépitants diffus à mi-hauteur des champs pulmonaires avec un syndrome alvéolaire radiologique bilatéral a suffi au diagnostic d'œdème aigu pulmonaire. La pression artérielle est à 140/90 mmHg, la fréquence cardiaque est à 110 battements/min, il n'y a pas de marbrures ni de refroidissement des extrémités. Un traitement par furosémide et une oxygénothérapie sont débutés. Quel(s) est (sont) le(s) traitement(s) complémentaire(s) à prescrire en urgence ?

A. Dérivés nitrés en perfusion intraveineuse à la seringue électrique
B. Dobutamine en perfusion intraveineuse à la seringue électrique
C. Bisoprolol *per os* à petite dose
D. Héparine non fractionnée en intraveineux pour un TCA à 2,5 x le témoin
E. Perfusion de sérum salé isotonique 1 L/j

Q8. La réponse au traitement est rapidement favorable. Un électrocardiogramme est à nouveau enregistré. Quelle est l'interprétation de cet électrocardiogramme ?

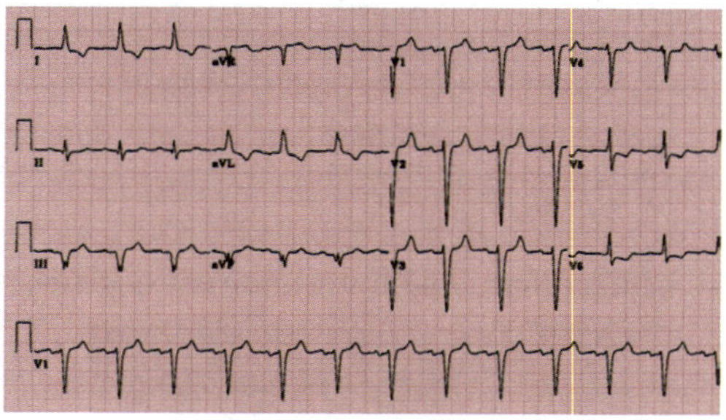

A. Électrocardiogramme normal
B. Séquelle d'infarctus du myocarde
C. Bloc complet de branche droite
D. Rythme sinusal
E. Hémibloc (bloc fasciculaire) postérieur gauche

Q9. Une échocardiographie est effectuée dont les résultats sont les suivants :
– dilatation du ventricule gauche avec altération de la fraction d'éjection à 30 % ;
– akinésie de la paroi inférieure avec hypokinésie de la paroi latérale du ventricule gauche ;
– dilatation de l'atrium gauche et du ventricule droit ;
– élévation des pressions de remplissage du ventricule gauche ;
– fuite mitrale modérée (grade II) de mécanisme restrictif associé à une dilatation de l'anneau mitral.
On estime que la pression artérielle pulmonaire systolique est élevée.
Quel(s) est (sont) l' (les) apport(s) de cette échocardiographie concernant le diagnostic ?

A. L'insuffisance mitrale est de cause ischémique
B. Le patient a présenté un infarctus du myocarde passé inaperçu
C. Le tableau actuel d'insuffisance cardiaque est dû à une cardiopathie ischémique
D. Le tableau actuel d'insuffisance cardiaque est de cause valvulaire
E. Le patient a présenté une embolie pulmonaire

Q10. Il s'agit d'une cardiopathie ischémique avec fuite mitrale secondaire à un infarctus du myocarde inférieur passé inaperçu, compliquée d'une insuffisance cardiaque à fraction d'éjection altérée. Parmi les décisions suivantes, laquelle est, à ce stade, la plus importante pour ce patient ?

A. Confirmation de l'hypertension pulmonaire par cathétérisme droit
B. Recherche de viabilité et d'ischémie myocardique du ventricule gauche
C. Analyse de la possibilité de chirurgie de plastie mitrale
D. Bilan pré-transplantation cardiaque
E. Épreuve d'effort métabolique (avec analyse des gaz et calcul de VO2)

Q11. La recherche d'une ischémie myocardique est positive dans le territoire antéro-septal et amène à la réalisation d'une coronarographie. Cet examen met en évidence une sténose critique de l'artère coronaire interventriculaire antérieure qui est traitée par angioplastie (intervention coronaire percutanée) et pose d'une endoprothèse (stent). Quelle(s) est (sont) l' (les) adaptation(s) thérapeutique(s) à effectuer avant le retour à domicile ?

A. Introduire un inhibiteur calcique bradycardisant (diltiazem ou vérapamil)
B. Mettre en place un traitement triple antithrombotique (du type aspirine + apixaban + clopidogrel par exemple)

C. Associer ezetimibe à la rosuvastatine
D. Introduire un bêtabloqueur *per os* à doses progressives
E. Prescrire une réadaptation cardiaque

Q12. Le patient quitte l'hôpital avec le traitement suivant : carvedilol, énalapril, aspirine, prasugrel, rosuvastatine, furosemide, sels de potassium et metformine. Il est revu périodiquement pour majorer progressivement les doses de carvedilol et d'énalapril jusqu'aux doses cibles. Quatre mois après la revascularisation, il est toujours dyspnéique à l'effort au stade II de la NYHA. Il décrit un premier épisode de perte de connaissance brève à la montée d'un escalier, 30 min après la prise de son traitement. La recherche d'hypotension artérielle orthostatique est négative. L'électrocardiogramme n'est pas modifié. L'échocardiographie montre la persistance d'une dysfonction systolique avec une fraction d'éjection du ventricule gauche stationnaire à 30 %, la fuite mitrale n'a pas évolué et reste modérée (grade II).
Quelle(s) est (sont) l' (les) adaptation(s) thérapeutique(s) à effectuer pour prendre en charge l'insuffisance cardiaque et ses conséquences ?

A. Introduire un antagoniste des récepteurs aux minéralo-corticoïdes
B. Implanter un défibrillateur
C. Réduire les posologies de l'énalapril et du carvedilol
D. Mettre en place une resynchronisation ventriculaire par stimulateur biventriculaire
E. Proscrire la consommation excessive d'alcool

Q13. Quelques mois plus tard le patient présente une douleur brutale et intense au niveau du membre inférieur droit qui le réveille à 6 h du matin. Il vous consulte à midi. La douleur est intolérable agitant le patient, le pied est livide et froid avec une impotence fonctionnelle. Vous ne retrouvez au niveau du membre inférieur droit que le pouls fémoral. Vous observez un discret œdème bilatéral péri-malléolaire, prenant le godet. La sensibilité cutanée est diminuée du côté droit du genou au pied. La palpation du mollet est douloureuse. Quel est le diagnostic à évoquer chez ce patient ?

A. Crise de goutte
B. Thrombose veineuse profonde du membre inférieur
C. Sciatique paralysante
D. Embolie de cristaux de cholestérol
E. Ischémie aiguë du membre inférieur

Q14. Devant ce tableau clinique brutal vous retenez la survenue d'une ischémie aiguë de membre. Quel(s) en est (sont) le(s) signe(s) de gravité ?

A. La présence d'un œdème
B. La présence d'un déficit sensitif et moteur
C. La douleur à la pression des masses musculaires
D. Un long délai de prise en charge
E. Le niveau d'obstruction artérielle

Q15. Quel examen complémentaire à visée diagnostique proposez-vous chez ce patient avant de le confier à l'équipe chirurgicale ?

A. Aucun examen complémentaire
B. Angio-TDM (scanner)
C. Artériographie
D. Angio-IRM
E. Échographie-Doppler

Q16. L'équipe chirurgicale va prendre immédiatement en charge le patient pour réaliser une revascularisation en urgence. Quelle(s) est (sont) la (les) modalité(s) de prise en charge à mettre immédiatement en place ?

A. Surélévation des membres inférieurs
B. Héparine non fractionnée à la seringue électrique après un bolus intraveineux
C. Antalgique de palier 3
D. Protection du membre en évitant les points de compression
E. Traitement vasodilatateur artériel par voie intraveineuse

Q17. Quel(s) est (sont) le(s) risque(s) auquel (auxquels) est exposé le patient du fait de la survenue de cette ischémie aiguë ?

A. Hypokaliémie
B. Acidose métabolique
C. Insuffisance rénale aiguë
D. Troubles du rythme cardiaque
E. Insuffisance hépatique aiguë

Dossier 18

Items 86, 291, 295

Énoncé

(Corrigé p. 543)

Un patient âgé de 68 ans, tabagique, est adressé pour une dysphonie qui évolue depuis 4 mois. Il existe un antécédent de fibrillation atriale traitée par anti-vitamine K. Le dernier contrôle d'INR réalisé il y a 10 jours était à 2,4. Il a commencé un traitement comprenant amoxicilline à la dose de 1 g x 3/jour en automédication qu'il a poursuivi pendant 3 jours sans aucune amélioration. L'examen clinique réalisé met en évidence une dysphonie modérée. La mesure de la tension artérielle est de 120/85 mmHg, la taille de 172 cm et le poids est stable à 75 kg.

Q1. Quels sont les diagnostics à évoquer devant une dysphonie (une ou plusieurs réponses attendues) chez ce patient ?

A. Polype des plis vocaux (cordes vocales)
B. Nodule intracordal
C. Cancer des plis vocaux (cordes vocales)
D. Immobilité laryngée unilatérale
E. Cancer de l'oropharynx

Q2. Parmi les facteurs de risques suivants, quels sont ceux qui favorisent le développement du cancer des plis vocaux (une ou plusieurs réponses attendues) ?

A. Intoxication éthylique isolée
B. Intoxication éthylotabagique
C. Intoxication tabagique isolée
D. Infection à *Human Papilloma Virus*
E. Infection à *Epstein Barr Virus*

Q3. Le patient est vu en consultation d'ORL. Parmi les examens suivants, quels sont ceux qui permettent d'évoquer le diagnostic de cancer du larynx lors d'une consultation ORL (une ou plusieurs réponses attendues) ?

A. Analyse vocale acoustique
B. Fibroscopie laryngée
C. Laryngoscopie indirecte
D. Vidéostroboscopie laryngée
E. Panendoscopie des voies aérodigestives supérieures

Q4. Vous vous orientez vers le diagnostic de cancer du larynx. Parmi les signes fonctionnels suivants, lequel (lesquels) est (sont) en rapport avec une extension importante du cancer (une ou plusieurs réponses attendues) ?

A. Otalgie réflexe droite
B. Dysphagie aux solides
C. Dyspnée laryngée
D. Crachats sanglants
E. Troubles de la déglutition à type de fausses routes principalement lors de l'ingestion de liquides

Q5. Lors de l'examen clinique du patient, quels sont les gestes indispensables à réaliser (une ou plusieurs réponses attendues) ?

A. Examen dentaire
B. Inspection complète de l'oropharynx et de la cavité buccale
C. Palpation endobuccale
D. Otoscopie
E. Examen précis des aires ganglionnaires

Q6. Vous mettez en évidence des adénopathies cervicales. Quels sont les éléments à préciser lors de l'examen clinique (une ou plusieurs réponses attendues) ?

A. Siège
B. Taille
C. Infiltration profonde
D. État cutané en regard
E. Compression de la veine jugulaire interne

Q7. À la fin de votre examen clinique, vous réalisez une nasofibroscopie pharyngo-laryngée. Vous mettez en évidence une tumeur de l'hémilarynx droit avec présence de plusieurs adénopathies cervicales droites. Quels sont les éléments importants manquants à la description de votre examen clinique (une ou plusieurs réponses attendues) ?

A. Couleur de la tumeur
B. Aspect macroscopique de la tumeur
C. Mobilité de l'aryténoïde droit
D. Mobilité du pli vocal droit
E. Taille de la tumeur

Q8. Pour ce patient, quels sont les examens que vous demandez dans le cadre du bilan d'extension locorégionale et générale (une ou plusieurs réponses attendues) ?

A. TEP-scanner
B. Échographie des vaisseaux du cou
C. IRM cervicale
D. TDM cervico-thoracique avec injection
E. Panendoscopie des voies aérodigestives supérieures sous anesthésie générale

Q9. Vous décidez de réaliser une panendoscopie des voies aérodigestives supérieures sous anesthésie générale. Une consultation d'anesthésie est obligatoire. Quelles sont les caractéristiques de cette consultation (une ou plusieurs réponses attendues) ?

A. Elle est régie par un décret du Code de la santé publique
B. Elle est réalisée obligatoirement par le médecin anesthésiste qui pratiquera l'anesthésie lors de la chirurgie
C. L'information du patient concernant la procédure d'anesthésie est obligatoire
D. Elle est réalisée par tout médecin quelle que soit sa spécialité
E. Elle est réalisée au moins 48 h avant la panendoscopie

Q10. Parmi les examens biologiques suivants, quel est celui qui est indispensable avant la réalisation de la panendoscopie ?

A. Bilan phosphocalcique
B. Dosage de l'antigène carcino-embyonnaire
C. Dosage des transaminases
D. Dosage de la CRP
E. Bilan d'hémostase comprenant INR, TCA, plaquettes

Q11. Le scanner cervico-thoracique a été réalisé.

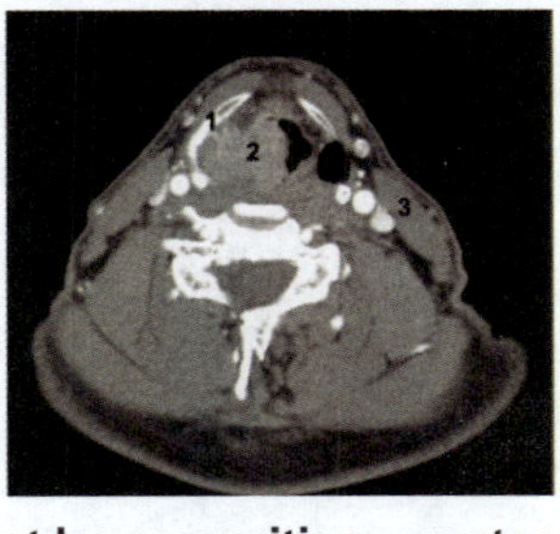

Quelles sont les propositions exactes (une ou plusieurs réponses attendues) ?

A. 1 désigne le cartilage cricoïde
B. 1 désigne le cartilage thyroïde
C. 2 désigne le cartilage épiglottique
D. 2 désigne la tumeur laryngée
E. 3 désigne le muscle sternocleïdomastoïdien

Q12. Au terme de tous les examens réalisés, le diagnostic final est un carcinome épidermoïde moyennement différencié de l'hémilarynx droit classé T3N2bM0. Quelles sont les règles obligatoires à respecter pour la prise en charge d'un patient atteint d'un carcinome (une ou plusieurs réponses attendues) ?

A. Décision de la prise en charge en réunion de concertation pluridisciplinaire
B. Prise en charge définie en accord avec le patient
C. Prise en charge effectuée dans un établissement autorisé
D. Consultation d'annonce obligatoire
E. Demande d'inscription sur liste d'affection longue durée réalisée par le médecin traitant

Q13. Lors de la réunion de concertation pluridisciplinaire, il est décidé de proposer une stratégie de préservation laryngée avec réalisation de deux cures de chimiothérapie associant cisplatine, 5FU, docétaxel. Parmi les complications suivantes, quelles sont celles qui pourraient être liées au cisplatine (une ou plusieurs réponses attendues) ?

A. Insuffisance rénale
B. Hypoacousie
C. Mucite
D. Dysesthésie des extrémités
E. Nausées, vomissements

Q14. Du fait du traitement par 5FU, quelle toxicité surveillez-vous en priorité ? (une seule réponse attendue)

F. Toxicité neurologique
G. Toxicité hépatique
H. Toxicité cardiaque
I. Toxicité digestive
J. Toxicité rénale

**Q15. Après deux cures de chimiothérapie, il a été mis en évidence une régression du volume tumoral supérieur à 50 % associé à une remobilisation de l'hémilarynx droit. Il a été décidé de réaliser une radiothérapie sensibilisée par cétuximab.
Quelles sont les complications de la radiothérapie qui pourraient s'observer à moyen ou long terme (une ou plusieurs réponses attendues) ?**

A. Hyposialie
B. Hypothyroïdie
C. œdème laryngé
D. Dyspnée laryngée
E. Sclérose cervicale

Dossier 13

Corrigé

(Énoncé p. 462)

Question 1

Quelle(s) donnée(s) clinique(s) devez-vous particulièrement rechercher dans ce contexte pour affiner le diagnostic et la prise en charge de ce problème ORL ?

A. Odynophagie
B. Intensité de la fièvre
C. Conjonctivite
D. Toux
E. Adénopathies cervicales

La patiente présente une fièvre avec des douleurs de gorge et l'iconographie montre un aspect ***d'angine*** avec un aspect inflammatoire rouge des amygdales, du voile et de la luette. La notion d'angine suppose que l'inflammation oropharyngée soit isolée (pas de rhinite, pas de ***conjonctivite***, etc.). Dans le cas contraire, cela plaiderait pour une rhinopharyngite virale. La conduite à tenir ensuite pour une ***angine chez l'adulte (de plus de 15 ans)*** requiert de rechercher les éléments composant le ***score de Mac Isaac***.

Score de Mac Isaac		
Valeurs	**Atteinte amygdalienne**	**1**
	Fièvre > 38 °C	**1**
	ADP cervicales sensibles	**1**
	***Absence* de toux**	**1**
	Âge ≥ 45 ans (âge 15-44 ans = 0)	**-1**
Interprétation	• Test de diagnostic rapide si le score est supérieur ou égal à 2 pour distinguer origine virale ou streptococcique A • Sinon, origine virale présumée et traitement symptomatique	

On rappelle que chez l'enfant le score de Mac Isaac n'a pas d'intérêt, puisque de 0 à 3 ans toutes les angines sont virales et que de 3 à 15 ans, on fait systématiquement un TDR pour décider de la prise en charge.

L'***odynophagie*** est un signe classique d'angine, elle ne va nous orienter vers une cause virale ou bactérienne.

Question 2

Vous notez également une fièvre à 38,7 °C, une pression artérielle à 120/75 mmHg, une fréquence cardiaque à 84/min, une fréquence respiratoire à 15/min, des adénopathies latérocervicales et une toux plutôt sèche avec quelques ronchi à l'auscultation pulmonaires. L'état dentaire est mauvais avec plusieurs dents à soigner voire extraire.
Vous notez également une lésion en haut de la cuisse droite, près du pli de l'aine, dont la patiente ne se plaint pas vraiment, « ayant l'habitude ».
En ce qui concerne la lésion cutanée, quelle(s) est (sont) votre (vos) hypothèse(s) diagnostique(s) ?

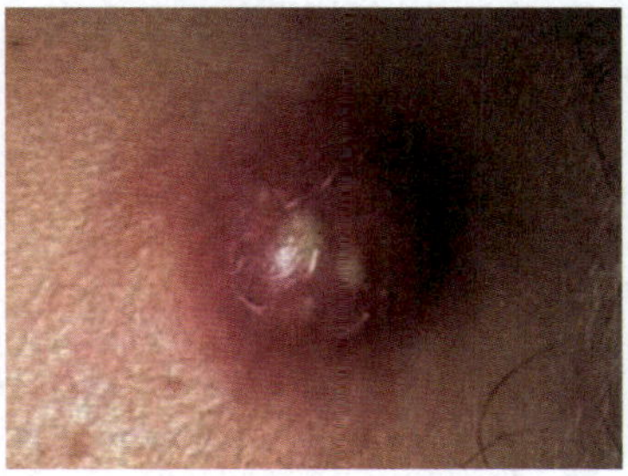

A. Furoncle
B. *Pyoderma gangrenosum*
C. Impétigo
D. Lymphocytome borrélien
E. Lymphangite

Il s'agit d'une lésion papulo-nodulaire (selon la taille) très inflammatoire centrée par une ***pustule*** : ***bourbillon*** en formation. C'est un ***furoncle***, c'est-à-dire une folliculite (inflammation du follicule pilo-sébacé) profonde et ***nécrosante***, due au *staphylocoque aureus*.
Il se situe sur une zone ***pileuse*** (mais le poil a disparu du fait de la nécrose) et la localisation est évocatrice car le ***pli de l'aine est une zone soumise aux frottements,*** d'ailleurs la patiente dit en avoir souvent.
La ***lymphangite*** est un cordon inflammatoire le long d'un trajet lymphatique.
Le ***lymphocytome borrélien*** est un nodule violacé non purulent observable à partir du stade secondaire de la maladie de Lyme.
L'***impetigo*** est une infection épidermique aiguë bulleuse. L'aspect lors du diagnostic est classiquement une érosion post-vésicobulleuse avec une croûte mélicérique.
Le ***pyoderma gangrenosum*** est une ulcération chronique et douloureuse, pouvant atteindre une grande taille. Il est cité comme diagnostic différentiel des ulcères et s'intègre parfois dans les maladies inflammatoires chroniques intestinales.

Question 3

Il s'agit bien d'un furoncle. Quelle(s) pourrait (pourraient) être les complications de ce furoncle de la cuisse ?

A. Abcès sous-cutané
B. Dermohypodermite aiguë
C. Thrombophlébite fémoro-iliaque
D. Lymphangite
E. Staphylococcie maligne

Les complications du furoncle correspondent à ***l'extension loco-régionale de l'infection*** (dermohypodermite aiguë, abcès sous-cutané, lymphangite) et ***générale*** (bactériémie à *staphylocoque aureus* et endocardite).
La ***thrombophlébite fémoro-iliaque*** paraît improbable : les vaisseaux fémoro-iliaques sont trop profonds contrairement à ceux de la face.

La ***staphyloccoccie maligne*** fait référence à la staphylococcie maligne de la face, c'est-à-dire une thrombophlébite septique (à *S. aureus*) de la veine faciale. C'est une urgence liée à un furoncle du visage traumatisé se manifestant par un placard inflammatoire d'extension centrifuge, avec bactériémie, et à risque de thrombose des sinus caverneux et de thrombose cérébrale.

Question 4

Concernant la prise en charge immédiate de cette patiente, quelle(s) proposition(s) parmi les suivantes est (sont) exacte(s) ?

A. Le score de Mc Isaac est strictement inférieur à 3
B. Il faut faire un test de diagnostic rapide du streptocoque du groupe A
C. Il faut hospitaliser la patiente
D. Il faut instaurer rapidement une antibiothérapie probabiliste
E. Il faut administrer des gammaglobulines antitétaniques en l'absence de renseignement sur son statut vaccinal

Le ***score de Mac Isaac*** est calculé à ***3*** : il faut donc réaliser un test de diagnostic rapide du streptocoque du groupe A pour décider de la mise en place d'une antibiothérapie ou non. Ici, le ***risque tétanique*** (vis-à-vis du furoncle qui peut constituer une porte d'entrée) est faible. On réalisera simplement une injection vaccinale avec programmation du prochain rappel. La sérothérapie est réservée aux risques majeurs.

Type de plaie	Patient à jour de ses vaccinations[1]	
Mineure, propre	• **Pas d'injection** • Préciser la date du prochain rappel selon le calendrier	• Dose immédiate de ***vaccin*** antitétanique • Proposer, si nécessaire, un programme de mise à jour et préciser la date du prochain rappel antitétanique
Majeure (étendue, pénétrante, avec corps étranger, ou vue tardivement) ou contamination tellurique		• Dose immédiate de ***vaccin*** antitétanique • Dose immédiate de ***250 UI d'immunoglobuline tétanique*** humaine ***dans l'autre bras*** • Proposer si nécessaire un programme de mise à jour et préciser la date du prochain rappel antitétanique

Il n'y a pas d'indication à hospitaliser cette patiente pour une simple angine érythémateuse et un furoncle.

Question 5

Le test de diagnostic rapide du streptocoque du groupe A est positif. Quel traitement antibiotique instaurez-vous chez cette patiente en première intention ?

A. Amoxicilline
B. Amoxiclline acide clavulanique
C. Pristinamycine
D. Cefuroxime-axétil
E. Ceftriaxone

1. Une dose dans les 20 ans si le patient a moins de 65 ans ; une dose dans les 10 ans si le patient a 65 ans ou plus.

L'amoxicilline est l'antibiothérapie de première intention des infections à streptocoques A.

Rappel : Antibiothérapie des angines à SGA

Antibiothérapie des angines à SGA	
Intérêt	• Elle diminue la durée des symptômes • Elle prévient le RAA (pas la glomérulonéphrite aiguë post-infectieuse) • Elle diminue la contagiosité
1re intention	***Amoxicilline 6 j*** en 2 prises : **50 mg/kg/j** chez l'enfant ; 1 g x 2/j chez l'adulte
En cas d'allergie à la pénicilline	• Sans CI aux céphalosporines (réaction tardive : plus d'une heure, sans signe de gravité) : **C2G orale** (céfuroxime-axétil) **4 j ou C3G orale** (cefpodoxime) **5 j** • Avec CI aux bêtalactamines : **macrolide (azithromycine 3 j ou clarithromycine – josamycine 5 j)**
Remarque	On n'utilise ***pas la pristinamycine pour les angines***, contrairement aux autres infections ORL

Question 6

L'évolution clinique est favorable sous amoxicilline. Vous en profitez pour vérifier son statut vaccinal. Quelle(s) vaccination(s) parmi les suivantes est (sont) notamment recommandée(s) chez cette patiente ?

A. Tétanos
B. Hépatite B
C. Pneumocoque
D. *Haemophilus influenzae* type B
E. Méningocoque du groupe B

À 43 ans et dans un contexte de plaie mineure, il faut un ***rappel tétanique*** si la dernière injection remonte à plus de 20 ans.

La vaccination contre ***l'hépatite B*** est recommandée du fait des ***rapports sexuels à risque***.

Rappel : Indications et schéma de la vaccination anti-VHB

- Schéma en trois doses :
  - chez le nourrisson à 2, 4 et 11 mois ;
  - chez l'enfant et l'adulte à J0, M1 et M6 ;
  - dans l'entourage d'un cas d'hépatite B, 3 injections rapprochées (J0, J7, J21 ou J0, M1, M2) suivies d'un rappel à 12 mois.
- Chez l'adolescent, on peut proposer un ***schéma simplifié à 2 doses espacées de 6 mois***.
- Indications :
  - tous les enfants avant l'âge de 16 ans, en privilégiant la vaccination des nourrissons ;
  - ***dans l'entourage d'un sujet infecté,*** après vérification du statut individuel d'immunisation ;
  - en association avec les immunoglobulines (prévention de la transmission de la mère à l'enfant) ;
  - ***professionnels de santé et les voyageurs ;***
  - ***sujets atteints d'hépatopathie chronique ;***

– ***patients ayant des partenaires sexuels multiples, une IST récente ou le VIH ;***
– ***toxicomanes utilisant des drogues parentérales et les détenus ;***
– ***hémophiles et les insuffisants rénaux*** à partir du stade 3B ;
– ***candidats à une greffe ;***
– ***patients et le personnel des structures accueillant des handicapés mentaux.***

Les trois derniers vaccins proposés en réponse sont indiqués dans des situations d'immunodépression, dont l'asplénie. Ici, la patiente avait été ***splénectomisée partiellement*** et non totalement. La splénectomie partielle permet de ***préserver efficacement la fonction immunitaire de la rate*** donc il n'y a pas de raison de la considérer comme asplénique.
Cette attitude est corroborée par le déroulement général du dossier avec le traitement antibiotique sur le résultat du TDR alors qu'on sait que, si un asplénique est fébrile, il recevra dans tous les cas un traitement antibiotique.

Question 7

Vous aviez prévu de revoir la patiente pour vous assurer de l'évolution, remettre à jour son calendrier vaccinal et impulser la prise en charge de ses différentes comorbidités mais la patiente ne s'est jamais représentée à votre cabinet.
Elle vient voir votre confrère au cabinet presque un an après car elle est gênée par une toux évoluant depuis un mois, avec expectorations abondantes et sueurs nocturnes. Elle mange très peu depuis une semaine car se sent nauséeuse et très déprimée.
La température est à 38,7 °C, la pression artérielle à 145/85 mmHg, la fréquence respiratoire à 22/min, la fréquence cardiaque à 92/min. Il existe de nombreux crépitants avec nette diminution du murmure vésiculaire dans le champ pulmonaire supérieur droit, et les expectorations qu'elle produit devant vous sont verdâtres et malodorantes. Elle n'a par ailleurs entrepris aucun soin sur le plan dentaire.
Parmi les propositions suivantes concernant sa prise en charge immédiate, quelle mesure vous semble la plus appropriée?

A. Hospitaliser la patiente
B. Instaurer une antibiothérapie probabiliste
C. Faire réaliser à la patiente une radiographie thoracique
D. Faire réaliser à la patiente un examen cytobactériologique des crachats
E. Faire réaliser à la patiente un bilan biologique (NFR, CRP, PCT, hémocultures notamment)

Le tableau présenté fait évoquer une ***pathologie infectieuse pulmonaire***, notamment en premier lieu une ***tuberculose*** en raison des arguments suivants :

- ***précarité sociale ;***
- ***toux trainante depuis 1 mois ;***
- ***expectorations sales ;***
- ***sueurs nocturnes, altération de l'état général et fièvre.***

Les anomalies auscultatoires (crépitants et diminution du murmure vésiculaire) sont en revanche plutôt en lien avec une pneumopathie bactérienne car l'auscultation est le plus souvent normale dans la tuberculose pulmonaire.
En plus de la suspicion de tuberculose, la patiente est ***altérée*** physiquement, ***socialement isolée*** et présente une ***mauvaise observance*** (perte de vue). Pour toutes ces raisons, il faudra donc réaliser la ***prise en charge diagnostique et thérapeutique en milieu hospitalier.***

Question 8

La patiente est hospitalisée et vous la prenez en charge. Au vu des éléments cliniques dont vous disposez, quelle(s) disposition(s) parmi les suivantes adoptez-vous immédiatement?

A. Mise en isolement « contact »
B. Mise en isolement « air »
C. Hospitalisation en chambre en surpression
D. Traitement par lévofloxacine à visée antipneumococcique
E. Sérovaccination antipneumococcique

Devant l'éventualité d'une tuberculose pulmonaire, il faut être prudent et mettre en place un ***isolement « air »*** :

- ***masque FFP2 pour les soignants ;***
- ***masque chirurgical pour la patiente ;***
- ***chambre en pression négative*** (ou dépression). Le but est d'éviter que les particules d'aérosol contaminantes ne sortent de la chambre. Une chambre en surpression est au contraire un isolement protecteur (du patient) qui vise à ce que des germes extérieurs ne viennent pas contaminer la chambre d'un patient immunodéprimé.

La sérovaccination antipneumococcique n'existe pas.

La patiente ne présente pas de signes de gravité : on n'administrera donc ***pas d'antibiothérapie tant que les prélèvements infectieux ne seront pas réalisés au risque de les négativer.***

Question 9

Parmi les examens suivants, lequel (lesquels) réalisez-vous rapidement?

A. Examen cytobactériologique des crachats
B. Recherche de bacilles acido-alcoolorésistants dans les crachats
C. Lavage broncho-alvéolaire
D. Tubage gastrique à la recherche de bacilles acido-alcoolorésistants
E. Radiographie thoracique

En cas de suspicion de tuberculose, on réalise :

- ***un bilan biologique standard*** (ionogramme, fonction rénale, bilan hépatique, NFP, CRP) ;
- ***une imagerie, à savoir une radiographie thoracique en 1re intention puis un scanner*** en cas de suspicion de complication ou si la radiographie n'est pas concluante ;
- ***une recherche des BK à l'examen direct des crachats*** lorsque la patiente crache.

Compte tenu de la possibilité d'une pneumonie bactérienne, on réalisera également ***un ECBC standard***.

Le tubage gastrique pour recherche de BK est utile uniquement ***lorsque les patients n'expectorent pas***.

Le lavage broncho-alvéolaire est un examen de 2e intention ou un examen en cas de suspicion de miliaire.

Question 10

Un scanner thoracique a été en fait réalisé :

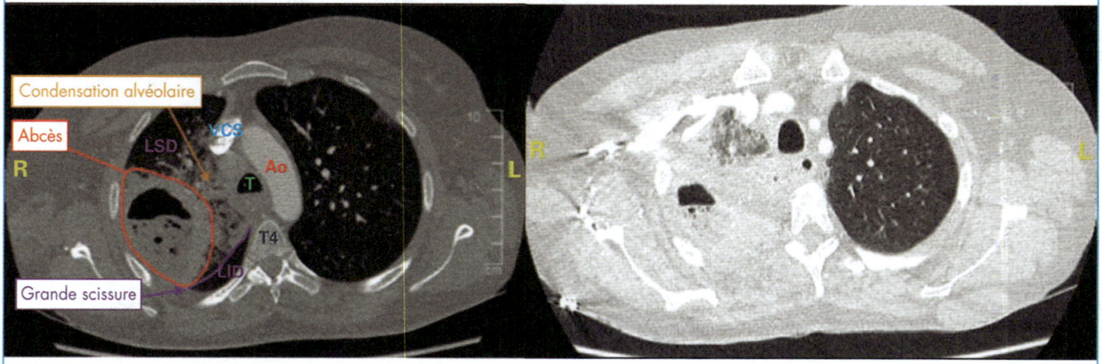

Parmi les anomalies suivantes, laquelle (lesquelles) est (sont) présente(s)?

A. Lésion abcédée apicale droite
B. Pleurésie bilatérale
C. Calcification péricardique
D. Plages de condensation pulmonaire
E. Aspect évocateur de miliaire

On observe une lésion arrondie hétérogène ***excavée*** avec niveau hydro-aérique et bulles de ***gaz***, entourée d'une ***coque*** épaisse : c'est un ***abcès***. Cet abcès est dans la partie haute du ***lobe supérieur droit***. Il est entouré de plages de ***condensation alvéolaire*** (hyperdensités confluentes qui ***effacent les vaisseaux***).
On visualise bien les vaisseaux médiastinaux et au sein du parenchyme pulmonaire : il s'agit d'un scanner avec injection de ***produit de contraste***.
Une miliaire se manifesterait par un syndrome interstitiel avec des micronodules disséminés de manière homogène en « grains de mil » dans le parenchyme pulmonaire (distribution hématogène).
La déclivité des hémi-thorax est libre de tout épanchement (à droite sur la coupe la plus haute, elle est occupée par l'abcès).

Question 11

Parmi les agents infectieux suivants, lequel (lesquels) peut (peuvent) classiquement être en cause dans des atteintes pulmonaires abcédées ?

A. *Staphylococcus aureus*
B. *Klebsiella pneumoniae*
C. *Treponema pallidum*
D. *Pneumocystis jiroveci*
E. *Fusobacterium necrophorum*

Voici un tableau regroupant les caractéristiques des pneumopathies abcédées :

Pneumopathies abcédées	
Terrain	• Sujet âgé • Mauvais état buccodentaire • ***Troubles de la déglutition*** (anesthésie, OH avec vomissements inhalés, troubles de conscience)
Symptomatologie	• Torpide • Prédominance de l'AEG (fièvre modérée) • Expectoration fétide
Radio	Opacité arrondie avec **niveau**, plutôt en inférieur (ce qui n'était pas le cas ici)
Bactériologie	Volontiers polymicrobactérienne : • **anaérobies (bactéroïdes, *Fusobacteriums* et les *Peptostreptoccus*)** • ***Klebsiella pneumoniae*** • **staphyloccoque doré** • **streptocoques oraux : *viridans*** • **BK** : la tuberculose pulmonaire est en général bacillifère (l'absence de détection de mycobactéries à l'examen direct constitue un contre-argument important) • plus rarement : autres entérobactéries (*pseudomonas, enterobacter, serratia*), *Actinomyces, Nocardia, Legionella*

Rappel : Les diagnostics différentiels d'une pneumopathie bactérienne excavée

- Cancer bronchique : opacité irrégulière.
- ***Infarctus pulmonaire*** : vu à l'angioscanner.
- ***Vascularites*** : manifestations extra-pulmonaires.
- ***Aspergillose pulmonaire, histoplasmose, amœbose pulmonaire.***

Question 12

Dans le cas de votre patiente, quel bilan biologique demandez-vous à ce stade?

A. Sérologie VIH
B. D-dimères
C. Numération formule plaquettes
D. Hémocultures
E. Antigénurie légionnelle

Examens complémentaires en cas de pneumonie			
Microbiologiques			
	Ambulatoire	**Hospitalisation conventionnelle**	**Soins intensifs/ REA**
Systématique	Aucun	• **Hémoculture** • **ECBC** • **Antigénurie pneumocoque (selon le Collège de pneumologie, en désaccord avec l'ECN Pilly)**	• **Hémoculture** • **ECBC (ou aspiration bronchique/trachéale)** • **Antigénurie pneumocoque** • **Antigénurie légionnelle** • **PCR multiplex si automne-hiver**

Examens complémentaires en cas de pneumonie (suite)			
Microbiologiques			
	Ambulatoire	**Hospitalisation conventionnelle**	**Soins intensifs/ REA**
Se discutant	Aucun	• Antigénurie légionnelle si suspicion • PCR multiplex en automne-hiver • PCR simplex bactéries atypiques	PCR simplex bactéries atypiques
• *PCR multiplex : réalisée sur écouvillon nasopharyngé* (virus influenza, *rhinopharyngite, VRS, métapneumonie,* parainfluenza, *adénopathie, etc.)* • *PCR simplex bactéries atypiques* (Mycoplasma pneumoniae, Chlamydophila pneumoniae, Legionella pneumophila) • *La recherche d'antigènes solubles urinaires n'est pas décapitée par ATB.*			
Biologiques			
• Si PAC hospitalisée : **NFS-CRP, bilan rénal, hépatique, hémostase** pour évaluer la gravité • **Un dépistage VIH doit être proposé**			

Les ***D-dimères*** n'avaient aucun intérêt ici car on les utilise lorsque l'on suspecte faiblement une embolie pulmonaire veineuse ou une pathologie de la coagulation comme la CIVD. La ***NFS*** va permettre de caractériser le syndrome infectieux, éventuellement d'orienter sur l'étiologie selon la présence d'une leucocytose, d'éventuelles cytopénies etc.). Les hémocultures aident à identifier le germe. Une bactériémie est fréquente en cas de pneumopathie. La ***légionnelle*** n'était pas suspectée ici. L'aspect excavé n'est pas classique : il n'y avait pas de contexte de source hydrique émettant des aérosols.

Question 13

Vous avez aussi réalisé un examen cytobactériologique des crachats. Quel(s) paramètre(s) vous incitera (inciteront) à considérer cet examen comme de qualité et fiable ?

A. Prélèvement en milieu d'expectoration
B. Nombre de colonies bactériennes supérieur ou égal à 10^3/mL
C. Nombre de polynucléaires inférieur à 25 par champ
D. Nombre de cellules épithéliales inférieur à 10 par champ
E. Caractère monomicrobien

Voici les critères de validité d'un ECBC qui sont à connaître (question fréquente) :

- ***cellules épithéliales < 10/champ ;***
- ***PNN > 25/champ ;***
- prédominance d'un seul agent infectieux à l'examen direct ;
- culture ≥ 10^7 UFC/mL.

Rappel : Seuils à retenir pour les cultures selon le mode de prélèvement

- Prélèvement distal protégé : 10^3 UFC/mL.
- LBA : 10^4 UFC/mL.
- Aspiration trachéale : 10^5 UFC/mL.
- ECBC : 10^7 UFC/mL.

Il doit donc être obtenu après un effort de toux profonde, si possible avec l'aide d'un kiné (pas de « milieu d'expectoration » pour un ECBC).

Question 14

L'examen cytobactériologique des crachats met en évidence une flore anaérobie à 10^8/mL avec moins de 10 cellules épithéliales et plus de 25 polynucléaires neutrophiles par champ. La recherche de bacilles acido-alcoolorésistants est négative à l'examen direct. Parmi les portes d'entrée potentielles, laquelle (lesquelles) retenez-vous?

A. Dentaire
B. Furonculose chronique
C. Intertrigo
D. Sexuelle
E. Urinaire

La flore ***anaérobie*** se retrouve essentiellement dans les ***milieux buccodentaire et digestif.***

Ici, ***l'hygiène dentaire déplorable et le site pulmonaire*** (par micro-inhalation) orientent vers l'origine ***dentaire***.
La furonculose chronique serait une porte d'entrée à staphylocoque doré plutôt. L'intertrigo constitue une porte d'entrée pour des germes cutanés notamment le streptocoque A (cause classique d'érysipèle). Les voies urinaires et sexuelles ne sont pas des causes classiques de bactériémie à germes anaérobies.

Question 15

Si du fait de l'implication de cette flore anaérobie vous décidiez d'inclure dans votre antibiothérapie du métronidazole, à quel(s) effet(s) indésirable(s) exposeriez-vous la patiente?

A. Goût métallique dans la bouche
B. Effet antabuse en cas d'ingestion d'alcool
C. Hypokaliémie en cas d'association avec un diurétique thiazidique
D. Trouble de la vision des couleurs
E. Neuropathie

Les effets secondaires à retenir du métronidazole sont :

- ***l'effet antabuse*** avec l'alcool (flush, tachycardie, céphalée par accumulation d'acétaldéhyde lorsque le patient boit de l'alcool) ;
- ***les troubles digestifs*** (nausées, vomissements, douleurs abdominales) ;
- ***une glossite, une stomatite, une dysgueusie*** (goût métallique) ;
- ***des céphalées ;***
- ***une neuropathie.***

Les médicaments induisant un ***trouble de la vision des couleurs*** sont les ***antituberculeux*** par névrite optique (ethambutol surtout, izoniazide) et ***l'hydroxychloroquine*** par maculopathie.

Dossier 14

Corrigé

(Énoncé p. 465)

Question 1

Au vu du contexte, quel diagnostic est à évoquer en première intention ?

A. Lithiase vésicale
B. Cystite
C. Pyélonéphrite
D. Tumeur rénale
E. Tumeur urothéliale

La cause ***la plus fréquente d'hématurie*** est l'***infection urinaire*** (cystite, pyélonéphrite, prostatite). Ici, l'absence de fièvre et de douleurs lombaires va à l'encontre d'une pyélonéphrite mais le terrain de ***cystites à répétition plaide en faveur d'une cystite en première intention***.
La ***lithiase vésicale*** survient chez des patients ayant des maladies neurologiques ou urologiques provoquant une stase vésicale des urines.
Cette patiente est jeune et l'on n'a pas éliminé la cause infectieuse qui est la plus fréquente donc on n'évoquera pas les ***étiologies tumorales*** en première intention. Cependant, une tumeur rénale ou urothéliale peut expliquer une hématurie et sera à rechercher si le bilan d'orientation est négatif.

Question 2

Quel(s) est(sont) l' (les) élément(s) à recueillir à l'interrogatoire dans ce contexte de découverte d'une hématurie ?

A. Antécédent d'hématurie macroscopique
B. Présence d'une protéinurie à la bandelette
C. Exposition au plomb
D. Antécédents familiaux d'hématurie
E. Antécédents familiaux de cancer de vessie

Un ***antécédent d'hématurie macroscopique*** orienterait vers une pathologie sous-jacente latente. Ici, notamment devant l'hypertension artérielle, on évoque une pathologie néphrologique de type syndrome d'hématurie macroscopique récidivante, dont les étiologies sont principalement les néphropathies à IgA (la maladie de Berger) et plus marginalement le syndrome d'Alport.
La ***protéinurie*** orienterait également vers une origine néphrologique. Une protéinurie à la bandelette peut être liée à une hématurie concomitante mais uniquement si celle-ci est assez abondante (macroscopique).
Le ***plomb*** est un toxique qui peut entraîner des fausses hématuries mais aussi des tubulopathies tubulo-interstitielles atteignant le tubule proximal qui peuvent expliquer une hématurie microscopique.
Les ***antécédents familiaux*** d'hématurie font partie de l'interrogatoire et soutiendraient, par exemple, un syndrome d'Alport ou une polykystose rénale autosomique dominante, ou encore une forme héréditaire de cancer rénal, etc.

De la même façon, des antécédents familiaux de cancer de vessie rendent plus probable une hématurie sur une néoplasie vésicale, notamment dans le cadre d'un syndrome de Lynch qui les comprend dans son spectre étroit.

Question 3

L'ECBU que vous avez prescrit à la patiente trouve actuellement : hématies 150 000/mL ; leucocytes < 1 000/mL, culture stérile. Il existait une protéinurie à 2 croix à la bandelette mais les urines étaient concentrées. Sa pression artérielle est actuellement à 150/90 mmHg dans votre cabinet de consultation. Ses bêta-HCG urinaires sont négatives (les dernières règles ont débuté il y a 8 jours). Quel(s) examen(s) biologique(s) prescrivez-vous chez cette patiente à ce stade.

A. Créatininémie avec calcul du débit de filtration glomérulaire
B. Protéinurie et créatininurie sur échantillon urinaire
C. Cristallurie
D. Cytologie urinaire
E. pH urinaire

On cherche à compléter le ***bilan de première intention de l'hématurie*** : ECBU, protéinurie, créatininémie, échographie des voies urinaires.

Je vous remets la démarche selon le Collège universitaire des enseignants de néphrologie.

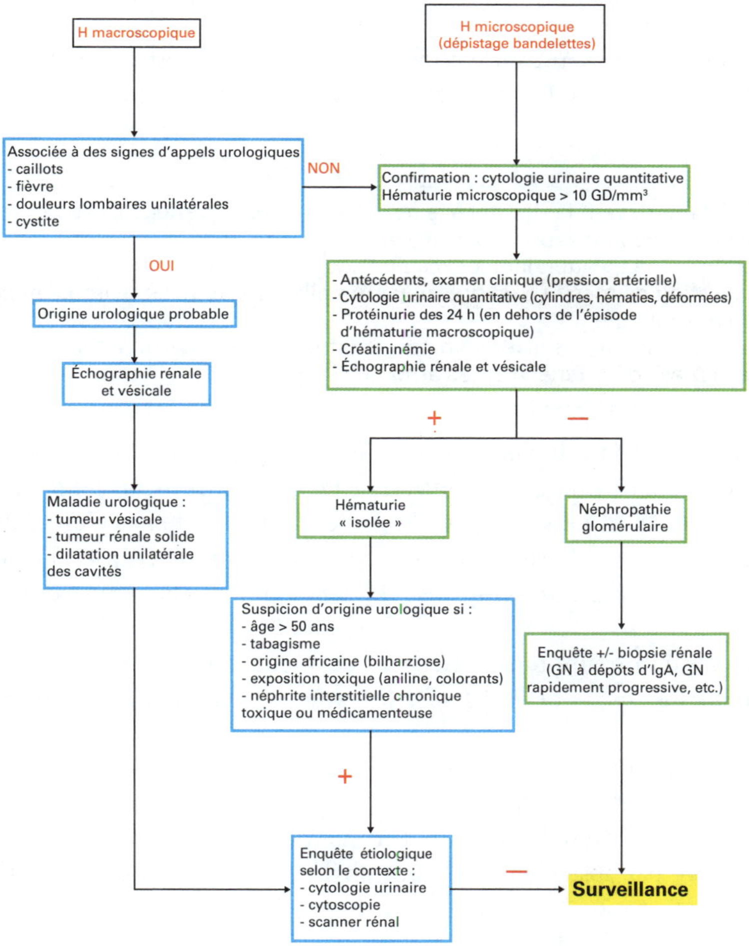

Une ***cytologie urinaire*** n'apparaît pas intéressante pour le moment. On ne s'oriente pas vers une tumeur des voies urinaires car, malgré, le tabagisme la patiente reste jeune.
Le ***pH urinaire et la cristallurie*** sont utiles pour expliquer une pathologie lithiasique urinaire, ce qui n'était pas le contexte.

Question 4

Quel(s) examen(s) d'imagerie prescrivez-vous chez cette patiente à ce stade ?

A. Uroscanner
B. Échographie rénale et vésicale
C. Échographie pelvienne endovaginale
D. Uro-IRM
E. Cystographie rétrograde et mictionnelle

L'imagerie de ***1re intention*** pour l'exploration d'une hématurie est ***l'échographie vésico-rénale*** (et prostatique chez l'homme).
L'uroscanner est un examen de référence pour l'étude du parenchyme urinaire et des voies excrétrices urinaires supérieures, mais il est plus invasif (car nécessitant une injection) et plus cher. Il se justifie ***en 2e intention*** pour une hématurie. Il est cependant précisé dans vos référentiels que si le scanner est rapidement obtenu en premier, il n'est pas utile de faire une échographie en complément.
L'uro-IRM est utile uniquement en cas de contre-indication à l'uroscanner.
Les deux autres examens n'ont pas d'intérêt dans le cadre d'une hématurie.

Question 5

Quelle est la conduite à tenir devant la découverte de cette pression artérielle élevée chez cette patiente ? (Une ou plusieurs bonnes réponses exactes)

A. Prescription d'amlodipine en attendant les résultats des bilans biologiques
B. Demande de réalisation de mesures de pression artérielle en automesure ambulatoire
C. Prescription d'un anxiolytique
D. Nécessité de revoir la patiente dans les 48 h pour contrôle de la pression artérielle
E. Réévaluation de la pression artérielle après arrêt de l'ibuprofène

En cas de découverte d'une ***HTA non sévère*** (inférieure à 180 mmHg de systolique et 110 mmHg de diastolique), elle doit être ***recontrôlée en ambulatoire avant toute instauration de traitement*** pour vérifier qu'il ne s'agit pas d'un effet blouse blanche, c'est-à-dire d'une HTA uniquement présente en consultation. Il faut également préconiser l'éviction des facteurs potentiellement favorisants (comme les AINS pris ponctuellement par exemple) et réévaluer ensuite.
Il existe deux techniques de mesure tensionnelle au domicile :

- ***auto-mesure tensionnelle*** : prise de la PA par le patient ***3 fois, matin et soir pendant 3 jours de suite*** ;
- ***MAPA*** (mesure ambulatoire de la PA) : pose d'un appareil automatique qui prend la PA ***toutes les 15 ou 30 min*** pendant ***24 h*** (diurne et sommeil). Cela permet des mesures plus rapprochées et surtout nocturnes. En cas d'HTA uniquement nocturne, on parle d'HTA non dipper, c'est-à-dire par absence de la baisse physiologique de la pression la nuit).

Question 6

Les résultats des examens prescrits sont les suivants : Na 142 mmol/L ; K 4 mmol/L, créatininémie 90 µmol/L (DFG CKD-EPI à 71 mL/min/1,73 m^2) ; protéinurie 2,5 g/24 h, sélective ; ECBU hématies 200 000/mL, leucocytes < 1 000/mL.
L'échographie rénale trouve des reins de 118 mm et 122 mm respectivement à droite et à gauche avec un kyste du pôle supérieur droit de 1 cm. Ils sont bien différenciés, l'épaisseur corticale est à 22 mm, homogène. Sa pression artérielle ambulatoire est à 150/90 mmHg en moyenne malgré l'arrêt de l'ibuprofène.
Elle décrit une asthénie et une perte récente de ses cheveux qu'elle relie à de fortes tensions au travail. Vous adressez la patiente à un néphrologue avec d'autres examens biologiques. Quel(s) est (sont) l' (les) examen(s) le(s) plus pertinent(s) vu le contexte chez cette patiente ?

A. NFS, plaquettes
B. Immunoélectrophorèse des protéines plasmatiques
C. Dosage de la parathormone et de la 25OH vitamine D
D. Facteurs anti-nucléaires, anticorps anti-ADN
E. Dosage C3, C4, CH50

On s'oriente franchement vers une ***néphropathie glomérulaire*** :

- ***hématurie ;***
- ***protéinurie importante et sélective*** c'est-à-dire composée à 80 % d'albumine (vu sur l'électrophorèse urinaire), donc *a fortiori* > 50 %, ce qui la différencie des protéinuries tubulaires (de moindre abondance et composée de protéines de bas poids moléculaire) et des protéinuries de surcharge (immunoglobulines, myoglobine, etc.) ;
- HTA avérée et non expliquée ;
- ***insuffisance rénale***. Selon le CUEN, les valeurs normales de la créatininémie sont habituellement entre 50 et 90 mmol/L chez la femme et entre 80 et 115 mmol/L chez l'homme : la patiente présente donc une fonction rénale altérée. *A priori*, c'est un processus aigu (pas d'argument pour une insuffisance rénale chronique : reins de taille supérieure à 10 cm) ;

L'estimation du DFG n'a de sens que pour un phénomène chronique.

- ***échographie rénale normale*** (reins symétriques, taille > 10 cm avec une différenciation cortico-médullaire satisfaisante et kyste rénal bénin unique), par opposition aux pathologies interstitielles avec anomalies morphologiques fréquentes.

De plus, le terrain d'une femme jeune soumise à un stress avec asthénie et alopécie permet de suspecter une origine lupique à sa néphropathie.

Selon votre référentiel, le bilan biologique pour exploration d'un syndrome glomérulaire peut comporter (***en fonction des conclusions cliniques)*** les éléments du tableau ci-après :

Recherche	
Anticorps anti-nucléaires et anti-ADN natifs	Lupus
Complément sérique CH50 et fractions C3, C4	GN post-infectieuses, lupus, cryoglobulinémie
Anticorps anti-cytoplasme des polynucléraires neutrophiles (ANCA)	Vascularites
Anticorps anti-membrane basale glomérulaire (MBG)	Maladie de Goodpasture
Cryoglobulinémie et sérologie hépatite C	Rein de cryoglobulinémie
Immunoélectrophorèse des protéines plasmatiques et urinaires et dosage spécifique des chaînes légères d'Ig sérique	Amylose AL ou autre maladie à dépôts d'immunoglobulines (Randall)
Anticorps anti-PLA2R	GEM primitive
Sérologies virales	VHB, VHC, HIV

On oriente donc ces potentiels examens sur notre suspicion de lupus érythémateux systémique :

- ***l'hémogramme*** permet de rechercher des cytopénies qui seraient un argument pour un lupus ou bien une anémie pouvant orienter vers une insuffisance rénale de caractère chronique ;
- ***l'immunoélectrophorèse*** pourrait permettre de mettre en évidence une hypergammaglobulinémie dans le cadre du lupus. Elle n'est pas mentionnée dans les questions suivantes mais je pense qu'elle serait faite en pratique dans ce contexte, et elle fait partie du bilan lupique selon le Plan national de soins ;
- ***le bilan immunologique*** avec AAN +/- anti-ADN double brin (natif) d'isotype IgG et anti-antigènes nucléaires solubles (anti-ENA) permet, par exemple, d'éliminer le lupus si les AAN sont négatifs et d'affirmer le diagnostic en présence d'anti-ADN ou d'anti-Sm qui sont spécifiques de cette pathologie ;
- ***le dosage du complément (CH50 et ses fractions C3, C4)*** permet de rechercher une hypocomplémentémie fréquente dans le lupus (par consommation [alors globale] ou constitutionnelle [prédominant sur une fraction] et favorisant le développement de la maladie).

La PTH/vitamine D n'a pas intérêt.

Question 7

Votre complément de bilan est le suivant : leucocytes 3,50 G/L ; Hb 9 g/dL ; VGM 92 fl ; plaquettes 200 G/L ; réticulocytes 250 G/L ; facteurs anti-nucléaires positifs au 1/160e avec anticorps anti-ADN natif à 40 UI/mL, C3 0,5 g/L (0,8-1,6) ; C4 0,08 g/L (0,17-0,53), CH50 40 % (> 50 %) ; CRP 7 mg/L ; sérologies HCV et HIV négatives ; sérologie HBV : anticorps anti-HBs 100 UI/mL, anticorps anti-HBc négatifs.
Quel(s) est (sont) l' (les) élément(s) en faveur d'un diagnostic de lupus systémique ?

A. Leucopénie
B. Consommation du complément
C. Anémie régénérative
D. Syndrome inflammatoire
E. Hématurie microscopique

Concernant l'hémogramme, retenez que le lupus peut tout faire baisser :
- ***leucopénie*** (fréquente lymphopénie T, mais aussi parfois neutropénie). Ici les leucocytes sont effectivement < 4 G/L ;
- ***anémie*** inflammatoire lors des poussées marquées, hémolytique auto-immune à Ac chauds +++, parfois par insuffisance rénale chronique, érythroblastopénie, hypothyroïdie associée, microangiopathie thrombotique, syndrome d'activation macrophagique. Ici l'anémie (< 12 g/dL) est normocytaire mais régénérative car les réticulocytes sont très largement augmentés (> 120 G/L, même > 150 G/L), ce qui oriente vers une anémie hémolytique ;
- ***thrombopénie*** périphérique (Ac anti-plaquettes).

Le CH50 (complément hémolytique total) et les fractions C3 et C4 sont toutes diminuées ce qui plaide en faveur d'une ***consommation par activation de la voie classique*** par les complexes immuns lors des poussées lupiques.

Le lupus est fréquemment responsable d'une ***atteinte rénale*** qui concerne tous les compartiments : glomérulaire (99 % des cas), tubulo-interstitielle et vasculaire. L'atteinte est classiquement précoce (dans les premières années) et se manifeste par une protéinurie, une ***hématurie*** ou encore une insuffisance rénale. Ces éléments font d'ailleurs tous partie des ***critères de classification SLICC*** du lupus.

En revanche, vous devez savoir que le lupus (au même titre que la sclérodermie ou le syndrome de Gougerot-Sjögren) ne cause ***pas d'élévation de la CRP***. Celle-ci doit être normale. Sinon, il faut rechercher une ***infection***, une ***sérite*** ou un ***syndrome d'activation macrophagique***. Il y a cependant fréquemment, au cours, des poussées une inflammation avec augmentation de la VS (à laquelle peuvent participer une anémie ou une hypergammaglobulinémie polyclonale) et une anémie au composant inflammatoire, et à l'électrophorèse, une hypoalbuminémie, une hyperalpha2 et une hypergammaglobulinémie.

Question 8

Quelles sont les causes possibles de cette anémie dans ce contexte (une ou plusieurs bonnes réponses) ?

A. Insuffisance rénale chronique
B. Purpura thrombopénique immunologique
C. Anémie hémolytique à Coombs positif
D. Microangiopathie thrombotique
E. Saignement gynécologique aigu

Il s'agit d'une anémie ***régénérative*** puisque les réticulocytes sont élevés. Je vous remets mon schéma d'orientation devant une anémie régénérative ci-après.

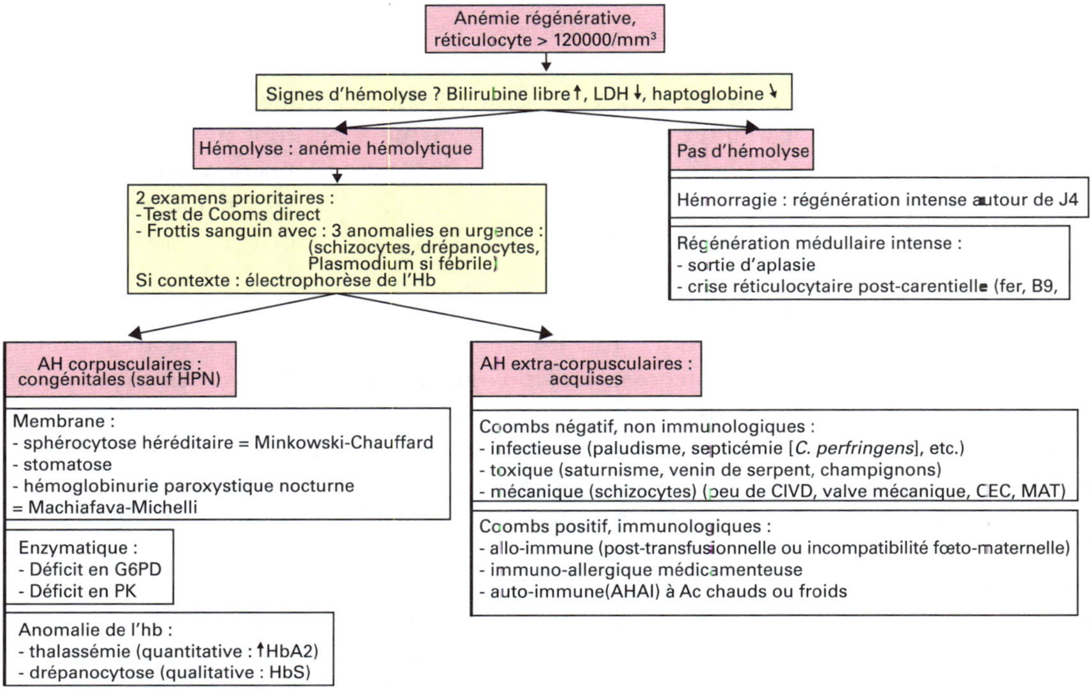

L'anémie hémolytique à Coombs positif est classique dans le lupus et est due à un auto-anticorps de type IgG (auto-anticorps chaud) dirigé contre les globules rouges.

Dans les suites d'un ***saignement gynécologique aigu,*** il peut se produire une ***régénération intense***. On ne peut éliminer cette cause d'autant plus que la patiente est jeune et que son stérilet peut causer des métro-ménorragies. Il ne faut pas confondre avec la situation d'un saignement chronique à bas bruit qui, elle, provoque une anémie arégénérative microcytaire par carence martiale.
L'insuffisance rénale chronique serait responsable d'une anémie ***arégénérative*** par insuffisance de production d'EPO par les cellules interstitielles péritubulaires fibroblastiques.
Il peut exister des anémies lors d'un saignement par thrombopénie sur un ***purpura thrombopénique immunologique,*** mais ici les ***plaquettes de la patiente sont normales*** (200 G/L).
De la même manière, une MAT se définit par l'association d'une ***anémie hémolytique mécanique et d'une thrombopénie périphérique*** et, dans des proportions variées, de troubles neurologiques et insuffisance rénale. Elle est donc éliminée devant des ***plaquettes normales***.

Question 9

Quels signes cliniques extrarénaux allez-vous rechercher dans le contexte de cette probable poussée lupique ? (Une ou plusieurs bonnes réponses)

A. Aphtes buccaux
B. Érythème noueux
C. Polyarthrite
D. Sclérodactylie
E. Ulcérations vulvaires

L'atteinte articulaire du lupus est fréquente (80 % des patients) et souvent inaugurale. Il s'agit typiquement d'une ***polyarthrite bilatérale symétrique distale des petites articulations*** (MCP, IPP, carpes, genoux, chevilles), ***non déformante*** à l'exception du rhumatisme de Jaccoud (subluxation articulaire ***réductible*** liée à une atteinte tendineuse), non destructrice, parfois sous forme de simples arthralgies migratrices.
Les ***aphtes buccaux*** sont fréquents dans l'atteinte muqueuse des lupus aigus. Les ulcérations orales (langue, bouche, palais) ou nasopharyngées font partie des critères de l'*American College of Rheumatology* (ACR) et du SLICC.

Causes d'ulcérations génitales
• ***Infectieuses*** : VIH, herpes, syphilis, zona et varicelle, CMV, EBV (ulcères de Lipschütz), candidose, chancre scabieux, érythème polymorphe post-infectieux, chancre mou (*haemophilus ducreyi*, lymphogranulomatose vénérienne [maladie de Nicolas-Favre], donovanose [*Klebsiella granulomatis*]). • ***Dermatologiques*** : eczéma vulvaire, dermatoses bulleuses (pemphigus, pemphigoïde cicatricielle) et toxidermies (érythème pigmenté fixe, nécrolyse épidermique toxique), lichen érosif. • ***Maladies systémiques*** causant une **aphtose bipolaire : Behcet ++, Crohn ++, polychondrite atrophiante**, très rarement lupus. • ***Aphtose idiopathique.*** • ***Cancers*** : carcinomes, maladie de Paget, lymphome. • ***Traumatismes.***

Seul ***le Collège de néphrologie mentionne des ulcérations génitales dans le lupus*** : elles ne font pas partie des critères SLICC. D'après mes recherches, l'atteinte génitale est ***exceptionnelle*** et toujours associée à une atteinte buccale.

Le lupus n'est pas une cause d'érythème noueux.

Étiologies des érythèmes noueux

On retient le désormais célèbre moyen mnémotechnique **« SYSTEM BIC »** :
- **S**treptocoque A (1re cause) ;
- **Y**ersiniose (cause prédominante chez l'enfant) ;
- **S**arcoïdose (2e cause) ;
- **T**uberculose (PI) ;
- **E**ntéropathies (MICI : RCH/Crohn) ;
- **M**édicaments (infliximab, certolizumab, vémurafenib, isotretinoine, G-CSF) ;
- **B**ehcet ;
- **I**diopathique: 50% des cas !
- **C**hlamydia.

Auquel on rajoute :
- grossesse ;
- maladie des griffes du chat, tularémie, leptospirose ;
- virus (MNI, VHB, VHC, PVB19) ;
- toxoplasmose ;
- dermatophyte.

La ***sclérodactylie*** est une infiltration scléreuse des doigts qui prennent un aspect boudiné et infiltré, en « baguette de tambour ». À l'ECN, la seule étiologie à retenir est la ***sclérodermie***.

Question 10

La patiente présente des aphtes buccaux et des arthrites des mains non érosives et vous posez le diagnostic de lupus systémique.
Quelle est la conduite à tenir la plus appropriée chez cette patiente à ce stade ?
(Une seule réponse attendue)

A. Surveillance biologique dans un premier temps
B. Réalisation d'une ponction biopsie rénale transpariétale
C. Réalisation d'un uroscanner
D. Réalisation d'un angioscanner rénal
E. Pas de nécessité de confirmation histologique rénale dans ce contexte de néphropathie lupique

Chez un ***patient lupique***, une première ***ponction biopsie rénale*** est nécessaire en présence :

- d'une insuffisance rénale ;
- d'une protéinurie ≥ 0,5 g/24 h ;
- d'une protéinurie associée à une hématurie.

Le message est qu'***une hématurie isolée n'est pas une indication***. Elle doit comporter un examen en ***microscopie optique*** sur au moins 10 glomérules et un examen en ***immunofluorescence*** avec marquage Ac anti-lgG, lgA, lgM, chaîne légère kappa et lambda, C3 et C1q. Un examen en microscopie électronique est exceptionnellement nécessaire (diagnostic de fibrillaire non amyloïde en cas de GN lupique en l'absence d'anticorps antinucléaires). Elle sera réalisée par voie percutanée ou transjugulaire (en cas de trouble de l'hémostase, notamment si thrombopénie profonde).

Les résultats de la biopsie rénale sont donnés selon la classification de l'ISN/RPS 2003, qui établit ***6 classes et un indice d'activité*** (lésions susceptibles de régresser sous traitement) ***et de chronicité*** (lésions inactives, séquellaires et irréversibles). Cette classification permet d'établir un pronostic et une prise en charge adaptée : il ne faut donc pas rester dans l'expectative.

Les examens morphologiques n'ont pas d'indication et l'injection de produit de contraste est délétère dans ce contexte d'insuffisance rénale.

Question 11

Vous décidez de réaliser une biopsie rénale chez cette patiente. Elle est hospitalisée en néphrologie. Son examen clinique retrouve une pression artérielle à 155/90 mmHg. Elle est apyrétique mais présente des brûlures mictionnelles depuis 48 h. Son bilan biologique retrouve : leucocytes 3,8 G/L ; Hb 9,4 g/dL, VGM 88 fl ; plaquettes 220 G/L ; Na 142 mmol/L, K 3,7 mmol/L ; créatininémie 99 µmol/L (débit de filtration glomérulaire CKD-EPI à 63 mL/min/1,73 m^2) ; protéinurie 2,2 g/24 h, sélective ; ECBU hématies 300 000/mL ; leucocytes 20 000/mL ; nombreux bacilles Gram négatifs au direct.
Vous décidez de traiter 48 h cette probable cystite avant de réaliser la ponction biopsie rénale et de normaliser sa pression artérielle. Quels sont les éléments de votre prise en charge thérapeutique ? (Une ou plusieurs bonnes réponses)

A. Traitement par métronidazole
B. Traitement par ofloxacine monodose
C. Traitement par amoxicilline
D. Traitement par fosfomycine-trométamol
E. Traitement par gentamicine

Rappel : Réalisation d'une ponction biopsie rénale (PBR)

Contre-indications	• Troubles de l'hémostase (***arrêt aspirine 5 j avant et Clopidogrel 10 avant***) • ***HTA non contrôlée*** • IRC évoluée avec atrophie rénale • Rein unique (anatomique fonctionnel) • Malformation rénale (kystes multiples, rein en fer à cheval), hydronéphrose, suspicion de péri-artérite noueuse : micro-anévrismes rénaux • ***Infection urinaire***
Effets indésirables	• Hématome intra-rénal ou péri-rénal ou rétro-péritonéal • HU macroscopique • Colique néphrétique sur caillot • Fistule artério-veineuse • Plaie d'autres organes • **Pas d'infection urinaire**
Bilan pré-PBR	• Hémostase, Gpe-Rh, RAI • TA, température • ECBU • Échographie rénale
Déroulement	• Anesthésie locale ± benzodiazépine • Repérage échographique • Ponction percutanée dans le pôle inférieur du rein **gauche** de préférence • Carotte de 1 cm de long pour analyse anatomopathologique en MO + IF • +/- **ME** (suspicion syndrome d'Alport, maladies de dépôts d'Ig, podocytopathie fonctionnelle) • Décubitus dorsal strict pendant 24 h • Surveillance : pouls, TA, température, palpation fosses lombaires, aspect des urines
**MO = microscopie optique ; IF = immunofluorescence*	

Le traitement de première intention d'une cystite (décidément un grand thème à cet ECN 2019) est la ***fosfomycine-trométamol*** en dose unique de 3 g *per os*.

Question 12

Quels sont les éléments histologiques élémentaires possibles chez cette patiente compte tenu de sa présentation clinicobiologique? (Une ou plusieurs bonnes réponses)

A. Dépôts dominants mésangiaux d'immunoglobuline A et de complément
B. Prolifération extra-capillaire
C. Prolifération endocapillaire
D. Dépôts extra-membraneux d'immunoglobuline et de complément en immunofluorescence
E. Dépôts glomérulaires de C3 dominants

L'histologie rénale lupique peut comporter :

Des lésions actives (A)	• Prolifération : – **mésangiale** des cellules mésangiales – **endocapillaire** des cellules résidentes rénales et infiltration de leucocytes dans les capillaires – **extracapillaire** des cellules épithéliales dans la chambre urinaire en croissants cellulaires • **Dépôts immuns** des ***IgG prédominants***, IgM, IgA, C3, C4, C1q : – **mésangiaux** (toujours) – **+/- sous-endothéliaux = endomembraneux** (en dedans de la membrane basale glomérulaire. Si abondants, ils donnent une paroi capillaire en fil de fer : « ***Wireloops*** ») – **+/- intracapillaires** ***(pseudothrombi intracapillaires)*** – **+/- extramembraneux** • **Corps hématoxyliques de Gross** : rares, seulement dans les cas florides mais seule lésion pathognomonique du lupus. Ce sont des débris nucléaires dans les zones de prolifération • **Nécrose fibrinoïde**
Des lésions chroniques (C)	• Croissant fibreux • Glomérulosclérose

Des dépôts composés principalement d'IgA et de compléments dans le mésangium orienteraient plutôt vers une maladie de Berger (néphropathie à IgA).

Question 13

Voilà le compte rendu de la biopsie rénale de votre patiente :

– fragment de corticale rénale de 8 mm contenant 15 glomérules dont 1 pain à cacheter ;

– microscopie optique : 10 glomérules sur 15 sont le siège d'une prolifération endocapillaire, présence de proliférations extra-capillaires sur 3 glomérules, volumineux dépôts endo-membraneux le long des capillaires glomérulaires réalisant des « *wireloops* » ;

– infiltrat interstitiel polymorphe sur environ 30 % de la surface corticale ;

– pas de lésions vasculaires ou de lésions tubulaires, présence de cylindres hématiques dans quelques lumières tubulaires ;

– immunofluorescence : dépôts granuleux d'Ig G, IgM, C3 et C1q à 3+ mésangiaux et à 2+ endomembraneux sur tous les glomérules, pas de dépôts extra-membraneux, dépôts de fibrine sur 4 glomérules sur 18.

Quel est votre diagnostic ?

A. Glomérulonéphrite lupique extra-membraneuse
B. Glomérulonéphrite lupique mésangiale pure
C. Glomérulonéphrite lupique proliférative diffuse
D. Néphrite lupique tubulo-interstitielle
E. Glomérulonéphrite lupique proliférative focale

Classification et prise en charge des néphropathies lupiques				
Part	**Type**	**Histologie**	**Clinique**	**Traitement et pronostic**
< 2 %	***I : atteinte mésangiale minime***	• **Glomérule normal en MO** • Seulement **dépôts mésangiaux en IF**	• O • +/- Pu • HU	• Abstention : pronostic excellent
15 %	***II : atteinte mésangiale proliférative***	Hypercellularité mésangiale pure en MO avec **dépôts mésangiaux en IF**		
30 %	***III : glomérulonéphrite proliférative segmentaire et focale*** (< 50 % des glomérules)	• Lésions <u>**actives**</u> : – **prolifération endocapillaire +/ extracapillaire** – et/ou – **dépôts immuns mésangiaux ET sous endothéliaux = endomembraneux (*Wireloops*) avec parfois occlusions intracapillaires = pseudothrombi** • Lésions <u>**chroniques**</u> : séquelles fibreuses	• **Pu** • +/- HU, SN, IR	• Abstention si III C ou IV C • Pronostic réservé si A, A/C, traiter : – induction pendant 3-6 mois : ***CS fortes doses*** (PO et parfois bolus, diminution progressive) + ***IS (cyclophosphamide IV discontinu ou MMF PO)*** – entretien contre les rechutes (plusieurs années) : ***MMF ou azathioprine, +/- CS faibles doses***
50 %	• **IV : glomérulonéphrite proliférative diffuse** (> 50 % des glomérules) • Peut être segmentaire ou globale (+/- 50 % de la surface de chaque glomérule)		• Pu • +/- Hu, SN,IR • SN fréquent • GNRP	
10 %	***V : GEM***	• Dépôts immuns **sous épithéliaux = extramembraneux (granuleux)**, touchant > 50 % de la surface glomérulaire dans > 50 % des glomérules • +/- prolifération mésangiale	SN très fréquent	• Bon pronostic si pas de SN • 20 % d'IR à 10 ans si SN persistant • **Si SN : CS +IS** (cyclo IV ou Azathioprine PO ou MMF PO ou ciclosporine)
<5 %	***VI : sclérose glomérulaire avancée***	> 90 % des glomérules globalement sclérosés sans activité résiduelle	IRT	Pré-dialyse
Pu = protéinurie ; HU = hématurie ; SN = syndrome néphrotique ; IR = insuffisance rénale ; *CS = corticostéroïdes.*				

Il peut y avoir une combinaison III + *V* ou IV +*V* (***idem prise en charge III ou IV***).

Les points clés de l'histologie de la patiente sont les suivants :

- *« Fragment de corticale rénale de 8 mm contenant 15 glomérules »* → bonne qualité de la biopsie (plus de 10 glomérules) ;
- *« dont 1 pain à cacheter »* → ***lésion chronique (C) de glomérulosclérose,*** fait déjà classer en classe III ou IV : glomérulonéphrite proliférative ;
- *« 10 glomérules sur 15 sont le siège d'une prolifération endocapillaire »* → la prolifération endocapillaire signale ***une glomérulonéphrite proliférative active (A)*** : ici, stade IV car plus de 50 % des glomérules sont atteints ;

- « *Présence de prolifération extracapillaire sur 3 glomérules. Volumineux dépôts endomembraneux le long des capillaires glomérulaires réalisant des « wireloops »* → lésions actives de ***glomérulo-néphrite prolifératives ;***
- « *Dépôts granuleux d'Ig G, IgM, C3 et C1q à 3+ mésangiaux et à 2+ endomembraneux sur tous les glomérules* » → les dépôts endomembraneux signent aussi le ***stade de glomérulonéphrite proliférative active ;***
- « *Pas de dépôts extra-membraneux* » → ***il n'y a pas de stade V associé.***

On a finalement une glomérulonéphrite proliférative diffuse IV A/C (des lésions actives et chroniques coexistent).

REMARQUES

- « *Infiltrat interstitiel polymorphe sur environ 30 % de la surface corticale* » → atteinte interstitielle fréquemment associée dans les lupus ;
- « *Présence de cylindres hématiques dans quelques lumières tubulaires* » → des cylindres hématiques signent l'origine glomérulaire d'une hématurie ;
- « *Dépôts de fibrine sur 4 glomérules sur 18* » → va de pair avec l'atteinte extracapillaire.

Question 14

Votre patiente a donc une poussée de lupus systémique avec anémie hémolytique, polyarthrite, aphtes, alopécie et glomérulonéphrite lupique de classe IV (proliférative diffuse).
Quelles sont les options thérapeutiques pour le traitement d'attaque chez cette patiente ? (Une ou plusieurs bonnes réponses)

A. Bolus de methyl prednisolone puis prednisone 1 mg/kg
B. Infliximab
C. Rituximab
D. Mycophénolate mofétil
E. Cyclophosphamide

Lorsqu'il y a des lésions actives (prolifération et/ou dépôts immuns atteignant les capillaires glomérulaires) focales (classe III[A]) ou diffuses (classes IV[A]), le pronostic rénal est menacé, d'autant plus que le pourcentage d'activité est élevé. Un traitement spécifique est indiqué pour faire régresser ces lésions. Les lésions chroniques isolées sont séquellaires, et ne nécessitent pas de surenchère thérapeutique. En revanche, leur abondance est de mauvais pronostic.

Le traitement des stades III et IV avec lésions actives comporte deux phases :

Induction	• L'objectif est la rémission • ***Corticostéroïdes à fortes doses en bolus IV puis PO + cyclophosphamide IV (AMM) ou MMF PO (hors AMM)*** • La rémission est obtenue cliniquement lorsque la fonction rénale est restée stable ou revenue à sa valeur initiale et lorsque la protéinurie a diminué d'au moins 50 % ou disparu • L'élément pronostique majeur de la réponse rénale est la diminution de la protéinurie, surtout dans l'année • L'hématurie n'a pas de valeur pronostique
Entretien	• L'objectif est la prévention des récidives • ***MMF ou Azathioprine ± corticostéroïdes (faible dose)*** ⚠ Retenez bien de ne pas prescrire du cyclophosphamide en traitement d'entretien.

Enfin, ***toute patiente lupique*** doit se voir prescrire :
- un traitement de fond par ***hydroxychloroquine*** (ce n'est toutefois pas urgent : rappelez-vous que son efficacité demande un délai de quelques mois) ;
- un traitement de néphroprotection en cas de protéinurie et/ou HTA ;
- une prophylaxie anti-infectieuse (vaccinations).

Le ***rituximab*** n'est pas classiquement pas utilisé dans les néphropathies lupiques (uniquement hors AMM en 3e intention en phase d'attaque de formes réfractaires). Il ne faut pas confondre avec le traitement des glomérulonéphrites rapidement progressives des vascularites à ANCA ou de la maladie de Goodpasture.

Question 15

Vous débutez le traitement d'attaque qui est bien toléré dont une corticothérapie à fortes doses. Sa pression artérielle est à 145/90 mmHg sous ramipril que vous aviez débuté avant la biopsie rénale. Son bilan rénal avant la sortie est le suivant : créatininémie 97 µmol/L (débit de filtration glomérulaire CKD-EPI à 65 mL/min/1,73 m^2), protéinurie 2,2 g/24 h ; ECBU hématies 350000/mL. Quelles sont les différentes mesures thérapeutiques possibles avant son retour à domicile ? (une ou plusieurs bonnes réponses)

A. Amlodipine en association avec le ramipril
B. Hydroxychloroquine
C. Cholecalciférol
D. Hydrochlorothiazide en association avec le ramipril
E. Candesartan en association avec le ramipril

L'objectif de pression artérielle n'est pas atteint sous IEC et nécessite une intensification du traitement. Les deux options possibles sont l'ajout d'un inhibiteur calcique ou l'ajout d'un diurétique thiazidique. Il ne faut bien entendu pas associer IEC et sartan car ces deux classes agissent via le blocage du système rénine angiotensine-aldostérone et leur combinaison accroît le risque d'insuffisance rénale et d'hyperkaliémie.
Tout patient lupique doit bénéficier d'un traitement de fond par hydroxychloroquine.
La supplémentation en vitamine D fait partie des mesures associées à la corticothérapie à forte dose qui crée un risque ostéoporotique.

Dossier 15

Corrigé

(Énoncé p. 468)

Question 1

Que recherchez-vous à l'interrogatoire pour explorer cette anomalie ? (Une ou plusieurs réponses exactes)

A. Séjour récent prolongé en altitude
B. Consommation de tabac
C. Consommation d'alcool
D. Fièvre récente
E. Prise de poids récente

Une hémoglobine trop élevée (c'est-à-dire > 16,5 g/dL pour un homme) définit une polyglobulie.

⚠ Celle-ci n'est donc pas définie par un nombre excessif de GR (c'est d'ailleurs pour cela que l'on parle de pseudo-polyglobulie dans les thalassémies hétérozygotes).

Rappel : Les causes de polyglobulie

- ***Fausses polyglobulies*** (masse globulaire normale) :
  - hémoconcentration par déshydratation ;
  - pseudopolyglobulie des thalassémies hétérozygotes (augmentation isolée du nombre d'hématies avec microcytose ; hématocrite et Hb normales) ;
  - état de pléthore = syndrome de Gaisbock (homme jeune en surcharge pondérale et FdR cardiovasculaires).
- ***Polyglobulie primitive ou vraie ou maladie de Vaquez : SMP avec hyperplasie myéloïde globale prédominante sur la lignée rouge érythroblastique (autonomie vis-à-vis de l'EPO).***
- ***Polyglobulie secondaire*** :
  - secondaire à une hypoxémie (sécrétion compensatrice d'EPO) : insuffisance respiratoire, intoxication au CO, cardiopathie congénitale, altitude, SAOS, Hb hyperaffine pour l'oxygène ;
  - néoplasique bénigne ou maligne (sécrétion inappropriée d'EPO) : rein, foie, appareil gynécologique, hémangioblastome cérébelleux ;
  - rénale : sténose de l'artère rénale, kystes rénaux ;
  - endocrinienne : Cushing, phéochromocytome ;
  - iatrogène : androgènes, EPO (dopage).
- ***Polyglobulie constitutionnelle*** (congénitale, rare).

Astuce pratique !

Il s'agit d'une première question d'orientation : prenez l'habitude de cocher assez large sur ce genre de QCM. Les réponses fausses doivent avoir une bonne raison de l'être !

Un ***séjour en altitude*** entraîne, par raréfaction de l'oxygène, une augmentation de la sécrétion d'EPO et une augmentation de la masse globulaire : c'est pour cela que les sportifs s'entraînent souvent en altitude !
La ***consommation de tabac*** est une porte d'entrée classique d'insuffisance respiratoire (BPCO) et aussi un facteur de risque de cancer du rein, connu pour donner des polyglobulies paranéoplasiques.
La ***consommation d'alcool*** pouvait être cochée sur l'argument de facteur de risque de cancer du foie sur cirrhose alcoolique.
La ***fièvre récente*** est aussi intéressante pour orienter vers des syndromes paranéoplasiques.
La ***prise de poids récente*** était plus discutable. Classiquement, en restant dans la lignée néoplasique, il s'agirait davantage d'une perte de poids, et l'on peut penser qu'il s'agit d'un piège. Cependant, on pourrait argumenter que la prise de poids oriente vers un syndrome de Gaisbock en sachant que le patient est hypercholestérolémique et hypertendu (mais la prise de poids serait davantage sur le long terme). On peut aussi penser à une décompensation œdémato-ascitique d'une cirrhose avec CHC (mais c'est peut-être aller chercher trop loin) ou à un syndrome de Cushing.

Question 2

À l'examen clinique, quels signes vous orienteraient vers une polyglobulie primitive ? (une ou plusieurs réponses possibles)

A. Érythrose palmaire
B. Prurit aquagénique
C. Hyperhémie conjonctivale
D. Dyspnée d'effort
E. Splénomégalie

La clinique d'une polyglobulie est la suivante :

- possibilité d'être asymptomatique ;
- ***syndrome d'hyperviscosité*** (signes neurosensoriels) ;
- ***thromboses veineuses ou artérielles ;***
- ***crises érythromélalgiques ;***
- ***érythrose*** cutanée faciale (parfois très ancienne) et des extrémités, et érythrose muqueuse (couleur lie-de-vin du palais, hyperhémie conjonctivale) ;
- ***signes qui peuvent orienter vers un Vaquez :***
  - ***un prurit généralisé aquagénique*** (démangeaisons diffuses survenant après un contact avec l'eau [en particulier l'eau chaude], sans modification visible de l'aspect de la peau, chez plus de la moitié des patients),
  - ***splénomégalie (50 % des cas).***

Une érythrose palmaire et une hyperhémie conjonctivale sont des signes cliniques de polyglobulie mais absolument non spécifiques de sa cause.
La ***dyspnée d'effort*** soutiendrait plutôt une polyglobulie secondaire à une insuffisance respiratoire.

Question 3

Vous réalisez un hémogramme qui montre : GR 6,9 T/L ; hémoglobine 18,7 g/dL ; hématocrite 57 % ; VGM 83 fl ; CCMH 33 g/dL ; réticulocytes 80 G/L ; leucocytes 12,6 G/L polynucléaires neutrophiles 10,4 G/L ; polynucléaires éosinophiles 0,3 G/L, polynucléaires basophiles 0,05 G/L ; lymphocytes 1,25 G/L ; monocytes 0,6 G/L ; plaquettes 534 G/L. Que montre cet hémogramme ? (une ou plusieurs réponses possibles)

A. Polyglobulie
B. Hyperréticulocytose
C. Hyperchromie
D. Microcytose
E. Thrombocytose

Il existe parfois selon les sources plusieurs seuils différents pour les variables de la NFS. Je vous fais donc ci-dessous un bref rappel de celles que j'utilisais pour l'ECN, d'après le Collège des enseignants d'hématologie.

	Norme pour l'ECN	
Hb (g/dL)	• H 13-17 (mais polyglobulie si >16,5) • F 12-16	Polyglobulie
Hématocrite	• H < 49 % • F < 48 %	
VGM (fL= mm³)	80-98	Normocytaire
CCMH (%)	32-32 %	Normochrome
Réticulocytes (G/L)	20-120 (voire 150)	Arégénératif
Leucocytes (G/L)	4-10	Hyperleucocytose à PNN
- PNN	1,5-7	
- PNE	< 0,5	
- PNB	<0,1	
- Monocytes	0,1-1	
- Lymphocytes	1,5-4 (mais lymphopénie si < 1)	
Plaquettes (G/L)	150-400	Thrombocytose

Il faut savoir qu'une ***thrombocytose et/ou hyperleucocytose neutrophile*** sont présentes dans 2/3 des Vaquez et donc c'est un argument vers une origine primitive de la polyglobulie. ***L'hyperchromie n'existe pas*** ; une CCMH >36% s'observe exclusivement en cas de sphérocytose. Sinon il s'agit d'une erreur de laboratoire.

Question 4

Vous retrouvez à l'examen une splénomégalie avec un débord costal de 2 cm et la notion de prurit aquagénique. Parmi les examens suivants, lesquels sont utiles chez ce patient pour étayer le diagnostic de maladie de Vaquez ? (Une ou plusieurs réponses possibles)

A. Dosage d'érythropoïétine
B. Myélogramme
C. Recherche de mutation de JAK2
D. Culture de progéniteurs érythroïdes
E. Masse globulaire isotopique

Critères diagnostiques :

Critères diagnostiques				
		Vaquez	**TE**	**SMG myéloide franche**
Critères majeurs	**NFS**	• Hb > **16,5** ♂ ou **16** ♀ g/dL • Ou Ht > **49** % ♂ ou **48** % ♀ • Ou VGT > 125 % de la théorique	Plaquettes > 450 G/L	
	BOM	**Hypercellularité panmyéloide***	Prolifération prédominante sur lignée mégacaryocytaire	Prolifération mégacaryocytaire avec atypies accompagnées d'une fibrose collagène ou réticulinique grade 2 ou 3
	Mutation	JAK2 (V617F ou équivalent)	JAK2, CALR ou MPL	• JAK2, CALR ou MPL • Ou autre marqueur clonal • Ou aucune cause de myélofibrose secondaire
	Exclusivité		Pas de critère pour SMD ou les autres SMP	Pas de critère pour SMD ou les autres SMP
Critères mineurs		**EPO subnormale**	Présence d'un marqueur clonal ou aucun élément en faveur d'une thrombocytose réactionnelle	• **Anémie** sans autre étiologie • **Leucocytose** > 11 • **SMG palpable** • Augmentation des **LDH** • **Érythromyélémie**
Diagnostic posé si		• **Les 3 critères majeurs** • **Ou les 2 obligatoires** (pas mutation) **et critère mineur**	• Les 4 critères majeurs • Ou les 3 obligatoires (pas mutation) et critère mineur	Les 3 critères majeurs + 1 critère mineur

** Vaquez : on peut se dispenser de la BOM si Hb > 18,5 ou Ht > 55,5 % ♂ ou si Hb > 16,5 ou Ht > 49,5 % ♀ et si critères sur JAK 2 et l'EPO sont remplis*

Ici, la polyglobulie était très importante : Hb 18,7 et Ht 57 %. Le critère majeur NFS est donc déjà rempli : ***pas besoin de la masse globulaire isotopique***.

Rappel : Mesure isotopique du volume globulaire total (VGT) +++

- Utilisation de GR marqués au chrome 51 ou au technétium 99, avec mesure simultanée du volume plasmatique (albumine marquée).
- ***Affirme*** une polyglobulie vraie si ***VGT > 125 %*** de la N.

Comment affirmer ***l'origine primitive*** ?

- ***La première étape est de rechercher la mutation JAK2 (critère obligatoire).***
- ***Si JAK 2 présente :***
  - ***critère mineur*** : ***dosage de l'EPO*** (réalisé avant toute saignée) qui doit être normale voire diminuée dans une polyglobulie de Vaquez ;
  - ***BOM*** ? Si la polyglobulie est assez importante (comme c'était le cas pour ce patient) et que tous les autres critères sont remplis, alors la BOM n'est pas obligatoire : on ne la fait donc pas d'emblée lorsque la polyglobulie est suffisamment haute pour éventuellement pouvoir s'en passer. De plus, il était ici proposé un myélogramme qui n'est pas suffisant pour les SMP autres que la LMC, car il sert notamment à éliminer une myélofibrose secondaire.

Rappel : Rôle de la mutation V617F sur la protéine tyrosine Kinase JAK2

- JAK2 normale active le récepteur de l'EPO après fixation de l'EPO.
- JAK2 mutée active le récepteur de l'EPO en permanence même sans EPO.
- Il y a une mutation V617F ***quasi-constante dans Vaquez (98 %)*** mais ***non spécifique*** (aussi retrouvée dans la thrombocytose essentielle et la myélofibrose primaire).
- Contrairement à la LMC, il n'y a pas d'anomalie cytogénétique spécifique (caryotype le plus souvent normal).

La culture des progéniteurs érythroïdes sans EPO n'est plus un critère.

Question 5

Vous revoyez le patient avec les résultats de vos examens. Il a une mutation de JAK2 et le taux d'érythropoïétine est effondré. Le patient, inquiet, vous demande les complications susceptibles de survenir. Que lui répondez-vous ? (Une ou plusieurs réponses possibles)

A. Thrombose veineuse
B. Thrombose artérielle
C. Syndrome de lyse
D. Coagulation intravasculaire disséminée
E. Crise de goutte

Complications communes aux SMP	
Complications vasculaires	• **Thrombose +++ : risque majeur du Vaquez responsable de beaucoup de décès :** – **artériel (AVC++, OACR)** – **veineux (dont certaines localisations inhabituelles comme les thromboses splanchniques [veines sus-hépatiques = BuddChiari, thrombose portale])** • Hémorragies : le plus souvent muqueuses
Complications hématologiques	• **Transformation en leucémie aiguë** +++ (LAM ou LAL pour une LMC, LAM uniquement pour Vaquez) • Évolution vers une myélofibrose secondaire • Évolution vers un syndrome myélodysplasique
Complications métaboliques	**Hyperuricémie :** • goutte • lithiases urinaires

Le ***syndrome de lyse*** est une urgence métabolique due à la destruction massive de cellules tumorales hématologiques ou solides. Il s'agit classiquement d'une complication des lymphomes agressifs ou des leucémies. Les syndromes myéloprolifératifs ne sont pas à risque car la masse tumorale n'est pas assez importante, sauf pour la LMC qui est à risque intermédiaire.
La ***CIVD*** est une activation diffuse de la coagulation pouvant être déclenchée par des causes variées via la libération massive de facteur tissulaire. En hématologie, retenez comme cause classique la LAM dont les blastes sont très riches en FT (surtout type 3 ++).

Question 6

À propos de la polyglobulie de Vaquez, quelles propositions sont vraies ? (Une ou plusieurs réponses possibles)

A. Il s'agit d'une maladie clonale de cellules hématopoïétiques matures
B. Il s'agit d'un syndrome myéloprolifératif
C. Il existe un blocage de maturation érythroblastique
D. On observe des érythroblastes circulants
E. Il existe une pousse spontanée des progéniteurs érythroblastiques in vitro

La polyglobulie de Vaquez est un ***syndrome myéloprolifératif***, c'est-à-dire l'expansion d'un ***clone médullaire*** appartenant à la lignée ***myéloïde*** (GR-PNN-Plt), mais ayant une ***différenciation normale***. Elle aboutit donc à des clones ***matures*** dans le sang.

La mutation engendre une ***activité constitutionnelle de la protéine kinase JAK2*** : les cellules ayant cette mutation peuvent proliférer même sans facteur de croissance. Dans la polyglobulie de Vaquez, il y a une hyperplasie myéloïde globale mais prédominante sur les ***érythroblastes***, précurseurs des globules rouges. Les ***cultures de progéniteurs érythroblastiques in vivo*** poussent spontanément alors qu'en temps normal (sans la mutation), ils auraient besoin d'EPO pour activer la cascade de transduction du signal.
Les cellules immatures myéloïdes sont présentes dans la moelle et normalement absentes dans le sang :

- si des ***cellules immatures myéloïdes*** de la lignée ***granulocytaire*** (métamyélocyte, myélocytes, promyélocytes, parfois blastes) sont dans le ***sang périphérique***, on parle de ***myélémie*** (un nombre > 2 % doit être exploré) ;
- si des progéniteurs myéloïdes de la ***lignée rouge (érythroblastes)*** circulent dans le sang, on parle ***d'érythroblastémie*** ;
- si on a une ***myélémie et un érythroblastopénie concomitantes, on parle d'érythromyélémie.***

Tout comme les myélémies, on a des érythroblastes circulants lors de grosses stimulations de l'érythropoïèse par la moelle (régénération aiguë sur hémolyse, hémorragie, sortie d'aplasie, etc.) ou lors d'un envahissement médullaire (les cellules qui y vivent se retrouvent « poussées dehors ») : SMP, LLMC, leucémies aiguës, lymphomes agressifs, métastases médullaires sont donc des causes de myélémie ou érythromyélémie.
Parmi les SMP, la leucémie myéloïde chronique cause essentiellement une ***myélémie***, et la myélofibrose primitive une ***érythromyélémie***.

⚠ **La polyglobulie primitive et la thrombocytémie essentielle ne provoquent pas ou très peu de myélémie et pas d'érythroblastémie.** La découverte d'une érythromyélémie au cours d'une maladie de Vaquez ou un TE ancien signe une évolution vers une myélofibrose secondaire ou une LAM.

Question 7

Le patient vous interroge sur les principes du traitement. Quel type de prise en charge évoquez-vous ? (Une ou plusieurs réponses exactes)

A. Saignées
B. Acide acétyl-salicylique
C. Anticoagulants
D. Polychimiothérapie
E. Dons de sang répétés à l'EFS

Le ***traitement de la polyglobulie essentielle*** comporte :

- ***aspirine 100 mg/j PO systématique*** (d'autant que le patient avait déjà des facteurs de risque cardiovasculaires) ;
- ***saignées*** en urgence en cas de polyglobulie ou de complications. Objectif : Ht < 45 % ; 300 mL 2-3x/semaine en traitement d'attaque, puis tous les 1 à 3 mois en fonction de l'hématocrite.

Attention à la compensation volémique (NaCl) : il faut respecter la carence martiale induite ;

- ***myélosuppresseurs*** lorsque le patient est dit à haut risque vasculaire, c'est-à-dire un patient > 60 ans et/ou ayant un antécédent de thrombose. 1re intention : hydroxyurée ou hydroxycarbamide +++ ou interféron ; 2e intention : Pipobroman, ruxolitinib ;
- ***contrôle des FdR CV et de l'hyperuricémie*** (alcalinisation +/- allopurinol).

Les anticoagulants n'ont ***pas leur place en prévention primaire***.

On peut utiliser une ***chimiothérapie par hydroxyurée*** pour les patients à haut risque mais pas de polychimiothérapie.

La polyglobulie essentielle ***contre-indique les dons du sang***, de la même manière que la drépanocytose, les déficits enzymatiques etc. par précaution de par les anomalies fonctionnelles des globules rouges.

Question 8

Le patient a eu des saignées initiales puis est actuellement sous antiagrégants. Trois mois plus tard, votre patient vient vous voir 48 h après son retour de vacances des Antilles. Il a un mollet gauche douloureux et gonflé depuis 24 h. Quels éléments cliniques vont conforter votre suspicion de phlébite ? (Une ou plusieurs réponses possibles)

A. Douleur provoquée à la pression du mollet
B. Augmentation de la circonférence du mollet
C. Contracture du mollet
D. Diminution du pouls pédieux
E. Dilatation des veines superficielles

Il s'agit d'un œdème douloureux unilatéral au retour d'un vol d'avion long-courrier chez un patient au ***risque thrombotique*** artério-veineux majeur : il fallait fortement suspecter une thrombose veineuse profonde.

La plupart des éléments cliniques se retrouvent dans le ***score de probabilité clinique de TVP (score de Wells simplifié)*** cité dans le Collège des enseignants de pneumologie :

- cancer actif (dernier traitement ≤ 6 mois, ou palliatif) ;
- paralysie, parésie ou plâtre d'un membre inférieur ;
- alitement de plus de 3 jours ou chirurgie majeure de moins de 4 semaines ;
- ***douleur sur un trajet veineux ;***
- ***œdème de tout le membre inférieur ;***
- ***circonférence du mollet*** > 3 cm par rapport au mollet controlatéral (mesuré 10 cm sous la tubérosité tibiale antérieure) ;
- ***œdème prenant le godet du côté symptomatique ;***
- ***circulation veineuse collatérale superficielle (veines non variqueuses).***

Chacun des éléments de ce score vaut + 1. Le diagnostic alternatif au moins aussi probable que le diagnostic de TVP : – 2.
Si le score est inférieur à 2, la probabilité est faible. Si le score est égal ou supérieur à deux, la probabilité clinique est présente.

La ***dilatation des veines*** se retrouve par la physiopathologie d'un obstacle au retour veineux en aval. Par opposition, lors d'une ischémie aiguë de membre d'origine artérielle, les veines sont collabées car il n'y a schématiquement pas d'arrivée de sang dans la jambe.
Les ***pouls sont préservés lors d'une phlébite***, contrairement à l'ischémie aiguë de membre.
La ***contracture du mollet*** me paraît plutôt orientée vers une pathologie musculaire ou vers la symptomatologie d'une ischémie aiguë de membre (la rhabdomyolyse dépassée entraînant une rigidité musculaire et une rétraction des fléchisseurs). Cependant, il est décrit une diminution du ballotement passif du mollet dans la phlébite.

Question 9

Quels sont chez ce patient les facteurs de risque de phlébite? (Une ou plusieurs réponses exactes)

A. Obésité
B. Antiagrégant plaquettaire au long cours
C. HTA
D. Hypercholestérolémie
E. Voyage en avion

Facteurs de risque de MTEV		
	FdR transitoires : traitement court	**FdR persistants : traitement long**
Majeur (facteurs décisifs)	• Chirurgie • Fracture membre inférieur • Immobilisation > 3 j (De plus de 3 mois) • COP, THS • Grossesse et *post partum*	• Cancer • Thrombophilie majeure : SAPL, déficit en antithrombine

Facteurs de risque de MTEV (suite)		
	FdR transitoires : traitement court	**FdR persistants : traitement long**
Mineur (facteurs de modulation)	• Traumatisme non plâtré avec mobilité réduite • **Immobilisation < 3 j dans les 2 mois** • **Voyage > 6 h**	• Thrombophilie non majeure : déficit en protéines C / S, mutation de Leiden hétéro- ou homozygote, mutation prothrombine G20210A hétéro- ou homozygote • MICI, maladie inflammatoire articulaire • Antécédents de MTEV • Âge > 75 ans • Varices (insuffisance veineuse chronique) • **Obésité**

Le patient est bien ***obèse*** (IMC > 30 kg/cm^2) : attention à bien revenir à l'énoncé initial pour vérifier que ce n'est pas un simple surpoids !

Le ***voyage en avion force l'immobilisation*** pendant plusieurs heures : la circulation veineuse est alors moins brassée par la pompe musculaire des gastrocnémiens.
L'***antiagrégant,*** au contraire, inhibe la fonction plaquettaire et la formation de caillots.

⚠ Tous les facteurs cardiovasculaires ne sont pas des facteurs de thrombose veineuse car la physiopathologie est très différente ! ***L'HTA, le TABAC, la dyslipidémie et le diabète n'augmentent PAS le risque veineux*** (contrairement à l'obésité et à l'âge avancé).

Question 10

L'examen clinique est peu spécifique.
Quels examens sont utiles au diagnostic ? (Une ou plusieurs réponses possibles)

A. Angioscanner pulmonaire
B. Échodoppler des membres inférieurs
C. Phlébographie des membres inférieurs
D. TP TCA fibrine
E. Recherche de déficit en protéines C et S

Devant une suspicion de thrombose veineuse profonde, deux examens peuvent être utiles au diagnostic :

Échodoppler des membres inférieurs	• À réaliser d'emblée si la suspicion clinique est **forte** • Il recherche une **incompressibilité de la veine** +++, une dilatation et une absence de flux veineux • Parfois, le caillot est visualisé
D-dimères	• À réaliser si la suspicion est **faible** pour **éliminer** la phlébite s'ils sont négatifs • **S'ils sont positifs, il faudra réaliser l'échographie**

L'***angioscanner*** serait indiqué d'emblée devant une suspicion forte d'embolie pulmonaire et non pas de simple TVP.

La ***phlébographie*** est une radiographie des veines après injection de produit de contraste iodé. C'est un examen de 2e intention, plutôt pré-interventionnel et qui cède de plus en plus sa place à l'échodoppler.
Le ***bilan d'hémostase*** sera réalisé dans le cadre du bilan pré-thérapeutique mais ne sert pas au diagnostic : je ne coche donc pas.
La ***recherche de déficit en protéines C et S*** n'est pas diagnostique mais étiologique. De plus, nous avions déjà dans ce cas une étiologie à l'épisode avec le risque de thrombose dû à la polyglobulie essentielle ajoutée à un facteur transitoire qu'est le vol en avion.

Question 11

L'échodoppler a confirmé l'existence d'une phlébite surale.
Quelles attitudes thérapeutiques sont possibles chez ce patient ? (Une ou plusieurs réponses possibles)

A. Anticoagulants oraux directs
B. Acide acétylsalicylique et clopidogrel
C. Héparine de bas poids moléculaire
D. Repos strict au lit
E. Contention veineuse

Il faut anticoaguler ce patient de manière ***curative*** (en remplacement ici de l'aspirine déjà prescrit). Il existe 2 options de traitement :
- ***soit un traitement par héparine avec relai précoce dès le 1er jour par antivitamine K (AVK) ;***
- ***soit un traitement par anticoagulant oral direct (AOD : rivaroxaban, apixaban, dabigatran) d'emblée.***

Se posait ici la question de ne pas les indiquer devant la comorbidité de la maladie hématologique clonale, au même titre que pour les cancers solides par manque d'évaluation des AOD sur ces patients. Cependant, en parcourant la littérature, il semble être possible de suivre une prise en charge similaire à celle-ci en dehors de tout syndrome myéloprolifératif quant à la durée du traitement et certaines données sur les ACO sont rassurantes. De plus, au QCM suivant, il y avait un relais précoce pour les AVK. On ne semble donc pas se calquer sur les recommandations claires des cancers solides. Je pense qu'on pouvait cocher la proposition.
Dès qu'il y a une TVP, il faut prescrire une ***contention veineuse pendant au moins 6 mois*** en prévention du syndrome post-thrombotique.
La ***double antiagrégation*** plaquettaire aspirine + clopidogrel n'a aucune place sur les événementss veineux. À l'ECN, vous ne la prescrirez sans hésitation que sur des ***coronaropathies*** (stent, SCA). Elle est aussi mentionnée comme alternative pour des ***accidents ischémiques cérébraux légers ou des AIT importants*** mais c'est du domaine de la sur-spécialité.
Le ***repos strict au lit n'est plus recommandé*** : on préconise un ***lever précoce 1 h après l'initiation d'un traitement anticoagulant à dose efficace*** (héparine ou AOD d'emblée).

Question 12

Vous avez opté pour un traitement par HBPM avec relais précoce par antivitamine K (warfarine). Quelles recommandations donnez-vous à votre patient en rapport avec ce traitement ? (Une ou plusieurs réponses possibles)

A. Port d'une carte mentionnant le traitement sur soi
B. Prise de la warfarine à heure fixe
C. Suivre un régime alimentaire strict
D. Arrêt strict de la consommation d'alcool
E. Interdiction d'injections intramusculaires

Les patients doivent porter sur eux une ***carte*** mentionnant leur traitement.
La warfarine est prescrite en ***une prise par jour*** à heure fixe, plutôt le ***soir*** (pour doser l'INR en matinée et pouvoir l'adapter dans la journée).
Pour éviter les hématomes, il faut ***proscrire les injections intramusculaires***. De par le risque de survenue d'hématome fonctionnellement dangereux, on ***contre-indique aussi la péridurale et la rachianesthésie***.
Les patients doivent suivre un ***régime équilibré*** sans excès de légumes verts riches en vitamine K qui pourraient réduire l'effet des AVK, mais il ne faut ***pas faire de restrictions*** !
Il faut ***modérer la prise d'alcool*** en raison d'une ***potentialisation des AVK*** et du risque de chute mais encore une fois ce n'est pas une interdiction stricte.

Question 13

Au cours de son suivi, le patient vous appelle car son INR de contrôle est à 5,5. Il n'a pas constaté de signes hémorragiques. Que faites-vous ?

A. Vous l'hospitalisez
B. Vous lui demandez de sauter une prise
C. Vous prescrivez de la vitamine K per os
D. Vous prescrivez du sulfate de protamine
E. Vous recontrôlez l'INR le lendemain

La conduite à tenir face à un INR trop élevé est très codifiée par la HAS et doit être connue. Distinguez bien la situation en cas d'hémorragie active et la situation de surdosage asymptomatique comme ici !

Surdosage asymptomatique en AVK		
INR mesuré	**INR cible 2,5 (2-3) (cas classique)**	**INR cible ≥ 3**
< 4	Ne rien faire	
À partir de 4	Sauter une prise	**Ne rien faire**
À partir de 6	• Arrêt de l'AVK • 1 à 2 mg de vitamine K PO	• Sauter une prise • +/- avis spé pour 1 à 2 mg de vitamine K PO
À partir de 10	• Arrêt de l'AVK • 5 mg de vitamine K PO	Avis spécialisé sans délai ou hospitalisation
• Prendre en compte la cause du surdosage si elle est identifiée • Contrôler l'INR **le lendemain** : si persistance du surdosage, on réapplique la conduite à tenir.		

Question 14

Votre patient a été muté dans une ville à 500 km de chez vous. Vous n'avez plus de nouvelles pendant plusieurs années. Puis, un médecin qui le voit pour la première fois vous appelle car on lui adresse le patient pour un malaise.
L'hémogramme montre : Hb 10 g/dL ; VGM 83 fl ; leucocytes 3 G/L ; PNN 0,8 G/L ; lymphocytes 1 G/L ; monocytes 0,2 G/L ; cellules blastiques 1 G/L ; plaquettes 86 G/L.
Quelles anomalies constatez-vous sur cet hémogramme ? (Une ou plusieurs réponses exactes)

A. Neutropénie
B. Thrombopénie
C. Myélémie équilibrée
D. Pancytopénie
E. Anémie microcytaire

On observait sur ce bilan :

- PNN < 1,5 G/L : neutropénie ;
- plaquettes < 150 G/L : thrombopénie ;
- Hb <13 g/dL : anémie, avec VGM entre 80 et 98 : normocytaire.

La combinaison du déficit en ces trois composants de la lignée myéloide définit la pancytopénie.

Les blastes sont des cellules immatures incapables de se différencier. Il ne s'agit pas ici d'une myélémie équilibrée, ***sinon l'on retrouverait des progéniteurs granulocytaires variés en quantité proportionnelle à leur stade de maturation*** (PNN → métamyélocyte → myélocyte → promyélocyte → (myélo)blastes). Or ici, on a uniquement des blastes.

Question 15

Quels diagnostics évoquez-vous dans ce contexte ? (Une ou plusieurs réponses possibles)

A. Transformation en leucémie aiguë
B. Évolution vers une myélofibrose
C. Syndrome de Richter
D. Transformation en leucémie myéloïde chronique
E. Évolution vers une splénomégalie myéloïde

Rappel : Les principales complications hématologiques graves du Vaquez ancien (une dizaine d'années)

- ***Évolution chronique vers une myélofibrose secondaire*** : cytopénies + apparition d'une érythromyélémie.
- ***Transformation en LAM*** : cytopénies, GB variables, blastose médulaire +/- sanguine.

Ici, nous avons une pancytopénie avec un « ***hiatus leucémique*** », c'est-à-dire une ***absence de forme intermédiaire entre blaste et polynucléaire***. Ce trait est ***caractéristique des LA*** car il signe un ***blocage de la maturation des blastes.***
Le ***syndrome de Richter*** est une transformation d'une ***leucémie lymphoïde chronique*** en lymphome de haut grade.
Un syndrome myéloprolifératif (ici Vaquez) ***ne se transforme jamais en un autre SMP*** (que ce soit une LMC ou une splénomégalie myéloïde).

Dossier 16

Corrigé

(Énoncé p. 470)

Question 1

L'infirmière de l'unité vous donne les informations suivantes : pression artérielle à 95/55mmHg, température à 39 °C et fréquence cardiaque à 110/min. La dyspnée est au premier plan.
À l'auscultation pulmonaire, vous trouvez une diminution du murmure vésiculaire de la base du poumon gauche.
Parmi les propositions suivantes, quel(s) est (sont) l'(les) élément(s) en faveur d'un épanchement pleural chez ce patient ?

A. Bruit surajouté à type de crépitant unilatéral gauche
B. Matité à la percussion à la base gauche
C. Majoration des vibrations vocales
D. Bruit surajouté à type de sibilant expiratoire
E. Distension thoracique

Sémiologie pulmonaire : trois tableaux à ne pas confondre			
	Pneumothorax	**Épanchement pleural**	**Condensation alvéolaire**
Aspect	Distension thoracique, immobilité de l'hémithorax si épanchement majeur		
Palpation	Diminution des vibrations vocales		Augmentation des vibrations vocales
Percussion	Tympanisme	Matité	Matité
Auscultation	Diminution du MV		
		• Souffle pleurétique (si pleurésie abondante) • Frottement pleural (si faible abondance)	Crépitant, souffle tubaire
MV : murmure vésiculaire			

Lors de l'examen le murmure vésiculaire est diminué uniquement en base gauche. S'il est causé par une pleurésie, celle-ci est de trop faible abondance pour pouvoir engendrer une distension thoracique.

Question 2

Vous obtenez plus d'informations pour ce patient qui vit seul à domicile de façon indépendante. Il a dans ses antécédents une insuffisance cardiaque stade III de la NYHA sur une cardiopathie ischémique et hypertensive. L'infirmière a eu sa fille au téléphone lui racontant que son père n'est plus comme d'habitude depuis 48 h, avec des propos incohérents.
À l'auscultation pulmonaire attentive, vous trouvez des bruits surajoutés à type de crépitants unilatéraux en base gauche. Les vibrations vocales sont augmentées en base gauche. Il ne présente pas de signe d'insuffisance cardiaque droite.
Parmi les propositions suivantes, quelle(s) est (sont) l' (les) étiologie(s) du tableau pulmonaire la (les) plus probable(s) ?

A. Péricardite aiguë
B. Embolie pulmonaire
C. Pneumonie bactérienne communautaire
D. Pneumothorax
E. Pneumonie virale communautaire

La sémiologie pulmonaire est typique d'une ***pneumopathie franche lobaire aiguë*** avec condensation alvéolaire (*voir tableau précédent, page précédente*). De plus, le début ***rapide avec dyspnée intense et fièvre élevée chez un homme âgé oriente plus vers une pneumopathie communautaire bactérienne*** (en premier lieu due à *S. pneumoniae*) qu'une origine virale.

Une pneumonie ***virale*** associerait aux signes respiratoires et à la fièvre, un ***syndrome grippal*** (arthromyalgies) et des signes ORL, digestifs et cutanés, pouvant eux être absents lors des pneumonies grippales. Le terrain épidémique et l'auscultation mettra en évidence une atteinte pulmonaire ***diffuse*** permettront d'orienter le diagnostic.

Question 3

Pour évaluer la gravité de ce patient, quel élément paraît le plus important ?

A. Recherche d'un signe de focalisation neurologique
B. Recherche de purpura
C. Mesure de la fréquence respiratoire
D. Mesure de la diurèse
E. Recherche d'un pouls paradoxal

On suspecte une pneumopathie aiguë communautaire (PAC). La gravité d'une PAC repose sur :

- ***la gravité respiratoire (détresse respiratoire aiguë) ;***
- ***la gravité du sepsis (défaillance d'organe) ;***
- ***l'extension radiologique***

Ici, on disposait déjà des constantes vitales (PA, température, fréquence cardiaque) mais il manquait la tolérance respiratoire, d'autant qu'on nous précisait que le patient était très dyspnéique. Il faut donc absolument disposer de la fréquence respiratoire et de la saturation de pouls.
Le patient étant âgé, confus et avec une pression diastolique ≤ 60 mmHg (3 critères du score CRB65), on savait déjà qu'il nécessitait une évaluation à l'hôpital. ***De plus, étant âgé et avec une comorbidité cardiaque majeure, il nécessite une hospitalisation.*** Mais la fréquence respiratoire permettra de décider de ***l'orientation*** entre hospitalisation conventionnelle et réanimation et de guider le niveau ***thérapeutique*** (oxygénothérapie, ventilation, etc.) en urgence.

Rappel : Critères d'hospitalisation des PAC

- Recherche de **signes de gravité** :
  - atteinte des **fonctions supérieures** (altération de la conscience)
  - atteinte des fonctions vitales
    - · **PA systolique < 90 mmHg**
    - · **pouls > 120/min**
    - · **fréquence respiratoire > 30/min**
    - · **température < 35 °C ou ≥ 40 °C**
- Ou recherche de **situation particulière compromettant de traitement ambulatoire** :
  - **isolement** (notamment chez les personnes âgées)
  - **conditions socio-économiques défavorables**
  - **inobservance thérapeutique prévisible**
  - **complication de la pneumonie (épanchement pleural, abcès)**
  - **pneumonie d'inhalation** ou sur **obstacle trachéobronchique**
  - **immunodépression**
  - **drépanocytose**

OUI → **Hospitalisation recommandée**

NON ↓

Y a-t-il des **facteurs de risque de mortalité** ?
- **Âge > 65 ans** (l'âge physiologique plus que l'âge civil est à prendre en considération)
- **Comorbidités significatives** :
  - insuffisance **cardiaque** congestive
  - maladie **cérébro-vasculaire** (accident vasculaire cérébral ou accident ischémique transitoire)
  - **maladie rénale** chronique
  - **maladie hépatique** (cirrhose hépatique ou hépatopathie chronique)
  - **diabète sucré non équilibré**
  - **broncho-pneumopathie chronique avec TVO**
  - **maladie néoplasique** associée
- **Antécédent de pneumonie bactérienne**
- **Hospitalisation dans l'année**
- **Vie en institution**

Deux facteurs de risque → **Hospitalisation recommandée**

Un facteur de risque et âge > 65 ans → **Hospitalisation recommandée**

Âge ≤ 65 ans et un facteur de risque ou âge > 65 ans sans facteur de risque → **Traitement ambulatoire**

Rappel : Critères d'orientation en soins intensifs ou réanimation

Gravité respiratoire	FR > 30/min ; SpO_2 < 90 % sous O_2 ; cyanose ; nécessité d'une ventilation assistée ; atteinte bilatérale ou multilobaire ou progression radiographique de plus de 50 % en 48 h
Gravité systémique	Choc septique ; oligurie ; défaillances sévères
Anomalies biologiques	IRA ; acidose sévère ; leucopénie ; thrombopénie < 100 G/L ; CIVD

Les propos incohérents et la modification de comportement sont facilement expliqués par un ***état confusionnel*** aigu provoqué par l'infection : on ne s'oriente pas vers une pathologie neurologique focale.
La diurèse est un élément qu'il va falloir évaluer afin de dépister une ***hypoperfusion rénale*** mais son impact est moins immédiat que celui de la fréquence respiratoire.
La pneumonie à pneumocoque fait partie des infections invasives à pneumocoque et s'accompagne souvent d'une bactériémie. Il faudra donc rechercher la présence d'un ***purpura fulminans*** (nécrotique et extensif) et un syndrome méningé, mais encore une fois la fréquence respiratoire primait.
Le ***pouls paradoxal*** est une baisse de la pression artérielle systolique supérieure à 10 mmHg ou 20 mmHg selon les sources lors de l'inspiration. En effet, l'inspiration entraîne une augmentation du retour veineux qui dilate le ventricule droit. Lorsque celui-ci est défaillant ou que sa post-charge est augmentée (bronchospasme : décompensation aiguë de BPCO, ***asthme aigu grave*** ; embolie pulmonaire grave), ou que le péricarde comprime le cœur (***tamponnade***), cela comprime le ventricule gauche. Le pouls paradoxal n'accompagne pas les pneumonies. De plus, il n'est pas facile à rechercher. Idéalement, il nécessite une mesure invasive (« sanglante ») de la pression artérielle (par cathéter artériel).

Question 4

Le patient présente une fréquence respiratoire à 35/min et sa saturation est mesurée à 94 % en air ambiant. Vous suspectez une pneumonie franche lobaire aiguë.
Parmi les examens complémentaires suivants, quel(s) est (sont) celui (ceux) à effectuer immédiatement ?

A. Gaz du sang
B. ECG
C. Dosage des D-dimères
D. Radiographie de thorax
E. Hémocultures

La ***radiographie pulmonaire*** est essentielle pour poser le diagnostic de pneumonie et rechercher des complications (pleurésie parapneumonique, excavation, etc.).
De plus, le patient présente une ***détresse respiratoire aiguë*** car il est polypnéique à plus de 30/min. Il faut donc évaluer en urgence la profondeur de ***l'insuffisance respiratoire aiguë sur les gaz du sang***, et son retentissement sur ***l'homéostasie acido-basique et l'hypoxie sur les lactates.*** Ensuite, les examens nécessaires dépendent du contexte.

Examens complémentaires en cas de pneumonie			
Microbiologiques			
	Ambulatoire	**Hospitalisation conventionnelle**	**Soins intensifs/ REA**
Systématique	Aucun	• Hémoculture • ECBC • Antigénurie pneumocoque (selon le Collège de pneumologie, en désaccord avec l'ECN Pilly)	• Hémoculture • ECBC (ou aspiration bronchique/ trachéale) • Antigénurie pneumocoque • Antigénurie légionnelle • PCR multiplex si automne-hiver

→

Examens complémentaires en cas de pneumonie (suite)			
Microbiologiques			
Se discutant	Aucun	• Antigénurie légionnelle si suspicion • PCR multiplex en automne-hiver • PCR simplex bactéries atypiques	PCR simplex bactéries atypiques
• PCR multiplex : réalisée sur écouvillon nasopharyngé (*virus influenza*, rhinopharyngite, VRS, métapneumonie, *parainfluenza*, adénopathie, etc.) • PCR simplex bactéries atypiques *(Mycoplasma pneumoniae, Chlamydophila pneumoniae, Legionella pneumophila)* • La recherche d'antigènes solubles urinaires n'est pas décapitée par ATB.			
Biologiques			
• Si PAC hospitalisée : **NFS-CRP, bilan rénal, hépatique, hémostase** pour évaluer la gravité • **Un dépistage VIH doit être proposé**			

Ici le patient est grave donc on réalise des ***hémocultures en urgence*** pour pouvoir ensuite débuter une antibiothérapie probabiliste sans nuire aux chances de documenter le germe. ***L'ECG*** sera certainement réalisé au cours de l'hospitalisation devant le terrain d'insuffisance cardiaque d'origine ischémique, mais il n'apporterait rien en urgence devant un tableau de pneumopathie infectieuse. En revanche, on vérifie bien la régularité du rythme cardiaque car l'infection pulmonaire peut déclencher une fibrillation atriale, surtout sur ce terrain.

Question 5

Les prélèvements biologiques sont en cours et la radiographie de thorax montre une opacité alvéolaire de la base gauche associée à un épanchement pleural de faible abondance. Les gaz du sang artériels montrent : PaO_2 62 mmHg ; $PaCO_2$ 28 mmHg ; lactate 1,3 mmol/L ; pH 7,46. Parmi les propositions suivantes chez ce patient, quelle(s) est (sont) l' (les) affirmation(s) juste(s) ?

A. Vous pensez immédiatement à une embolie pulmonaire
B. Vous pensez que c'est compatible avec le diagnostic de pneumonie
C. Vous pensez que la valeur du lactate oriente vers une pneumonie aiguë communautaire
D. Vous pensez que l'épanchement pleural peut expliquer l'effet shunt gazométrique
E. Vous suspectez une erreur de prélèvement

La radiographie confirme le diagnostic de pneumopathie aiguë communautaire du lobe inférieur gauche compliquée d'une pleurésie. Les gaz du sang retrouvent un effet shunt : $PaO_2 + PaCO_2 < 120$ mmHg.

Cela reflète ***une inadéquation ventilation/perfusion*** (*rapport V/Q) **avec une perfusion meilleure que la ventilation : hypoxémie associée à hypocapnie car le travail respiratoire augmente et le patient hyperventile*** pour réagir à l'hypoxémie.

Le Collège de pneumologie distingue :

Mécanisme	Explication	Étiologies	
Effet shunt	Perfusion normale mais **peu** de ventilation	Troubles ventilatoires obstructifs : **BPCO et asthme**	O_2 à faible débit corrige bien
Shunt vrai	**Shunt vrai fonctionnel** : perfusion normale mais **pas** de ventilation	• Obstacle bronchique : **atélectasie** (lobaire ou pulmonaire) • Comblement alvéolaire : **pneumonie aiguë, OAP, SDRA**	O_2 ne corrige que peu l'hypoxémie
	Shunt vrai anatomique : passage de sang veineux dans la circulation artérielle systémique sans oxygénation par les alvéoles	• Communication anatomique vasculaire droite-gauche : **FOP, MAV pulmonaire**	O_2 ne corrige pas l'hypoxémie

Le Collège de réanimation précise cependant que ***dans une pneumonie (et un SDRA), il peut y avoir à la fois un shunt vrai et un effet shunt (comme s'ils classaient les shunts fonctionnels dans les effets shunts).***

La présence d'un épanchement pleural peut être responsable d'atélectasie et donc d'un shunt ou d'une hypercapnie s'il est très abondant. Ici, la pleurésie était peu abondante et les anomalies des gaz du sang sont très vraisemblablement uniquement imputables à la pneumopathie.

L'***embolie pulmonaire*** est une cause d'effet shunt mais ce n'est pas le tableau clinique du patient (fièvre trop élevée, foyer alvéolaire à l'imagerie, dyspnée importante sans signe d'insuffisance cardiaque droite).

Les ***lactates*** sont dans les valeurs normales à savoir < 2 mmol/L.

Question 6

Compte tenu du contexte de chute, vous examinez l'appareil locomoteur. Votre examen trouve une douleur de la hanche droite.
Vous suspectez une fracture du col fémoral droit, car il existe : (une ou plusieurs réponses possibles)

A. Une impotence fonctionnelle du membre inférieur droit
B. Une douleur à la palpation du grand trochanter droit
C. Une rotation interne de la hanche droite
D. Un psoïtis du côté droit
E. Un raccourcissement du membre inférieur droit

Les fractures du fémur sont le 2e type de fracture le plus fréquent (50 000/an), après la fracture du radius, le plus souvent sur simple ***chute*** de sa hauteur chez le sujet ***âgé ostéoporotique***. Elles se divisent en deux sous-types : les ***fractures cervicales (40 %) et les fractures trochantériennes (60 %)***.

> Le ***tableau clinique*** est commun. Je vous donne mon moyen mnémotechnique : **« READI » :**
> - **R**accourcissement du membre ;
> - rotation **E**xterne (bord externe du pied sur le lit) ;
> - **A**dduction ;
> - **D**ouleur de l'aine ou en regard du grand trochanter ;
> - **I**mpotence fonctionnelle avec impossibilité de décoller le talon du lit.
>
> ⚠ En cas de fracture cervicale en coxa valga (Garden 1), le tableau peut être discret : position en adduction mais impotence partielle et douleur limitée, membre en allongement, rotation indifférente.

Le bilan diagnostique demandera ***2 clichés radiologiques indispensables*** :
- ***hanche de face rotation interne 10° en traction axiale***. Elle montre le col fémoral sans superposition du grand trochanter, bien de face (anatomiquement en antéversion de 10°) ;
- ***hanche de profil, ou « profil chirurgical = inguinal = d'Arcelin »***. Il permet de rechercher une bascule postérieure et une comminution cervicale postérieure.

Le ***psoïtis*** est dû à un processus irritatif du muscle psoas (typiquement abcès, appendicite, hématome) et se traduit par une douleur à l'antépulsion de la cuisse.

Question 7

> **La radiographie de hanche ne montre pas de fracture du col fémoral. L'hémogramme montre des leucocytes à 15 G/L, une hémoglobine à 10 g/dL et des plaquettes à 349 G/L. La créatininémie est à 75 micromol/L. Quelle prise en charge débutez-vous chez ce patient ?**
>
> A. Oxygène nasal
> B. Voie veineuse périphérique
> C. Ciprofloxacine par voie intraveineuse
> D. Héparine de bas poids moléculaire à dose préventive
> E. Sérum salé isotonique en perfusion veineuse 3 litres/jour

Le patient est polypnéique et désaturé, il faut donc traiter sans attendre comme une détresse respiratoire :
- libération des voies aériennes (dentier, etc.) ;
- position demi-assise ;
- monitoring ;
- pose d'une ***voie veineuse périphérique*** de gros calibre pour hydratation et passage des antibiotiques. Cependant ici, la quantité de sérum physiologique à 3 L par jour est bien ***trop excessive*** chez ce patient à risque d'OAP de par son insuffisance cardiaque stade NYHA III. On préférera, en dehors d'une instabilité hémodynamique à corriger, perfuser du glucosé ;
- ***oxygénothérapie*** nasale par masque pour objectif de ***$SpO_2 \geq 95$ %*** (mais attention si le patient est insuffisant respiratoire chronique sur BPCO on ciblera 88-92 %).

On débute également une antibiothérapie probabiliste en urgence, si possible après les prélèvements biologiques.

Rappel : ATB probabiliste en hospitalisation

Stratégie antibiotique pour une PAC en hospitalisation conventionnelle			
	Type de patient	**1re intention**	**Si échec à 48-72 h**
Pneumocoque suspecté ou documenté (antigénurie positive, cocci gram + à l'ECBC)	Tout âge	Amoxicilline	Réévaluation
Pas d'argument en faveur du pneumocoque	Jeune	• **Amoxicilline** • Alternative : pristinamycine	• Ajout de macrolide • Ou switch par FQAP : levofloxacine
	Agé ou avec comorbidités	• Augmentin • Ou FQAP • Ou ceftriaxone	Réévaluation
Antigénurie légionellose positive sans gravité	Tout âge	Macrolide PO	Réévaluation

Stratégie antibiotique pour une PAC en Unité de soins intensifs/réanimation	
Tous sujets	**[C3G inj] + [macrolide IV ou lévofloxacine]**
Légionellose grave	Macrolide + levofloxacine
Facteurs de risque de *Pseudomonas* (bronchectasie/ mucoviscidose/ exacerbation BPCO à *P. aeruginosa*)	• Bêtalactamine anti-*pseudomonas :* – Tazocilline – ou céfépime – ou imipénème (carbapeneme) • + aminoside (amikacine ou tobramycine) maximum 5 jours • + ATB actif sur intracellulaires (*legionella*) : macrolides ou lévofloxacine

Dans ce cas, la polypnée du patient était un critère de prise en charge intensive et il fallait à mon sens utiliser une combinaison ***[C3G inj]*** + [***macrolide IV ou lévofloxacine***] pour être actif sur les deux germes les plus graves : pneumocoque et *legionella.*

Dans tous les cas, la proposition D était fausse car les fluoroquinolones anti-pneumococciques utilisées dans le cadre des pneumopathies sont la ***lévofloxacine***, et en deuxième intention la ***moxifloxacine***. La ciprofloxacine est (avec la lévofloxacine) utilisée dans les infections urinaires.

Devant cette infection aiguë chez ce patient âgé et insuffisant cardiaque, il faut enfin ne pas oublier d'introduire une prophylaxie anticoagulante par HBPM.

Rappel : Indications de thromboprophylaxie en contexte médical

- Recommandée en ***SC*** chez les patients de plus de ***40 ans, hospitalisés*** plus de 3 jours pour :
  - ***une décompensation cardiaque ou respiratoire ;***
  - ***une infection/affection inflammatoire si associée à 1 facteur de risque de MTEV*** : > 75 ans, K, antécédent de MTEV, traitement hormonal, insuffisance cardiaque ou respiratoire chronique, syndrome myéloprolifératif.

- Options :
  - ***énoxaparine 4000 UI =0,4 mL/jour ;***
  - fondaparinux ***2,5 mg/j ;***
  - daltéparine 5000 UI/j ;
  - HNF 5000 UI = 0,2 mL x ***2 injections /j***, réservé aux IR.
- ***Durée de 7 à 14 j.***
- ***En association avec compression veineuse élastique.***
- Pas de surveillance d'efficacité car dose isocoagulante.
- Pas de surveillance des plaquettes si prévention médicale (***sauf HNF***).

Question 8

Parmi les autres mesures suivantes, quelle est la plus importante à mettre en place ?

A. Prévention des troubles de déglutition
B. Prévention de la déshydratation
C. Prévention escarre de décubitus
D. Pose de sonde urinaire
E. Soins de bouche

Voici une question qui avait divisé les étudiants lors du concours. Je pense qu'on peut surtout hésiter entre :

- la prévention de la ***déshydratation*** (cause de décès, surtout en ***combinaison avec insuffisance cardiaque et sepsis d'origine pulmonaire aggravant toute hypovolémie***), d'autant plus que le patient semble confus et ne pourra pas s'hydrater *per os* ;
- la prévention des escarres de décubitus, source importante de morbidité voire mortalité chez cette population âgée immobilisée.

J'ai personnellement penché pour la déshydratation pour son ***impact à court terme***.
Le patient n'a pas de facteur de risque particulier de risque de ***déglutition*** (en particulier pas d'antécédent neurologique).
La ***sonde urinaire*** ne sera nécessaire qu'en cas d'instabilité hémodynamique ou de rétention urinaire.
Les ***soins de bouche*** peuvent être utiles mais il s'agit d'une mesure de confort.

Question 9

Au cours des 24 premières heures d'hospitalisation, le patient a des propos incohérents. Il se croit en 1939. Par moment, à l'inverse, il semble bien adapté. Il est le plus souvent somnolent. À votre entrée dans la chambre, il ne se souvient pas vous avoir vu le matin et ne sait pas qu'il est hospitalisé.
Vous évoquez un syndrome confusionnel. Quel(s) élément(s) sémiologique(s) présent(s) dans l'observation est (sont) en faveur de cette hypothèse diagnostique ?

A. Troubles attentionnels
B. Fluctuations des troubles
C. Troubles phasiques
D. Trouble mnésique
E. Apathie

La confusion se définit par une altération modérée de la vigilance entraînant une désorganisation globale des fonctions cognitives, ***prédominant sur les fonctions exécutives***.

Troubles d'apparition rapidement progressive ou aiguë	• Difficultés ***attentionnelles :*** – désorientation temporo-spatiale constante – troubles de mémoire à court terme – caractère décousu incohérent du langage – trouble de l'encodage en mémoire à long terme – altération du raisonnement, du jugement • Troubles du ***comportement*** : perplexité anxieuse, agitation, déambulations • Délire onirique (rarement structuré), hallucinations visuelles ++ ou auditives
Fluctuation des troubles	Recrudescence vespérale et nocturne, au maximum inversion nycthémérale
Pour toute la durée de l'épisode confusionnel	Amnésie lacunaire

Ici il fallait sélectionner les éléments les plus caractéristiques permettant surtout de faire le distingo avec un trouble neurocognitif majeur. On peut s'aider des ***critères CAM*** (*Confusion Assessment Method*) qui visent à améliorer l'identification de la confusion en gériatrie :

- 2 critères essentiels : ***début soudain et fluctuation des symptômes ET inattention*** (propositions A et B) ;
- + 1 critère parmi : ***désorganisation de la pensée ou altération de la conscience.***

Les troubles phasiques et mnésiques sont aussi présents dans les démences.

L'***apathie*** est un trouble du comportement qui peut être présent dans un état confusionnel (en alternative à l'agitation) mais c'est également le plus fréquent des symptômes psycho-logiques et comportementaux des démences.

Question 10

Le patient a été mis sous oxygène et une antibiothérapie a été débutée. Le lendemain matin l'infirmière trouve que le patient s'aggrave. Quel(s) signe(s) serait (seraient) en faveur d'une hypercapnie ?

A. La présence d'une hypotension artérielle
B. La présence d'une dyspnée ample
C. L'aggravation de la confusion
D. La présence de sueurs
E. Un astérixis

Les signes d'hypercapnie sont à bien connaître :

- ***céphalées ;***
- ***astérixis ou flapping tremor ;***
- désorientation, confusion, somnolence jusqu'au coma ;
- ***hypertension artérielle ;***
- ***vasodilatation cutanée***, hyperhémie conjonctivale ;
- hypercrinie (***sueurs***, hypersialorrhée, encombrement).

Question 11

Finalement, le patient évolue favorablement sur le plan respiratoire dans les 3 jours avec une apyrexie et une réduction de la fréquence respiratoire. Cependant, il n'a rien mangé durant ces 3 derniers jours et vous craignez la présence d'une malnutrition protéino-énergétique (MPE). Parmi les propositions suivantes concernant son état nutritionnel, quelle(s) est (sont) l' (les) affirmation(s) juste(s) ?

A. Un indice de masse corporelle < 21 kg/m^2 définit la MPE
B. La MPE peut être définie selon l'HAS par la perte de poids sur la dernière année
C. L'absence d'alimentation sur ces 3 derniers jours peut définir une MPE
D. Le dosage de l'albumine sanguine est indispensable pour déterminer l'état nutritionnel
E. Son état nutritionnel ne peut pas s'être dégradé suffisamment en 3 jours

⚠ Il ne faut pas oublier que certains critères et seuils diagnostiques de dénutrition sont propres aux personnes âgées.

Critères diagnostiques de la dénutrition		
	Dénutrition	**Dénutrition sévère**
Perte de poids – en 1 mois – en 6 mois	≥ 5 % ≥ 10 %	≥ 10 % ≥ 15 %
IMC (kg/m^2)	**< 18,5** **< 21**	**< 17** **< 18**
Albuminémie (g/L) avec CRP < 15 mg/L	< 35	< 30
MNA	**MNA <17/30 (si miniMNA ≥ 11/14, faire MNI global pour statuer)**	
En rouge : particularités pour les sujets âgés **En bleu : particularités pour les adultes jeunes**		

On remarque ainsi que c'est la perte de poids ***sur 1 ou 6 mois*** qui peut définir la dénutrition. ***Un seul critère est suffisant pour poser un diagnostic de dénutrition*** : il n'y a donc pas forcément besoin d'une albuminémie perturbée.

La dénutrition de la personne âgée peut être extrêmement ***rapide*** ! Il faut y faire attention même lors d'hospitalisations courtes.

Nouvelles recos

Recommandations HAS de novembre 2019 : Diagnostic de la dénutrition

Voici un tableau mis à jour reprenant les définitions de la dénutrition chez l'adulte et la personne âgée (> 70 ans) selon la nouvelle recommandation de la HAS. Attention à bien mettre à jour vos Collèges de Nutrition qui ne sont (déjà !) plus à jour sur ce point (seuils d'albuminémie, IMC, suppression de la pré-albumine) ! Pour plus d'informations, je vous invite à consulter la fiche mémo de la HAS : https://www.has-sante.fr/upload/docs/application/pdf/2019-11/fiche_outil_diagnostic_denutrition.pdf

Question 12

Au 4e jour, votre patient arrive à se lever mais l'appui bipodal est douloureux empêchant la marche et l'appui unipodal à droite est impossible. Une seconde radiographie de hanche est relue normale.
Parmi les propositions suivantes concernant son état, quelle(s) est (sont) l' (les) affirmation(s) juste(s) à ce stade ?

A. Vous prescrivez une scintigraphie osseuse
B. Vous suspectez une contusion simple
C. Vous recherchez une fracture de branche ilio- ou ischio-pubienne
D. Vous prescrivez une scanographie de bassin et de hanches
E. Vous prescrivez une radiographie du genou droit

Malgré la normalité des radiographies de hanche, le patient a cet ***appui unipodal droit impossible*** qui reste inexpliqué. Une simple contusion ne provoquerait pas une impotence fonctionnelle totale. En cas de doute, un ***complément d'exploration par scanner est conseillé*** pour rechercher une fracture l'anneau pelvien. C'est aussi indiqué en cas de lésions avérées à la radiographie.
La douleur initiale se trouvant à la hanche droite, il ne sert à rien de rechercher une lésion du genou droit qui expliquerait l'impossibilité de l'appui ou de la marche : si le genou était en cause, il y aurait une douleur au genou ! Ce sont les pathologies de hanche qui peuvent être projetées au genou, et non l'inverse.
La scintigraphie osseuse est trop précoce après une simple radiographie, on préférera un examen morphologique et moins coûteux pour explorer davantage.

Question 13

Le scanner a révélé une fracture de la branche ilio-pubienne droite. L'évolution est favorable sous traitement antalgique et mobilisation précoce active en une semaine. Vous projetez un retour à domicile.
Quel(s) élément(s) faut-il évaluer avant d'envisager un retour à domicile ?

A. Activités de base de la vie quotidienne (échelle ADL)
B. Activités instrumentales de la vie quotidienne (échelle IADL)
C. Évaluation du statut nutritionnel (échelle MNA)
D. Fragilité (critères de Fried)
E. Évaluation de la dépression (Geriatric depression scale)

Ces items font référence à l'évaluation gériatrique standardisée. Celle-ci est une approche globale et méthodique du patient âgé, à réaliser préférentiellement en dehors d'une situation aiguë. Elle évalue à l'aide d'échelles les dimensions suivantes :

- les fonctions cognitives avec ***MMSE*** (*Mini Mental State Examination)* ;
- l'indépendance fonctionnelle avec ***ADL*** (*Activities of Daily Living)* ou ***IADL*** (*Instrumental ADL)* ;
- le risque de chute avec l'***appui unipodal et le Timed up and go test ;***
- l'état nutritionnel avec ***MNA*** (*Mini nutritional Assessment)* ;
- la confusion mentale avec ***CAM*** (*Confusion Assessment Method)* ;
- la dépression avec ***GDS*** *(Geriatric Depression Scale)* ;
- le risque d'escarres avec l'échelle de ***Norton*** ou de ***Braden ;***
- les comorbidités ;
- la fonction rénale et les adaptations thérapeutiques.

Cependant ces outils ne doivent pas devenir un catalogue mais servir à répondre à une problématique. Ici, on nous demandait précisément lesquels étaient à faire obligatoirement ***avant de pouvoir envisager le retour*** à domicile. On était tenté de tout cocher (c'est d'ailleurs ce que j'ai fait le jour du concours) mais ***les seuls indispensables sont ceux concernant l'autonomie et l'indépendance fonctionnelle***. Les autres évaluations participent à une bonne gestion du patient mais font référence à des problèmes compatibles avec une prise en charge à domicile.

Question 14

Vous avez évalué ses activités de base de la vie quotidienne (score ADL). Quel(s) élément(s) constitue(nt) ce score ?

A. Sa capacité à faire ses courses sans aides
B. Sa capacité à répondre au téléphone sans aides
C. Sa capacité à utiliser les transports en commun sans aides
D. Sa capacité à manger sans aides
E. Sa capacité à gérer ses médicaments sans aides

Il ne faut pas confondre les items de l'ADL qui font référence aux fonctions les plus basiques, par opposition aux items de l'IADL, plus complexes.

Évaluation de la dépendance fonctionnelle dans les actes de la vie quotidienne → échelles standardisées validées			
Échelle	**ADL ou « de Katz » (*Activities of Daily Living* = Activités basiques de la vie quotidienne)**	**IADL ou « de Lawton » (*Instrumental ADL* = Activités instrumentales de la vie quotidienne)**	**Grille AGGIR (autonomie gérontologique groupes iso-ressource)**
Total des points et items	/ 6 points : **toilette, WC, continence, locomotion, habillage, alimentation**	/ 8 points : **téléphone, transport, médicaments, argent, courses, ménage, linge** (le laver), **repas** (le préparer)	/ 17 points : cohérence, orientation, toilette, habillage, alimentation, élimination urinaire et fécale, transfert, déplacement à l'intérieur, déplacement à l'extérieur, communication à distance = alerter
Cotation	• Chaque item côté 1 ; 0,5 ou 0 • Score à 6 = autonomie complète • Score < 3 = forte dépendance	• Chaque item côté 0 ou 1 • Score allant de 0 à 5 pour l'homme et de 0 à 8 pour la femme (les trois derniers items en plus)	Évalue l'état fonctionnel et classe le sujet selon 6 niveaux GIR d'aide requis
Points forts	• Référence dans la littérature • Très utile en **hospitalisation** • Prédit fortement le pronostic en termes de morbimortalité	• La plus utilisée en pratique : fait référence • Adapté aux personnes âgées vivant à leur **domicile** ; permet de dépister les troubles des **fonctions exécutives** qui peuvent apparaître de manière précoce dans les démences dégénératives	• Grille administrative pour l'attribution de **l'APA** (groupes 1 à 4 seulement) et pour la tarification des institutions • Utile dans l'évaluation du coût de la dépendance et dans l'appréciation de la charge de travail de l'équipe

Évaluation de la dépendance fonctionnelle dans les actes de la vie quotidienne → échelles standardisées validées (suite)			
Échelle	**ADL ou «de Katz » (*Activities of Daily Living* = Activités basiques de la vie quotidienne)**	**IADL ou «de Lawton » (*Instrumental ADL* = Activités instrumentales de la vie quotidienne)**	**Grille AGGIR (autonomie gérontologique groupes iso-ressource)**
Points faibles	• Ne prend pas en compte certaines dépendances d'origine **cognitive** • Besoin d'estimer des activités instrumentales plus élaborées chez sujets âgés vivant à **domicile**	• Différence de cotation entre les hommes et les femmes • Parfois, la personne apprécie difficilement ses capacités réelles	• Non validée sur le plan international • Pas utilisée pour évaluer la dépendance en pratique clinique !

Question 15

Vous mesurez son score ADL (activités de base de la vie quotidienne) actuel à 4/6, et son groupe iso-ressources (GIR) à 4. Quelle(s) est (sont) l' (les) interprétation(s) juste(s) ?

A. Le score ADL montre qu'il existe une dépendance pour ses activités instrumentales de la vie quotidienne
B. Le GIR est associé au niveau d'ADL
C. Le score ADL ne permet pas de mesurer la présence d'un trouble cognitif
D. Le trouble cognitif est pris en compte dans la mesure du GIR
E. Il paraît probable qu'il obtienne une aide financière pour ses aides à domicile

Allocation personnalisée pour l'autonomie (APA)	
Comment l'obtenir ?	Demande des patients ou de leurs familles auprès du **Conseil général (ou Conseil départemental) qui la verse**
Quelles sont les conditions d'attribution ?	• **Âge > 60 ans** • **GIR 1 à 4** • **Résider en France depuis au moins 3 mois**
Quel est le montant de l'APA ?	• Il dépend du degré de dépendance, des revenus individuels et du lieu de vie (domicile ou établissement) • Il ne dépend pas de la région • ***Son attribution*** ne dépend pas de conditions de revenu mais ***son montant*** si
Que finance l'APA ?	• **À domicile** : auxiliaires de vie, téléalarme, portage des repas, accueil de jour, aménagement de l'habitat, achat de protections • **En établissement** : l'APA est versée directement à l'EHPAD

Les troubles cognitifs ne sont pas pris en compte dans l'ADL, à la différence de la grille AGGIR ou de l'IADL.
Le GIR du patient étant à 4, il peut bénéficier de l'APA et pourra certainement, une fois son dossier déposé, obtenir des aides à domicile.

Dossier 17

Corrigé

(Énoncé p. 473)

Question 1

Quel(s) élément(s) séméiologique(s) recherchez-vous en faveur d'une cause cardiaque à la dyspnée chez ce patient ?

A. Toux et expectoration matinales
B. Hippocratisme digital
C. Toux à l'effort et au décubitus
D. Pesanteur de l'hypochondre droit à l'effort
E. Palpitations à l'effort

Le plus caractéristique de l'origine cardiaque est l'apparition ou l'aggravation des symptômes (toux, dyspnée) ***au décubitus*** (par augmentation du retour veineux pour la même capacité éjectionnelle) ***ou à l'effort*** (par l'accroissement des besoins circulatoires).

Les ***palpitations*** sont la sensation subjective d'une tachycardie ou d'une arythmie. Leur présence, a fortiori déclenchée par l'effort, traduirait donc un trouble cardiaque.

Une ***pesanteur de l'hypochondre droit (ou de l'épigastre) à l'effort*** pourrait entraîner une hépatalgie d'effort par distension de la capsule hépatique lors d'une insuffisance cardiaque ***droite*** (dont je rappelle la cause la plus fréquente est un dysfonctionnement cardiaque gauche). Elle peut finir par être présente au repos.

Une ***toux et des expectorations matinales*** orienteraient vers une bronchite chronique qui, associée à une dyspnée, fait évoquer une ***BPCO***.

L'***hippocratisme digital*** couplé à une dyspnée orienterait plutôt vers des causes ***pulmonaires***.

Rappel : L'hippocratisme digital (*clubbing* en anglais)

- Il associe :
  - une augmentation de la ***courbure*** des ongles dans les sens longitudinal et transversal : déformation en ***« verre de montre » ;***
  - un ***élargissement*** de la dernière phalange : doigts en ***« baguette de tambour ».***
- Les causes principales d'hippocratisme digital sont :
  - pulmonaires ***(cancer pulmonaire, DDB, fibrose pulmonaire, mucoviscidose) ;***
  - extra-pulmonaires ***(endocardite, cardiopathie congénitale cyanosante, maladie inflammatoire intestinale, cirrhose, cancer digestif).***
- Le mécanisme n'est pas bien connu mais impliquerait les ***mégacaryocytes***. Ceux-ci se fragmentent normalement en plaquettes lors de leur passage hépatique et splénique, mais aussi au niveau des capillaires pulmonaires. Si une pathologie aboutit à une déviation des mégacaryocytes sur leur trajet pulmonaire, ces derniers vont pouvoir emprunter la circulation systémique et aller s'impacter au niveau de la circulation distale (capillaires digitaux ++) et provoquer la libération de facteurs de croissance.

Question 2

Le patient vit au 3e étage avec ascenseur. Il ne présente pas de gêne respiratoire pour les gestes de la vie courante. En revanche, il vous signale une dyspnée à la marche en côte à vitesse normale (4 km/h).
À quel stade de la NYHA correspond cette description ?

A. I
B. II
C. III
D. IV
E. Inclassable avec les données disponibles

La marche en côte à 4 km/h correspond à une activité normale pour l'âge.

Classification NYHA (*New York Heart Association*) validée uniquement pour les pathologies cardiaques	
Classe I	**Aucune limitation d'activité :** capacité d'effort normale, **pas de symptômes pour les efforts habituels** (uniquement pour les efforts inhabituels)
Classe II	**Limitation d'activité légère à modérée :** dyspnée **pour des activités normales** pour l'âge (≥ 2 étages)
Classe III	**Limitation d'activité marquée :** dyspnée **pour des activités inférieures à la normale** pour l'âge, mais pas au repos (< 2 étages)
Classe IV	**Limitation au *moindre effort* (à l'habillage, à la parole) et/ou *repos***

⚠ Apprenez bien cette classification et ne la confondez pas avec les stades MRC (échelle du *Medical Research Council*) utilisée pour les dyspnées chroniques d'origine pneumologique.

Question 3

Le patient présente une dyspnée de stade II de la NYHA. L'auscultation cardiaque met en évidence une insuffisance mitrale.
Sur quelle(s) anomalie(s) auscultatoire(s) est fondé ce diagnostic ?

A. Souffle protodiastolique
B. Souffle à renforcement mésosystolique
C. Souffle holosystolique
D. Tonalité râpeuse
E. Abolition de B1

Sémiologie valvulaire à connaître pour l'ECN			
	Rétrécissement aortique	**Insuffisance mitrale**	**Insuffisance aortique**
Signes fonctionnels (parfois asymptomatique)	• Signes à l'effort ++ : dyspnée, angor, syncope • Plus rarement, hémorragie digestive par angiodysplasie grêlique (syndrome de Heyde)	• Dyspnée (d'effort, de repos, orthopnée, paroxystique nocturne) • OAP • Asthénie d'effort	• Dyspnée d'effort • Angor d'effort ou de repos • Insuffisance cardiaque

Sémiologie valvulaire à connaître pour l'ECN (suite)			
	Rétrécissement aortique	**Insuffisance mitrale**	**Insuffisance aortique**
Souffle	• Maximal au foyer aortique (2e EIC) • Renforcement après diastole longue • Mésosystolique • Losangique • Rude, rapeux • **Irradie aux carotides**	• Siège apexo-axillaire (foyer mitral) • Renforcement en décubitus latéral gauche • Holosystolique • Rectangulaire • En jet de vapeur, doux, parfois piaulant • **Irradie aux aisselles** sauf en cas de prolapsus du feuillet postérieur (bord sternal gauche)	• Maximal au foyer aortique (2e EIC) • Renforcement penché en avant en expiration • Protodiastolique • Triangulaire • Doux, humé, aspiratif, lointain • **Irradie au bord sternal gauche**
Autres signes	• **Galop présystolique (B4) :** systole auriculaire à la fin du remplissage d'un VG peu compliant • Frémissement à la palpation du foyer aortique penché en avant	• Frémissement systolique à l'apex • **Diminution du B1**	Souffle systolique d'accompagnement fréquent
Facteurs de gravité	• Symptomatique • Diminution d'intensité • Intensité maximale en télésystolique • **Abolition du B2** • **PA pincée** • Signes fonctionnels	• ***Galop protodiastolique (B3) :*** augmentation de la pression auriculaire gauche ou une dysfonction systolique du VG, lors de la phase initiale rapide de remplissage ventriculaire, crépitants • **Éclat du B2** au foyer pulmonaire (HTP) • **Roulement mésodiastolique** • Souffle d'insuffisance tricuspide par HTP avec retentissement sur les cavités droites	• Symptomatique • ***Galop protodiastolique (B3)*** • ***Pistol shot* mésosystolique** • **Roulement diastolique de Flint** (sténose mitrale fonctionnelle) • IM par dilatation • **Hyperpulsatilité, augmentation de la PA différentielle**
	Éréthisme : élargissement du choc de pointe avec déviation à gauche (dilatation VG)		

Un souffle à ***renforcement mésosystolique et rapeux*** évoque un rétrécissement aortique, tandis qu'un souffle ***protodiastolique*** est caractéristique d'un souffle d'insuffisance aortique. L'***abolition de B1*** est plus litigieuse car, lors de ***l'insuffisance mitrale***, il est décrit un ***assourdissement du B1*** masqué par le souffle. Mais cette notion est cachée dans un autre chapitre du référentiel et ce n'est *a priori* pas une abolition totale, donc je ne pense pas qu'il fallait cocher.

Question 4

Le médecin généraliste dirige le patient vers une consultation de cardiologie. En attente de son rendez-vous, le patient est admis aux urgences pour une dyspnée aiguë.
Le médecin urgentiste évoque un œdème aigu du poumon (OAP) cardiogénique.
Quel est le principal argument séméiologique pour ce diagnostic ?

A. Désaturation en oxygène (SpO_2)
B. Foyer de râles crépitants
C. Intolérance complète au décubitus dorsal
D. Oppression thoracique
E. Turgescence jugulaire

L'OAP résulte d'une inondation alvéolaire par un ***transudat*** (d'abord interstitiel puis alvéolaire) en raison d'une augmentation de la pression capillaire pulmonaire > 28 mmHg en cas d'***insuffisance cardiaque gauche***. La clinique est celle d'une détresse respiratoire aiguë de repos avec :

- ***polypnée, orthopnée ;***
- ***sueurs, anxiété, cyanose ;***
- ***grésillement laryngé, toux avec expectoration mousseuse saumonée ;***
- à l'auscultation : ***marée montante de râles crépitants humides, sibilants possibles.***

L'orthopnée est l'argument primordial pour une insuffisance cardiaque gauche. La dyspnée en position couchée est améliorée par la position semi-assise du fait de la ***diminution du retour veineux et, par conséquent, de la précharge.***

Des ***crépitants en foyer*** orientent vers une condensation alvéolaire, notamment une pneumopathie.

Oppression thoracique et désaturation ne sont certainement pas spécifiques et peuvent accompagner toute dyspnée (causes pulmonaires [asthme par exemple pour l'oppression] ou cardiaques).

La ***turgescence jugulaire*** est un signe d'insuffisance cardiaque droite.

Question 5

L'examen clinique retrouve des râles crépitants bilatéraux remontant à mi-champ. Les analyses biologiques de routine (numération sanguine, plaquettes, ionogramme sanguin, urée et créatininémie) ont été prélevées et vous êtes en attente des résultats.
Quel(s) est (sont) l' (les) examen(s) complémentaire(s) indispensable(s) avant de débuter le traitement ?

A. Électrocardiogramme
B. Dosage du BNP ou du NT-proBNP
C. Dosage des D-dimères
D. Angio-TDM pulmonaire
E. Échocardiographie

Examens complémentaires devant un OAP	
Examens diagnostiques	• **Radiographie pulmonaire** • **Dosage de BNP** : **non indispensable, utile si mécanisme incertain** de la dyspnée pour orienter vers l'étiologie cardiaque. Mais en aigu, on préfère utiliser l'ETT directement. Cela permet d'éliminer une insuffisance cardiaque en cas de dyspnée aiguë (BNP < 100 ou NTproBNP < 300). Dans certaines situations, le BNP est peu élevé : OAP flash, obésité, IC droite aiguë, IC terminale, etc. On pourra utiliser sa décroissance pour **suivre l'évolution** sous traitement • **ETT en urgence uniquement si OAP avec signes de gravité ou sans cause évidente**. Sinon, **au décours systématiquement** après stabilisation (dans les 48 h), cela permet d'évaluer les pressions et de rechercher une cause favorisante
Examens de retentissement	• **Gaz du sang** en urgence devant la DRA : shunt (hypoxémie, hypocapnie, alcalose respiratoire car polypnée). SI hypoxie, normo-/hypercapnie ou acidose, c'est un épuisement respiratoire • **Biologie : fonction rénale et hépatique**
Examens étiologiques	• **ECG** • **Troponine**

Parmi les examens proposés ici, ***seul l'ECG était à réaliser en urgence***. En effet, il faut dépister la survenue d'un ***infarctus*** du myocarde devant le terrain aux multiples facteurs de risque cardiovasculaire (dont le diabète, source d'ischémie silencieuse) et d'une ***fibrillation auriculaire*** (insuffisance mitrale connue pour en causer par dilatation de l'OG), qui demandent des traitements étiologiques spécifiques.
Les ***D-dimères*** n'ont pas leur place car on ne cherche pas à étayer l'hypothèse d'une embolie pulmonaire, de même concernant l'***angioscanner***.

Question 6

Une radiographie thoracique est réalisée.
Quelle(s) anomalie(s) présente(s) sur ce cliché est (sont) en faveur du diagnostic d'insuffisance cardiaque ?

A. Cardiomégalie
B. Épanchement pleural droit
C. Redistribution vasculaire aux bases
D. Lignes de Kerley
E. Épanchement péricardique

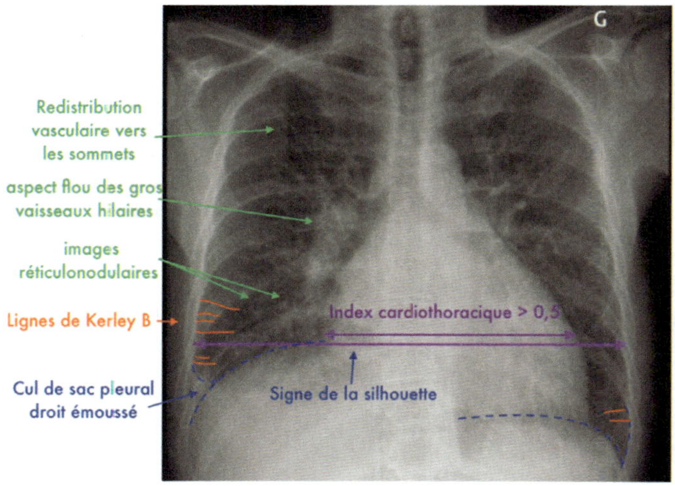

La ***cardiomégalie*** est ici assez franche avec un index cardiothoracique bien supérieur à 0,5.

À noter qu'il faut normalement éviter de se prononcer en cas de radiographie prise en position couchée (absence de bulle à air gastrique) car cela élargit artificiellement le médiastin.

Le ***cul-de-sac pleural droit émoussé*** et l'hémi-diaphragme droit effacé en regard du cœur (signe de la silhouette) soutiennent la présence d'un ***épanchement pleural droit de faible abondance.***
Les ***lignes de Kerley*** sont dues à une atteinte de l'interstitium interlobulaire. Les lignes de Kerley des bases (Kerley B) sont horizontales, longues de 1 cm environ et siègent dans les parties latérales périphériques des bases pulmonaires (la périphérie du parenchyme est normalement indemne de toute opacité).
La ***redistribution vasculaire*** est au contraire ***des bases vers les sommets*** et est bien visible sur cette radiographie.
On ne visualise ***pas d'épanchement péricardique*** franc sur cette radiographie (l'arc moyen gauche est encore concave), et il n'y en a classiquement pas dans les OAP donc on ne cherche pas à le cocher à moins que ce soit évident à l'imagerie.

Rappel : Les signes radiologiques d'insuffisance cardiaque

- ***Cardiomégalie*** (mais peut être absente si IC diastolique sans dilatation).
- ***Stase pulmonaire*** avec, dans l'ordre :
  – redistribution vasculaire des bases aux sommets ;
  – œdème interstitiel avec lignes B de Kerley, aspect flou des gros vaisseaux hilaires, images réticulonodulaires prédominant aux bases ;
  – œdème alvéolaire (opacités floconneuses à contours flous, hilifuges, le plus souvent bilatérales).
- ***Épanchements pleuraux*** uni- ou bilatéraux, mais prédominant à droite (davantage de plèvre !).

Question 7

L'électrocardiogramme ne montre pas d'argument en faveur d'un syndrome coronaire aigu. La présence d'une orthopnée, de râles sous-crépitants diffus à mi-hauteur des champs pulmonaires avec un syndrome alvéolaire radiologique bilatéral a suffi au diagnostic d'œdème aigu pulmonaire. La pression artérielle est à 140/90 mmHg, la fréquence cardiaque est à 110 battements/min, il n'y a pas de marbrures ni de refroidissement des extrémités. Un traitement par furosémide et une oxygénothérapie sont débutés.
Quel(s) est (sont) le(s) traitement(s) complémentaire(s) à prescrire en urgence ?

A. Dérivés nitrés en perfusion intraveineuse à la seringue électrique
B. Dobutamine en perfusion intraveineuse à la seringue électrique
C. Bisoprolol per os à petite dose
D. Héparine non fractionnée en intraveineux pour un TCA à 2,5 x le témoin
E. Perfusion de sérum salé isotonique 1 L/j

Le traitement symptomatique de l'OAP aux urgences se compose des éléments suivants :
- ***mise le patient en position assise ;***
- ***poser une voie veineuse périphérique avec G5 ;***

- ***monitoring* ;**
- ***oxygénothérapie*** par masque ou sonde nasale pour SpO_2 > 90 %. À noter que la VNI en CPAP peut être débutée dès le début de la prise en charge (dans le camion SAMU ou aux urgences) en cas d'OAP grave (FR > 25, SpO_2 < 90 %, hypercapnie, surtout si terrain BPCO) ;
- ***furosémide IV*** 1 mg/kg à adapter ensuite selon la diurèse. Cela a un effet vasodilatateur veineux en voie IV qui diminue la précharge ;
- ***dérivés nitrés IVSE (dinitrate d'isorbide)*** 1 mg/h si PAS > 100 mmHg (car risque d'hypotension) à adapter selon la pression artérielle. Ils agissent par vasodilatation veineuse ce qui diminue la précharge ++ et donc la congestion pulmonaire. À de fortes doses, ils ont un effet vasodilatateur artériel qui diminue la post-charge en faisant chuter la pression artérielle. De plus, ils diminuent les besoins en O_2 du myocarde ;
- ***anticoagulation préventive par HBPM*** systématique : 0,4 mL/j en SC (car une décompensation cardiorespiratoire avec immobilisation est un facteur de risque de maladie thromboembolique veineuse).

La ***dobutamine*** n'est indiquée qu'en cas de choc cardiogénique.
Les ***bêtabloquants*** ne s'introduisent jamais en aigu car ils sont ***inotropes négatifs*** et risquent d'aggraver la situation. En revanche, si le patient est déjà sous bêtabloquants, il n'est nécessaire de les arrêter qu'en cas d'OAP sévère (Killip ≥ 3) ou de choc cardiogénique.
Une ***anticoagulation*** par HNF avec un objectif de TCA à 2,5 correspond à une dose ***curative (hypocoagulante)*** et non pas à une simple prophylaxie. Je vous rappelle que la surveillance de l'efficacité des HNF est nécessaire à dose curative uniquement du fait de l'importante variabilité interindividuelle. Les deux moyens sont la mesure du TCA (cible : 2-3), ou l'activité anti-Xa = héparinémie (cible entre 0,3 et 0,7 UI).
La perfusion de ***NaCl*** est ***contre-indiquée*** car le patient est déjà ici ***en surcharge sodée (hyperhydratation extracellulaire)***.

Question 8

La réponse au traitement est rapidement favorable. Un électrocardiogramme est à nouveau enregistré. Quelle est l'interprétation de cet électrocardiogramme ?

A. Électrocardiogramme normal
B. Séquelle d'infarctus du myocarde
C. Bloc complet de branche droite
D. Rythme sinusal
E. Hémibloc (bloc fasciculaire) postérieur gauche

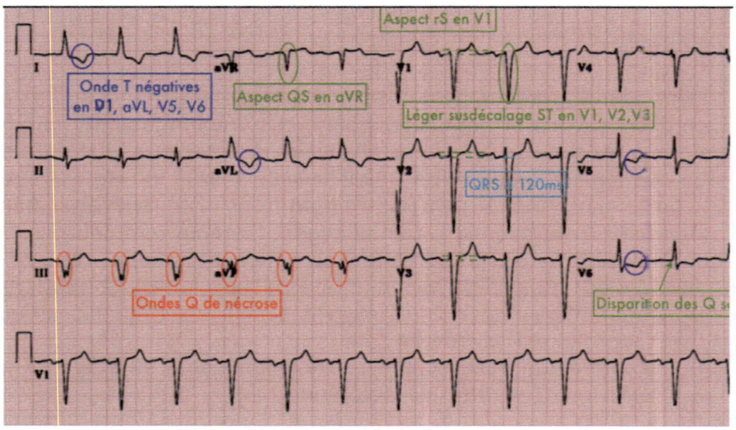

Interprétons cet ECG de manière systématique :

Fréquence	**75 bpm** (300/espace RR)
Rythme	**Rythme sinusal régulier** (une onde P avant chaque QRS et un QRS après chaque onde P, avec une onde P positive en D2)
Axe	• Le QRS en **D1** est positif donc l'axe est entre -90 et +90° • Le QRS en **aVF** est négatif donc l'axe est entre -180 et 0° • Au total, on est donc entre -90°et 0° • Pour définir ensuite si l'axe est pathologique car hypergauche (avant -30°) ou normal (entre -30 et 0°), on regarde le QRS en **D2** : ici, il est majoritairement positif donc **l'axe est entre -30° et 0°**
Conduction	• Espace PP régulier, sans allongement de l'intervalle, sans onde P non conduite : pas de BSA • PR à 200 ms (soit à la limite entre normalité et BAV1) • QRS à **120 ms** : longueur à la limite d'un **bloc de branche** complet. Ici, l'axe normal gauche, l'aspect QS en aVR, rS en V1 et les anomalies de repolarisation (sus-décalage ST minime à droite, ondes T négatives en latéral) sont des signes de bloc de branche gauche
Hypertrophie ventriculaire	Absente car indice de Sokolov RV5 + SV1 (< 35 mm)
Ischémie	Recherche d'anomalies systématisées : • **ondes Q de nécrose (larges : > 40 ms et profonde : > 2 mm ou 1/3 du QRS) en DIII et aVF c'est-à-dire en territoire inférieur : c'était vraiment l'anomalie à ne pas manquer sur cet ECG** • **ondes T négatives** : en D1, aVL, V5 et V6 (territoire latéral), elles peuvent s'intégrer dans les troubles de repolarisation dus à un bloc de branche gauche (le fait que ce soit un autre territoire que les ondes Q plaide en faveur) ou à une ischémie latérale. • sus-décalage ST léger en V1, V2, V3 : sont aussi expliqués par le bloc de branche gauche

Question 9

Une échocardiographie est effectuée dont les résultats sont les suivants :
- **dilatation du ventricule gauche avec altération de la fraction d'éjection à 30 % ;**
- **akinésie de la paroi inférieure avec hypokinésie de la paroi latérale du ventricule gauche ;**
- **dilatation de l'atrium gauche et du ventricule droit ;**
- **élévation des pressions de remplissage du ventricule gauche ;**
- **fuite mitrale modérée (grade II) de mécanisme restrictif associé à une dilatation de l'anneau mitral.**

On estime que la pression artérielle pulmonaire systolique est élevée.
Quel(s) est (sont) l' (les) apport(s) de cette échocardiographie concernant le diagnostic ?

A. L'insuffisance mitrale est de cause ischémique
B. Le patient a présenté un infarctus du myocarde passé inaperçu
C. Le tableau actuel d'insuffisance cardiaque est dû à une cardiopathie ischémique
D. Le tableau actuel d'insuffisance cardiaque est de cause valvulaire
E. Le patient a présenté une embolie pulmonaire

L'ETT met en évidence :

- une ***insuffisance cardiaque systolique*** car à ***FEVG altérée (< 40 %) ;***
- une ***akinésie inférieure*** et une ***hypokinésie latérale du VG*** : anomalie orientant vers l'étiologie de cette insuffisance cardiaque et anomalie ***cinétique dans les territoires présentant des signes ischémiques à l'ECG***) ;
- une dilatation de l'OG et du VD et l'élévation des pressions de remplissage et de la PAPS qui sont en lien avec la diminution de la FEVG (congestion en amont) ;
- une ***insuffisance mitrale :***
  - ***de mécanisme restrictif*** (type III de la classification de Carpentier : une valvule au moins reste sous le plan de l'anneau.). Ce type peut être dû à un RAA ou ***à une ischémie par fibrose du pilier ou par akinésie de la paroi inférieure,***
  - avec une part liée à la dilatation de l'anneau en raison de l'insuffisance cardiaque par dilatation du ventricule et de l'oreillette. Il s'agit d'une ***IM fonctionnelle*** faisant partie des types I de Carpentier, où le jeu valvulaire est normal et où les valvules restent dans le plan de l'anneau mais se trouvent trop écartées pour être étanches en systole.

L'insuffisance mitrale restrictive est de grade modéré et ne peut donc pas expliquer le tableau clinique et échographique. ***Ici, on attribue l'altération d'une FEVG à une cardiopathie ischémique de par :***

- de nombreux ***facteurs de risque cardiovasculaires*** (homme > 50 ans, HTA, tabac sevré < 3 ans, diabète, dyslipidémie). Le diabète est une cause d'ischémie silencieuse par micro-angiopathie ;
- les ***séquelles ischémiques à l'ECG, témoignant d'un infarctus ST+ passé inaperçu***. Je vous rappelle qu'un infarctus non ST+ (c'est-à-dire non transmural) ne cause pas d'onde Q de nécrose ;
- une ***akinésie inférieure et une hypokinésie latérale, à l'ETT.***

Question 10

Il s'agit d'une cardiopathie ischémique avec fuite mitrale secondaire à un infarctus du myocarde inférieur passé inaperçu, compliquée d'une insuffisance cardiaque à fraction d'éjection altérée. Parmi les décisions suivantes laquelle est, à ce stade, la plus importante pour ce patient ?

A. Confirmation de l'hypertension pulmonaire par cathétérisme droit
B. Recherche de viabilité et d'ischémie myocardique du ventricule gauche
C. Analyse de la possibilité de chirurgie de plastie mitrale
D. Bilan pré-transplantation cardiaque
E. Épreuve d'effort métabolique (avec analyse des gaz et calcul de VO2)

Lorsqu'un ***infarctus*** du myocarde est vu ***tardivement***, il faut ***absolument rechercher une viabilité*** pour voir s'il y a un intérêt à revasculariser les territoires occlus. On se sert tout d'abord de l'ETT :

Zone hypokinétique	**Viable** : coronarographie pour revascularisation
Zone akinétique	On a besoin d'un **test de viabilité : scintigraphie de perfusion, échographie à la dobutamine, IRM, PETscan.** Si le test de viabilité montre du myocarde **viable**, il s'agit d'une hibernation et **il est encore temps de revasculariser.**

Réparer la valve mitrale n'a pas d'intérêt car les feuillets en eux-mêmes sont intacts : une partie de l'insuffisance mitrale est conséquente à la surcharge de l'insuffisance cardiaque, et l'autre à l'ischémie myocardique.

Question 11

La recherche d'une ischémie myocardique est positive dans le territoire antéro-septal et amène à la réalisation d'une coronarographie. Cet examen met en évidence une sténose critique de l'artère coronaire interventriculaire antérieure qui est traitée par angioplastie (intervention coronaire percutanée) et pose d'une endoprothèse (stent).
Quelle(s) est (sont) l'(les) adaptation(s) thérapeutique(s) à effectuer avant le retour à domicile ?

A. Introduire un inhibiteur calcique bradycardisant (diltiazem ou vérapamil)
B. Mettre en place un traitement triple antithrombotique (du type aspirine + apixaban + clopidogrel par ex.)
C. Associer ezetimibe à la rosuvastatine
D. Introduire un bêta bloqueur per os à doses progressives
E. Prescrire une réadaptation cardiaque

Le patient présente une ***atteinte coronarienne significative.*** Il doit donc bénéficier du traitement ***« BASIC »*** :

- ***B***êtabloquant jusqu'à dose maximale tolérée :
  - diminue la consommation en O_2 (baisse FC, PA, inotrope -),
  - diminue le remodelage en cardiopathie dilatée (loi de Starling),
  - augmente significativement la survie après la survenue d'un infarctus du myocarde,
  - peut entraîner une amélioration de la FEVG après quelques mois de traitement ;
- ***A***spirine ;
- ***S***tatines ;
- ***I***EC jusqu'à dose maximale tolérée :
  - diminue les résistances vasculaires et systémiques,
  - diminue la post-charge (vasodilatation artérielle). Pour rappel, l'angiotensine II vasoconstricte,
  - diminue aussi le remodelage ventriculaire ;
- ***C***orrection des facteurs de risque cardiovasculaires.

Ce traitement doit également être ***couplé à celui de l'insuffisance cardiaque***, bien que celle-ci puisse s'améliorer après la revascularisation. Le premier palier comporte ***bêtabloquants + IEC*** (ou ARAII à défaut) à dose maximale tolérée, et ***du furosémide en cas de congestion clinique***.

⚠ Les inhibiteurs calciques **NON SÉLECTIFS ou bradycardisants** (diltiazem ou vérapamil) **agissent autant au niveau cardiaque qu'au niveau vasculaire (contrairement aux inhibiteurs calciques dihydropyridines qui ont un tropisme uniquement vasculaire). Par leur effet chronotrope et dromotrope négatifs, ils peuvent être à l'origine d'une bradycardie et de troubles conductifs** et sont donc strictement contre-indiqués en cas d'insuffisance cardiaque à fraction d'éjection diminuée (mais autorisés pour les insuffisances cardiaques diastoliques).

Par ailleurs, le patient a subi une ***implantation de stent coronaire***, très probablement actif, qui nécessite une double anti-agrégation plaquettaire :

- en cas d'angor stable, au moins 6 mois ;
- en cas de SCA, au moins 12 mois.
- Il n'y a pas d'indication ici à une anticoagulation.

Le patient avait déjà une dyslipidémie traitée par statines. Il faut donc en premier lieu ***s'assurer du bon contrôle de ce facteur de risque par une exploration des anomalies lipidiques***. Si par la suite on désire intensifier le traitement, il est possible d'augmenter la dose de la statine ou bien d'ajouter de l'ézetimibe à la statine.

La ***réadaptation cardiaque*** est recommandée après tout infarctus du myocarde, et également dans le cadre de l'insuffisance cardiaque symptomatique (à partir de NYHA II), avec des séances quotidiennes courtes.

Question 12

Le patient quitte l'hôpital avec le traitement suivant : carvedilol, énalapril, aspirine, prasugrel, rosuvastatine, furosemide, sels de potassium et metformine. Il est revu périodiquement pour majorer progressivement les doses de carvedilol et d'énalapril jusqu'aux doses cibles. Quatre mois après la revascularisation, il est toujours dyspnéique à l'effort au stade II de la NYHA. Il décrit un premier épisode de perte de connaissance brève à la montée d'un escalier, 30 min après la prise de son traitement. La recherche d'hypotension artérielle orthostatique est négative. L'électrocardiogramme n'est pas modifié.

L'échocardiographie montre la persistance d'une dysfonction systolique avec une fraction d'éjection du ventricule gauche stationnaire à 30 %, la fuite mitrale n'a pas évolué et reste modérée (grade II).

Quelle(s) est (sont) l' (les) adaptation(s) thérapeutique(s) à effectuer pour prendre en charge l'insuffisance cardiaque et ses conséquences ?

A. Introduire un antagoniste des récepteurs aux minéralo-corticoïdes
B. Implanter un défibrillateur
C. Réduire les posologies de l'énalapril et du carvedilol
D. Mettre en place une resynchronisation ventriculaire par stimulateur biventriculaire
E. Proscrire la consommation excessive d'alcool

Ce patient est encore ***dyspnéique*** sous ***IEC et BB à dose maximale*** tolérée avec une ***FEVG ≤ 35 %.*** Il faut donc intensifier le traitement avec un ***antagoniste des récepteurs minéralo-corticoïdes*** (spironolactone ou éplérénone). Celui-ci réduit le risque de décès et d'hospitalisation pour insuffisance cardiaque.

De plus, il conserve une ***FEVG ≤ 35 % symptomatique sur cardiopathie ischémique à 6 semaines de la revascularisation.*** Il y a donc une indication à mettre en place un ***défibrillateur*** automatique implantable pour prévenir les troubles du rythme ventriculaire. Par ailleurs, la perte de connaissance brève lors d'un effort (montée des escaliers) fait évoquer une ***syncope d'origine cardiaque***, probablement un trouble du rythme ventriculaire : on est donc sur de la prévention secondaire.

La ***resynchronisation*** serait discutable. Elle est indiquée lorsque la largeur des QRS dépasse 120-130 ms (les deux seuils peuvent être retrouvés dans les référentiels) : le bloc de branche diminue alors l'efficacité de la systole. ***En revanche ici, la durée des QRS était limite, et le patient n'avait pas encore atteint le palier de traitement précédent (ajout de l'antagoniste des récepteurs)***. Il était donc trop tôt pour l'envisager.

<table>
<tr><th colspan="5">Traitements de l'insuffisance cardiaque chronique à FEVG diminuée</th></tr>
<tr><td colspan="3">Toujours</td><td rowspan="8">Si sympto-matique : diurétiques de l'anse (+/- thiazidique) à dose minimale efficace</td><td rowspan="8">Indications des DAI:
• en prévention primaire : IC symptomatique (NYHA II, III, IV) avec FEVG ≤ 35% :
– après <u>6 semaines</u> si sur cardiopathie ischémique après revascularisation ou infarctus
– après <u>3 mois</u> de traitement médical si sur cardiopathie non ischémique
• En prévention secondaire : après arrêt cardiaque idiopathique ou troubles du rythme ventriculaires symptomatiques (fibrillation ventriculaire ou tachycardie ventriculaire mal tolérée, sans étiologie réversible (telle d'une dyskaliémie ou un infarctus du myocarde) : les troubles du rythme à la phase aiguë de l'IDM ne demandent pas la pose d'un DAI)</td></tr>
<tr><td colspan="3">Bêtabloquant + IEC (ou ARAII si intolérance) aux doses maximales tolérées</td></tr>
<tr><td colspan="3">Si encore symptomatique et FEVG ≤ 35 %</td></tr>
<tr><td colspan="3">+ antagoniste des récepteurs minéralocorticoïdes</td></tr>
<tr><td colspan="3">Si encore symptomatique et FEVG ≤ 35 %</td></tr>
<tr><td>BNP élevé</td><td>Rythme sinusal mais QRS ≥ 120 ms</td><td>Rythme sinusal et FC ≥ 70 bpm</td></tr>
<tr><td>Remplacer IEC par sacubitril/valsartan (Entresto®)</td><td>Resynchronisation ventriculaire par stimulateur biventriculaire = triple chambre (OD, VD, VG) ou un défibrillateur si indication complémentaire</td><td>+ ivabradine</td></tr>
<tr><td colspan="3">La digoxine est indiquée en cas de fibrillation auriculaire à tous les stades d'insuffisance cardiaque et lorsque le patient reste symptomatique en plus de la quadrithérapie de base</td></tr>
<tr><td colspan="5">• Greffe cardiaque : en dernier recours pour une IC sévère (FEVG < 20-25 %) invalidante de mauvais pronostic après échec des autres traitements (1re cause de greffe : cardiomyopathie dilatée ; 2e cause : cardiopathie ischémique) et en l'absence de contre-indications : âge > 65 ans, non compliance prévisible, maladie systémique grave, résistances pulmonaires élevées > 5 UW.
• Système d'assistance ventriculaire :
– en attente de greffe : ECMO (oxygénation par membrane extracorporelle) type Impella® ;
– traitement définitif si le patient ne relève pas de la greffe : assistance circulatoire mécanique (mono- ou biventriculaire) type Heartmate®.</td></tr>
<tr><td colspan="5">IEC : inhibiteur de l'enzyme de conversion ; ARAII : antagoniste des récepteurs de l'angiotensine II ; DAI : défibrillateur automatique implantable.</td></tr>
</table>

Question 13

Quelques mois plus tard le patient présente une douleur brutale, intense au niveau du membre inférieur droit qui le réveille à 6 h du matin. Il vous consulte à midi. La douleur est intolérable agitant le patient, le pied est livide et froid avec une impotence fonctionnelle. Vous ne retrouvez au niveau du membre inférieur droit que le pouls fémoral. Vous observez un discret oedème bilatéral périmalléolaire, prenant le godet. La sensibilité cutanée est diminuée du côté droit du genou au pied. La palpation du mollet est douloureuse.
Quel est le diagnostic à évoquer chez ce patient ?

A. Crise de goutte
B. Thrombose veineuse profonde du membre inférieur
C. Sciatique paralysante
D. Embolie de cristaux de cholestérol
E. Ischémie aiguë du membre inférieur

Les signes d'ischémie aiguë de membre sont :

- ***une douleur brutale*** (surtout si embolique, parfois quelques heures dans la forme subaiguë), intense, à type de « ***broiement*** » ;
- ***une impotence*** fonctionnelle du membre ;
- ***une insuffisance artérielle*** : membre ***blanc, froid, cyanosé, avec augmentation de TRC*** ;
- ***des veines superficielles collabées ;***
- ***une abolition des pouls*** en aval.

Question 14

Devant ce tableau clinique brutal vous retenez la survenue d'une ischémie aiguë de membre. Quel(s) en est (sont) le(s) signe(s) de gravité ?

A. La présence d'un œdème
B. La présence d'un déficit sensitif et moteur
C. La douleur à la pression des masses musculaires
D. Un long délai de prise en charge
E. Le niveau d'obstruction artérielle

Les signes de gravité d'une ischémie aiguë de membre sont :

- ***une douleur à la palpation des masses musculaires*** (signe rhabdomyolyse) ;
- ***des signes neurologiques*** (déficit sensitivomoteur, paresthésies [notamment nerf fibulaire commun, impossible de relever le pied]) ;
- ***un délai de prise en charge de plus de 6 h ;***
- des signes cutanés (***phlyctènes, rigidité musculaire, rétraction des fléchisseurs) ;***
- des signes de choc (***marbrures,*** collapsus).

Les signes cutanés et les signes de choc témoignent d'une ***ischémie dépassée*** et imposent ***l'amputation*** en première intention pour sauver le patient. Le niveau d'obstruction artérielle n'est pas cité comme facteur de gravité dans les référentiels. Cependant, il me paraît logique de cocher cette proposition car les troubles hydro-électrolytiques et la perte fonctionnelle en cas d'amputation seront d'autant plus importants que la masse musculaire non vascularisée est grande.

Question 15

Quel examen complémentaire à visée diagnostique proposez-vous chez ce patient avant de le confier à l'équipe chirurgicale ?

A. Aucun examen complémentaire
B. Angio-TDM (scanner)
C. Artériographie
D. Angio-IRM
E. Échographie-Doppler

Le diagnostic d'une ischémie aiguë de membre est clinique et ***aucun examen ne doit retarder la prise en charge médico-chirurgicale***. Une ***artériographie*** sera réalisée ***au bloc en peropératoire***, sans échographie préalable.

Question 16

L'équipe chirurgicale va prendre immédiatement en charge le patient pour réaliser une revascularisation en urgence.
Quelle(s) est (sont) la (les) modalité(s) de prise en charge à mettre immédiatement en place ?

A. Surélévation des membres inférieurs
B. Héparine non fractionnée à la seringue électrique après un bolus intraveineux
C. Antalgique de palier 3
D. Protection du membre en évitant les points de compression
E. Traitement vasodilatateur artériel par voie intraveineuse

Traitement d'une ischémie aiguë de membre	
Traitement médicamenteux (en urgence dès le diagnostic avant le traitement chirurgical)	• **Anticoagulation curative** : **HNF (plus rapide et plus simple à gérer en périopératoire)** en bolus **50 UI/kg IVD** puis 500 UI/kg/24 h en IVSE ; pour TCA=2-3 • **Antalgique** : **niveau 3** d'emblée • **Nursing immédiat** du membre : – **protection mousse ou coton** – **position légèrement *déclive*** – **éviction de tout traumatisme, éviter la compression et proscrire tout adhésif** • **Vasoactifs par IV** : pouvant être associés sans preuve formelle de leur intérêt
Traitement chirurgical	• **= revascularisation +++, avec artériographie** pré-, per-, et post-revascularisation : – **ischémie sur artères saines : embolectomie rétrograde à la sonde de Fogarty** sous contrôle angiographique sous **ALR**, voie **fémorale** et sous **contrôle scopique** – ischémie sur artères pathologiques. Plusieurs options : · **techniques endovasculaires (thrombo-aspiration, recanalisation, angioplasties, thrombolyse *in situ*** [contre-indiquée si ischémie sensitivomotrice car délai d'action trop long] : **injection** de **rt-PA** dans le **thrombus**) · **et/ou techniques conventionnelles (pontage, endartériectomie)** • Lorsque l'**ischémie est dépassée** (rigidité musculaire, phlyctène, marbrures cutanée) : **amputation** d'emblée • En cas de revascularisation tardive ou de thrombose aortoiliaque, discuter un **lavage du membre** pour prévenir le syndrome de revascularisation • En cas de revascularisation tardive, discuter une **aponévrotomie jambière**

Traitement d'une ischémie aiguë de membre (suite)		
Traitement des complications	**Syndrome de reperfusion**	• Hydratation importante par NaCl 0,9 % (lutter contre IRA) • En prévention d'une acidose métabolique ou en cas d'acidose : bicarbonates IVL (progressif) • En cas d'hyperkaliémie : gluconate de calcium, insuline-G10, nébulisation B2+, résines échangeuses d'ions, voire dialyse rénale, lavage de membre au sérum physiologique • Respecter l'hypocalcémie
	Syndrome des loges	• Dû à l'œdème de revascularisation qui est toujours important • 1er signe : anesthésie de la 1re commissure • Palpation des loges musculaires en postopératoire immédiat → indication large de l'aponévrotomie de décharge
	Amputation du membre	Parfois nécessaire malgré la revascularisation si nécrose irréversible ou syndrome de revascularisation non jugulable

Question 17

Quel(s) est (sont) le(s) risque(s) auquel (auxquels) est exposé le patient du fait de la survenue de cette ischémie aiguë ?

A. Hypokaliémie
B. Acidose métabolique
C. Insuffisance rénale aiguë
D. Troubles du rythme cardiaque
E. Insuffisance hépatique aiguë

Les éléments de ce QCM font référence au ***syndrome de revascularisation***. En effet, lors de la ***levée d'obstacle***, les produits d'ischémie se libèrent brutalement dans la circulation générale, entraînant :

- ***acidose métabolique*** (les cellules ayant été obligées de fonctionner en anaérobies avec production de lactates) ;
- ***myoglobinémie, myoglobinurie (par rhabdomyolyse) ;***
- ***hyperkaliémie, hyperuricémie, hyperphosphorémie*** (relargage du contenu intracellulaire) ;
- ***hypocalcémie*** (entrée massive de calcium dans les muscles lésés) ;
- ***risque de CIVD ;***
- ***élévation de la créatininémie : IRA*** (***NTA*** à cause de la précipitation intratubulaire distale de la myoglobine avec la protéine de Tamm-Horsfall, de sa toxicité directe en milieu acide, des pdC utilisés en artériographie ou d'un défaut de perfusion rénale par éventuel choc associé) ;
- plus rarement, choc hypovolémique (exsudation) ou infectieux (colonisation des muscles nécrosés).

Ces troubles ioniques sont bien sûr à risque de ***troubles du rythme cardiaque. L'hypocalcémie*** notamment provoque un ***élargissement du QT*** pouvant se compliquer de BAV, TV, FV. L'hyperkaliémie provoque davantage des troubles de conduction, mais peut s'associer à des troubles du rythme ventriculaire en cas d'association à une ischémie myocardique, une hypocalcémie, une hypothermie, une acidose sévère, une intoxication digitalique ou une stimulation vagale importante.

L'ischémie aiguë de membre ne provoque pas d'insuffisance hépatique aiguë.

Dossier 18

Corrigé

(Énoncé p. 476)

Question 1

Quels sont les diagnostics à évoquer devant une dysphonie (une ou plusieurs réponses attendues) chez ce patient ?

A. Polype des plis vocaux (cordes vocales)
B. Nodule intracordal
C. Cancer des plis vocaux (cordes vocales)
D. Immobilité laryngée unilatérale
E. Cancer de l'oropharynx

Devant une ***dysphonie de plus de 3 semaines*** chez un ***homme fumeur*** de plus de 45 ans, il faut en tout premier lieu craindre un ***cancer du larynx***. Le tabac en est la première cause et la dysphonie est un signe d'appel ***précoce***.

On peut également évoquer une ***immobilité laryngée unilatérale***, qui peut être due à de nombreuses causes :

- ***blocage articulaire*** par cancer laryngé ou de l'hypopharynx (sinus piriforme), luxation de l'arythénoïde, polyarthrite rhumatoïde ;
- ***atteinte des voies motrices (X^e^ paire crânienne et récurrent)*** : traumatisme chirurgical, envahissement tumoral (cancer thyroïdien, pulmonaire, œsophage), neuropathies périphériques et centrales, causes cardiaques. Devant le terrain d'un homme âgé fumeur, il ne faudrait notamment ne pas passer à côté d'un cancer pulmonaire si l'examen met en évidence une immobilité d'un pli vocal ;
- ***cause idiopathique.***

Les ***polypes ou œdèmes de Reinke*** sont des lésions inflammatoires des 2/3 antérieurs des CV liées à la ***conjonction du forçage vocal et souvent du tabac***. Elles sont considérées ***suspectes*** de malignité si elles sont concomitantes d'un tabagisme : il faudra alors en réaliser l'exérèse.

Les ***nodules*** sont des lésions ***bénignes*** cornées sur le tiers moyen des CV donnant une voix rauque et survenant sur un ***terrain de surmenage vocal***. Bien que donnant une dysphonie, je ne l'ai pas cochée car ce n'est pas à évoquer en première intention chez un patient âgé tabagique.

Un ***cancer de l'oropharynx*** (amygdale, base de langue, voile du palais) est ***« trop haut situé » pour se manifester par une dysphonie***. Les symptômes points d'appel sont plutôt une gêne oropharyngée, une dysphagie haute, une otalgie réflexe, une angine atypique, voire des réflexes nauséeux incoercibles. Effectivement, si la tumeur progresse jusqu'à envahir la base du crâne il peut se produire une paralysie du X mais je ne pense pas qu'il ait fallu aller aussi loin pour répondre à ce QCM.

Question 2

Parmi les facteurs de risques suivants, quels sont ceux qui favorisent le développement du cancer des plis vocaux (une ou plusieurs réponses attendues) ?

A. Intoxication éthylique isolée
B. Intoxication éthylo-tabagique
C. Intoxication tabagique isolée
D. Infection à Human Papilloma Virus
E. Infection à Epstein Barr Virus

Facteurs de risque des principaux cancers des VADS		
	Principale cause	**Autres**
Cavité buccale	Terrain alcoolo-tabagique	Irritation chronique, état carentiel, IS, Bétel, lésions précancéreuses
Oropharynx		**HPV** (30 % des cas)
Hypopharynx		
Larynx	Pour le larynx, **l'alcool n'est que cofacteur aggravant** du tabac	Laryngite chronique, amiante, nickel, chrome, fer RGO
Cavum = nasopharynx	**EBV**, ethnie ++	Formaldéhyde (MP)
Ethmoïde	Bois	Amiante, nickel, chrome, nitrosamines, goudrons, cuir

Pour répondre à ce QCM, il fallait se souvenir que l'***alcool seul n'est pas un facteur de risque de cancer du larynx*** mais qu'il ***potentialise*** le risque lié à une intoxication ***tabagique***.

Question 3

Le patient est vu en consultation d'ORL. Parmi les examens suivants, quels sont ceux qui permettent d'évoquer le diagnostic de cancer du larynx lors d'une consultation ORL (une ou plusieurs réponses attendues) ?

A. Analyse vocale acoustique
B. Fibroscopie laryngée
C. Laryngoscopie indirecte
D. Vidéostroboscopie laryngée
E. Panendoscopie des voies aérodigestives supérieures

En consultation 2 examens permettent de visualiser l'aspect des cordes vocales :

Miroir laryngé	• C'est l'examen le plus simple • On observe l'image réfléchie sur le miroir placé au fond de la cavité buccale (laryngoscopie indirecte)
Fibroscopie laryngée	On utilise un système optique avec caméra introduite par voie **nasale** Elle complète avantageusement la laryngoscopie indirecte car les images sont de bonne qualité et elle est réalisable en consultation

Comme le patient est conscient, on peut lui faire prononcer des voyelles et ***observer la mobilité des plis vocaux***. Ces examens de routine ne doivent pas être confondus avec la ***laryngoscopie directe***, qui se fait dans le cadre d'une ***panendoscopie des voies aérodigestives supérieures***, en suspension avec la tête en ***hyperextension***, sous ***anesthésie générale***. La panendoscopie comporte un examen de la cavité buccale, une pharyngo-laryngoscopie directe, une bronchoscopie et une œsophagoscopie. Comme le patient est endormi, cet examen ***ne permet pas d'observer la mobilité*** des cordes vocales lors de la parole mais autorise la réalisation de ***biopsies*** et de ***gestes thérapeutiques***.

L'***analyse vocale acoustique*** est plutôt du domaine de l'orthophoniste ou du phoniatre et consiste à mesurer des paramètres acoustiques de la voix telle que la fréquence fondamentale, l'intensité, la richesse harmonique, etc.
L'***examen stroboscopique du larynx*** se fait lors d'une consultation spécialisée en phoniatrie. L'endoscope (stroboscope) est introduit par voie nasale ou buccale et délivre ensuite des flashs de lumière rapides permettant d'observer avec ***exactitude les mouvements des cordes vocales*** comme s'ils étaient hachés et au ralenti (même principe qu'en discothèque). C'est intéressant pour les ***dysphonies fonctionnelles*** comme les nodules des cordes vocales par exemple.

Question 4

Vous vous orientez vers le diagnostic de cancer du larynx. Parmi les signes fonctionnels suivants, lequel (lesquels) est (sont) en rapport avec une extension importante du cancer (une ou plusieurs réponses attendues) ?

A. Otalgie réflexe droite
B. Dysphagie aux solides
C. Dyspnée laryngée
D. Crachats sanglants
E. Troubles de la déglutition à type de fausses routes principalement lors de l'ingestion de liquides

Les signes fonctionnels liés à un cancer du larynx sont :

Précocement	Dysphonie
Tardivement	• **Dyspnée laryngée** (sur tumeur obstructive ou immobilité laryngée) parfois associée à un **stridor** • **Troubles de la déglutition** avec fausses routes aux liquides (par immobilité d'une CV en position ouverte) • **Dysphagie** et **otalgie réflexe** en cas d'extension vers l'étage sus-glottique • **Crachats de sang** sur un effort de toux en rapport avec une ulcération et le saignement d'une tumeur exophytique, hypervascularisée et friable

Question 5

Lors de l'examen clinique du patient, quels sont les gestes indispensables à réaliser (une ou plusieurs réponses attendues) ?

A. Examen dentaire
B. Inspection complète de l'oropharynx et de la cavité buccale
C. Palpation endobuccale
D. Otoscopie
E. Examen précis des aires ganglionnaires

L'examen physique se doit d'être complet. Il faut à la fois :
- déterminer ***l'extension du cancer*** ;
- ***dépister un second cancer ORL concomitant*** (car même terrain tabagique) ;
- ***évaluer le terrain*** en vue des différentes thérapeutiques notamment la radiothérapie ORL.

L'***examen dentaire*** permet surtout d'évaluer les ***traitements dentaires à effectuer*** avant de débuter les traitements oncologiques (risque d'ostéonécrose surtout). Un mauvais état dentaire est aussi à risque infectieux et d'irritation de la muqueuse buccale, facteur de risque de cancer.

Il est primordial de ***palper le plancher buccal, la langue mobile et la base de la langue*** car le médecin peut y découvrir une induration suspecte de cancer alors même que l'aspect visuel est normal.

Comme pour tout cancer en pratique et à l'ECN, il est nécessaire de chercher une ***atteinte ganglionnaire*** pour stadifier la maladie. ***Les cancers des VADS sont généralement très lymphophiles***, sauf le cancer glottique justement dans les formes localisées, d'où son bon pronostic. Les niveaux ganglionnaires préférentiellement atteints dans les carcinomes glottiques sont les niveaux ***II, III, IV.***

L'***otoscopie*** ne nous fournirait aucune information complémentaire, il ne peut pas y avoir depuis une lésion laryngée d'obstruction tubaire comme dans le cancer du cavum. Elle n'est donc pas indispensable.

Question 6

Vous mettez en évidence des adénopathies cervicales. Quels sont les éléments à préciser lors de l'examen clinique (une ou plusieurs réponses attendues) ?

A. Siège
B. Taille
C. Infiltration profonde
D. État cutané en regard
E. Compression de la veine jugulaire interne

Une ***adénopathie*** est une augmentation de volume d'un ganglion lymphatique pouvant témoigner d'un processus infectieux, inflammatoire ou tumoral localisé, ou encore d'un processus inflammatoire ou tumoral généralisé.

Il faut bien examiner leurs caractéristiques pour relier ces adénopathies à une étiologie :
- ***adénopathie non pathologique*** si petite taille (diamètre inférieur à 1 cm), de consistance souple ou ferme (mais jamais dure), mobiles et indolores, sans signes inflammatoires ni évolutivité ;
- ***adénopathies cliniquement inflammatoires*** si douleur, rougeur, chaleur, mobile ou fixée par une périadénite ;
- ***adénopathies d'origine maligne*** si consistance dure, adhérence à la peau et/ou aux tissus sous-jacents, généralement sans signes inflammatoires.

Il n'existe aucune corrélation entre le volume tumoral et la taille de l'adénopathie.

La ***veine jugulaire interne*** est une structure vasculaire ***difficilement accessible à l'examen clinique !*** Elle descend juste en dehors de la carotide interne et est croisée par le muscle omo-hyoïdien, et surtout, est recouverte par le sternocléidomastoïdien. C'est plutôt au ***scanner*** qu'on pourra diagnostiquer une compression de la veine jugulaire interne.

Question 7

À la fin de votre examen clinique, vous réalisez une nasofibroscopie pharyngo-laryngée. Vous mettez en évidence une tumeur de l'hémilarynx droit avec présence de plusieurs adénopathies cervicales droites. Quels sont les éléments importants manquants à la description de votre examen clinique (une ou plusieurs réponses attendues) ?

A. Couleur de la tumeur
B. Aspect macroscopique de la tumeur
C. Mobilité de l'aryténoïde droit
D. Mobilité du pli vocal droit
E. Taille de la tumeur

La ***mobilité de l'arythénoïde*** (cartilage d'insertion des cordes vocales) et de la ***corde vocale*** droite est essentielle pour déterminer le ***stade*** de la tumeur et décider si le traitement peut être ***conservateur ou non***. Il faut également décrire la lésion pour en faire un ***schéma*** précis et pouvoir guider la prise en charge thérapeutique. La couleur de la tumeur n'apporterait aucun élément décisionnel.

Classification TNM des cancers du larynx

T (tumeur primitive)	N (adénopathie)	M (métastases)
Tis : épithélioma *in situ*	**N0 :** pas d'adénopathie	**M0 :** pas de signe de métastases à distance
T0 : pas de signe de tumeur primitive		
• **T1a :** tumeur limitée à une corde vocale mobile • **T1b :** tumeur limitée aux deux cordes vocales mobiles	**N1 :** adénopathie homolatérale unique ≤ 3 cm	**M1 :** métastases à distance
T2 : diminution de mobilité de la corde vocale ou extension au fond du ventricule	**N2a :** adénopathie homolatérale unique > 3 cm et ≤ 6 cm	
T3 : hémilarynx bloqué	**N2b :** adénopathies homolatérales multiples ≤ 6 cm	
T4 : tumeur étendue en dehors du larynx ou avec extension cartilagineuse jugée sur le scanner	**N2c :** adénopathies bilatérales ou controlatérales ≤ 6 cm	
	N3 : adénopathie > 6 cm	

Question 8

Pour ce patient, quels sont les examens que vous demandez dans le cadre du bilan d'extension locorégionale et générale (une ou plusieurs réponses attendues) ?

A. TEP scanner
B. Échographie des vaisseaux du cou
C. IRM cervicale
D. TDM cervico-thoracique avec injection
E. Panendoscopie des voies aérodigestives supérieures sous anesthésie générale

Le ***bilan d'extension*** de toutes les tumeurs ORL est très similaire :

- ***panendoscopie des VADS au tube rigide sous AG*** avec biopsies, examen anatomo-pathologique et endoscopie œso-gastroduodénale, **sauf pour les cancers du cavum ou des sinus** non liés au terrain OH-tabac où l'on se contente du site de la tumeur ;

- ***TDM cervicofacial + thoracique injecté ;***
- ***IRM cervicale pour les tumeurs du rhinopharynx, de la cavité buccale, de l'orophaynx*** (astuce : pour toutes les tumeurs situées au-dessus de l'os hyoïde) ;
- ***TEP-scan*** systématique uniquement pour les **cancers du cavum** car, contrairement aux autres cancers de la sphère ORL, ils ont une dissémination non seulement lymphophile mais aussi hématogène très importante. Sinon, le TEP sera indiqué pour les ***tumeurs ≥ N2b, adénopathies des secteurs IV et V ;***
- ***Ac anti-EBV et audiométrie*** si ***cancer du cavum.***

Le larynx est situé ***en dessous de l'os hyoïde*** donc on fera seulement un TDM sans compléter par une IRM.

L'***échographie des vaisseaux du cou*** n'est pas utile au bilan d'extension : on préfère un examen morphologique plus précis comme le scanner. Chez les patients irradiés, on réalisera en revanche un doppler cervical au moindre signe de sténose carotidienne.

Un ***TEP scanner*** est probablement indiqué ici puisqu'il existe des adénopathies cervicales droites multiples classant le cancer N2b (stade également donné un peu plus loin dans l'énoncé de la question 12).

Question 9

Vous décidez de réaliser une panendoscopie des voies aérodigestives supérieures sous anesthésie générale. Une consultation d'anesthésie est obligatoire.
Quelles sont les caractéristiques de cette consultation (une ou plusieurs réponses attendues) ?

A. Elle est régie par un décret du code de la santé publique
B. Elle est réalisée obligatoirement par le médecin anesthésiste qui pratiquera l'anesthésie lors de la chirurgie
C. L'information du patient concernant la procédure d'anesthésie est obligatoire
D. Elle est réalisée par tout médecin quelle que soit sa spécialité
E. Elle est réalisée au moins 48 h avant la panendoscopie

L'anesthésie est régie par un ***décret du code de santé publique datant de 1994***.

Ce décret rend obligatoire :

- une ***consultation*** pré-anesthésique ***au moins 48 h avant*** toute intervention ***programmée***, par un ***médecin*** anesthésiste-réanimateur (celui-ci n'a pas à être forcément celui qui sera présent au bloc opératoire). Les résultats doivent être consignés dans un document écrit. Cette consultation ne se substitue pas à la ***visite*** pré-anesthésique qui doit être faite ***dans les heures précédant l'intervention (légalement dans les 24 h) ;***
  - une ***surveillance continue après l'intervention en SSPI*** (salle de surveillance post-interventionnelle) afin de faire face aux complications éventuelles de l'intervention ou de l'anesthésie et de contrôler les effets résiduels des anesthésiques. Il n'y a ***pas de durée minimale sauf en cas de titration morphinique*** (alors, surveillance au moins 1 h après le dernier bolus). La sortie de SSPI repose sur les ***critères d'Aldrete***.

Question 10

Parmi les examens biologiques suivants, quel est celui qui est indispensable avant la réalisation de la panendoscopie ?

A. Bilan phosphocalcique
B. Dosage de l'antigène carcino-embryonnaire
C. Dosage des transaminases
D. Dosage de la CRP
E. Bilan d'hémostase comprenant INR, TCA, plaquettes

Pour répondre à ce genre de question et ne rien oublier, essayez d'être systématique en décomposant les différents temps de l'intervention. Ici, lors d'une panendoscopie, on décompose en différents temps : anesthésie, observation et biopsie de la lésion. Il n'y a pas d'examens systématiques pour l'anesthésie car c'est à l'appréciation de l'anesthésiste. En revanche, il est inacceptable de faire des ***biopsies*** de la tumeur sans avoir fait de ***bilan d'hémostase*** auparavant, d'autant plus que le patient était ***sous anti-vitamine K*** !

Le ***bilan phosphocalcique*** est au centre des préoccupations lors des opérations concernant la thyroïde ou les parathyroïdes.

L'***ACE*** n'a pas d'intérêt pour le cancer du larynx.

Les ***transaminases*** font partie du bilan du terrain mais ne sont pas indispensables avant la chirurgie.

La ***CRP*** n'aurait pas d'intérêt.

Question 11

Le scanner cervico-thoracique a été réalisé. Quelles sont les propositions exactes (une ou plusieurs réponses attendues) ?

A. 1 désigne le cartilage cricoïde
B. 1 désigne le cartilage thyroïde
C. 2 désigne le cartilage épiglottique
D. 2 désigne la tumeur laryngée
E. 3 désigne le muscle sternocleïdomastoïdien

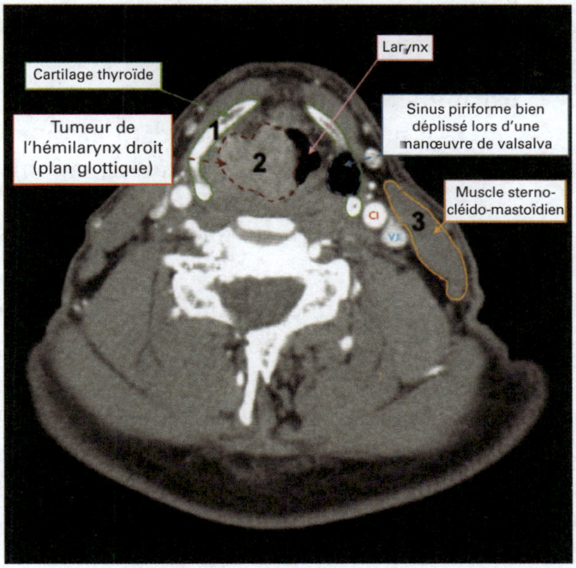

Le seul cartilage visible sur cette coupe était le cartilage thyroïde ; le cartilage cricoïde étant sur un plan légèrement inférieur et l'épiglotte plus haute.

Question 12

Au terme de tous les examens réalisés, le diagnostic final est un carcinome épidermoïde moyennement différencié de l'hémilarynx droit classé T3N2bM0. Quelles sont les règles obligatoires à respecter pour la prise en charge d'un patient atteint d'un carcinome (une ou plusieurs réponses attendues) ?

A. Décision de la prise en charge en réunion de concertation pluridisciplinaire
B. Prise en charge définie en accord avec le patient
C. Prise en charge effectuée dans un établissement autorisé
D. Consultation d'annonce obligatoire
E. Demande d'inscription sur liste d'affection longue durée réalisée par le médecin traitant

Pour prendre en charge les personnes atteintes de cancer, les établissements de santé ***qu'ils soient publics ou privés*** doivent disposer, depuis 2009, d'une ***autorisation spécifique délivrée par leur agence régionale de santé (ARS).*** Les mesures obligatoires à respecter sont notamment :

- la mise en place du ***dispositif d'annonce en 4 temps :***
  - un temps ***médical*** (une ou plusieurs consultations ; remise du PPS validé en RCP),
  - un temps ***d'accompagnement soignant*** (souvent réalisée par une infirmière d'annonce, mise en contact avec, si besoin, un psychologue ou une assistante sociale),
  - un temps de ***soins de support,***
  - un temps ***d'articulation avec la médecine de ville*** (médecin traitant) ;
- la mise en place de ***réunions de concertation pluridisciplinaire (RCP)*** :
  - pluridisciplinarité avec ***au moins 3 spécialités*** (exemples : chirurgien, oncologue, palliatif),
  - formalisation, ***au moins 2 fois/mois*** (coordonnateur/dossiers complets ++/fiche RCP),
  - exhaustivité. ***Tout cancer doit être présenté en RCP*** :
    - si prise en charge standard incontestable, le traitement peut être mis en route avant la RCP (simple présentation),
    - sinon, décision en RCP,
  - compte rendu écrit et avis intégré au dossier médical/lettre au médecin traitant → PPS ;
- la remise à la personne malade d'un ***programme personnalisé de soins (PPS)*** (coordonnées des médecins et de l'équipe soignante référente, personne de confiance, calendrier de soins et de suivi).

Les patients ayant une pathologie néoplasique bénéficient du titre d'affection longue durée. Le dossier d'ALD est ***rempli par le médecin traitant***, qui précise le protocole de soins correspondant. Celui-ci doit être ***accepté par le médecin conseil de l'Assurance maladie*** pour permettre une prise en charge à 100 % de l'assuré.

En cas d'***urgence***, le protocole de soins peut être rédigé **par un praticien autre que le médecin traitant** (l'oncologue par exemple). La prise en charge **ALD est alors ouverte pour 6 mois**, période durant laquelle le patient devra se rapprocher de son médecin traitant pour faire une demande durable.

Question 13

Lors de la réunion de concertation pluridisciplinaire, il est décidé de proposer une stratégie de préservation laryngée avec réalisation de deux cures de chimiothérapie associant cisplatine, 5FU, Docétaxel. Parmi les complications suivantes, quelles sont celles qui pourraient être liées au cisplatine (une ou plusieurs réponses attendues) ?

A. Insuffisance rénale
B. Hypoacousie
C. Mucite
D. Dysesthésie des extrémités
E. Nausées, vomissements

La toxicité du cisplatine s'illustre par le fameux « ***oto-néphro-neuro*** » ainsi que des ***vomissements*** très fréquents.
La ***mucite*** fait partie des complications digestives communes à toutes les chimiothérapies. Ici, il n'était pas demandé uniquement de cocher les toxicités spécifiques de la cisplatine, mais « celles pouvant être liées » à cette molécule, je retiens donc cette proposition juste.

Potentiel émétique des chimiothérapies	
Risque émétique fort (> 90 %)	**Cisplatine**, **cyclophosphamide** forte dose
Risque émétique moyen (30-90 %)	• Autres **platines** (oxaliplatine et carboplatine), **cyclophosphamide** à plus faible dose • Anthracycline (adriamycine)
Risque faible (10-30 %)	5-FU, méthotrexate, taxanes, mitomycine

Question 14

Du fait du traitement par 5FU, quelle toxicité surveillez-vous en priorité ? (Une seule réponse attendue)

A. Toxicité neurologique
B. Toxicité hépatique
C. Toxicité cardiaque
D. Toxicité digestive
E. Toxicité rénale

Les effets indésirables du ***5-FU*** sont :

- ***effets cardiaques*** : ***angor par spasme coronarien voire SCA*** (si douleur thoracique, arrêt de la chimiothérapie, troponines, transfert en USIC), ***troubles du rythme, insuffisance cardiaque,*** effet ***non dose-dépendant***, ***réversible***. Attention, il n'y a par contre pas besoin de faire d'ETT en pré-thérapeutique contrairement aux anthracyclines dont le risque est la cardiomyopathie dose dépendante ;
- ***syndrome main-pied ;***
- ***mucite*** importante avec diarrhées.

Il fallait cocher la toxicité cardiaque de par le ***risque vital*** si non pris en charge rapidement et le caractère ***spécifique*** du spasme coronarien.

Synthèse : les chimiothérapies anti-cancéreuses

Classe	Sous-classe	Spécialité	Toxicité spécifique	
Alkylants **Liaison covalente d'une chaine hydrocarbonée sur un radical accepteur => « <u>adduit</u> » =>sur ADN++(-> ponts intracaténaire =sur le même brin / intercaténaire)** **Provoque des cassures/ empêche transcription et réplication par encombrement ou protéine** **<u>cycle-dépendants</u> : n'altèrent que les cellules engagées dans un cycle**	**Moutardes azotées**	Alkéran=MELPHALAN Chloraminophène	LAM++	
	Oxazophorines	**Cyclophosphamide=** ENDOXAN	• **Toxicité vésicale** (cystite hémorragique : P° par uromitexan si forte dose / K urothélial) • **SIADH** • **LAM**	Toxicité cardiaque à forte dose
		Ifosfamide		Encéphalopathie métabolique rénale
	Sels de platine	**Cisplatine** (radiosensibilisateur)	Oto-, neuro-, néphro : IRA par toxicité tubulaire (cisplat++), néphropathie immunoallergique	
		Carboplatine =paraplatine (meme spectre que cisplatine : jouer avec Cl)	**Mieux pour rénal et auditif** (mais **hématotoxicité** ++)	
		Oxaliplatine : spectre un peu différent (CCR++)	• **Pas d'effet rénal ou auditif** • Mais neuropathies sensitives au froid++	
	Nitroso-urées	Carmustine, lomustine=CCNU, fotémustine	Passent la BHE : pour tumeurs cérébrales	
	Agents méthylants	Témozolomide, procarbazine	Passent la BHE : pour tumeurs cérébrales	
	Divers	Mitomycine C Busulfan	SHU	
Radiomimétique : dérivé des glycopeptides		Bléomycine	• **PID puis fibrose pulmonaire dose cumulative : EFR-DLCO avant et pendant** • Allergie sévère, photosensibilité, Raynaud	
Poison du fuseau : actifs sur les microtubules (phase M)	**Agents dépolymérisants= alcaloïdes** +éribuline (inhibent la polymérisation)	• **Vincristine**=ONCOVIN • Vinblastine • Vinorelbine	Neuropathie périphérique (dont constipation sévère)	Constipation
	Stabilisateur du fuseau= taxanes (agents polymérisants)	• Paclitaxel=TAXOL • Docétaxel=TAXOTERE		• Onycholyse • œdèmes • Nécrose si extravasation

Inhibiteurs de la topoisomérases « intercalants » **topo=enzymes dont le rôle est de résoudre les contraintes topologiques de l'ADN physiologiquement super-enroulé (création ou retrait des supertours) lors de l'élongation et réplication**	Anti-topo I : dérivés de la camptothécine (fait passer 1 seul brin d'ADN)	Irinotécan=CAMPTO	• **Diarrhée sévère** (hématotox si ictère) • **Syndrome cholinergique** (P° :atropine)	
		Topotécan	Toxicité hématologique et muqueuse	
	Anti-topoII (fait passer les 2 brins d'ADN)	**Anthracycines =intercalant**	**Doxorubicine=ADRIAMYCINE** Epirubicine	• **Cardiomyopathie dilatée aux anthracyclines** cumulative dose-dép : ETT • **Veinotoxicité, nécrose cutanée** si extravasation (->IV strict)
		Épipodophyllotoxines	**Etoposide=VP16** si croissance rapide	**Leucémie** dose dep/ hématotoxicité
Anti-métabolites : **analogues structuraux : leurre avec composés endogènes nécessaire à la synthèse des acides nucléiques ou des protéines** **Principalement actifs en phase S , donc meilleure efficacité si prolongés (perf continue ou répétée)** **Métabolisme hépatique**	**Anti-pyrimidiques (analogues de C,U,T)**	**5-FluoroUracile : 5-FU** Capécitabine : précurseur PO du 5FU	• Angor par **spasme coronarien** voire SCA en aigu • Syndrome **main-pied**/mucite++ • !! génotypage DHPD	
		Gemcitabine=GEMZAR	SHU, syndrome pseudogrippal, toxicité pulmonaire aiguë	
		Aracytine	Toxicité cérébelleuse, conjonctivite	
	Antifoliques : • inhibent le dihydrofolate reductase qui synthétise acide folique, précurseur des acides nucléiques • antidote : acide folique (limiter ES)	MTX	• Néphrologie : IRA par toxicité tubulaire • **Hépato-hématotoxicité** + cutanée • **Pneumopathie aiguë d'hypersensibilité**	
		Pemetrexed		
	Antipuriques = thiopurines (analogues de A,G)	6-Mercaptopurine **fludarabine**		
	Inhibiteurs de ribonucléotidase	Hydroxyurée= HYDREA	Hématotoxicité, ulcères cutanés	

Question 15

Après deux cures de chimiothérapie, il a été mis en évidence une régression du volume tumoral supérieur à 50 % associé à une remobilisation de l'hémilarynx droit. Il a été décidé de réaliser une radiothérapie sensibilisée par cétuximab.
Quelles sont les complications de la radiothérapie qui pourraient s'observer à moyen ou long terme (une ou plusieurs réponses attendues) ?

A. Hyposialie
B. Hypothyroïdie
C. Œdème laryngé
D. Dyspnée laryngée
E. Sclérose cervicale

Les ***effets indésirables chroniques de la radiothérapie au niveau ORL*** se retrouvent en reconstituant les différents organes touchés sur le trajet des faisceaux :

Peau	**Sclérose cervicale, trouble de la pigmentation et télangiectasies, jabot**
Glandes salivaires et bouche	**Hyposialie et pathologies dentaires** (caries, odontonécrose), **mycoses, agueusie**
Thyroïde	**Hypothyroïdie**
Larynx	**« Larynx radique »** : dysphonie, dyspnée laryngée
Pharynx	**Troubles de la déglutition**
Vaisseaux	**Hémorragies de gros vaisseaux du cou, artériopathie radique**
Neuromusculaire	**Trismus par myosite rétractile des muscles masticateurs, lymphœdème cervical, algodystrophie cervicobrachiale, plexite, neuropathie du XI, myélite radique**
Os	**Ostéoradionécrose, fracture**

Les effets ***aigus*** comportent la ***radioépidermite et la radiomucite***, avec fausses membranes +/- ulcérations tapissant les muqueuses pharyngolaryngées et ulcérations responsables entraînant une dysphagie. ***L'œdème laryngé*** est une forme particulière de radiomucite. Il se manifeste par une gêne laryngée, associée à une dysphonie, voire une dyspnée laryngée inspiratoire. Cette dernière nécessite une corticothérapie urgente à la dose de 0,5 à 1 mg/kg/j d'équivalent de prednisone. En cas d'inefficacité, le traitement requiert une trachéotomie en urgence ou une désobstruction au laser. La radiothérapie peut engendrer aussi une ***sous-maxillite ou parotidite, une xérostomie aiguë.***

ECNi 2020

Dossier 1

Items 223, 229, 230, 247, 235

Énoncé

(Corrige p. 574)

Un homme de 67 ans consulte pour une douleur du mollet droit survenant après une marche que le patient estime à 350 mètres. C'est un chauffeur de taxi retraité et sédentaire. Ce patient fume un paquet de cigarettes par jour depuis l'âge de 30 ans. Vous le suivez pour une hypertension artérielle découverte par un examen systématique et équilibrée par périndopril. La glycémie est normale ainsi que le bilan lipidique.

Q1. Quelle est votre hypothèse diagnostique principale ?

A. Artériopathie oblitérante des membres inferieurs
B. Canal lombaire étroit
C. Lombosciatalgie
D. Hypokaliémie
E. Thrombose veineuse profonde

Q2. Vous suspectez une artériopathie oblitérante des membres inférieurs. Quel(s) est (sont) parmi les éléments sémiologiques suivants celui (ceux) qui va (vont) orienter le diagnostic vers cette hypothèse ?

A. Survenue de la douleur à la marche
B. Symptomatologie à type de crampe au niveau du mollet
C. Diminution de la douleur par la position penchée en avant
D. Disparition de la douleur de manière progressive pendant plusieurs heures
E. Apparition plus rapide des symptômes lorsque le patient gravit une pente

Q3. L'interrogatoire confirme l'apparition d'une douleur à la marche à type de crampe localisée au niveau du mollet droit. La douleur se manifeste de manière précoce lorsque le patient gravit une pente, confortant ainsi votre hypothèse diagnostique d'artériopathie oblitérante des membres inférieurs.
À l'examen clinique, le patient mesure 1,77 m, il pèse 70 kg et la pression artérielle est a 134/68 mmHg aux deux bras.
La palpation abdominale ne perçoit pas de masse pulsatile ou expansive. Au niveau du membre inférieur gauche tous les pouls périphériques sont retrouvés, le pouls poplité semble cependant trop bien perçu. Au niveau du membre inférieur droit, seul le pouls fémoral est retrouvé.
À l'auscultation vous ne trouvez qu'un souffle cervical droit ainsi qu'un souffle au 1/3 supérieur de la cuisse gauche.
Sur les données de cet examen clinique, quelle(s) est (sont) la (les) lésion(s) athéromateuse(s) artérielle(s) que vous devez suspecter ?

A. Sténose de l'artère iliaque externe droite
B. Sténose de l'artère fémorale commune gauche
C. Sténose de l'artère fémorale commune droite
D. Anévrisme de l'artère poplitée gauche
E. Sténoses des artères jambières gauches

Q4. Vous évoquez l'existence d'une sténose de l'artère fémorale gauche, un anévrisme poplité gauche et une oblitération-réinjection fémorale droite.
Pour confirmer le diagnostic d'artériopathie oblitérante des membres inférieurs vous réalisez une mesure des index de pression systolique (IPS) en cheville.
L'IPS est à 0,67 au niveau du membre inférieur droit et à 0,85 au niveau du membre inférieur gauche Quelles sont la valeur sémiologique et les limites de ce paramètre ? (une ou plusieurs réponses exactes)

A. Lorsque l'IPS est inférieur à 0,90 il confirme le diagnostic d'artériopathie oblitérante des membres inférieurs
B. Lorsque l'IPS est inférieur à 0,90 il témoigne d'un sur-risque de morbi-mortalité cardiovasculaire
C. Lorsque l'IPS est supérieur à 1,40 il témoigne d'une rigidité artérielle associée à une médiacalcose

D. La présence d'une médiacalcose oblige à utiliser la pression d'orteil et non la pression de cheville pour le calcul de l'IPS
E. L'IPS doit être mesuré chez les patients suspects d'ischémie aiguë sensitivo-motrice pour confirmer le diagnostic

Q5. Pour préciser le bilan lésionnel artériel, quel(s) est (sont) l' (les) examen(s) complémentaire(s) de première intention que vous demandez ?
A. Une artériographie de l'aorte et des membres inférieurs
B. Un échodoppler de l'aorte abdominale et des artères des membres inférieurs
C. Un échodoppler des axes artériels à destinée cervico-encéphalique
D. Une angio-IRM des axes artériels à destinée cervico-encéphalique
E. Une angio-scanner de l'aorte et des membres inférieurs

Q6. Vous avez demandé en première intention la réalisation d'un échodoppler des axes a destinée cervico-encéphalique, de l'aorte et des membres inférieurs pour préciser les lésions artérielles. Cet examen objective une surcharge athéromateuse au niveau des axes artériels des troncs supra-aortiques sans sténose significative. L'aorte abdominale est régulière et mesure 28 mm de diamètre antéro-postérieur. Il existe une oblitération de l'artère fémorale droite avec une réinjection de l'artère poplitée. On note, en outre, une sténose au tiers moyen de l'artère fémorale gauche. L'artère poplitée gauche est régulière et mesure 13 mm de diamètre dans sa plus large dimension.
Compte tenu de l'absence de lésion menaçante, vous décidez de traiter médicalement ce patient. Quelle(s) est (sont) la (les) mesure(s) thérapeutique(s) que vous allez mettre en place ?
A. Statine
B. Bêtabloquant pour remplacer le périndopril
C. Anti-agrégant plaquettaire
D. Anticoagulant oral direct
E. Héparine de bas poids moléculaire

Q7. En plus du traitement médicamenteux, quel(s) est (sont) le(s) conseil(s) que vous allez prodiguer à votre patient ?
A. Sevrage tabagique
B. Régime hypocalorique
C. Régime sans sel strict
D. Régime hypoglycémique
E. Marche de 30 minutes par jour 5 fois par semaine

Q8. Vous revoyez le patient après 6 mois de traitement et vous lui prescrivez une épreuve de marche sur tapis roulant. Concernant cet examen, quel(s) est (sont) la (les) proposition(s) exacte(s) ?
A. Il permet d'évaluer le handicap relevant de l'artériopathie oblitérante des membres inférieurs
B. Il permet l'évaluation de la valeur fonctionnelle de la circulation collatérale
C. Il permet de mesurer de manière standardisée la distance parcourue en 6 minutes
D. Il permet une réévaluation des IPS après la marche
E. Il ne s'adresse qu'aux patients présentant une médiacalcose

Q9. L'épreuve de marche ne montre qu'un handicap fonctionnel modéré, compatible avec la poursuite du traitement médical. Le cardiologue consulté au préalable a réalisé une échographie de stress sous dobutamine qui ne montre pas de signe d'ischémie myocardique. L'échocardiographie de repos est normale également, à l'exception de la présence d'une dilatation de l'atrium gauche.
Le sevrage tabagique est en cours. Le patient est traité par atorvastatine, aspirine et périndopril. Un an plus tard, il consulte le cardiologue pour des palpitations qui évoluent de façon épisodique depuis plusieurs semaines. Quelle(s) est (sont) la (les) cause(s) possible(s) des palpitations chez ce patient ?
A. Tachycardie atriale
B. Extrasystoles atriales
C. Bloc atrioventriculaire paroxystique
D. Fibrillation atriale
E. Fibrillation ventriculaire

Q10. Un électrocardiogramme est réalisé, dont voici le tracé.

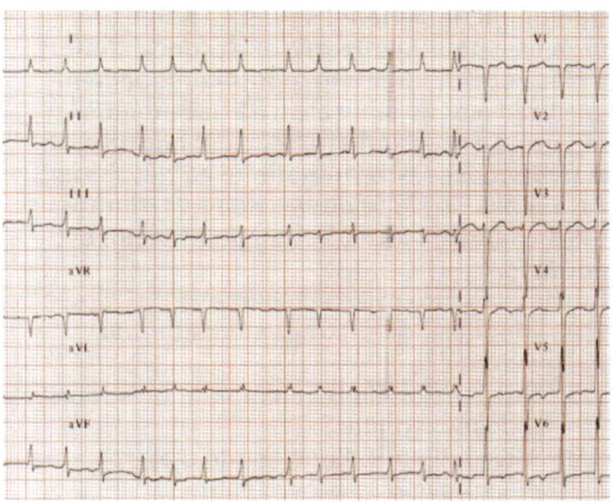

Quelle est l'interprétation de l'électrocardiogramme ?

A. Tachycardie sinusale
B. Extrasystoles atriales
C. Fibrillation atriale
D. Tachycardie jonctionnelle
E. Flutter atrial

Q11. Il s'agit d'une fibrillation atriale. Quel(s) est (sont) le(s) facteur(s) pris en compte pour évaluer le risque thrombo-embolique lié à la fibrillation atriale chez ce patient ?

A. L'artériopathie oblitérante des membres inférieurs
B. Le tabagisme
C. L'antécédent d'hypertension artérielle
D. L'âge
E. Le caractère récent de la fibrillation atriale

Q12. La fonction rénale est normale et un traitement par anticoagulant oral direct par apixaban est débuté en raison de l'âge supérieur à 65 ans, de l'hypertension artérielle et de l'artériopathie oblitérante des membres inférieurs.
L'interrogatoire très fiable du patient permet de préciser que les palpitations surviennent par épisodes dont la durée varie entre 6 et 72 heures.
Comment qualifier cette fibrillation atriale selon les données recueillies (une seule réponse) ?

A. Persistante
B. Permanente
C. Isolée
D. Paroxystique
E. Résistante

Q13. Il s'agit d'une fibrillation atriale paroxystique. Vous décidez de prescrire un bêtabloquant pour ralentir la fréquence en fibrillation atriale. Après 3 jours de traitement, le patient se présente aux urgences pour lipothymie et dyspnée d'effort. L'électrocardiogramme montre uniquement une bradycardie sinusale à 42 battements/minute. La pression artérielle est normale, le patient est asymptomatique au décubitus, il n'y a pas de signe de bas débit, la diurèse est préservée, l'auscultation pulmonaire est normale.
Quelle est votre prise en charge ?

A. Modification du traitement et retour à domicile
B. Suspension du bêtabloquant puis reprise à doses réduites
C. Mise en place d'une sonde d'entraînement électrosystolique percutanée
D. Perfusion d'isoprénaline
E. Mise en place d'un stimulateur cardiaque définitif

Q14. Il s'agit d'un effet indésirable du bêtabloquant dont la posologie n'était pas adéquate.
Après réduction posologique, la situation se stabilise favorablement. Le traitement par anticoagulant oral direct est poursuivi. Quelques semaines plus tard, le patient se présente à nouveau pour un accès de fibrillation atriale prolongé de plus de 4 jours mais parfaitement bien toléré sous bêtabloquant.
Vous lui proposez une cardioversion électrique programmée pour les semaines à venir.
Quelle(s) sera (seront) la (les) condition(s) de réalisation de cette cardioversion électrique ?

A. Échocardiographie transœsophagienne préalable
B. Relais de l'anticoagulant oral direct par héparine de bas poids moléculaire à dose curative
C. Réalisation à basse énergie sous sédation légère par midazolam
D. Consultation d'anesthésie
E. Vérification hebdomadaire de l'INR pour une cible entre 2 et 3

Q15. La cardioversion électrique est effectuée avec succès deux semaines plus tard.
Un traitement anti-arythmique est entrepris par flecaïnide qui fait disparaître les symptômes.
Le patient vous questionne sur l'arrêt du traitement anticoagulant oral direct maintenant que la fibrillation atriale a disparu.
Que lui répondez-vous (une seule réponse) ?

A. Arrêt du traitement anticoagulant oral direct 4 semaines après la cardioversion
B. Arrêt du traitement anticoagulant oral direct si l'enregistrement Holter de longue durée est normal
C. Maintien indéfini du traitement anticoagulant oral direct
D. Arrêt du traitement anticoagulant oral direct après 12 mois sans rechute documentée de fibrillation atriale
E. Arrêt du traitement anticoagulant oral direct si l'échocardiographie montre une efficacité hémodynamique de la systole atriale

Q16. Vous avez poursuivi le traitement anticoagulant.
Le patient vous questionne sur les raisons de la survenue d'une fibrillation atriale dans son cas. Que lui répondez-vous (une ou plusieurs réponses exactes) ?

A. C'est une arythmie fréquemment associée à l'artériopathie oblitérante des membres inférieurs
B. C'est une conséquence de son tabagisme
C. C'est une arythmie fréquente en cas d'hypertension artérielle
D. C'est une arythmie favorisée par sa sédentarité
E. C'est une arythmie fréquemment associée à un syndrome d'apnées du sommeil

Dossier 2

Items 15, 42, 292, 297, 303, 309

Énoncé

(Corrigé p. 588)

Une patiente de 62 ans consulte pour des douleurs pelviennes d'apparition progressive évoluant depuis plusieurs semaines avec survenue récente de saignements vaginaux minimes.
Elle a eu une grossesse de déroulement normal à l'âge de 42 ans. Elle a été ménopausée à l'âge de 50 ans sans traitement hormonal substitutif.
Elle ne fume pas, et a un indice de masse corporelle de 36 kg/m^2.
Elle a comme antécédent principal un cancer du sein droit à l'âge de 45 ans dont la prise en charge a consisté en une tumorectomie avec recherche de ganglion sentinelle suivis de chimiothérapie, radiothérapie et hormonothérapie pendant 5 ans.
Dans ses antécédents familiaux on note un cancer du sein chez sa mère à l'âge de 75 ans, un cancer de l'ovaire chez une tante maternelle à 63 ans et un cancer du côlon chez son oncle maternel à 49 ans.

Q1. Quelle(s) pathologies(s) l'examen clinique gynécologique (inspection, examen sous spéculum et toucher vaginal) vous permet-il d'éliminer de façon certaine ?

A. Un polype endométrial
B. Un fibrome utérin
C. Cancer du vagin
D. Dysplasie cervicale
E. Tumeur maligne de l'ovaire

Q2. À l'examen, la paroi vaginale est sans particularité et le col est d'aspect normal. Quel(s) examen(s) complémentaire(s) prescrivez-vous en première intention ?

A. Une radiographie de l'abdomen sans préparation
B. Une échographie abdomino-pelvienne
C. Un scanner abdomino-pelvien
D. Une imagerie par résonance magnétique abdomino-pelvienne
E. Une hystérosalpingographie

Q3. Une échographie pelvienne est réalisée. Elle révèle une masse ovarienne droite kystique d'environ 6 cm avec une végétation vascularisée, un hydrosalpinx gauche et un ovaire gauche porteur d'une formation kystique à contenu liquidien pur. L'épaisseur endométriale est de 18 mm avec une hypervascularisation. Il existe par ailleurs un épanchement liquidien péritonéal minime. Quel(s) argument(s) est (ou sont) en faveur d'une pathologie maligne ?

A. L'épanchement péritonéal
B. La taille de la lésion annexielle droite
C. La lésion tubaire gauche
D. La lésion ovarienne gauche
E. L'existence d'une végétation vascularisée sur l'annexe droite

Q4. Dans ce contexte, la lésion ovarienne droite ainsi que l'épaisseur endométriale vous inquiètent. Quel(s) autre(s) examen(s) d'imagerie allez-vous réaliser ?

A. Une imagerie par résonance magnétique abdomino-pelvienne avec injection de Gadolinium
B. Un scanner cérébral
C. Une tomographie par émission de positons au Fluoro Deoxy Glucose
D. Une scintigraphie osseuse
E. Une échographie hépatique

Q5. Parallèlement à l'IRM que vous demandez. Quel(s) marqueur(s) biologique(s) allez-vous doser pour cette patiente ?

A. CA125
B. Alfa-foeto-protéine
C. SCC
D. CA19-9
E. Bêta-hCG

Q6. Les résultats des marqueurs : CA15.3 : 25U/mL, CA 125 : 40 UI/mL. Une IRM pelvienne est réalisée. Le radiologue confirme la forte suspicion de lésion maligne de l'ovaire droit et de l'endomètre, ainsi que le caractère a priori bénin des lésions de l'annexe gauche. Que faites-vous pour étayer le diagnostic ? (une ou plusieurs réponse(s) possible(s))

A. Ponction de l'épanchement péritonéal par voie vaginale
B. Biopsie ovarienne droite écho-guidée par voie vaginale
C. Hystéroscopie diagnostique
D. Cœlioscopie exploratrice
E. Biopsie ovarienne droite sous scanner

Q7. Une cœlioscopie est réalisée. Qu'en attendez-vous ? (une ou plusieurs réponse(s) possible(s))

A. Prélèvement chirurgical de l'ovaire droit
B. Prélèvement ganglionnaire de stadification
C. Prélèvement chirurgical de l'endomètre
D. Évaluation de la résécabilité des lésions
E. Évaluation de l'extension péritonéale de la maladie

Q8. La coelioscopie n'a pas montré d'extension péritonéale. Les résultats histologiques du prélèvement endométrial sont : un adénocarcinome endométrioide infiltrant de grade II. Les résultats histologiques du prélèvement annexiel droit : une lésion d'adénocarcinome endométrioide intra-ovarien sans extension en surface ou à la paroi tubaire. Quel traitement doit être réalisé ?

A. Une hystérectomie totale avec annexectomie bilatérale
B. Une colpohystérectomie élargie aux paramètres avec annexectomie bilatérale
C. Une radiothérapie externe abdomino-pelvienne associée à une chimiothérapie concomitante
D. Une chimiothérapie néo-adjuvante
E. Une hormonothérapie à base de tamoxifène

Q9. Concernant les données épidémiologiques du type de cancer endométrial (endométrioïde) de cette patiente, quelle(s) est (sont) l' (les) affirmation(s) exacte(s) ?

A. C'est le cancer gynécologique (pelvien) le plus fréquent
B. C'est un cancer d'origine épithéliale
C. C'est un cancer hormonodépendant
D. C'est un cancer de mauvais pronostic
E. La prise de tamoxifène est un facteur de risque

Q10. Le dossier de la patiente est présenté en réunion de concertation pluridisciplinaire (RCP). Concernant la RCP, quelle(s) est (sont) la (les) réponse(s) exacte(s) ?

A. Elle n'est pas obligatoire en pré opératoire
B. C'est le chirurgien référent qui propose une stratégie thérapeutique
C. Des médecins de trois spécialités différentes doivent être présents
D. La personne de confiance peut assister à la RCP
E. Les décisions doivent être basées sur un référentiel

Q11. Le médecin traitant de la patiente fait une demande d'admission en affection de longue durée (ALD). Parmi les propositions suivantes, laquelle (lesquelles) est (sont) exacte(s) ?

A. Le protocole de soins doit être rédigé par le médecin traitant, en concertation avec la patiente et avec le ou les autres médecins correspondants qui interviennent dans le suivi
B. La reconnaissance en ALD permet une prise en charge à 100 % de tous ses frais de santé
C. La patiente pourra bénéficier des avantages de son ALD à vie
D. La reconnaissance en ALD engage la patiente à répondre aux contrôles réalisés par son organisme d'Assurance Maladie
E. Une partie des dépassements d'honoraires facturés par les professionnels de santé pourront être pris en charge par l'ALD

Q12. Au vu des antécédents carcinologiques de la patiente et de sa famille, quelle est (ou quelles sont) la (ou les) proposition(s) exacte(s) ?

A. Une prédisposition familiale est fortement suspectée
B. Une échographie pelvienne est indiquée chez sa fille
C. Un dosage du CA15.3 est indiqué chez sa fille
D. Une consultation onco-génétique doit être préconisée
E. Une recherche d'instabilité des microsatellites se fait sur pièce opératoire

Q13. Quelle forme familiale suspectez-vous en premier ?

A. Un syndrome de Lynch
B. Une mutation BRCA1
C. Une mutation BRCA2
D. Une mutation du gène PTEN
E. Un syndrome de Li-Fraumeni

Q14. À la fin de son traitement la patiente est considérée en rémission complète. Quelle surveillance mettez-vous en place pour les deux premières années ? (une ou plusieurs réponses possibles)

A. Un examen clinique semestriel
B. Un dosage semestriel du marqueur sérique CA15.3
C. Un scanner thoracoabdomino pelvien annuel
D. Une échographie abdomino-pelvienne semestrielle
E. Une mammographie annuelle

Dossier 3

Items 54, 55, 64, 66, 108, 348

Énoncé

(Corrigé p. 599)

Vous recevez en consultation de médecine générale le jeune Théo, âgé de 3 ans, en compagnie de sa mère, pour des troubles du sommeil. Théo est le seul enfant de cette mère célibataire, son conjoint l'ayant quitté à la naissance de l'enfant. Théo ne connaît d'ailleurs pas son père. La mère n'a pas d'emploi, et a dû déménager deux fois depuis la naissance de Théo, notamment après une liaison récente avec un homme violent.
Théo refuse d'aller se coucher et tous les soirs, il est en pleurs. Il ne parvient à s'endormir que tardivement, dans le lit de sa mère qui vous dit être épuisée. De plus, il ronfle et se réveille plusieurs fois par nuit, agité. Dans la journée, entre des phases de somnolence, il est irritable et colérique. La rentrée en petite section de maternelle est imminente et la mère de Théo est inquiète devant les troubles de son fils.

Q1. Devant ce trouble du sommeil, vous devez rechercher chez Théo :

A. Un trouble de l'adaptation
B. Une schizophrénie précoce
C. Un syndrome d'apnées obstructives du sommeil
D. Un trouble oppositionnel avec provocation
E. un trouble réactionnel de l'attachement

Q2. Parmi les symptômes présentés par Théo, le(s)quel(s) relève (nt) d'un syndrome d'apnées obstructives du sommeil ?

A. Irritabilité
B. Ronflements
C. Somnolence diurne
D. Difficultés d'endormissement
E. Refus de dormir seul

Q3. Dans le contexte de ce trouble du sommeil, que préconisez-vous dans un premier temps ?

A. Des conseils d'hygiène de sommeil
B. Des mesures comportementales
C. Une prescription de mélatonine
D. Une prescription d'anti-histaminique à visée hypnotique
E. Une cure de sommeil

Q4. Vous avez donné des conseils à la mère de Théo concernant l'hygiène de sommeil et le comportement à adopter avec lui. Six mois plus tard, vous revoyez l'enfant en consultation car la somnolence est de plus en plus marquée. Son entrée scolaire s'est bien passée mais, par moments, il s'endort en classe. Ces phases sont entrecoupées de phases d'irritabilité importante associés à des difficultés relationnelles avec les autres élèves. Ce garçon est maintenant âgé de 3 ans et 6 mois, mesure 1 mètre et pèse 22 kilogrammes. Le reste de l'examen clinique somatique est normal. Devant cette somnolence, parmi les propositions suivantes, laquelle est la plus pertinente en première intention ?

A. Un bilan psychologique
B. Une polygraphie ventilatoire
C. Une IRM cérébrale
D. Une consultation ORL
E. Un électrocardiogramme

Q5. La consultation ORL pose le diagnostic de syndrome d'apnées obstructives du sommeil et trouve une hypertrophie amygdalienne et des végétations. Théo est opéré et la somnolence disparaît. Deux ans plus tard, vous revoyez Théo en consultation à la demande de l'enseignante qui décrit un comportement très difficile : il ne reste jamais assis, n'attend pas son tour dans les activités de classe, ne respecte pas les consignes et est très lent dans son travail scolaire. La mère signale qu'il perd très souvent ses affaires. Théo dort désormais dans son propre lit mais exige une veilleuse. Par ailleurs, il fait pipi au lit. Lors de votre consultation, il ne tient pas en place et vous coupe la parole. Vous suspectez un trouble du

déficit de l'attention avec hyperactivité (TDAH). Votre hypothèse diagnostique d'un TDAH repose sur :

A. L'impulsivité
B. L'instabilité motrice
C. L'énurésie nocturne
D. La lenteur d'exécution
E. La peur du noir

Q6. Hormis le surpoids, le reste de votre examen physique est normal. Pour conforter votre diagnostic de TDAH, vous proposez :

A. Une consultation ophtalmologique
B. Un questionnaire à remplir par la mère
C. Un questionnaire à remplir par l'enseignante
D. Un bilan génétique
E. Une IRM cérébrale

Q7. Le diagnostic de TDAH est confirmé. Il n'y a pas de trouble des apprentissages associé. À ce stade, vous préconisez :

A. Une psychothérapie
B. Un traitement par méthylphénidate
C. Une remédiation cognitive
D. Une rééducation orthophonique
E. Une aide éducative en milieu ouvert (AEMO)

Q8. Six mois plus tard, Théo a 6 ans et devant le peu d'évolution de ses troubles, vous décidez une prescription de méthylphénidate. Cette molécule :

A. Est un dérivé des amphétamines
B. Est contre-indiquée avant 6 ans
C. Peut être prescrite pour 3 mois maximum
D. Peut être renouvelée par le médecin généraliste
E. Est prescrite sans tenir compte des vacances scolaires

Q9. Quelques semaines après l'introduction du traitement, vous revoyez Théo et sa mère en consultation. Parmi les symptômes suivants rapportés par sa mère, le(s)quel(s) peu(ven)t être imputé(s) au méthylphénidate ?

A. Une augmentation de l'appétit
B. Des douleurs abdominales
C. Des céphalées
D. Une humeur triste
E. Des difficultés d'endormissement

Q10. Trois ans plus tard, Théo est admis aux urgences pédiatriques pour une grande crise d'agitation survenue à la maison. Dans un accès de colère, il a cassé sa tablette et a menacé de sauter par la fenêtre. Il vient d'apprendre par sa mère que son père, qu'il ne connaissait pas, s'est suicidé. Vous apprenez à cette occasion que sa mère vit avec un nouveau conjoint et que les relations intrafamiliales sont très tendues, particulièrement entre Théo et son beau-père.
Théo a maintenant 9 ans et est scolarisé en CE2. Quand vous le rencontrez, seul, il est calme et vous fait part de son mal-être. Le surpoids est manifeste et mal vécu. Entre deux sanglots, il précise : « J'en ai marre, cela fait trop longtemps que ça dure. J'en peux plus. » Aux urgences pédiatriques, la prise en charge comporte :

A. Une prescription d'un anti-histaminique à visée anxiolytique
B. Une prescription d'une benzodiazépine à visée anxiolytique
C. Une orientation vers une hospitalisation
D. Un signalement
E. Une convocation du beau-père

Q11. Parmi les propositions suivantes, la(les) quelle(s) constitue(nt) un(des) objectif(s) d'hospitalisation en urgence chez Théo ?

A. Prévention du risque suicidaire
B. Observation clinique prolongée
C. Réévaluation du traitement du TDAH
D. Mise à distance des tensions intrafamiliales
E. Bilan multidisciplinaire

Q12. Théo est hospitalisé en pédiatrie. Au cours d'un entretien, il décrit des attouchements sexuels par son beau-père mais refuse qu'on en parle à sa mère. Devant cette situation :

A. Vous évitez d'informer la mère
B. Vous effectuez un signalement même si la mère s'oppose
C. Vous effectuez un signalement même sans l'accord de Théo
D. Vous identifiez le beau-père sur votre certificat en tant que responsable des faits
E. Vous évitez de retranscrire mot pour mot les dires de Théo

Q13. À qui adressez-vous votre signalement ?

A. À l'Aide sociale à l'enfance (ASE)
B. À l'assistante sociale du service de pédiatrie
C. À l'agence régionale de santé (ARS)
D. Au procureur de la République
E. À la protection maternelle et infantile (PMI)

Q14. Le conjoint de la mère reconnaît les faits et est incarcéré. Quelques semaines après sa

sortie de l'hôpital, Théo se dit rassuré mais reste triste et inquiet pour son avenir. Il est toujours traité par méthylphénidate, ce qui lui permet d'être plus calme, mais garde de grandes difficultés scolaires. Il a peu de camarades et manque souvent l'école du fait de plaintes somatiques. Devant ce tableau clinique, quel(s) diagnostic(s) doi(ven)t être évoqué(s) ?

A. Dépression
B. Phobie scolaire
C. Trouble de la personnalité schizotypique
D. Trouble du spectre autistique
E. Trouble des conduites

Q15. **Parmi les mesures suivantes, du fait de sa situation et de ses difficultés scolaires, laquelle (lesquelles) peu(ven)t être mise(s) en place pour Théo ?**

A. Un projet d'accueil individualisé (PAI)
B. Une aide éducative en milieu ouvert (AEMO)
C. Une allocation d'éducation de l'enfant handicapé (AEEH)
D. Un projet d'accompagnement personnalisé (PAP)
E. Une auxiliaire de vie scolaire (AVS)

Dossier 4

Items 152, 166, 167, 171, 345

Énoncé

(Corrigé p. 609)

Une femme de 53 ans, experte-comptable dans une entreprise internationale, consulte en septembre à votre cabinet pour l'apparition depuis 5 jours d'une lésion sur sa jambe gauche (photo). Elle a comme antécédents un tabagisme actif, un diabète non insulino-dépendant, une hypertension artérielle, une phlébite surale droite sur une insuffisance veineuse ancienne il y a 7 ans et une artériopathie des membres inférieurs connue depuis 3 ans. Son traitement actuel comporte un traitement anti-hypertenseur et des antidiabétiques oraux. Son diabète est moins bien équilibré depuis plusieurs semaines. Elle dit également prendre régulièrement des anti-inflammatoires non stéroïdiens en raison de lombalgies chroniques. L'examen clinique retrouve une fièvre à 38° 2 C, un pouls à 100/mn, une tension artérielle à 15/9, un poids à 83 kg pour une taille de 1 m 65. Il n'y a pas de douleur à la palpation du mollet gauche.

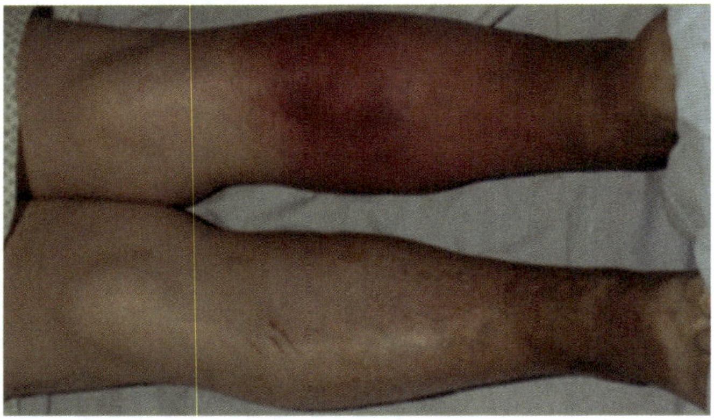

Q1. IMC (indice de masse corporelle) en valeur arrondie de cette patiente ?
A. 25
B. 30
C. 35
D. 40
E. 45

Q2. Quelle(s) est (sont) l'(les) hypothèse(s) diagnostique(s) la(les) plus vraisemblable(s) devant ce tableau clinique ?
A. Dermohypodermite de stase
B. Dermohypodermite bactérienne
C. Fasciite nécrosante
D. Lymphangite
E. Erythème noueux

Q3. Quelle(s) caractéristique(s) clinique(s) est (son)t en faveur d'une dermohypodermite bactérienne non nécrosante ?
A. Début brutal
B. Extension lente
C. Évolution centripète des lésions cutanées
D. Douleur spontanée intense
E. Mise en évidence d'un intertrigo interorteils

Q4. Quelle(s) comorbidité(s) présente(s) chez cette patiente est (sont) un (des) facteur(s) de risque de survenue d'une dermohypodermite bactérienne ?
A. Obésité
B. Diabète

C. Insuffisance veineuse
D. Antécédent de phlébite
E. Hypertension artérielle

Q5. Vous avez plusieurs éléments pour vous orienter vers une dermohypodermite bactérienne d'autant que vous trouvez un intertrigo des 2 pieds. Quel(s) geste(s) réalisez-vous devant cette lésion ?
A. Recherche d'une augmentation de la température cutanée locale
B. Décapage d'un petit décollement bulleux au sein de la zone érythémateuse
C. Écouvillonnage à visée bactériologique de la zone la plus inflammatoire de l'érythème
D. Marquage des contours de l'érythème au feutre
E. Recherche d'adénopathies

Q6. La palpation des plis inguinaux objective une adénopathie inguinale gauche. Quelle(s) est (sont) la (les) cause(s) la (les) plus vraisemblable(s) de cette adénopathie inguinale gauche ?
A. Pathologie inflammatoire concomitante du petit bassin
B. Pathologie inflammatoire concomitante de la région périnéale
C. Lésion anale ou péri-anale concomitante
D. Adénopathie satellite de la dermohypodermite
E. Adénopathie sentinelle d'un lymphome

Q7. Qu'est-il indispensable de réaliser avant de débuter la prise en charge thérapeutique de cette dermohypodermite ? (une seule réponse attendue)
A. Hémocultures
B. Biopsie cutanée avec mise en culture
C. Échographie-doppler de la jambe
D. Scanner de la jambe gauche
E. Aucun bilan complémentaire n'est indispensable

Q8. Quel(s) agent(s) infectieux est (sont) le(s) plus vraisemblablement en cause ?
A. *Candida albicans*
B. *Streptococcus pyogenes*
C. *Escherichia coli*
D. *Pseudomonas aeruginosa*
E. Staphylocoque à coagulase négative

Q9. Quelle(s) est (sont) votre (vos) option(s) thérapeutique(s) anti-infectieuse(s) de première ligne, sachant que vous décidez de la traiter à domicile en raison de l'absence de signe de gravité et qu'elle n'a aucune allergie connue ?
A. Amoxicilline *per os*
B. Amoxicilline-acide clavulanique *per os*
C. Céphalosporine de 3e génération intramusculaire
D. Pristinamycine *per os*
E. Clindamycine *per os*

Q10. Quel traitement associé prescrivez-vous ? (une ou plusieurs réponses exactes)
A. Paracétamol
B. Anti-inflammatoires non stéroïdiens
C. Calciparine à dose curative
D. Repos avec surélévation de la jambe gauche
E. Traitement de l'intertrigo

Q11. Vous la traitez par amoxicilline et paracétamol et prévoyez de la revoir 2 jours plus tard. En effet cette patiente est exposée au risque d'évolution vers une forme nécrosante. Quel(s) est (sont) le (les) facteur(s) de risque d'une telle évolution ?
A. Obésité
B. Diabète
C. Tabagisme
D. Artériopathie des membres inférieurs
E. Prise d'anti-inflammatoires non stéroïdiens

Q12. Sous traitement la dermohypodermite disparaît. Vous revoyez la patiente 3 mois plus tard car son entreprise l'envoie faire une expertise comptable à Abidjan en Côte d'Ivoire pendant 3 semaines. Elle n'a jamais voyagé en Afrique. Quelle(s) vaccination(s) lui proposez-vous ?
A. Mise à jour de ses vaccins diphtérie-tétanos-polio
B. Vaccin contre l'hépatite A
C. Vaccin contre la méningite ACYW135
D. Vaccin contre la fièvre jaune
E. Vaccin contre le choléra

Q13. Vous décidez de lui prescrire l'association atovaquone-proguanil pour sa chimioprophylaxie contre le paludisme pour ce voyage de 3 semaines. Quelle durée de prise inscrivez-vous sur l'ordonnance ? (une seule réponse attendue)
A. 3 semaines
B. 4 semaines
C. 5 semaines
D. 6 semaines
E. 7 semaines

Q14. À son retour de Côte d'Ivoire la patiente vous consulte de nouveau. Elle va bien et le séjour s'est bien passé. Elle a même pu aller passer le dernier week-end dans un campement en brousse. Elle vous décrit des installations rudimentaires avec des conditions d'hygiène médiocres notamment sur la literie. Depuis son retour elle dort mal en raison d'un prurit des avant-bras, des poignets et des doigts. Une de ses collègues avec qui elle partageait la même chambre présente les mêmes symptômes.
À l'examen vous voyez surtout des lésions de grattage notamment dans les espaces interdigitaux. Elle n'a pas changé de produits d'hygiène corporelle.
Quelle pathologie vous paraît la plus vraisemblable dans ce contexte ?
(une seule réponse attendue)

A. Dermatite atopique
B. Pédiculose
C. Gale
D. *Larva migrans*
E. Dermite de contact

Q15. Vous évoquez une gale qui est confirmée par la visualisation des parasites au dermoscope. Que recommandez-vous ? (une ou plusieurs réponses exactes)

A. Traitement par ivermectine
B. Traitement à renouveler à 7 jours
C. Lavage du linge à au moins 60 °C en cycle long
D. Traitement dans le même temps de sa collègue
E. Arrêt de travail de 2 semaines

Dossier 5

Items 18, 208, 210, 211, 212, 312, 325

Énoncé

(Corrigé p. 620)

Monsieur R, 40 ans, est ingénieur et travaille beaucoup. Il fume environ un paquet par jour depuis 20 ans, boit occasionnellement et ne prend aucun médicament. Il consulte aujourd'hui car depuis environ une semaine il ressent une fatigue inhabituelle, et il a au niveau de la langue une boule qui le gêne.

Q1. Vous constatez la lésion ci-dessous.

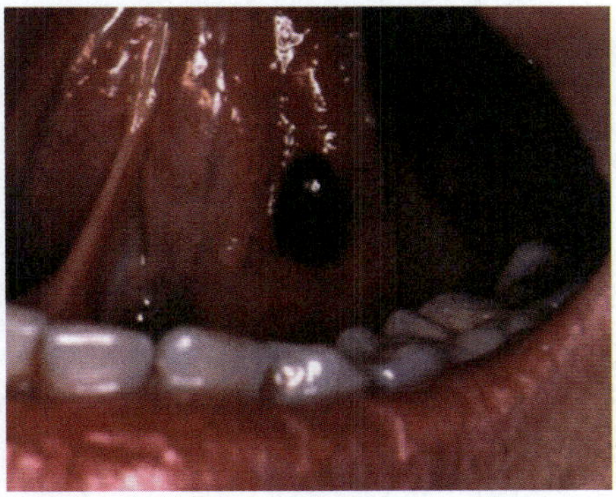

Vous évoquez (une ou plusieurs réponses possibles) :

A. Un carcinome épidermoïde
B. Un aphte
C. Une bulle hémorragique
D. Une morsure
E. Un angiome

Q2. Il s'agit d'une bulle hémorragique buccale. Devant cette lésion quelle étiologie est la plus probable ?

A. Une thrombopénie sévère
B. Une maladie de Willebrand
C. Une hémophilie
D. Un déficit en vitamine K
E. Un déficit en protéine C

Q3. Vous évoquez une thrombopénie sévère. Quels autres signes hémorragiques cherchez-vous ? (une ou plusieurs réponses possibles)

A. Un purpura
B. Des gingivorragies
C. Une hémarthrose
D. Un épistaxis
E. Un méléna

Q4. À l'examen vous retrouvez effectivement un purpura. Quelles sont les caractéristiques attendues du purpura dans ce contexte ? (une ou plusieurs réponses possibles)

A. Douloureux
B. Nécrotique
C. Pétéchial
D. Infiltré
E. Associé à des ecchymoses

Q5. Quels examens de première intention allez-vous demander ? (une ou plusieurs réponses possibles)

A. NFS
B. Réticulocytes
C. D-dimères
D. TP, TCA, fibrine
E. INR

Q6. La NFS montre : globules rouges 2,24 T/L, hémoglobine 76 g/L, hematocrite 22,1 %, VGM 98,7 fl, CCMH 34,4 g/dL, leucocytes 1,3 G/L, polynucléaires neutrophiles 0,4 G/L, lymphocytes 0,5 G/L, monocytes 0,05 G/L, blastes 0,35 G/L ; plaquettes 9 G/L, réticulocytes 45 T/L. Décrire cette NFS.

A. Neutropénie
B. Hyperlymphocytose
C. Thrombopénie
D. Anémie normochrome
E. Anémie régénérative

Q7. Quels diagnostics évoquez-vous ? (une ou plusieurs réponses possibles)

A. Aplasie médullaire idiopathique
B. Lymphome agressif
C. Purpura thrombopénique immunologique
D. Leucémie aiguë
E. Leucémie myéloide chronique

Q8. Vous recevez le bilan d'hémostase. Celui-ci montre : TP 50 %, TCA ratio 1,1, fibrinogène 0,88 g /L. Comment complétez-vous le bilan d'hémostase ? (une ou plusieurs réponses possibles)

A. Dosage des D dimères
B. Recherche d'anticoagulant circulant
C. Dosage du facteur V
D. Activité antiXa
E. Dosage facteur VIII

Q9. Vous suspectez une leucémie aiguë myéloblastique. Vous réalisez un myélogramme. Qu'attendez-vous ? (une ou plusieurs réponses possibles)

A. Une moelle pauvre
B. La présence de plus de 20 % de myéloblastes
C. Une augmentation du nombre de myélocytes et métamyélocytes
D. Des mégacaryocytes diminués ou absents
E. La présence de blastes avec des corps d'Auer

Q10. Monsieur R. a effectivement une leucémie aiguë myéloblastique. Que devez-vous faire ? (une ou plusieurs réponses possibles)

A. Hospitalisation en urgence
B. Isolement protecteur
C. Une réunion de concertation pluridisciplinaire pour décider de la conduite thérapeutique
D. Réaliser une consultation d'annonce
E. Faire une demande d'ALD

Q11. Le dossier de M. R. a été présenté en RCP. Il est proposé à M. R. de participer à un protocole thérapeutique de phase II randomisé. On lui remet une information avec un formulaire de consentement. Qui doit le signer ? (une ou plusieurs réponses possibles)

A. Le patient
B. Le médecin investigateur local
C. L'interne en charge du patient
D. La personne de confiance
E. Le pharmacien qui délivre les produits de l'étude

Q12. Le traitement est commencé et il a besoin d'une transfusion de culots globulaires. Quels examens biologiques doivent être réalisés avant transfusion ? (une ou plusieurs réponses possibles)

A. Groupe ABO Rhésus
B. Phénotypage Rhésus KEL1
C. Recherche d'agglutinines irrégulières
D. Sérologie EBV
E. Sérologie CMV

Q13. L'oncle de Monsieur R. a été contaminé lors d'une transfusion en 1984. M. R souhaite donc savoir les vérifications faites sur les culots globulaires. Parmi les propositions suivantes lesquelles sont vraies ? (une ou plusieurs réponses possibles)

A. Les produits sont tous déleucocytés
B. Les produits sont tous irradiés
C. Les produits sont testés pour le VIH
D. Les produits sont testés pour les hépatites B et C
E. Les produits sont testés pour le CMV

Q14. Quelles sont les dispositions légales pour la transfusion ? (une ou plusieurs réponses possibles)

A. L'infirmière doit vérifier la conformité du produit reçu
B. Un médecin doit être disponible rapidement
C. Les culots doivent être transfusés dans l'heure après leur arrivée dans le service
D. L'infirmière contrôle la concordance d'identité entre le patient et la carte de groupe
E. L'infirmière contrôle la concordance entre la carte de groupe et la poche de culots de globules rouges

Q15. Vous prescrivez la transfusion de 2 culots globulaires phénotypés. L'infirmière réalise l'épreuve globulaire sur carton test avant la transfusion. Le résultat est le suivant :

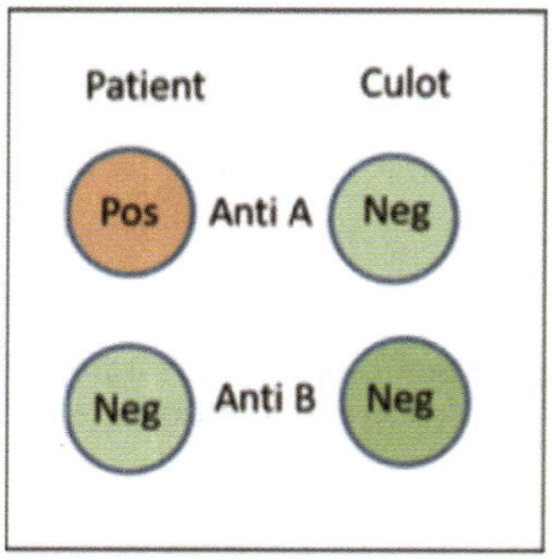

(pos = présence d'agglutinats, neg = absence d'agglutinats)
Quelles propositions sont vraies ?
(une ou plusieurs réponses possibles)

A. Le patient est de groupe A
B. Le patient est Rhésus positif
C. Le groupe du culot globulaire est identique à celui du patient
D. Le culot globulaire est compatible avec le patient
E. Le patient peut être transfusé sans autre examen préalable

Dossier 6

Items 107, 115, 118, 128, 130, 324

Énoncé

(Corrigé p. 630)

Une patiente âgée de 71 ans est admise aux urgences dans les suites d'une chute de sa hauteur en faisant ses courses dans une grande surface. Elle a glissé sur un légume avec une abduction forcée du membre inférieur droit responsable d'une douleur très violente. La patiente est transportée aux urgences. Elle vomit pendant le transport. Elle se plaint de ne plus pouvoir relever et baisser le pied, d'avoir ressenti une douleur en coup d'électricité dans le membre inférieur droit jusqu'au pied, de ressentir son pied et sa jambe droits « en coton ». Il n'y a pas eu de perte de connaissance. L'inspection ne retrouve pas d'attitude vicieuse du membre inférieur. La patiente n'a pas de traitement. Dans ses antécédents, on note une appendicectomie, une amygdalectomie, une intervention de type colpo-suspension en 2015. Elle a également un suivi ophtalmologique pour une dégénérescence maculaire liée à l'âge.

Q1. Devant ce tableau clinique, quelle(s) est (sont) l'(les) hypothèse(s) diagnostique(s) à évoquer ?

A. Fracture de l'extrémité supérieure du fémur
B. Fracture du sacrum
C. Luxation coxo-fémorale
D. Rupture des adducteurs
E. Arrachement de l'insertion distale de l'iliopsoas

Q2. Quel(s) est (sont) l'(les) examen(s) à demander en première intention ?

A. Radiographie du bassin de face
B. Radiographie de la colonne vertébrale thoraco-lombaire
C. Scanner thoraco-abdomino-pelvien
D. IRM du bassin
E. Échographie de l'articulation coxo-fémorale

Q3. Après un repos en décubitus aux urgences pendant 2 heures, la patiente veut se remettre debout. Elle dit trouver sa jambe et son pied droit toujours engourdis. Elle n'arrive toujours pas à relever ou à étendre son pied. Les radiographies du bassin et du rachis thoracolombaire sont réalisées.

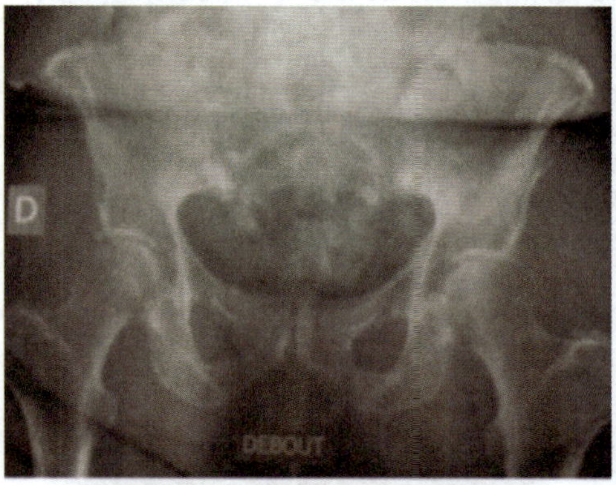

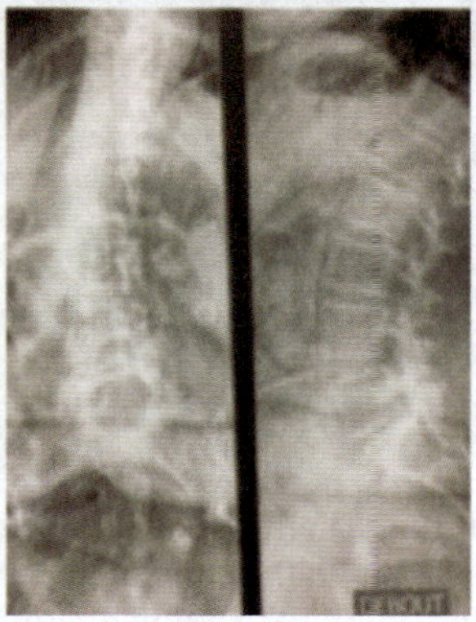

Compte tenu des éléments cliniques et radiologiques dont on dispose pour cette patiente, quelle est l'hypothèse diagnostique la plus probable ?

A. Une fracture du rachis
B. Une fracture d'une branche ischio-pubienne
C. Une fracture de l'extrémité supérieure du fémur
D. Une lésion du nerf obturateur
E. Une lésion du nerf sciatique

Q4. **Sur les radiographies, aucune fracture n'a été observée. Une lésion nerveuse a été évoquée. La patiente est sortie des urgences le jour même et vous allez la voir au domicile 3 jours après sa chute. À l'inspection, vous notez des signes cutanés visibles sur la photo suivante. À l'examen clinique, la patiente se plaint d'avoir la jambe et le pied droit en coton et des douleurs localisées à la plante du pied droit. Le réflexe rotulien droit est présent, l'achilléen droit absent alors qu'il est présent à gauche. En distalité, il y a une difficulté à relever et à baisser la pointe du pied droit. Les testing moteurs lors d'une extension du genou, d'abduction et d'extension de hanche droite sont possibles contre résistance et sont normaux. Vous notez une faiblesse de la flexion de la jambe sur la cuisse droite. Elle a une hypoesthésie de la jambe droite. Il n'y a pas de trouble vésico-sphinctérien.**

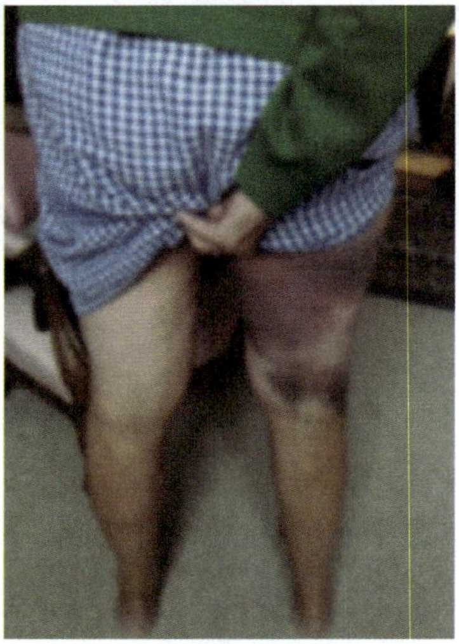

Compte tenu des éléments cliniques dont vous disposez, quel(s) type(s) d'atteinte(s) neurologiques(s) pouvez-vous évoquer ?

A. Une monoradiculopathie
B. Une polyradiculopathie
C. Une atteinte monotronculaire
D. Une paraparésie incomplète
E. Un hémi-syndrome de la queue de cheval

Q5. **Trois jours après le traumatisme, dans le contexte d'une atteinte monotronculaire sciatique, quel examen serait le plus susceptible de modifier la prise en charge de cette patiente ? (une seule réponse attendue)**

A. Un scanner rachidien lombaire
B. Une sacco-radiculographie
C. Un électromyogramme périnéal
D. Un électromyogramme des membres inférieurs
E. Une échographie de la fesse droite et de la cuisse droite

Q6. **L'échographie de la fesse droite a montré un hématome qui a été évacué car comprimant le nerf sciatique. Vous souhaitez prescrire une aide technique de type releveur du pied droit. Parmi les éléments réglementaires suivants concernant les orthèses sans moulage, lequel (lesquels) est (sont) exact(s) ?**

A. Elles nécessitent une demande d'entente préalable
B. Elles sont disponibles chez les pharmaciens
C. Elles sont prescrites sur formulaire de grand appareillage
D. Elles sont prescrites sur une ordonnance simple
E. Elles sont remboursées totalement par la caisse d'Assurance maladie

Q7. **Vous décidez de prescrire des séances de rééducation en ambulatoire à domicile. Parmi ces éléments, lequel (lesquels) est (sont) obligatoire(s) sur la prescription destinée au kinésithérapeute ?**

A. Le nombre total de séances
B. La mention « à domicile »
C. La région et/ou la pathologie à traiter
D. La mention « Masso-kinésithérapie »
E. La technique de kinésithérapie utilisée

Q8. **Vous suivez votre patiente en consultation régulière tous les mois. Parmi les éléments cliniques ou paracliniques suivants, lequel (lesquels) est (sont) utile(s) pour suivre la récupération de cette lésion nerveuse tronculaire traumatique ?**

A. L'électromyogramme
B. Le testing clinique moteur
C. Le testing clinique sensitif
D. L'échographie
E. L'électrostimulation musculaire

Q9. Vous revoyez la patiente en consultation 3 mois après le traumatisme initial. Elle présente toujours une démarche anormale. À la phase oscillante de la marche en terrain plat, la pointe du pied droit est constamment abaissée, elle lève plus haut le genou qu'elle ne le fait à la même phase du côté gauche. Parmi ces affirmations, laquelle (lesquelles) est (sont) exacte(s) ?

A. Il s'agit d'une démarche dandinante
B. Il s'agit d'une démarche en steppage
C. Il s'agit d'une démarche talonnante
D. Il s'agit d'une démarche en salutation antérieure
E. Il s'agit d'une démarche en fauchage

Q10. La patiente est de plus en plus anxieuse à l'idée de marcher en raison de sa lésion neurologique sciatique droite. Elle s'accroche la pointe du pied droit dans un tapis mal fixé chez elle, alors qu'elle traversait un couloir sombre. Elle trébuche et chute une nouvelle fois. Elle ne peut plus prendre appui du côté droit du fait de douleurs. Voici la radiographie du bassin réalisée aux urgences.

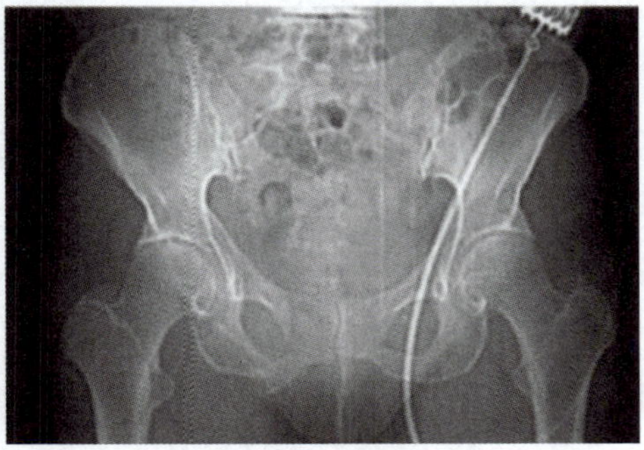

Que pouvez-vous affirmer au vu de la radiographie ? (une ou plusieurs réponses exactes)

A. Disjonction sacro-iliaque droite
B. Fracture Garden 3 du col fémoral droit
C. Fracture de la branche ischio-pubienne droite
D. Fracture per-trochantérienne droite
E. Fracture du petit trochanter droit

Q11. Parmi les différents facteurs ayant pu contribuer à la chute de cette patiente, lequel (lesquels) considérez-vous comme un (des) facteur(s) intrinsèque(s) de chute ?

A. L'éclairage défaillant
B. La lésion du nerf sciatique
C. Le tapis mal fixé
D. La dégénérescence maculaire liée à l'âge
E. L'orthèse (releveur mollet-plante) inefficace

Q12. Parmi les propositions suivantes laquelle (lesquelles) est (sont) considérée(s) comme une limitation d'activité chez cette patiente ?

A. Une diminution des amplitudes articulaires de la hanche droite
B. Une douleur à la marche
C. Une difficulté à monter les escaliers
D. Un trouble sensitif de la plante du pied droit
E. Une réduction de la performance de marche

Q13. Vous souhaitez améliorer les troubles de l'équilibre et de la marche de la patiente. Parmi les intervenants suivants, quel(s) professionnel(s) de santé concourra (concourront) à l'amélioration de ces symptômes ?

A. Orthoptiste
B. Orthophoniste
C. Podo-orthésiste
D. Kinésithérapeute
E. Psychomotricien

Q14. Suite à vos soins, la patiente a retrouvé une meilleure autonomie et retourne à son domicile. Quelle(s) est (sont) la (les) proposition(s) utile(s) pour lutter contre les risques de chute de la patiente ?

A. Vérification des facteurs environnementaux modifiables
B. Aides techniques et appareillages
C. Exercices de renforcement des muscles des deux membres inférieurs
D. Exercices de reconditionnement à l'effort et d'équilibration
E. Demande d'aide personnalisée à l'autonomie (APA)

Q15. Compte tenu de l'âge de la patiente, quel(s) organisme(s) d'assurance(s) contribuera (contribueront) à la prise en charge des soins de la patiente ?

A. La caisse primaire d'Assurance maladie
B. La caisse complémentaire de santé
C. L'aide pour l'autonomie du Conseil départemental
D. La Caisse nationale pour la solidarité et l'autonomie
E. Les services communaux d'actions sociales

Dossier 1

Corrigé

(Énoncé p. 556)

Question 1

Quelle est votre hypothèse diagnostique principale ?

A. Artériopathie oblitérante des membres inferieurs
B. Canal lombaire étroit
C. Lombosciatalgie
D. Hypokaliémie
E. Thrombose veineuse profonde

La réponse exacte est **l'artériopathie oblitérante des membres inférieurs**. Effectivement, une douleur des membres inférieurs à la marche survenant toujours après une même distance de marche est évocatrice d'AOMI. De plus, le terrain du patient (tabagisme à 37 PA) renforce notre suspicion diagnostic.

Un ***canal lombaire étroit*** provoque des paresthésies bilatérales des membres inférieurs, une hypoesthésie de topographie radiculaire et des troubles génito-sphinctériens. Elle est déclenchée par la marche et la station débout mais est soulagée par la flexion antérieure du buste (Signe du Caddie), de telle façon que la pratique du vélo est indolore.

Une ***lombosciatalgie*** provoque une douleur neuropathique suivant un trajet précis se déclenchant dès le début de la marche.

Une ***hypokaliémie*** provoque des troubles neuromuslculaires (crampes, myalgies, faiblesse musculaire, paralysie…).

Une ***thrombose veineuse profonde*** provoque un tableau de grosse jambe rouge douloureuse, de douleur non rythmée par la marche.

> ⚠ Piège fréquent : une lombosciatalgie ne provoque ***pas de boiterie*** mais simplement une douleur à la marche.

Question 2

Vous suspectez une artériopathie oblitérante des membres inférieurs. Quel(s) est (sont) parmi les éléments sémiologiques suivants celui (ceux) qui va (vont) orienter le diagnostic vers cette hypothèse ?

A. Survenue de la douleur à la marche
B. Symptomatologie à type de crampe au niveau du mollet
C. Diminution de la douleur par la position penchée en avant
D. Disparition de la douleur de manière progressive pendant plusieurs heures
E. Apparition plus rapide des symptômes lorsque le patient gravit une pente

Les caractéristiques de la claudication musculaire de l'AOMI à retenir sont :

- **crampe musculaire** localisée au mollet ;
- apparaissant à l'effort au bout d'une certaine **distance de marche** (***distance de gêne***) ;
- obligeant le sujet à **s'arrêter** (***distance de marche***) ;
- d'apparition plus précoce lors de **la marche en pente**, de **la marche rapide**, ou **de la course** ;

- cédant **rapidement** en moins de 5 minutes.
- Les formes atypiques sont fréquentes : distance de marche ***variable d'un jour à l'autre, d'autre localisation*** (cuisse, pied, fesse), ***douleurs de faible intensité***, pas d'obligation de s'arrêter mais ***de ralentir le pas***.

Pour aller plus loin avec L'ATBC

Caractéristiques séméiologiques des différents types de claudication					
	Artérielle	**Articulaire**	**Radiculaire**	**Médullaire**	**Veineuse**
Distance d'apparition	Le plus souvent **constante**	Dès les **premiers pas**	Variable		
Douleur	**Crampe** (topographie musculaire), **oblige** rapidement à **l'arrêt**	Topographie articulaire, d'emblée **maximale**	Soulagée par **l'antéflexion** (topographie radiculaire)	Pas de douleur, **déficit moteur transitoire**	Sensation de gonflement douloureux, augmente en orthostatisme
Récupération	**Rapidement** après l'arrêt	Lente			Diminution en décubitus
Contexte clinique	**Athérome**	**Arthrose**, traumatisme…	**Canal lombaire étroit**	Divers (*rétrécissement du canal cervical…*)	Insuffisance veineuse chronique

Beaucoup d'étudiants ne font pas la différence entre claudication médullaire et radiculaire, pourtant bien différentes. Les données présentées ici sont relativement simples, il ne faut pas passer à côté.

Canal lombaire étroit

Sténoses rachidiennes acquises (*prolifération ostéophytique, protrusion discale, etc.*), majorée en position **debout** (→ parfois normal en IRM)
Constitutionnel (*lames raccourcies*) **ou acquis** (*ostéophytes, discopathie, spondylolisthésis, hypertrophie des ligaments jaunes*)
Surtout des hommes, 50-60 ans
Atteinte L4-L5 ++, parfois multiétagé
Paresthésies des MI bilatérale, **hypoesthésie** de topographie radiculaire, **troubles génito-sphinctériens** (*syndrome de la queue-de-cheval, souvent asymétrique → mauvais pronostic*)
Facteur déclenchant : **marche** (claudication radiculaire douloureuse) ou **station debout**
Facteur améliorant : arrêt de la marche, flexion antérieure du tronc « **signe du caddie** »
PAS de signe de Lasègue (ce n'est pas une hernie discale)
Différentiel : AOMI, claudication intermittente médullaire (non douloureuse), neuropathies périphériques
Examens : radio du rachis, **IRM** (ou TDM et saccoradiculographie)
Traitement :
- médical : symptomatique, infiltrations épidurales de corticoïdes, rééducation en cyphose
- chirurgical : libération des structures nerveuses

Séquence thérapeutique pour le canal lombaire étroit : **antalgique + kinésithérapie** → **infiltration épidurale de corticoïdes** → **laminectomie**

Une sous-partie très importante car très fréquente (activité neurochirurgicale ++) mais souvent négligée par les étudiants alors que la séméiologie est précise et exigible, tout comme la thérapeutique.

Question 3

L'interrogatoire confirme l'apparition d'une douleur à la marche à type de crampe localisée au niveau du mollet droit. La douleur se manifeste de manière précoce lorsque le patient gravit une pente, confortant ainsi votre hypothèse diagnostique d'artériopathie oblitérante des membres inférieurs.
À l'examen clinique, le patient mesure 1,77 m, il pèse 70 kg et la pression artérielle est à 134/68 mmHg aux deux bras.
La palpation abdominale ne perçoit pas de masse pulsatile ou expansive. Au niveau du membre inférieur gauche tous les pouls périphériques sont retrouvés, le pouls poplité semble cependant trop bien perçu. Au niveau du membre inférieur droit, seul le pouls fémoral est retrouvé.
À l'auscultation vous ne trouvez qu'un souffle cervical droit ainsi qu'un souffle au 1/3 supérieur de la cuisse gauche.
Sur les données de cet examen clinique, quelle(s) est (sont) la (les) lésion(s) athéromateuse(s) artérielle(s) que vous devez suspecter ?

A. Sténose de l'artère iliaque externe droite
B. Sténose de l'artère fémorale commune gauche
C. Sténose de l'artère fémorale commune droite
D. Anévrisme de l'artère poplitée gauche
E. Sténoses des artères jambières gauches

Rappel : Sémiologie vasculaire

Une **obstruction** artérielle se traduit par ***l'absence de perception d'un pouls***.
Une **sténose** artérielle se traduit par ***un souffle à l'auscultation*** liée à la diminution de la lumière artérielle et l'augmentation de la turbulence du flux dans la zone sténosée.
Un **anévrisme** se définit selon l'OMS comme l'augmentation du diamètre d'un vaisseau de plus de **50 %** de sa taille habituelle. Au niveau poplité, on parle d'anévrisme poplité quand le diamètre est supérieur à **15 mm** et on pose l'indication chirurgicale à **20 mm**. Il se traduit par ***une masse battante avec un pouls trop bien perçu***.

On retrouve donc **une sténose de l'artère fémorale gauche, un anévrisme poplité gauche** et **une oblitération-réinjection fémorale droite.**

⚠ Attention, la rupture est la complication principale de l'anévrisme de l'aorte abdominal mais elle est exceptionnelle pour l'anévrisme poplité. C'est **l'embolisation du lit d'aval** qui prédomine.

Question 4

Vous évoquez l'existence d'une sténose de l'artère fémorale gauche, un anévrisme poplité gauche et une oblitération-réinjection fémorale droite.
Pour confirmer le diagnostic d'artériopathie oblitérante des membres inférieurs vous réalisez une mesure des Index de Pression Systolique (IPS) en cheville.
L'IPS est à 0,67 au niveau du membre inférieur droit et à 0,85 au niveau du membre inférieur gauche.
Quelles sont la valeur sémiologique et les limites de ce paramètre ? (une ou plusieurs réponses exactes).

A. Lorsque l'IPS est inférieur à 0,90 il confirme le diagnostic d'artériopathie oblitérante des membres inférieurs
B. Lorsque l'IPS est inférieur à 0,90 il témoigne d'un sur-risque de morbi-mortalité cardiovasculaire
C. Lorsque l'IPS est supérieur à 1,40 il témoigne d'une rigidité artérielle associée à une médiacalcose
D. La présence d'une médiacalcose oblige à utiliser la pression d'orteil et non la pression de cheville pour le calcul de l'IPS
E. L'IPS doit être mesuré chez les patients suspects d'ischémie aiguë sensitivo-motrice pour confirmer le diagnostic

L'index de pression systolique (IPS) est défini comme le rapport de **la pression artérielle systolique de cheville** (la plus élevée entre l'artère tibiale postérieure et l'artère pédieuse) sur **la pression artérielle systolique du bras**, évaluées grâce à un brassard à tension et un Doppler de poche.

Interprétation de l'IPS	
AOMI sévère	IPS < 0,6
AOMI	IPS < 0,9
IPS normaux	IPS entre 0,9 et 1,3
Médiacalcose	IPS ≥ 1,4

Au-dessus de 1,4, on parle de médiacalcose reflétant la rigidité de la paroi artérielle, qui tout comme l'AOMI, est un **facteur indépendant de mortalité cardio-vasculaire**. Elle oblige à utiliser la pression d'orteil car elle peut faussement masquer une AOMI : On parle d'AOMI si l'IPS à l'orteil est **< 0,7**.

⚠ L'ischémie aiguë sensitivo-motrice d'un membre est une urgence thérapeutique dont le diagnostic est uniquement **CLINIQUE**. ***Aucun examen ne doit retarder sa prise en charge***. Une attention particulière doit être portée au syndrome de reperfusion.

Pour aller plus loin avec L'ATBC

Syndrome de reperfusion
Troubles **métaboliques** : hyperkaliémie, acidose métabolique, hyperuricémie, myoglobinémie, myoglobinurie, hypocalcémie, hyperphosphorémie, jusqu'à la CIVD Insuffisance **rénale** : nécrose tubulaire aiguë (choc **hémodynamique**, **précipitation intratubulaire** de la myoglobine, **toxicité directe** en milieu acide de la myoglobine et des PdC pour **l'artériographie**) Choc **hypovolémique** (exsudation plasmatique) ou **infectieux** (colonisation des muscles nécrosés)

Toutes ces notions sont très simplement transformées en QCM. Vous avez plus de chance d'avoir un dossier de syndrome de reperfusion après une ischémie aiguë de membre qu'après un *crush* syndrome post-tremblement de terre ou attentat…

Question 5

Pour préciser le bilan lésionnel artériel, quel(s) est (sont) l'(les) examen(s) complémentaire(s) de première intention que vous demandez ?

A. une artériographie de l'aorte et des membres inférieurs
B. un échodoppler de l'aorte abdominale et des artères des membres inférieurs
C. un échodoppler des axes artériels à destinée cervico-encéphalique
D. une angio-IRM des axes artériels à destinée cervico-encéphalique
E. une angio-scanner de l'aorte et des membres inférieurs

L'examen de première intention dans l'AOMI est **l'Échodoppler des membres inférieurs**. Il permet un bilan lésionnel complet (sévérité, localisation, retentissement, circulation de suppléance).
L'angio-IRM et ***l'angio-TDM*** ne sont utiles uniquement lorsqu'une indication chirurgicale de revascularisation est posée.
L'artériographie est réalisée en per-opératoire afin de guider les gestes de revascularisation.
De plus devant un patient présentant une AOMI, il faut rechercher les autres facteurs de risque cardiovasculaire (tabac, HTA, diabète…) pour les traiter et effectuer un bilan d'extension de l'athérome comportant systématiquement **un ECG** et **un Échodoppler de l'aorte abdominale**. Les autres examens se font sur orientation. Devant la découverte d'un souffle cervical droit évoqué dans l'énoncé de la question 3, **un Échodoppler des axes artériels à destinée cervico-encéphalique** est ici indiqué.

Question 6

Vous avez demandé en première intention la réalisation d'un échodoppler des axes à destinée cervico-encéphalique, de l'aorte et des membres inférieurs pour préciser les lésions artérielles. Cet examen objective une surcharge athéromateuse au niveau des axes artériels des troncs supra-aortiques sans sténose significative. L'aorte abdominale est régulière et mesure 28 mm de diamètre antéro-postérieur. Il existe une oblitération de l'artère fémorale droite avec une réinjection de l'artère poplitée. On note, en outre, une sténose au tiers moyen de l'artère fémorale gauche. L'artère poplitée gauche est régulière et mesure 13 mm de diamètre dans sa plus large dimension. Compte tenu de l'absence de lésion menaçante, vous décidez de traiter médicalement ce patient. Quelle(s) est (sont) la (les) mesure(s) thérapeutique(s) que vous allez mettre en place ?

A. Statine
B. Bêtabloquant pour remplacer le périndopril
C. Anti-agrégant plaquettaire
D. Anticoagulant oral direct
E. Héparine de bas poids moléculaire

Le traitement de l'AOMI se base sur la classification OMS de l'AOMI :

Traitement de l'AOMI en fonction du stade de l'OMS		
Stade 1	Asymptomatique	**IEC/ARA II** + **Statine** + **Contrôle des FDRCV**
Stade 2	Claudication d'effort	Idem Stade 1 + **Antiagrégant plaquettaire** +/– **Rééducation à la marche**
Stade 3	Douleurs de décubitus	Idem Stade 2 + **Revascularisation**
Stade 4	Troubles trophiques	Idem Stade 2 + **Revascularisation**

Nous sommes ici devant un patient au stade 2 : Il faut donc contrôler les FDRCV, instaurer une **statine**, un **IEC/ARA** II et un **antiagrégant plaquettaire**. On peut éventuellement prescrire une **réhabilitation à la marche**.

⚠ Les seules thérapeutiques ayant démontré **l'augmentation du périmètre de marche** sont :
- **les statines** ;
- **l'arrêt du tabac** ;
- **la réhabilitation à la marche**.

Question 7

En plus du traitement médicamenteux, quel(s) est (sont) le(s) conseil(s) que vous allez prodiguer à votre patient ?

A. Sevrage tabagique
B. Régime hypocalorique
C. Régime sans sel strict
D. Régime hypoglycémique
E. Marche de 30 minutes par jour 5 fois par semaine

Mise à jour 2019 du Collège de Nutrition
Le terme « **modifications thérapeutiques du mode de vie** » remplace l'ancienne notion de « ***règles hygiéno-diététiques*** », car le mot « règle » renvoie à une notion trop stricte.

On ne nous parle nulle part d'un éventuel surpoids/obésité : ***le régime hypocalorique n'est pas indiqué***.
On ne prescrit ***jamais de régime sans sel strict*** ! Dans l'HTA, il faut prescrire un **régime hyposodé** (< 6-8 g/jour).
La glycémie du patient est normale, il n'est donc pas diabétique. Il n'est ***pas nécessaire de limiter les apports glucidiques***.

Nouvelles recos

Mise à jour 2019 des recommandations sur l'activité physique du Collège de Nutrition

Pour les adultes :
- **150 min** d'activité physique modérée par semaine ou **75 min** d'activité physique intense par semaine ;
- **1 à 2** séances de renforcement musculaire par semaine ;
- **2 à 3** séances d'assouplissement par semaine ;
- limiter la durée assise continue à **2 heures**.

Pour les enfants de 6 à 17 ans :
- **1 heure** d'activité d'intensité modérée à soutenue par jour ;
- et tous les **2 jours**, **20 min** d'activité d'intensité soutenue ou de renforcement musculaire ;
- limiter la durée assise continue à **2 heures** ;
- limiter le temps d'écran à **2 heures** par jour ;

Pour les enfants de moins de 5 ans :
- **3 heures** d'activité d'intensité modérée à soutenue par jour ;
- tous les **2 jours**, ces activités devraient être d'intensité soutenue ;
- limiter la durée assise continue à **1 heure** ;
- limiter le temps d'écran à **1 heure** par jour ***(et pas d'écran avant 2 ans)***.

Question 8

Vous revoyez le patient après 6 mois de traitement et vous lui prescrivez une épreuve de marche sur tapis roulant. Concernant cet examen, quel(s) est (sont) la (les) proposition(s) exacte(s) ?

A. Il permet d'évaluer le handicap relevant de l'artériopathie oblitérante des membres inférieurs
B. Il permet l'évaluation de la valeur fonctionnelle de la circulation collatérale
C. Il permet de mesurer de manière standardisée la distance parcourue en 6 minutes
D. Il permet une réévaluation des IPS après la marche
E. Il ne s'adresse qu'aux patients présentant une médiacalcose

L'épreuve de marche sur tapis roulant est un **test spécifique à l'AOMI** permettant dans des **conditions standardisées** (vitesse à 3,2 km/h, pente à 10 %) d'étudier :

- la distance de gêne et la distance de marche ;
- la valeur fonctionnelle de la circulation collatérale (néo-circulation artérielle ayant pour but de suppléer l'absence d'apport en O_2 par l'artère sténosée) ;
- la réévaluation de l'IPS après la marche : c'est **l'épreuve de Strandness**.

REMARQUE : L'épreuve de Strandness

L'épreuve de Strandness consiste en une réévaluation de l'IPS après la marche dans des conditions standardisées. Chez des patients ayant un IPS normal au repos :
- une baisse > 30 mmHg ou > 20 % de l'IPS après la marche est évocatrice d'AOMI ;
- l'absence de chute de la pression après la marche exclut l'AOMI.

Elle s'adresse bien évidemment aux patients atteints d'*AOMI*.
La mesure de la distance parcourue en 6 minutes fait référence au TM6 (test de marche de 6 minutes), non spécifique, qui est surtout utilisé dans le suivi du retentissement fonctionnel des patients dyspnéiques en pneumologie : c'est ici un simple distracteur.

Question 9

L'épreuve de marche ne montre qu'un handicap fonctionnel modéré, compatible avec la poursuite du traitement médical. Le cardiologue consulté au préalable a réalisé une échographie de stress sous dobutamine qui ne montre pas de signe d'ischémie myocardique. L'échocardiographie de repos est normale également, à l'exception de la présence d'une dilatation de l'atrium gauche.
Le sevrage tabagique est en cours. Le patient est traité par atorvastatine, aspirine et périndopril.
Un an plus tard, il consulte le cardiologue pour des palpitations qui évoluent de façon épisodique depuis plusieurs semaines.
Quelle(s) est (sont) la (les) cause(s) possible(s) des palpitations chez ce patient ?

A. Tachycardie atriale
B. Extrasystoles atriales
C. Bloc atrioventriculaire paroxystique
D. Fibrillation atriale
E. Fibrillation ventriculaire

Une palpitation se définit comme la perception anormale d'un rythme ou de battements anormaux (« trop fort, trop vite, irrégulier »). Les palpitations sont évocatrices de **troubles du rythme** faisant référence aux **tachycardies**. La tachycardie atriale, les extrasystoles et la fibrillation atriale en sont des causes.
Un BAV paroxystique est responsable d'une **bradycardie** ou de battement cardiaque « raté », rentrant dans la catégorie des **troubles de la conduction**, faisant quant à eux référence aux bradycardies, entraînant plus volontiers **des syncopes**.

⚠ La fibrillation ventriculaire n'est ***ni une cause de palpitation ni une cause de syncope/lipothymie*** car elle n'est jamais spontanément réversible : le patient est en arrêt cardio-respiratoire. Il s'agit d'une urgence absolue nécessitant la réalisation d'un choc électrique.

Pour aller plus loin avec L'ATBC

Signes de gravité en cas de palpitations
Pouls > 150 bpm **Hypotension** artérielle, signes **d'hypoperfusion périphérique** **Angor** (parfois fonctionnel) Signes **d'insuffisance cardiaque** Signes **neurologiques** (*trouble de conscience*)

Un tableau tombé mot pour mot en 2016. Rien de plus à rajouter, vous devez connaître tout cela par cœur.

Question 10

Un électrocardiogramme est réalisé, dont voici le tracé.

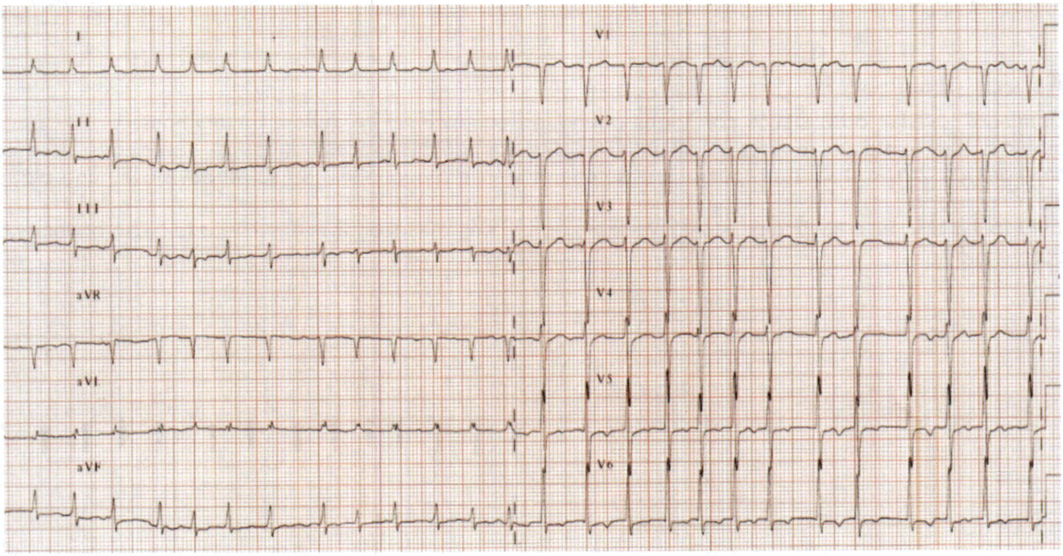

Quelle est l'interprétation de l'électrocardiogramme ?

A. Tachycardie sinusale
B. Extrasystoles atriales
C. Fibrillation atriale
D. Tachycardie jonctionnelle
E. Flutter atrial

Lors de toute interprétation d'un ECG, il faut être systématique et utiliser le moyen mnémotechnique « **FRACHI** » :

F	Fréquence	**Tachycardie** à 156 bpm
R	Rythme	**Rythme non sinusal** (sans visualisation d'onde p devant les QRS) et **irrégulier**
A	Axe	**Axe électrique cardiaque normal** aux alentours de + 60° car les QRS sont de polarité positive en DI et AVF et d'amplitude positive maximale en D2
C	Conduction	Les QRS sont fins (< 120 ms = 3 petits carreaux) : il n'existe **pas de bloc de branche**. On ne peut pas se positionner sur un éventuel BAV ou BSA devant l'absence d'onde P
H	Hypertrophie	Il n'existe **pas de signe d'hypertrophie ventriculaire électrique droite** (QRS négatif en V1) **ni gauche** (Sokolow < 35 mm) On ne peut pas se positionner sur une éventuelle hypertrophie auriculaire devant l'absence d'onde P
I	Ischémie	Il n'existe pas de **trouble de la repolarisation significatif** (Onde T négative, décalage du segment ST) **ni d'onde Q pathologique**

Astuce pratique !

Toute **tachycardie irrégulière à QRS** fin est une **fibrillation auriculaire** ! (Du moins pour l'ECNi, il existe des exceptions).

Astuce pratique !

Comment calculer la fréquence cardiaque quand la fréquence est **irrégulière** ou **très basse** ?
Sur un ECG il existe des repères (ici en entourés en rouge) délimitant des bandes de 5 secondes (25 gros carreaux de 200 ms). Si on répète 12 fois cette plage de 5 secondes, on se retrouve avec une plage de 60 secondes.
Ici il y a 13 QRS en 5 secondes, soit 13 x 12 = 156 QRS en 60 secondes ce qui nous fait 156 battements par minute !

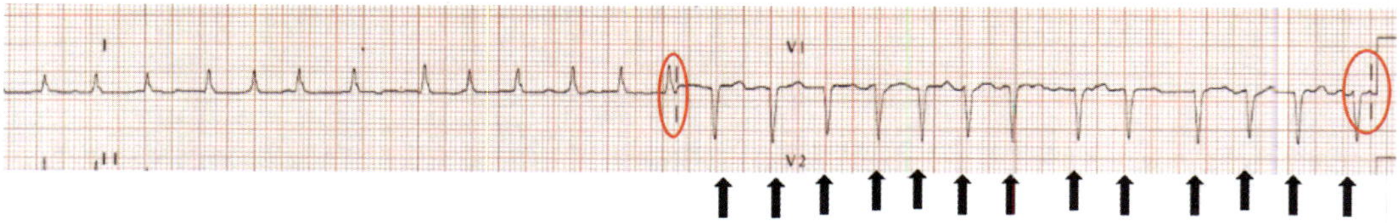

Question 11

Il s'agit d'une fibrillation atriale.
Quel(s) est (sont) le(s) facteur(s) pris en compte pour évaluer le risque thrombo-embolique lié à la fibrillation atriale chez ce patient ?

A. L'artériopathie oblitérante des membres inférieurs
B. Le tabagisme
C. L'antécédent d'hypertension artérielle
D. L'âge
E. Le caractère récent de la fibrillation atriale

Cette question fait référence au **score CHA2DS2-VASc**. Ce score est utilisé dans la ***FA non valvulaire*** afin de déterminer la nécessité d'introduire une anticoagulation curative en prévention des embolies.

- Si le score est égal à 1 chez la femme ou à 0 chez l'homme : Anticoagulation non recommandée.
- Si le score est égal à 2 chez la femme ou à 1 chez l'homme : Anticoagulation au cas par cas selon le risque hémorragique.
- Si le score est supérieur à **2** chez la femme ou supérieur à **1** chez l'homme : Anticoagulation recommandée.

Score CHA2DS2-VASc		
C	Insuffisance cardiaque clinique ou FEVG < 40 %	1 point
H	HTA traitée ou non	1 point
A	Âge > 75 ans	**2 points**
D	Diabète	1 point
S	ATCD d'AVC ou d'AIT ou d'ischémie d'organe (membre, intestin)	**2 points**
V	ATCD de maladie vasculaire (AOMI, SCA, Athérome carotidien...)	1 point
A	Âge compris entre 65 et 74 ans	1 point
Sc	Femme	1 point

Dans ce dossier, notre patient présente **un score à 3** sur **l'âge** (67 ans = 1 point), **l'HTA** (1 point), **l'ATCD de maladie vasculaire** (AOMI, Athérome carotidien = 1 point) : Une anticoagulation est formellement indiquée.

⚠ La FA valvulaire est définie selon la Société européenne de cardiologie (ESC 2016) comme une FA associée à **une valve mécanique** ou un **rétrécissement mitral**. Elle est à haut risque embolique et nécessite **toujours** d'être anticoagulée : ***on n'utilise donc pas le CHA2DS2-VASc*** pour décider ou non d'anticoaguler le patient. De plus ***les anticoagulants oraux directs sont contre-indiqués*** dans la FA valvulaire : on utilise uniquement l'HNF ou les AVK.

Question 12

La fonction rénale est normale et un traitement par anticoagulant oral direct par apixaban est débuté en raison de l'âge supérieur à 65 ans, de l'hypertension artérielle et de l'artériopathie oblitérante des membres inférieurs.
L'interrogatoire très fiable du patient permet de préciser que les palpitations surviennent par épisodes dont la durée varie entre 6 et 72 heures.
Comment qualifier cette fibrillation atriale selon les données recueillies (une seule réponse) ?

A. Persistante
B. Permanente
C. Isolée
D. Paroxystique
E. Résistante

	Classification de la FA
Premier épisode non encore résolu	Inclassable
Paroxystique	Réduction spontanée en moins de 7 jours
Persistance	Réduction spontanée en plus de 7 jours ou nécessité d'une cardioversion
Permanente = Acceptée	Échec de réduction ou réduction non tentée

Il s'agit par définition d'une **FA paroxystique** car elle se réduit toujours spontanément en moins de 72 heures (< 7 jours).

Question 13

Il s'agit d'une fibrillation atriale paroxystique.
Vous décidez de prescrire un bêtabloquant pour ralentir la fréquence en fibrillation atriale.
Après 3 jours de traitement, le patient se présente aux urgences pour lipothymie et dyspnée d'effort. L'électrocardiogramme montre uniquement une bradycardie sinusale à 42 battements/minute. La pression artérielle est normale, le patient est asymptomatique au décubitus, il n'y a pas de signe de bas débit, la diurèse est préservée, l'auscultation pulmonaire est normale.
Quelle est votre prise en charge ?

A. Modification du traitement et retour à domicile
B. Suspension du bêtabloquant puis reprise à doses réduites
C. Mise en place d'une sonde d'entraînement électrosystolique percutanée
D. Perfusion d'isoprénaline
E. Mise en place d'un stimulateur cardiaque définitif

Le patient présente une bradycardie probablement en cause de ses symptômes seulement 3 jours après l'introduction d'un bêtabloquant. **Il faut parfois savoir rester simple et évoquer la iatrogénie en première intention** ! Dans ce cas, la réponse la plus vraisemblable **est d'arrêter le traitement et de le reprendre à dose réduite**.
Le patient a présenté une lipothymie et une dyspnée d'effort. Il paraît plus judicieux de ***l'hospitaliser*** initialement pour lancer un bilan étiologique plus poussé afin d'éliminer d'autres diagnostics différentiels.
L'isoprénaline est indiquée dans le cadre d'une bradycardie mal tolérée dans un contexte de BAV de hauts degrés. En cas d'échec de l'isoprénaline, la mise en place ***d'une sonde d'entraînement électrosystolique percutanée*** est recommandée.
Le pacemaker est quant à lui indiqué dans les troubles conductifs de hauts degrés (BAV III ou BAV II Mobitz 2 sans étiologie retrouvée, BSA symptomatique sans étiologie retrouvée…) ainsi que dans la maladie de l'oreillette.

Pour aller plus loin avec L'ATBC

La maladie de l'oreillette (= syndrome tachycardie-bradycardie)
La maladie de l'oreillette correspond à l'alternance d'épisodes d'hyperexcitabilité auriculaire (FA, flutter, ESA) avec des épisodes de bradycardie (bradycardie sinusale, bloc sino-atrial). ***Les médicaments bradycardisants (bêtabloquants, inhibiteurs calciques, digoxine) utilisés pour contrôler la fréquence de la FA risquent d'être très mal tolérés lors du passage en bradycardie en entraînant une bradycardie extrême, voire un arrêt cardiaque.*** Le traitement associe donc la pose d'un pacemaker pour pallier les accès de bradycardie et un traitement antiarythmique pour pallier les accès de tachycardie. Une anticoagulation orale est également discutée en fonction du score CHA2DS2-VASc.

Question 14

Il s'agit d'un effet indésirable du bêtabloquant dont la posologie n'était pas adéquate.
Après réduction posologique, la situation se stabilise favorablement. Le traitement par anticoagulant oral direct est poursuivi.
Quelques semaines plus tard, le patient se présente à nouveau pour un accès de fibrillation atriale prolongé de plus de 4 jours mais parfaitement bien toléré sous bêtabloquant.
Vous lui proposez une cardioversion électrique programmée pour les semaines à venir.
Quelle(s) sera (seront) la (les) condition(s) de réalisation de cette cardioversion électrique ?

A. Échocardiographie transœsophagienne préalable
B. Relais de l'anticoagulant oral direct par héparine de bas poids moléculaire à dose curative
C. Réalisation à basse énergie sous sédation légère par midazolam
D. Consultation d'anesthésie
E. Vérification hebdomadaire de l'INR pour une cible entre 2 et 3

La cardioversion électrique :

- consiste en la réalisation d'un choc électrique externe sous **anesthésie générale de courte durée** (sauf dans le cas d'une FA avec instabilité hémodynamique chez un patient inconscient où l'on se passe de l'anesthésie) ;
- comme pour toute anesthésie générale ou locorégionale (hors procédure d'urgence), il faut obligatoirement réaliser une **consultation d'anesthésie 48 h** avant la date de l'acte et **une visite pré-anesthésique dans les 24 h** précédant l'acte ;
- est réalisée sous **anesthésie générale de courte durée** (et non simple sédation par midazolam) avec **un choc à haute énergie de 360 J**.

L'ETO est obligatoire avant la cardioversion d'une ***FA valvulaire*** ou ***lorsque le patient n'est pas anticoagulé pendant au moins 3 semaines afin d'éliminer un thrombus intra-auriculaire*** pouvant emboliser dans la circulation générale lors de la réduction. Ici le patient est déjà anticoagulé depuis plusieurs semaines et ne présente pas de FA valvulaire.
Aucune indication de switcher l'anticoagulant. De plus, ***les HBPM n'ont pas l'AMM dans la FA.***
Pas besoin de surveillance biologique pour les anticoagulants oraux directs, mais uniquement pour les AVK.

⚠ Retenir que les HBPM n'ont pas l'AMM dans la FA !

Question 15

La cardioversion électrique est effectuée avec succès deux semaines plus tard.
Un traitement anti-arythmique est entrepris par flecaïnide qui fait disparaître les symptômes.
Le patient vous questionne sur l'arrêt du traitement anticoagulant oral direct maintenant que la fibrillation atriale a disparu. Que lui répondez-vous (une seule réponse) ?

A. Arrêt du traitement anticoagulant oral direct 4 semaines après la cardioversion
B. Arrêt du traitement anticoagulant oral direct si l'enregistrement Holter de longue durée est normal
C. Maintien indéfini du traitement anticoagulant oral direct
D. Arrêt du traitement anticoagulant oral direct après 12 mois sans rechute documentée de fibrillation atriale
E. Arrêt du traitement anticoagulant oral direct si l'échocardiographie montre une efficacité hémodynamique de la systole atriale

Après la réduction d'une FA, il faut poursuive l'anticoagulation curative systématiquement **au minimum pendant 1 mois**.
Par la suite, que la FA soit persistante, disparaisse complètement, ou qu'une procédure d'ablation de la FA par cathétérisme soit envisagée, le maintien ou non de l'anticoagulation au long cours se fait selon **le CHA2DS2-VASc**.
Notre score est ici à **3** : Il faut donc **maintenir indéfiniment le traitement anticoagulant** car la FA peut récidiver à tout moment !

Question 16

Vous avez poursuivi le traitement anticoagulant.
Le patient vous questionne sur les raisons de la survenue d'une fibrillation atriale dans son cas.
Que lui répondez-vous (une ou plusieurs réponses exactes) ?

A. C'est une arythmie fréquemment associée à l'artériopathie oblitérante des membres inférieurs
B. C'est une conséquence de son tabagisme
C. C'est une arythmie fréquente en cas d'hypertension artérielle
D. C'est une arythmie favorisée par sa sédentarité
E. C'est une arythmie fréquemment associée à un syndrome d'apnées du sommeil

Les causes de FA citées dans le Collège de Cardiologie sont les suivantes :

Étiologies de la FA	
Facteurs déclenchants	• Hypokaliémie • Fièvre • Privation de sommeil • Réaction vagale • Alcool, ivresse, ou prise de substances illicites • Électrocution • Hypovolémie • Médicaments • Réaction vagale
Facteurs prédisposants modifiables	• Obésité • SAOS • Hyperthyroïdie • Diabète • Tabagisme et consommation excessive d'alcool • Sport de grande endurance (marathon)

Causes	• HTA (n° 1) • Valvulopathies (mitrale +++) • Maladies respiratoires (SAOS, Pneumopathie, EP, CPC) • Cardiomyopathies dilatées, hypertrophiques, restrictives • SCA et séquelles d'infarctus • Péricardites • Hyperthyroïdie • Chirurgie cardiaque récente • Cardiopathies congénitales (CIA +++) • Phéochromocytome • Insuffisance rénale sévère

Elle est très fréquente dans **l'HTA** et le **SAOS**.
Il n'existe pas de lien direct avec ***l'athérome*** et la ***sédentarité.***
La FA n'est pas *« **LA** »* conséquence de son ***tabagisme***, car bien que le tabagisme soit un facteur prédisposant, la cause principale de la FA du patient (et la cause la plus fréquente de la FA dans la population générale) est l'**HTA**. L'échographie trans-thoracique de la question 9 retrouve une dilatation de l'oreillette gauche en faveur de cette dernière.

⚠ La première cause de FA chez le patient en réanimation est **l'hypovolémie**.

Dossier 2

Corrigé

(Énoncé p. 560)

Question 1

Quelle(s) pathologies(s) l'examen clinique gynécologique (inspection, examen sous spéculum et toucher vaginal) vous permet-il d'éliminer de façon certaine ?

A. Un polype endométrial
B. Un fibrome utérin
C. Cancer du vagin
D. Dysplasie cervicale
E. Tumeur maligne de l'ovaire

La seule pathologie éliminable de façon certaine est le **cancer du vagin**. Il se traduirait par une lésion bourgeonnante, indurée, adhérente au plan profond avec saignement de contact visible à l'examen du spéculum.

Un polype endométrial non extériorisé intra-cavitaire, un fibrome utérin et ***une tumeur de l'ovaire*** ne sont pas décelables à l'examen clinique et nécessitent la réalisation d'une **échographie pelvienne**.

Une dysplasie cervicale n'est pas forcément visible à l'examen clinique et se dépiste par un **frottis cervico-utérin** ou un **test HPV** et le diagnostic est confirmé par la **colposcopie**. Attention à cette nuance entre dépistage et diagnostic !

Pour aller plus loin avec L'ATBC

Examen au spéculum du col utérin		
	Test à l'acide acétique	**Test au lugol**
Endocol	Non coloré	**Iodo-négatif** (non coloré par le lugol)
Jonction pavimentocylindrique	**Coloré en blanc** par l'acide acétique	
Exocol	Non coloré	**Iodo-positif** (coloré en brun par le lugol)
Lésion intraépithéliale (CIN1-2-3)	**Colorée en blanc** par l'acide acétique (lésions **acidophiles**)	**Iodo-négative** (non colorée par le lugol)

Un très joli tableau qui m'a permis de répondre sans trop de difficulté aux questions infâmes du dossier annulé de 2017.

Ne pas confondre
Ne pas confondre la **biopsie sous colposcopie** (*réalisée sur col apparemment* **sain**, *après un frottis évocateur de malignité*) et la **biopsie** directement sur **col** apparemment **anormal** (si cancer visible, on ne fait **PAS de colposcopie**)

Pas vraiment un tableau, plutôt une « remarque » qui revient souvent sous forme de piège de la part des gynécologues.

Question 2

À l'examen, la paroi vaginale est sans particularité et le col est d'aspect normal. Quel(s) examen(s) complémentaire(s) prescrivez-vous en première intention ?

A. Une radiographie de l'abdomen sans préparation
B. Une échographie abdomino-pelvienne
C. Un scanner abdomino-pelvien
D. Une imagerie par résonance magnétique abdomino-pelvienne
E. Une hystérosalpingographie

L'examen complémentaire gynécologique de première intention est **l'échographie abdominopelvienne**. Elle permet une étude fine de l'endomètre et des annexes.
Les seules indications de ***l'ASP*** chez l'adulte sont ***l'ingestion d'un corps étranger, la colite aiguë grave*** et ***le syndrome occlusif en cas de non-accessibilité au scanner***.
Le scanner est surtout utile dans le bilan d'extension des cancers gynécologiques.
L'IRM est un examen de seconde intention.
L'hystérosalpingographie paraît trop invasive car nécessite une injection de produit de contraste intra-utérine suivit de clichés de radiographie.

Question 3

Une échographie pelvienne est réalisée.
Elle révèle une masse ovarienne droite kystique d'environ 6 cm avec une végétation vascularisée, un hydrosalpinx gauche et un ovaire gauche porteur d'une formation kystique à contenu liquidien pur. L'épaisseur endométriale est de 18 mm avec une hypervascularisation. Il existe par ailleurs un épanchement liquidien péritonéal minime.
Quel(s) argument(s) est (ou sont) en faveur d'une pathologie maligne ?

A. L'épanchement péritonéal
B. La taille de la lésion annexielle droite
C. La lésion tubaire gauche
D. La lésion ovarienne gauche
E. L'existence d'une végétation vascularisée sur l'annexe droite

Les critères en faveur de la malignité devant une masse ovarienne évoqués dans les Collèges de Gynécologie et d'Oncologie sont :

Critères de malignité échographique
• Masse **solide**, **mixte** ou **hétérogène** • Taille ≥ **7 cm** (Gynéco) et Taille **> 6 cm** (Onco) • Bords **irréguliers**, parois **épaisses** • **Pluriloculaire** à **cloison épaisse** • **Végétations** endo- ou exo-kystiques • Néo-vascularisation **anarchique** et **centrale** • **Ascite** associée • **ADP** ou **masse** pelvienne associée • **Implants péritonéaux**, **gâteau épiploïque** • **Bilatéralité**

Pour aller plus loin avec L'ATBC

Aspect échographique des tumeurs ovariennes	
Tuméfactions solides	Suspecte → **IRM** Fibromes ovariens et fibrothécomes Tumeurs malignes (métastases), tumeurs séreuses
Tuméfactions hétérogènes (solides et liquides)	Souvent suspecte → **IRM** **Kyste dermoïde** (*aspect hétérogène avec zones internes hyperéchogènes. Zones liquides et solides avasculaires*) **Blocs adhérentiels de dystrophie ovarienne** (*complication d'IGH*). Si doute, cœlioscopie Si **cancer de l'ovaire** très suspecté : **laparotomie** d'emblée, pas de cœlioscopie
Tuméfactions liquides	**Kyste sous-tubaire** (vestigial) : appendu au pavillon de l'ovaire, mobilisable indépendamment de lui (reliquat du canal de Wolff) Hydrosalpinx Kystes fonctionnels persistants, cystadénome séreux ou mucineux, endométriome

Quelques notions d'imagerie assez importantes pour cet item.

Question 4

Dans ce contexte, la lésion ovarienne droite ainsi que l'épaisseur endométriale vous inquiètent. Quel(s) autre(s) examen(s) d'imagerie allez-vous réaliser ?

A. Une imagerie par résonance magnétique abdomino-pelvienne avec injection de Gadolinium
B. Un scanner cérébral
C. Une tomographie par émission de positons au Fluoro Deoxy Glucose
D. Une scintigraphie osseuse
E. Une échographie hépatique

Devant une masse gynécologique suspecte de malignité, l'examen clef pour préciser les lésions est **l'IRM abdomino-pelvien avec injection de Gadolinum.**

Pas de scanner cérébral systématique dans le bilan des cancers gynécologiques sauf point d'appel.

Le TEP-Scanner se discute en cas de ***cancer du col utérin de plus de 4 cm*** ou ***s'étendant au-delà du col*** ou ***avec adénopathie sur le scanner***.

Pas de place pour la scintigraphie osseuse dans les cancers gynécologiques pelviens car ils ne donnent que rarement des métastases osseuses.

Pas de place pour ***l'échographie hépatique.***

Rappel : Cancers à localisation secondaire osseuse

P = Poumon
P = Prostate (ostéocondensantes +++)
R = Rein
S = Sein (+/– ostéocondensantes)
T = Thyroïde

Question 5

Parallèlement à l'IRM que vous demandez. Quel(s) marqueur(s) biologique(s) allez-vous doser pour cette patiente ?

A. CA125
B. Alfa-fœtoprotéine
C. SCC
D. CA19-9
E. Bêta-hCG

Recommandations InCa, novembre 2018 : Conduites à tenir initiales devant des patientes atteintes d'un cancer épithélial de l'ovaire.

- « Le dosage du CA125 sérique est recommandé pour le diagnostic d'une tumeur ovarienne suspecte de malignité à l'imagerie (Grade A). »
- « Le dosage du HE4 sérique est recommandé pour le diagnostic d'une masse ovarienne indéterminée à l'imagerie (Grade A). Le dosage de l'HE4 n'est actuellement pas remboursé. »
- « En l'absence de données scientifiques de qualité suffisante, ***aucune recommandation ne peut être formulée sur l'utilisation du dosage de l'ACE en cas de masse ovarienne indéterminée*** »
- « En l'absence de données spécifiques de qualité suffisante, ***aucune recommandation ne peut être formulée sur l'utilisation du dosage du CA19.9 en cas de masse ovarienne indéterminée***. »

⚠ Le Collège de Gynécologie n'est plus à jour sur ce point. Celui-ci recommande de doser le Ca125 et le Ca19.9 pour le bilan d'une masse annexielle. Cependant, selon les dernières recommandations de l'InCa 2018 sur le cancer ovarien, seul le **Ca125** et **l'HE4** (bien que non remboursé) sont à doser en première intention.

L'aFP, la Bêta-hCG, ***la LDH*** et ***la NSE*** sont demandées en cas de suspicion de **tumeur germinale** chez une patiente jeune.
L'AMH, l'E2 et ***l'inhibine B*** sont demandés en cas de suspicion de **tumeur des cordons sexuels** devant des troubles endocriniens (puberté précoce, troubles des règles).
La SCC est utile en cas de carcinome épidermoïde du col utérin.

Question 6

Les résultats des marqueurs : CA15.3 : 25U/mL, CA 125 : 40 UI/mL. Une IRM pelvienne est réalisée. Le radiologue confirme la forte suspicion de lésion maligne de l'ovaire droit et de l'endomètre, ainsi que le caractère a priori bénin des lésions de l'annexe gauche. Que faites-vous pour étayer le diagnostic ? (une ou plusieurs réponse(s) possible(s))

A. Ponction de l'épanchement péritonéal par voie vaginale
B. Biopsie ovarienne droite écho-guidée par voie vaginale
C. Hystéroscopie diagnostique
D. Cœlioscopie exploratrice
E. Biopsie ovarienne droite sous scanner

Devant une lésion ovarienne suspecte de malignité, il faut programmer **une cœlioscopie exploratrice** après une RCP afin :
- d'obtenir **une preuve histologique** pour confirmer la nature de la lésion ;
- d'évaluer **la charge tumorale** ;
- de réaliser **un bilan d'extension** (péritoine, appendice, épiploon...) ;
- d'évaluer **la résécabilité** *via* le score de Fagotti.

Aux stades précoces (stades FIGO I et II), on effectue une cœlioscopie pour la réalisation d'une **annexectomie**. Aux stades tardifs (FIGO III ou IV), on effectue une cœlioscopie pour réalisation de **biopsies**.

⚠ Il existe une contre-indication absolue à la ***réalisation d'une biopsie transpariétale ou transvaginale d'une masse annexielle suspecte a priori localisée*** car elle peut être à l'origine d'une dissémination métastatique. Ce n'est que chez des patients ne pouvant supporter un acte chirurgical ou pour les stades IV radiologiques qu'on envisage une biopsie percutanée.

Il est aussi nécessaire de réaliser une **hystéroscopie diagnostique** avec curetage-biopsie de l'endomètre car l'endomètre est épaissi (> 4 mm chez la femme ménopausée) et hyper-vascularisé d'autant plus qu'il existe des métrorragies post-ménopausiques.

⚠ **Toute métrorragie post-ménopausique est un cancer de l'endomètre jusqu'à preuve du contraire !**

Question 7

Une cœlioscopie est réalisée. Qu'en attendez-vous ? (une ou plusieurs réponse(s) possible(s))

A. Prélèvement chirurgical de l'ovaire droit
B. Prélèvement ganglionnaire de stadification
C. Prélèvement chirurgical de l'endomètre
D. Évaluation de la résécabilité des lésions
E. Évaluation de l'extension péritonéale de la maladie

Réponse à la question précédente.
L'évaluation de l'atteinte ganglionnaire se fait par imagerie (IRM et TDM) et le curage ganglionnaire s'effectue en même temps que la chirurgie curative car des simples biopsies sont à risque de dissémination.
Le prélèvement chirurgical de l'endomètre s'effectue *via* l'hystéroscopie diagnostique.

Question 8

La coelioscopie n'a pas montré d'extension péritonéale. Les résultats histologiques du prélèvement endométrial sont : un adénocarcinome endométrioide infiltrant de grade II. Les résultats histologiques du prélèvement annexiel droit : une lésion d'adénocarcinome endométrioide intra-ovarien sans extension en surface ou à la paroi tubaire. Quel traitement doit être réalisé ?

A. Une hystérectomie totale avec annexectomie bilatérale
B. Une colpohystérectomie élargie aux paramètres avec annexectomie bilatérale
C. Une radiothérapie externe abdomino-pelvienne associée à une chimiothérapie concomitante
D. Une chimiothérapie néo-adjuvante
E. Une hormonothérapie à base de tamoxifène

Devant ces deux cancers (ovarien et de l'endomètre) tous deux localisés, on envisage donc un traitement curatif. Il faut réaliser **une hystérectomie totale avec annexectomie bilatérale, curage ganglionnaire pelvien et lombo-aortique bilatéral, ommentectomie et appendicectomie.**

La colpohystérectomie élargie aux paramètres avec annexectomie est le traitement des cancers du col localisés.

La radiothérapie externe abdomino-pelvienne associée à une chimiothérapie concomitante est utilisée dans les cancers du col avancés.

La chimiothérapie néo-adjuvante est utilisée dans les cancers ovariens non résécables initialement.

L'hormonothérapie à base de tamoxifène est utilisée dans les cancers du sein hormonodépendants chez la femme non ménopausée.

REMARQUE

Question difficile et discriminante. Bien que les ***indications des traitements des cancers gynécologiques*** ne soient théoriquement pas à connaître pour les ECNi, il faut connaître **les différents grands principes de traitement utilisés**. Il faut procéder par élimination pour répondre correctement.

Question 9

Concernant les données épidémiologiques du type de cancer endométrial (endométrioïde) de cette patiente, quelle (s) est (sont) l'(les) affirmation(s) exacte(s) ?

A. C'est le cancer gynécologique (pelvien) le plus fréquent
B. C'est un cancer d'origine épithéliale
C. C'est un cancer hormonodépendant
D. C'est un cancer de mauvais pronostic
E. La prise de tamoxifène est un facteur de risque

Le cancer de l'endomètre est le **cancer gynécologique pelvien le plus fréquent** avec 8 150 cas par an en France (contre 4 400 pour l'ovaire et 2 800 pour le col).

Il s'agit d'un **adénocarcinome d'origine glandulaire** développé aux dépens de la muqueuse endométriale faisant partie de la famille des **tumeurs épithéliales**.

C'est un cancer **hormonodépendant** *via* les œstrogènes au même titre que le cancer du sein. Le **tamoxifène** est un facteur de risque de cancer de l'endomètre tout type confondu.

C'est un cancer de **bon pronostique** avec une survie à 5 ans d'environ 75 %.

Rappel : les tumeurs épithéliales ou carcinomes

- Les tumeurs épithéliales ou carcinomes sont des cancers développés à partir des **épithéliums** de revêtement (épiderme et muqueuses) ou des organes pleins (parenchymes).
- Ces épithéliums peuvent être de trois types : **épidermoïde**, **glandulaire** et **paramalpighien** (ou **urothélial**).
- **L'adénocarcinome endométrioïde** est un adénocarcinome d'origine glandulaire développé aux dépens de la muqueuse endométriale.

⚠ Dans le Collège d'Oncologie, il est précisé que le tamoxifène donne surtout des **carcinosarcomes**. Mais je ne pense pas qu'il fallait tenir compte de cette précision pour répondre à cette question.

Question 10

Le dossier de la patiente est présenté en réunion de concertation pluridisciplinaire (RCP). Concernant la RCP, quelle(s) est (sont) la(les) réponse(s) exacte(s) ?

A. Elle n'est pas obligatoire en pré opératoire
B. C'est le chirurgien référent qui propose une stratégie thérapeutique
C. Des médecins de trois spécialités différentes doivent être présents
D. La personne de confiance peut assister à la RCP
E. Les décisions doivent être basées sur un référentiel

Selon la recommandation de la HAS de 2017, la RCP n'est pas obligatoire avant une chirurgie carcinologique. En effet cette dernière stipule qu'*« en cas de situation clinique faisant l'objet d'une prise en charge standard de validité incontestable, le traitement peut être débuté avant la RCP mais le dossier devra être présenté ultérieurement »*. C'est par exemple le cas pour un cancer du côlon où le traitement est très codifié. Cependant, **la RCP est obligatoire en préopératoire des cancers ovariens** car il s'agit d'une prise en charge complexe nécessitant un avis réfléchi et pluridisciplinaire. Question ambiguë je vous l'accorde… en recalculant mes points, il semblerait que cette proposition soit fausse aux ECNi 2020.

Cette recommandation stipule aussi qu'*« au cours de la RCP, le dossier de chaque patient est présenté et la prise en charge est définie collectivement sur la base des référentiels retenus »*. La stratégie thérapeutique n'est pas décidée par ***le chirurgien***, mais par l'ensemble de l'équipe pluridisciplinaire participant à la RCP après concertation.

La RCP est une réunion « médicale *», la personne de confiance et le patient n'y participent pas*. Une réunion intermédiaire pour recueillir l'avis du patient et/ou de la personne de confiance peut cependant être mise en place.

Question 11

Le médecin traitant de la patiente fait une demande d'admission en affection de longue durée (ALD). Parmi les propositions suivantes, laquelle (lesquelles) est (sont) exacte(s) ?

A. Le protocole de soins doit être rédigé par le médecin traitant, en concertation avec la patiente et avec le ou les autres médecins correspondants qui interviennent dans le suivi
B. La reconnaissance en ALD permet une prise en charge à 100 % de tous ses frais de santé
C. La patiente pourra bénéficier des avantages de son ALD à vie
D. La reconnaissance en ALD engage la patiente à répondre aux contrôles réalisés par son organisme d'Assurance maladie
E. Une partie des dépassements d'honoraires facturés par les professionnels de santé pourront être pris en charge par l'ALD

La reconnaissance en ALD permet une prise en charge à 100 % des frais de santé en rapport avec ***la pathologie concernée***. Les autres soins ne sont pas concernés par le 100 %, et l'ALD ***ne prend pas en compte les dépassements d'honoraires***.

Cette ALD est attribuée pour ***une durée limitée*** et ***renouvelable sous conditions***. La personne bénéficiant de l'ALD s'engage entre autres à suivre les prescriptions la concernant et à ***répondre aux contrôles réalisés par son organisme d'Assurance maladie***.
Les questions de santé publique sont à la mode aux ECNi 2020. Toutes les réponses se trouvent sur le site www.ameli.fr dans la rubrique « ALD ».

Question 12

Au vu des antécédents carcinologiques de la patiente et de sa famille, quelle est (ou quelles sont) la (ou les) proposition(s) exacte(s) ?
A. Une prédisposition familiale est fortement suspectée
B. Une échographie pelvienne est indiquée chez sa fille
C. Un dosage du CA15.3 est indiqué chez sa fille
D. Une consultation onco-génétique doit être préconisée
E. Une recherche d'instabilité des microsatellites se fait sur pièce opératoire

Si l'on résume, dans ce cas clinique, il existe :
- chez la patiente : un cancer du **sein** à 45 ans, un cancer de **l'ovaire** et de **l'endomètre** à 62 ans ;
- chez la mère (1er degré) : un antécédent de cancer du **sein** à 75 ans ;
- chez la tante maternelle (2e degré) : un antécédent de cancer de l'**ovaire** à 63 ans ;
- chez l'oncle maternel (2e degré) : un antécédent de cancer du **côlon** à 49 ans.

Il faut bien entendu suspecter **une prédisposition familiale** et programmer une **consultation oncogénétique**.
La recherche d'instabilité des microsatellites du syndrome de Lynch se fait effectivement sur **pièce opératoire**.
Pas d'indication ***d'examen radiologique*** et ***biologique*** chez la fille avant d'avoir exploré une éventuelle prédisposition familiale aux cancers.

Question 13

Quelle forme familiale suspectez-vous en premier ?
A. Un syndrome de Lynch
B. Une mutation BRCA1
C. Une mutation BRCA2
D. Une mutation du gène PTEN
E. Un syndrome de Li-Fraumeni

Le syndrome de Lynch correspond à une mutation constitutionnelle autosomique dominante de gènes réparateurs des mésappariements de l'ADN du **système MMR** (MLH1, MSH2, MSH6, PSM2) entraînant l'instabilité des microsatellites.

Cancers associés au Syndrome de Lynch	
Spectre étroit (RR > 8)	Cancers **colorectaux**, **endométriaux**, **urothéliaux** et de **l'intestin grêle**
Spectre élargi (RR 5-8)	Cancers de **l'ovaire**, de **l'estomac**, des **voies biliaires**, du **pancréas** et du **sein**
Autres syndromes associés à Lynch	• Syndrome de Turcot : **Glioblastome** • Syndrome de Muir-Torre : **Adénomes sébacés** et **Kérato-acanthomes**

L'ensemble des cas de cancer de cette famille évoqués dans la réponse de la question précédente satisfait **les critères d'Amsterdam** (tirée de la recommandation HAS de mai 2017 sur le cancer colorectal) avec 3 cancers du spectre de Lynch chez la patiente, dont un cancer du sein avant 50 ans, et 1 cancer du spectre chez la mère, nous orientant donc vers le syndrome de Lynch.

Recommandations HAS mai 2017 (Cancer colorectal) : Critères d'Amsterdam et de Bethesda

Annexe 3. Critères d'Amsterdam et critères de Bethesda

Il a été établi des critères cliniques pour orienter le patient vers une consultation d'oncogénétique ou mettre en veuve une analyse complémentaire, génétique et immunohistochimique de la tumeur (précriblage somatique).

Critères d'Amsterdam II préconisant l'orientation directe vers une consultation d'oncogénétique :

- au moins trois cas de cancers colorectaux ou de cancers du spectre du syndrome de Lynch ;
- chez des apparentés au 1er degré ;
- sur au moins deux générations successives ;
- dont au moins un cas diagnostiqué avant 50 ans ;
- un polypose adénomateuse familiale ayant été exclue.

Critères de Bethesda révisés préconisant la mise en œuvre préalable d'un précriblage somatique :

- cancer colorectal diagnostiqué avant 50 ans ;
- cancer colorectal diagnostiqué entre 50 ans et 60 ans avec histologie évocatrice ;
- cancers multiples(synchrones et métachrones) du spectre du syndrome de Lynch chez une même patient, quel que soit son âge ;
- cancer colorectal chez un patient avec antécédents familiaux de cancer(s) du spectre du syndrome de Lynch (chez au moins un patient apparenté au 1er degré diagnostiqué avant 50 ans ou chez au moins deux apparentés, au 1er ou 2d degré, quels que soient les âges).

Cette question étant tournée au singulier, nous ne pouvions pas répondre ***BRCA 1 et 2***, bien que la patiente soit atteinte d'un cancer du **sein** et de **l'ovaire**. De plus, le rédacteur nous mettait sur la piste du syndrome de Lynch en nous parlant de la recherche d'instabilité des microsatellites à la question précédente.

La mutation du gène PTEN correspond au syndrome de Cowden (maladie des hamartomes multiples) prédisposant notamment aux cancers du **sein**, de **l'endomètre**, de la **thyroïde** et plus rarement **intestinal**.

Le syndrome de Li-Faumeni correspond à la mutation du gène TP53 et prédispose aux **sarcomes**, aux cancers du **sein,** de la **peau**, du **côlon**, du **pancréas**, des **surrénales**, du **cerveau** et du **sang** (leucémie).

Question 14

À la fin de son traitement la patiente est considérée en rémission complète.
Quelle surveillance mettez-vous en place pour les deux premières années ? (une ou plusieurs réponses possibles)

A. Un examen clinique semestriel
B. Un dosage semestriel du marqueur sérique CA15.3
C. Un scanner thoracoabdomino pelvien annuel
D. Une échographie abdomino-pelvienne semestrielle
E. Une mammographie annuelle

Concernant **le cancer de l'endomètre**, les Collèges d'Oncologie et de Gynécologie précisent que la surveillance après un traitement curatif comporte uniquement un examen clinique semestriel. ***Les examens complémentaires sont envisagés uniquement en cas de signe d'appel.*** Une mammographie, selon la recommandation du dépistage généralisé (tous les 2 ans de 50 à 75 ans) est fortement recommandée du fait de l'association fréquente du cancer du sein.

Pour **le cancer ovarien**, le Collège de Gynécologie précise que la surveillance repose sur l'examen clinique et le dosage du Ca125 si celui-ci était élevé initialement et ***qu'aucun examen radiologique n'est systématique***.

REMARQUE

Un doute persiste sur la proposition E, la patiente ayant pour antécédent un cancer du sein traité de manière curative il y a 20 ans, elle doit théoriquement bénéficier **d'une mammographie et d'une échographie mammaire de manière annuelle à vie** dans le cadre de son suivit du cancer du sein (Collèges de Gynécologie et d'Oncologie). Cependant, difficile de savoir si le rédacteur nous interrogeait uniquement sur la surveillance des cancers récents, ou s'il faut prendre en compte le cancer du sein d'il y a 20 ans : cela dépend de la rigueur du correcteur. Je laisse cette proposition juste.

Finalement la surveillance de la patiente durant ces 2 premières années **comportera un examen clinique semestriel**, un **dosage du Ca125 en cas de taux initialement élevé,** et **une mammographie annuelle dans le cadre de son cancer du sein.**

Pour aller plus loin avec L'ATBC

Cancer et surveillance par imagerie	
Poumon	**Oui** Si opéré : **Radiographie *semestrielle*** plus ou moins complétée par **TDM** thoraco-abdominale, **endoscopie bronchique**, **EFR**. *5 ans* Si non opéré : **TDM thoracique** *tous les 2 – 3 mois*
Cerveau	**Oui** **Imagerie cérébrale** annuelle
Colorectal	**Oui** **TDM tous les 3-6 mois** *pendant 3 ans puis tous les 5 mois pendant 2 ans, alternance possible* avec ***échographie abdominale***, et radio de **thorax** (*annuelle*) **Coloscopie** *tous les 3-5 ans (fonction du résultat de la coloscopie à 2-3 ans)*

→

Cancer et surveillance par imagerie *(suite)*	
Œsophage	**Oui** **TDM thoraco-abdominale** *tous les 6 mois pendant 5 ans. Pas de fibroscopie bronchique systématique*
Estomac	**Oui** **Échographie abdominale ou TDM-TAP** *tous les 6 mois pendant 3 ans puis tous les ans pendant 2 ans* Endoscopie haute *si gastrectomie partielle (surveillance du moignon gastrique, à partir de 10-15 ans d'évolution)*
Pancréas	**Oui** (non consensuelle) – **Si traitement curatif** **TDM TAP** *tous les 6 mois (ou échographie abdominale + radio de thorax)*
Sein	**Oui** **Mammographie** et **échographie** *bilatérale (si tumorectomie) à vie*
Ovaire	**Non** *(clinique et CA-125)*
Col de l'utérus	**Non** *(SCC, frottis du dôme vaginal)*
Endomètre	**Non**
ORL	**Oui** **Radio de thorax *annuelle*** Cas particulier pour le rhinopharynx : **TDM/IRM tous les 6 mois** *pendant 2 ans puis annuelle jusqu'à 5 ans*
Mélanome	**Oui** **Échographie des aires ganglionnaires** (si stades IIa, IIb : > 2 mm ou > 1mm ulcéré) **Discuter les autres examens d'imagerie** TDM TAP/TEP/TDM cérébrale si stades III-IV
Testicule	**Oui** **TDM TAP** *tous les 6 mois pendant 2 ans puis annuel, échographie scrotale*
Vessie	**Oui** (seulement si TVIM) **TDM-TAP** *tous les 6 mois pendant 5 ans puis annuelle*
Prostate	**Non** (TR et PSA)
Foie	**Oui** Échographie et TDM *réguliers (/3 mois) à vie*
Rein	**Oui** **TDM TAP** et **échographie** rénale, *à vie*
Thyroïde	**Oui** Échographie cervicale *(+ dosage thyroglobuline et anticorps antithyroglobuline)* *Discuter la scintigraphie si haut risque ou augmentation Tg*

Un tableau avec de nombreuses informations, mais qui permet de répondre quasi systématiquement à la question n° 15/15 d'un dossier de cancérologie. En rouge, les questions parmi les plus importantes, car ce sont les cancers qui ne nécessitent pas de suivi par imagerie. La question sur le suivi du cancer de prostate est déjà tombée, il est parfaitement possible de vous interroger sur tous les autres cancers.

Dossier 3

Corrigé

(Énoncé p. 563)

Question 1

Devant ce trouble du sommeil, vous devez rechercher chez Théo :

A. Un trouble de l'adaptation
B. Une schizophrénie précoce
C. Un syndrome d'apnées obstructives du sommeil
D. Un trouble oppositionnel avec provocation
E. un trouble réactionnel de l'attachement

Il faut évoquer chez Théo :

- **un syndrome des apnées obstructives du sommeil** devant la somnolence, les ronflements, les réveils nocturnes et les troubles de l'humeur ;
- **un trouble réactionnel de l'attachement** devant la difficulté et l'appréhension à se coucher le soir autre part que dans le lit de sa mère ;
- **un trouble de l'adaptation** peut également être évoqué car l'anxiété engendrée peut être à l'origine des difficultés d'endormissement. Ce trouble apparaît dans les 3 mois suivant un événement de vie vécu comme stressant (déménagements multiples, séparation des parents, beau-père violent) et disparaît dans les 6 mois après l'arrêt de ce dernier ; dans notre cas il n'y a pas de notion de temps, donc impossible de l'éliminer. Les symptômes du trouble de l'adaptation sont de plusieurs types : anxieux, dépressifs, et/ou comportementaux.

⚠ À l'âge adulte, le trouble de l'adaptation touche plus les **femmes** (2/3), alors que chez ***l'enfant, l'adolescent*** et ***le sujet âgé***, le sex-ratio est équilibré.

Il n'y a pas d'élément en faveur ***d'une schizophrénie précoce*** ni ***d'un trouble oppositionnel avec provocation.***

Question 2

Parmi les symptômes présentés par Théo, le(s)quel(s) relève (nt) d'un syndrome d'apnées obstructives du sommeil ?

A. Irritabilité
B. Ronflements
C. Somnolence diurne
D. Difficultés d'endormissement
E. Refus de dormir seul

Les signes en faveur d'un SAOS chez l'enfant évoqués dans le Collège de Pédiatrie sont :

Signes évocateurs de SAOS chez l'enfant	
Signes nocturnes	**Signes diurne**
• Ronflement • Pauses respiratoires • Sueurs • Nycturie, Énurésie secondaire • Sommeil agité • Parasomnie • Position anormale pendant le sommeil (tête en hyperextension) • Sensation d'étouffement ou de suffocation • Réveils en sursaut	• Difficultés de réveil • Irritabilité • Hyperactivité • Troubles de l'attention et de la mémoire • Asthénie • Somnolence diurne (hypersomnie) • Céphalées, vomissements • Anorexie au petit déjeuner • Respiration buccale • Troubles de la croissance (tardifs)

Dans le SAOS, il n'y a ***pas de difficulté d'endormissement,*** les patients trouvant généralement facilement le sommeil à cause de la fatigue accumulée. ***Le refus de dormir seul*** est évocateur du trouble relationnel de l'attachement.

Question 3

Dans le contexte de ce trouble du sommeil, que préconisez-vous dans un premier temps ?

A. Des conseils d'hygiène de sommeil
B. Des mesures comportementales
C. Une prescription de mélatonine
D. Une prescription d'anti-histaminique à visée hypnotique
E. Une cure de sommeil

⚠ ***Pas de place pour un traitement médicamenteux ni une cure de sommeil en première intention*** dans les troubles du sommeil sans avoir essayé **les conseils d'hygiène** et **les mesures comportementales du sommeil** (d'autant plus chez l'enfant !).

Question 4

Vous avez donné des conseils à la mère de Théo concernant l'hygiène de sommeil et le comportement à adopter avec lui. Six mois plus tard, vous revoyez l'enfant en consultation car la somnolence est de plus en plus marquée. Son entrée scolaire s'est bien passée mais, par moments, il s'endort en classe. Ces phases sont entrecoupées de phases d'irritabilité importante associés à des difficultés relationnelles avec les autres élèves. Ce garçon est maintenant âgé de 3 ans et 6 mois, mesure 1 mètre et pèse 22 kilogrammes. Le reste de l'examen clinique somatique est normal. Devant cette somnolence, parmi les propositions suivantes, laquelle est la plus pertinente en première intention ?

A. Un bilan psychologique
B. Une polygraphie ventilatoire
C. Une IRM cérébrale
D. Une consultation ORL
E. Un électrocardiogramme

⚠ Le diagnostic du SAOS chez l'enfant est **clinique** et ***ne nécessite pas forcément une polygraphie comme chez l'adulte.***

Les indications de la polygraphie sont réservées en cas :
- **de pathologies associées** (obésité morbide, anomalie cranio-faciale, maladie neuromusculaire) ;
- **de discordance clinique** avec l'intensité des troubles ;
- **de risque opératoire élevé** ;
- **si l'amygdalectomie risque de ne pas être suffisante**.

L'anomalie en cause dans l'obstruction chez l'enfant est dans la grande majorité des cas ORL en lien avec une **hypertrophie amygdalo-adénoidienne** : la consultation ORL est systématique !

Pour aller plus loin avec L'ATBC

Indications de l'adénoïdectomie

Troubles respiratoires du sommeil par obstructions chroniques des voies aériennes supérieures
Rhinopharyngites récidivantes, d'autant plus que compliquées d'otites, laryngites, bronchites, etc.
Otites séromuqueuses avec soit :
- surdité bilatérale de transmission supérieure à 30 dB ou retard de langage ou surdité de perception sous-jacente
- surinfections répétées (plus de 5-6 OMA par hiver)
- poche de rétraction tympanique
- durée d'évolution prolongée : séquelles de chirurgie vélaire, insuffisance vélaire

OMA récidivantes après échec des antibiothérapies, supplémentation martiale si carence et retentissement familial, scolaire, social des récidives

Les deux tableaux suivants sont à connaître et à ne surtout pas confondre.

Indications de l'amygdalectomie (recommandations SFORL 2009)

Hypertrophie amygdalienne symptomatique avec trouble du sommeil (deux tiers des indications)

Signes nocturnes	Signes à l'éveil
• Ronflement • **Pauses respiratoires** • **Sueurs** • Énurésie • Parasomnie • **Sommeil agité** • Position anormale pendant le sommeil (tête en hyperextension)	• Difficultés de réveil • **Irritabilité au réveil**, hyperactivité, troubles de l'attention et de la mémoire • **Asthénie au réveil**, somnolence diurne • Céphalées matinales ou vomissement • Anorexie au petit déjeuner • **Respiration buccale** • Troubles de la croissance (tardifs)

Tableau : Signes témoins de troubles respiratoires lors d'une hypertrophie amygdalienne (**en gras** : signes les plus discriminants)

Hypertrophie amygdalienne symptomatique avec **troubles de la déglutition** (dysphagie aux gros morceaux) ou **difficultés de phonation** (voix oropharyngée) ou troubles du développement orofacial liés à de grosses amygdales en position basse (exceptionnel)
Amygdalite (= angine) **aiguë récidivante** : au moins 3 épisodes infectieux par an pendant trois ans ou 5 épisodes par an pendant deux ans
Amygdalite chronique : signes inflammatoires locaux (douleurs pharyngées, aspect inflammatoire) et régionaux (adénopathies cervicales) pendant au moins 3 mois
Abcès périamygdalien récidivant
Autres infections : **fièvre périodique** (syndrome de Marshall), tous les **syndromes poststreptococciques** sauf le syndrome néphritique, **angine aiguë dyspnéisante** au cours d'une MNI, **amygdalectomie** à chaud sur drainage d'un **abcès parapharyngé**
Tuméfaction amygdalienne unilatérale, suspecte de malignité (pour histologie)
Pas la pharyngite récidivante

Les indications de l'amygdalectomie sont précises et font l'objet d'un consensus, elles sont donc exigibles en QCM.

Question 5

La consultation ORL pose le diagnostic de syndrome d'apnées obstructives du sommeil et trouve une hypertrophie amygdalienne et des végétations. Théo est opéré et la somnolence disparaît. Deux ans plus tard, vous revoyez Théo en consultation à la demande de l'enseignante qui décrit un comportement très difficile : il ne reste jamais assis, n'attend pas son tour dans les activités de classe, ne respecte pas les consignes et est très lent dans son travail scolaire. La mère signale qu'il perd très souvent ses affaires. Théo dort désormais dans son propre lit mais exige une veilleuse. Par ailleurs, il fait pipi au lit. Lors de votre consultation, il ne tient pas en place et vous coupe la parole. Vous suspectez un trouble du déficit de l'attention avec hyperactivité (TDAH). Votre hypothèse diagnostique d'un TDAH repose sur :

A. L'impulsivité
B. L'instabilité motrice
C. L'énurésie nocturne
D. La lenteur d'exécution
E. La peur du noir

Pour aller plus loin avec L'ATBC

Troubles de déficit de l'attention/hyperactivité (TDAH)
Prédominance **masculine**, **50 % en grave échec scolaire** **Différentiel** : agitation secondaire à des médicaments (corticoïdes), endocrinopathie, épilepsie, troubles anxieux, troubles de la personnalité, turbulence sans troubles de l'attention Difficultés précoces et durables dans 3 domaines : – **déficit attentionnel** : ne maintient pas son attention sur une activité – **hyperactivité motrice** : ne tient pas en place – **impulsivité** : comportement **dangereux**, pas d'anticipation du danger, incapacité à attendre son tour, **réactions impulsives aux frustrations** **Échelles de Conners** pour évaluation de la symptomatologie Prise en charge psychoéducative, aménagements pédagogiques, **méthylphénidate** (*prescription initiale hospitalière en psychiatrie, neurologie et pédiatrie, sur ordonnance valide 1 an, renouvellement tous les 28 jours*)
Un court résumé des notions à mon sens pertinentes concernant le TDAH. Les conditions légales de prescription du méthylphénidate pourraient faire l'objet de QCM.

Le diagnostic du TDAH repose sur la triade **déficit attentionnel, hyperactivité motrice, impulsivité**.

REMARQUE

Dans le Collège de Pédiatrie, chapitre 50 « Troubles mictionnels » à la page 593, il est précisé que 10 % des enfants atteints d'une énurésie nocturne sont également atteints d'un TDAH. **L'énurésie nocturne renforce donc notre suspicion diagnostique de TDAH**. Ce DP étant très tourné vers la pédiatrie avec une première partie bien spécifique au SAOS de l'enfant, il est possible que cette proposition (très) sélective dont l'information ne se trouve que dans le référentiel de pédiatrie soit juste.

Question 6

Hormis le surpoids, le reste de votre examen physique est normal. Pour conforter votre diagnostic de TDAH, vous proposez :

A. Une consultation ophtalmologique
B. Un questionnaire à remplir par la mère
C. Un questionnaire à remplir par l'enseignante
D. Un bilan génétique
E. Une IRM cérébrale

Le bilan à effectuer devant des troubles du comportement de l'enfant consiste en :

Bilan des troubles du comportement chez l'enfant.	
• Différents **questionnaires** avec des versions pour les parents et les enseignants :	***Conners, Achenbach, CBCL***...
• Bilan **ORL** et **ophtalmologique**	En vue d'éliminer ***un déficit sensoriel***
• Tests **psychométriques**	***QI***, épreuves ***attentionnelles***
• Bilan **orthophonique**	En vue de rechercher ***un trouble du langage***

Le bilan génétique et ***l'IRM cérébrale*** sont quant à eux indiqués dans le bilan de la déficience intellectuelle et dans les troubles autistiques.

Question 7

Le diagnostic de TDAH est confirmé. Il n'y a pas de trouble des apprentissages associé. À ce stade, vous préconisez :

A. Une psychothérapie
B. Un traitement par méthylphénidate
C. Une remédiation cognitive
D. Une rééducation orthophonique
E. Une aide éducative en milieu ouvert (AEMO)

Le traitement de première intention repose sur une **psychothérapie**.
Le méthylphénidate n'est indiqué qu'en seconde intention en cas d'échec des mesures précédentes.
La remédiation cognitive est utile en cas de troubles cognitifs liés à une pathologie psychiatrique notamment dans la schizophrénie et le trouble bipolaire.
Théo ne présente pas de trouble de l'apprentissage ni du langage, ***une rééducation orthophonique*** n'est pas indiquée.
L'aide éducative en milieu ouvert est une mesure d'assistance éducative prononcée par le juge des enfants lorsque les détenteurs de l'autorité parentale ne sont plus en mesure de protéger et d'éduquer leur enfant et dont la santé, la moralité, la sécurité, les conditions de son éducation ou son développement sont gravement compromises.

Question 8

Six mois plus tard, Théo a 6 ans et devant le peu d'évolution de ses troubles, vous décidez une prescription de méthylphénidate. Cette molécule :

A. Est un dérivé des amphétamines
B. Est contre-indiquée avant 6 ans
C. Peut être prescrite pour 3 mois maximum
D. Peut être renouvelée par le médecin généraliste
E. Est prescrite sans tenir compte des vacances scolaires

Il s'agit d'un psychostimulant dérivé des **amphétamines** ayant l'AMM à partir de **6 ans** en **seconde intention dans le TDAH** et dans **la narcolepsie en cas d'échec du modafinil**.
Sa prescription initiale est limitée à **28 jours** et réservée aux **médecins hospitaliers** (pédiatre, pédopsychiatre, psychiatre, neurologue), réévaluée et renouvelée chaque année par le spécialiste hospitalier avec **renouvellement d'ordonnance mensuel possible par tout médecin.**
Il n'y a pas de durée limite de prescription et le traitement est généralement **non prescrit le week-end et pendant les vacances scolaires.**

Question 9

Quelques semaines après l'introduction du traitement, vous revoyez Théo et sa mère en consultation. Parmi les symptômes suivants rapportés par sa mère, le(s)quel(s) peu(ven)t être imputé(s) au méthylphénidate ?

A. Une augmentation de l'appétit
B. Des douleurs abdominales
C. Des céphalées
D. Une humeur triste
E. Des difficultés d'endormissement

La réponse à cette question pointue se trouve dans le Collège de Psychiatrie à la page 561. Les principaux effets indésirables du méthylphénidate cités sont :

Effets indésirables du méthylphénidate (Collège de psychiatrie)
• Diminution de l'appétit notamment le midi • Difficulté d'endormissement • Douleurs abdominales, nausées, céphalées • Tachycardie, hypertension artérielle, palpitation

Question 10

Trois ans plus tard, Théo est admis aux urgences pédiatriques pour une grande crise d'agitation survenue à la maison. Dans un accès de colère, il a cassé sa tablette et a menacé de sauter par la fenêtre. Il vient d'apprendre par sa mère que son père, qu'il ne connaissait pas, s'est suicidé. Vous apprenez à cette occasion que sa mère vit avec un nouveau conjoint et que les relations intrafamiliales sont très tendues, particulièrement entre Théo et son beau-père.
Théo a maintenant 9 ans et est scolarisé en CE2. Quand vous le rencontrez, seul, il est calme et vous fait part de son mal-être. Le surpoids est manifeste et mal vécu. Entre deux sanglots, il précise : « J'en ai marre, cela fait trop longtemps que ça dure. J'en peux plus. »
Aux urgences pédiatriques, la prise en charge comporte :

A. Une prescription d'un anti-histaminique à visée anxiolytique
B. Une prescription d'une benzodiazépine à visée anxiolytique
C. Une orientation vers une hospitalisation
D. Un signalement
E. Une convocation du beau-père

Devant ces menaces suicidaires, il faut évidemment **hospitaliser** le jeune patient afin de prévenir le risque suicidaire.

⚠ Devant toute crise suicidaire chez l'enfant/adolescent, ce dernier doit être hospitalisé !

On ne donne pas de ***traitement pharmacologique en première intention*** devant une agitation chez l'enfant, d'autant plus que Théo apparaît calme lors de l'entretien. De plus, chez l'enfant la molécule à privilégier est **l'hydroxyzine (Atarax®)** antagoniste des récepteurs H_1 de l'histamine plutôt que des ***benzodiazépines***.
Pas de nécessité de réaliser ***un signalement*** à ce niveau devant l'absence de suspicion de maltraitance ***ni de convoquer son beau-père.***

Question 11

Parmi les propositions suivantes, la(les)quelle(s) constitue(nt) un(des) objectif(s) d'hospitalisation en urgence chez Théo ?

A. Prévention du risque suicidaire
B. Observation clinique prolongée
C. Réévaluation du traitement du TDAH
D. Mise à distance des tensions intrafamiliales
E. Bilan multidisciplinaire

Les objectifs principaux de l'hospitalisation en urgence sont avant tout **la prévention du risque suicidaire** et **la mise à distance des tensions intrafamiliales.**
Un bilan multidisciplinaire, une réévaluation du traitement du TDAH, et **une observation clinique prolongée** seront bien sûr effectués durant l'hospitalisation dans un second temps.

REMARQUE

Question ambiguë, difficile de savoir ce qu'entendait le correcteur par « Objectifs de l'hospitalisation ***en urgence*** »... Dans le doute, je conseille de cocher l'ensemble des propositions car il s'agit probablement d'une question mal interprétée par nous, étudiants, essayant de ne pas se faire piéger sur une question précise, ce qui n'est pas forcément le mode de réflexion du PUPH ayant posé cette question.

Pour aller plus loin avec L'ATBC

Risque, urgence, dangerosité : le suicide	
Risque	Facteurs personnels
	• Antécédents personnels de tentative de suicide • **Trouble psychiatrique** (*troubles de l'humeur, TCA, troubles de la personnalité, schizophrénie, trouble lié à l'usage de substances, troubles anxieux, etc.*) • **Traits de personnalité** : **faible estime de soi**, **impulsivité-agressivité**, **rigidité** de la pensée, propension au désespoir • Expression d'idées suicidaires • **Pathologie** affectant la qualité de vie
	Facteurs familiaux
	Antécédents familiaux de tentative de suicide/suicide →

Risque, urgence, dangerosité : le suicide *(suite)*	
Risque	Événements de vie et facteurs psychosociaux
	• Antécédents de **maltraitance** dans l'enfance • **Élément déclencheur** : **élément récent** entraînant un état de crise • **Difficultés** économiques ou professionnelles • **Isolement social**, séparation ou perte récente, difficultés avec la loi, échecs • **Difficultés** dans le **développement** (*scolaire, placement en foyer, perte parentale précoce*) • « **Imitation** » d'un proche
	Facteurs protecteurs
	• Résilience • **Soutien sociofamilial** perçu, avoir des enfants • Croyance religieuse
Urgence	• Notion de scénario suicidaire • Urgence élevée si : – **scénario suicidaire** précis, modalités du passage à l'acte – **idées envahissantes**, ruminations anxieuses, refus de soins (pas d'alternative) – **intention communiquée**
Dangerosité	**Létalité potentielle** et **accessibilité** du moyen (ex : une arme à feu à la maison → urgence élevée)

Un tableau courant qu'il est nécessaire de parfaitement connaître.

Question 12

Théo est hospitalisé en pédiatrie. Au cours d'un entretien, il décrit des attouchements sexuels par son beau-père mais refuse qu'on en parle à sa mère. Devant cette situation :

A. Vous évitez d'informer la mère
B. Vous effectuez un signalement même si la mère s'oppose
C. Vous effectuez un signalement même sans l'accord de Théo
D. Vous identifiez le beau-père sur votre certificat en tant que responsable des faits
E. Vous évitez de retranscrire mot pour mot les dires de Théo

Nous sommes devant une situation de maltraitance avec attouchements sexuels chez un patient mineur de moins de 18 ans. Devant tout ***patient mineur*** ou ***vulnérable*** victime de maltraitance, il existe une dérogation légale au secret médical : **il faut effectuer un signalement au procureur de la République même sans obtenir l'accord la victime ou de ses représentants légaux.**

Théo étant mineur, il doit être accompagné d'une personne majeure de son choix, pouvant être sa mère : **il faut donc l'informer, sauf intérêt contraire pour l'enfant.**

⚠ Vous trouverez parfois dans les livres ***un cut-off de 15 ans*** pour le signalement au procureur de la République sans consentement chez le mineur. Cette ancienne notion est obsolète, et la définition de « mineur » évoquée dans la loi et à retenir est bien **< à 18 ans**. (Cette ambiguïté a suscité beaucoup de questions aux ECNi 2018 puisqu'une jeune patiente victime d'un viol avait 17 ans : il fallait donc dans ce cas effectuer un signalement sans son consentement.)

La rédaction d'un certificat médical initial est systématique, il doit être descriptif, ***non interprétatif, sans évoquer la responsabilité d'une personne***. On **ne retranscrit donc pas mot pour mot les dires de Théo**, sinon cela voudrait dire que l'on désigne le beau-père comme auteurs des attouchements, et de plus, il faut utiliser un mode déclaratif avec guillemets pour décrire les faits relatés (« déclare… »).

Pour aller plus loin avec L'ATBC

3 catégories de dérogation aux droits du patient		
Dérogations à l'information du patient	Dérogations au consentement du patient	Dérogations au secret médical
Urgence vitale **Refus** d'être informé **Impossibilité** d'informer Si urgence ou impossibilité, informer secondairement	**Impossibilité** d'exprimer son consentement **Si risque vital,** dans le cadre de la non-assistance à personne en danger Si patient **mineur en danger**, *passer outre le consentement des responsables légaux*	Certificats de naissance, décès, MDO, SPDT/SPDRE, AT/MP, certificats descriptifs, etc.

Connaître les dérogations aux droits des patients, dans ces trois situations particulières.

Question 13

À qui adressez-vous votre signalement ?

A. À l'Aide sociale à l'enfance (ASE)
B. À l'assistante sociale du service de pédiatrie
C. À l'agence régionale de santé (ARS)
D. Au procureur de la République
E. À la protection maternelle et infantile (PMI)

Le destinataire du signalement est le **procureur de la République**.
La PMI, l'ASE et ***l'assistante sociale du service pédiatrique*** interviennent secondairement dans la prise en charge.

Question 14

Le conjoint de la mère reconnaît les faits et est incarcéré. Quelques semaines après sa sortie de l'hôpital, Théo se dit rassuré mais reste triste et inquiet pour son avenir. Il est toujours traité par méthylphénidate, ce qui lui permet d'être plus calme, mais garde de grandes difficultés scolaires. Il a peu de camarades et manque souvent l'école du fait de plaintes somatiques. Devant ce tableau clinique, quel(s) diagnostic(s) doi(ven)t être évoqué(s) ?

A. Dépression
B. Phobie scolaire
C. Trouble de la personnalité schizotypique
D. Trouble du spectre autistique
E. Trouble des conduites

Devant des difficultés scolaires, un absentéisme avec plaintes somatiques et une tristesse, le principal diagnostic à évoquer est la **phobie scolaire**.
Il faut bien sur évoquer une **dépression** en diagnostic différentiel devant ce tableau.

Un trouble de la personnalité est à évoquer chez un adulte voire un adolescent, mais pas chez l'enfant.
Pas d'éléments en faveur ***d'un trouble du spectre autistique*** ni ***d'un trouble des conduites*** dans l'énoncé.

Question 15

Parmi les mesures suivantes, du fait de sa situation et de ses difficultés scolaires, laquelle (lesquelles) peu(ven)t être mise(s) en place pour Théo ?

A. Un projet d'accueil individualisé (PAI)
B. Une aide éducative en milieu ouvert (AEMO)
C. Une allocation d'éducation de l'enfant handicapé (AEEH)
D. Un projet d'accompagnement personnalisé (PAP)
E. Une auxiliaire de vie scolaire (AVS)

Pour aller plus loin avec L'ATBC

Les différents projets et plan d'accompagnement pour l'enfant
Ne pas confondre
• **PAI (Projet d'Accueil Individualisé)** : pathologie **organique** invalidante (allergies, asthme, maladie cœliaque…). Demande de la famille et du chef d'établissement pour le **médecin scolaire** qui le réalise. Interne à l'établissement • **PAP (Plan d'Accompagnement Personnalisé)** : concerne uniquement les **troubles de l'apprentissage** (dyslexie, dysphagie, dyspraxie) et non les pathologies organiques, sans qu'il y ait reconnaissance de handicap par la MDPH (sinon PPS). La famille a fait intervenir le **médecin scolaire**. Permet l'aménagement de la scolarité (psychologue, CNED), l'allégement du travail scolaire et un suivi++ • **PPS (Projet personnalisé de Scolarisation)** : s'adresse uniquement aux enfants reconnus handicapés par la CDAPH de la **MDPH**. Plus lourd que les deux précédents. Concerne l'orientation scolaire (ULIS, CLIS, classe ordinaire), l'aménagement de la scolarité (orthophoniste, CNED…). AVS, SESSAD, matériel adapté, tiers temps… **(Ne pas confondre avec le Programme Personnalisé de Soins en oncologie)**
Annexe : le Programme Personnalité de Réussite Éducative (PPRE)
• Dispositif purement **pédagogique** (≠ des autres, médicaux), obligatoire en cas de redoublement • Permet la mise en place d'un soutien pédagogique spécifique • À l'initiative de l'**équipe pédagogique**

Un tableau un peu précis qui concerne l'enfant avec des troubles du développement psychomoteur et les mesures légales qui peuvent être prises (qui dit mesure légale, dit QCM non litigieux, donc il faut au moins en avoir entendu parler, d'autant plus que les différents sigles sont des distracteurs faciles).

Du fait de ses difficultés scolaires, un **PAP** ainsi qu'une **AVS** et **l'AEEH** (qui se demandent tous deux à la MDPH) peuvent être demandés.
Le PAI n'est pas indiqué car Théo ne présente pas de pathologie organique ni d'allergie alimentaire.
L'AEMO n'est pas non plus indiqué. Pour rappel sa définition est donnée à la correction de la question n°7 de ce DP.

Dossier 4

Corrigé

(Énoncé p. 566)

Question 1

Quel est l'IMC (indice de masse corporelle) en valeur arrondie de cette patiente ?

A. 25
B. 30
C. 35
D. 40
E. 45

Question où l'on nous demande simplement de calculer l'IMC avec la formule IMC = poids (kg) / Taille^2 (m) : $83/1{,}65^2 = 83/2{,}72 = 30{,}5$.

Ne pas perdre ses moyens devant une question d'apparence simple mais potentiellement déstabilisante le jour J !

Classification de l'obésité	
Corpulence normale	IMC de 18,5-24,9
Surpoids	IMC de 25-29,9
Obésité grade 1 = Obésité modérée	IMC de 30-34,9
Obésité grade 2 = Obésité sévère	IMC de 35-39,9
Obésité grade 3 = Obésité très sévère = Morbide	IMC > 40

⚠ Vous remarquerez ***qu'il n'existe pas d'obésité « légère »,*** dès le grade 1 on parle d'obésité modérée. Attention à ne pas vous faire piéger si l'on vous demande à quel type d'obésité correspond le grade 2 : il s'agit d'une obésité sévère (et non pas modérée comme on pourrait le croire !)

Question 2

Quelle(s) est (sont) l'(les) hypothèse(s) diagnostique(s) la (les) plus vraisemblable(s) devant ce tableau clinique ?

A. Dermohypodermite de stase
B. Dermohypodermite bactérienne
C. Fasciite nécrosante
D. Lymphangite
E. Erythème noueux

Il faut évoquer une **dermohypodermite bactérienne (= érésipèle)** devant ce tableau aigu de grosse jambe rouge fébrile sans instabilité hémodynamique.

Une dermohypodermite de stase se voit dans un tableau d'insuffisance veineuse est volontiers bilatérale et non fébrile.

Une fasciite nécrosante correspond au stade évolué de la dermohypodermite bactérienne non nécrosante avec nécrose des tissus et un tableau d'instabilité hémodynamique.

Une lymphangite traduit l'inflammation du système lymphatique et se manifeste par un placard cutané linéaire correspondant au trajet entre une porte d'entrée infectieuse et le premier relais ganglionnaire.
Un érythème noueux est un nodule hypodermique (= nouure) ferme, non fluctuant, en relief, avec une surface érythémateuse ou de couleur normale, habituellement douloureux ou sensible à la palpation, chaud, adhérent aux plans superficiels et profonds.

Rappel : Étiologies principales des érythèmes noueux et moyen mnémotechnique « SYSTEM BIC » :

- Streptocoque A
- Yersiniose
- Sarcoïdose
- Tuberculose (primo-infection)
- Entéropathies (Crohn, RCH)
- Médicaments (sulfamides, bétalactamines, anti-TNFa, isotrétinoine, G-CSF)
- Maladie de Behçet
- Idiopathique (dans 50 % des cas)
- Chlamydia

⚠ Discordance dans les Collèges : pour le Collège de ***Dermatologie,*** la cause principale d'érythème noueux en France est le **streptocoque A**, tandis que pour les Collèges de ***Pneumologie*** et ***d'Anapathologie*** c'est la **sarcoïdose** qui figure en tête. Peu probable qu'on vous pose une question précise sur ce point, je vous conseille de cocher la proposition comme vraie peu importe que l'on vous demande si l'une de ces 2 étiologies est la plus fréquente : vous aurez probablement juste.

Question 3

Quelle(s) caractéristique(s) clinique(s) est (son)t en faveur d'une dermohypodermite bactérienne non nécrosante ?

A. Début brutal
B. Extension lente
C. Évolution centripète des lésions cutanées
D. Douleur spontanée intense
E. Mise en évidence d'un intertrigo interorteils

La clinique de l'érésipèle se résume par :

Caractéristiques cliniques de la dermohypodermite non nécrosante.
• Maladie **fréquente** et **premier diagnostic à évoquer devant une jambe rouge douloureuse** • Adulte après 40 ans, avec âge moyen à **60 ans** • Début **brutal** avec **fièvre** élevée (39-40 °C), **frissons**, précédant de quelques heures l'apparition du placard cutané • Plaque **érythémateuse**, **œdémateuse**, **circonscrite**, d'évolution **centrifuge**, **douloureuse** à la palpation • **Bourrelet** périphérique marqué (observé seulement au niveau du visage) • Possible **purpura** ou **décollements bulleux superficiels** ***(n'est pas un signe de gravité)*** • Possible **ADP inflammatoire homolatérale** et **traînée de lymphangite homolatérale** • **Porte d'entrée** retrouvée dans plus de 2/3 des cas : intertrigo interorteils, piqûre, ulcère de jambe, érosion traumatique…

Il est important de faire la différence avec **les signes de gravité** nous faisant évoquer une dermohypodermite nécrosante :

Signes de gravité évocateurs de dermohypodermite nécrosante	
Signes locaux	• Douleur spontanée **intense** • **Œdème majeur** • Bulles **hémorragiques** (***et non simples bulles***) • **Nécrose** • **Hypoesthésie** • **Livedo** • **Crépitation**
Signes généraux	• **Fièvre élevée avec confusion** • **Désorientation** • **Tachypnée** • **Tachycardie** • **Oligurie** • **Hypotension** • **Pâleur**

Question 4

Quelle(s) comorbidité(s) présente(s) chez cette patiente est (sont) un (des) facteur(s) de risque de survenue d'une dermohypodermite bactérienne ?

A. Obésité
B. Diabète
C. Insuffisance veineuse
D. Antécédent de phlébite
E. Hypertension artérielle

Nouvelles recos

Recommandations HAS d'avril 2019 : Les infections cutanées bactériennes

Facteurs de risque de dermohypodermite non nécrosante :

Antécédent personnel de DHBNN	Obésité (IMC >30)
Porte d'entrée cutanée	Œdème chronique, lymphoedème

Facteurs de risque de dermohypodermite nécrosante :

Diabète	Varicelle (chez l'enfant)	Artériopathie oblitérante des membres inférieurs (AOMI)
Obésité (IMC >30)	Âge supérieur à 60 ans	
Immunodépression	Insuffisance veineuse	Anti-inflammatoires non stéroïdiens
Malnutrition	Toxicomanie intraveineuse	

⚠ La réponse à cette question se trouve dans la nouvelle recommandation de la HAS sur les infections cutanées bactériennes d'avril 2019, ***d'où l'importance d'être à jour sur les recommandations en vigueur pour les ECNi.*** Il faut bien différentier les FDR de la dermohypodermite non nécrosante et des FDR de la dermohypodermite nécrosante.

L'œdème chronique renvoie à la notion **d'insuffisance veineuse**.
On pourrait douter sur la proposition D, car il est dit à la page 340 du Collège de Dermatologie que l'existence d'un œdème chronique de la jambe lié à une stase veineuse à la suite d'une maladie post-thrombotique peut être considérée comme un facteur de risque d'érésipèle, mais la patiente a présenté une thrombose surale droite et l'érésipèle est à gauche. Je ne pense pas qu'il fallait retenir cette proposition.

Question 5

Vous avez plusieurs éléments pour vous orienter vers une dermohypodermite bactérienne d'autant que vous trouvez un intertrigo des 2 pieds. Quel(s) geste(s) réalisez-vous devant cette lésion ?

A. Recherche d'une augmentation de la température cutanée locale
B. Décapage d'un petit décollement bulleux au sein de la zone érythémateuse
C. Écouvillonnage à visée bactériologique de la zone la plus inflammatoire de l'érythème
D. Marquage des contours de l'érythème au feutre
E. Recherche d'adénopathies

On ne réalise ***pas de prélèvement bactériologique dans la dermohypodermite bactérienne non nécrosante***.
Cependant, il faut prélever une lésion cutanée (en proscrivant l'écouvillonnage superficiel car contaminé par les germes cutanés) en cas de tableau grave (dermohypodermite nécrosante).
Les autres propositions résument les mesures communes à mettre en place.
Il fallait probablement cocher la proposition B, car devant tout décollement bulleux (que ce soit dans le cadre d'une pemphigoïde bulleuse ou d'une ampoule) **il faut percer la bulle et laisser si possible l'épiderme sus-jacent en place**.

Question 6

La palpation des plis inguinaux objective une adénopathie inguinale gauche. Quelle(s) est (sont) la (les) cause(s) la (les) plus vraisemblable(s) de cette adénopathie inguinale gauche ?

A. Pathologie inflammatoire concomitante du petit bassin
B. Pathologie inflammatoire concomitante de la région périnéale
C. Lésion anale ou péri-anale concomitante
D. Adénopathie satellite de la dermohypodermite
E. Adénopathie sentinelle d'un lymphome

On nous demande de cocher la cause la plus vraisemblable de cette adénopathie : devant cette jambe rouge aiguë douloureuse seule la **dermohypodermite** est à évoquer !
Si la question nous demandait les causes « possibles », il aurait fallu répondre également avec **la pathologie inflammatoire concomitante de la région périnéale**, **la lésion anale ou péri-anale concomitante** et **l'adénopathie sentinelle d'un lymphome**, qui peuvent toutes être responsables d'une adénopathie inguinale, qui draine le membre inférieur homolatéral, les organes génitaux externes et le périnée.
Le drainage lymphatique du petit bassin se fait vers les ganglions iliaques internes, puis iliaques communs, puis latéro-aortiques, donc ***une pathologie inflammatoire du petit bassin*** n'est pas responsable d'une adénopathie inguinale.

Question 7

Qu'est-il indispensable de réaliser avant de débuter la prise en charge thérapeutique de cette dermohypodermite ? (une seule réponse attendue)

A. Hémocultures
B. Biopsie cutanée avec mise en culture
C. Échographie-doppler de la jambe
D. Scanner de la jambe gauche
E. Aucun bilan complémentaire n'est indispensable

Aucun bilan complémentaire n'est indispensable devant une dermohypodermite non nécrosante !
Les examens sont réalisés uniquement sur point d'appel !

Astuce pratique !

Cette question est déjà tombée dans un dossier progressif des ECNi 2017 ! D'où l'importance de faire toutes les annales les mois précédant le concours !

Question 8

Quel(s) agent(s) infectieux est (sont) le(s) plus vraisemblablement en cause ?

A. *Candida albicans*
B. *Streptococcus pyogenes*
C. *Escherichia coli*
D. *Pseudomonas aeruginosa*
E. Staphylocoque à coagulase négative

Même tournure que la question 6, l'agent infectieux le plus vraisemblable est **le *Streptococcus pyogenes*** aussi appelé **streptocoque béta-hémolytique du groupe A**.
Les **streptocoques des groupes B**, **C** et **G** et les **staphylocoques** sont également cités dans le Collège de Dermatologie et dans le Pilly.

⚠ Chez l'enfant, le principal facteur favorisant des érésipèles est la **varicelle** et la proportion des agents infectieux en cause est partagée entre le **streptocoque A** et ***Staphylococcus aureus***.

Question 9

Quelle(s) est (sont) votre (vos) option(s) thérapeutique(s) anti-infectieuse(s) de première ligne, sachant que vous décidez de la traiter à domicile en raison de l'absence de signe de gravité et qu'elle n'a aucune allergie connue ?

A. Amoxicilline *per os*
B. Amoxicilline-acide clavulanique *per os*
C. Céphalosporine de 3e génération intramusculaire
D. Pristinamycine *per os*
E. Clindamycine *per os*

Question de cours : **Amoxicilline PO 7J** en première intention.

Nouvelles recos

HAS, avril 2019

Voici le tableau récapitulatif du traitement de la dermohypodermite non nécrosante de la HAS d'avril 2019 :

Pathologie	Traitement antibiotique 1re intention	Si allergie à la pénicilline	Durée du traitement
DHBNN adulte	**Amoxicilline :** 50 mg/kg/jour en trois prises avec un maximum de 6 g/jour	**Pristinamycine :** 1 x 3/jour **Clindamycine :** 1,8 g/jour en 3 prises et jusqu'à 2,4 g/jour si poids > 100 kg	7 jours
DHBNN enfant	**Amoxicilline-acide clavulanique :** 80 mg/kg/jour d'amoxicilline en 3 prises par jours (sans dépasser 3 g/jour)	**Clindamycine :** 40 mg/kg/jour en 3 prises par jour (enfants > 6 ans) **Sulfaméthoxazole-triméthroprime :** 30 mg/kg/jour (exprimé en sulfaméthoxazole) en 3 prises par jour (forme suspensions buvable pour enfant de < 6 ans)	7 jours
DHBNN adulte Antiobioprophylaxie	**Benzathine-benzyl-pénicilline G (retard) :** 2,4 MUI IM toutes les 2 à 4 semaines **Pénicilline V (phénoxyméthylpénicilline) :** 1 à 2 millions UE/jour selon le poids en 2 prises	**Azithromycine :** 250mg/jour	À évaluer en foncions de l'évolution des facteurs de risque de récidive.

REMARQUE

Bien retenir de ce tableau que chez l'enfant la molécule de première intention est **l'Augmentin®**, comme évoqué à la page 460 du Collège de Pédiatrie. Je vous conseille de lire une fois TOUS les chapitres de ce Collège pour annoter vos autres Collèges/Fiches car certaines spécificités pédiatriques peuvent faire l'objet de questions très discriminantes, mais faciles pour les étudiants ayant pris le temps de noter ces remarques quelque part.

Question 10

Quel traitement associé prescrivez-vous ? (une ou plusieurs réponses exactes)

A. Paracétamol
B. Anti-inflammatoires non stéroïdiens
C. Calciparine à dose curative
D. Repos avec surélévation de la jambe gauche
E. Traitement de l'intertrigo

Devant une dermohypodermite non nécrosante, les mesures non médicales à entreprendre sont :

- quelle que soit la cause, **repos** avec **surélévation du membre atteint** jusqu'à régression des signes inflammatoires ;

- **anticoagulation préventive** si FDR de MTEV ;
- **contention veineuse** dès l'amélioration de la douleur afin de lutter contre l'œdème chronique si nécessaire ;
- mise à jour de **la vaccination antitétanique** ;
- traitement de la **porte d'entrée** ;
- antalgie par **paracétamol** si douleur (pas d'AINS, pas de corticoïdes).

Les AINS sont contre-indiqués, ils risquent de précipiter l'évolution vers une forme nécrosante. (MZ)

La Calciparine® à dose curative est indiquée dans le traitement curatif de la maladie thromboembolique veineuse. Une anticoagulation à dose préventive peut cependant être instaurée en cas de facteur de risque thromboembolique.

⚠ Une anticoagulation « **hypo-coagulante** » équivaut à une anticoagulation **curative**, tandis qu'une anticoagulation « **iso-coagulante** » correspond à une anticoagulation **préventive**.

Question 11

Vous la traitez par amoxicilline et paracétamol et prévoyez de la revoir 2 jours plus tard. En effet cette patiente est exposée au risque d'évolution vers une forme nécrosante. Quel(s) est (sont) le (les) facteur(s) de risque d'une telle évolution ?

A. Obésité
B. Diabète
C. Tabagisme
D. Artériopathie des membres inférieurs
E. Prise d'anti-inflammatoires non stéroïdiens

Cette question fait référence aux nouveaux facteurs de risque de la HAS concernant l'évolution vers la dermohypodermite nécrosante. On y répond avec les éléments cités dans la question 4.

Question 12

Sous traitement la dermohypodermite disparaît. Vous revoyez la patiente 3 mois plus tard car son entreprise l'envoie faire une expertise comptable à Abidjan en Côte d'Ivoire pendant 3 semaines. Elle n'a jamais voyagé en Afrique.
Quelle(s) vaccination(s) lui proposez-vous ?

A. Mise à jour de ses vaccins diphtérie-tétanos-polio
B. Vaccin contre l'hépatite A
C. Vaccin contre la méningite ACYW135
D. Vaccin contre la fièvre jaune
E. Vaccin contre le choléra

Pour aller plus loin avec L'ATBC

Vaccinations du voyage : 3R	
« Routine »	Mise à jour du **calendrier vaccinal** (DTP, Coqueluche, rougeole, hépatite B) Enfant non vacciné : **BCG**, **antirougeole** monovalent **dès 6 mois** si séjour prolongé (> 1 mois) et forte endémie
« *Required* » = obligatoires	Fièvre jaune : **vaccin vivant**, **obligatoire** ou recommandé pour l'Afrique intertropicale ou la région amazonienne. **Efficace 10 jours** après l'injection, pour **10 ans**. Possible **dès 9 mois** (ou 6 mois si risque d'exposition élevée). **Déconseillé pendant la grossesse** (sauf si séjour non reportable), contre-indiqué si immunodépression. **Réalisable si > 200 CD4 en cas de VIH**. Évaluer le **bénéfice risque** (complications rares mais graves si primovaccination après 60 ans). Normalement protection à vie, mais certains pays préconisent un rappel tous les 10 ans. Nécessité d'être visé dans un **carnet de vaccination international** Méningocoque tétravalent A, C, Y, W135 pour le **pèlerinage en Arabie Saoudite** (recommandé en zone épidémique). Authentification par un **médecin au sein d'un Centre de Vaccinations Internationales agréé**
« *Recommended* »	Pays à hygiène précaire : – **hépatite A** : à partir de **1 an**. **Quelle que soit la durée du voyage**. Avant de vacciner, IgG anti-VHA si né(e) avant 1945, antécédent d'ictère ou séjour en pays d'endémie – **typhoïde** : dès **2 ans**. **Bien toléré** mais **modérément efficace**, pour **3 ans** seulement, sur *Salmonella enterica Typhis et Paratyphi C*. Surtout si **séjour prolongé en Inde** – **choléra** : **vaccin cholérique buvable** (inactivé), pour personnel de santé qui va intervenir en situation d'épidémie Pays à haut risque rabique et séjour prolongé/aventureux : **vaccination rabique** préexposition. Mais cette vaccination **ne dispense pas de la vaccination curative postexposition** (protocole simplifié, 2 injections de rappel) si morsure à risque ! Séjour en zone endémo-épidémique de méningite à méningocoque : **ceinture méningitique** de l'Afrique, en saison sèche, ou toute zone si épidémie, si contact étroit et prolongé avec la population locale (activité de soin) Séjour prolongé, zone rurale, du Pakistan aux Philippines : **encéphalite japonaise** Séjour dans certaines zones forestières d'Europe centrale, du printemps à l'automne : **encéphalite à tiques**

Un tableau très développé sur les vaccinations avant de voyager. La ligne « obligatoires » est très importante car très sujette à QCM.

Il faut bien différencier les vaccins **obligatoires** (fièvre jaune et méningocoque ACYW135) des vaccins **recommandés**.

Toujours pensez à effectuer **les rappels des vaccins recommandés dans la population générale** : il fallait bien sûr effectuer une mise à jour de ses vaccins **DTP** si la patiente n'est pas à jour.

Le vaccin buvable contre le choléra est par contre uniquement indiqué pour ***les personnes réalisant un voyage dans une zone à faible ressource pour une action humanitaire***.

Mise à jour Pilly 2018
Le vaccin anti-amarile (fièvre jaune) confère **une immunité à vie** (et plus pour 10 ans comme c'était le cas dans l'ancienne version), sauf pour les sujets vaccinés ***avant l'âge de 2 ans*** ou ***pendant une grossesse***. C'est la version à retenir.

Question 13

Vous décidez de lui prescrire l'association atovaquone-proguanil pour sa chimioprophylaxie contre le paludisme pour ce voyage de 3 semaines. Quelle durée de prise inscrivez-vous sur l'ordonnance ? (une seule réponse attendue)

A. 3 semaines
B. 4 semaines
C. 5 semaines
D. 6 semaines
E. 7 semaines

Voici le tableau sur la prophylaxie anti-palustre du Pilly 2020 :

Prophylaxie anti-palustre		
Molécule	**Périodicité**	**Durée**
Atovaquone-Proguanil	Quotidien	Séjour + 1 semaine
Doxycycline	Quotidien	Séjour + 4 semaines
Méfloquine	Hebdomadaire	10 jours avant + Séjour + 3 semaines

La patiente devra donc prendre l'Atovaquone-Proguanil® la veille du départ, pendant toute la durée du séjour, puis 1 semaine après son retour, soit un total de 4 semaines de traitement.

Mise à jour Pilly 2020
La chloroquine en prophylaxie du paludisme a disparu du tableau du Pilly 2020 car n'est plus recommandée en raison de l'émergence de résistance.

Question 14

À son retour de Côte d'Ivoire la patiente vous consulte de nouveau. Elle va bien et le séjour s'est bien passé. Elle a même pu aller passer le dernier week-end dans un campement en brousse. Elle vous décrit des installations rudimentaires avec des conditions d'hygiène médiocres notamment sur la literie. Depuis son retour elle dort mal en raison d'un prurit des avant-bras, des poignets et des doigts. Une de ses collègues avec qui elle partageait la même chambre présente les mêmes symptômes. À l'examen vous voyez surtout des lésions de grattage notamment dans les espaces interdigitaux. Elle n'a pas changé de produits d'hygiène corporelle.
Quelle pathologie vous paraît la plus vraisemblable dans ce contexte ? (une seule réponse attendue)

A. Dermatite atopique
B. Pédiculose
C. Gale
D. *Larva migrans*
E. Dermite de contact

Il s'agit de la description typique d'une clinique de **gale** avec un prurit à recrudescence **nocturne**, **insomniant**, **collectif**, de **topographie évocatrice**, avec une **contamination** vraisemblablement due aux conditions d'hygiène médiocres de la literie.

Pour aller plus loin avec L'ATBC

Prurit de la gale	
Régions atteintes	**Régions épargnées**
Espaces interdigitaux des mains **Poignets** (face antérieure) **Région ombilicale** **Coudes** Plis **axillaires** **Région génitale** **Seins** chez la femme	**Cuir chevelu** **Cou** **Dos** **Paumes et plantes des pieds**

De la séméiologie de base qu'il est bon d'avoir clairement en tête, tant les QCM sont évidents à écrire.

La dermatite atopique s'exprime volontiers de façon chronique, avec des plaques érythémateuses et suintantes, associées à une xérose et un terrain atopique.
Une pédiculose se traduit par un prurit du cuir chevelu.
Une dermite de contact suppose un contact avec un élément déclencheur, dont on n'a aucune information ici.

Rappel : La Larva migrans cutanée (= Labrish, Dermatite ankylostomienne) (Collège de Parasitologie)

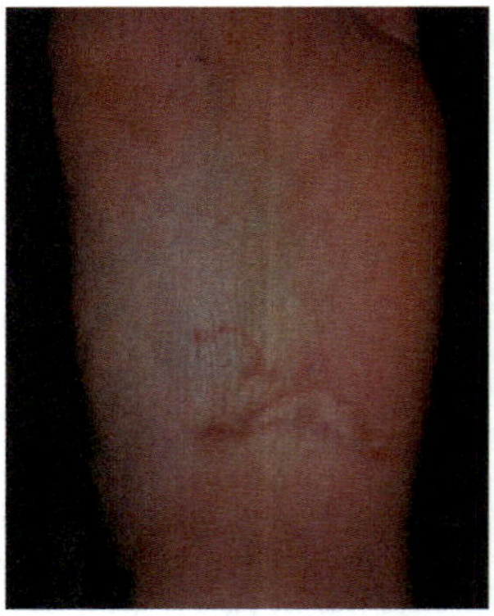

- Pathologie causée par ***Ancylostoma canimum*** ou ***Ancylostoma brasiliensis*** (parasite du chien et du chat).
- La contamination s'effectue par **voie transcutanée**. L'homme s'infecte en marchant pieds nus sur le sol contaminé par les larves infectantes émises dans **les déjections des chiens et des chats** sur les sols chauds et humides des zones tropicales (typiquement les **plages des Caraïbes** !)
- La pénétration transcutanée des larves entraîne l'apparition de **papules** ou de **vésicules** localisées aux niveaux des régions cutanées en contact avec le sol, d'où part un **trajet serpigineux**, **érythémateux** et **prurigineux** s'allongeant de **3 cm par jour,** et disparaissant en quelques semaines en l'absence de traitement.
- Le diagnostic repose uniquement sur le tableau **clinique** et **l'anamnèse**.
- Le traitement est uniquement médical : **ivermectine** 200 ug/kg PO prise unique ou **albendazole** 400 mg/J PO pendant 3 jours. L'extraction de la larve est aléatoire, douloureuse et inutile.
- Chez le jeune enfant de moins de 15 kg, une **préparation magistrale** à base de crotamiton et de comprimés écrasés d'ivermectine ou d'albendazole est appliquée sur les lésions.

Question 15

Vous évoquez une gale qui est confirmée par la visualisation des parasites au dermoscope. Que recommandez-vous ? (une ou plusieurs réponses exactes)

A. Traitement par ivermectine
B. Traitement à renouveler à 7 jours
C. Lavage du linge à au moins 60 °C en cycle long
D. Traitement dans le même temps de sa collègue
E. Arrêt de travail de 2 semaines

Le traitement d'une gale commune repose sur un traitement local (**benzoate de benzyl**, **perméthrine**, **esdépalléthrine en spray**) à appliquer pendant 8 à 12 heures ***OU*** systémique (**ivermectine** 200 ug/kg PO en 1 prise).
Le traitement doit être **renouvelé à J7** car il n'est pas efficace sur les œufs.

⚠ En cas de **gale profuse**, le traitement consiste à associer un traitement local ***ET*** systémique.

REMARQUE

À noter que le ***benzoate de benzyl est contre-indiqué avant 2 mois*** car provoque des encéphalopathies, et est à appliquer pendant **24 heures** sans se doucher sauf ***chez la femme enceinte*** et ***l'enfant de 2 mois à 2 ans*** pour qui la durée maximale est de 12 heures. Tous les autres traitements topiques de la gale sont à appliquer pendant 12 heures (Collège de Dermatologie).

De plus, il faut **laver le linge à 60 °C ou le placer dans un sac poubelle fermé pendant 72 heures** pour éliminer l'acarien des vêtements.
Il faut également **traiter sa collègue même si cette dernière n'a pas été symptomatique.** Dans la gale, contrairement à la pédiculose, **il faut traiter toutes les personnes ayant eu des contacts rapprochés (famille, partenaires, voire collègues de travail) même s'ils ne sont pas symptomatiques.** ***Dans la pédiculose, on ne traitre que les sujets contacts symptomatiques.***

⚠ L'éviction scolaire de l'enfant de 3 jours après le début du traitement n'est plus nécessaire !

Dossier 5

Corrigé

(Énoncé p. 569)

Question 1

Vous constatez la lésion ci-contre.
Vous évoquez (une ou plusieurs réponses possibles) :

A. Un carcinome épidermoïde
B. Un aphte
C. Une bulle hémorragique
D. Une morsure
E. Un angiome

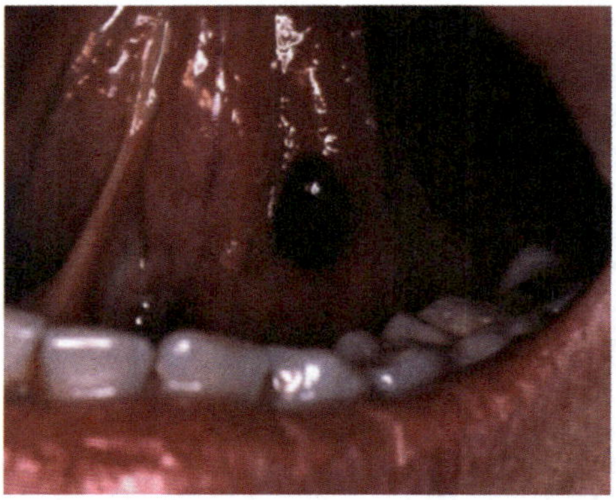

Il faut évoquer **une bulle hémorragique buccale** devant cette lésion en relief, lisse et de couleur hématique.

Un carcinome épidermoïde pourrait être évoqué devant le terrain alcoolo-tabagique du patient, mais la lésion n'est pas évocatrice d'une masse maligne (lésion ulcérée, bourgeonnante, indurée, envahissante, saignant au contact).

Un aphte donnerait une lésion blanchâtre entourée d'un halo rouge périphérique.

Une lésion traumatique peut prendre cliniquement l'aspect d'un aphte, mais il n'y a pas de halo rougeâtre périphérique !

Un angiome se retrouve chez l'enfant de bas âge avec une apparition caractéristique quelques semaines après la naissance, une phase de croissance jusqu'à 6 mois et une disparition sans séquelles dans 50 % des cas avant 10 ans.

Question 2

Il s'agit d'une bulle hémorragique buccale. Devant cette lésion quelle étiologie est la plus probable ?

A. Une thrombopénie sévère
B. Une maladie de Willebrand
C. Une hémophilie
D. Un déficit en vitamine K
E. Un déficit en protéine C

Devant cette bulle hémorragique buccale, l'étiologie à évoquer en priorité est **une thrombopénie**.

Voici un tableau comparant les manifestations cliniques de l'hémostase primaire vs secondaire.

Éléments d'orientation vers une pathologie de l'hémostase primaire ou de la coagulation	
Atteinte de l'hémostase primaire	**Atteinte de la coagulation**
• Hémorragies **cutanéo-muqueuses** : ORL, génitales, digestives… • Purpura **pétéchial** et/ou **ecchymotique** • Saignements : **spontanés** et/ou **provoqués** • Saignement **précoce**	• Hémorragies touchant les tissus **profonds** : articulation, muscle… • Saignements : **provoqués** par un traumatisme minime • Saignement **retardé**

La maladie de Willebrand est une pathologie de transmission autosomique dominante pouvant être frustre et de découverte fortuite, mais généralement connue depuis l'enfance. Ici, elle n'est pas à évoquer en 1re intention pour expliquer ce tableau clinique aigu.
Le déficit en vitamine K et ***l'hémophilie*** sont des troubles de la coagulation, se manifestant volontiers par des hématomes profonds.
Le déficit en protéine C n'entraîne pas de troubles hémorragiques, mais une hypercoagulabilité responsable de thromboses.

Question 3

Vous évoquez une thrombopénie sévère. Quels autres signes hémorragiques cherchez-vous ? (une ou plusieurs réponses possibles)

A. Un purpura
B. Des gingivorragies
C. Une hémarthrose
D. Un épistaxis
E. Un méléna

Il faut donc évoquer les manifestations cliniques d'un **trouble de l'hémostase primaire** comme vu dans le tableau de la question 2.
Une hémarthrose est un saignement profond évocateur d'un trouble de la coagulation.

Question 4

À l'examen vous retrouvez effectivement un purpura. Quelles sont les caractéristiques attendues du purpura dans ce contexte ? (une ou plusieurs réponses possibles)

A. Douloureux
B. Nécrotique
C. Pétéchial
D. Infiltré
E. Associé à des ecchymoses

Voici un tableau résumant les caractéristiques des différents types de purpura :

Caractéristiques cliniques des purpuras			
Purpura Thrombopénique	**Purpura Thrombopathique**	**Purpura Vasculaire**	**Purpura Thrombotique**
• Ecchymoses • Pétéchies • ***Non infiltré*** • ***Sans relief*** • ***Non confluent*** • Diffus • Atteinte muqueuse assez fréquente.	• Monomorphe • Uniquement ecchymotique • ***Pratiquement jamais pétéchial***	• Polymorphe • Infiltré • Nécrotique • Déclive, aggravé par l'orthostatisme • ***Sans atteinte muqueuse*** • Associé à d'autres signes cutanés (livédo, urticaire...), articulaire, neurologique...	• Lésion nécrotique • De grande taille > 1 cm • Liseré purpurique • ***Sans lésions d'âge différent***

Un purpura ***douloureux, nécrotique*** et ***infiltré*** est évocateur d'un purpura vasculaire.

Pour aller plus loin avec L'ATBC

Étiologies des purpuras vasculaires
Purpuras infectieux : *purpura* **fulminans**, **endocardite**, rickettsioses, infections **virales** (parvovirus B19, VIH, VHC, VHB, VHE, EBV) Purpuras des vascularites : toutes les vascularites des **petits vaisseaux :** – ANCA : granulomatose avec polyangéite, granulomatose éosinophile avec polyangéite, polyangéite microscopique – complexes immuns : **cryoglobulines**, **leucocytoclasiques** (médicamenteuses), vascularites à **IgA** et la périartérite noueuse (vascularite des moyens vaisseaux) Purpuras par fragilité vasculaire : **Bateman, scorbut, amylose** Purpuras thrombotiques : **CIVD**, **TIH2**, déficits en **protéines C et S** et mise sous AVK, **SAPL** (mime une vascularite), **emboles de cholestérol**

L'autre partie de l'item Purpura concerne les purpuras vasculaires. Distinguez bien les différentes étiologies du purpura vasculaire, *cf. partie Dermatologie.*

Question 5

Quels examens de première intention allez-vous demander ? (une ou plusieurs réponses possibles)

A. NFS
B. Réticulocytes
C. D-dimères
D. TP, TCA, fibrine
E. INR

On suspecte donc une thrombopénie, il faut donc demander une **NFS** afin de l'affirmer.
D'après l'énoncé de la question suivante, il fallait également demander un dosage des **réticulocytes** servant à évaluer le caractère régénératif ou non d'une éventuelle anémie associée.
On suspecte un trouble de l'hémostase primaire, ***le TP, le TCA, et l'INR*** explorent l'hémostase secondaire et ne sont donc pas utiles.
Les dosages ***de la fibrine*** et ***des D-dimères*** sont utiles pour le diagnostic de CIVD, mais ne sont pas indiqués en première intention devant la suspicion d'une thrombopénie.

Question 6

La NFS montre : globules rouges 2,24 T/L, hémoglobine 76 g/L, hematocrite 22,1 %, VGM 98,7 fl, CCMH 34,4 g/dL, leucocytes 1,3 G/L, polynucléaires neutrophiles 0,4 G/L, lymphocytes 0,5 G/L, monocytes 0,05 G/L, blastes 0,35 G/L ; plaquettes 9 G/L, réticulocytes 45 T/L.
Décrire cette NFS.

A. Neutropénie
B. Hyperlymphocytose
C. Thrombopénie
D. Anémie normochrome
E. Anémie régénérative

Tableau présentant les valeurs normales de la NFS chez l'adulte :

Valeurs normales de la NFS	
Globules rouges	• **Hb** = 13-18 g/dL (homme) = 12-16 g/dL (femme) • **Ht** = 40-49 % (homme) = 37-48 % (femme) • **VGM** = 80-100 fL • **CCMH** = 32-36 g/dL • **TGMH** = 27-32 pg/cellules • **Réticulocytes** = Régénératif si > 150 G/L (ou > 120 G/L, les définitions varient)
Globules blancs	• **Leucocytes** = 4 à 10 g/L • **PNN** = 1,5 à 7 G/L • **PNE** = 0,05 à 0,5 G/L • **PNB** = 0,01 à 0,05 G/L • **Lymphocytes** = 1,5 à 4 G/L • **Monocytes** = 0,1 à 1 G/L
Plaquettes	• **Plaquettes** = 150-400 G/L

On retrouve donc une **anémie normocytaire normochrome arégénérative,** une **thrombopénie** et une **leucopénie** avec atteinte **des PNN, des lymphocytes et des monocytes**, le tout formant une **pancytopénie**. De plus, il existe des **blastes circulants**.

⚠ La définition d'une agranulocytose comprend la triade **anémie + thrombopénie + NEUTROPÉNIE**. La présence d'une atteinte de la lignée blanche sur les lymphocytes (lymphopénie) n'est pas suffisante pour parler d'agranulocytose : ce piège est tombé dans un dossier des annales de 2016 !

Question 7

Quels diagnostics évoquez-vous ? (une ou plusieurs réponses possibles)

A. Aplasie médullaire idiopathique
B. Lymphome agressif
C. Purpura thrombopénique immunologique
D. Leucémie aiguë
E. Leucémie myéloide chronique

Devant cette pancytopénie arégénérative d'origine centrale avec blastes sanguins associée à une altération de l'état général d'apparition récente chez un patient relativement jeune, il faut évoquer une **leucémie aiguë**.
Dans une aplasie médullaire idiopathique, il n'existe pas de blastes circulants.

Un lymphome peut être la cause d'une pancytopénie associée à des blastes circulants, mais cela traduit une maladie évoluée avec infiltration médullaire importante. Cependant ici l'absence de syndrome tumoral n'est pas en faveur.
Un purpura thrombopénique immunologique se caractérise par une thrombopénie isolée.
Dans la leucémie myéloïde chronique, on peut retrouver des blastes circulants (paramètre entrant dans le calcul du score pronostique de Sokal), mais il existe une hyperleucocytose très importante.

Question 8

Vous recevez le bilan d'hémostase. Celui-ci montre : TP 50 %, TCA ratio 1,1, fibrinogène 0,88 g /L. Comment complétez-vous le bilan d'hémostase ? (une ou plusieurs réponses possibles)

A. Dosage des D dimères
B. Recherche d'anticoagulant circulant
C. Dosage du facteur V
D. Activité antiXa
E. Dosage facteur VIII

Devant cette diminution du TP et du fibrinogène, associée à une thrombopénie, le rédacteur veut nous faire évoquer une **CIVD (coagulation intravasculaire disséminée)**. Il faut donc compléter le bilan par le dosage des **D-dimères**.
De plus devant la diminution isolée du TP, il faut doser le **Facteur V** pour éliminer **une insuffisance hépatocellulaire** pouvant se rencontrer dans un contexte de leucémie aiguë en cas d'infiltration hépatique.

Pour aller plus loin avec L'ATBC

Examens complémentaires pour la CIVD

Hémostase primaire : augmentation des **temps de saignement** et **d'occlusion plaquettaire**, thrombopénie de consommation
Coagulation : diminution du TP et augmentation du TCA (consommation des facteurs de coagulation : V, VII, AT3...)
Fibrinolyse : augmentation des D-dimères, diminution du fibrinogène, présence de complexes solubles
Remarque : vous comprendrez qu'il y a augmentation des D-dimères dans la CIVD, car ils nécessitent, pour exister, d'abord un emballement de la cascade de la coagulation, plus une fibrinolyse. Ne confondez pas avec la fibrinolyse aiguë primitive dans laquelle il y a une destruction directe du fibrinogène sans passer par la case coagulation : on y trouve donc des produits de dégradation du fibrinogène (PDF), mais pas de D-dimères car il n'y a pas eu de coagulation avant

Un tableau très complexe qui est tombé plus ou moins en 2017. L'apprentissage par cœur du tableau du Collège de Réanimation sur l'item CIVD est quasiment impossible, il vaut mieux connaître les différentes étapes de l'hémostase qui sont perturbées dans la CIVD et comprendre leurs modifications.

La recherche d'anticoagulant circulant est à utiliser pour dépister un SALP.
L'activité anti-Xa est à utiliser pour monitorer les héparines.
Le dosage du facteur VIII est à demander devant une baisse du TCA isolé.

Astuce pratique !

Le TP explore la voie ***extrinsèque*** et ***commune*** de la coagulation, tandis que le TCA explore la voie ***intrinsèque*** et ***commune***.
- Voie commune = Fibrinogène (= Facteur I), Facteurs II, V, X.
- Voie extrinsèque = Facteur VII.
- Voie intrinsèque = Facteurs VIII, IX, XI, XII.

Question 9

Vous suspectez une leucémie aiguë myéloblastique. Vous réalisez un myélogramme. Qu'attendez-vous ? (une ou plusieurs réponses possibles)

A. Une moelle pauvre
B. La présence de plus de 20 % de myéloblastes
C. Une augmentation du nombre de myélocytes et métamyélocytes
D. Des mégacaryocytes diminués ou absents
E. La présence de blastes avec des corps d'Auer

Le myélogramme est l'examen clef pour le diagnostic de leucémie aiguë qui se définit par une **blastose médullaire supérieure à 20 %**. Plusieurs examens sont à demander sur les lames du myélogramme :

Myélogramme dans les leucémies aiguës	
Morphologie	• Moelle **richement cellulaire** avec **blastose > 20 %**, mais ***pauvre en mégacaryocytes, en érythroblastes et cellules de la lignée granuleuse*** • **Corps d'Auer, granulations, blastes, aspect des cellules…**
Cytochimie	• **MPO +** (Ligné myéloïde) • **Estérase +** (LAM 5)
Immunophénotypage	• Détermination des lignées et du stade de différenciation par **cytométrie en flux** : – **Lignées myéloïdes** (CD13, CD33) – **Lymphoïdes B** (CD19, CD20, CD79a) – **Lymphoïdes T** (CD3, CD5)
Cytogénétique	• **Conventionnel** (Caryotype) ou par **hybridation *in situ***
Biologie moléculaire	• Transcrit de fusion et anomalies moléculaires par **PCR**

Une augmentation du nombre de myélocytes et de métamyélocytes se rencontre dans les syndromes myéloprolifératifs. Dans une leucémie aiguë, l'ensemble des précurseurs des cellules sanguines normales (cellules granuleuses, érythroblastes et mégacaryocytes) sont très diminués, voire absents.

Question 10

Monsieur R. a effectivement une leucémie aiguë myéloblastique. Que devez-vous faire ? (une ou plusieurs réponses possibles)

A. Hospitalisation en urgence
B. Isolement protecteur
C. Une réunion de concertation pluridisciplinaire pour décider de la conduite thérapeutique
D. Réaliser une consultation d'annonce
E. Faire une demande d'ALD

Question mal tournée. On ne sait à aucun moment dans ce dossier si nous sommes médecin traitant, médecin libéral ou médecin hospitalier.
Dans tous les cas, le patient présente une agranulocytose, il faut **l'hospitaliser en urgence** et le placer en **isolement protecteur**.
Devant cette découverte de LAM, il faut également réaliser **une consultation d'annonce** et **une RCP**.
Il s'agit d'une pathologie figurant dans **la liste des 30 affectations reconnues longue durée**, le patient bénéficiera donc d'une prise en charge à 100 % de ses frais en rapport avec sa leucémie. Cependant c'est au médecin traitant d'effectuer la demande d'ALD. ***Une dérogation est possible en cas d'urgence si le diagnostic est posé en hospitalisation, mais une régularisation doit être faite à 6 mois par le médecin traitant***. Je coche donc cette proposition comme juste.

Question 11

Le dossier de M. R. a été présenté en RCP. Il est proposé à M. R. de participer à un protocole thérapeutique de phase II randomisé. On lui remet une information avec un formulaire de consentement. Qui doit le signer ? (une ou plusieurs réponses possibles)

A. Le patient
B. Le médecin investigateur local
C. L'interne en charge du patient
D. La personne de confiance
E. Le pharmacien qui délivre les produits de l'étude

Le formulaire de consentement pour la participation à un protocole de recherche est à signer :

- par le **patient** ;
- par son tuteur/curateur ***si le patient est placé sous mesure de protection*** ;
- par ses 2 parents ***si le patient est mineur*** ;
- par un tiers ***si le patient est inapte à exprimer sa volonté*** (coma…) ;
- et contresigné par **l'investigateur local** ayant donné l'information.

Un exemplaire est donné au patient. On retrouve ces informations sur le site : www.solidarités-santé.gouv.fr

Question 12

Le traitement est commencé et il a besoin d'une transfusion de culots globulaires. Quels examens biologiques doivent être réalisés avant transfusion ? (une ou plusieurs réponses possibles)

A. Groupe ABO-Rhésus
B. Phénotypage Rhésus KEL1
C. Recherche d'agglutinines irrégulières
D. Sérologie EBV
E. Sérologie CMV

Caractéristiques communes des produits sanguins labiles	
Qualification infectieuse	***Obligatoires : VIH1-2, HTLV1 et 2, VHC, VHB, syphilis*** • Optionnelles en fonction du donneur : paludisme, maladie de Chagas • Les virus nus HVA ou PVB19 font l'objet d'un dépistage uniquement pour les dons de plasma à visée de fractionnement (MDS) • **La qualification CMV négative ne doit plus du tout être prescrite (la déleucocytation suffit)**
Qualification standard (pour tous sauf les exceptionnels CGRA et sang total)	Groupé + déleucocyté = leucoréduits (< 1 million de leucocytes pour CGR et CP, < 10000 pour PFC) pour prévenir : • un risque d'allo-immunisation HLA • une réaction frissons-hyperthermie • une transmission d'agents infectieux intracellulaires (CMV, EBV, HTLV1) • un risque de GVH

Qualifications supplémentaires : explications et indications		
CGR phénotypé	Groupé pour tous les Ag rhésus (DCEce) et Kell (Rh 2,3,4,5 et KEL1) , en plus de ABO et Rh1	• Patient RAI positif contre un Ag du groupe RH-Kel1 • **Femme non ménopausée** • **Patient devant subir des transfusions itératives**
CGR phénotypé étendu	Prise en compte du système **Duffy** et **Kidd** et **MNSs**	• Si RAI contre eux
CGR compatibilisé	Épreuve de compatibilité *in vitro* entre le CGR et le sérum du receveur	• Patient **RAI positif** ou antécédent de RAI • **Drépanocytaire (que la RAI soit positif et négatif)**

Transformations supplémentaires : explications et indications		
PSL irradiés	Supprime leucocytes résiduels	• Patient avec **déficit immunitaire cellulaire sévère** (hors VIH) (prévention de la GVH) : DICS, traitement par fludarabine, alemtuzumab, **greffe de CSH** • **Prématuré, don dirigé intrafamilial**
PSL déplasmatisé	Réduit protéines plasmatiques	Antécédents d'effet indésirable transfusionnel allergique, si présence d'Ac anti-FVIII, si anticorps anti-IgA
Congelés	Pour phénotypes rares	
Réduction volumique	Usage pédiatrique	

Avant de réaliser une transfusion de culots globulaires ***(hors urgence vitale),*** il est nécessaire de réaliser chez tous les patients **une détermination du groupe sanguin ABO-Rhésus** et de **rechercher la présence d'agglutinines irrégulières**.

De plus chez un patient susceptible d'être polytransfusé, comme ici puisque le patient est pancytopénique et va probablement recevoir des chimiothérapies risquant de majorer ses cytopénies, il faut réaliser un **phénotype rhésus KEL1** afin d'éviter le risque d'immunisation.

Astuce pratique !

RAI = **3** lettres = **3** jours (ou **3** x 7 = 21 jours en l'absence de circonstances immunisantes dans les 6 mois [grossesse, greffe, transfusion])

Question 13

L'oncle de Monsieur R. a été contaminé lors d'une transfusion en 1984. M. R. souhaite donc savoir les vérifications faites sur les culots globulaires. Parmi les propositions suivantes lesquelles sont vraies ? (une ou plusieurs réponses possibles)

A. Les produits sont tous déleucocytés
B. Les produits sont tous irradiés
C. Les produits sont testés pour le VIH
D. Les produits sont testés pour les hépatites B et C
E. Les produits sont testés pour le CMV

Aujourd'hui, tous les produits sont **déleucocytés** afin de diminuer le risque de transmission d'agents infectieux.
Les agents infectieux testés systématiquement sont le **VIH 1 et 2**, le **VHB**, le **VHC**, l'**HTLV1 et 2**, et la **syphilis** comme évoqué dans le tableau de la question précédente. D'autres sont optionnels, notamment en cas de risque d'exposition : paludisme, maladie de Chagas, chikungunya…

REMARQUE

Il existe une **fenêtre biologique muette** (entre la contamination et l'apparition des 1ers marqueurs biologiques) expliquant la transmission possible mais rare d'agent infectieux *via* la transfusion. Par exemple, on recense environ 1 cas de transmission du VIH pour 4 millions de transfusions.

Question 14

Quelles sont les dispositions légales pour la transfusion ? (une ou plusieurs réponses possibles)

A. L'infirmière doit vérifier la conformité du produit reçu
B. Un médecin doit être disponible rapidement
C. Les culots doivent être transfusés dans l'heure après leur arrivée dans le service
D. L'infirmière contrôle la concordance d'identité entre le patient et la carte de groupe
E. L'infirmière contrôle la concordance entre la carte de groupe et la poche de culots de globules rouges

Les culots doivent être transfusés dans les **6 heures** suivant la réception.
Les autres propositions sont justes et relèvent du bon sens.

Question 15

Vous prescrivez la transfusion de 2 culots globulaires phénotypés. L'infirmière réalise l'épreuve globulaire sur carton test avant la transfusion. Le résultat est le suivant :
(pos = présence d'agglutinats, neg = absence d'agglutinats)
Quelles propositions sont vraies ?
(une ou plusieurs réponses possibles)

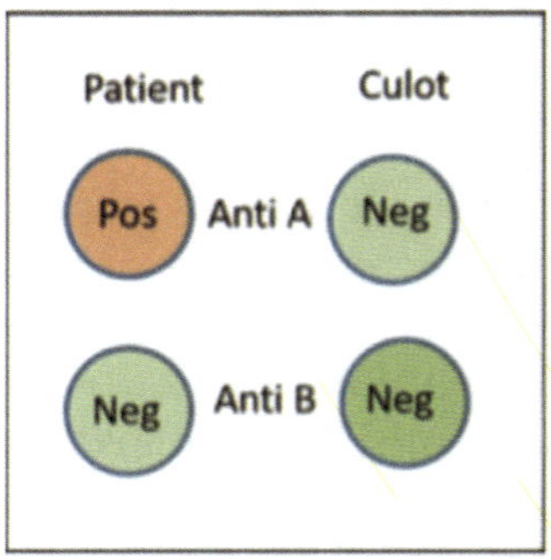

A. Le patient est de groupe A
B. Le patient est Rhésus positif
C. Le groupe du culot globulaire est identique à celui du patient
D. Le culot globulaire est compatible avec le patient
E. Le patient peut être transfusé sans autre examen préalable

Il s'agit d'un **test de Beth-Vincent** permettant le contrôle ultime de la concordance du culot globulaire avec le groupe sanguin du patient, **obligatoire depuis 1965**. Il est réalisé par le **médecin**, **l'infirmier** ou **la sage-femme** avant la transfusion du culot.

- Sur le carton, il existe des zones comportant des ***anticorps anti-A et anti-B.***
- ***Les antigènes A et B*** sont apportés par une goutte de sang du patient (dans la colonne patient) et une goutte du sang de la poche (dans la colonne culot).
- Si le sang du patient est de **groupe A** (ce qui est notre cas), les antigènes présents en surface des globules rouges vont être hémolysés au contact des anticorps anti-A, ce qui nous donnera une réaction positive, et une absence d'hémolyse avec les anticorps anti-B.
- Concernant le culot, on constate l'absence d'hémolyse avec les anticorps anti-A et anti-B : le sang de la poche ne contient donc pas d'antigènes de groupe A et B. La poche est de groupe O, différente de celle du patient, mais la transfusion est autorisée sans autre examen car le groupe O est donneur universel de CGR.

On ne peut pas déterminer ***le rhésus du patient*** sur ce test.

Pour aller plus loin avec L'ATBC

Détermination des groupes sanguins

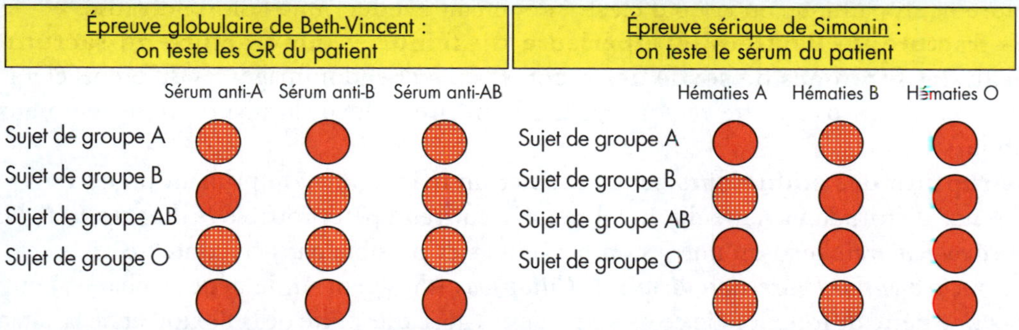

Il faut savoir interpréter l'épreuve de Beth-Vincent et de Simonin, il faut pour cela savoir que ce sont les globules rouges du patient dans le Beth-Vincent et son **s**érum dans le **S**imonin. Pour le sujet du groupe A, dans le test de Beth Vincent, son sang est agglutiné si on met des anti-A ou des anti-AB (logique). Dans le test de Simonin, le patient du groupe A ne possède que des anticorps anti-B, donc il agglutine les hématies de groupe B. Même raisonnement pour les groupes B, AB, O.

Dossier 6

Corrigé

(Énoncé p. 571)

Question 1

Devant ce tableau clinique, quelle(s) est (sont) l'(les) hypothèse(s) diagnostique(s) à évoquer ?

A. Fracture de l'extrémité supérieure du fémur
B. Fracture du sacrum
C. Luxation coxo-fémorale
D. Rupture des adducteurs
E. Arrachement de l'insertion distale de l'iliopsoas

Astuce pratique !

Il s'agit d'une première question d'orientation diagnostique, prenez l'habitude de cocher assez large sur ce genre de QCM. Les réponses fausses doivent avoir une bonne raison de l'être.

Devant cette chute en abduction avec déficit moteur du membre inférieur droit et douleur d'allure neuropathique en coup d'électricité, il faut évoquer une lésion nerveuse.

Une fracture de l'extrémité supérieure du fémur et **une fracture du sacrum au niveau des foramens de sortie des racines** peuvent endommager les différents éléments nerveux présents dans cette région (racines lombaires, plexus lombaire, nerfs fémoraux et sciatiques…).

Une rupture des adducteurs peut entraîner un hématome comprimant un nerf.

L'absence d'attitude vicieuse du membre inférieur rend peu probable ***le diagnostic de luxation coxo-fémorale*** bien qu'une lésion nerveuse soit possible dans ce contexte.

Un arrachement de l'insertion distale de l'iliopsoas (s'insérant sur le petit trochanter) entraînerait une perte de fonction de ce muscle : c'est-à-dire une perte de la flexion et de la rotation externe de hanche ce qui n'expliquerait pas la symptomatologie présente. Cependant, **un hématome du psoas** (rare en post-traumatique, mais beaucoup plus fréquent de manière spontanée en cas de **surdosage en traitement anticoagulant** +++) pourrait expliquer la symptomatologie en comprimant les éléments nerveux.

Question 2

Quel(s) est (sont) l'(les) examen(s) à demander en première intention ?

A. Radiographie du bassin de face
B. Radiographie de la colonne vertébrale thoraco-lombaire
C. Scanner thoraco-abdomino-pelvien
D. IRM du bassin
E. Échographie de l'articulation coxo-fémorale

Le bilan de première intention est radiologique et consiste à éliminer une fracture osseuse en réalisant une **radiographie de bassin de face.**
Devant la probable lésion neurologique et l'âge de la patiente, **une radio du rachis thoraco-lombaire** est également justifiée pour éliminer une fracture vertébrale.

Pour aller plus loin avec L'ATBC

Définitions des fractures	
Fracture de fatigue	Contraintes mécaniques inhabituelles et **répétées** appliquées à un **os sain**
Fracture sur insuffisance osseuse	Contraintes mécaniques **banales** appliquées sur un **squelette fragile** dans son ensemble
Fracture pathologique	Contraintes mécaniques banales appliquées sur un **os pathologique**, le reste du squelette étant normal
Fracture traumatique	Contraintes mécaniques **brutales et intenses** appliquées sur un os **normal**

Il est important de ne pas confondre la « fracture pathologique » secondaire à une métastase et la « fracture sur insuffisance osseuse » secondaire à l'ostéoporose (par exemple).

Question 3

Après un repos en décubitus aux urgences pendant 2 heures, la patiente veut se remettre debout. Elle dit trouver sa jambe et son pied droit toujours engourdis. Elle n'arrive toujours pas à relever ou à étendre son pied.
Les radiographies du bassin et du rachis thoracolombaire sont réalisées.
Compte tenu des éléments cliniques et radiologiques dont on dispose pour cette patiente, quelle est l'hypothèse diagnostique la plus probable ?

A. Une fracture du rachis
B. Une fracture d'une branche ischio-pubienne
C. Une fracture de l'extrémité supérieure du fémur
D. Une lésion du nerf obturateur
E. Une lésion du nerf sciatique

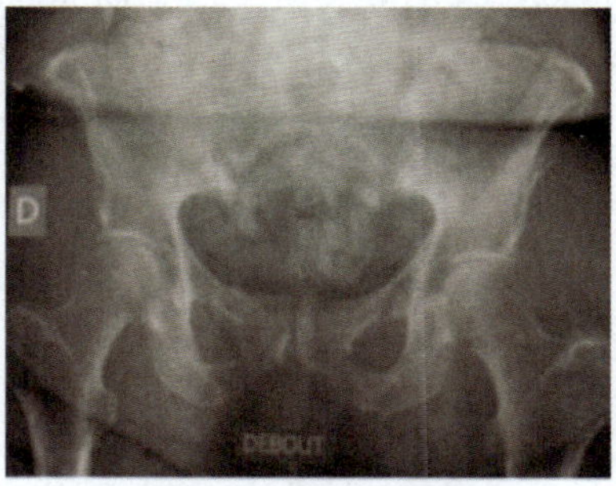

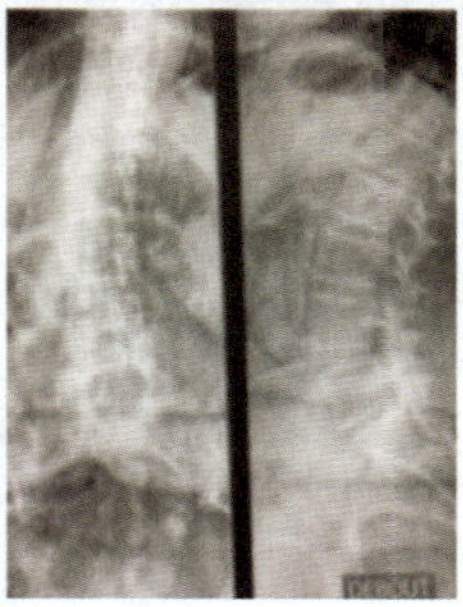

Pour aller plus loin avec L'ATBC

Innervation du membre inférieur	
Nerf cutané latéral de la cuisse	**Méralgie paresthésique** (en raquette sur la **face externe de la cuisse**), pas de trouble moteur ou des réflexes
Nerf fémoral	• Douleur et **déficit sensitif de la face antérieure de la cuisse** pouvant s'étendre à la face antéromédiale de la jambe (*nerf saphène*) • Déficit moteur : du **psoas** (*flexion de la cuisse sur le bassin*), du **quadriceps fémoral** (extension de la jambe sur la cuisse) • **Aréflexie rotulienne** • Différentiel avec atteinte de L4 difficile (**psoas épargné et le tibial antérieur atteint**)
Nerf fibulaire commun (sciatique poplité externe)	Souvent atteinte au niveau du **col de la fibula** : • Pied tombant par **déficit du tibial antérieur** (**steppage** à la marche, marche sur talon impossible) et des **extenseurs des orteils** • **Amyotrophie inconstante** de la **loge antérolatérale** • Troubles sensitifs inconstants (face antérolatérale, cou du pied)
Nerf tibial (sciatique poplité interne)	Atteinte beaucoup plus **rare** : • Déficit de la **flexion plantaire du pied**. **Marche sur la pointe des pieds impossible**, atrophie du mollet (tardive) • **Aréflexie achilléenne** • **Troubles sensitifs**
Nerf sciatique	Sur traumatisme du petit bassin ou de la fesse (additionne les **signes du fibulaire commun et du tibial**)
Nerf pudendal	**Brûlures périnéales** (compression dans le canal d'Alcock)

Deux tableaux d'anatomie/physiologie très longs, très tombables et très discriminants. Attention aux nerfs radial, ulnaire et médian, il vous faut connaître les notions importantes tout particulièrement pour le membre supérieur (pince pouce-index = médian ; amyotrophie hypothénar = ulnaire ; extension = radial).

On ne visualise ***aucune fracture*** sur ces radiographies. Attention à bien comparer de manière bilatérale les reliefs osseux de l'extrémité du fémur et du cadre obturateur.

Le nerf obturateur innerve pour son contingent sensitif la partie interne de l'articulation du genou et la partie antéro-interne de la cuisse et pour son contingent moteur les muscles pectinés, le long adducteur, le court adducteur, et le gracile. Son atteinte n'explique donc pas un déficit des releveurs et des abaisseurs du pied.

Une lésion du nerf sciatique explique la symptomatologie présentée par la patiente (déficit de la flexion et de l'extension du pied).

Question 4

Sur les radiographies, aucune fracture n'a été observée. Une lésion nerveuse a été évoquée. La patiente est sortie des urgences le jour même et vous allez la voir au domicile 3 jours après sa chute. À l'inspection, vous notez des signes cutanés visibles sur la photo suivante. À l'examen clinique, la patiente se plaint d'avoir la jambe et le pied droit en coton et des douleurs localisées à la plante du pied droit. Le réflexe rotulien droit est présent, l'achilléen droit absent alors qu'il est présent à gauche. En distalité, il y a une difficulté à relever et à baisser la pointe du pied droit. Les testings moteurs lors d'une extension du genou, d'abduction et d'extension de hanche droite sont possibles contre résistance et sont normaux. Vous notez une faiblesse de la flexion de la jambe sur la cuisse droite. Elle a une hypoesthésie de la jambe droite. Il n'y a pas de trouble vésico-sphinctérien.

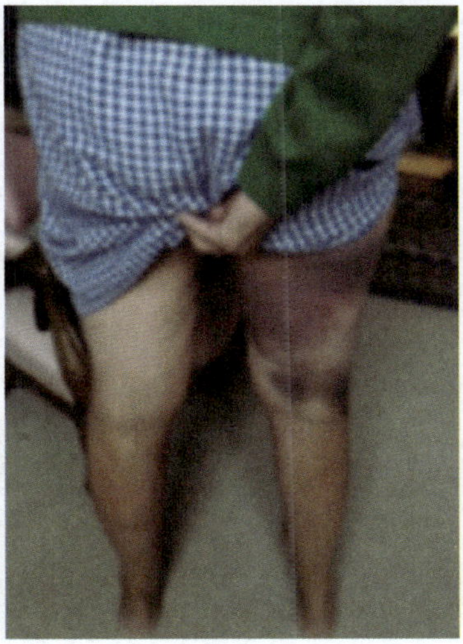

Compte tenu des éléments cliniques dont vous disposez, quel(s) type(s) d'atteinte(s) neurologiques(s) pouvez-vous évoquer ?

A. Une monoradiculopathie
B. Une polyradiculopathie
C. Une atteinte monotronculaire
D. Une paraparésie incomplète
E. Un hémi-syndrome de la queue de cheval

La patiente présente donc :

- un déficit moteur des muscles ischio-jambiers (flexion de la jambe sur la cuisse, innervés par le nerf sciatique) ;
- un déficit moteur des releveurs du pied (innervés par le nerf fibulaire commun, L5, branche du nerf sciatique) ;
- un déficit moteur des abaisseurs du pied (innervés par le nerf tibial, S1, branche du nerf sciatique) ;
- ainsi qu'un déficit sensitif du pied et de la jambe droite.

Cette description correspond à l'atteinte du **nerf sciatique** additionnant la symptomatologie de l'atteinte des nerfs fibulaire commun et tibial, traduisant donc une atteinte **monotronculaire**.

Une monoradiculopathie L5 ou S1 n'explique pas l'atteinte à la fois des releveurs et des abaisseurs du pied.

Une polyradiculopathie entraînerait une atteinte neurologique proximo-distale volontiers bilatérale.

Une paraparésie incomplète traduit une atteinte motrice bilatérale des membres inférieurs.

Un hémi syndrome de la queue de cheval (= syndrome de Brown-Sequart) entraîne une atteinte proprioceptive et pyramidale du côté lésionnel avec une atteinte thermoalgique controlatérale.

Question 5

Trois jours après le traumatisme, dans le contexte d'une atteinte monotronculaire sciatique, quel examen serait le plus susceptible de modifier la prise en charge de cette patiente ? (une seule réponse attendue)

A. Un scanner rachidien lombaire
B. Une sacco-radiculographie
C. Un électromyogramme périnéal
D. Un électromyogramme des membres inférieurs
E. Une échographie de la fesse droite et de la cuisse droite

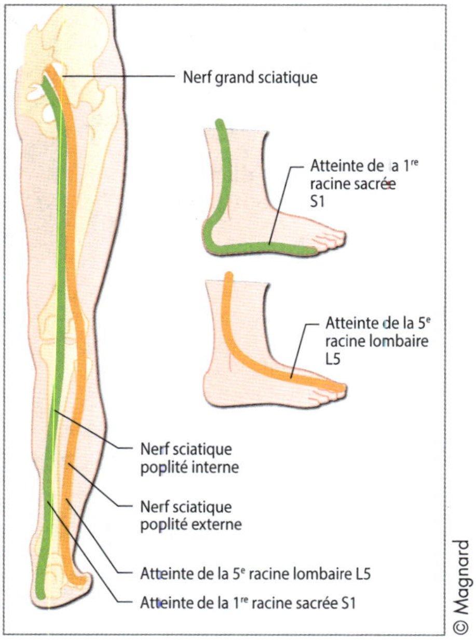

L'examen le plus intéressant est **l'échographie de la fesse et de la cuisse droite** afin d'éliminer une éventuelle compression du nerf sciatique sur son trajet pour envisager un geste de décompression.

Le scanner rachidien et ***la sacco-radiculographie*** explorent les racines nerveuses au niveau leurs émergences, et ne sont pas indiqués devant cette lésion tronculaire.

L'électromyogramme périnéal et ***des membres inférieurs*** ne sont d'aucune utilité pour modifier la prise en charge de la patiente. C'est un examen utile pour le diagnostic étiologique des neuropathies périphériques et pour le suivi.

Question 6

L'échographie de la fesse droite a montré un hématome qui a été évacué car comprimant le nerf sciatique. Vous souhaitez prescrire une aide technique de type releveur du pied droit. Parmi les éléments réglementaires suivants concernant les orthèses sans moulage, lequel (lesquels) est (sont) exact(s) ?

A. Elles nécessitent une demande d'entente préalable
B. Elles sont disponibles chez les pharmaciens
C. Elles sont prescrites sur formulaire de grand appareillage
D. Elles sont prescrites sur une ordonnance simple
E. Elles sont remboursées totalement par la caisse d'Assurance maladie

Généralités et modalités de prescription des 2 types d'appareillage.

	Ordonnance	Prescription	Renouvellement	Prise en charge	Délivrance
Petit appareillage	• Toute ordonnance	• Par tout médecin	• Par tout médecin	• à 60 % si inscrit sur LPPR (100% si fauteuil manuel) • mais prix de vente libre	• Orthoprothésiste • Podo-orthésiste • Pharmacien
Grand appareillage	• Formulaire spécial de grand appareillage	• Médecins spécialistes habilités uniquement*	• Par tout médecin	• à 100 % après entente préalable de la CPAM (60% si chaussures orthopédiques)	• Orthoprothésiste

* MPR, orthopédiste, rhumatologue, neurologue, neurochirurgien, endocrinologue, chirurgien plastique, chirurgien vasculaire, **pédiatre**, **gériatre**, **dermatologue** (à noter que pour les 3 dernières spécialités, la prise en charge initiale est subordonnée à une prescription d'un établissement de santé).

Un releveur de pied est un **petit appareillage** suivant les règles communes.

⚠ Il existe cependant 3 exceptions à cette classification, évoquées par le Collège de MPR :

- **Chaussures orthopédiques** → Délivrance également par un **podo-orthésiste** et ***remboursement 60 %*** bien que leurs prescriptions suivent les règles des grands appareillages.
- **Orthèse plantaire et orthoplastie** → Délivrance également par un **pédicure** mais ***pas par un pharmacien*** bien que leurs prescriptions suivent les règles des **petits appareillages**.
- **Fauteuils manuels** → **Remboursés à 100 %** bien que leurs prescriptions suivent les règles des petits appareillages.

Question 7

Vous décidez de prescrire des séances de rééducation en ambulatoire à domicile. Parmi ces éléments, lequel (lesquels) est (sont) obligatoire(s) sur la prescription destinée au kinésithérapeute ?

A. Le nombre total de séances
B. La mention « à domicile »
C. La région et/ou la pathologie à traiter
D. La mention « Masso-kinésithérapie »
E. La technique de kinésithérapie utilisée

Pour aller plus loin avec L'ATBC

Prescription de kinésithérapie		
Je dois	Je peux	Je ne peux pas sur la même ordonnance
• **Prescripteur** • **Patient** • **Date** et lieu • **Région** à rééduquer (pour la cotation de l'acte) *Si besoin :* • Mention « **AT/MP** » • Mention « **urgent** » • Mention « **à domicile** »	• **Nombre** et **rythme** des séances • **Techniques** à utiliser	Le **diagnostic** doit être transmis sur un courrier à part
Un tableau fondamental, déjà tombé.		

Ce tableau résume les mentions obligatoires à indiquer sur la prescription de kinésithérapie.

REMARQUE

La proposition C est mal formulée : La pathologie à traiter/diagnostic est à transmettre sur ***un courrier à part*** au kinésithérapeute pour permettre de garder le secret médical vis-à-vis du personnel administratif de la CPAM, cependant il faut bien indiquer **la région à traiter**. Je ne retiens donc pas cette proposition, mais la réponse dépendra de la rigueur du correcteur.

Question 8

Vous suivez votre patiente en consultation régulière tous les mois. Parmi les éléments cliniques ou paracliniques suivants, lequel (lesquels) est (sont) utile(s) pour suivre la récupération de cette lésion nerveuse tronculaire traumatique ?

A. L'électromyogramme
B. Le testing clinique moteur
C. Le testing clinique sensitif
D. L'échographie
E. L'électrostimulation musculaire

Les testings cliniques moteur et **sensitif** permettent d'évaluer la récupération clinique de cette lésion nerveuse.

L'électromyogramme permet également de suivre la récupération nerveuse *via* le suivi de l'évolution des vitesses et des amplitudes de l'influx nerveux.

L'électrostimulation musculaire est quant à elle une technique de kinésithérapie ayant pour but d'améliorer la récupération et non d'estimer la progression.

L'échographie ne permet pas de suivre la récupération.

Question 9

Vous revoyez la patiente en consultation 3 mois après le traumatisme initial. Elle présente toujours une démarche anormale. À la phase oscillante de la marche en terrain plat, la pointe du pied droit est constamment abaissée, elle lève plus haut le genou qu'elle ne le fait à la même phase du côté gauche. Parmi ces affirmations, laquelle (lesquelles) est (sont) exacte(s) ?

A. Il s'agit d'une démarche dandinante
B. Il s'agit d'une démarche en steppage
C. Il s'agit d'une démarche talonnante
D. Il s'agit d'une démarche en salutation antérieure
E. Il s'agit d'une démarche en fauchage

Il s'agit de la description clinique **d'une démarche en steppage**, traduisant un déficit des muscles releveurs de jambe.

Une démarche dandinante (= boiterie de Trendelenburg) traduit une faiblesse du moyen fessier.

Une démarche talonnante se voit dans l'ataxie proprioceptive et se traduit par un appui au sol mal contrôlé et violent.

Une démarche en salutation se voit en cas de coxarthrose ainsi que dans l'hémiplégie et résulte d'un déficit de l'extension de cuisse sur le tronc.

Une démarche en fauchage se voit en cas d'hémiplégie et se traduit par une abduction du membre inférieur atteint lors de la phase oscillante afin de pallier le déficit de raccourcissement du membre inférieur.

Pour aller plus loin avec L'ATBC

Version MPR de l'étude de la marche

- **Marche physiologique** : alternance rythmique symétrique de **phases d'appuis** (simples ou doubles, 60 % du cycle) et de **phases oscillantes**. Toujours **au moins un appui au sol** (≠ course)
- **Circuits corticaux sous-cortical**, avec caractère automatique contrôlé par les **noyaux gris centraux**, des régions du **tronc cérébral** et de la **moelle spinale** (générateur spinal de la marche)
- Définitions :
  - pas : phénomène de **progression** du pied oscillant
  - longueur du pas : **distance de progression** du pied oscillant (distance entre 2 appuis)
  - enjambée : **succession de 2 pas** (= 1 cycle de marche), environ 1,4 m
  - vitesse de marche : environ **1 m/s**
  - cadence : nombre de pas par minute

Anecdote : $\text{Vitesse (m/s)} = \text{Cadences(s)} \times \frac{\text{Enjambée (m)}}{120}$

- Activité musculaire :
  - quadriceps : **freine** lors de la **prise d'appui**
  - tibial antérieur : freine lors de l'attaque du pas + **flexion dorsale** de la cheville en phase oscillante
  - triceps sural : **propulseur** en fin de phase d'appui
  - moyen fessier : **stabilisateurs** latéraux du bassin
  - ilio-psoas et ischio-jambiers : **flexion de hanche** et genou (phase oscillante)
- Nécessité de **différentes amplitudes articulaires** (plus importantes par exemple pour monter les escaliers)
- **Analyse instrumentale de la marche** : **cinématique** (capteurs sur les membres), **cinétique** (avec des plateformes de force), **électromyographie**. Intérêt pour étudier de façon dynamique les anomalies de la marche, rôle de la spasticité dans les troubles, suivi à long terme…

On résume ici quelques notions de vocabulaire et de physiologie indispensables.

Question 10

La patiente est de plus en plus anxieuse à l'idée de marcher en raison de sa lésion neurologique sciatique droite. Elle s'accroche la pointe du pied droit dans un tapis mal fixé chez elle, alors qu'elle traversait un couloir sombre. Elle trébuche et chute une nouvelle fois. Elle ne peut plus prendre appui du côté droit du fait de douleurs. Voici la radiographie du bassin réalisée aux urgences.

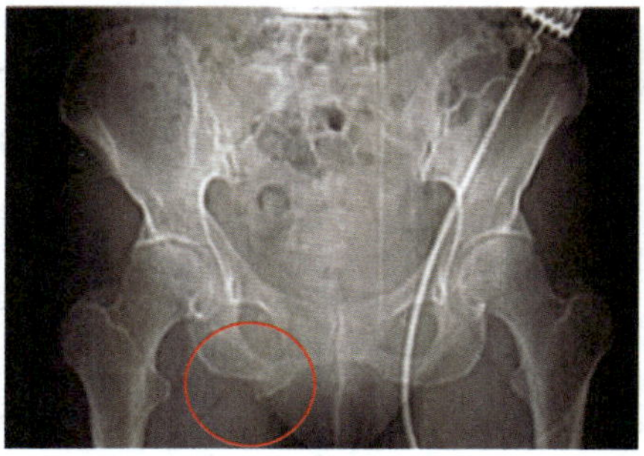

Que pouvez-vous affirmer au vu de la radiographie ? (une ou plusieurs réponses exactes)

A. Disjonction sacro-iliaque droite
B. Fracture Garden 3 du col fémoral droit
C. Fracture de la branche ischio-pubienne droite
D. Fracture per-trochantérienne droite
E. Fracture du petit trochanter droit

On constate **une fracture de la branche ischio-pubienne droite**. Il n'existe pas d'autres fractures sur cette radio.

Question 11

Parmi les différents facteurs ayant pu contribuer à la chute de cette patiente, lequel (lesquels) considérez-vous comme un (des) facteur(s) intrinsèque(s) de chute ?

A. L'éclairage défaillant
B. La lésion du nerf sciatique
C. Le tapis mal fixé
D. La dégénérescence maculaire liée à l'âge
E. L'orthèse (releveur mollet-plante) inefficace

Pour aller plus loin avec L'ATBC

Mécanismes des chutes	
Facteurs de vulnérabilité (chronique)	• **Âge > 80 ans** • Sexe **féminin** • **Antécédents** de **chute** • Trouble chronique de la **marche** • **Iatrogénie** (*psychotropes, antihypertenseurs, antiarythmiques*) • **Polymédication** (> 4 classes médicamenteuses) • Atteintes neurologiques : maladies **cérébrovasculaires**, **démences** (corps de Lewy ++), **Parkinson**, Park+, **hydrocéphalie** chronique • Atteintes neuromusculaires : **hyperthyroïdie**, dénutrition, myopathies médicamenteuses, **myosites**, **myasthénies** • Atteintes ostéoarticulaires : **limitation d'amplitudes** coxofémorales si pas de chirurgie, limitation de la dorsiflexion de cheville • Atteintes visuelles : **cataracte**, **DMLA**, **glaucome** • Atteintes psychiatriques : **syndrome dépressif**
Facteurs précipitants (« stresseurs », sources de déséquilibre ponctuel)	• **Facteurs intrinsèques** (liés à la santé de la personne) : – **cardiovasculaires** : TDR, TDC, IDM, EP, RAO, **hypotension orthostatique** (*–20 mmHg de systolique et/ou –10 mmHg de diastolique*) qui peut être iatrogène, sur hypovolémie, insuffisance veineuse, dysautonomie, malaise vagal, syndrome du sinus carotidien, syncopes mictionnelles – **neurologiques** : AVC, confusion, épilepsie – **vestibulaires** et cérébelleuses – maladies infectieuses – **métaboliques** : hyponatrémie, déshydratation, dyskaliémie, hypoglycémie, hypercalcémie, polymédication et certaines classes : psychotropes, anticholinergiques, etc. • Facteurs liés au comportement : OH, lever trop rapide, escabeau, etc. • Facteurs liés à l'environnement

Retenez bien l'âge *cut-off* de 80 ans (comme en pédiatrie, il faut connaître ces QCM très simples de mélange des âges *cut-off*). La définition de la polymédication est aussi à connaître.

Bien distinguer les **facteurs intrinsèques de vulnérabilité, les facteurs intrinsèques précipitants,** et les **facteurs extrinsèques** liés au comportement et à l'environnement (mauvais éclairage, sol glissant, tapis mal fixé, chaise non adaptée, animaux domestiques, chaussures inadaptées, orthèse mal réglée…).

Question 12

Parmi les propositions suivantes, laquelle (lesquelles) est (sont) considérée(s) comme une limitation d'activité chez cette patiente ?

A. Une diminution des amplitudes articulaires de la hanche droite
B. Une douleur à la marche
C. Une difficulté à monter les escaliers
D. Un trouble sensitif de la plante du pied droit
E. Une réduction de la performance de marche

Il faut distinguer selon **la classification internationale du fonctionnement, du handicap et de la santé (CIF) de 2001 :**

Classification internationale du fonctionnement, du handicap et de la santé (CIF) 2001	
Déficience (lésionnelle)	Altération de la fonction organique ou de la structure anatomique
Limitation d'activité = Incapacité (fonctionnelle)	Difficulté à réaliser une activité (locomotion, communication, soins personnels, activité de la vie courante, contrôle sphinctérien)
Restriction de participation = Handicap (désavantage social)	Conséquence sur la participation à la vie sociale (personnelle, familiale, professionnelle, loisirs et activités sociales...)

Une douleur à la marche*, *une diminution des amplitudes articulaires et ***un trouble sensitif*** sont des déficiences.

Question 13

Vous souhaitez améliorer les troubles de l'équilibre et de la marche de la patiente. Parmi les intervenants suivants, quel(s) professionnel(s) de santé concourra (concourront) à l'amélioration de ces symptômes ?

A. Orthoptiste
B. Orthophoniste
C. Podo-orthésiste
D. Kinésithérapeute
E. Psychomotricien

La kinésithérapie permettra une amélioration des troubles sensitifs et moteurs ainsi que de travailler sur le reconditionnement à l'effort et l'amélioration de l'équilibre.
Le podo-orthésite interviendra dans la prise en charge du déficit des releveurs en proposant une orthèse adaptée.
L'orthoptiste permettra une amélioration des capacités visuelles et par conséquent de l'équilibre grâce à la rééducation orthoptique consistant à utiliser les zones de la rétine situées en dehors des lésions de DMLA.
Le psychomotricien permettra de lutter contre la régression psychomotrice d'un éventuel syndrome post-chute, pouvant être évoqué devant l'anxiété à l'idée de marcher.
Aucun rôle de ***l'orthophoniste***, qui intervient dans les troubles du langage écrit et oral, de la compréhension, de la déglutition, de l'articulation temporo-mandibulaire, chez l'enfant polyhandicapé et chez le prématuré.

Question 14

Suite à vos soins, la patiente a retrouvé une meilleure autonomie et retourne à son domicile. Quelle(s) est (sont) la (les) proposition(s) utile(s) pour lutter contre les risques de chute de la patiente ?

A. Vérification des facteurs environnementaux modifiables
B. Aides techniques et appareillages
C. Exercices de renforcement des muscles des deux membres inférieurs
D. Exercices de reconditionnement à l'effort et d'équilibration
E. Demande d'aide personnalisée à l'autonomie (APA)

Toutes les réponses précédentes (sauf la proposition E) sont vraies et relèvent du bon sens.

REMARQUE

Un doute persiste quant à la proposition E. En effet la patiente présente une autonomie suffisante pour vivre à domicile et faire ses courses, soit une autonomie probablement supérieure à un GIR 4 et ne pourra sans doute pas bénéficier de ***l'APA.***
Cependant l'APA peut permettre de financer **l'aménagement de l'habitat** et donc limiter le risque de chute avec la mise en place de barres d'appuis, ou *via* l'adaptation de l'éclairage par exemple.

Rappel : L'APA

Allocation personnalisée pour l'autonomie (APA)	
Comment l'obtenir ?	Demande des patients ou de leurs familles auprès du **Conseil général** ou du **Conseil départemental**
Quelles sont les conditions d'attribution ?	Âge > **60 ans** GIR **1 à 4** Résider en **France** depuis au moins **3 mois**
Quel est le montant de l'APA ?	Il dépend du **degré de dépendance, des revenus individuels** et du **lieu de vie** **Son attribution ne dépend pas de conditions de revenu, mais son montant si !**
Que finance l'APA ?	**À domicile** : les auxiliaires, la téléalarme, le portage des repas, l'accueil de jour, l'aménagement de l'habitat, les protections de l'incontinence urinaire **En établissement** : l'APA est directement versée à l'EHPAD

Groupes GIR	
GIR 1	• Personne âgée **confinée au lit ou au fauteuil** dont **les fonctions intellectuelles sont gravement altérées**
GIR 2	• Personne âgée **confinée au lit ou au fauteuil** dont les fonctions intellectuelles ne sont pas altérées, nécessitant une prise en charge pour la plupart des activités de la vie courante • Personne âgée ayant conservé sa capacité de se déplacer, mais dont **les fonctions mentales sont gravement altérées**
GIR 3	• Personne âgée ayant conservé ses fonctions intellectuelles, **partiellement sa capacité à se déplacer**, nécessitant des **aides pour l'autonomie corporelle plusieurs fois par jour**
GIR 4	• Personne âgée **n'assurant pas seule les transferts** mais pouvant se déplacer une fois levée, nécessitant parfois une aide à la toilette et l'habillage • Personne âgée n'ayant pas de problème pour se déplacer, **nécessitant une aide pour les activités corporelles et les repas**
GIR 5	• Personne âgée assurant son déplacement à l'étage inférieur du logement, s'alimentant et s'habillant seule, nécessitant **une aide ponctuelle à la toilette, préparation des repas et ménage**
GIR 6	• Personne autonome pour les actes discriminants de la vie courante

Question 15

Compte tenu de l'âge de la patiente, quel(s) organisme(s) d'assurance(s) contribuera (contribueront) à la prise en charge des soins de la patiente ?

A. La caisse primaire d'Assurance maladie
B. La caisse complémentaire de santé
C. L'aide pour l'autonomie du Conseil départemental
D. La Caisse nationale pour la solidarité et l'autonomie
E. Les services communaux d'actions sociales

Attention, on nous demande quels sont **les organismes d'assurances** qui contribueront à la prise en charge **des soins** de la patiente et ***non pas des aides pour l'autonomie que la patiente peut recevoir de manière générale***.

La CPAM permet la prise en charge des soins :

- de kinésithérapie ;
- d'orthophonie ;
- d'infirmier et d'aide-soignant à domicile ;
- de pédicure ;
- d'orthoptiste ;
- de l'hospitalisation à domicile.

La caisse complémentaire de santé permet la prise en charge des soins non pris en charge par la CPAM.

L'APA est délivrée par ***les services communaux d'actions sociales*** et permet quant à elle de financer :

- les auxiliaires ;
- la téléalarme ;
- le portage des repas ;
- l'accueil de jour ;
- l'aménagement de l'habitat ;
- les protections de l'incontinence urinaire.

La Caisse nationale pour la solidarité et l'autonomie participe au financement :

- de l'APA ;
- de la MDPH ;
- des établissements et services médico-sociaux ;
- de la formation des services d'aide à domicile.

Dossier 7

Items 149, 181, 186, 187, 237, 272, 316, 322

Énoncé

(Corrigé p. 662)

Mme X., âgée de 32 ans, secrétaire de direction, vous consulte pour des douleurs des doigts depuis plusieurs mois. Ces douleurs surviennent par épisodes, durent une dizaine de minutes, et touchent les doigts des 2 mains.

Q1. Parmi les acrosyndromes suivants, et à ce stade de la description sémiologique, lequel (ou lesquelles) est (sont) compatible(s) avec le tableau clinique rapporté par Mme X. ?

A. Acrocyanose
B. Phénomène de Raynaud
C. Érythermalgie
D. Engelures
E. Nécroses digitales

Q2. Elle vous précise que ces épisodes sont clairement déclenchés par le froid, et vous présente à la consultation une photographie prise lors de l'un de ces épisodes :

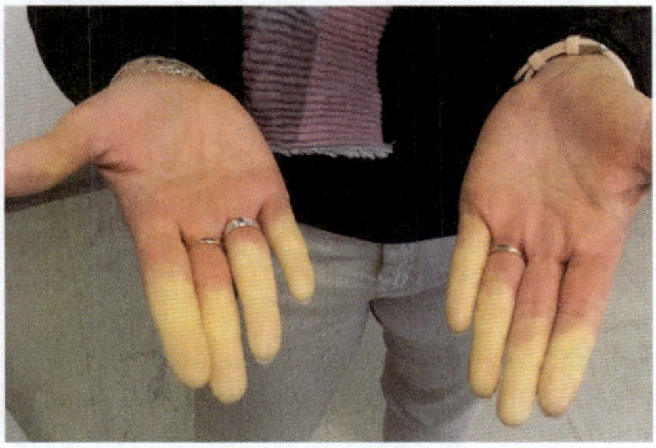

Avec cette nouvelle information, le (ou les) diagnostic(s) possible(s) est (sont) :

A. Phénomène de Raynaud secondaire
B. Maladie de Raynaud
C. Érythermalgie
D. Neuropathie des fibres fines
E. Acrocyanose

Q3. Vous portez le diagnostic de phénomène de Raynaud. Quels éléments sont à rechercher à l'interrogatoire ? (une ou plusieurs réponses attendues)

A. Une phase cyanique
B. Une atteinte des orteils
C. Une atteinte des pouces
D. Une phase érythémateuse douloureuse
E. Une aggravation lors de la prise de paracétamol

Q4. À l'examen physique de la patiente, vous notez :
– un blanchissement de la main après compression des artères ulnaires et radiales et manœuvres de « pompage », puis l'obtention d'une recoloration de la main en 3 secondes suivant le relâchement de l'artère cubitale ; et en 4 secondes suivant le relâchement de l'artère radiale ;
– l'absence de paresthésies des doigts à la percussion de la face antérieure du poignet ou lors de la flexion forcée du poignet.
L'examen physique de la patiente est en faveur : (une ou plusieurs réponses exactes)

A. D'une manœuvre d'Allen normale
B. D'une thrombose de l'artère radiale
C. D'un signe de Tinel positif
D. D'une compression du nerf médian au canal carpien
E. D'un signe de Phalen positif

Q5. Quel(s) élément(s) sémiologique(s) cherchez-vous en faveur d'un phénomène de Raynaud secondaire ?

A. Syndrome sec buccal ou oculaire
B. Photosensibilité
C. Douleurs musculaires
D. Sclérodactylie
E. Télangiectasies

Q6. À l'interrogatoire de Mme X., elle vous explique que ces symptômes ont commencé vers l'âge de 30 ans, et surviennent tous les hivers. Elle ne présente pas d'antécédent personnel notable, mais sa sœur et sa mère présentent le même type de manifestations

cliniques. Les pouces sont épargnés. Elle ne décrit pas d'autres symptômes. À l'examen physique, vous ne trouvez pas de trouble trophique, de sclérodactylie ou de télangiectasie, les pouls périphériques sont perçus aux 4 membres, et vous ne notez pas de souffle audible à l'auscultation des trajets artériels. Quel(s) élément(s) clinique(s) est (sont) compatible(s) avec une maladie de Raynaud (phénomène de Raynaud essentiel) ?

A. L'âge de début des symptômes
B. Les antécédents familiaux
C. La recrudescence hivernale
D. L'atteinte bilatérale
E. L'absence d'atteinte des pouces

Q7. Dans la situation clinique de Mme X., quel(s) examen(s) complémentaire(s) prescrivez-vous ?

A. Radiographie du rachis de face centrée sur C7
B. Radiographie thoracique de face
C. Échographie-doppler des artères des membres supérieurs
D. Recherche de cryoglobulinémie
E. Recherche d'anticorps antinucléaires

Q8. Les anticorps antinucléaires sont à 1/80. Vous retenez le diagnostic de phénomène de Raynaud essentiel (maladie de Raynaud), et proposez une prise en charge symptomatique.
Cinq ans plus tard, Mme X. vous est ré-adressée par son médecin traitant pour une fièvre évoluant depuis 4 semaines. Cette fièvre est irrégulière, oscillante avec une température à 37,9 °C le matin mais plus élevée le soir, pouvant monter jusqu'à 39 °C, et associée à des sueurs. Mme X. est fatiguée, elle a perdu 2 kg depuis le début de cette fièvre. Elle ne présente pas d'autre symptôme.
Elle habite en milieu urbain, n'a jamais voyagé à l'étranger, et ne prend aucun traitement.
Le tableau clinique présenté actuellement par la patiente est compatible avec : (une ou plusieurs réponses exactes)

A. Un cancer solide
B. Une fièvre méditerranéenne familiale
C. Une maladie infectieuse
D. Un lymphome
E. Une maladie de Takayasu

Q9. Dans la situation clinique de la patiente, quelle(s) anomalie(s) biologique(s) serai(en)t évocatrice(s) d'un syndrome inflammatoire ?

A. Augmentation de l'albumine
B. Diminution de l'haptoglobine
C. Augmentation du fibrinogène
D. Diminution de la transferrine
E. Augmentation des alpha2 globulines

Q10. À l'examen physique de la patiente en décubitus dorsal, vous percevez une masse de l'hypochondre gauche s'abaissant à l'inspiration profonde.
Parmi les propositions suivantes, laquelle (ou lesquelles) vous parai(ssen)t exacte(s) étant donné ce nouvel élément clinique ?

A. Cette constatation clinique est fréquente chez une patiente jeune et mince
B. Cette constatation clinique rend moins probable une cause infectieuse
C. Cette constatation clinique rend moins probable une cause auto-immune
D. Cette constatation clinique doit faire évoquer une hémopathie
E. Cette constatation clinique peut être observée en cas d'hépatopathie

Q11. À l'auscultation cardiaque de Mme X., vous percevez un souffle systolique à 2/6. Ce souffle cardiaque n'était jusqu'à présent pas connu. Il n'y a pas de souffle diastolique associé, les bruits du cœur sont réguliers, il n'existe pas de signe d'insuffisance cardiaque associé. Vous suspectez une endocardite infectieuse.
Quel(s) élément(s) cherchez-vous pour étayer votre suspicion diagnostique ?

A. Purpura des membres inférieurs
B. Nodosités violacées de la pulpe des doigts
C. Protéinurie à la bandelette urinaire
D. Paresthésies distales des membres inférieurs
E. Œil rouge et douloureux

Q12. Elle ne présente pas de lésion cutanée sur l'ensemble du tégument, ni de lésion muqueuse, ni d'arthrite clinique. Elle vous présente des examens biologiques réalisés en ville :

Hémogramme (Sang EDTA)

Nature du prélèvement		Sang veineux		
GLOBULES BLANCS		**8,5**	Giga/L	(4,0
GLOBULES ROUGES	▼	**3,93**	Tera/L	(4,00
Hémoglobine	▼	**99**	g/L	(120
Hématocrite	▼	0,33	L/L	(0,37
Volume Globulaire Moyen		84,5	fL	(82,0
Teneur Corpusc Moy Hb	▼	25,2	pg	(27,0
Conc Corpusc Moy Hb	▼	298	g/L	(320
Coeff Variation GR		14,6	%	(11,0
PLAQUETTES	▲	**453**	Giga/L	(150
Volume Plaquettaire Moyen		9,5	fL	(8,0
FORMULE LEUCOCYTAIRE				
Polynucléaires Neutrophiles		70,9	%	
Soit		6,1	Giga/L	(2,0
Polynucléaires Eosinophiles		1,5	%	
Soit		0,13	Giga/L	(0,10
Polynucléaires Basophiles		0,6	%	
Soit		0,05	Giga/L	(0,00
Lymphocytes		18,2	%	
Soit		1,6	Giga/L	(1,0
Monocytes		8,8	%	
Soit		0,75	Giga/L	(0,20

BIOCHIMIE SANGUINE

Examens réalisés / COBAS® (Roche®)

	Résultats	Unités	Références
Potassium	3,93	mmol/l	3,40 - 4,50
Méthode: potentiométrie indirecte			
Sodium	136	mmol/l	136 - 145
Méthode: potentiométrie indirecte			
Chlorures	98	mmol/l	98 - 107
Méthode: potentiométrie indirecte			
Calcium	2,43	mmol/l	2,20 - 2,55
Méthode: NM-BAPTA			
Calcium corrigé	2,61	mmol/L	
Méthode: par calcul			
Phosphates	1,10	mmol/l	0,81 - 1,45
Méthode: phosphomolybdate UV			
Magnesium	0,85	mmol/l	0,66 - 0,99
Méthode: Bleu de xylidyle			
Albumine	▼ 32,9	g/l	35,0 - 52,0
Méthode: vert de bromocrésol			
Protéine C-réactive	▲ 105,7	mg/l	0,0 - 5,0
Méthode: immunoturbidimétrie latex			
Urée	3,30	mmol/l	2,86 - 8,21
Méthode: uréase/GLDH			
Créatinine	55,0	µmol/l	45,0 - 84,0
Méthode: enzymatique colorimétrique standardisée IDMS			
Bilirubine totale	3	µmol/l	0 - 21
Méthode: diazo avec agent stabilisateur			
Bilirubine conjuguée	Sans objet		
Méthode: diazo			
ASAT (TGO)	16	UI/l	0 - 35
Méthode: IFCC/phosphate pyridoxal			
ALAT (TGP)	10	UI/l	0 - 35
Méthode: IFCC/phosphate pyridoxal			
GGT	▲ 47	UI/l	0 - 40
Méthode: IFCC SZASZ			
Phosphatase alcaline	85	UI/l	35 - 105
Méthode: IFCC			

ELECTROPHORESE CAPILLAIRE

	Résultat			Val Normales
Protéines sériques	72	g/L		(58 à 76)
Albumine	▼ 41,3	%	soit ▼ 29,74g/l	40,20 - 47,60
Alpha 1	▲ 9,0	%	soit ▲ 6,48 g/l	2,10 - 3,50
Alpha 2	▲ 16,2	%	soit ▲ 11,66g/l	5,10 - 8,50
Béta 1	▲ 7,4	%	soit ▲ 5,33 g/l	3,40 - 5,20
Béta 2	▲ 8,5	%	soit ▲ 6,12 g/l	2,30 - 4,70
Gamma	17,6	%	soit 12,67g/l	8,00 - 13,50

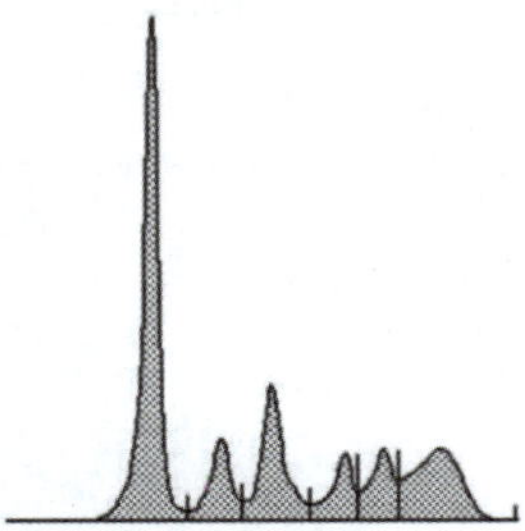

À ce stade de la prise en charge, quel(s) examen(s) vous parai(ssen)t justifié(s) ?

A. Dosage de l'enzyme de conversion de l'angiotensine
B. TEP-scanner
C. Hémocultures
D. Anticorps anti-peptides citrullinés (anti-CCP)
E. Échographie cardiaque trans-thoracique

Q13. Trois hémocultures avec cultures aéro-anaérobies restent stériles, l'échographie cardiaque trans-thoracique de bonne qualité est normale, ne montrant pas d'image de végétation ou d'anomalie valvulaire significative.

Parmi les propositions suivantes, laquelle (ou lesquelles) vous parai(ssen)t exacte(s) ?

A. La réalisation d'une échographie cardiaque trans-œsophagienne est justifiée
B. La réalisation d'un scanner thoraco-abdomino-pelvien est justifiée
C. La réalisation de sérologies virales (VIH et EBV) est justifiée
D. Un test thérapeutique aux corticoïdes est justifié
E. Un test thérapeutique aux antibiotiques est justifié

Q14. La sérologie VIH est négative, et la sérologie EBV est en faveur d'une immunité ancienne. Un scanner thoraco-abdomino-pelvien montre des adénopathies médiastinales supra-centimétriques et une splénomégalie. Parmi les examens suivants, lequel vous paraît le plus pertinent pour avancer dans l'enquête diagnostique chez la patiente ? (une seule réponse attendue)

A. Recherche d'anticorps anti-cytoplasme des polynucléaires neutrophiles (ANCA)
B. Immunophénotypage lymphocytaire
C. Dosage des LDH plasmatiques
D. Biopsie splénique
E. Biopsie ganglionnaire médiastinale

Q15. Un diagnostic de lymphome B diffus à grandes cellules est porté sur une biopsie ganglionnaire réalisée par médiastinoscopie. Une chambre implantable est posée et un traitement par immuno-chimiothérapie par R-CHOP (rituximab – cyclophosphamide, hydroxydoxorubicine, vincristine et prednisone) est débuté.
Alors que les 2 premiers cycles de traitement se sont déroulés sans complication, la patiente présente à J10 du 3e cycle de traitement une fièvre à 39 °C avec frissons. Vous la voyez en consultation d'urgence. La pression artérielle est à 130/70 mmHg, la fréquence cardiaque à 95/minute. La patiente ne présente pas de trouble neurologique, l'examen cutané, en particulier en regard de la chambre implantable est normal, il n'existe pas de signe fonctionnel ou physique respiratoire, digestif ou urinaire évident. Votre examen physique est normal. Un hémogramme réalisé en ville le matin même montre les résultats suivants : globules blancs 1,8 G/L, hémoglobine 104 g/L, volume globulaire moyen 85 fL, plaquettes 97 G/L, formule leucocytaire : polynucléaires neutrophiles 0,4 G/L polynucléaires éosinophiles 0,1 G/L, polynucléaires basophiles

0,1 G/L, lymphocytes 0,9 G/L, monocytes 0,3 G/L.
Quel(s) examen(s) réalisez-vous avant de débuter une antibiothérapie chez votre patiente ?

A. Antigénémie aspergillaire
B. Frottis sanguin à la recherche de corps de Jolly
C. Hémocultures en périphérie et sur le cathéter veineux central
D. Radiographie thoracique
E. Scanner thoraco-abdominal

Q16. **Des hémocultures sont réalisées en périphérie et sur la voie veineuse centrale. Vous décidez de débuter sans attendre une antibiothérapie, et expliquez votre attitude à votre patiente et son compagnon, qui semblent bien comprendre la situation. Elle n'a pas reçu d'antibiothérapie récente et ne se connaît pas d'allergie.**
Lequel (ou lesquels) des éléments de prise en charge proposés ci-dessous est (sont) recommandé(s) dans l'immédiat dans la situation clinique de Mme X ?

A. Prise en charge à domicile
B. Ablation de la chambre implantable
C. Réévaluation à 48-72 heures de l'antibiothérapie
D. Antibiothérapie orale par amoxicilline/acide clavulanique + ciprofloxacine
E. Antibiothérapie intra-veineuse associant bêtalactamine, aminoside et glycopeptide

Q17. **Une prise en charge en charge ambulatoire est proposée. Un traitement par amoxicilline/acide clavulanique + ciprofloxacine est débuté en urgence. La fièvre disparaît en 24 heures. Les prélèvements réalisés avant le début du traitement restent stériles, et le traitement est poursuivi pendant 7 jours. Trois semaines plus tard, la patiente vous consulte à nouveau en raison de l'apparition d'une fièvre à 39,5 °C associée à l'éruption cutanée suivante :**

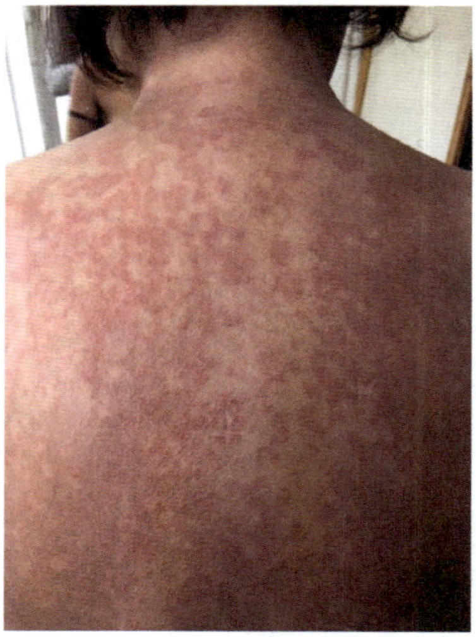

Lequel (ou lesquels) des éléments ci-dessous pourrai(en)t être présent(s) chez votre patiente en cas de syndrome de réaction médicamenteuse avec éosinophilie et signes systémiques (DRESS) ? (une ou plusieurs réponses attendues)

A. Une hyperéosinophilie > 1 500/mm^3
B. Une élévation des transaminases avec baisse du TP
C. Une insuffisance rénale aiguë
D. Des adénopathies diffuses
E. Un décollement cutané étendu

Dossier 8

Items 136, 228, 233, 291, 306, 334

Énoncé

(Corrigé p. 677)

Une patiente de 55 ans consulte au service d'accueil des urgences pour douleur thoracique rétrosternale. Cette douleur irradie à la base du cou et à la mâchoire. L'anamnèse vous permet de retrouver dans les antécédents personnels : un tabagisme actif à 10 paquets-années et deux césariennes.

Q1. Quel examen complémentaire faut-il réaliser en premier à ce stade ?

A. Radiographie thoracique de face
B. Échocardiographie
C. Scanner thoracique
D. Électrocardiogramme
E. Gaz du sang artériel

Q2. Dans l'hypothèse d'un infarctus du myocarde, quelle complication vitale précoce devez-vous garder en tête prioritairement lors de votre prise en charge initiale ?

A. Choc cardiogénique
B. Rupture septale
C. Péricardite
D. Fibrillation ventriculaire
E. Thrombose intraventriculaire

Q3. L'interrogatoire révèle que la douleur est chronique, évoluant crescendo depuis 3 mois. L'électrocardiogramme effectué immédiatement ne montre pas d'argument en faveur d'un syndrome coronaire aigu.
À l'examen physique, vous retrouvez une dyspnée au moindre effort avec apparition d'œdèmes des membres inférieurs bilatéraux, une prise de 6 kg en 10 jours ainsi qu'une turgescence jugulaire avec reflux hépato-jugulaire. Les constantes vitales sont les suivantes : TA 95/65 mmHg, fréquence cardiaque 112 battements/min, SPO_2 98 % en air ambiant, température 36,6 °C.
Quels sont les deux diagnostics compatibles avec ce tableau clinique les plus probables ?

A. Œdème aigu du poumon
B. Tamponnade péricardique
C. Infarctus du myocarde
D. Embolies pulmonaires à répétition
E. Dissection aortique

Q4. En reprenant votre examen physique, l'interne vous signale observer un pouls paradoxal.
Parmi les propositions suivantes, laquelle (lesquelles) correspond(ent) à la description d'un pouls paradoxal ?

A. Pouls atténué un battement cardiaque sur deux
B. Dépression expiratoire du pouls
C. Dépression inspiratoire du pouls
D. Perception du pouls après le second bruit cardiaque
E. Pouls augmenté assis penché en avant

Q5. La dépression inspiratoire du pouls vous confirme le pouls paradoxal.
Dans ce contexte, vous demandez une radiographie thoracique de face et une échocardiographie.

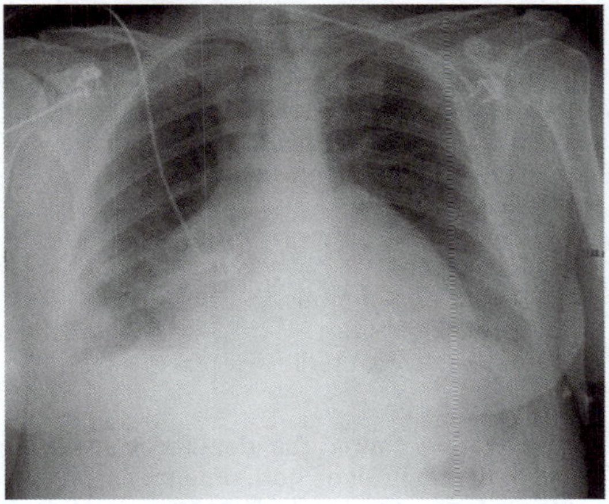

Quelle(s) anomalie(s) identifiez-vous sur ce cliché réalisé au lit ?

A. Épanchement pleural droit
B. Cardiomégalie

C. Aspect de double contour aortique
D. Saillie de l'arc inférieur gauche de la silhouette cardiaque
E. Saillie de l'arc inférieur droit de la silhouette cardiaque

Q6. À l'échocardiographie, il existe un épanchement péricardique circonférentiel de grande abondance avec un retentissement hémodynamique et un aspect festonné de la séreuse. Vous retenez le diagnostic de tamponnade péricardique.
Quel(s) élément(s) est (sont) impliqué(s) dans la physiopathologie de la tamponnade ?
A. Baisse du volume d'éjection systolique du ventricule gauche
B. Compression du ventricule droit
C. Bradycardie compensatrice
D. Élévation des pressions intrapéricardiques
E. Effet shunt

Q7. Quelle(s) est (sont) la (les) mesure(s) thérapeutique(s) à appliquer en urgence devant cette tamponnade ?
A. Drainage du péricarde
B. Perfusion de dérivés nitrés en intraveineux
C. Perfusion de catécholamines (dobutamine ou noradrénaline)
D. Déplétion volémique
E. Anticoagulation parentérale

Q8. Vous transférez la patiente pour drainage en urgence au bloc de chirurgie cardiaque ; 1000 mL de liquide sanglant ont été ponctionnés. L'anatomopathologiste identifie la présence de cellules tumorales de nature adénocarcinomateuse. Elle est ensuite admise en réanimation.
Quelle tumeur primitive sous-jacente pouvez-vous retrouver avec une probabilité significative ? (une ou plusieurs réponse(s) correcte(s))
A. Cancer du sein
B. Mélanome
C. Cancer du poumon
D. Cancer du cavum
E. Cancer du col utérin

Q9. Un scanner thoracique identifie en sus de la péricardite néoplasique notamment :
– une masse tumorale hilaire gauche s'étendant au segment apico-dorsal du culmen associé à une adénomégalie médiastinale homolatérale ;
– un épanchement pleural bilatéral.
Quel est le stade de la maladie ?
A. I
B. II
C. IIIA
D. IIIB
E. IV

Q10. S'agissant d'un adénocarcinome bronchique primitif de stade IV, quel bilan d'extension demandez-vous en l'absence de nouveau symptôme (une ou plusieurs réponse(s) correcte(s)) ?
A. Scanner encéphalique
B. Scanner abdomino-pelvien
C. Scintigraphie osseuse
D. Panendoscopie
E. Aucun

Q11. Quel est le traitement oncologique de référence dans ce cancer bronchique de stade IV (une ou plusieurs réponse(s) possible(s))?
A. Pneumo-pleuro-péricardectomie
B. Radiothérapie médiastinale
C. Chimiothérapie systémique
D. Chimiothérapie intrapéricardique
E. Soins de support

Q12. L'état général étant préservé, vous retenez une indication de traitement systémique de première ligne métastatique associé à des soins palliatifs.
Qu'allez-vous rechercher sur le compte rendu anatomopathologique du liquide de drainage péricardique en vue de guider le choix de traitement systémique (une ou plusieurs réponses possibles) ?
A. Mutation activatrice de l'EGFR
B. Expression de PD-L1
C. Mutation de B-RAF
D. Translocation de ALK
E. Rien en particulier, la chimiothérapie étant basée sur un doublet de médicaments conventionnels

Q13. En l'absence d'altération moléculaire ciblable et d'expression de PD-L1, vous retenez l'indication d'une chimiothérapie par carboplatine/paclitaxel.
Quel(s) est (sont) le(s) principal(ux) effet(s) secondaire(s) attendu(s) du carboplatine dont vous informez la patiente ?
A. Asthénie
B. Stomatite
C. Cytopénie
D. Neuropathie périphérique
E. Hypoacousie

Q14. Finalement la situation se complique avec une CIVD ne permettant pas de débuter la chimiothérapie. Vous vous orientez vers des soins palliatifs exclusifs et vous décidez d'hospitaliser la patiente dans une unité de soins palliatifs.
Concernant les unités de soins palliatifs (USP), quelle(s) est (sont) l'(es) affirmation(s) exacte(s) ?

A. Leur mission est d'admettre les patients en situation de fin de vie et qui présentent une situation complexe de prise en charge
B. Le critère indispensable pour qu'un patient soit admis en USP est que sa survie soit estimée à moins de trois mois
C. L'objectif principal d'une prise en charge en USP vise à améliorer la qualité de vie du patient
D. Les traitements de chimiothérapie peuvent être poursuivis alors même que le patient est hospitalisé en USP
E. La visite des enfants de moins de 10 ans n'est pas autorisée en USP

Q15. Après quelques jours d'hospitalisation en unité de soins palliatifs, la situation bien que précaire se stabilise et la patiente émet le souhait de regagner son domicile.
Quel(s) élément(s) pourrai(en)t compromettre l'organisation de ce retour à domicile ?

A. Un épuisement physique ou moral des proches
B. La nécessité de disposer de 3 seringues électriques
C. Un refus de la famille d'envisager le décès à domicile
D. La nécessité d'un traitement par morphine à une posologie élevée
E. Une absence de mobilisation du médecin traitant

Dossier 9

Items 245, 246, 256, 257, 260, 261, 311, 318, 343

Énoncé

(Corrigé p. 689)

Monsieur R, 58 ans, est adressé par son médecin traitant à un endocrinologue devant la découverte d'un diabète. Il est buraliste, plutôt sédentaire. Il a, comme antécédents, un tabagisme actif à 45 paquets-années et une hypertension artérielle traitée par amlodipine 5 mg depuis 5 ans. Il pèse 110 kg pour 1m74 (IMC 36 kg/m^2).
Son médecin traitant a effectué un bilan sanguin devant la présence d'une asthénie et le résultat montre une glycémie à jeun à 2 g/L et une hémoglobine glycosylée à 8,5 %. À l'examen clinique, sa pression artérielle est à 170/100 mmHg et sa fréquence cardiaque à 86/min.

Q1. Quelle prise en charge thérapeutique proposez-vous pour ce diabète ? (une ou plusieurs bonnes réponses)

A. Régime à 800 kcal/j et hypoglucidique
B. Régime hypocalorique (réduction de 30 % de ses apports actuels) et pauvre en sucres rapides
C. Traitement par metformine
D. Traitement par insuline lente et basal bolus
E. Activité physique

Q2. Vous récupérez le bilan suivant : créatinine à 130 µmol/L soit un débit de filtration glomérulaire estimé CKD-EPI à 52 mL/min/1,73 m^2 ; bandelette urinaire : protéine trois croix, hématies trois croix, leucocytes négatif, nitrites négatif, corps cétoniques négatif. Quels sont les examens biologiques nécessaires à ce stade ? (une ou plusieurs bonnes réponses)

A. Dosage rénine aldostérone
B. Examen cytobactériologique des urines
C. Protéinurie des 24 heures
D. Anticorps anti-cytoplasme des polynucléaires neutrophiles (ANCA)
E. Anticorps anti-PLA2R

Q3. Les résultats sont les suivants : ECBU : hématies à 80 000/mL, leucocytes < 1000/mL, culture négative sur 24 h. Protéinurie des 24 heures : 2,5 g/j composée à 70 % d'albumine. Quels sont les examens complémentaires à réaliser devant ces anomalies ? (une ou plusieurs bonnes réponses)

A. Fond d'œil
B. Échographie vésico-rénale avec doppler artériel
C. Biopsie des glandes salivaires accessoires
D. AngioIRM rénale
E. Uroscanner

Q4. Le fond d'œil trouve une rigidité artérielle avec signe du croisement sans autre lésion. L'échodoppler rénal trouve des reins de taille normale sans dilatation des cavités pyélocalicielles. Il existe un kyste rénal simple de 1 cm à droite et un de 4 mm à gauche. L'analyse doppler est peu contributive compte tenu du morphotype du patient mais le radiologue indique qu'il ne trouve pas de signe indirect pour une sténose artérielle rénale significative. Il existe une image d'allure tissulaire de 12 mm au niveau du bas fond vésical.
Par ailleurs, malgré les mesures hygiénodiététiques adaptées, le contrôle du diabète est insatisfaisant et vous débutez un traitement par metformine à la dose de 500 mg 3 fois/jour.
Compte tenu de ces résultats, quelles peuvent être les causes de cette hématurie ? (une ou plusieurs bonnes réponses)

A. Polykystose rénale
B. Néphropathie glomérulaire diabétique
C. Néphropathie à IgA
D. Tumeur urothéliale
E. Glomérulonéphrite extra-membraneuse

Q5. Quels examens sont nécessaires pour explorer cette hématurie à ce stade ? (une ou plusieurs bonnes réponses)

A. Ponction biopsie rénale
B. Fibroscopie vésicale
C. Cytologie urinaire sur urines fraiches avec examen anatomopathologique
D. Uroscanner
E. Urétrocystographie ascendante et mictionnelle

Q6. Vous décidez de faire une cytologie urinaire et une fibroscopie vésicale. Concernant la réalisation éventuelle de l'uroscanner chez votre patient, quelles propositions sont exactes ? (une ou plusieurs bonnes réponses)

A. Cet examen est contre-indiqué chez ce patient
B. La metformine doit être arrêtée le jour de l'examen
C. Une hydratation par soluté glucosé est à prévoir avant l'examen
D. Une hydratation par voie orale est à prévoir avant l'examen
E. Il existe un risque de néphrite interstitielle aiguë

Q7. L'uroscanner ne trouvait pas d'autres lésions urothéliales. La cystoscopie a confirmé l'existence du polype et il a été réalisé une résection transuréthrale du polype de la vessie. L'anatomopathologie a montré qu'il s'agit d'un carcinome urothélial de bas grade pTa. Quelle est la proposition exacte concernant sa tumeur ? (une réponse attendue)

A. Il s'agit d'une tumeur invasive infiltrant le muscle
B. Il s'agit d'un carcinome in situ
C. Il s'agit d'une tumeur infiltrant le chorion
D. Il s'agit d'une tumeur papillaire non invasive
E. Il s'agit d'une tumeur épidermoide

Q8. En l'absence de rétinopathie diabétique, vous décidez de réaliser une biopsie rénale. Le compte rendu d'anatomopathologie est le suivant : fragment cortical rénal de 8 mm contenant 12 glomérules dont 2 glomérules scléreux. Les 10 glomérules restants présentent une expansion mésangiale nodulaire avec un épaississement des membranes basales. Il existe une hyalinose artériolaire modérée et une fibrose interstitielle intéressant 20 % du parenchyme de la biopsie. La coloration par le rouge Congo est négative. L'étude en immunofluorescence ne trouve pas de dépôts significatifs dans les glomérules. Quel est le diagnostic le plus probable (une seule réponse attendue) ?

A. Glomérulonéphrite pauci-immune
B. Néphroangiosclérose
C. Amylose rénale
D. Glomérulosclérose diabétique
E. Glomérulonéphrite membranoproliférative

Q9. Votre patient présente donc une glomérulosclérose diabétique. Sa fonction rénale se stabilise à 135 µmol/l (DFG CKD EPI 50 mL/min/1,73 m^2). Quel est le stade de sa maladie rénale chronique ? (une réponse attendue)

A. Stade 2
B. Stade 3A
C. Stade 1
D. Stade 3B
E. Stade 4

Q10. Quelles sont les cibles de traitement chez ce patient à ce stade ? (une ou plusieurs bonnes réponses)

A. Protéinurie < 0,5 g/24 heures
B. Négativation de l'hématurie
C. Pression artérielle inférieure ou égale à 120/70 mmHg
D. Apport protéique inférieur à 0,6 g/kg/j
E. Apport en sel proche de 6 g/24 heures

Q11. Parmi les molécules suivantes, lesquelles peuvent être prescrites en première intention chez ce patient pour son hypertension artérielle ? (une ou plusieurs réponses exactes)

A. Inhibiteur de l'enzyme de conversion
B. Antagoniste des récepteurs de l'angiotensine II
C. Association antagoniste des récepteurs de l'angiotensine II-thiazidique
D. Thiazidique
E. Bêta-bloquant

Q12. Quelles thérapeutiques sont envisageables chez ce patient pour réduire le risque cardiovasculaire ? (une ou plusieurs bonnes réponses)

A. Clopidogrel
B. Anticoagulation efficace
C. Statine
D. Allopurinol
E. Fibrate

Q13. Vous avez prescrit une association antagoniste des récepteurs de l'angiotensine 2-thiazidique. Vous le revoyez en consultation de néphrologie deux mois plus tard avec un bilan biologique

de contrôle. Il vous rapporte qu'il est resté alité quelques jours en raison d'une sciatalgie et qu'il a pris de l'ibuprofène en automédication. Sa pression artérielle est à 122/73 mmHg, sa fréquence cardiaque à 82/min. L'électrocardiogramme est normal. Le bilan sanguin est le suivant : Na 140 mmol/L, K 5,5 mmol/L, HCO3 21 mmol/L, urée 18 mmol/L, créatinine à 212 µmol/L. Quels sont les facteurs qui ont pu favoriser cette insuffisance rénale aiguë ? (une ou plusieurs réponses exactes)

A. Prise d'anti-inflammatoires non stéroïdiens
B. Déshydratation intra-cellulaire
C. Sténose des artères rénales
D. Traitement par antagoniste des récepteurs de l'angiotensine 2 et thiazidique
E. Traitement par metformine

Q14. Quelle est votre attitude thérapeutique ? (une ou plusieurs bonnes réponses)

A. Arrêter l'ibuprofène
B. Suspendre l'antagoniste des récepteurs de l'angiotensine 2
C. Suspendre le thiazidique
D. Perfusion d'une ampoule de gluconate de calcium IVD
E. Remplacer la metformine par un sulfamide hypoglycémiant

Q15. Sa fonction rénale s'est améliorée grâce à votre traitement et sa créatininémie s'est stabilisée à 140 µmol/l. Vous souhaitez éliminer formellement une sténose des artères rénales. Quels examens d'imagerie sont appropriés chez ce patient à ce stade ? (une ou plusieurs réponses exactes)

A. Échodoppler rénal
B. Angioscanner rénal
C. Scintigraphie rénale avec test au captopril
D. AngioIRM rénale
E. Artériographie rénale

Q16. Vous avez réalisé l'examen radiologique suivant. Quelles sont les propositions exactes ? (une ou plusieurs bonnes réponses)

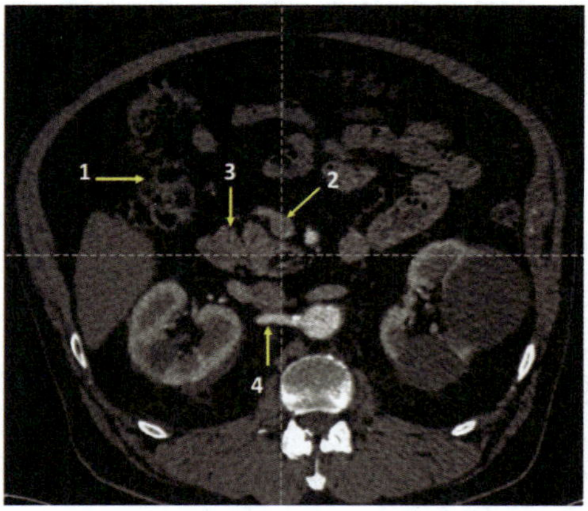

A. La flèche 1 correspond à l'intestin grêle
B. La flèche 2 correspond à la veine mésentérique supérieure
C. La flèche 3 correspond au pylore
D. La flèche 4 correspond à l'artère rénale droite
E. L'examen est fait à une phase artérielle

Q17. L'examen réalisé ne trouve pas de sténose significative. Quels conseils donnez-vous à votre patient à la suite de cet épisode ? (une ou plusieurs bonnes réponses)

A. Hydratation par eau de Vichy 2 litres/jour
B. Boissons d'au moins 1 litre/jour et adaptées à la diurèse des 24 heures
C. Suspendre l'antagoniste des récepteurs de l'angiotensine II et le thiazidique en situation de déshydratation
D. Hydratation par eau peu minéralisée 2 litres/jour
E. Contre-indication formelle aux anti-inflammatoires non stéroïdiens

Dossier 10

Items 8, 9, 12, 124, 242, 251

Énoncé

(Corrigé p. 703)

Madame D, 28 ans, consulte en mars car elle souhaite perdre du poids avant l'été. En effet, elle présente comme seul antécédent une obésité de longue date, avec une histoire familiale d'obésité puisque ses parents et ses deux frères sont également atteints. Elle a déjà essayé plusieurs régimes sans franc succès et souhaite cette fois être accompagnée par un professionnel de santé.
Cliniquement, le poids est mesuré à 105 kg pour une taille de 170 cm, soit un indice de masse corporelle à 36,3 kg/m^2. Le tour de taille est mesuré à 102 cm et le tour de hanches à 128 cm. Sur l'année, son poids a augmenté de 2 kg. Elle est nullipare, en aménorrhée depuis 6 mois.

Q1. Lors de votre première consultation, quel(s) élément(s) pourrai(en)t vous orienter vers une obésité secondaire ?

A. Son tour de taille
B. Un acanthosis nigricans
C. Des vergetures colorées de la racine des membres
D. Des œdèmes des membres inférieurs
E. Des ecchymoses des avant-bras

Q2. Le tour de taille est mesuré à 102 cm et le tour de hanches à 128 cm. Il n'y a pas d'acanthosis nigricans. Vous notez quelques vergetures que la patiente rapporte comme liées à ses variations pondérales. Sa tension artérielle est mesurée à 140/84 mmHg. Vous lui prescrivez un bilan biologique initial.
Que va-t-il comporter en première intention ? (une ou plusieurs réponses exactes)

A. Thyroxine libre
B. Glycémie à jeun
C. Bilan lipidique
D. Uricémie
E. Cortisol libre urinaire des 24 heures

Q3. Vous délivrez en premier lieu des conseils hygiéno-diététiques.
Parmi les recommandations suivantes, la(les) quelle(s) est (sont) adaptée(s) à votre patiente ?

A. Régime alimentaire hypocalorique à 1 000 kcal/jour
B. Régime alimentaire avec environ 50 % de glucides, 30 % de lipides et 20 % de protéines
C. Limiter les prises alimentaires à 2 repas par jour
D. Régime sans gluten
E. Activité physique quotidienne d'au moins 1 heure

Q4. Vous la revoyez un mois plus tard, le poids est identique et la patiente vous explique être très intéressée par la chirurgie bariatrique et souhaite plus d'informations.
Quelle(s) proposition(s) est (sont) exacte(s) ?

A. La chirurgie bariatrique n'a pas d'indication lorsque l'IMC est inférieur à 35 kg/m^2
B. La pose d'anneau gastrique est la technique qui a montré l'efficacité la plus importante
C. Le Bypass gastrique est responsable d'une perte de poids à la fois par le biais d'une restriction et d'une malabsorption
D. Le syndrome d'apnées du sommeil constitue une contre-indication à la réalisation d'une chirurgie bariatrique
E. La chirurgie bariatrique ne pourra être réalisée avant l'été

Q5. Elle vous présente les résultats du bilan biologique prescrit : natrémie 138 mmol/L ; kaliémie 3,2 mmol/L ; glycémie à jeun 1,16 g/L (6,38 mmol/L) ; cholestérol total 1,83 g/L (N : 1,8-2,4) ; triglycérides 2,58 g/L (N : 0,7-1,5) ; HDL-cholestérol 0,40 g/L (N : 0,45-0,90) ; LDL-cholestérol 0,91 g/L (N : 0,6-1,6) ; ASAT 38 UI/L (N < 20) ; ALAT 65 UI/L (N< 40).

Vous suspectez un syndrome de Cushing. Quels arguments orientent vers cette hypothèse ? (une ou plusieurs réponses exactes)

A. La glycémie
B. La kaliémie
C. Le taux de triglycérides sanguins
D. Le taux de LDL-cholestérol
E. Le taux des transaminases

Q6. Quels sont les examens biologiques que vous pouvez prescrire pour étayer votre hypothèse diagnostique ? (une ou plusieurs réponses exactes)

A. Cortisol plasmatique à 8 heures
B. ACTH plasmatique à 8 heures
C. Dosage d'ACTH à minuit
D. Cortisol salivaire à minuit
E. Test de freinage minute à la dexaméthasone

Q7. Elle vous dit avoir réalisé un scanner abdominal il y a quelques semaines en raison de douleurs abdominales. Deux coupes sont reproduites ci-dessous :

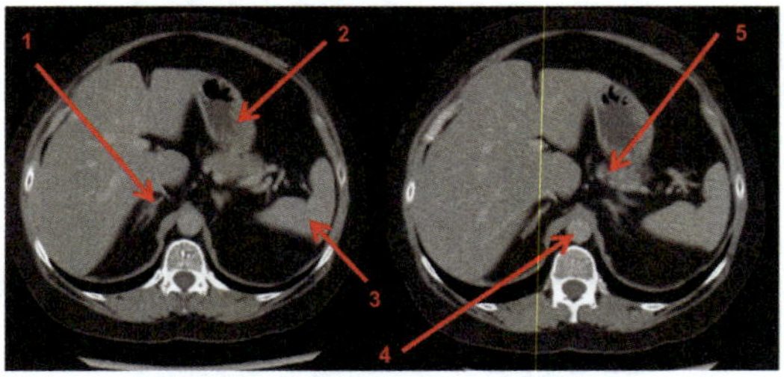

Les flèches avec des numéros représentent des structures anatomiques. Quelle(s) est(sont) la(les) réponse(s) exacte(s) ?

A. 1 représente la surrénale droite
B. 2 représente le côlon transverse
C. 3 représente la rate
D. 4 représente la veine cave inférieure
E. 5 représente le corps du pancréas

Q8. Le scanner abdominal qu'elle a réalisé était normal. Le bilan que vous lui avez remis donne les résultats suivants : cortisol salivaire à minuit à 4 fois la normale.
Vous avez confirmé l'hypercortisolisme par un dosage du cortisol libre urinaire des 24 heures dont le résultat est de 245 µg/24 heures (N < 60). L'ACTH a été dosée à 85 pg/mL (N : 10-50).
Quel(s) examen(s) pouvez-vous maintenant prescrire ?

A. Un test à la métopirone
B. Un test à la CRH
C. Un dosage de la delta 4 androstènèdione
D. Une IRM hypophysaire
E. Une hypoglycémie insulinique

Q9. Le test à la CRH montre une élévation marquée de l'ACTH et du cortisol. Une coupe de l'IRM hypophysaire que vous avez prescrite est reproduite ci-dessous :

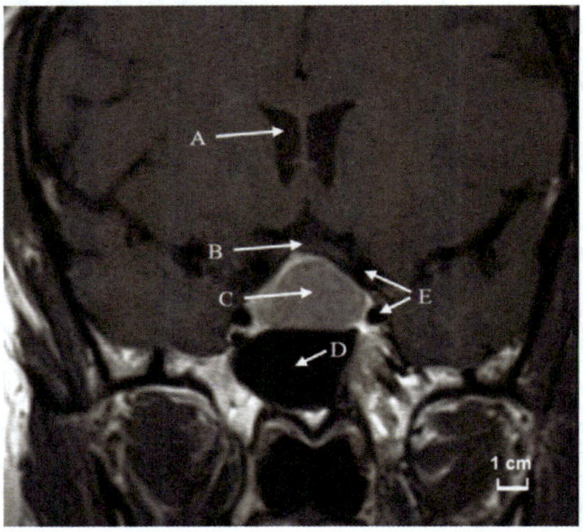

Les flèches avec des lettres représentent des structures anatomiques. Quelle(s) est(sont) la(les) structure(s) correctement identifiée(s) ?

A. A représente le troisième ventricule
B. B représente le chiasma optique
C. C représente un adénome hypophysaire
D. D représente le sinus caverneux
E. E représente la carotide interne gauche

Q10. Devant ce macro-adénome hypophysaire, vous souhaitez compléter votre bilan biologique. Parmi les propositions suivantes, la(les)quelle(s) vous semble(nt) pertinente(s) à prescrire dans ce contexte ?

A. Dosage de la T4
B. Dosage de l'ADH
C. Test à la GnRH
D. Dosage de la POMC
E. Dosage de la prolactine

Q11. Le bilan complémentaire montre : TSH 1,1 mUI/L (N : 0,4-4) ; T4 14,8 pmol/L (N : 8-20) ; estradiol < 10 pg/mL (N : 40-150) ; FSH < 0,1 UI/L (N : 2-6) ; LH 0,5 UI/L (N : 2-8) ; prolactine 30 µg/L (N < 25).
Quels éléments évoquez-vous sur ce bilan ? (une ou plusieurs réponses exactes)

A. Hypothyroïdie centrale
B. Hyperprolactinémie de déconnexion
C. Hypogonadisme hypogonadotrope
D. Insuffisance antéhypophysaire
E. Déficit somatotrope

Q12. Pour évaluer le retentissement de ce syndrome de Cushing, vous prescrivez une ostéodensitométrie, dont les résultats sont reproduits ci-dessous :

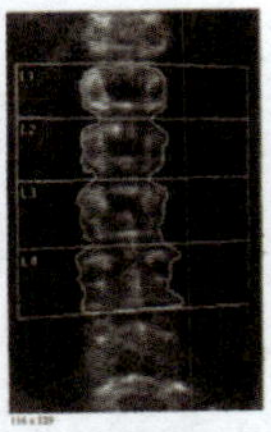

Région	Surface (cm^2)	CMO (g)	DMO (g/cm^2)	T-score	PR (%)	Z-score	AM (%)
L1	10,25	6,71	0,655	-2,5	71	-1,5	79
L2	11,66	8,39	0,719	-2,6	71	-1,6	78
L3	13,35	10,33	0,774	-2,5	74	-1,4	81
L4	15,53	12,08	0,778	-2,4	75	-1,5	80
Total	**50.79**	**37,51**	**0,739**	**-2,6**	**73**	**-1,6**	**80**

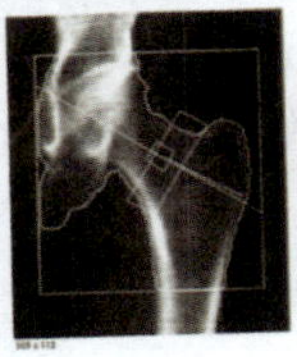

Région	Surface (cm^2)	CMO (g)	DMO (g/cm^2)	T-score	PR (%)	Z-score	AM (%)
Col	5,57	2,61	0,468	-3,3	55	-2,4	62
Troch	9,13	4,11	0,450	-2,5	64	-1,9	69
Inter	16,42	11,99	0,730				
Total	**31,12**	**18,71**	**0,601**	**-2,6**	**64**	**-2,1**	**68**
Wards	1,06	0,17	0,165				

Parmi les propositions suivantes, la(les)quelle(s) est(sont) exacte(s) ?

A. Il existe une ostéoporose trabéculaire
B. Le risque de fracture rachidienne (PR) est de 73 %
C. Les troubles observés peuvent être majorés par la carence œstrogènique
D. Les troubles observés peuvent être majorés par l'hyperprolactinémie
E. Les troubles observés peuvent être majorés par l'obésité

Q13. Vous retenez le diagnostic de macro-adénome corticotrope et confiez la patiente à votre collègue neurochirurgien qui exerce son activité publique au CHU. Il réalise une résection de cet adénome par voie rhinoseptale quelques jours plus tard. Il n'y a pas d'incident per-opératoire et le neurochirurgien considère son exérèse satisfaisante.
En salle de réveil, la patiente désature rapidement et présente un état de choc.
Les mesures de réanimation sont débutées immédiatement. La patiente décède néanmoins quelques minutes plus tard.
Dans ce contexte, le neurochirurgien souhaiterait réaliser une autopsie scientifique pour connaître les causes exactes du décès. Quelle(s) est(sont) la(les) démarche(s) à effectuer avant de pouvoir réaliser cette autopsie ?

A. Interrogation du registre national automatisé des refus
B. Signalement judiciaire au procureur de la République
C. Obtention de l'accord d'un médecin anatomopathologiste pour effectuer l'autopsie
D. Recherche d'une carte de donneur d'organes chez la patiente
E. Entretien avec la famille pour rechercher la non-opposition de la patiente de son vivant

Q14. La famille de la patiente souhaite obtenir un certificat médical. Pour quel(s) motif(s) le médecin peut-il le rédiger ?

A. Pour connaître les causes du décès
B. Pour défendre la mémoire du défunt
C. Pour dresser une liste exhaustive des antécédents de la patiente
D. Pour écarter un suicide
E. Pour faire valoir les droits de la famille

Q15. L'autopsie scientifique réalisée met en évidence une embolie pulmonaire proximale massive des deux branches de l'artère pulmonaire. La famille décide d'engager des procédures. Quel(s) type(s) de responsabilité peu(ven)t être alors engagé(s) ?

A. Responsabilité pénale du médecin
B. Responsabilité sans faute du médecin
C. Responsabilité civile du médecin
D. Responsabilité administrative de l'établissement
E. Responsabilité disciplinaire du médecin

Dossier 11

Items 111, 152, 160, 183

Énoncé

(Corrigé p. 717)

Les parents de Romain, âgé de deux semaines, viennent vous consulter en urgence pour l'apparition depuis quelques jours d'une lésion sur le visage de l'enfant. La grossesse s'est déroulée sans problème particulier, avec une naissance à 39 SA, un poids de naissance de 3200 grammes et une taille de 50 cm. Le nourrisson s'alimente normalement (allaitement artificiel) et il n'y a pas d'altération de l'état général, ni de fièvre.

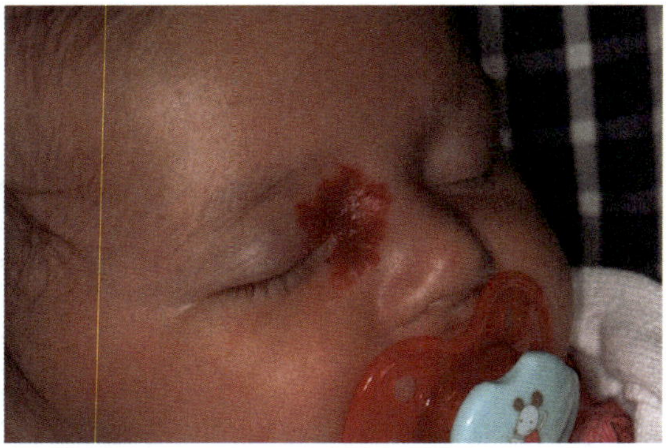

Q1. Quel diagnostic évoquez-vous en priorité ?

A. Hémangiome infantile
B. Angiome plan
C. Syndrome de Kasabach-Merritt
D. Angiome veineux
E. Lymphangiome

Q2. Vous suspectez un hémangiome infantile. Quel(s) est(sont) l'(les) élément(s) sémiologique(s) que vous allez trouver à l'examen clinique de Romain ?

A. Un caractère soufflant à l'auscultation
B. Un frémissement à la palpation
C. Une consistance élastique à la palpation
D. Un caractère plan à la palpation
E. Une hypertrophie de l'hémiface à l'inspection

Q3. Les parents de Romain vous interrogent sur l'évolution et les éventuelles complications à attendre de cet hémangiome infantile. Que leur répondez-vous ? (une ou plusieurs réponses exactes)

A. Un examen histologique de la lésion permet de mieux préciser les chances d'involution spontanée
B. Une phase de croissance peut se produire pendant les prochains mois
C. Il existe un risque d'amblyopie
D. La lésion peut s'ulcérer
E. Une disparition complète sans séquelle se produit à terme dans 50 % des cas

Q4. Les parents s'inquiètent du risque de croissance de la lésion et du risque d'amblyopie fonctionnelle par occlusion de la fente palpébrale, et vous demandent si un traitement sera alors proposé pour Romain. Que leur répondez-vous ? (une ou plusieurs réponses exactes)

A. Un traitement par propranolol sera proposé
B. Un traitement par laser à colorant pulsé sera proposé
C. Un traitement par embolisation en radiologie interventionnelle sera proposé
D. Un traitement chirurgical sera proposé
E. Un traitement par héparine de bas poids moléculaire sera proposé

Q5. Suite à une phase de croissance de la lésion et du risque de retentissement sur l'ouverture palpébrale, un traitement par propranolol a été mis en place, permettant l'obtention d'une disparition complète de la lésion, sans séquelle. Vous revoyez en consultation Romain à l'âge de 18 mois car il présente depuis plusieurs semaines une atteinte cutanée prurigineuse prédominant sur le visage, et son sommeil est perturbé. Il est apyrétique avec conservation de l'état général.

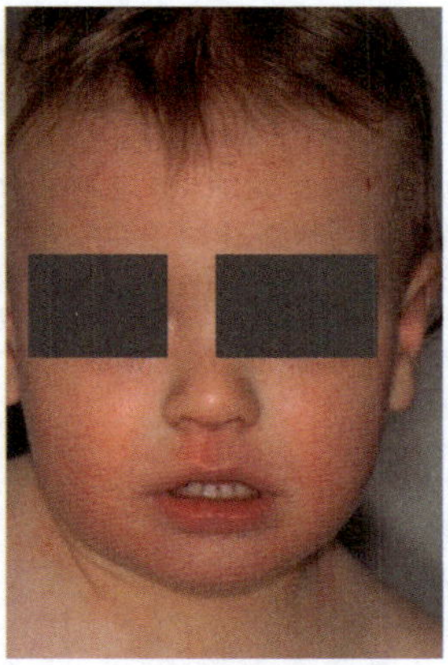

Quel(s) élément(s) sémiologique(s) identifiez-vous sur cette image ?

A. Érythème
B. Excoriations
C. Exanthème
D. Xérose
E. Enanthème

Q6. Parmi les éléments d'interrogatoire suivants, lequel (lesquels) est(sont) pertinent(s), en cas de présence, pour conforter le diagnostic que vous suspectez chez Romain ?

A. Antécédent d'asthme chez le père de Romain
B. Antécédent de psoriasis chez la mère de Romain
C. Allergie aux protéines de lait de vache chez le frère de Romain
D. Prurit récent chez plusieurs membres de la famille
E. Récurrences herpétiques fréquentes chez la mère de Romain

Q7. Vous portez le diagnostic de dermatite atopique motivant une corticothérapie locale. Quelle(s) attitude(s) de prévention et de prophylaxie mettez-vous en place ?

A. Adapter le calendrier vaccinal en fonction de l'évolution de la pathologie
B. Prophylaxie des surinfections herpétiques par aciclovir
C. Prévention d'une surinfection à *Staphylococcus aureus* par utilisation régulière d'antiseptiques
D. Maintenir une température fraîche dans la chambre
E. Utilisation quotidienne d'émollients sans parfum sur corps et visage

Q8. Vous revoyez en urgence Romain 1 mois plus tard pour une éruption prédominant sur le tronc, apparue la veille au soir, dans un contexte de fièvre jusqu'à 39 °C depuis 2 jours, sans altération de l'état général. La température mesurée au cabinet est à 37,2 °C (dernière prise de paracétamol il y a 24 heures). L'examen clinique, en dehors de l'examen cutané, est sans particularité.

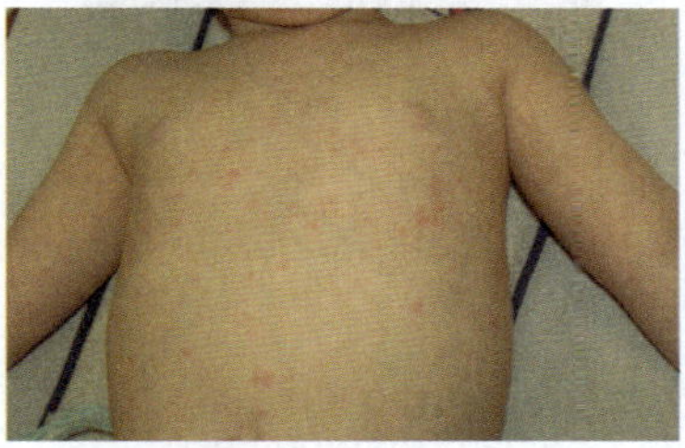

Quel(s) diagnostic(s) évoquez-vous ?

A. Allergie alimentaire
B. Syndrome de Kaposi-Juliusberg
C. Rougeole
D. Roséole infantile
E. Mégalérythème épidémique

Q9. Vous évoquez une roséole infantile (ou exanthème subit du nourrisson). Quel en est l'agent infectieux causal ?

A. HHV-6 (*herpès virus de type 6*)
B. Streptocoque du groupe A
C. Parvovirus B19
D. Virus d'Epstein-Barr
E. HSV-1 (*herpès simplex virus*)

Q10. Quelle(s) recommandation(s) et/ou prescription(s) faites-vous aux parents concernant la prise en charge de la roséole de Romain ?

A. Éviction de la crèche pendant 10 jours
B. Réalisation d'une bandelette urinaire pour recherche de protéinurie dans 3 semaines
C. Prescription d'ibuprofène
D. Prescription de paracétamol 15 mg/kg toutes les 4 à 6 heures, si la fièvre remonte
E. Prescription d'hydrocortisone 17-butyrate crème 1 application par jour sur le corps pendant 5 jours

Q11. Après cet épisode infectieux intercurrent, la dermatite atopique a connu une évolution spontanément favorable.
Âgé maintenant de 5 ans et scolarisé en maternelle, il vous est amené par ses parents pour des lésions de la peau et des cheveux évoluant depuis quelques semaines.

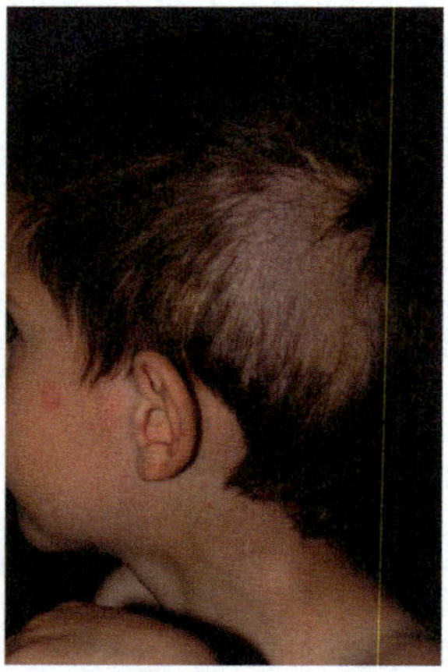

Quel(s) diagnostic(s) évoquez-vous devant ces lésions du visage et du cuir chevelu ?

A. Psoriasis
B. Dermite séborrhéique
C. Infection à dermatophytes
D. Trichotillomanie
E. Pelade en plaque

Q12. L'examen avec la lampe de Wood montre une fluorescence jaune-vert des poils en faveur d'une teigne microsporique. Que faites-vous en attendant le résultat de la mise en culture ? (une seule réponse attendue)

A. Abstention thérapeutique
B. Prescription d'antifongiques locaux uniquement
C. Prescription d'antifongiques systémiques uniquement
D. Prescription d'antifongiques locaux et systémiques
E. Prescription d'un antiseptique uniquement

Q13. Devant cette teigne microsporique avec une plaque alopécique très étendue associée à plusieurs lésions de dermatophytose de la peau glabre, vous débutez, sans attendre les résultats de la culture, un traitement associant des antifongiques locaux et systémiques. Quel antifongique systémique allez-vous prescrire, en première intention, à Romain ?

A. Kétoconazole
B. Itraconazole
C. Griséofulvine
D. Amphotéricine B
E. Caspofungine

Q14. Le résultat de la culture revient positif 3 semaines plus tard à *Microsporum canis*. Comment a pu être contaminé Romain ?

A. Par un chien
B. Par un chat
C. Par une tortue terrestre
D. Par un camarade de classe
E. Par le sol

Dossier 12

Items 7, 9, 10, 12, 36

Énoncé

(Corrigé p. 727)

Mme X, femme de 37 ans, se présente aux urgences d'un hôpital public à 22 heures pour des douleurs à la pommette gauche. Elle déclare être tombée dans les escaliers accidentellement la veille, après avoir trébuché. Elle est venue à l'hôpital car elle avait du temps disponible pour elle, ses deux enfants étant partis en classe de neige, et son conjoint également quelques jours en séminaire professionnel.
À l'examen, le médecin constate plusieurs lésions traumatiques : un hématome rougeâtre de la pommette gauche, une ecchymose violacée de la paupière inférieure gauche, deux ecchymoses arrondies rougeâtres centimétriques sur la face latérale droite du cou, une ecchymose verdâtre de 4 cm de diamètre sur le sein droit, trois ecchymoses violacées sur le dos de la main droite, plusieurs ecchymoses jaunâtres mesurant entre 1 et 2 cm sur les faces interne et externe des deux bras. Le reste de l'examen clinique est normal.
Il s'agit d'une femme qui a pour seul antécédent une interruption volontaire de grossesse à l'âge de 18 ans, et deux grossesses menées à terme il y a 12 et 8 ans. Elle n'a pas de traitement habituel, mais ayant des réveils nocturnes depuis quelques semaines, sa meilleure amie lui a donné quelques comprimés de zopiclone.

Q1. Le médecin évoque l'hypothèse de violences conjugales. Quel(s) élément(s) de l'énoncé est(sont) en faveur de cette hypothèse ?

A. La présence d'ecchymoses d'âges différents
B. Une incompatibilité entre une chute d'escaliers et les lésions constatées
C. L'heure d'admission aux urgences
D. L'âge de la patiente
E. Les troubles du sommeil

Q2. Mme X confirme avoir subi des violences physiques de la part de son conjoint la veille. Elle déclare qu'il l'a prise par le cou, qu'elle a essayé de se protéger en mettant sa main devant son visage, mais a pris plusieurs coups de poing à l'hémiface gauche. Il y a eu au cours de cet épisode un rapport sexuel forcé. Mme X est venue ce soir car elle était seule à domicile, mais n'envisage pas de déposer plainte, car elle ne veut pas de séparation conjugale.
Le médecin réfléchit à l'opportunité de prévenir le procureur de la République.
Quels critères de l'énoncé sont en faveur du respect du choix de la patiente de ne pas déposer plainte ? (une ou plusieurs réponses exactes)

A. L'âge de la patiente
B. L'absence de trouble cognitif
C. La présence d'ecchymoses d'âges différents
D. L'absence de péril imminent à domicile
E. La survenue de violences sexuelles associées aux violences physiques

Q3. Mme X étant majeure, sans vulnérabilité physique ou psychique, et ne souhaitant pas déposer plainte, le médecin a décidé de respecter sa demande et de ne pas faire de signalement judiciaire. Quel(s) élément(s) paraclinique(s) peut (peuvent) faire partie de la prise en charge de cette patiente aux urgences ?

A. Une prise de clichés photographiques pour documenter les lésions traumatiques corporelles
B. Des radiographies du corps entier à la recherche de fractures d'âges différents
C. Un scanner cérébral
D. Un fond d'œil
E. Un dosage sanguin de CPK à la recherche de contusions musculaires

Q4. Voici la photo du bras de la face externe du bras gauche :

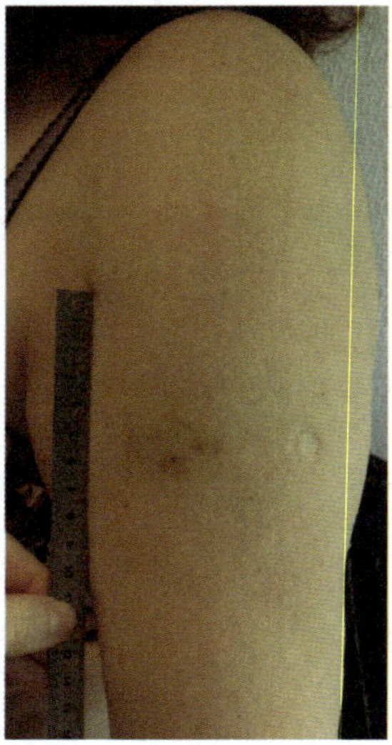

Quelle(s) est (sont) la (les) proposition(s) vraie(s) ?

A. Cette lésion peut correspondre à l'empreinte de la pulpe d'un doigt sur le bras
B. Cette lésion peut correspondre à un coup direct porté avec un objet sur le bras
C. Cette lésion peut correspondre à un frottement du bras contre un plan dur
D. Cette lésion est d'allure récente
E. Cette lésion est plus ancienne que celles constatées à l'hémiface gauche

Q5. Le médecin propose de faire un certificat médical descriptif.
Quels éléments doivent être mentionnés ? (une ou plusieurs réponses exactes)

A. La date alléguée du dernier épisode de violences subies par Mme X
B. Le récit objectif des violences subies par Mme X
C. La description de toutes les lésions traumatiques visibles
D. Les antécédents gynécologiques de Mme X
E. Les symptômes psychologiques résultant des violences subies par Mme X

Q6. Les répercussions psychologiques résultant des violences doivent être recherchées et mentionnées sur le certificat médical descriptif. Quels symptômes sont à rechercher par le médecin à l'interrogatoire de Mme X pour évaluer ces répercussions et les prendre en charge ? (une ou plusieurs réponses exactes)

A. Une anxiété généralisée
B. Des cauchemars
C. Une bizarrerie de contact
D. Des hallucinations auditives
E. Des conduites d'évitement

Q7. À l'interrogatoire, Mme X explique avoir depuis plusieurs mois un sommeil perturbé, avec des mauvais rêves où elle se voit poursuivie par une ombre menaçante. Elle se réveille tôt, peu reposée, mais n'arrive pas à dormir dans la journée, toujours en éveil, sursautant au moindre bruit. Elle se met plus facilement en colère avec ses enfants. Dans la journée, quand elle va faire les courses, elle fait des détours pour éviter de passer devant le travail et la salle de sport de son mari, afin d'être sûre de ne pas le croiser. Finalement, elle finit par s'endormir, épuisée, devant la télévision le soir.
Mme X met tout cela sur le compte de tensions dans son travail, et d'un deuil familial récent. Elle explique qu'en dehors de quelques épisodes de gifles et de rapports sexuels forcés, elle n'a jamais été victime de violences de la part de son époux. Quand elle entend parler de violences conjugales, elle ne se sent pas concernée.
Parmi les éléments de l'interrogatoire, quels symptômes sont évocateurs d'un état de stress post-traumatique ? (une ou plusieurs réponses exactes)

A. Les troubles du sommeil
B. Les conduites d'évitement
C. Le déni des violences
D. L'irritabilité
E. L'hypervigilance

Q8. Après une information complète délivrée par le médecin, Mme X accepte de déposer plainte. Le médecin appelle l'officier de police judiciaire de permanence au commissariat de police qui se déplace à l'hôpital pour recueillir la plainte de Mme X. Un examen gynécologique ainsi que des prélèvements médico-légaux sont demandés sur réquisition judiciaire.
Ces prélèvements :

A. Sont analysés en urgence au laboratoire hospitalier à la demande du médecin examinateur
B. Ont pour but de mettre en évidence l'ADN de l'auteur des violences
C. Doivent être faits en double
D. Sont placés sous scellés par l'officier de police judiciaire
E. Sont des éléments de la procédure judiciaire

Q9. Dans la réquisition, l'officier de police judiciaire vous demande de fixer l'ITT résultant des violences. Que signifie ce sigle ?

A. Incapacité temporaire totale
B. Incapacité totale de travail
C. Impossibilité temporaire de travail
D. Incapacité de travailler totalement
E. Impossibilité totale de travail

Q10. À quoi va servir l'évaluation de l'ITT (incapacité totale de travail) pour une victime de violences ? (une ou plusieurs réponses exactes)

A. À qualifier l'infraction pénale dont elle a été victime
B. À déterminer la juridiction compétente pour juger l'auteur des violences
C. À obtenir plus rapidement un hébergement social d'urgence si elle quitte le domicile
D. À déterminer la durée de l'arrêt de travail prescrit suite à ses blessures
E. À permettre au magistrat de connaître les répercussions des violences subies sur l'état de santé

Q11. Dans le cas de Mme X, le secret professionnel : (une ou plusieurs réponses exactes)

A. Est, sauf dérogation, une obligation du professionnel de santé
B. Permet la transmission des informations médicales la concernant à un policier par téléphone
C. Permet la transmission des informations médicales la concernant à son conjoint
D. Persiste en cas de réquisition judiciaire pour toutes les informations médicales qui ne concernent pas les questions de la réquisition
E. Permet la transmission à la patiente en mains propres du certificat médical descriptif à sa sortie de l'hôpital si elle ne souhaite pas déposer plainte

Q12. Trois semaines après le passage aux urgences de Mme X, son conjoint, dont elle s'est séparée, adresse un courrier à l'hôpital pour se plaindre du certificat médical rédigé sur réquisition, qui lui a été transmis par son avocat. Il explique que le médecin n'a pas mis le récit des violences au conditionnel et qu'il s'estime accusé à tort. Dans ce contexte, quelle(s) responsabilité(s) médicale(s) peut (peuvent) être engagée(s) ?

A. La responsabilité disciplinaire
B. La responsabilité civile
C. La responsabilité pénale
D. La responsabilité administrative
E. La responsabilité sans faute

Q13. Onze semaines plus tard, Mme X revient à l'hôpital car elle se sait enceinte des suites des violences sexuelles qu'elle avait rapportées lors de l'admission. Elle souhaite bénéficier d'une interruption volontaire de grossesse. Quelle(s) est (sont) la (les) proposition(s) vraie(s) ?

A. Le médecin est obligé d'informer les services de police de cette grossesse
B. Une interruption volontaire de grossesse médicamenteuse peut être proposée à Mme X
C. Deux consultations sont proposées avant l'interruption volontaire de grossesse
D. L'accord du conjoint de Mme X est nécessaire pour le déclenchement de la procédure
E. L'accord du procureur de la République est nécessaire pour le déclenchement de la procédure

Dossier 7

Corrigé

(Énoncé p. 643)

Question 1

Parmi les acrosyndromes suivants, et à ce stade de la description sémiologique, lequel (ou lesquelles) est (sont) compatible(s) avec le tableau clinique rapporté par Mme X. ?

A. Acrocyanose
B. Phénomène de Raynaud
C. Érythermalgie
D. Engelures
E. Nécroses digitales

La patiente présente des troubles évoluant par épisodes de 10 minutes et cédant spontanément : il s'agit d'un acrosyndrome **paroxystique** regroupant **l'érythémalgie** et **le phénomène de Raynaud**.

Classification des acrosyndromes	
Acrosyndrome vasomoteur paroxystique	• Phénomène de Raynaud, Érythémalgie
Acrosyndrome vasomoteur permanent	• Acrocyanose
Acrosyndrome trophique	• Engelure, Ischémie digitale, Nécrose digitale, Syndrome de l'orteil pourpre

Question 2

Elle vous précise que ces épisodes sont clairement déclenchés par le froid, et vous présente à la consultation une photographie prise lors de l'un de ces épisodes :
Avec cette nouvelle information, le (ou les) diagnostic(s) possible(s) est (sont) :

A. Phénomène de Raynaud secondaire
B. Maladie de Raynaud
C. Érythermalgie
D. Neuropathie des fibres fines
E. Acrocyanose

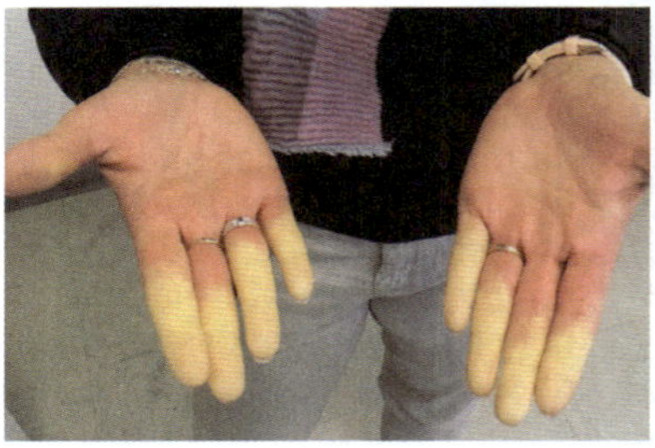

La photographie est typique d'un phénomène de Raynaud en **phase blanche syncopale**. Les 3 phases du phénomène de Raynaud sont résumées dans le prochain tableau.

3 phases du phénomène de Raynaud	
Phase blanche = syncopale (Obligatoire)	• Pâleur et froideur des extrémités, avec doigts d'aspect blanc, exsangue, limite très nette • Accompagnés d'une **hypoesthésie**
Phase bleue = cyanique/asphyxique	• Aspect cyanosé, bleuté ou violacé, indolore • Accompagné de **dysesthésie**
Phase rouge = érythémateuse	• Recoloration et réchauffement avec aspect rouge des doigts • Souvent **douloureuse**

Une neuropathie des fibres fines se manifeste par des douleurs neuropathiques avec des sensations de brûlure, des fourmillements et des décharges électriques au niveau des pieds et des mains et peut s'accompagner de signes neurovégétatifs : sueur abondante, mains moites, troubles digestifs, troubles vasomoteurs (œdèmes au niveau des mains et des pieds).

Pour aller plus loin avec L'ATBC

Acrocyanose

- **Microangiopathie fonctionnelle**, prévalence élevée, **IMC bas**
- Trouble **vasomoteur** permanent avec **cyanose des extrémités** (bleutée, violacée) s'effaçant à la vitropression. Se **majore en hiver**, laisse place à une érythrose en été
- S'associe à un **livedo** de stase déclive et **hyperhydrose** des mains et des pieds
- **Pas de douleur**
- Caractère **permanent** (≠ Raynaud), **jamais de phase syncopale**
- Très fréquent au cours de **l'anorexie**, sujet âgé dénutri
- **Pas d'examen** complémentaire
- **Peu de complications** : retard à la cicatrisation, engelures, fissures cutanées, mycoses
- Entité proche : sensation de froid des extrémités sans signe clinique visible (acrorhigose)

Ne confondez surtout pas l'acrocyanose qui est une pathologie non grave, avec les acrosyndromes, ensemble de pathologies qui contient l'acrocyanose.

Érythermalgie & érythromélalgie

Les deux termes désignent la même chose, mais on réserve érythromélalgie aux syndromes myéloprolifératifs

- **Acrosyndrome** paroxystique **rare**, déclenché par le **chaud**, **vasodilatation** des extrémités
- Diagnostic clinique (**critères majeurs** : évolution par crises, rougeur, douleurs très intenses ; **critères mineurs** : déclenchement au chaud, crises calmées par le froid, augmentation de la chaleur locale, sensibilité à l'aspirine)
- Formes **primitives** : familiales ou non (neuropathie des petites fibres) → début **précoce**, **bilatérales**, **symétriques** intenses
- Formes **secondaires** : **SMP**, **médicament vasodilatateur** (inhibiteur calcique), ou **lupus**, **hyperthyroïdie**
- Érythromélalgie : complication microthrombotique des SMP (Vaquez et thrombocytémie essentielle). **Activation des plaquettes par le thromboxane** quand elles sont en nombre trop élevé, d'où sa bonne sensibilité à l'aspirine et à la diminution du nombre de plaquettes par le traitement du SMP

Il faut absolument connaître ces acrosyndromes que sont les érythermalgies car un dossier de syndrome myéloprolifératif (SMP) est parfaitement envisageable, notamment une maladie de Vaquez.

Question 3

Vous portez le diagnostic de phénomène de Raynaud.
Quels éléments sont à rechercher à l'interrogatoire ? (une ou plusieurs réponses attendues)

A. Une phase cyanique
B. Une atteinte des orteils
C. Une atteinte des pouces
D. Une phase érythémateuse douloureuse
E. Une aggravation lors de la prise de paracétamol

Les caractéristiques du phénomène de Raynaud essentiel (= maladie de Raynaud) sont les suivantes :

Maladie de Raynaud	• Prédominance **féminine** (4/1), touche **10-15 %** de la population • Début avant **35-40 ans** (généralement pendant l'adolescence) • **Antécédents familiaux identiques** • Atteinte des **doigts**, des **orteils**, du **nez**, des **oreilles**, épargne les pouces • **Succession des 3 phases** sur une durée d'environ **20 minutes** • Atteinte **bilatérale** et **symétrique**, recrudescence **hivernale** • **Capillaroscopie** normale, **manœuvre d'Allen** normale, **AAN** négatifs • Recul **> 2 ans** sans apparition d'une autre cause.

Il faut également rechercher tous les éléments évocateurs d'un phénomène de Raynaud secondaire :

Drapeaux rouges évocateurs de phénomène de Raynaud secondaire	• Survenue chez **l'homme**, apparition **tardive > 40 ans** • Caractère **unilatéral**, atteinte des **pouces** • **Absence de phase blanche syncopale** • Anomalie vasculaire : **abolition d'un pouls, manœuvre d'Allen positive** • **Méga-capillaires** à la racine de l'ongle • **Troubles trophiques** : ulcération distale, cicatrices rétractiles pulpaires… • **Déformation des doigts** : doigts boudinés, sclérodactylie, télangiectasie • **Signes cliniques généraux** orientant vers une connectivite ou une maladie systémique • **Palpation thyroïdienne anormale**

Il n'y a pas d'aggravation ou d'amélioration des symptômes lors de ***la prise de paracétamol***.

Question 4

À l'examen physique de la patiente, vous notez :
– un blanchissement de la main après compression des artères ulnaires et radiales et manœuvres de « pompage », puis l'obtention d'une recoloration de la main en 3 secondes suivant le relâchement de l'artère cubitale ; et en 4 secondes suivant le relâchement de l'artère radiale ;
– l'absence de paresthésies des doigts à la percussion de la face antérieure du poignet ou lors de la flexion forcée du poignet.
L'examen physique de la patiente est en faveur : (une ou plusieurs réponses exactes)

A. D'une manœuvre d'Allen normale
B. D'une thrombose de l'artère radiale
C. D'un signe de Tinel positif
D. D'une compression du nerf médian au canal carpien
E. D'un signe de Phalen positif

La manœuvre d'Allen consiste à comprimer les artères radiale et ulnaire au niveau du poignet et à demander au patient de faire des mouvements de pompe avec sa main jusqu'à ce que celle-ci se décolore. On relâche ensuite la pression sur l'artère ulnaire ou radiale en vérifiant que la main se recolore dans les ***10 secondes***. Une manœuvre normale traduit la perméabilité des artères ulnaires et radiales.

Il n'existe aucun de signe en faveur d'une ***thrombose de l'artère radiale*** (absence d'abolition d'un pouls).

L'absence de paresthésie à la percussion de la face antérieure du poignet ou de la flexion forcée du poignet n'est pas évocatrice d'un ***syndrome du canal carpien***.

Le signe de Tinel positif se traduit par l'apparition de fourmillement dans le territoire du nerf médian lors de la percussion du canal carpien à la face palmaire du poignet.

Le signe de Phalen consiste à placer les poignets et les dos des mains joints dos à dos créant ainsi une hyperflexion du poignet. Il est positif si des symptômes à type de fourmillement des doigts apparaissent dans les 2 minutes : cela traduit une compression du nerf médian au poignet.

Question 5

Quel(s) élément(s) sémiologique(s) cherchez-vous en faveur d'un phénomène de Raynaud secondaire ?

A. Syndrome sec buccal ou oculaire
B. Photosensibilité
C. Douleurs musculaires
D. Sclérodactylie
E. Télangiectasies

Le syndrome sec est évocateur d'un syndrome de Goujerot-Sjogren.
La photosensibilité est évocatrice d'un lupus ou d'une dermatomyosite.
Les douleurs musculaires sont évocatrices d'une dermatomyosite.
Les télangiectasies et **la sclérodactylie** sont évocatrices d'une sclérodermie systémique.
La liste des étiologies du phénomène de Raynaud secondaire est longue et est détaillée dans le Collège de Dermatologie dans l'item 237 « Acrosyndromes » à la page 263.

Question 6

À l'interrogatoire de Mme X., elle vous explique que ces symptômes ont commencé vers l'âge de 30 ans, et surviennent tous les hivers. Elle ne présente pas d'antécédent personnel notable, mais sa sœur et sa mère présentent le même type de manifestations cliniques. Les pouces sont épargnés. Elle ne décrit pas d'autres symptômes. À l'examen physique, vous ne trouvez pas de trouble trophique, de sclérodactylie ou de télangiectasie, les pouls périphériques sont perçus aux 4 membres, et vous ne notez pas de souffle audible à l'auscultation des trajets artériels.
Quel(s) élément(s) clinique(s) est (sont) compatible(s) avec une maladie de Raynaud (phénomène de Raynaud essentiel) ?

A. L'âge de début des symptômes
B. Les antécédents familiaux
C. La recrudescence hivernale
D. L'atteinte bilatérale
E. L'absence d'atteinte des pouces

Réponse dans le tableau de la question 3.

Question 7

Dans la situation clinique de Mme X., quel(s) examen(s) complémentaire(s) prescrivez-vous ?

A. Radiographie du rachis de face centrée sur C7
B. Radiographie thoracique de face
C. Échographie-doppler des artères des membres supérieurs
D. Recherche de cryoglobulinémie
E. Recherche d'anticorps antinucléaires

Les seuls examens complémentaires à réaliser de manière systématique devant la suspicion d'un phénomène de Raynaud primaire sont la **capillaroscopie** et la **recherche d'anticorps antinucléaires**.

Pour aller plus loin avec L'ATBC

Capillaroscopie d'un Raynaud secondaire

- Présence de **zones avasculaires** ou de **capillaires dystrophiques**
- Présence de **mégacapillaires** → *oriente vers une sclérodermie*
- Présence **d'hémorragies en flammèche**

Une notion importante sur un examen complémentaire mal connu des étudiants, donc discriminant car potentiellement tombable.

Aspect en capillaroscopie

Aspect normal	« Paysage sclérodermique »
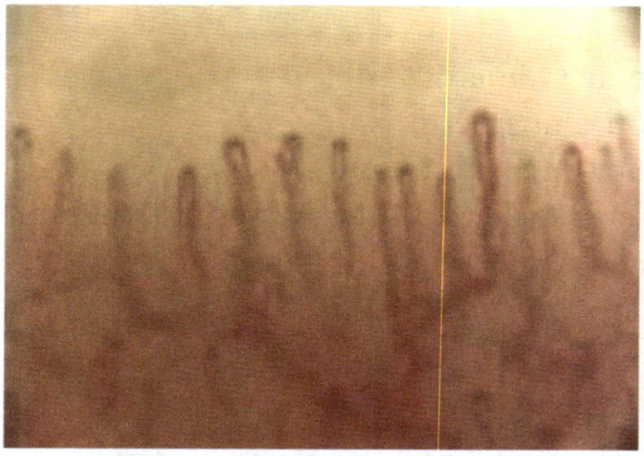	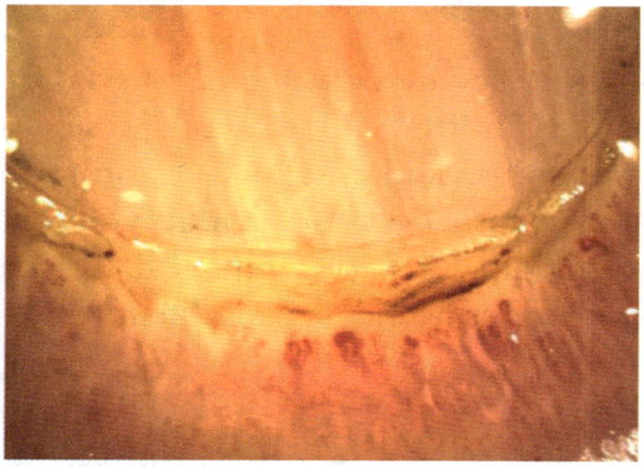

Adapté depuis Cours de la faculté de Limoges Dupuytren

Deux images pour illustrer le tableau précédent.

Mégacapillaires en capillaroscopie

- **Présents dans** : sclérodermie, dermatomyosite, connectivite mixte
- **Absents** dans le **lupus**

Les trois étiologies à l'origine de mégacapillaires en capillaroscopie sont déjà présentées dans cet ouvrage, mais il est bon de les rappeler ici.

Question 8

Les anticorps antinucléaires sont à 1/80. Vous retenez le diagnostic de phénomène de Raynaud essentiel (maladie de Raynaud), et proposez une prise en charge symptomatique.
Cinq ans plus tard, Mme X. vous est ré-adressée par son médecin traitant pour une fièvre évoluant depuis 4 semaines. Cette fièvre est irrégulière, oscillante avec une température à 37,9 °C le matin mais plus élevée le soir, pouvant monter jusqu'à 39 °C, et associée à des sueurs. Mme X. est fatiguée, elle a perdu 2 kg depuis le début de cette fièvre. Elle ne présente pas d'autre symptôme.
Elle habite en milieu urbain, n'a jamais voyagé à l'étranger, et ne prend aucun traitement.
Le tableau clinique présenté actuellement par la patiente est compatible avec :
(une ou plusieurs réponses exactes)

A. Un cancer solide
B. Une fièvre méditerranéenne familiale
C. Une maladie infectieuse
D. Un lymphome
E. Une maladie de Takayasu

La patiente présente une fièvre prolongée qui se définit par **une température > à 38,3 °C** constatée à **plusieurs reprises** et évoluant depuis plus de **3 semaines**. Il s'agit plus précisément d'une **fièvre rémittente** :

Orientation diagnostique en fonction de l'aspect de la courbe thermique		
Aspect de la courbe thermique		**Orientation diagnostique**
Récurrente	Accès répétés survenant de manière régulière, début et fin brutaux, apyrexie entre les accès.	• Paludisme, leptospirose • Lymphome • Fièvre auto-inflammatoire • Fièvre d'origine centrale
Rémittente	Fièvre irrégulière, oscillante, avec température subnormale le matin et élevée le soir.	• Abcès profond • Endocardite • Tuberculose • Cancer • Maladie auto-immune
Intermittente	Fièvre avec pics et retour à la normale entre 2 pics.	• Paludisme • Infections canalaires
Hectique	Fièvre désarticulée avec AEG, sudation très abondante, frissons violents, provoquant un grand affaiblissement et une extrême maigreur.	• Sepsis • Cancer • Maladie de Still
En plateau	Fièvre élevée stable.	• Salmonelle • Tuberculose • Virose
Ondulante	Accès fébriles à début et fin progressifs alternant avec des phases d'apyrexie.	• Brucellose • Endocardite • Lymphome

Les principales étiologies citées dans le Collège de Médecine Interne sont par ordre de prévalence :

Étiologies des fièvres prolongées	
Sans diagnostic	51 %
Inflammatoires	22 %
Infectieuses	15 %
Néoplasiques	7 %
Diverses	4 %

Toutes les évoquer serait bien trop fastidieux. Je vous renvoie au chapitre correspondant dans le Collège de Médecine Interne. Il ne faillait cependant pas cocher ***la fièvre méditerranéenne familiale*** car celle-ci apparaît quasiment toujours avant 20 ans.

Rappel : La fièvre méditerranéenne familiale = maladie périodique

- La plus fréquente des fièvres auto-inflammatoire héréditaires d'origine monogénique
- De transmission **autosomique récessive**
- Répartition géographique notamment sur le **pourtour méditerranéen**
- Début **avant 20 ans** dans la grande majorité des cas
- **Fièvre intermittente de 36 heures en moyenne**, de début et fin brutale
- **Arthralgies, sérites aseptiques** (pleurésie, péricardite, péritonite), **splénomégalie**
- Signes cutanés dans 30 % des cas : **pseudo-érysipèle, purpura**
- Absence de signes clinico-biologiques entre les poussées, avec risque **d'amylose AA** à long terme
- Diagnostic par analyse génétique : 2 mutations du gène **MEFV** (mutation de la **marénostrine**)
- **Colchicine** en première intention, **Anti-IL1** en cas de forme réfractaire

Question 9

Dans la situation clinique de la patiente, quelle(s) anomalie(s) biologique(s) serai(en)t évocatrice(s) d'un syndrome inflammatoire ?

A. Augmentation de l'albumine
B. Diminution de l'haptoglobine
C. Augmentation du fibrinogène
D. Diminution de la transferrine
E. Augmentation des alpha2 globulines

Dans un syndrome inflammatoire, les protéines de l'inflammation sanguine sont produites sous l'effet des cytokines au **niveau hépatique** (effet de **l'IL6** majoritairement).

⚠ ***L'albumine,*** la ***préalbumine*** (= ***transthyréine***) et la ***transferrine*** sont des protéines « négatives » de l'inflammation car leur concentration sanguine diminue lors d'un état inflammatoire.

Protéines de l'inflammation	
Augmentation	**Diminution**
• CRP, PCT, Protéine amyloïde sérique A • a1-antichimiotrypsine, a1-antitrypsine • Haptoglobine, Céruléoplasmine, Fibrinogène, C3, C4	• Albumine • Prélabumine • Transferrine

Question 10

À l'examen physique de la patiente en décubitus dorsal, vous percevez une masse de l'hypochondre gauche s'abaissant à l'inspiration profonde.
Parmi les propositions suivantes, laquelle (ou lesquelles) vous parai(ssen)t exacte(s) étant donné ce nouvel élément clinique ?

A. Cette constatation clinique est fréquente chez une patiente jeune et mince
B. Cette constatation clinique rend moins probable une cause infectieuse
C. Cette constatation clinique rend moins probable une cause auto-immune
D. Cette constatation clinique doit faire évoquer une hémopathie
E. Cette constatation clinique peut être observée en cas d'hépatopathie

Devant cette masse en hypochondre gauche mobile avec la respiration, il faut bien sûr évoquer une **splénomégalie**.

Les principales étiologies sont résumées dans le tableau suivant :

Étiologies des splénomégalies (Collège de Médecine Interne)	
Infectieuses	• **Bactériennes** : Septicémie, endocardite, fièvre typhoïde, brucellose, tuberculose, rickettsioses, syphilis secondaire • **Virales** : EBV, hépatites virales, VIH, CMV • **Parasitaires** : Paludisme, leishmaniose, bilharziose, kyste hydatique, toxoplasmose, Larva migrans, distomatose • **Mycoses** : candidoses hépatospléniques
Hémopathies	• **Malignes** :Lymphomes, hémopathies lymphoïdes chroniques, leucémie aiguës, syndromes myéloprolifératifs, LMMC • **Bégnines** : Toutes les hémolyses chroniques
Hypertension portale	• **Origine intra-hépatique** : Cirrhose • **Origine sus-hépatique** : Thromboses des veines sus-hépatiques (Budd-Chiari) • **Origine sous-hépatique** : Thrombose portale
Maladies systémiques	• PR, sarcoïdose, LED, maladie de Still, fièvre méditerranéenne familiale
Maladie de surcharge	• Maladie de Gaucher et de Niemann-Pick
Tumeurs de la rate	• **Bégnines** : Kystes épidermoïdes, hémangiome, lymphangiome. • **Malignes** : Primitives (angiosarcome, fibrosarcome) et secondaires (M+)

La découverte de cette splénomégalie rend donc **tout aussi probable les causes évoquées précédemment**.

⚠ La ***rate*** n'est normalement pas palpable chez le sujet sain, même très mince. De même, la ***vésicule biliaire*** n'est pas palpable de manière physiologique chez le sujet sain.

⚠ Ni le ***myélome,*** ni les ***syndromes myélodysplasiques*** (en dehors de la leucémie myélo-monocytaire chronique-LMMC) ne donnent de splénomégalie !

Pour aller plus loin avec L'ATBC

Physiopathologie de la splénomégalie		
Stimulation d'une fonction splénique	**Hypertension portale**	**Infiltration**
• Stimulation du système réticuloendothélial (pulpe rouge) : **hémolyse chronique** • Stimulation immunitaire : **infections et maladies dysimmunitaires** • Hématopoïèse extramédullaire : **splénomégalie myéloïde**		• **Maladies de surcharge** (dépôts) • Infiltration cellulaire (**hémopathies**)

Un tableau qui permet de garder en tête des étiologies moins connues de splénomégalie (maladies de surcharge, par exemple), et de retenir que la myélofibrose primitive (ou splénomégalie myéloïde) donne une grosse rate car la moelle n'est plus capable d'assurer l'hématopoïèse, c'est donc la rate qui prend le relais.

Question 11

À l'auscultation cardiaque de Mme X., vous percevez un souffle systolique à 2/6. Ce souffle cardiaque n'était jusqu'à présent pas connu. Il n'y a pas de souffle diastolique associé, les bruits du cœur sont réguliers, il n'existe pas de signe d'insuffisance cardiaque associé. Vous suspectez une endocardite infectieuse.
Quel(s) élément(s) cherchez-vous pour étayer votre suspicion diagnostique ?

A. Purpura des membres inférieurs
B. Nodosités violacées de la pulpe des doigts
C. Protéinurie à la bandelette urinaire
D. Paresthésies distales des membres inférieurs
E. Œil rouge et douloureux

Il faut rechercher les signes extra-cardiaques évocateurs d'endocardite infectieuse se regroupant en 2 catégories présentées dans le tableau suivant :

Manifestations extra-cardiaques de l'endocardite infectieuse	
Manifestations emboliques	**Manifestations immunologiques**
• **Cerveau** (25 %) • **Rate**, **Rein**, **Foie** • **Membre** • **Coronaire** • **Peau** • **Ostéo-articulaire** • **Anévrisme mycotique**	• **Purpura vasculaire** des membres et conjonctivale • **Faux panaris d'Osler** : nodosités douloureuses, fugaces, siégeant à la pulpe des doigts ou des orteils • **Érythème palmo-plantaire de Janeway** : maculo-papules purpuriques indolores • **Taches de Roth au fond d'œil** : hémorragies avec exsudat blanchâtre • **Glomérulonéphrite** : protéinurie, insuffisance rénale aiguë, hématurie • **Consommation du complément** • **Cryoglobulinémie** • **Facteur rhumatoïde** • **Sérologie syphilitique dissociée** (TPHA-/VDRL+)

Les paresthésies distales des membres inférieures sont évocatrices d'une vascularite qui est une éventualité rare dans l'endocardite, non citée dans le Pilly 2020 ni dans le Collège de Cardiologie. Je la compte donc comme fausse.
Les taches de Roth sont indolores et ne donnent pas un tableau d'œil rouge douloureux.

Pour aller plus loin avec L'ATBC

Tache de Roth

- **Tache de Roth** (flèche bleue) : témoigne d'une occlusion artériolaire, avec nodule cotonneux entouré d'une hémorragie
- Étiologies : quasi-pathognomonique de l'endocardite infectieuse, mais peut aussi se voir dans les leucémies, anémies sévères, rétinopathie au VIH
- Hémorragies rétiniennes (flèches jaunes)

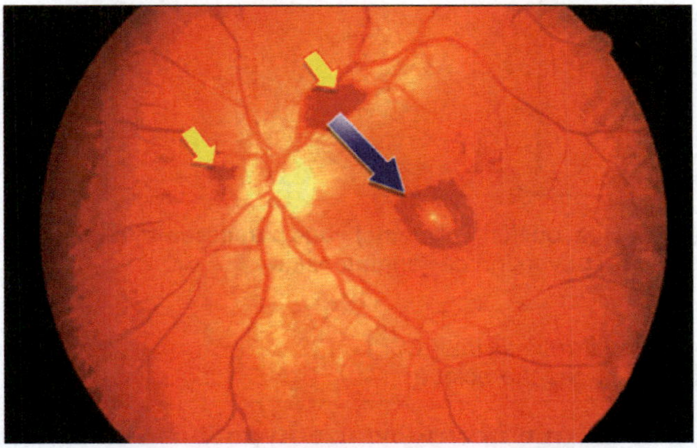

Source : Retina Abnormalities: 14 Signs of Systemic Disease ; Andrew A. Dahl, MD

Tous les étudiants connaissent les taches de Roth, mais de nombreux les confondent avec le purpura conjonctival (les taches de Roth se voient au fond d'œil !). Si vous avez fait l'ophtalmologie, la physiopathologie des taches de Roth est très pertinente : c'est une occlusion artériolare, donc à l'origine d'un nodule cotonneux (et non d'un exsudat sec, qui est plus un problème de perméabilité capillaire).

Question 12

Elle ne présente pas de lésion cutanée sur l'ensemble du tégument, ni de lésion muqueuse, ni≤ d'arthrite clinique. Elle vous présente des examens biologiques réalisés en ville :

Hémogramme (Sang EDTA)

Nature du prélèvement		Sang veineux		
GLOBULES BLANCS		**8,5**	Giga/L	(4,0 –
GLOBULES ROUGES	▾	**3,93**	Tera/L	(4,00 –
Hémoglobine	▾	**99**	g/L	(120 –
Hématocrite	▾	0,33	L/L	(0,37 –
Volume Globulaire Moyen		84,5	fL	(82,0 –
Teneur Corpusc Moy Hb	▾	25,2	pg	(27,0 –
Conc Corpusc Moy Hb	▾	298	g/L	(320 –
Coeff Variation GR		14,6	%	(11,0 –
PLAQUETTES	▴	**453**	Giga/L	(150 –
Volume Plaquettaire Moyen		9,5	fL	(8,0 –
FORMULE LEUCOCYTAIRE				
Polynucléaires Neutrophiles		70,9	%	
Soit		6,1	Giga/L	(2,0 –
Polynucléaires Eosinophiles		1,5	%	
Soit		0,13	Giga/L	(0,10 –
Polynucléaires Basophiles		0,6	%	
Soit		0,05	Giga/L	(0,00 –
Lymphocytes		18,2	%	
Soit		1,6	Giga/L	(1,0 –
Monocytes		8,8	%	
Soit		0,75	Giga/L	(0,20 –

BIOCHIMIE SANGUINE

Examens réalisés / COBAS® (Roche®)

		Résultats	Unités	Références
Potassium		**3,93**	mmol/l	3,40 – 4,50
Méthode: potentiométrie indirecte				
Sodium		**136**	mmol/l	136 – 145
Méthode: potentiométrie indirecte				
Chlorures		**98**	mmol/l	98 – 107
Méthode: potentiométrie indirecte				
Calcium		**2,43**	mmol/l	2,20 – 2,55
Méthode: NM-BAPTA				
Calcium corrigé		**2,61**	mmol/L	
Méthode: par calcul				
Phosphates		**1,10**	mmol/l	0,81 – 1,45
Méthode: phosphomolybdate UV				
Magnesium		**0,85**	mmol/l	0,66 – 0,99
Méthode: Bleu de xylidyle				
Albumine	▾	**32,9**	g/l	35,0 – 52,0
Méthode: vert de bromocrésol				
Protéine C-réactive	▴	**105,7**	mg/l	0,0 – 5,0
Méthode: immunoturbidimétrie latex				
Urée		**3,30**	mmol/l	2,86 – 8,21
Méthode: uréase/GLDH				
Créatinine		**55,0**	µmol/l	45,0 – 84,0
Méthode: enzymatique colorimétrique standardisée IDMS				
Bilirubine totale		**3**	µmol/l	0 – 21
Méthode: diazo avec agent stabilisateur				
Bilirubine conjuguée		**Sans objet**		
Méthode: diazo				
ASAT (TGO)		**16**	UI/l	0 – 35
Méthode: IFCC/phosphate pyridoxal				
ALAT (TGP)		**10**	UI/l	0 – 35
Méthode: IFCC/phosphate pyridoxal				
GGT	▴	**47**	UI/l	0 – 40
Méthode: IFCC SZASZ				
Phosphatase alcaline		**85**	UI/l	35 – 105
Méthode: IFCC				

ELECTROPHORESE CAPILLAIRE

	Résultat			Val Normales
Protéines sériques	72	g/L		(58 à 76)
Albumine	▼ 41,3	%	soit ▼ 29,74g/l	40,20 - 47,60
Alpha 1	▲ 9,0	%	soit ▲ 6,48 g/l	2,10 - 3,50
Alpha 2	▲ 16,2	%	soit ▲ 11,66g/l	5,10 - 8,50
Béta 1	▲ 7,4	%	soit ▲ 5,33 g/l	3,40 - 5,20
Béta 2	▲ 8,5	%	soit ▲ 6,12 g/l	2,30 - 4,70
Gamma	17,6	%	soit 12,67g/l	8,00 - 13,50

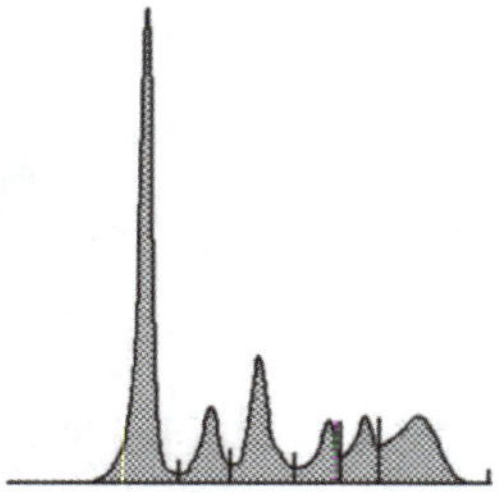

À ce stade de la prise en charge, quel(s) examen(s) vous parai(ssen)t justifié(s) ?

A. Dosage de l'enzyme de conversion de l'angiotensine
B. TEP-scanner
C. Hémocultures
D. Anticorps anti-peptides citrullinés (anti-CCP)
E. Échographie cardiaque trans-thoracique

La patiente présente une **anémie normocytaire hypochrome**, une **hyperplaquetose**, une élévation de la **CRP**, une baisse de **l'albumine** et une élévation des protéines sérique en **alpha** et **bêta**, le tout évocateur d'un **syndrome inflammatoire**.
Devant la suspicion d'endocardite infectieuse, il faut demander sans délai une **échographie trans-thoracique** afin de rechercher les signes échographiques en faveur de l'endocardite (végétations, abcès et complications) ainsi que des **hémocultures** (3 prélèvements/24 heures espacés d'une heure pour culture aéro-anaérobie prolongée > 3 semaines).
Le dosage de l'enzyme de conversion de l'angiotensine sert à étayer le diagnostic de sarcoïdose.
Le TEP-Scanner est un examen coûteux non indiqué à ce stade.
Les anticorps anti-peptides citrullinés (anti-CCP) sont spécifiques à la polyarthrite rhumatoïde.

Question 13

Trois hémocultures avec cultures aéro-anaérobies restent stériles, l'échographie cardiaque trans-thoracique de bonne qualité est normale, ne montrant pas d'image de végétation ou d'anomalie valvulaire significative.
Parmi les propositions suivantes, laquelle (ou lesquelles) vous parai(ssen)t exacte(s) ?

A. La réalisation d'une échographie cardiaque trans-œsophagienne est justifiée
B. La réalisation d'un scanner thoraco-abdomino-pelvien est justifiée
C. La réalisation de sérologies virales (VIH et EBV) est justifiée
D. Un test thérapeutique aux corticoïdes est justifié
E. Un test thérapeutique aux antibiotiques est justifié

Nous sommes face à une fièvre prolongée dont nous n'avons pas de réelle orientation diagnostique pour le moment. Il faut réaliser le bilan d'extension d'une fièvre prolongée comprenant entre autres le **TDM-TAP** et les **sérologies virales.** Je vous laisse consulter le Collège de Médecine interne concernant le bilan exhaustif de la fièvre prolongée d'origine indéterminée.

Selon la dernière recommandation de *l'European Society of Cardiology* (ESC) de 2015 sur l'endocardite infectieuse, en cas de ***probabilité clinique faible*** (ce qui est le cas dans ce dossier car la patiente présente uniquement un critère mineur qui est la fièvre), ***une ETO n'est pas nécessaire en cas d'ETT négative***. Question très difficile…

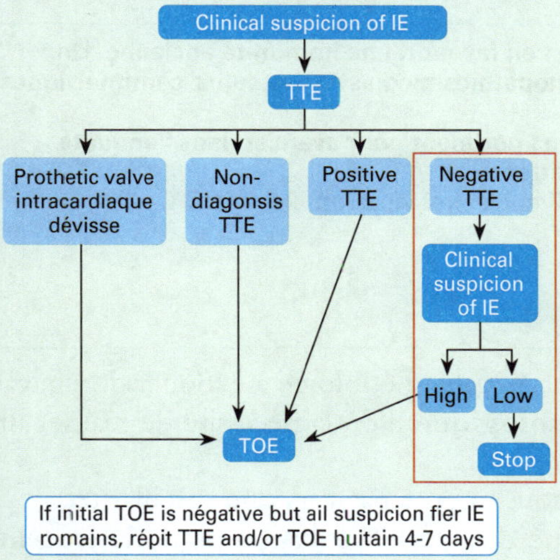

IE : invective endocardites ; TOE : transoephageal echocardiography ; TTE = transthoracic echocardoigraphy.
TOE is not mandatory in isolated right-sided native valve IE with good quality TTE examination and unequivocal échocardiographie findings.

Definite IE

Pathological criteria
- Microorganisms demonstrated by culture or on histological examination of a vegetation, a vegetation that has embolized, or an intracardiac abscess specimen ; or
- Pathological lesions ; vegetation or intracardiac abscess by histological examination showing active endocarditis

Clinical criteria
- 2 major criteria ; or
- 1 major criterion and 3 minor criteria ; or
- 5 minor criteria

Possible IE
- 1 major criterion and 1 minor criterion ; or
- 3 minor criteria

Rejected IE
- Firm alternate diagnosis ; or
- Resolution of symptoms suggesting IE with antibiotic therapy for ≤ 4 days ; or
- No pathological evidence of IE at surgery or autopsy, with antibiotic therapy for ≤ 4 days ; or
- Does not meet criteria for possible IE, as above]

Major criteria

1. Blood cultures positive for IE
a. Typical microorganisms consistent with IE from 2 separate blood cultures :
- *Viridans streptococci, Streptococcus gallolyticus (Streptococcus bovis)*, HACEK group, *Staphylococcus aureus* ; or
- Community-acquired enterococci, in the absence of a primary focus ; or

b. Microorganisms consistent with IE from persistently positive blood cultures :
- ≥ 2 positive blood cultures of blood samples drawn >12 h apart ; or
- All of 3 or a majority of ≥4 separate cultures of blood (with first and last samples drawn ≥ 1 h apart) ; or

c. Single positive blood culture for *Coxiella burnetii* or phase I IgG antibody titre >1:800

2. Imaging positive for IE
a. Echocardiogram positive for IE :
- Vegetation
- Abscess, pseudoaneurysm, intracardiac fistula
- Valvular perforation or aneurysm
- New partial dehiscence of prosthetic valve

b. Abnormal activity around the site of prosthetic valve implantation detected by 18F-FDG PET/CT (only if the prosthesis was implanted for >3 months) or radiolabelled leukocytes SPECT/CT.
c . Definite paravalvular lesions by cardiac CT.

Minor criteria

1. Predisposition such as predisposing heart condition, or injection drug use.
2. Fever defined as temperature >38 °C.
3. Vascular phenomena (including those detected only by imaging) : major arterial emboli, septic pulmonary infarcts, infectious (mycotic) aneurysm, intracranial haemorrhage, conjunctival haemorrhages, and Janeway's lesions.
4. Immunological phenomena : glomerulonephritis, Osler's nodes, Roth's spots, and rheumatoid factor.
5. Microbiological evidence : positive blood culture but does not meet a major criterion as noted above or serological evidence of active infection with organism consistent with IE.

Aucune indication d'un ***test thérapeutique aux corticoïdes*** ou ***aux antibiotiques*** pour le moment sans avoir réalisé l'ensemble du bilan.

⚠ Selon la dernière reco de l'ESC, ***l'apparition d'un nouveau souffle*** ne fait plus partie des critères majeurs de Duke !

Question 14

La sérologie VIH est négative, et la sérologie EBV est en faveur d'une immunité ancienne. Un scanner thoraco-abdomino-pelvien montre des adénopathies médiastinales supra-centimétriques et une splénomégalie.
Parmi les examens suivants, lequel vous paraît le plus pertinent pour avancer dans l'enquête diagnostique chez la patiente ? (une seule réponse attendue)

A. Recherche d'anticorps anti-cytoplasme des polynucléaires neutrophiles (ANCA)
B. Immunophénotypage lymphocytaire
C. Dosage des LDH plasmatiques
D. Biopsie splénique
E. Biopsie ganglionnaire médiastinale

Devant les adénopathies médiastinales et la splénomégalie, l'étiologie à évoquer dorénavant est un **lymphome**. Il s'agit d'un diagnostic **histologique** d'où la nécessité de réaliser une **biopsie ganglionnaire médiastinale**.
Les ANCA ne sont pas utiles car le tableau ne nous oriente pas vers une vascularite.
L'immunophénotypage lymphocytaire est indiqué dans le bilan diagnostic de la leucémie lymphoïde chronique et est à demander devant une hyperlymphocytose.
Le dosage des LDH n'est en rien spécifique aux hémopathies malignes (hémolyse, cancers…).
La biopsie splénique est à risque hémorragique très important et n'est quasiment jamais réalisée.

Question 15

Un diagnostic de lymphome B diffus à grandes cellules est porté sur une biopsie ganglionnaire réalisée par médiastinoscopie.
Une chambre implantable est posée et un traitement par immuno-chimiothérapie par R-CHOP (rituximab – cyclophosphamide, hydroxydoxorubicine, vincristine et prednisone) est débuté.
Alors que les 2 premiers cycles de traitement se sont déroulés sans complication, la patiente présente à J10 du 3e cycle de traitement une fièvre à 39 °C avec frissons. Vous la voyez en consultation d'urgence. La pression artérielle est à 130/70 mmHg, la fréquence cardiaque à 95/minute. La patiente ne présente pas de trouble neurologique, l'examen cutané, en particulier en regard de la chambre implantable est normal, il n'existe pas de signe fonctionnel ou physique respiratoire, digestif ou urinaire évident. Votre examen physique est normal.
Un hémogramme réalisé en ville le matin même montre les résultats suivants : globules blancs 1,8 G/L, hémoglobine 104 g/L, volume globulaire moyen 85 fL, plaquettes 97 G/L, formule leucocytaire : polynucléaires neutrophiles 0,4 G/L polynucléaires éosinophiles 0,1 G/L, polynucléaires basophiles 0,1 G/L, lymphocytes 0,9 G/L, monocytes 0,3 G/L.
Quel(s) examen(s) réalisez-vous avant de débuter une antibiothérapie chez votre patiente ?

A. Antigénémie aspergillaire
B. Frottis sanguin à la recherche de corps de Jolly
C. Hémocultures en périphérie et sur le cathéter veineux central
D. Radiographie thoracique
E. Scanner thoraco-abdominal

La patiente présente un tableau de **neutropénie fébrile post-chimiothérapie** et est stable cliniquement. Il n'existe pas de point d'appel infectieux.

Il faut réaliser le bilan infectieux de la neutropénie fébrile comprenant :

Bilan infectieux d'une neutropénie fébrile	• **NFS, CRP, Bilan hépatique, Bilan rénal, TP, TCA, Fibrinogène** • 2 paires **d'hémocultures** (+ prélèvement simultané des abords veineux) • **BU + ECBU** • **RP** • +/– Coproculture, Recherche de *Clostridium difficile* et Prélèvement de gorge

Cependant, on nous demande ici le (les) examen (s) à réaliser « **avant de débuter l'antibiothérapie** ». Seules les **hémocultures** nécessitent d'être réalisées avant l'antibiothérapie pour ne pas risquer de négativer les prélèvements. La radiographie thoracique pourra être réalisée une fois l'antibiothérapie commencée. Formulation ambiguë je vous l'accorde, mais il s'agissait de la réponse attendue pour rapporter le plus de points dans ce dossier.

⚠ En cas de neutropénie fébrile, **l'ECBU est systématique** même en l'absence de leucocyturie, car l'absence de globules blancs peut entraîner une BU faussement négative pour les leucocytes même en présence d'une infection.

Question 16

Des hémocultures sont réalisées en périphérie et sur la voie veineuse centrale. Vous décidez de débuter sans attendre une antibiothérapie, et expliquez votre attitude à votre patiente et son compagnon, qui semblent bien comprendre la situation. Elle n'a pas reçu d'antibiothérapie récente et ne se connaît pas d'allergie.
Lequel (ou lesquels) des éléments de prise en charge proposés ci-dessous est (sont) recommandé(s) dans l'immédiat dans la situation clinique de Mme X ?

A. Prise en charge à domicile
B. Ablation de la chambre implantable
C. Réévaluation à 48-72 heures de l'antibiothérapie
D. Antibiothérapie orale par amoxicilline/acide clavulanique + ciprofloxacine
E. Antibiothérapie intra-veineuse associant bêtalactamine, aminoside et glycopeptide

Devant une neutropénie fébrile, on dispose de 2 solutions selon la présentation clinique et les facteurs de risques :

Prise en charge de la neutropénie fébrile	
Retour à domicile avec surveillance étroite à 48 heures	**Hospitalisation et isolement protecteur**
• Neutropénie ***non profonde*** (PNN > 100/mm^3) • ET De durée prévisible ***< 7 jours*** • ET ***Sans signe de gravité*** • ET ***Sans ATCD à risque*** • ET ***Sans intolérance digestive***	• En l'absence de tous ces critères • Ou si persistance de la fièvre à 48 h malgré le traitement ambulatoire
• Augmentin + Ciprofloxacine 5J	• Bêtalactamine à visée anti-pyocyanique +/– Glycopeptide +/– Aminoside

REMARQUE : Le score MASCC

Il existe également **le score MASCC** (composantes non à savoir) qui regroupe une partie de ces critères : si le score est **> 21**, le patient est à bas risque et la prise en charge ambulatoire est possible.

Aucune indication de retirer la chambre implantable en l'absence d'infection suspectée ou documentée.

Ici la patiente présente toutes les conditions permettant une prise en charge à domicile. Réponse surprenante sachant que la très grande majorité des DP que vous rencontrerez sur la neutropénie fébrile se termineront en hospitalisation. Il faut parfois savoir prendre des risques !

Question 17

Une prise en charge en charge ambulatoire est proposée. Un traitement par amoxicilline/acide clavulanique + ciprofloxacine est débutée en urgence. La fièvre disparaît en 24 heures Les prélèvements réalisés avant le début du traitement restent stériles, et le traitement est poursuivi pendant 7 jours. Trois semaines plus tard, la patiente vous consulte à nouveau en raison de l'apparition d'une fièvre à 39,5 °C associée à l'éruption cutanée suivante : Lequel (ou lesquels) des éléments ci-dessous pourrai(en)t être présent(s) chez votre patiente en cas de syndrome de réaction médicamenteuse avec éosinophilie et signes systémiques (DRESS) ? (une ou plusieurs réponses attendues)

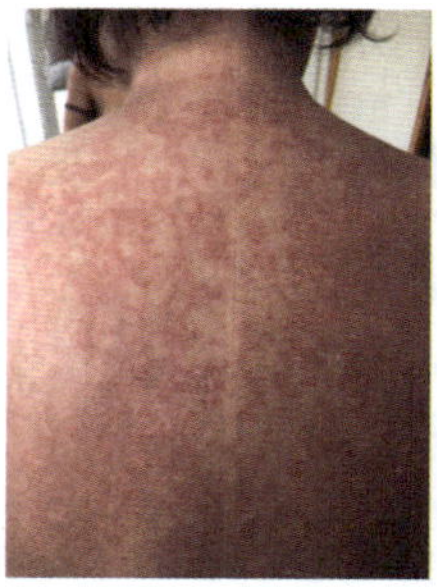

A. Une hyperéosinophilie > 1 500/mm^3
B. Une élévation des transaminases avec baisse du TP
C. Une insuffisance rénale aiguë
D. Des adénopathies diffuses
E. Un décollement cutané étendu

Le ***Drug Reaction with Eosinophilia and Systemic Symptoms*** **(DRESS)** présente les caractéristiques suivantes :

DRESS	
Délai et évolution	• Délai d'apparition long : **2 à 8 semaines** après le début du traitement, • Régression **lente**, l'éruption pouvant durer plusieurs semaines, • Plusieurs poussées cutanées et/ou viscérales peuvent survenir, en lien avec des réactivations virales.
Causes, Terrain	• Réactivation de virus du groupe herpès (**HHV6 ++**, mais aussi **HHV7**, **EBV**, **CMV**), • Risque accru chez les sujets d'origine **africaine**, les patients **VIH +**, **asiatiques** et présentant une mutation **HLA B58**.
Caractéristiques cliniques	• Éruption **grave** et **étendue**, parfois **érythrodermique**, **infiltrée**, • **Œdème** du visage, **prurit** sévère, **ADP** diffuses, **fièvre** élevée.
Atteintes viscérales	• **Hépatite**, **pneumopathie** et **néphropathie** interstitielle, **myocardite**, **SAM**...
Biologie	• **Hyperéosinophilie** : souvent > 1500 /mm^3, mais parfois retardée, • **Lymphocytose** avec **syndrome mononucléosique**, • **NFS**, **Bilan hépatique** et **Bilan rénal** indispensables.

REMARQUE

Le décollement cutané étendu (signe de Nikolsky) se retrouve en dermatologie dans 3 pathologies :
- la **nécrolyse épidermique toxique** (syndrome de Lyell/Stevens-Johnson) ;
- l'**épidermolyse staphylococcique aiguë** ;
- et dans le **pemphigus vulgaire**.

⚠ Ne pas confondre ! Une mutation **HLA B58** entraîne un risque majoré de **DRESS**, tandis qu'une mutation **HLA B57** entraîne un risque majoré de **syndrome d'hypersensibilité à l'abacavir** (inhibiteur nucléosidique de la transcriptase inverse dans le traitement du VIH).

Dossier 8

Corrigé

(Énoncé p. 647)

Question 1

Quel examen complémentaire faut-il réaliser en premier à ce stade ?

A. Radiographie thoracique de face
B. Échocardiographie
C. Scanner thoracique
D. Électrocardiogramme
E. Gaz du sang artériel

L'examen complémentaire à réaliser en première intention en cas de douleur thoracique est bien sûr **l'ECG** dans le but d'éliminer un syndrome coronarien aigu devant cette douleur thoracique irradiant à la base du cou et à la mâchoire.

Pour aller plus loin avec L'ATBC

Clinique des douleurs thoraciques	
Douleurs rythmées par la respiration	**Douleurs non influencées par la respiration**
• Douleurs **post-traumatiques** • Pneumonies **infectieuses** • Épanchement **pleural** • **Infarctus pulmonaire** • **Trachéobronchite** aiguë • Atteintes **musculosquelettiques**, **nerveuses** • **Péricardite** (majorée par l'inspiration profonde)	• **Angor** • Douleurs secondaires à la prise de **cocaïne** (SCA, PTx) • **Zona thoracique** • Affections **digestives** • Douleurs **psychogènes**

Une question (relativement peu discriminante, car très simple) pourrait porter sur le caractère rythmé par la respiration des douleurs thoraciques.

Astuce pratique !

Réflexe ECN : **Douleur thoracique → ECG**

Question 2

Dans l'hypothèse d'un infarctus du myocarde, quelle complication vitale précoce devez-vous garder en tête prioritairement lors de votre prise en charge initiale ?

A. Choc cardiogénique
B. Rupture septale
C. Péricardite
D. Fibrillation ventriculaire
E. Thrombose intraventriculaire

La complication vitale précoce de l'infarctus du myocarde est la **fibrillation ventriculaire** qui représente la première cause de décès à la phase initiale par mort subite. C'est pour cela qu'en cas de douleur thoracique survenant chez un coronarien, il faut lui conseiller

d'appeler le 15 pour entreprendre un transport médicalisé vers l'USIC le plus proche et ***non pas lui dire de venir par ses propres moyens.*** Une FV survenant au volant de sa voiture est plus fatale que si elle survient dans un SMUR équipé d'un défibrillateur ! Certains ont peut-être été tentés de cocher le choc cardiogénique, cependant il est précisé dans le Collège de Cardiologie que celui-ci est ***« rarement inaugural et survient généralement après 24-48 heures »***.

Les autres propositions sont facilement éliminables :

- ***La rupture septale avec CIV sur nécrose myocardique*** est une complication rare (1-2 %) mais possible de l'infarctus antérieur survenant généralement après 24-48 h et se traduisant par un tableau de choc cardiogénique avec souffle holosystolique en rayon de roue : le traitement consiste en la revascularisation de la coronaire en cause et à la réparation chirurgicale de la paroi septale.
- ***La péricardite*** peut survenir de manière précoce (souvent asymptomatique) mais également de manière tardive, 3 semaines après l'IDM : c'est le ***syndrome de Dressler***, volontiers associé à un épanchement pleural gauche, des arthralgies, et un syndrome inflammatoire important avec fièvre élevée.
- ***La thrombose intraventriculaire*** complique généralement ***les anévrismes ventriculaires***, suspectés devant la persistance d'un sus-décalage ST pendant plus de 3 semaines, et confirmés par l'ETT retrouvant une dilatation segmentaire d'un ventricule cardiaque. La thrombose peut se compliquer d'embolies systémiques (AVC, OACR, ischémie aiguë de membre) ou de choc cardiogénique (obstruction à l'éjection du VG) et impose une anticoagulation curative.

Question 3

L'interrogatoire révèle que la douleur est chronique, évoluant crescendo depuis 3 mois. L'électrocardiogramme effectué immédiatement ne montre pas d'argument en faveur d'un syndrome coronaire aigu.
À l'examen physique, vous retrouvez une dyspnée au moindre effort avec apparition d'œdèmes des membres inférieurs bilatéraux, une prise de 6 kg en 10 jours ainsi qu'une turgescence jugulaire avec reflux hépato-jugulaire. Les constantes vitales sont les suivantes : TA 95/65 mmHg, fréquence cardiaque 112 battements/min, SPO_2 98 % en air ambiant, température 36,6 °C.
Quels sont les deux diagnostics compatibles avec ce tableau clinique les plus probables ?

A. Œdème aigu du poumon
B. Tamponnade péricardique
C. Infarctus du myocarde
D. Embolies pulmonaires à répétition
E. Dissection aortique

La patiente présente donc une **douleur thoracique chronique** évoluant depuis 3 mois associée à une **dyspnée** et un **tableau d'insuffisance cardiaque droite**. Les 2 étiologies expliquant le mieux ce tableau sont la **tamponnade péricardique** et les **embolies pulmonaires à répétition** responsable d'une hypertension pulmonaire de groupe 4.

Un OAP traduit une insuffisance cardiaque gauche et non droite.

L'infarctus du myocarde est peu probable devant un ECG normal.

La description de la douleur et le mode chronique ne sont pas en faveur d'une ***dissection aortique***. De plus l'absence de terrain évocateur (HTA, Marfan, ATCD familiaux) rend peu probable le diagnostic.

Question 4

En reprenant votre examen physique, l'interne vous signale observer un pouls paradoxal.
Parmi les propositions suivantes, laquelle (lesquelles) correspond(ent) à la description d'un pouls paradoxal ?

A. Pouls atténué un battement cardiaque sur deux
B. Dépression expiratoire du pouls
C. Dépression inspiratoire du pouls
D. Perception du pouls après le second bruit cardiaque
E. Pouls augmenté assis penché en avant

Le pouls paradoxal se définit par **la baisse transitoire de la pression artérielle systolique de 10 à 20 mmHg (selon les sources) lors de l'inspiration**. Les autres propositions ne sont que des distracteurs.

Pour aller plus loin avec L'ATBC

Pouls paradoxal et signe de Kussmaul

- **Pouls paradoxal** : **diminution > 20 mmHg de la PAs** conduisant à une **augmentation de l'amplitude** du **pouls**. Traduit **l'importance de la dépression intrathoracique** à l'inspiration avec **diminution** de la **précharge** du ventricule gauche et donc de la fraction d'éjection.
- Étiologies : **tamponnade** (péricardite constrictive ++), **crise d'asthme** ; mais aussi hypovolémie, surcharge aiguë du VD (IM massive, EP, infarctus droit)
- *Anecdote : ne se voit pas si hypertrophie pariétale (protège le VG), ou si surcharge diastolique comme dans l'IC congestive, l'insuffisance aortique ou la communication interatriale*
- **Signe de Kussmaul** : **augmentation de la pression veineuse jugulaire à l'inspiration**, dans la péricardite constrictive. Même principe

De la séméiologie, toujours de la séméiologie.

Question 5

La dépression inspiratoire du pouls vous confirme le pouls paradoxal.
Dans ce contexte, vous demandez une radiographie thoracique de face et une échocardiographie.
Quelle(s) anomalie(s) identifiez-vous sur ce cliché réalisé au lit ?

A. Épanchement pleural droit
B. Cardiomégalie
C. Aspect de double contour aortique
D. Saillie de l'arc inférieur gauche de la silhouette cardiaque
E. Saillie de l'arc inférieur droit de la silhouette cardiaque

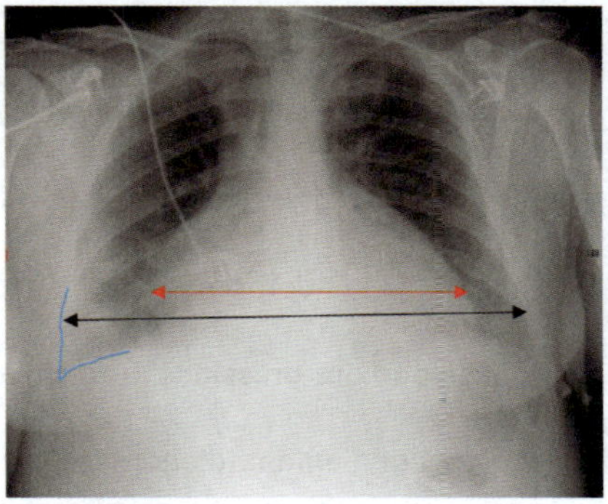

On constate une **cardiomégalie** (rapport médastino-thoracique > 0,5) **en carafe** évocatrice d'un épanchement péricardique.

Il n'existe pas à proprement parler ***de saillie des arcs inférieurs gauche*** (ventricule gauche) et ***droit*** (oreillette droite et veine cave inférieure) car l'augmentation de taille de la silhouette cardiaque est liée à un épanchement péricardique et ces éléments sont très certainement comprimés dans cet épanchement. Cela dépendra de la rigueur du correcteur, et comme toujours, on ne peut proposer une réponse certaine…

Il n'existe pas ***d'épanchement pleural droit*** (pas de ligne de Damoiseau, le cul-de-sac pleural étant relativement libre, avec seulement quelques opacités floconneuses) ni ***d'aspect en double contour aortique*** qui se voit dans une dissection aortique.
Voici une figure récapitulant les 5 arcs médiastinaux sur une radiographie pulmonaire :

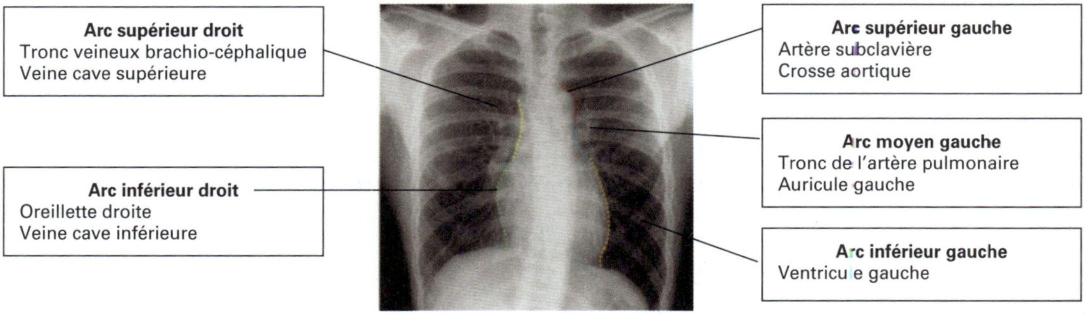

⚠ Ces arcs médiastinaux sont tous **antérieurs**, ***à l'exception de l'arc supérieur gauche*** qui est en position postérieure dans le médiastin.

Question 6

À l'échocardiographie, il existe un épanchement péricardique circonférentiel de grande abondance avec un retentissement hémodynamique et un aspect festonné de la séreuse. Vous retenez le diagnostic de tamponnade péricardique.
Quel(s) élément(s) est (sont) impliqué(s) dans la physiopathologie de la tamponnade ?

A. Baisse du volume d'éjection systolique du ventricule gauche
B. Compression du ventricule droit
C. Bradycardie compensatrice
D. Élévation des pressions intrapéricardiques
E. Effet shunt

Physiopathologie de la tamponnade

Accumulation de liquide intra-péricardique
↓
Élévation des **pressions intra-péricardiques**
↓
Compression
↓
Élévation des **pressions intra-cavitaires**
↓
Retentissement d'amont (d'abord les cavités droites)
→ **Signes d'insuffisance cardiaque droite**
→ **Adiastolie**

Poursuite de l'augmentation de la pression entraîne une atteinte secondaire du cœur G
↓
Diminution du remplissage du VG

En inspiration, il y a diminution de la pression intra-thoracique et intra-péricardique d'où augmentation du retour veineux et du volume du VD
↓
Déplacement du septum interventriculaire de droite à gauche
↓
Diminution du volume d'éjection du VG
→ **Diminution du débit cardiaque**
Adaptation : **FC ↑ et vasoconstriction périphérique** puis
Aggravation de la défaillance droite par défaillance G (Transmission de la pression pulmonaire)
↓
→ **Choc cardiogénique**
↓
→ **Arrêt cardio respiratoire**

Question 7

Quelle(s) est (sont) la (les) mesure(s) thérapeutique(s) à appliquer en urgence devant cette tamponnade ?

A. Drainage du péricarde
B. Perfusion de dérivés nitrés en intraveineux
C. Perfusion de catécholamines (dobutamine ou noradrénaline)
D. Déplétion volémique
E. Anticoagulation parentérale

Le traitement d'une tamponnade consiste en :

- un transport en **position demi-assise** ;
- un **drainage péricardique** si état critique ou en attente du **drainage péricardique chirurgical par sternotomie** ;
- un **remplissage vasculaire** par cristalloïdes ;
- +/– dobutamine si instabilité hémodynamique persistante malgré remplissage vasculaire.

⚠ **L'allongement en position couchée, les diurétiques et les anticoagulants** sont contre-indiqués.

⚠ La ponction péricardique est strictement contre-indiquée en cas **de dissection aortique** car le saignement aortique, initialement maintenu dans le péricarde, risque d'être décloisonné et d'entraîner le décès du patient par choc hémorragique.

Question 8

Vous transférez la patiente pour drainage en urgence au bloc de chirurgie cardiaque ; 1 000 mL de liquide sanglant ont été ponctionnés. L'anatomopathologiste identifie la présence de cellules tumorales de nature adénocarcinomateuse. Elle est ensuite admise en réanimation.
Quelle tumeur primitive sous-jacente pouvez-vous retrouver avec une probabilité significative ? (une ou plusieurs réponse(s) correcte(s))

A. Cancer du sein
B. Mélanome
C. Cancer du poumon
D. Cancer du cavum
E. Cancer du col utérin

Les cellules tumorales étant de nature adénocarcinomateuse, la tumeur la plus probable est **un cancer du poumon** devant cette patiente tabagique chronique et rapportant une dyspnée depuis plusieurs semaines. **Un cancer du sein** est également possible (adénocarcinome canalaire infiltrant) chez cette patiente de 55 ans, sachant qu'il s'agit de la tumeur la plus fréquente chez la femme. Impossible de savoir si le rédacteur attendait une cu plusieurs réponses…

Pour aller plus loin avec L'ATBC

Quelques différences entre adénocarcinome et carcinome épidermoïde pulmonaire

Adénocarcinome bronchopulmonaire

- Le plus **fréquent**
- **Métastases cérébrales** révélatrices ++
- Parfois **femmes jeunes non tabagiques** (*mutation EGFR ++, pas besoin du tabac pour faire un cancer, car mutation !)*
- Peut compliquer une **FPI** ou une **tuberculose** séquellaire
- Masse **périphérique** à contours spiculés
- Peu de nécrose/cavitation

Remarque : forme particulière → *l'adénocarcinome lépidique (ancien carcinome bronchioloalvéolaire) :*
- *fréquence en* ***augmentation*** *++*
- ***respecte l'architecture*** *parenchymateuse*
- ***bronchorrhée*** *++ car mucinosécrétant*
- *syndrome de* ***comblement alvéolaire, verre dépoli***
- *diagnostic possible au* ***LBA***

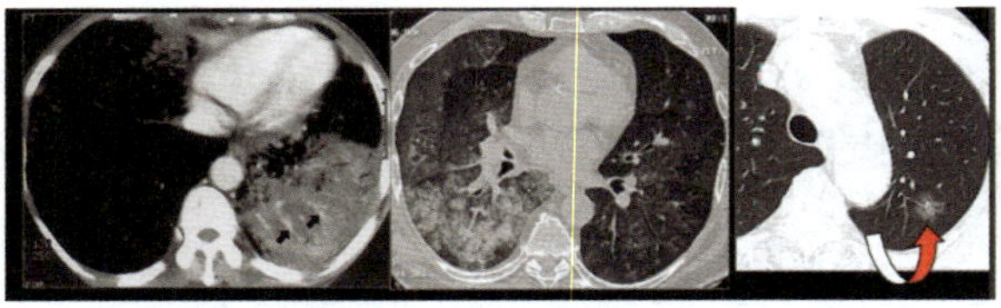

Carcinome épidermoïde bronchopulmonaire

- **Moins fréquent** de nos jours (cigarettes récentes qui pénètrent plus profondément le parenchyme)
- À partir d'une **grosse bronche** → **bourgeon endoluminal**, avec **atélectasie** segmentaire et **pneumopathie** obstructive **d'amont**
- **Abcédation** et **nécrose fréquentes**
- Révélation par des **métastases osseuses** possible
- Pas de thérapie ciblée

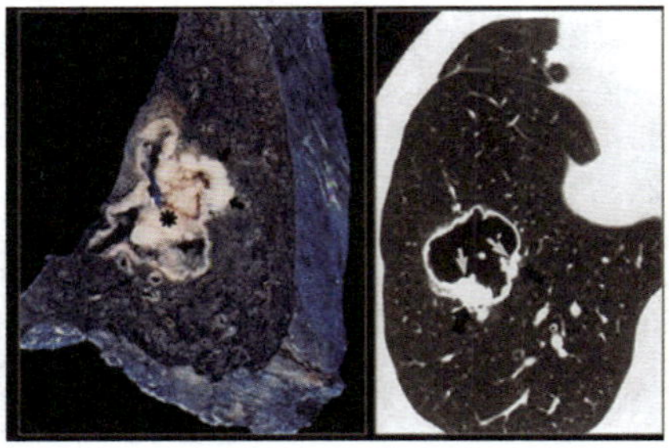

Source : onclepaul.fr

On reprend ici les points de séméiologie et de radiologie qui opposent l'adénocarcinome et le cancer épidermoïde. Ce sont des points de séméiologie très simples à transformer en QCM, et pourtant mal connus des étudiants. Retenez bien la localisation préférentielle des tumeurs (proximale pour le carcinome épidermoïde, distale pour l'adénocarcinome).
Remarque : en cas de femme jeune non fumeuse (surtout si asiatique), rechercher les mutations ++ (le tabac est responsable d'un cancer sans besoin de mutation par lui-même ! Si le/la patient(e) est non fumeur(se), il y a de grandes chances qu'il y ait une mutation à l'origine du cancer, et donc qu'on puisse agir sur cette mutation avec une thérapie ciblée).

Question 9

Un scanner thoracique identifie en sus de la péricardite néoplasique notamment :
– une masse tumorale hilaire gauche s'étendant au segment apico-dorsal du culmen associé à une adénomégalie médiastinale homolatérale ;
– un épanchement pleural bilatéral
Quel est le stade de la maladie ?

A. I
B. II
C. IIIA
D. IIIB
E. IV

L'épanchement péricardique néoplasique classe la tumeur en **M1a**, c'est-à-dire à un **stade 4 métastatique**.

TNM du cancer broncho-pulmonaire		
T (Tumeur)	**N (Adénopathies)**	**M (Métastases)**
T0 : Absence de tumeur identifiée	**N0** : Absence d'adénopathie	**M0** : Absence de métastases
Tis : Carcinome *in situ*	**N1** : ADP **péribronchiques**, **interlobaires** ou **hilaires homolatérales**	**M1** : Présence de métastases • **M1a** : Atteinte du **poumon controlatéral** ou **nodule tumoraux pleuraux** ou **péricardiques** ou **pleurésie** ou **péricardite** tumorale • **M1b** : Métastase autre **unique** • **M1c** : Métastases autres **multiples**
T1 : Tumeur **< 3 cm** entourée par du poumon et de la plèvre viscérale, n'atteignant pas la bronche souche • **T1a** : < 1 cm • **T1b** : < 2 cm • **T1c** : < 3 cm		
T2 : Tumeur entre **3 et 5 cm** ou envahissant la **plèvre viscérale**, une **bronche souche**, ou associée à une **atélectasie** • **T2a** : < 4 cm • **T2b** : < 5 cm	**N2** : ADP **médiastinales homolatérales**	
T3 : Tumeur entre **5 et 7 cm** ou atteignant la **paroi thoracique**, un **nerf phrénique**, la **plèvre pariétale**, le **péricarde** ou nodules tumoraux distincts dans **le même lobe**	**N3** : ADP **hillaires** ou **médiastinales controlatérales** ou atteinte **sus-claviculaire**	
T4 : Tumeur **> 7 cm** ou envahissant le **médiastin**, le cœur, les **gros vaisseaux**, la **trachée**, le **diaphragme**, le **nerf récurrent**, **l'œsophage**, les **corps vertébraux**, la **carène** ou nodules tumoraux distincts dans au moins **2 lobes différents du même poumon**		

Je vous renvoie à votre référentiel d'Oncologie, où les TNM des cancers du ***côlon,*** du ***poumon,*** de la ***prostate***, du ***sein*** et du ***mélanome*** sont à savoir pour l'ECNi.

Question 10

S'agissant d'un adénocarcinome bronchique primitif de stade IV, quel bilan d'extension demandez-vous en l'absence de nouveau symptôme (une ou plusieurs réponse(s) correcte(s)) ?

A. Scanner encéphalique
B. Scanner abdomino-pelvien
C. Scintigraphie osseuse
D. Panendoscopie
E. Aucun

Le bilan d'extension après diagnostic d'un cancer pulmonaire comprend :

- **Fibroscopie bronchique systématique, +/–** ***Ponction transpariétale*** si lésion non accessible à un prélèvement histologique ;
- **TDM-thoracique injecté systématique** ;
- ***IRM cérébrale injectée ou TDM cérébrale injectée*** en l'absence de maladie thoracique d'emblée incurable.
- ***PET-TDM*** si patient éligible à un traitement locorégional (inutile si métastase autre que cérébrale isolée).

Il est précisé dans le Collège d'Oncologie que, dans le cadre de la découverte ***d'une tumeur d'emblée métastatique, la réalisation d'un bilan d'extension complet est inutile car dénué d'intérêt thérapeutique***.
Ce cancer ne pouvant bénéficier d'une prise en charge curative, la réalisation d'un bilan d'extension paraît donc dépourvue de bénéfice pour la patiente.

Question 11

Quel est le traitement oncologique de référence dans ce cancer bronchique de stade IV (une ou plusieurs réponse(s) possible(s))?

A. Pneumo-pleuro-péricardectomie
B. Radiothérapie médiastinale
C. Chimiothérapie systémique
D. Chimiothérapie intrapéricardique
E. Soins de support

Devant un cancer broncho-pulmonaire métastatique, on envisage **un traitement systémique par chimiothérapie ou par immunothérapie**, sans envisager un traitement local, car le pronostic des patients dépend surtout du contrôle de la charge métastatique.
Les soins de support sont bien sûr à mettre en place systématiquement chez tout patient atteint d'un cancer quel que soit le stade tumoral !

⚠ Bien différencier les **soins de supports** et les **soins palliatifs** ! Les soins de supports comprennent l'ensemble des soins et soutiens nécessaires aux patients atteints de maladies chroniques.

Question 12

L'état général étant préservé, vous retenez une indication de traitement systémique de première ligne métastatique associé à des soins palliatifs.
Qu'allez-vous rechercher sur le compte rendu anatomopathologique du liquide de drainage péricardique en vue de guider le choix de traitement systémique (une ou plusieurs réponses possibles) ?

A. Mutation activatrice de l'EGFR
B. Expression de PD-L1
C. Mutation de B-RAF
D. Translocation de ALK
E. Rien en particulier, la chimiothérapie étant basée sur un doublet de médicaments conventionnels

Je vous conseille de vous référer au Collège d'Oncologie en ce qui concerne le traitement du cancer du poumon non à petites cellules. Voici les grandes lignes de traitement d'un cancer pulmonaire de stade IV.

Chez un patient stade IV de moins de 70 ans :	
• Adénocarcinome muté **EGFR** ou **ALK/ROS1**	Immunothérapie seule par **anti-EGFR** (géfitinib, erlotinib, afatinib) ou **ALK/ROS1** (crizotinib).
• Adénocarcinome ***non muté EGFR et ALK/ROS1*** avec expression de **PDL1 > 50 %** • Carcinome épidermoïde avec expression de **PDL1 > 50 %**	Immunothérapie seule par **anti-PDL1** (pembrolizumab, nivolumab).
• Adénocarcinome ***non muté EGFR et ALK/ROS1 avec expression de PDL1 < 50 %*** • Carcinome épidermoïde avec ***expression de PDL1 < 50 %***	Doublet à base de **Platine** +/– **Premetexed** si adénocarcinome +/– **bévacizumab** si adénocarcinome sans ATCD d'hémoptysie.

Chez un patient stade IV de plus de 70 ans :	
• Adénocarcinome ou carcinome épidermoïde	Doublet **carpoplatine** + **paclitaxel** si bon état général.

Rappel

Selon le collège d'Oncologie, il est recommandé de rechercher :
- l'expression de PDL-1 pour ***tous les cancers broncho-pulmonaires non à petites cellules avancés ou M+***.
- des mutations de ALK, ROS1, EGFR, K-RAS, B-RAF, HER2 pour tous les ***adénocarcinomes M+***.

En l'état actuel, seules les thérapeutiques dirigées contre **l'EGFR**, **l'ALK/ROS1** et **PDL1** sont disponibles. Les autres mutations ne bénéficient pas encore de traitements spécifiques validés dans le cancer broncho-pulmonaire et sont encore du domaine de la recherche : c'est le cas ***de B-RAF*** qu'il ne fallait pas cocher.

Question 13

En l'absence d'altération moléculaire ciblable et d'expression de PD-L1, vous retenez l'indication d'une chimiothérapie par carboplatine/paclitaxel.
Quel(s) est (sont) le(s) principal(ux) effet(s) secondaire(s) attendu(s) du carboplatine dont vous informez la patiente ?

A. Asthénie
B. Stomatite
C. Cytopénie
D. Neuropathie périphérique
E. Hypoacousie

Il faut séparer les toxicités communes des chimiothérapies (à des degrés divers selon les molécules), toujours à cocher :

Toxicités communes des chimiothérapies	
Hématologique	Cytopénies, Syndrome de lyse, Leucémie secondaire
Digestif	Mucites, Nausées, Vomissements, Diarrhées
Génital	Infertilité, Ménopause précoce, Tératogénicité
Général	Asthénie, Anorexie, Amaigrissement
Cutané	Alopécie

Astuce pratique !
Les chimiothérapies non alopéciantes sont le **5-FU**, le **méthotrexate**, la **carboplatine** et **l'oxaliplatine**.

Aux toxicités spécifiques de chaque molécule :

Carboplatine (sel de platine apparenté des alkylants)	• Myélotoxicité importante • Neuropathie périphérique.
Paclitaxel (taxane apparenté aux poisons du fuseau)	• Neuropathie périphérique • Anaphylaxie, • Colite (« Typhlite aux taxanes ») • Syndrome d'hyperperméabilité capillaire (œdème, épanchements pleuraux) • Toxicité unguéale marquée

⚠ L'atteinte **rénale** (réversible) et l'atteinte **cochléaire** (irréversible) de la **cisplatine** sont spécifiques à cette molécule et ***ne concernent pas les autres sels de platine (carboplatine, oxaliplatine).***

Pour aller plus loin avec L'ATBC

Pour l'ECNi, certains médicaments sont très allergisants et nécessitent, concomitamment à la perfusion, une administration de **méthylprednisolone** (corticoïde) et de **dexchlorphéniramine** (polaramine, antihistaminique H1) à visée préventive :

- ***bléomycine, taxane ;***
- ***rituximab, urokinase ;***
- ***transfusion plaquettaire*** et dans le traitement d'une ***filariose à Loa Loa***.

Question 14

Finalement la situation se complique avec une CIVD ne permettant pas de débuter la chimiothérapie. Vous vous orientez vers des soins palliatifs exclusifs et vous décidez d'hospitaliser la patiente dans une unité de soins palliatifs.
Concernant les unités de soins palliatifs (USP), quelle(s) est (sont) l'(es) affirmation(s) exacte(s) ?

A. Leur mission est d'admettre les patients en situation de fin de vie et qui présentent une situation complexe de prise en charge
B. Le critère indispensable pour qu'un patient soit admis en USP est que sa survie soit estimée à moins de trois mois
C. L'objectif principal d'une prise en charge en USP vise à améliorer la qualité de vie du patient
D. Les traitements de chimiothérapie peuvent être poursuivis alors même que le patient est hospitalisé en USP
E. La visite des enfants de moins de 10 ans n'est pas autorisée en USP

Il n'y a ***pas de critère d'admission sur la durée de survie.***
Il n'existe évidemment ***aucune contre-indication à la poursuite de la chimiothérapie*** chez un patient hospitalisé en USP, seulement cette dernière n'aura pas un objectif curatif mais symptomatique.
Les visites de la famille sont bien sûr encouragées ***quel que soit l'âge.***

Pour aller plus loin avec L'ATBC

Organisation des soins palliatifs et recours aux équipes ressources

- Organisation des soins palliatifs **adaptés aux différentes situations** (*lieux de vie, âges, intervenant, etc.*), avec une **gradation** dans la prise en charge (en fonction de la complexité) :
  - niveau 1 : accompagnement **palliatif en service hospitalier sans lit identifié** (situations simples)
  - niveau 2 : **lits identifiés en soins palliatifs** (LISP) (services confrontés à des fins de vie fréquentes), pas de réelle unité mais un financement plus important
  - niveau 3 : **unités de soins palliatifs** (USP), les situations les plus complexes, une vraie unité « à part »

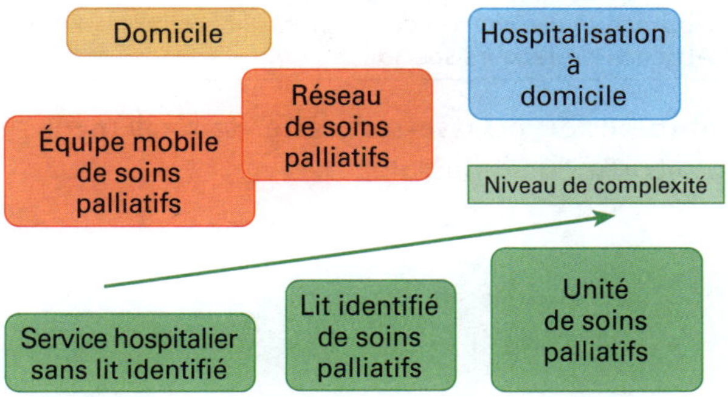

- En fonction des niveaux d'expertise :
  - **de base** : **tous les professionnels** de santé
  - **d'intervention** : équipes **mobiles**, réseaux de soins palliatifs
  - **d'expertise** : **équipe mobile de soins palliatifs (EMSP)**, **réseaux**, **LISP**, **USP**
- **Rôle transversal de l'équipe mobile de soins palliatifs** → assurer la continuité des soins (domicile → établissements, libéraux → salariés, rural → urbain, médecins → infirmières)

Soins palliatifs à domicile

Mesures : **transmission à domicile** (cahier, téléphone, etc.) – **anticipation** (prescriptions anticipées personnalisées, directives anticipées, etc.) – **matériels à domicile** – **fond spécifique** (**FNASS** : finance le matériel et les produits non remboursables, voire des gardes-malades) – **congé d'accompagnement d'une personne en fin de vie : durée maximale de 3 mois** et **allocation journalière pour l'accompagnement d'une personne en fin de vie** (indemnisation des aidants)

Un tableau de synthèse sur l'organisation des soins palliatifs, il faut connaître le caractère de plus en plus spécialisé des ressources (lit, unité, etc.).

Question 15

Après quelques jours d'hospitalisation en unité de soins palliatifs, la situation bien que précaire se stabilise et la patiente émet le souhait de regagner son domicile.
Quel(s) élément(s) pourrai(en)t compromettre l'organisation de ce retour à domicile ?

A. Un épuisement physique ou moral des proches
B. La nécessité de disposer de 3 seringues électriques
C. Un refus de la famille d'envisager le décès à domicile
D. La nécessité d'un traitement par morphine à une posologie élevée
E. Une absence de mobilisation du médecin traitant

Le retour à domicile peut être compromis en cas de soins impossibles à organiser de façon optimale. Les critères cités dans le référentiel de soins palliatifs dans l'item 136-4 sont :

Limites aux soins palliatifs à domicile
• **Absence d'accord et de consentement libre** de la famille • **Épuisement** physique et moral de la famille • Manque de **présence** des proches • **Limites financières** ou **inadaptation du logement** • Refus par la famille **d'envisager un décès** • **Symptômes mal soulagés** • Impossibilité de réaliser **un geste technique** • Absence de mobilisation du **médecin traitant** • Absence d'intervention **de soignants libéraux** • Absence de **recours spécialisé**

L'utilisation de **morphine** et de **pousse-seringue** est totalement possible *via* la mise en place d'une HAD (hospitalisation à domicile).

Dossier 9

Corrigé

(Énoncé p. 650)

Question 1

Quelle prise en charge thérapeutique proposez-vous pour ce diabète ? (une ou plusieurs bonnes réponses)

A. Régime à 800 kcal/j et hypoglucidique
B. Régime hypocalorique (réduction de 30 % de ses apports actuels) et pauvre en sucres rapides
C. Traitement par metformine
D. Traitement par insuline lente et basal bolus
E. Activité physique

Devant la découverte d'un diabète de type II non compliqué, les mesures à instaurer initialement sont des **règles hygiéno-diététiques seules pendant une durée de 3 à 6 mois** avant de débuter un traitement antidiabétique avec :

- une **alimentation équilibrée** : **50 %** de glucides, **30 %** de lipides, **20 %** de protéines, en ***limitant les sucres d'absorption rapide et à index glycémique élevé,*** notamment liquide ou en prise isolée, ***sans interdits alimentaires*** ;
- un **régime hypocalorique en cas de surpoids** : objectif d'une perte de **5-10 %** du poids ;
- la limitation de la prise ***d'alcool*** (calorique et hypoglycémiant) ;
- **une activité physique** : de préférence en aérobiose, en prenant compte du risque d'hypoglycémie.

⚠ Il n'est jamais recommandé de descendre en dessous de **1 200 kcal/J** dans la population générale, **1 500 kcal/J** chez la personne âgée, et **1 600 kcal/J** chez la femme enceinte sous peine d'entraîner une dénutrition rapide.

Question 2

Vous récupérez le bilan suivant : créatinine à 130 µmol/L soit un débit de filtration glomérulaire estimé CKD-EPI à 52 mL/min/1,73 m^2 ; bandelette urinaire : protéine trois croix, hématies trois croix, leucocytes négatif, nitrites négatif, corps cétoniques négatif.
Quels sont les examens biologiques nécessaires à ce stade ? (une ou plusieurs bonnes réponses)

A. Dosage rénine aldostérone
B. Examen cytobactériologique des urines
C. Protéinurie des 24 heures
D. Anticorps anti-cytoplasme des polynucléaires neutrophiles (ANCA)
E. Anticorps anti-PLA2R

Nous avons donc une **altération du débit de filtration glomérulaire**, une **protéinurie** et une **hématurie**.

Voici un tableau résumant les examens à réaliser dans chacun des 3 cas.

Bilan d'une protéinurie	Bilan d'une IRC	Bilan d'une hématurie
• Protéinurie • ECBU • Échographie • Créatininémie • Glycémie • Ionogramme • Si > 45 ans : – EPPS	• Protéinurie • ECBU • Échographie • Créatininémie • Glycémie • Ionogramme • Uricémie • EPPS	• Protéinurie • ECBU • Échographie • Créatininémie • Si orientation urologique : – Cytologie urinaire – Uroscanner – Cystoscopie • Si orientation néphrologique sans étiologie : – PBR

⚠ Une **hématurie macroscopique** ainsi qu'une **pyurie importante** peuvent entraîner une fausse protéinurie qu'il convient de recontrôler à distance.

Pour aller plus loin avec L'ATBC

Orientation dans le cadre d'une hématurie	
Hématurie urologique	**Hématurie néphrologique**
• **Douleurs** et troubles mictionnelles • Souvent **unilatérales** • **Caillots** • **Orientation diagnostique** en fonction de la **miction** : – en début de miction si origine prostatique – en fin de miction si origine vésicale – parfois totale si hématurie abondante • Intérêt de **l'imagerie**	• **Indolores** • Toujours **bilatérales** • **Pas de caillot** (présence d'urokinase dans le rein) • Toujours **totales** • En microscopie, présence de **cylindres hématiques** (qui traduisent le passage dans les tubules) et **d'hématies déformées** (traversée de la barrière glomérulaire) • **Imagerie normale**

Quelques notions très simples à faire tomber en QCM. Il faut connaître ce tableau par cœur.

Question 3

Les résultats sont les suivants : ECBU : hématies à 80 000/mL, leucocytes < 1000/mL, culture négative sur 24 h. Protéinurie des 24 heures : 2,5 g/j composée à 70 % d'albumine.
Quels sont les examens complémentaires à réaliser devant ces anomalies ? (une ou plusieurs bonnes réponses)

A. Fond d'œil
B. Échographie vésico-rénale avec doppler artériel
C. Biopsie des glandes salivaires accessoires
D. AngioIRM rénale
E. Uroscanner

Un fond d'œil initial est justifié chez tout patient diabétique, d'autant plus qu'en cas d'atteinte néphrologique du diabète, la rétinopathie est présente dans **100 %** des cas dans le DT1 et dans **75 %** dans le DT2 : ***l'absence de rétinopathie nous pousserait à rechercher une autre étiologie pour expliquer l'atteinte rénale.***
L'échographie vésico-rénale est indiquée à la fois par la protéinurie (> 0,5 g/J), l'hématurie (> 10 000/mL) et l'altération du DFG.
Une biopsie des glandes salivaires accessoires est un acte invasif utile pour mettre en évidence une sarcoïdose, une amylose ou un syndrome de Goujerot-Sjogren, et n'est pas indiquée à ce stade.
L'angio-IRM rénale est un examen coûteux pour rechercher une anomalie de la vascularisation rénale, non indiqué ici.
Devant l'altération du DFG et la protéinurie, une cause néphrologique à l'hématurie est à évoquer en première intention : ***l'uroscanner*** n'est pas indiqué.

Question 4

Le fond d'œil trouve une rigidité artérielle avec signe du croisement sans autre lésion. L'échodoppler rénal trouve des reins de taille normale sans dilatation des cavités pyélocalicielles. Il existe un kyste rénal simple de 1 cm à droite et un de 4 mm à gauche. L'analyse doppler est peu contributive compte tenu du morphotype du patient mais le radiologue indique qu'il ne trouve pas de signe indirect pour une sténose artérielle rénale significative. Il existe une image d'allure tissulaire de 12 mm au niveau du bas fond vésical.
Par ailleurs, malgré les mesures hygiénodiététiques adaptées, le contrôle du diabète est insatisfaisant et vous débutez un traitement par metformine à la dose de 500 mg 3 fois/jour.
Compte tenu de ces résultats, quelles peuvent être les causes de cette hématurie ?
(une ou plusieurs bonnes réponses)

A. Polykystose rénale
B. Néphropathie glomérulaire diabétique
C. Néphropathie à IgA
D. Tumeur urothéliale
E. Glomérulonéphrite extra-membraneuse

Une tumeur urothéliale est suspectée devant l'image tissulaire du bas fond vésical.
Une glomérulonéphrite est possible devant ce tableau associant insuffisance rénale, protéinurie et hématurie.
Une néphropathie à IgA est une cause possible d'hématurie.
Le nombre de kystes n'est pas en faveur d'une ***polykystose rénale.***
Une néphropathie diabétique ne s'accompagne généralement pas d'hématurie, sa présence doit faire rechercher une autre étiologie et pratiquer une PBR.

Critères diagnostiques de Pei dans la polykystose rénale	
15 à 39 ans	≥ 3 kystes rénaux uni- ou bilatéraux
40 à 59 ans	≥ 2 kystes rénaux dans chaque rein
> 60 ans	> 4 kystes dans chaque rein
Une échographie normale avant 30 ans n'exclut pas le diagnostic. L'absence de kyste entre 30 et 40 ans ou la présence d'1 kyste isolé après 40 ans exclut le diagnostic.	

REMARQUE

Notez que l'aspect du fond d'œil est évocateur d'une **artériosclérose rétinienne**. On utilise dorénavant la **classification de Kirkendall** qui fait la différence entre les lésions de la rétinopathie hypertensive et de l'artériosclérose rétinienne tandis que l'ancienne classification de Keith et Wagener les regroupaient ensemble.

Classification de Kirkendall		
Stades	**Rétinopathie hypertensive**	**Artériosclérose rétinienne**
I	• Rétrécissement artériel diffus	• Signe du croisement
II	• Hémorragie en flammèche, exsudats secs • Hémorragie profonde, nodules cotonneux	• Signe du croisement marqué, avec rétrécissement artériolaire localisé en regard
III	• Œdème papillaire ou œdème maculaire	• Engrainements vasculaires ou occlusion de branche veineuse au niveau d'un croisement artério-veineux

Pour aller plus loin avec L'ATBC

Signe du croisement : compression de la veine par l'artère artériosclérosée

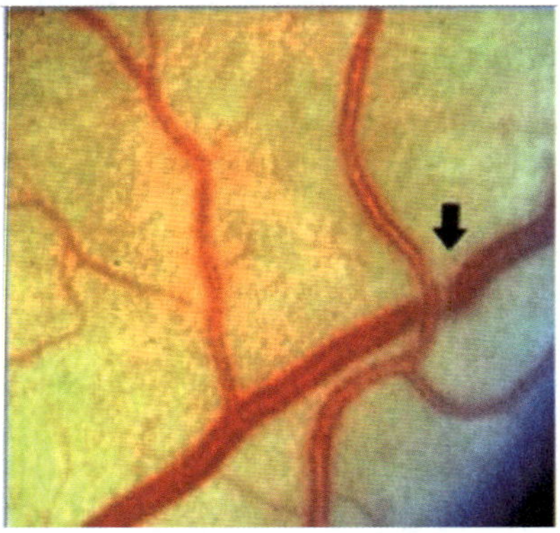

Une notion peu connue pourtant exigible et simple à retenir une fois que vous avez bien visualisé ce signe.

Question 5

Quels examens sont nécessaires pour explorer cette hématurie à ce stade ? (une ou plusieurs bonnes réponses)

A. Ponction biopsie rénale
B. Fibroscopie vésicale
C. Cytologie urinaire sur urines fraiches avec examen anatomopathologique
D. Uroscanner
E. Urétrocystographie ascendante et mictionnelle

Devant cette probable tumeur urothéliale, on lance le bilan d'hématurie urologique vu plus haut.

Question 6

Vous décidez de faire une cytologie urinaire et une fibroscopie vésicale. Concernant la réalisation éventuelle de l'uroscanner chez votre patient, quelles propositions sont exactes ? (une ou plusieurs bonnes réponses)

A. Cet examen est contre-indiqué chez ce patient
B. La metformine doit être arrêtée le jour de l'examen
C. Une hydratation par soluté glucosé est à prévoir avant l'examen
D. Une hydratation par voie orale est à prévoir avant l'examen
E. Il existe un risque de néphrite interstitielle aiguë

Voici les recommandations de prévention avant l'injection de produit de contraste iodé tirées du Collège de Néphrologie :

Précautions avant la réalisation d'un examen avec injection d'iode

- Repérer les terrains à risque (**âge > 60 ans**, **IRC**, **Diabète**, **Myélome**, **Insuffisant cardiaque**)
- Arrêt des **AINS** et arrêt ou diminution des **diurétiques** **(l'arrêt des IEC/ARA2 n'est pas nécessaire)**
- **La metformine** doit être arrêtée le jour de l'examen et réintroduite à 48 heures en l'absence d'insuffisance rénale aiguë (risque d'acidose lactique, ***n'est pas elle-même toxique***)
- **Hydratation abondante** (1 à 2 L d'eau de Vichy) la veille de l'examen
- Chez les sujets à risque élevé, possible expansion volumique via une **hydratation IV par NaCl 0,9 % ou par bicarbonates 1,4 %**, à débuter avant l'examen et à poursuivre 6 à 12 h après
- **N-acétyl-cystéine** (600 mg x 2/J la veille et le jour de l'examen) reste très discuté
- Utilisation de produits de contraste **iso-osmolaire**, en quantité la plus faible possible

Les produits de contraste entraînent un risque de **nécrose tubulaire aiguë** et non pas de ***néphrite interstitielle.*** Le scanner avec injection de produit de contraste est contre-indiqué en cas de **DFG < 30 mL/min**. Or notre patient présente un DFG à 52 mL/min, donc l'injection est tout à fait possible sous couvert du bon respect des règles de précaution.

REMARQUE

L'item 318 « Iatrogénie en néphrologie » est un item souvent délaissé par les étudiants, mais figurant parmi l'un des chapitres les plus importants pour la compréhension de la matière !

Question 7

L'uroscanner ne trouvait pas d'autres lésions urothéliales. La cystoscopie a confirmé l'existence du polype et il a été réalisé une résection transuréthrale du polype de la vessie. L'anatomopathologie a montré qu'il s'agit d'un carcinome urothélial de bas grade pTa. Quelle est la proposition exacte concernant sa tumeur ? (une réponse attendue)

A. Il s'agit d'une tumeur invasive infiltrant le muscle
B. Il s'agit d'un carcinome in situ
C. Il s'agit d'une tumeur infiltrant le chorion
D. Il s'agit d'une tumeur papillaire non invasive
E. Il s'agit d'une tumeur épidermoide

Bien que le TNM du cancer de la vessie ne soit pas à connaître par cœur, il faut savoir que :
- le stade **pTa** correspond une **tumeur papillaire n'infiltrant pas le chorion** ;
- le stade **pT1** correspond à **une infiltration du chorion** ;
- le **TIS** est un **carcinome in situ** toujours de haut grade ;
- et que les **tumeurs infiltrant le muscle** sont à ≥ **T2**.

Il s'agit d'une **tumeur urothéliale** (représentant plus de 95 % des cancers vésicaux) et ***non pas d'une tumeur épidermoïde*** qui représente moins de 5 % de ces cancers vésicaux et dont le principal facteur de risque est la bilharziose urinaire.

Question 8

En l'absence de rétinopathie diabétique, vous décidez de réaliser une biopsie rénale. Le compte rendu d'anatomopathologie est le suivant : fragment cortical rénal de 8 mm contenant 12 glomérules dont 2 glomérules scléreux. Les 10 glomérules restants présentent une expansion mésangiale nodulaire avec un épaississement des membranes basales. Il existe une hyalinose artériolaire modérée et une fibrose interstitielle intéressant 20 % du parenchyme de la biopsie. La coloration par le rouge Congo est négative. L'étude en immunofluorescence ne trouve pas de dépôts significatifs dans les glomérules.
Quel est le diagnostic le plus probable (une seule réponse attendue) ?

A. Glomérulonéphrite pauci-immune
B. Néphroangiosclérose
C. Amylose rénale
D. Glomérulosclérose diabétique
E. Glomérulonéphrite membranoproliférative

La description anatomopathologique est celle d'une **glomérulosclérose diabétique** qui évolue en 5 stades :

Classification anatomopathologique de la glomérulopathie diabétique	
Stade 1 et 2 :	• **Hypertrophie glomérulaire** sans modifications morphologiques
Stade 3 :	• Début **d'expansion mésangiale diffuse**
Stade 4 :	• Poursuite d'expansion mésangiale et constitution de **nodules acellulaires de Kimmeltsiel-Wilson** • **Épaississement des membranes basales** et **diminution des surfaces capillaires** • **Hyalinose artériolaire**
Stade 5 :	• **Sclérose glomérulaire et interstitielle** avec destruction progressive des glomérules et tubules

Pour aller plus loin avec L'ATBC

Histologie de la néphropathie diabétique

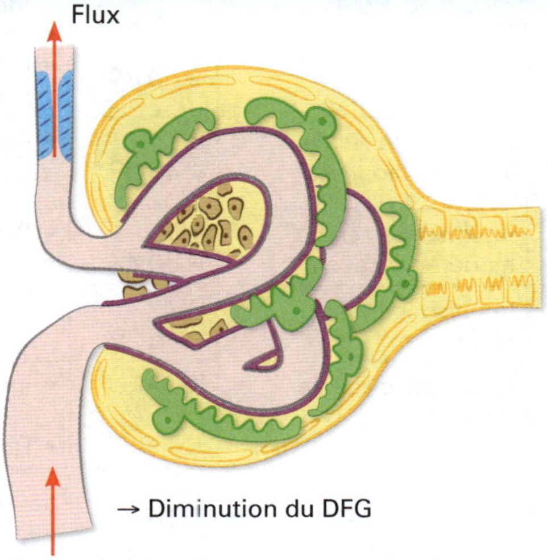

Un schéma simple à retenir qui met en évidence TOUTES les lésions histologiques qu'on retrouve dans la néphropathie diabétique. On remarque aussi sur le schéma qu'il y a une hyalinose artériolaire qui perturbe l'autorégulation de la pression capillaire glomérulaire (pour mémoire, il y a une fibrose de l'intima des artères, ou athérosclérose et une hyalinose des artérioles ou artériolosclérose, ne confondez pas les deux).

⚠ Il n'y a jamais de ***lésions proliférantes*** dans la glomérulosclérose diabétique !

Question 9

Votre patient présente donc une glomérulosclérose diabétique. Sa fonction rénale se stabilise à 135 µmol/l (DFG CKD EPI 50 mL/min/1,73 m2).
Quel est le stade de sa maladie rénale chronique ? (une réponse attendue)

A. Stade 2
B. Stade 3A
C. Stade 1
D. Stade 3B
E. Stade 4

Stades de l'insuffisance rénale chronique			
1	Maladie rénale chronique avec fonction rénale normale	DFG ≥ 90	• Diagnostic **étiologique** et traitement de la cause • Ralentissement de la progression de la maladie rénale (détection des FDR) • Éviction des substances néphrotoxiques • PEC des FDRCV • PEC des comorbidités
2	Insuffisance rénale légère	DFG = 60-89	
3A	Insuffisance rénale légère à modérée	DFG = 45-59	• Diagnostic, prévention et traitement des **complications**
3B	Insuffisance rénale modérée à sévère	DFG = 30-44	• Préservation du **capital veineux** • Vaccination contre **l'hépatite B**
4	Insuffisance rénale sévère	DFG = 15-29	• Information et préparation au traitement de suppléance
5	Insuffisance rénale terminale	DFG < 15	• **Inscription sur liste de transplantation rénale** lorsqu'elle est possible • **Dialyse**, le plus souvent pour un DFG à 5-10 mL/min

Un tableau à connaître par cœur !

Question 10

Quelles sont les cibles de traitement chez ce patient à ce stade ? (une ou plusieurs bonnes réponses)

A. Protéinurie < 0,5 g/24 heures
B. Négativation de l'hématurie
C. Pression artérielle inférieure ou égale à 120/70 mmHg
D. Apport protéique inférieur à 0,6 g/kg/j
E. Apport en sel proche de 6 g/24 heures

Les règles de néphroprotection et la prise en charge des complications de l'IRC sont évoquées dans le tableau suivant :

Contrôle de la TA	• <u>Cible</u> : TA < 140/90 mmHg voire < 130/80 mmHg si Pu > 0,3 g/L • → Régime hyposodé < 6 g/jour ± diurétiques si hypervolémie • → Antihypertenseur : IEC ou ARA2 (dosage créatininémie + K^+ à +8 jours)
Réduction de la Pu	• <u>Cible</u> : Pu < 0,5 g/L • → Régime hypoprotidique : 0,8 g/kg/jour • → Antihypertenseur : IEC ou ARA2 (dosage créatininémie + K^+ à +8 jours)
Prise en charge des autres FRCV	• <u>Cible</u> : LDLc < 0,7-1 g/L • → Régime hypolipémiant + statine • → Sevrage tabagique • → Traitement d'un diabète
Éviter les médicaments néphrotoxiques	• AINS • Anticoagulants : HBPM, fondaparinux, NACO si DFG < 30 mL/min • Metformine • Aminosides

→

Prise en charge des complications	Anémie	• Cible : • Hb entre 10 et 12 g/dL (si > 13 = risque accru d'IC, d'IDM) • Ferritine entre 100 et 200 ng/mL • → **Supplémentation en fer** (PO ou IV +++) si : • Ferritine < 100 ng/mL • → **Érythropoïétine** (IM ou SC) si : • Hb < 10 g/dL à 2 reprises à 15 jours d'intervalle • Symptômes gênants (dyspnée, angor, asthénie) • Autre cause d'anémie éliminée
	Thromboses	• → **Anticoagulation** à dose préventive si : • Syndrome néphrotique avec albuminémie < 20 g/L • GEM avec albuminémie < 25 g/L
	HyperPh	• → **Chélateur du phosphore** alimentaire • Carbonate de Ca^{2+} ou résines échangeuses d'ions non calciques PENDANT les repas • → **Restriction d'aliments riches en Ph** (banane, chocolat, fruits secs)
	Hypocalcémie et hyperPTH	• → **Apports de calcium** : 1 g/j EN DEHORS des repas • → **Supplémentation en 1-OH-vit.D ou cholécalciférol**
	Acidose	• Cible : bicarbonatémie > 22 mmol/L • → **Alcalinisation par eau de Vichy**
	Hyponatrémie	• → **Limitation des apports hydriques**
	Déficit immunitaire	• → **Vaccination contre la grippe** • → **Hépatite B** (≥ stade 3B, en prévention de la transplantation)
	Troubles digestifs	• → **Antiémétiques** si nausées, vomissements • → **IPP** si ulcères
	Troubles neurologiques	• → **Possible indication de dialyse** si syndrome urémique (crampes, troubles du sommeil, polynévrites, encéphalopathie) • → **Supplémentation en B9 et B12** si carences
Suppléance de la fonction rénale	• → **Transplantation** (la meilleure option) : envisagée au stade d'IRC terminale, inscription sur la liste si DFG < 20 mL/min • → **Hémodialyse** (la plus utilisée) : • Coût : 25 000-50 000 €/an • Fréquence : 3 ×/semaine pendant 4-6 h • Nécessite une CEC (fistule artério-veineuse, anticoagulation efficace, circuit extracorporel), un générateur d'hémodialyse, un dialyseur + installation de traitement de l'eau • → Transferts diffusifs : diffusion des électrolytes (urée, créatinine) • → Transferts convectifs : diffusion de l'eau (pression) • → **Dialyse péritonéale :** mieux tolérée mais moins efficace • → Transferts diffusifs • → Ultrafiltration	

Les cibles de traitement chez ce patient sont **une protéinurie < 0,5 g/24 heures**, **une TA < 130/80 mmHg** (puisque la protéinurie est supérieure à 0,3 g/j), **un apport protéique < 0,8 g/kg/j**, et **un apport en sel < 6 g/j**.

Il n'y a aucun intérêt à ***négativer l'hématurie.***

Question 11

Parmi les molécules suivantes, lesquelles peuvent être prescrites en première intention chez ce patient pour son hypertension artérielle ? (une ou plusieurs réponses exactes)

A. Inhibiteur de l'enzyme de conversion
B. Antagoniste des récepteurs de l'angiotensine II
C. Association antagoniste des récepteurs de l'angiotensine II-thiazidique
D. Thiazidique
E. Bêta-bloquant

Question mal tournée, difficile de savoir si le rédacteur nous demandait de cocher uniquement les traitements antihypertenseurs les plus appropriés pour le patient (c'est-à-dire les **IEC** et les **ARA2** chez un patient néphropathe) ou ceux possible (**IEC** et **ARA2**, **thiazidique**, **inhibiteur calcique**). De plus, le patient présente déjà une HTA non équilibrée (170/100 mmHg) sous almodipine (inhibiteur calcique), une association de traitements est donc recommandée ici (proposition C).
Globalement, retenez qu'en première intention on prescrit une monothérapie par **IEC/ARA2**, **thiazidique** ou **inhibiteur calcique** (qu'on adapte préférentiellement selon le terrain du patient). ***Les bêtabloquants ne sont pas indiqués en première intention car ils sont moins efficaces dans la prévention du risque d'AVC.***

Question 12

Quelles thérapeutiques sont envisageables chez ce patient pour réduire le risque cardiovasculaire ? (une ou plusieurs bonnes réponses)

A. Clopidogrel
B. Anticoagulation efficace
C. Statine
D. Allopurinol
E. Fibrate

Il s'agit d'un patient **diabétique de type 2, âgé de plus de 40 ans** avec **une atteinte d'organe** (IRC) : il est donc à **très haut risque cardiovasculaire** avec un objectif de LDL cholestérol **< 0,7 g/L**. Il faut donc introduire une **statine**.

Risque cardiovasculaire et cible de cholestérol		
Faible	• SCORE < 1 %	LDL < **1,9 g/L**
Modéré	• SCORE = 1 à 5 % • Diabète < 40 ans sans FDRCV ni atteinte d'organe	LDL < **1,3 g/L**
Élevé	• SCORE = 5 à 10 % • Diabète ≥ 40 ans sans FDRCV ni atteinte d'organe ou < 40 ans + FDRCV/atteinte d'organe • Insuffisance rénale chronique modérée • HTA ≥ 180/110	LDL < **1,0 g/L**
Très élevé	• SCORE > 10 % • Diabète ≥ 40 ans avec ≥ 1 FDRCV ou atteinte d'organe • Insuffisance rénale chronique sévère	LDL < **0,7 g/L**

Il n'y a aucune indication d'introduire les autres traitements.

⚠ Il est dit en néphrologique qu'en cas de haut risque cardiovasculaire (néphropathie diabétique, néphroangiosclérose bégnine…) l'introduction de ***l'aspirine*** en prévention primaire est possible. Cependant, les autres Collèges (cardiologie, endocrinologie) ne recommandent plus sa prescription. ***En effet, aujourd'hui l'aspirine est exceptionnellement prescrite en prévention primaire car les études ne montrent pas de bénéfice et sa prescription s'accompagne d'un sur-risque hémorragique.***

REMARQUE

Les recommandations européennes de l'ESC visent des cibles plus basses (0,55 g/L en prévention secondaire), mais ne sont pas encore admises par la HAS en France, donc les valeurs présentées dans ce tableau sont celles à retenir pour l'ECNi.
Il est toutefois improbable qu'une question pointue sur ces seuils tombe aux examens au vu des discordances !

Question 13

Vous avez prescrit une association antagoniste des récepteurs de l'angiotensine 2-thiazidique. Vous le revoyez en consultation de néphrologie deux mois plus tard avec un bilan biologique de contrôle. Il vous rapporte qu'il est resté alité quelques jours en raison d'une sciatalgie et qu'il a pris de l'ibuprofène en automédication.
Sa pression artérielle est à 122/73 mmHg, sa fréquence cardiaque à 82/min. L'électrocardiogramme est normal.
Le bilan sanguin est le suivant : Na 140 mmol/L, K 5,5 mmol/L, HCO3 21 mmol/L, urée 18 mmol/L, créatinine à 212 µmol/L. Quels sont les facteurs qui ont pu favoriser cette insuffisance rénale aiguë ? (une ou plusieurs réponses exactes)

A. Prise d'anti-inflammatoires non stéroïdiens
B. Déshydratation intra-cellulaire
C. Sténose des artères rénales
D. Traitement par antagoniste des récepteurs de l'angiotensine 2 et thiazidique
E. Traitement par metformine

Il s'agit probablement d'une **insuffisance rénale aiguë fonctionnelle** (rapport urée x 1000/créatinine > 100) due à :

- l'inhibition de la vasodilation de l'artériole afférente par les **AINS** ;
- l'inhibition de la vasoconstriction de l'artériole efférente par les **ARA2,** diminuant la pression de perfusion ;
- le tout potentiellement majoré par une éventuelle **déshydration extra-cellulaire** liée au **thiazidique** ;
- de plus, en cas d'altération de la fonction rénale sous IEC/AR2 il convient de rechercher **une sténose des artères rénales**, d'autant plus qu'on la retrouve chez **10 à 50 % des patients diabétiques de type II**. L'échodoppler de la question 4 étant non contributive pour éliminer formellement le diagnostic à cause du gabarit du patient, il convient de réaliser d'autres examens plus poussés (voir Question 15).

REMARQUE

L'IRA, les AINS, et l'ARA2 sont en cause de la kaliémie à la normale haute du patient.

Conséquence des AINS et des IEC/ARA2 sur l'hémodynamique rénale

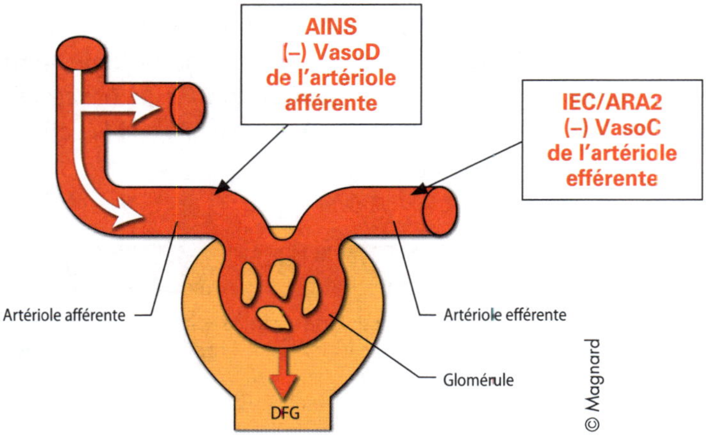

Il n'y a pas de ***déshydratation intracellulaire,*** la natrémie est normale.
La metformine n'est pas néphrotoxique en soit, mais entraîne une acidose lactique en cas d'accumulation.

Question 14

Quelle est votre attitude thérapeutique ? (une ou plusieurs bonnes réponses)

A. Arrêter l'ibuprofène
B. Suspendre l'antagoniste des récepteurs de l'angiotensine 2
C. Suspendre le thiazidique
D. Perfusion d'une ampoule de gluconate de calcium IVD
E. Remplacer la metformine par un sulfamide hypoglycémiant

Il faut bien évidemment **suspendre les médicaments étant en cause** de l'IRAF et de l'hyperkaliémie.
Le gluconate de calcium ne s'administre qu'en cas d'hyperkaliémie menaçante sur l'ECG. Nous n'avons pas d'ECG pour le moment, et il est peu probable qu'une kaliémie à 5,5 mmol/L entraîne des troubles électriques.
Il faut arrêter temporairement la ***metformine*** dans une IRA et la relayer par de **l'insuline** (la metformine comme les sulfamides sont contre-indiqués en cas d'insuffisance rénale avec un DFG < 30).

Question 15

Sa fonction rénale s'est améliorée grâce à votre traitement et sa créatininémie s'est stabilisée à 140 µmol/l. Vous souhaitez éliminer formellement une sténose des artères rénales.
Quels examens d'imagerie sont appropriés chez ce patient à ce stade ? (une ou plusieurs réponses exactes)

A. Échodoppler rénal
B. Angioscanner rénal
C. Scintigraphie rénale avec test au captopril
D. AngioIRM rénale
E. Artériographie rénale

L'angioscanner et **l'angioIRM** sont les examens les plus appropriés chez ce patient, en privilégiant l'IRM car le gadolinium n'est pas néphrotoxique. L'angioscanner est possible car selon la formule de Cockroft et Gault, la clairance de la créatinine est d'environ 79 mL/min ((140-58) × 110 × 1,23/140).

Astuce pratique !

La formule de Cockcroft et Gault est à retenir selon le Collège de Néphrologie.

$$\text{Clairance de la créatinine} = \frac{(140 - \text{âge en années}) \times \text{poids en kg} \times k}{\text{Créatininémie en umol/L}}$$

Avec k = 1,23 chez l'homme
Avec k = 1,04 chez la femme

L'échographie rénale a déjà été réalisée et n'est pas performante au vu du gabarit du patient.
La scintigraphie au captopril n'est pas citée dans le chapitre des néphropathies vasculaires du Collège de Néphrologie.
L'artériographie rénale est bien trop invasive.

Question 16

Vous avez réalisé l'examen radiologique suivant.
Quelles sont les propositions exactes ?
(une ou plusieurs bonnes réponses)

A. La flèche 1 correspond à l'intestin grêle
B. La flèche 2 correspond à la veine mésentérique supérieure
C. La flèche 3 correspond au pylore
D. La flèche 4 correspond à l'artère rénale droite
E. L'examen est fait à une phase artérielle

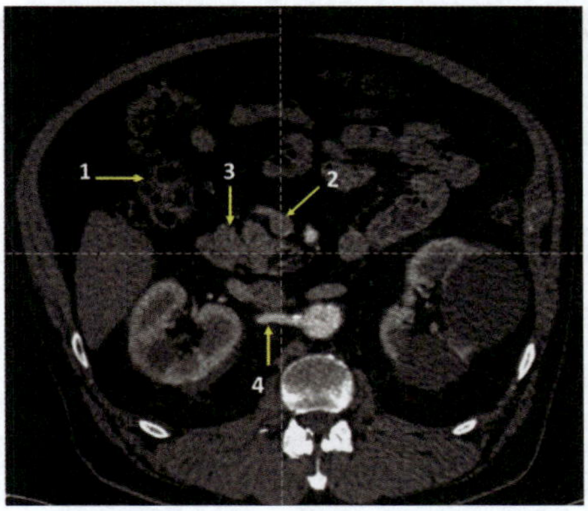

Astuce pratique !

Faire la différence entre temps artériel et temps portal à la TDM injectée :

- Regarder les **reins** :
  - au temps artériel : **différenciation cortico-médullaire**,
  - au temps portal : rein **homogène et rehaussé** ;
- Regarder la **rate** :
  - au temps artériel : rate **hétérogène et tigrée**,
  - au temps portal : rate **homogène**.

Il s'agit d'un **scanner abdominal injecté au temps artériel** comme l'attestent la différenciation cortico-médullaire et le rehaussement aortique.
La flèche 3 cible le **bloc duodéno-pancréatique**, difficile de faire la différence entre le pancréas et le duodénum sur cette coupe. Dans tous les cas, nous sommes bien trop bas pour le pylore.
La flèche 1 cible **le côlon droit**.

Question 17

L'examen réalisé ne trouve pas de sténose significative.
Quels conseils donnez-vous à votre patient à la suite de cet épisode ? (une ou plusieurs bonnes réponses)

A. Hydratation par eau de Vichy 2 litres/jour
B. Boissons d'au moins 1 litre/jour et adaptées à la diurèse des 24 heures
C. Suspendre l'antagoniste des récepteurs de l'angiotensine II et le thiazidique en situation de déshydratation
D. Hydratation par eau peu minéralisée 2 litres/jour
E. Contre-indication formelle aux anti-inflammatoires non stéroïdiens

Les propositions C et E sont essentielles à suivre afin d'éviter la récidive d'une IRAF en cas de déshydratation.
Concernant l'hydratation, ***un apport de 2 L*** est recommandé en cas de lithiases rénales, et apparaît excessif chez l'insuffisant rénal chronique. Le Collège de Néphrologie préconise ***de limiter les apports hydriques chez ces derniers sous peine d'induire un risque d'hyponatrémie en cas d'apport trop important***.
Concernant le traitement de l'acidose métabolique, le Collège recommande l'apport de bicarbonate de sodium (sous forme de gélules, 3-6 g/j) ou d'eau de Vichy (de 0,5 à 1 L/j), ***2 L/j étant une quantité trop importante chez ces derniers***.

Dossier 10

Corrigé

(Énoncé p. 653)

Question 1

Lors de votre première consultation, quel(s) élément(s) pourrai(en)t vous orienter vers une obésité secondaire ?

A. Son tour de taille
B. Un acanthosis nigricans
C. Des vergetures colorées de la racine des membres
D. Des œdèmes des membres inférieurs
E. Des ecchymoses des avant-bras

Des OMI peuvent se voir dans le syndrome de Cushing, et une prise de poids récente peut être liée à une insuffisance cardiaque droite, un syndrome néphrotique ou une décompensation œdémato-ascitique.
Des ecchymoses sur les avants-bras sont évocatrices d'un syndrome de Cushing et traduisent une fragilité cutanée.
Un tour de taille augmenté n'est évocateur d'aucune étiologie d'obésité secondaire.
Un ancanthosis nigricans traduit seulement une insulinorésistance retrouvée dans l'obésité commune.
Des vergetures pourpres, larges, d'orientation horizontale sur les flancs et à la racine des membres ou radiaire en péri-ombilicale et dans la région mammaire sont évocatrices d'un syndrome de Cushing. Cependant les ***vergetures sont aussi très fréquentes dans l'obésité commune***, difficile de savoir si cette proposition est comptée juste d'autant plus que le Collège d'Endocrinologie dit à la page 352 que des vergetures rosées sont très fréquentes chez les patients obèses, notamment chez ceux qui ont des variations rapides de poids, et ne doivent pas conduire à rechercher un hypercortisolisme car elles ne sont pas des signes spécifiques de cette pathologie. Je compte donc cette proposition comme fausse.

Question 2

Le tour de taille est mesuré à 102 cm et le tour de hanches à 128 cm. Il n'y a pas d'acanthosis nigricans. Vous notez quelques vergetures que la patiente rapporte comme liées à ses variations pondérales. Sa tension artérielle est mesurée à 140/84 mmHg. Vous lui prescrivez un bilan biologique initial.
Que va-t-il comporter en première intention ? (une ou plusieurs réponses exactes)

A. Thyroxine libre
B. Glycémie à jeun
C. Bilan lipidique
D. Uricémie
E. Cortisol libre urinaire des 24 heures

Le bilan de première intention à réaliser devant une **obésité** contient :

Bilan de première intention devant une obésité
• NFS, uricémie • GAJ, EAL • GGT, transaminases • Créatinine, ionogramme • ECG

De plus, la patiente présente une tension artérielle à la limite de la normale, qu'il convient de recontrôler. Pour rappel, le bilan HAS de **l'HTA** est le suivant :

Bilan HAS de l'HTA
• GAJ, EAL • Créatinine, ionogramme • ECG • BU (ou microalbuminurie chez le patient diabétique)

Question 3

Vous délivrez en premier lieu des conseils hygiéno-diététiques.
Parmi les recommandations suivantes, la(les)quelle(s) est (sont) adaptée(s) à votre patiente ?

A. Régime alimentaire hypocalorique à 1000 kcal/jour
B. Régime alimentaire avec environ 50 % de glucides, 30 % de lipides et 20 % de protéines
C. Limiter les prises alimentaires à 2 repas par jour
D. Régime sans gluten
E. Activité physique quotidienne d'au moins 1 heure

Le niveau d'activité physique recommandé est de **150 minutes** d'activité physique d'intensité modérée par semaine ou **75 minutes** d'activité physique d'intensité élevée par semaine, soit environ **30 minutes par jour 5 fois dans la semaine**.
Il faut préconiser une alimentation équilibrée avec **3 repas par jour** +/– des collations si besoin.
Le « Masson » de Nutrition recommande un régime hypocalorique en diminuant les apports de 30 % en restant toujours > **1 200 kcal/j** avec environ **50 %** de glucides, **30 %** de lipides et **20 %** de protéines, sans interdit alimentaire.
Le régime sans gluten est indiqué en cas d'intolérance au gluten (maladie cœliaque).

Question 4

Vous la revoyez un mois plus tard, le poids est identique et la patiente vous explique être très intéressée par la chirurgie bariatrique et souhaite plus d'informations.
Quelle(s) proposition(s) est (sont) exacte(s) ?

A. La chirurgie bariatrique n'a pas d'indication lorsque l'IMC est inférieur à 35 kg/m^2
B. La pose d'anneau gastrique est la technique qui a montré l'efficacité la plus importante
C. Le Bypass gastrique est responsable d'une perte de poids à la fois par le biais d'une restriction et d'une malabsorption
D. Le syndrome d'apnées du sommeil constitue une contre-indication à la réalisation d'une chirurgie bariatrique
E. La chirurgie bariatrique ne pourra être réalisée avant l'été

Les indications de la chirurgie bariatrique chez l'adulte sont :

- IMC > **40** ou IMC > **35** + **diabète de type II** ou **SAOS** ou **stéatose hépatique** ou **HTA** ;
- après échec d'un traitement nutritionnel bien conduit pendant **6 à 12 mois** ;
- en l'absence de **perte de poids suffisante ou de maintien de la perte de poids.**

La chirurgie ne pourra donc pas être réalisée avant l'été car nous sommes à ce moment du dossier en avril.

Le Bypass consiste en la création d'une petite poche gastrique combinée à une dérivation entre l'estomac et le jéjunum par une anse intestinale montée en Y responsable à la fois d'une restriction et d'une malabsorption.

L'anneau gastrique est la technique ***la moins efficace*** parmi les 4 techniques chirurgicales validées dans la chirurgie bariatrique : l'anneau gastrique, la Sleeve gastrectomie, le Bypass et la dérivation bilio-pancréatique.

Techniques de chirurgie bariatrique			
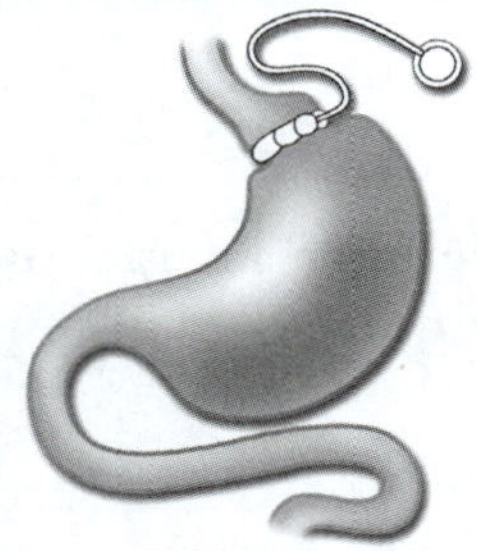	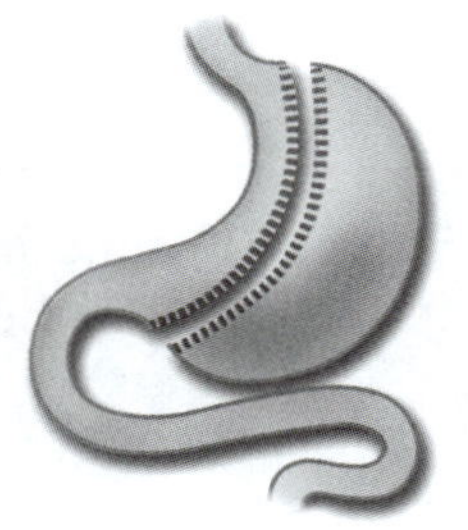	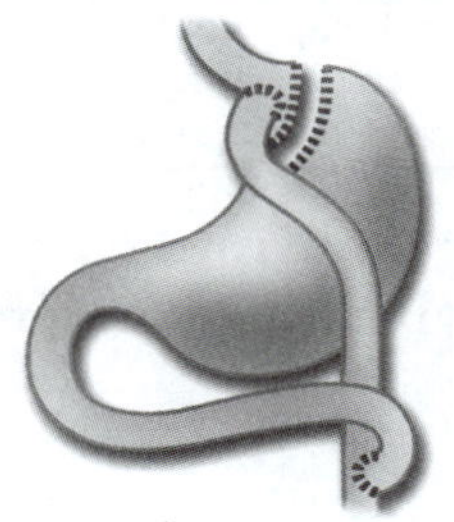	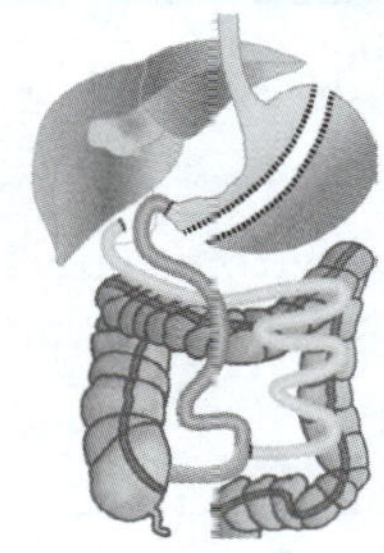
Anneau gastrique	**Sleeve**	**Bypass**	**Dérivation bilio-pancréatique**

Pour aller plus loin avec L'ATBC

Focus sur les conditions nécessaires à la chirurgie bariatrique de l'enfant :

- âge > **15 ans** (et au cas par cas pour les enfants de 13 à 15 ans) ;
- avoir atteint un stade de croissance suffisant : âge osseux > **13 ans** (fille) et > **15 ans** (garçon) et **stade IV** de Tanner ;
- IMC > **40** ou IMC > **35** + **diabète de type II** ou **SAOS** ou **stéatose hépatique** ou ***HTIC idiopathique***.
- toutes les techniques sont possibles sauf la ***dérivation bilio-pancréatique !***

Question 5

Elle vous présente les résultats du bilan biologique prescrit : natrémie 138 mmol/L ; kaliémie 3,2 mmol/L ; glycémie à jeun 1,16 g/L (6,38 mmol/L) ; cholestérol total 1,83 g/L (N : 1,8-2,4) ; triglycérides 2,58 g/L (N : 0,7-1,5) ; HDL-cholestérol 0,40 g/L (N : 0,45-0,90) ; LDL-cholestérol 0,91 g/L (N : 0,6-1,6) ; ASAT 38 UI/L (N < 20) ; ALAT 65 UI/L (N< 40).
Vous suspectez un syndrome de Cushing.
Quels arguments orientent vers cette hypothèse ? (une ou plusieurs réponses exactes)

A. La glycémie
B. La kaliémie
C. Le taux de triglycérides sanguins
D. Le taux de LDL-cholestérol
E. Le taux des transaminases

Les manifestations biologiques du syndrome de Cushing sont :

	Augmentation	Diminution
Manifestations biologiques dans le Syndrome de Cushing	• Hyperleucocytose à PNN, polyglobulie, thrombocytose • Hyperglycémie, dyslipidémie mixte • Cholestase, cytolyse • Hypercalciurie, hyperkaliurie • Alcalose métabolique.	• Hypokaliémie • Lymphopénie

Ici on retrouve une **hypokaliémie** (N : 3,5-5 mmol/L), une **intolérance au glucose** (N : < 1,10 g/L), une **hypertriglycéridémie** et une **cytolyse hépatique**.

Question 6

Quels sont les examens biologiques que vous pouvez prescrire pour étayer votre hypothèse diagnostique ? (une ou plusieurs réponses exactes)

A. Cortisol plasmatique à 8 heures
B. ACTH plasmatique à 8 heures
C. Dosage d'ACTH à minuit
D. Cortisol salivaire à minuit
E. Test de freinage minute à la dexaméthasone

Devant la suspicion d'un syndrome de Cushing, la démarche diagnostique se décompose en 4 étapes :

Démarche diagnostique dans le syndrome de Cushing		
1. Dépistage	• Cortisol libre urinaire sur 3J ou Cortisol salivaire à minuit ou Cortisol plasmatique à minuit • Test de freinage minute à la dexaméthasone	
2. Diagnostic positif	• Test de freinage faible (= standard) à la dexaméthasone	
3. Orientation étiologique	• ACTH	
4. Diagnostic étiologique	Syndrome de Cushing ACTH dépendant : • IRM hypophysaire • Test de stimulation à la CRH ou à la dDAVP • Test de freinage fort à la dexaméthasone • +/– Dosage LPH (clivage de la POMC en ACTH et LPH)	Syndrome de Cushing ACTH indépendant : • TDM surrénalien • Scintigraphie au iodo-cholestérol

Pour aller plus loin avec L'ATBC

Explorations de l'axe corticotrope

Dosages statiques

- **Cortisol libre urinaire des 24 h** (rapporté à la créatininurie) :
  - **augmenté si syndrome de Cushing**
  - *pas de seuil inférieur, aucun intérêt pour insuffisance surrénalienne*
- **Cycle nycthéméral du cortisol plasmatique** : **abolition** si syndrome de **Cushing**
- **Dosage de l'ACTH** :
  - **augmenté** dans la **maladie de Cushing**, dans les **syndromes paranéoplasiques sécréteurs d'ACTH** // dans les **insuffisances surrénaliennes périphériques**
  - **diminué** dans **l'insuffisance corticotrope** // dans **l'adénome** ou le **corticosurrénalomme** (sécrétion cortisol)

Tests dynamiques

- **Hypoglycémie insulinique** : normalement **hypoglycémie → ↑ ACTH-Cortisol**
  - si **insuffisance corticotrope, pas d'augmentation**
  - si **maladie de Cushing, réponse explosive ACTH-Cortisol**
  - si **sécrétion paranéoplasique d'ACTH, pas d'augmentation** (ACTH hypophysaire non sécrétée)
- **Test à la métopirone** : dosage du composé S à l'origine de la synthèse du cortisol. La métopirone bloque la synthèse de cortisol (au niveau 11β-hydroxylase). Normalement, **métopirone → ↓ Cortisol, ↑ ACTH et composé S** :
  - si **insuffisance corticotrope, cortisol bas, pas d'augmentation d'ACTH et du composé S**
  - si **maladie de Cushing, ↑↑ de l'ACTH et du composé S** *« réponse explosive »*
- **Test au CRH** : normalement **augmente ACTH et cortisol** :
  - si **insuffisance corticotrope, pas de réponse ACTH et cortisol**
  - si adénome corticotrope (maladie de Cushing), ↑↑ ACTH et cortisol *« réponse explosive »*
- **Test au synacthène** (ACTH). Normalement, **augmentation du cortisol :**
  - si **insuffisance surrénale périphérique, pas de réponse**
  - si **insuffisance corticotrope, réponse** limitée (« inertie ») mais **présente**
- **Tests de freinage à la déxaméthasone** :
  - **dépistage** de maladie Cushing avec le freinage minute ou faible (sécrétion non freinable)
  - **différence entre maladie de Cushing et syndrome paranéoplasique** avec le freinage fort (maladie de Cushing freinable, pas le syndrome paranéoplasique)

Un tableau très complexe dont il faut pourtant connaître tous les détails. Ne prescrivez pas une cortisolurie des 24 h pour dépister une insuffisance corticotrope, sachez raisonner dans les deux sens : une ACTH abaissée peut témoigner d'une insuffisance corticotrope (l'hypophyse ne sécrète pas assez) mais aussi d'un adénome surrénalien (la surrénale sécrète trop et donc rétrocontrôle l'ACTH) !

Hypercortisolisme et hypocortisolisme

Hypercortisolisme (syndrome de Cushing)	**Hypocortisolisme** (insuffisance surrénale périphérique ou centrale)
Cortisolurie des 24 h *(on cherche une sécrétion augmentée, donc une seule mesure n'est pas significative cf. variations nycthémérales)*	**Cortisolémie à 8 h** *(pic de sécrétion à 8 h : si abaissé, on est certain d'une insuffisance de sécrétion)*

Un tableau très simple pour l'étudiant qui maîtrise sa physiologie, beaucoup plus dur sans les bases de fondamental ! On peut aussi discuter le cortisol plasmatique à minuit en cas de syndrome de Cushing (la sécrétion devrait être minimale à cette heure).

Question 7

Elle vous dit avoir réalisé un scanner abdominal il y a quelques semaines en raison de douleurs abdominales. Deux coupes sont reproduites ci-dessous :

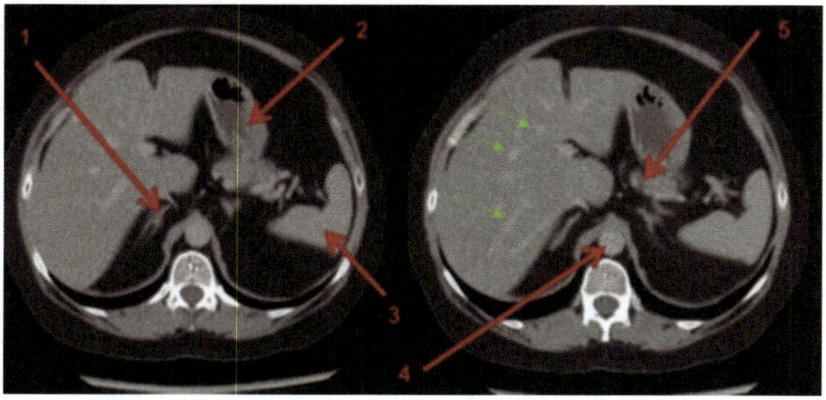

Les flèches avec des numéros représentent des structures anatomiques. Quelle(s) est(sont) la(les) réponse(s) exacte(s) ?

A. 1 représente la surrénale droite
B. 2 représente le côlon transverse
C. 3 représente la rate
D. 4 représente la veine cave inférieure
E. 5 représente le corps du pancréas

Il s'agit d'un **scanner abdominal injecté au temps portal** car les veines hépatiques sont visibles (flèches vertes) et l'aorte est légèrement rehaussée.

1 = Surrénale droite
2 = Estomac
3 = Rate
4 = Aorte abdominale
5 = Pancréas

Question 8

Le scanner abdominal qu'elle a réalisé était normal. Le bilan que vous lui avez remis donne les résultats suivants : cortisol salivaire à minuit à 4 fois la normale.
Vous avez confirmé l'hypercortisolisme par un dosage du cortisol libre urinaire des 24 heures dont le résultat est de 245 µg/24 heures (N < 60). L'ACTH a été dosée à 85 pg/mL (N : 10-50).
Quel(s) examen(s) pouvez-vous maintenant prescrire ?

A. Un test à la métopirone
B. Un test à la CRH
C. Un dosage de la delta 4 androstènèdione
D. Une IRM hypophysaire
E. Une hypoglycémie insulinique

L'ACTH est donc inadaptée : il s'agit d'un syndrome de **Cushing ACTH dépendant**. Les 2 étiologies possibles sont :

- **un adénome hypophysaire corticotrope** (= maladie de Cushing) ;
- **un syndrome paranéoplasique** lié à la sécrétion d'ACTH-like indifférenciable de l'ATCH (cancer pulmonaire, du pancréas, du thymus…).

Il faut réaliser à ce stade une **IRM hypophysaire, un test de freinage fort par dexaméthasone, un test de stimulation à la CRH ou à la DDAVP et +/– un dosage du LPH**. L'adénome est freinable par la dexaméthasone, stimulable par la CRH, avec un rapport LPH/ACTH égal à 1 (clivage équimolaire) tandis que ***le syndrome paranéoplasique n'est ni stimulable, ni freinable et s'accompagne d'un rapport LPH/ACTH dissocié (> 6).***

Syndrome de Cushing ACTH dépendant	
Adénome hypophysaire	**Syndrome paranéoplasique**
• Mélanodermie **modérée** • **Sans hyperandrogénie** • **Sans altération de l'état général** • **Signes hypophysaires possibles** (Hypersécrétion, insuffisance, syndrome tumoral) • **Micro-adénome à l'IRM** (50 % des cas) • **Réponse positive (Freinage)** au test de freinage fort • **Réponse positive (Stimulation)** au test de stimulation • Rapport LPH/ACTH **équimolaire** (= 1)	• Mélanodermie **intense** • **Hyperandrogénie** • **Altération de l'état général** • **Signe de cancer** bronchique, pancréatique, thymique, thyroïdien • **Cancer** identifié aux différents examens (TDM-TAP) • **Pas de réponse** au test de freinage fort • **Pas de réponse** au test de stimulation • Rapport LPH/ACTH **dissocié** (> 6)

L'hypoglycémie insulinique est utile dans le bilan du déficit corticotrope et somatotrope et le ***test à la métopirone*** s'effectue dans le bilan du déficit corticotrope.
Le dosage de la delta 4 androstènédione est effectué dans le bilan étiologique d'un hirsutisme ou d'une ambiguïté sexuelle à la naissance.

Question 9

Le test à la CRH montre une élévation marquée de l'ACTH et du cortisol. Une coupe de l'IRM hypophysaire que vous avez prescrite est reproduite ci-dessous :
Les flèches avec des lettres représentent des structures anatomiques. Quelle(s) est(sont) la(les) structure(s) correctement identifiée(s) ?

A. A représente le troisième ventricule
B. B représente le chiasma optique
C. C représente un adénome hypophysaire
D. D représente le sinus caverneux
E. E représente la carotide interne gauche

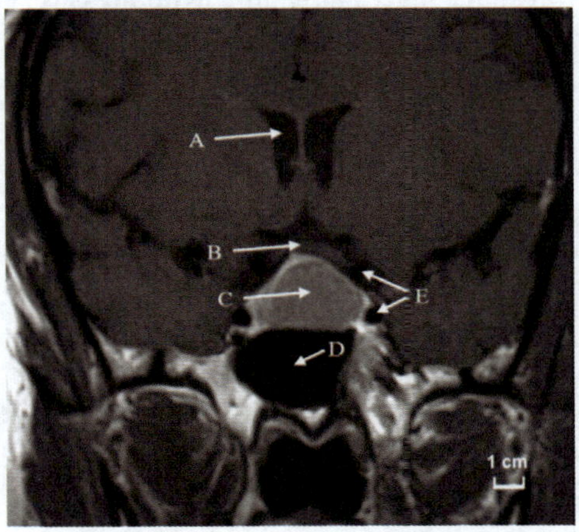

A = Ventricule latéral droit
B = Chiasma optique
C = Macroadénome hypophysaire
D = Sinus sphénoïdale
E = Carotide interne gauche au niveau du siphon carotidien

Pour aller plus loin avec L'ATBC

IRM hypophysaire et adénomes		
	Microadénome	**Macroadénome**
Signes indirects	• **Bombement** vers le haut du **diaphragme** sellaire • **Érosion du plancher sellaire** • **Déviation controlatérale** de la **tige pituitaire**	
Signes directs	• Image hypo-intense intrasellaire • **< 10 mm** • **Non rehaussé** après injection • **Pas d'envahissement** des structures adjacentes	• Adénome visualisé sous forme d'image d'aspect variable • **> 10 mm** • **Rehaussé** après injection • **Bilan d'extension** ++ (vers le chiasma/sinus sphénoïdal/sinus caverneux et carotide)

Comme mentionné plus haut, l'imagerie est très importante dans cet item.

⚠ ***Un adénome hypophysaire isolé ne s'accompagne jamais de diabète insipide*** car il n'y a jamais d'atteinte de la posthypophyse. Cependant, on peut retrouver un diabète insipide dans le **cranyopharyngiome, le méningiome intrasellaire** ou **secondairement après une résection chirurgicale d'un adénome hypophysaire.**

Question 10

Devant ce macro-adénome hypophysaire, vous souhaitez compléter votre bilan biologique. Parmi les propositions suivantes, la(les)quelle(s) vous semble(nt) pertinente(s) à prescrire dans ce contexte ?

A. Dosage de la T4
B. Dosage de l'ADH
C. Test à la GnRH
D. Dosage de la POMC
E. Dosage de la prolactine

Devant un adénome hypophysaire il faut explorer les autres axes à la recherche d'une cosécrétion ou d'une hyposécrétion en demandant en première intention :

1re intention	Dosage statique	Dosage dynamique
Axe corticotrope	ACTH - Cortisol à 8 heures	Test au **synacthène**
Axe thyréotrope	TSH - T3 - T4	
Axe gonadotrope	FSH - LH - T - E2	
Axe lactotrope	Prolactine	
Axe somatotrope	IGF1 (enfant)	2 dosages dynamiques après substitution des déficits parmi : **Hypoglycémie insulinique** – Test à la **GHRH** – Test aux **acides aminés** – Test au **glucagon/bêtabloquant** – Test à la **clonidine**

On peut rajouter qu'en cas de doute sur une éventuelle insuffisance corticotrope, on effectuera en seconde intention les tests suivants :

2e intention	Dosage statique	Dosage dynamique
Axe corticotrope		**Hypoglycémie insulinique**, Test à la **métopirone**

REMARQUE

Vous remarquerez que l'on n'effectue aucun test dynamique pour les lignées ***thyréotrope***, ***gonadotrope*** et ***lactotrope***.

Question 11

Le bilan complémentaire montre : TSH 1,1 mUI/L (N : 0,4-4) ; T4 14,8 pmol/L (N : 8-20) ; estradiol < 10 pg/mL (N : 40-150) ; FSH < 0,1 UI/L (N : 2-6) ; LH 0,5 UI/L (N : 2-8) ; prolactine 30 µg/L (N < 25). Quels éléments évoquez-vous sur ce bilan ? (une ou plusieurs réponses exactes)

A. Hypothyroïdie centrale
B. Hyperprolactinémie de déconnexion
C. Hypogonadisme hypogonadotrope
D. Insuffisance antéhypophysaire
E. Déficit somatotrope

On a donc :

- TSH normale, T4 normale : absence ***d'hypothyroïdie centrale ;***
- estradiol basse, FSH et LH basse : il s'agit d'un **hypogonadisme hypogonadotrope** d'origine centrale ;
- prolactine haute : une **hyperprolactinémie de déconnexion** est possible, expliquant possiblement l'insuffisance gonadotrope centrale.

Par définition, il existe une **insuffisance anté-hypophysaire isolée de la lignée gonadotrope**. L'insuffisance antéhypophysaire peut être partielle (atteinte d'une ou plusieurs lignées) ou globale (= panhypopituitarisme).

REMARQUE

La prolactine possède une ***action inhibitrice indirecte*** sur la sécrétion de GnRH *via* ***l'inhibition des neurones KISS1,*** ce qui altère la pulsatilité de la GnRH et créant ainsi une **insuffisance gonadotrope centrale**.

Rappel

- L'antéhypophyse produit la **LH**, la **FSH**, la **prolactine**, la **TSH**, la **GH**, et **l'ACTH**.
- La posthypophyse produit **l'ocytocine** et la **vasopréssine** (**ADH**).

Question 12

Pour évaluer le retentissement de ce syndrome de Cushing, vous prescrivez une ostéodensitométrie, dont les résultats sont reproduits ci-dessous :
Parmi les propositions suivantes, la(les)quelle(s) est(sont) exacte(s) ?

A. Il existe une ostéoporose trabéculaire
B. Le risque de fracture rachidienne (PR) est de 73 %
C. Les troubles observés peuvent être majorés par la carence œstrogènique
D. Les troubles observés peuvent être majorés par l'hyperprolactinémie
E. Les troubles observés peuvent être majorés par l'obésité

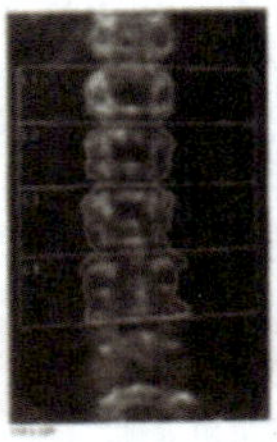

Région	Surface (cm²)	CMO (g)	DMO (g/cm²)	T-score	PR (%)	Z-score	AM (%)
L1	10.25	6,71	0.855	-2,5	71	-1,5	79
L2	11,66	8,39	0.719	-2,6	71	-1,6	78
L3	13,35	10,33	0.774	-2,5	74	-1,4	81
L4	15.53	12,08	0.778	-2,4	75	-1,5	80
Total	**50.79**	**37,51**	**0.739**	**-2,6**	**73**	**-1,6**	**80**

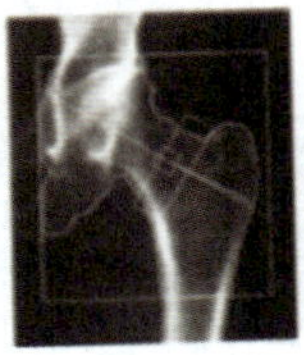

Région	Surface (cm²)	CMO (g)	DMO (g/cm²)	T-score	PR (%)	Z-score	AM (%)
Col	5.57	2,61	0,468	-3,3	55	-2,4	62
Troch	9,13	4,11	0,450	-2,5	64	-1,9	69
Inter	16,42	11,99	0,730				
Total	**31,12**	**18,71**	**0,601**	**-2,6**	**64**	**-2,1**	**68**
Wards	1,06	0,17	0,165				

Il existe une **ostéoporose au niveau du rachis** et **du col fémoral** attestée par un T-score < 2,5 (cercle rouge).
Le risque de fracture rachidienne est effectivement de **73 %** (cercle bleu).
Les causes endocrinologiques d'ostéoporoses secondaires citées dans le « Masson » d'Endocrinologie sont :

Causes endocrinologiques d'ostéoporose secondaire
• **Diabète** • **Hypogonadisme** • **Hyperprolactinémie** • **Hyperthyroïdie** • **Hyperparathyroïdie** • **Hypercorticisme** • **Acromégalie**

L'obésité est considérée comme un facteur protecteur de l'ostéoporose grâce notamment à l'augmentation des contraintes mécaniques sur le squelette.

⚠ Il est dit dans le « Masson » d'Endocrinologie que **l'hyperparathyroïdie** s'accompagne d'une ostéoporose prédominant sur la **corticale** tandis que **l'hypercorticisme** entraîne une ostéoporose prédominante **sur l'os trabéculaire.** Une question sur cette spécificité est déjà tombée dans l'une des QI de l'ECNi 2018 ! La connaissance de cette subtilité est de plus utile pour ne pas douter sur la proposition A.

Question 13

Vous retenez le diagnostic de macro-adénome corticotrope et confiez la patiente à votre collègue neurochirurgien qui exerce son activité publique au CHU. Il réalise une résection de cet adénome par voie rhinoseptale quelques jours plus tard. Il n'y a pas d'incident per-opératoire et le neurochirurgien considère son exérèse satisfaisante.
En salle de réveil, la patiente désature rapidement et présente un état de choc. Les mesures de réanimation sont débutées immédiatement. La patiente décède néanmoins quelques minutes plus tard.
Dans ce contexte, le neurochirurgien souhaiterait réaliser une autopsie scientifique pour connaître les causes exactes du décès. Quelle(s) est(sont) la(les) démarche(s) à effectuer avant de pouvoir réaliser cette autopsie ?

A. Interrogation du registre national automatisé des refus
B. Signalement judiciaire au procureur de la République
C. Obtention de l'accord d'un médecin anatomopathologiste pour effectuer l'autopsie
D. Recherche d'une carte de donneur d'organes chez la patiente
E. Entretien avec la famille pour rechercher la non-opposition de la patiente de son vivant

Il s'agit d'une autopsie médicale en vue de connaître la cause du décès, qui sera effectuée par un **médecin anatomopathologiste** (qui devra donc donner son accord pour effectuer la procédure, puisque celle-ci ne lui est pas imposée comme dans une autopsie médico-légale, il peut la refuser) et **peut être refusée par la famille**, ***contrairement à une autopsie médico-légale ordonnée par un magistrat, sans opposition possible, et réalisée par un médecin légiste.***

La carte de donneur d'organes est spécifique au don d'organes tandis que le **registre national automatisé des refus** concerne le don d'organes, le refus du don du corps pour la science et le refus d'une autopsie médicale.

Pour aller plus loin avec L'ATBC

Recommandations européennes sur les autopsies médico-légales
Mort non naturelle évidente ou suspectée : • Homicide ou suspicion **d'homicide** • **Mort subite inattendue** (y compris nourrisson) • Suspicion de **torture** ou mauvais traitement • Suicide ou suspicion de **suicide** • Suspicion de faute médicale • Maladie professionnelle • Accident du travail ou domestique • **Décès en détention** ou associé à des actions de police • Catastrophe naturelle • **Corps non identifiés**, restes squelettiques

Ce qu'il faut retenir de ce tableau est que toute mort non naturelle nécessite une autopsie (et donc de cocher la case « obstacle médicolégal » sur le certificat de décès). Retenir le cas du suicide, qui peut tomber facilement en QCM.

Question 14

La famille de la patiente souhaite obtenir un certificat médical. Pour quel(s) motif(s) le médecin peut-il le rédiger ?

A. Pour connaître les causes du décès
B. Pour défendre la mémoire du défunt
C. Pour dresser une liste exhaustive des antécédents de la patiente
D. Pour écarter un suicide
E. Pour faire valoir les droits de la famille

Lors du décès d'une personne, les ayants droit peuvent demander **l'accès au dossier médical** de la personne défunte ainsi que **la rédaction d'un certificat médical** pour :

- **défendre la mémoire du défunt** ;
- **faire valoir leurs droits** (prise en charge par une éventuelle assurance, par exemple) ;
- **connaître la cause du décès**.

Un certificat peut être réalisé pour écarter **un suicide** (certificat de mort naturelle ou de mort violente) afin de faire valoir leurs droits en vue d'une prise en charge par les assurances.

⚠ Le certificat de mort naturelle ou de mort violente destiné au médecin de la compagnie d'assurances ***ne doit pas préciser la cause du décès***. Seuls sont notés la **date** ainsi que **le caractère naturel ou violent** du décès.

Pour aller plus loin avec L'ATBC

Conservation du dossier médical			
Mineur	Majeur vivant	Majeur décédé	Dossier transfusionnel
Jusqu'à ses 28 ans	20 ans	10 ans	30 ans

Un tableau rentable car très simple à poser en QCM, simple à apprendre, et pourtant mal connu. Les points les plus pertinents sont la durée de conservation chez le majeur vivant et le majeur décédé.

Question 15

L'autopsie scientifique réalisée met en évidence une embolie pulmonaire proximale massive des deux branches de l'artère pulmonaire. La famille décide d'engager des procédures. Quel(s) type(s) de responsabilité peu(ven)t être alors engagé(s) ?

A. Responsabilité pénale du médecin
B. Responsabilité sans faute du médecin
C. Responsabilité civile du médecin
D. Responsabilité administrative de l'établissement
E. Responsabilité disciplinaire du médecin

Rappel :

Responsabilités médicales					
	Assurance	**Médecin concerné**	**Tribunal**	**Prescription**	**Peine**
Responsabilité pénale	X	Tout médecin	Infraction : **de Police** Délit : **Correctionnel** Crime : **Cour d'assises**	Infraction : **1 an** Délit : **6 ans** Crime : **20 ans**	***Amende*** ***Prison***
Responsabilité ordinale	X	Tout médecin	**Chambre disciplinaire de première Instance**	X	***Avertissement*** ***Blâme*** ***Suspension*** ***Radiation***
Responsabilité administrative	Assurance de **l'hôpital**	Médecin d'un établissement **public**	**Administratif**	**10 ans**	***Réparation et indemnités***
Responsabilité civile	Assurance de **civile du médecin**	Médecin **libéral**, d'un établissement **privé** ou **public si faute détachable du service**	< 10 000 euros : **Instance** > 10 000 euros : **Grande Instance**	**10 ans**	***Réparation et indemnités***

Devant ce type de question, il faut toujours cocher les 3 responsabilités :

- **pénale ;**
- **ordinale ;**
- **administrative** (si faute inhérente au service dans un établissement public) ou **civile** (si faute particulièrement grave détachable du service dans un établissement public, ou faute en libéral ou dans un établissement privé).

Ici, c'est la **responsabilité administrative de l'établissement** qui risque d'être engagée car nous nous trouvons dans un établissement public.

REMARQUE

Difficile de savoir si le rédacteur attendait à ce qu'on coche également **la responsabilité civile** en cas de faute grave détachable du service (par exemple, oublis de prescription d'anticoagulation préventive ou de palpation des mollets par le médecin dans un contexte d'alitement ayant engendré une TVP potentiellement évitable et responsable de l'EP.)

Il n'existe pas à proprement parler de ***« Responsabilité sans faute du médecin »***, mais un système de compensation financière par l'ONIAM (Office national d'indemnisation des accidents médicaux) qui verse aux patients éligibles une indemnisation au titre de la solidarité nationale en cas ***d'aléa thérapeutique, d'affection iatrogène*** ou ***d'infection associée aux soins***. Le terme est pour ma part inapproprié, je ne retiens donc pas cette proposition.

Pour aller plus loin avec L'ATBC

Rôles de l'ONIAM, indemnisation
• Des victimes **d'accidents médicaux** • Des victimes **d'aléas thérapeutiques** (accident médical non fautif, affection iatrogène, infection nosocomiale) • Des victimes de **vaccinations obligatoires** • Des **transfusés** et **hémophiles contaminés par le VIH/VHC** • Des **victimes du Mediator®**
+ Victimes de vaccination H1N1, hormones de croissance

Un tableau très simple mais très QCM, comme toutes les listes de ce genre. Retenez bien les trois parties de l'aléa thérapeutique, c'est une question tombée en 2017 (accident médical, affection iatrogène et infection nosocomiale).

Dossier 11

Corrigé

(Énoncé p. 656)

Question 1

Quel diagnostic évoquez-vous en priorité ?

A. Hémangiome infantile
B. Angiome plan
C. Syndrome de Kasabach-Merritt
D. Angiome veineux
E. Lymphangiome

Devant cette lésion cutanée, absente à la naissance et apparue durant les premières semaines de vie, il faut bien sûr évoquer **un hémangiome infantile**. Il s'agit d'une tumeur bégnine liée à la prolifération endothéliale, avec expression de la protéine GLUT 1 dans 100 % des cas. Elle touche 10 % des nouveau-nés avec une prédominance féminine (3/1) et est plus fréquente chez les prématurés et les nouveau-nés de faible poids de naissance.

Les angiomes plan, ***veineux*** et ***les lymphangiomes*** sont des malformations vasculaires présentes dès la naissance.

Le syndrome de Kasabach-Merritt complique certaines tumeurs vasculaires rares (et non des véritables hémangiomes !) entraînant une coagulation intravasculaire tumorale.

Pour aller plus loin avec L'ATBC

Diagnostics différentiels de l'hémangiome

- **Tumeur maligne** (*rhabdomyosarcome, fibrosarcome*) : bien vascularisée, **congénitale**, **unique**, touchant le **visage** ou un segment de **membre**, **indurée déformant les reliefs**, parfois violacée
- **Malformations vasculaires** : un hémangiome superficiel au stade initial peut mimer un **angiome plan**, **malformations veineuses** ou **lymphatiques** proches des hémangiomes profonds sous-cutanés (→ **écho-Doppler**, pas de flux dans les malformations, flux rapide dans les hémangiomes en phase d'extension)
- Hémangiomes congénitaux
- Tumeurs vasculaires rares compliquées d'un syndrome de Kasabach-Merritt : tumeur **volumineuse**, **ecchymotique**, **violacée**, **chaude** et **inflammatoire**

Un tableau complexe qu'il faut garder en tête. Constatez que l'hémangiome n'est pas à l'origine d'un syndrome de Kasabach-Merritt (cela concerne d'autres tumeurs plus rares – QCM classique).

Deux catégories de malformations lymphatiques	
Malformation lymphatique macrokystique « *cystic hygroma* », ancien lymphangiome kystique	**Malformation lymphatique diffuse infiltrante (microkystique)**
• Apparition **précoce**, tuméfaction **molle**, **limitée**, **transilluminable** • Peut rarement **involuer**, ou **s'aggraver**. Rythmée par les **hémorragies** ou **une** infection (*à l'issu d'une rhinopharyngite → augmentation de volume de la tuméfaction*) • Traitement : **corticothérapie** et **antibiothérapie** • Diagnostic clinique. Si forme plus petite et plus profonde : **échographie** (cavités anéchogènes, sans flux visible). **Scanner et IRM** si formes étendues (localisations médiastinales ?)	• **Infiltre** volontiers langue, joues, plancher buccal, muqueuses pharyngolaryngées • Diagnostic néonatal pas toujours évident (macroglossie avec aspect framboisé avec vésicules lymphatiques) • Bilan d'extension par **endoscopie et IRM**
Un tableau typique du Collège de CMF : très compliqué, avec beaucoup d'informations qui semblent hors programme, mais dont il faut au moins avoir une idée pour faire la différence le jour J.	

Question 2

Vous suspectez un hémangiome infantile.
Quel(s) est(sont) l'(les) élément(s) sémiologique(s) que vous allez trouver à l'examen clinique de Romain ?

A. Un caractère soufflant à l'auscultation
B. Un frémissement à la palpation
C. Une consistance élastique à la palpation
D. Un caractère plan à la palpation
E. Une hypertrophie de l'hémiface à l'inspection

Un hémangiome se présente typiquement comme une tuméfaction en **relief**, **non soufflante** à l'auscultation, **sans battement ni frémissement**, de consistance **élastique**, **dépressible**, **non indurée**.
L'hypertrophie de l'hémiface peut se retrouver en cas d'angiome plan.

Question 3

Les parents de Romain vous interrogent sur l'évolution et les éventuelles complications à attendre de cet hémangiome infantile. Que leur répondez-vous ? (une ou plusieurs réponses exactes)

A. Un examen histologique de la lésion permet de mieux préciser les chances d'involution spontanée
B. Une phase de croissance peut se produire pendant les prochains mois
C. Il existe un risque d'amblyopie
D. La lésion peut s'ulcérer
E. Une disparition complète sans séquelle se produit à terme dans 50 % des cas

Les hémangiomes sont **absents à la naissance** ***(mais il existe des taches achromiques ou rougeâtres précédant l'apparition de l'hémangiomes dès la naissance dans 20 à 50 % des cas selon les Collèges de Maxillo et de Dermatologie)***. Ils sont suivis **d'une phase de croissance**

pendant 5-6 mois puis d'une **phase d'involution pouvant durer de 2 à 10 ans**. Dans **50 %** des cas, il existe des séquelles bégnines (télangiectasies, nodules fibro-adipeux).
Ils peuvent se compliquer **d'ulcérations**, de **compressions**, de **malformations**.

⚠ Le diagnostic est essentiellement clinique ! Aucun examen complémentaire n'est nécessaire dans les formes simples.

Question 4

Les parents s'inquiètent du risque de croissance de la lésion et du risque d'amblyopie fonctionnelle par occlusion de la fente palpébrale, et vous demandent si un traitement sera alors proposé pour Romain. Que leur répondez-vous ? (une ou plusieurs réponses exactes)

A. Un traitement par propranolol sera proposé
B. Un traitement par laser à colorant pulsé sera proposé
C. Un traitement par embolisation en radiologie interventionnelle sera proposé
D. Un traitement chirurgical sera proposé
E. Un traitement par héparine de bas poids moléculaire sera proposé

Le traitement de première intention des hémangiomes évolutifs, volumineux, à risque de complication, mettant en jeu le pronostic fonctionnel, vital ou esthétique est désormais le **porpanolol** *per os* (2 à 3 mg/kg/j).

Pour aller plus loin avec L'ATBC

Les études récentes stipulent que les bêtabloquants pourraient avoir un effet protecteur sur **l'hypoxie**, soupçonnée de favoriser le développement désordonné des vaisseaux sanguins.

Question 5

**Suite à une phase de croissance de la lésion et du risque de retentissement sur l'ouverture palpébrale, un traitement par propranolol a été mis en place, permettant l'obtention d'une disparition complète de la lésion, sans séquelle.
Vous revoyez en consultation Romain à l'âge de 18 mois car il présente depuis plusieurs semaines une atteinte cutanée prurigineuse prédominant sur le visage, et son sommeil est perturbé. Il est apyrétique avec conservation de l'état général.
Quel(s) élément(s) sémiologique(s) identifiez-vous sur cette image ?**

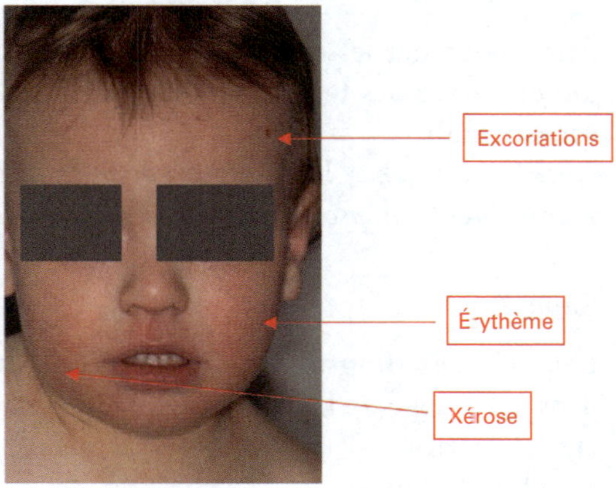

A. Érythème
B. Excoriations
C. Exanthème
D. Xérose
E. Enanthème

On remarque un **érythème** mal limité avec une **xérose cutanée** (= sécheresse cutanée) au niveau des convexités du visage, des **excoriations** notamment au niveau fronto-temporal gauche. L'âge, le prurit et l'absence de retentissement sur l'état général nous conduisent à évoquer une probable **dermatite atopique (= eczéma atopique)** sous-jacente.
Un exanthème traduit une éruption brutale et transitoire : le terme est inapproprié ici pour parler de ces lésions évoluant depuis plusieurs semaines et est généralement utilisé pour décrire la sémiologie dermatologique des viroses.
Un énanthème traduit une atteinte des muqueuses.

Pour aller plus loin avec L'ATBC

Physiopathologie et cellules responsables de l'hypersensibilité		
Urticaire	Eczéma de contact	Dermatite atopique
Hypersensibilité type 1 **IgE** médiée, dégranulation des **mastocytes et basophiles**	Hypersensibilité retardée à médiation cellulaire type 4. Présentation de l'allergène à des **LTh1 (idem tuberculose)**	Présentation de l'allergène à des **LTh2 puis dégranulation** (idem asthme)

Un tableau éminemment tombable au vue de la simplicité d'inverser les propositions. Ne vous encombrez pas la tête avec trop de choses, ciblez les QCM discriminants et tombables (c'est un peu le principe de ce livre).

Question 6

Parmi les éléments d'interrogatoire suivants, lequel (lesquels) est(sont) pertinent(s), en cas de présence, pour conforter le diagnostic que vous suspectez chez Romain ?

A. Antécédent d'asthme chez le père de Romain
B. Antécédent de psoriasis chez la mère de Romain
C. Allergie aux protéines de lait de vache chez le frère de Romain
D. Prurit récent chez plusieurs membres de la famille
E. Récurrences herpétiques fréquentes chez la mère de Romain

Il faut rechercher les éléments évocateurs d'atopie (prédisposition génétique à produire de façon excessive des IgE) tel que des **antécédents de pathologies allergiques familiaux et personnels**.
Le prurit récent chez les membres de la famille est évocateur de gale.
Les antécédents de psoriasis et de ***récurrence herpétique*** n'ont rien à voir.

Rappel

Les critères diagnostiques de WILLIAMS de la dermatite atopique sont développés dans le Collège de Dermatologie. Un critère est indispensable, le ***prurit,*** ainsi que 3 autres critères parmi :

- début ***< 2 ans*** ;
- antécédents ***personnels d'asthme ou de rhinite*** ;
- ***xérose*** ;
- atteinte des ***plis*** ;
- atteinte de la ***convexité***.

Question 7

Vous portez le diagnostic de dermatite atopique motivant une corticothérapie locale. Quelle(s) attitude(s) de prévention et de prophylaxie mettez-vous en place ?

A. Adapter le calendrier vaccinal en fonction de l'évolution de la pathologie
B. Prophylaxie des surinfections herpétiques par aciclovir
C. Prévention d'une surinfection à *Staphylococcus aureus* par utilisation régulière d'antiseptiques
D. Maintenir une température fraîche dans la chambre
E. Utilisation quotidienne d'émollients sans parfum sur corps et visage

Les règles hygiéno-diététiques préconisées dans la dermatite atopique sont les suivants :

Conseils dans la dermatite atopique
• Toilette : **bain ou douche quotidienne**, de **courte durée (10 minutes maximum)**, avec température **tiède** et nettoyants sans savon ni parfum • Maintien d'une **température fraîche** dans la chambre à coucher, ***ne pas se surcouvrir la nuit*** • Habillement : éviter les ***textiles irritants (laine, synthétique à grosses fibres)***, préférer **coton** et **lin** • Hiver : Augmenter les applications **d'émollients** par temps froid et sec • Éviter l'exposition au ***tabac*** • Conseiller **l'exercice physique**, suivi d'une **douche** et **d'émollient** (surtout après la natation). • Se méfier des ***contages herpétiques*** • **Vacciner normalement**. Éviter de vacciner lors d'une poussée • En cas d'allergie à l'œuf associé : avis spécialisé pour les vaccins de la grippe et de la fièvre jaune

Aucune indication ***d'utiliser des antiseptiques, de l'aciclovir*** ou ***de décaler le calendrier vaccinal***.

Question 8

Vous revoyez en urgence Romain 1 mois plus tard pour une éruption prédominant sur le tronc, apparue la veille au soir, dans un contexte de fièvre jusqu'à 39 °C depuis 2 jours, sans altération de l'état général. La température mesurée au cabinet est à 37,2 °C (dernière prise de paracétamol il y a 24 heures). L'examen clinique, en dehors de l'examen cutané, est sans particularité.
Quel(s) diagnostic(s) évoquez-vous ?

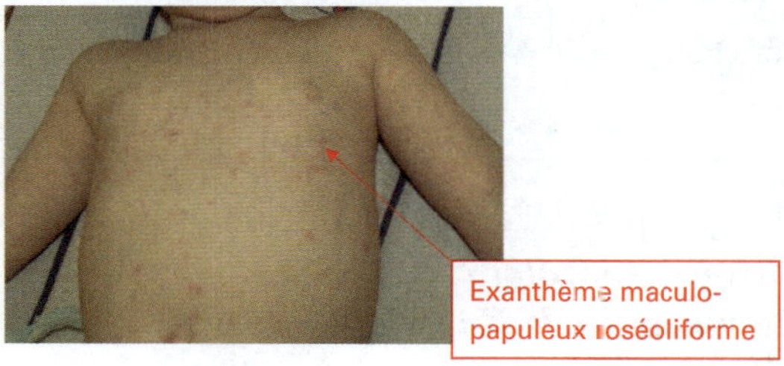

A. Allergie alimentaire
B. Syndrome de Kaposi-Juliusberg
C. Rougeole
D. Roséole infantile
E. Mégalérythème épidémique

Le diagnostic à évoquer est la **roséole infantile** (= 6e **maladie, exanthème subit**) dont les caractéristiques sont résumées dans le tableau suivant :

Roséole infantile (= 6e maladie, exanthème subit)		
Généralités	• Étiologie : infection virale par **HHV6** ou plus rarement **HHV7** • Terrain : nourrisson de **6 à 24 mois**, quasi **ubiquitaire (60 à 90 %)** • Transmission : directe par **voie respiratoire** • Récurrences périodiques et asymptomatiques, avec excrétion du virus dans la **salive** • Incubation : **5 à 15 jours** • Immunité durable, les nourrissons < 6 mois étant protégés par les anticorps maternels	
Enquête clinique	**Phase d'invasion**	• **Fièvre** isolée d'apparition brutale, jusqu'à 39-40 °C, bien tolérée • Durée variable de **3 à 4 jours**
	Phase éruptive	• Début : 1 à 7 jours après le début de la fièvre (**3 jours en moyenne**) • **Exanthème maculo-papuleux roséoliforme** : maculopapules pâles, siégeant au visage et au tronc, en une poussée, disparaissant en 12-24 heures (fugace) • **Chute thermique brutale** caractéristique contemporaine à l'apparition de l'éruption cutanée • Signes associés : **ADP cervicales** (rares)
Complications	• **Crise fébrile simple (+++)** • Atteinte viscérale : **méningite, méningo-encéphalite**	
Paraclinique	**Le diagnostic est essentiellement clinique !** Le bilan complémentaire est indiqué en cas de forme atypique ou compliquée : • **PCR HHV6** dans le sang • **NFS** : leuconeutropénie à J3-J4 peut avoir une valeur d'orientation (non spécifique)	
Traitement	• Traitement symptomatique, en ambulatoire : **Paracétamol** si fièvre	
Éviction	• ***Éviction scolaire non obligatoire***, mais éviter la fréquentation de la collectivité à la phase aiguë • ***Aucune mesure prophylactique de l'entourage***	

Il n'y a pas de notion d'introduction d'un nouvel aliment, ce qui est en défaveur ***d'une allergie alimentaire.***

Le syndrome de Kaposi-Juliusberg (= pustolose varioliforme) est une infection à HHV1 ou HHV2 chez un sujet atteint d'une dermatite atopique, se caractérisant par une éruption prédominant sur la face et la partie supérieure du tronc, composée de vésicules et de pustules croûteuses et ombiliquées, associées à une altération de l'état général avec adénopathies.

La rougeole donne un exanthème maculo-papuleux rouge vif.

Le mégalérythème épidémique se traduit par une éruption maculo-papuleuse œdémateuse en guirlande ou en carte de géographie, liée à parvovirus B19.

Question 9

Vous évoquez une roséole infantile (ou exanthème subit du nourrisson). Quel en est l'agent infectieux causal ?

A. HHV-6 (*herpès virus de type 6*)
B. Streptocoque du groupe A
C. Parvovirus B19
D. Virus d'Epstein-Barr
E. HSV-1 (*herpès simplex virus*)

Le streptocoque du groupe A est à l'origine d'angines et d'érésipèles.
Le parvovirus B19 est à l'origine du mégalérythème épidémique.
Le virus EBV est à l'origine de la mononucléose infectieuse.
L'HSV-1 est à l'origine d'infections herpétiques.

Question 10

Quelle(s) recommandation(s) et/ou prescription(s) faites-vous aux parents concernant la prise en charge de la roséole de Romain ?

A. Éviction de la crèche pendant 10 jours
B. Réalisation d'une bandelette urinaire pour recherche de protéinurie dans 3 semaines
C. Prescription d'ibuprofène
D. Prescription de paracétamol 15 mg/kg toutes les 4 à 6 heures, si la fièvre remonte
E. Prescription d'hydrocortisone 17-butyrate crème 1 application par jour sur le corps pendant 5 jours

La seule proposition exacte est la prescription de **paracétamol** à visée antipyrétique en cas de fièvre mal tolérée.

Il n'est pas nécessaire de réaliser une ***éviction*** ni d'effectuer une ***bandelette urinaire***. Ces 2 propositions font référence à l'angine à streptocoque bêta-hémolytique du groupe A pour laquelle une éviction de 48 heures est nécessaire.

Pas d'indication de ***dermocorticoïdes*** dans la roséole infantile, à l'inverse de la dermatite atopique.

La prescription ***d'ibuprofène*** est strictement contre-indiquée devant une infection virale car il existe un risque de syndrome de Reye.

Rappel : Le syndrome de Reye

Le syndrome de Reye est un syndrome de physiopathologie inconnu apparaissant après administration **d'AINS** lors d'une **infection virale** (grippe, varicelle, éruption virale) notamment chez les **enfants** et les **adolescents**. Mortel dans **20 à 50 %** des cas, il se manifeste par une **encéphalopathie aiguë** associée à une **insuffisance hépatocellulaire**. ***D'où la règle de ne JAMAIS prescrire d'AINS ou d'Aspirine® chez un enfant atteint d'une pathologie virale !***

Nouvelles recos

Selon la recommandation HAS de février 2019 sur les infections cutanées, il n'est pas nécessaire de surveiller la protéinurie après une infection à streptocoque A.

Pour aller plus loin avec L'ATBC

	Fenêtre de contagiosité
Rougeole	5 jours avant – 5 jours après l'éruption
Rubéole	**1 semaine avant – 2 semaines** après le début de l'éruption
Mégalérythème épidémique	**2 jours de la phase d'invasion** (période prééruptive : pas de risque pendant l'éruption)
Exanthème subit	*Herpès virus : récurrences périodiques asymptomatiques*
Mononucléose infectieuse	*Faible contagiosité, durée inconnue (salive ++)*
Scarlatine	**1 jour de la phase d'invasion** (angine érythémateuse) + **48 h après le début** de l'antibiothérapie
Kawasaki	*Maladie auto-immune (vascularite aiguë multisystémique)*
Varicelle	1-2 jours avant l'apparition des vésicules, jusqu'à la transformation croûteuse de toutes les vésicules
Gingivostomatite herpétique	*Herpès virus : récurrences périodiques asymptomatiques*

Il faut au moins connaître les fenêtres de contagiosité de la rougeole et de la varicelle ; les autres semblent moins claires et plus anecdotiques, mais elles sont néanmoins mentionnées dans les différentes références.

Question 11

Après cet épisode infectieux intercurrent, la dermatite atopique a connu une évolution spontanément favorable.
Âgé maintenant de 5 ans et scolarisé en maternelle, il vous est amené par ses parents pour des lésions de la peau et des cheveux évoluant depuis quelques semaines.
Quel(s) diagnostic(s) évoquez-vous devant ces lésions du visage et du cuir chevelu ?

A. Psoriasis
B. Dermite séborrhéique
C. Infection à dermatophytes
D. Trichotillomanie
E. Pelade en plaque

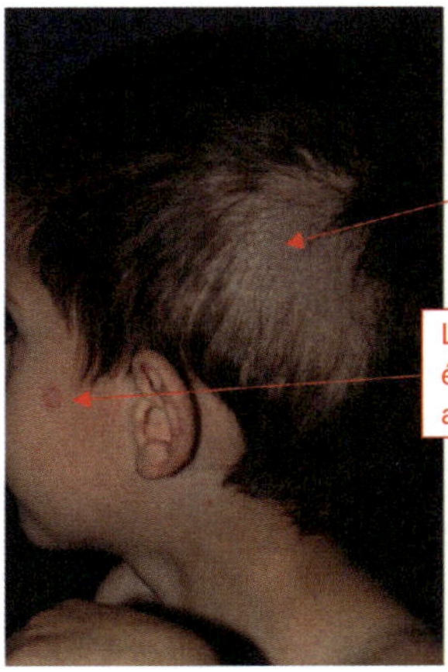

On remarque une plaque alopéciante et squameuse de grande taille évocatrice d'une **teigne microsporique** ainsi qu'une lésion annulaire érythémateuse en cocarde avec un centre plus clair évocatrice d'une **dermatophytie circinée** (= *Tinéa corporis, Herpès circiné*), toutes deux liées à une infection à **dermatophytes**.
La ***trichotillomanie*** (= arrachage compulsif) et la ***pelade*** (= ***alopecia areata***, alopécie en plaque circonscrite non cicatrisante, maladie auto-immune dirigée contre le follicule pileux) pourraient être évoquées, mais n'expliquent pas la lésion cutanée.
Il n'existe généralement pas d'alopécie dans le ***psoriasis*** et dans la ***dermite séborrhéique***.

Question 12

L'examen avec la lampe de Wood montre une fluorescence jaune-vert des poils en faveur d'une teigne microsporique. Que faites-vous en attendant le résultat de la mise en culture ? (une seule réponse attendue)

A. Abstention thérapeutique
B. Prescription d'antifongiques locaux uniquement
C. Prescription d'antifongiques systémiques uniquement
D. Prescription d'antifongiques locaux et systémiques
E. Prescription d'un antiseptique uniquement

Le traitement des teignes associe **systématiquement un antifongique oral *ET* local**, après prélèvements de squames et de cheveux. **L'examen mycologique direct** met en évidence des filaments septés et pose le diagnostic positif autorisant l'introduction du traitement, tandis que la **culture** sur milieu de Sabouraud (délai long de 3 semaines) identifie le genre et l'espèce.

Question 13

Devant cette teigne microsporique avec une plaque alopécique très étendue associée à plusieurs lésions de dermatophytose de la peau glabre, vous débutez, sans attendre les résultats de la culture, un traitement associant des antifongiques locaux et systémiques.
Quel antifongique systémique allez-vous prescrire, en première intention, à Romain ?

A. Kétoconazole
B. Itraconazole
C. Griséofulvine
D. Amphotéricine B
E. Caspofungine

Il existe 2 antifongiques systémiques indiqués dans le traitement des teignes dont les principales informations évoquées dans le Collège de Dermatologie sont :

Traitements systémiques *per os* des teignes	
Griséofulvine	• Fongiostatique • 1 g/j chez l'adulte et 20 mg/kg/j chez l'enfant • EI : photosensibilité, inducteur enzymatique, interactions médicamenteuses importantes
Terbinafine	• Fongicide • Disponible uniquement chez l'adulte • EI : cytopénie, hépatites, troubles digestifs, dysgeusie, toxidermie • Peu d'interactions médicamenteuses • Précaution : dosage des transaminases et de la bilirubine avant traitement et à 6 semaines

⚠ La question aurait pu être plus poussée et nous proposer la **terbinafine**, qu'il n'aurait donc pas fallu cocher car ***cette molécule n'est pas indiquée chez l'enfant***.

Question 14

Le résultat de la culture revient positif 3 semaines plus tard à *Microsporum canis*. Comment a pu être contaminé Romain ?

A. Par un chien
B. Par un chat
C. Par une tortue terrestre
D. Par un camarade de classe
E. Par le sol

Question pointue pour finir ce dossier. ***Microsporum canis***, comme son nom l'indique, est prédominant chez le **chien**, mais se retrouve également chez le **chat**. Il s'agit d'une espèce uniquement **zoophile**. La réponse à cette question se trouve dans le tableau page 283 du Collège de Parasitologie.

REMARQUE

Il existe 4 familles de dermatophytes : ***Epidermophyton***, ***Microsporum***, ***Trichophyton*** (évoquées dans le Pilly et dans le Collège de Dermatologie) et ***Nannizzia*** (cette dernière est uniquement évoquée dans le Collège de Parasitologie !).

Dossier 12

Corrigé

(Énoncé p. 659)

Question 1

Le médecin évoque l'hypothèse de violences conjugales. Quel(s) élément(s) de l'énoncé est(sont) en faveur de cette hypothèse ?

A. La présence d'ecchymoses d'âges différents
B. Une incompatibilité entre une chute d'escaliers et les lésions constatées
C. L'heure d'admission aux urgences
D. L'âge de la patiente
E. Les troubles du sommeil

La présence **d'ecchymoses d'âges différents** (non provoquées par une seule et même chute), **l'heure d'amission inhabituelle** (tard dans la soirée quand le mari n'est plus là), **les troubles du sommeil récents** (retentissement psychologique) et **l'incompatibilité entre la chute et les lésions constatées** sont en faveur de violence conjugale.
Il n'existe ***pas de tranches d'âge*** dans lesquelles les violences conjugales sont plus fréquentes.

Question 2

Mme X confirme avoir subi des violences physiques de la part de son conjoint la veille. Elle déclare qu'il l'a prise par le cou, qu'elle a essayé de se protéger en mettant sa main devant son visage, mais a pris plusieurs coups de poing à l'hémiface gauche. Il y a eu au cours de cet épisode un rapport sexuel forcé. Mme X est venue ce soir car elle était seule à domicile, mais n'envisage pas de déposer plainte, car elle ne veut pas de séparation conjugale.
Le médecin réfléchit à l'opportunité de prévenir le procureur de la République.
Quels critères de l'énoncé sont en faveur du respect du choix de la patiente de ne pas déposer plainte ? (une ou plusieurs réponses exactes)

A. L'âge de la patiente
B. L'absence de trouble cognitif
C. La présence d'ecchymoses d'âges différents
D. L'absence de péril imminent à domicile
E. La survenue de violences sexuelles associées aux violences physiques

Il faut effectuer un signalement au procureur de la République en cas de violence subie par ***un majeur avec son accord,*** ou par une ***personne mineure*** (< 18 ans) ou ***vulnérable*** (impossibilité de se protéger en raison de l'âge, d'une maladie, d'une infirmité, d'une déficience psychique ou physique ou d'un état de grossesse) ***même en l'absence de son accord.*** C'est une obligation légale.
Cette patiente étant **majeure** et **non vulnérable**, il faut donc respecter sa volonté. **L'absence de péril imminent à domicile** est également en faveur du respect du choix de la patiente.
Qu'il s'agisse d'une agression physique, morale ou ***même d'un viol***, il faut respecter le choix de la patiente si cette dernière ne souhaite pas porter plainte.

Question 3

Mme X étant majeure, sans vulnérabilité physique ou psychique, et ne souhaitant pas déposer plainte, le médecin a décidé de respecter sa demande et de ne pas faire de signalement judiciaire. Quel(s) élément(s) paraclinique(s) peut (peuvent) faire partie de la prise en charge de cette patiente aux urgences ?

A. Une prise de clichés photographiques pour documenter les lésions traumatiques corporelles
B. Des radiographies du corps entier à la recherche de fractures d'âges différents
C. Un scanner cérébral
D. Un fond d'œil
E. Un dosage sanguin de CPK à la recherche de contusions musculaires

Devant l'ecchymose violacée de la paupière inférieure gauche et l'hématome rougeâtre de la pommette gauche, des **radiographies ciblées sur le zygoma** (cliché axial de Hirtz et antéropostérieur de Blondeau et Waters) peuvent être demandées pour rechercher une fracture zygomato-maxillaire et **un examen ophtalmologique avec fond d'œil** peut se discuter. **Des photos** peuvent effectivement documenter le dossier clinique.
Le fond d'œil, ***les radiographies corps entier*** et ***le scanner cérébral*** sont systématiques en cas de suspicion de maltraitance chez l'enfant de moins de 2 ans. Chez l'adulte, il n'existe pas d'examens complémentaires systématiques, ils sont prescrits sur orientation.
Le dosage des CPK n'est pas très informatif dans ce contexte, les coups sont évidents et on ne s'attend pas à une grosse rhabdomyolyse pouvant entraîner une altération de la fonction rénale.

Question 4

Voici la photo du bras de la face externe du bras gauche :
Quelle(s) est (sont) la (les) proposition(s) vraie(s) ?

A. Cette lésion peut correspondre à l'empreinte de la pulpe d'un doigt sur le bras
B. Cette lésion peut correspondre à un coup direct porté avec un objet sur le bras
C. Cette lésion peut correspondre à un frottement du bras contre un plan dur
D. Cette lésion est d'allure récente
E. Cette lésion est plus ancienne que celles constatées à l'hémiface gauche

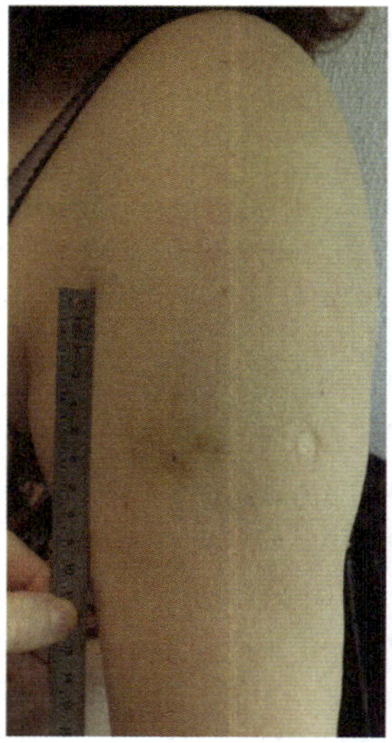

Il s'agit d'une lésion ovalaire de 2-3 cm localisée à la face externe du bras, de couleur brun-jaunâtre traduisant une lésion datant d'environ **10 jours**, potentiellement provoquée par l'empoignement avec le **pouce** ou par un coup **direct**. Elle est **plus ancienne que les lésions de l'hémiface gauche qui sont de couleur rougeâtre** (moins de **5 jours**). L'absence de dermabrasions n'est pas en faveur d'un ***mécanisme par frottement.***

Voici un tableau récapitulant l'ancienneté des lésions en fonction de la couleur de l'ecchymose :

Déterminer l'ancienneté d'une ecchymose		
Violacée, noirâtre, rougeâtre	1-5 j	Récente
Verdâtre	5-10 j	Semi-récente
Brun, jaunâtre	10-15 j	Ancienne

Question 5

Le médecin propose de faire un certificat médical descriptif.
Quels éléments doivent être mentionnés ? (une ou plusieurs réponses exactes)

A. La date alléguée du dernier épisode de violences subies par Mme X
B. Le récit objectif des violences subies par Mme X
C. La description de toutes les lésions traumatiques visibles
D. Les antécédents gynécologiques de Mme X
E. Les symptômes psychologiques résultants des violences subies par Mme X

Les règles de rédaction d'un certificat médical descriptif sont les suivantes :

Règles de rédaction d'un certificat médical descriptif

- Rédigé en langue **française**, lisiblement, avec identité du médecin **rédacteur « thèsé »**
- **Daté** et **signé**
- Date de l'examen et date de rédaction des faits (peuvent être différentes)
- Ne peut être établi qu'après **examen du malade**
- Dans le **respect du secret médical** (hors dérogation)
- **Antécédents jugés utiles** dans le contexte présent
- **Description objective**, **précise** et **détaillée** de l'état du malade, ***sans interprétation du médecin***, et comprenant des éléments positifs et négatifs, avec utilisation d'un mode déclaratif avec guillemets pour les faits relatés (« déclare… »)
- Description du **retentissement psychologique**
- Ne jamais ***se prononcer sur la réalité des faits***, ni affirmer la responsabilité d'un tiers, et ***ne pas conclure sur le caractère volontaire ou involontaire de violences***
- Le médecin apprécie le fondement de la demande de certificat par le malade, peut refuser la rédaction s'il estime la demande abusive (hors certificat obligatoire ou réquisition), et est libre du contenu du certificat, sous réserve de l'accord du patient
- Mention **« Remis en main propre à la demande du patient, pour faire valoir ce que de droit »**

REMARQUE

Doute sur la proposition D. Dans ce contexte d'agression physique et de rapport sexuel forcé non consenti, c'est-à-dire de viol, les antécédents gynécologiques de la patiente sont bien sûr à recueillir, mais pas nécessairement à rapporter sur le certificat médical descriptif car ces derniers ne vont pas forcément influencer ni être utiles à l'enquête judiciaire… Je compte juste cette proposition, mais la réponse à cette question variera certainement en fonction du correcteur.

⚠ Retenez que la rédaction des certificats médicaux légaux est réservée aux médecins « **thèsés** » ! L'interne ne peut pas rédiger de tels certificats.

Question 6

Les répercussions psychologiques résultant des violences doivent être recherchées et mentionnées sur le certificat médical descriptif. Quels symptômes sont à rechercher par le médecin à l'interrogatoire de Mme X pour évaluer ces répercussions et les prendre en charge ? (une ou plusieurs réponses exactes)

A. Une anxiété généralisée
B. Des cauchemars
C. Une bizarrerie de contact
D. Des hallucinations auditives
E. Des conduites d'évitement

La question porte indirectement sur **le syndrome de stress post-traumatique** regroupant :

Syndrome de stress post-traumatique : Clinique	
Syndrome de répétition	• **Reviviscence** : Les patients revivent de manière involontaire, vivace, envahissante, pénible et répétitive certains aspects de l'expérience traumatique • **Cauchemars traumatiques** • **Flash-back** : Sensation que l'évènement va se reproduire voire se reproduit
Conduite d'évitement	• **Évitement des stimuli rappelant le traumatisme** : personnes, lieux, situations, circonstances • **Rejet de tout souvenir rattaché au traumatisme** (éviter d'y penser, ne pas en parler)
Hyperactivation neuro-végétative	• **Troubles du sommeil** : difficulté d'endormissement ou sommeil interrompu • **Irritabilité**, avec **accès de colère** • **Hypervigilance permanente** : État d'alerte permanent • **Réactions de sursaut exagérées** • **Difficultés de concentration et de mémorisation**
Altération négative des cognitions et de l'humeur avec anxiété.	• **Distorsions cognitives** : culpabilité et ruminations concernant le sujet ou d'autres personnes, dans un état quasi-permanent de peur, honte, colère ou culpabilité • **Difficulté à éprouver des sentiments**, **détachements vis-à-vis des autres**, **abandon des activités**, **diminution des intérêts**, voire amnésie de certains éléments significatifs du traumatisme

La ***bizarrerie de contact*** et les ***hallucinations auditives*** font référence à la schizophrénie.

Question 7

À l'interrogatoire, Mme X explique avoir depuis plusieurs mois un sommeil perturbé, avec des mauvais rêves où elle se voit poursuivie par une ombre menaçante. Elle se réveille tôt, peu reposée, mais n'arrive pas à dormir dans la journée, toujours en éveil, sursautant au moindre bruit. Elle se met plus facilement en colère avec ses enfants. Dans la journée, quand elle va faire les courses, elle fait des détours pour éviter de passer devant le travail et la salle de sport de son mari, afin d'être sûre de ne pas le croiser. Finalement, elle finit par s'endormir, épuisée, devant la télévision le soir.
Mme X met tout cela sur le compte de tensions dans son travail, et d'un deuil familial récent. Elle explique qu'en dehors de quelques épisodes de gifles et de rapports sexuels forcés, elle n'a jamais été victime de violences de la part de son époux. Quand elle entend parler de violences conjugales, elle ne se sent pas concernée.
Parmi les éléments de l'interrogatoire, quels symptômes sont évocateurs d'un état de stress post-traumatique ? (une ou plusieurs réponses exactes)

A. Les troubles du sommeil
B. Les conduites d'évitement
C. Le déni des violences
D. L'irritabilité
E. L'hypervigilance

Réponses dans la correction de la question précédente.
Les patients atteints de SSPT essayent d'évacuer tout souvenir rattaché au traumatisme (ne pas y penser, ne pas en parler) pouvant aller jusqu'au **déni**, comme c'est probablement le cas quand Mme X dit ne pas se sentir concernée par les violences conjugales.

Question 8

Après une information complète délivrée par le médecin, Mme X accepte de déposer plainte. Le médecin appelle l'officier de police judiciaire de permanence au commissariat de police qui se déplace à l'hôpital pour recueillir la plainte de Mme X. Un examen gynécologique ainsi que des prélèvements médico-légaux sont demandés sur réquisition judiciaire. Ces prélèvements :

A. Sont analysés en urgence au laboratoire hospitalier à la demande du médecin examinateur
B. Ont pour but de mettre en évidence l'ADN de l'auteur des violences
C. Doivent être faits en double
D. Sont placés sous scellés par l'officier de police judiciaire
E. Sont des éléments de la procédure judiciaire

Les prélèvements réalisés dans le cadre de violences sexuelles ont un double but :

Buts des prélèvements dans le cadre de violences sexuelles	
But médical	• **BHCG** chez la femme en âge de procréer • **Bilan des IST** : Sérologie VIH, VHB, VHC, Syphilis, PCR Chlamydiae et Gonocoque sur prélèvement locaux, et éventuellement sérologie HTLV1, Herpès et PCR Mycoplasme • **Bilan pré-thérapeutique d'une éventuelle thérapie antirétrovirale** : NFS, ionogramme, bilan rénal et hépatique
But judiciaire	• **Recueil des vêtements pour analyse dans un sac en papier** (empreintes, liquide séminal, sang, cheveux...) • **Prélèvements par écouvillonnage** (anal, buccal, vaginal...), **pair** (pour permettre une contre-expertise), avec **speculum non lubrifié** (recherche de sperme), conservés à **l'abri de la lumière, numérotés** • Recherche de **toxiques sanguins et salivaires**

Les prélèvements à visée judiciaire sont analysés au **laboratoire d'analyse de l'Institut médico-légal**.

Question 9

Dans la réquisition, l'officier de police judiciaire vous demande de fixer l'ITT résultant des violences. Que signifie ce sigle ?

A. Incapacité temporaire totale
B. Incapacité totale de travail
C. Impossibilité temporaire de travail
D. Incapacité de travailler totalement
E. Impossibilité totale de travail

Il s'agit de **l'incapacité totale de travail** :

- qui représente ***la durée de la gêne fonctionnelle***, physique ou psychique, ***dans les activités quotidiennes et usuelles*** (manger, marcher, s'habiller...) qui est estimée sous réserve de complications ;
- qui n'est ***pas fixe***, et peut être réévaluée selon l'état du patient ;
- dont la durée ***conditionne les suites pénales***, elle ***ne s'impose pas au magistrat*** qui reste libre de la déterminer ;

- qui est proposée par le médecin afin ***d'éclairer le magistrat sur les dommages subis par la victime*** ;
- pour laquelle, si elle est < 48 h le dossier n'est pas examiné par un médecin expert.

Rappel : ITT et qualification en cas de coups et blessures

	Contravention	Délit
Volontaire	≤ 8 jours	> 8 jours
Involontaire	≤ 3 mois	> 3 mois
Tribunal	Tribunal de police	Tribunal correctionnel
Peine	Amende	Amende et Prison

⚠ L'ITT est une notion juridique pénale, non corrélée à ***l'ITT de la Sécurité sociale (incapacité temporaire totale ou incapacité temporaire de travail, ou déficit fonctionnel temporaire)*** qui peut être supérieure à l'ITT pénale, mais jamais inférieure. Elle est utilisée après un accident du travail ou une maladie professionnelle avant la consolidation et la détermination de l'incapacité permanente (IP).

Question 10

À quoi va servir l'évaluation de l'ITT (incapacité totale de travail) pour une victime de violences ? (une ou plusieurs réponses exactes)

A. À qualifier l'infraction pénale dont elle a été victime
B. À déterminer la juridiction compétente pour juger l'auteur des violences
C. À obtenir plus rapidement un hébergement social d'urgence si elle quitte le domicile
D. À déterminer la durée de l'arrêt de travail prescrit suite à ses blessures
E. À permettre au magistrat de connaître les répercussions des violences subies sur l'état de sante

Les réponses à cette question se trouvent dans la correction de la question précédente.
La proposition C n'a rien à voir et la proposition D est un distracteur avec le concept « d'ITT de la Sécurité sociale ».

Question 11

Dans le cas de Mme X, le secret professionnel : (une ou plusieurs réponses exactes)

A. Est, sauf dérogation, une obligation du professionnel de santé
B. Permet la transmission des informations médicales la concernant à un policier par téléphone
C. Permet la transmission des informations médicales la concernant à son conjoint
D. Persiste en cas de réquisition judiciaire pour toutes les informations médicales qui ne concernent pas les questions de la réquisition
E. Permet la transmission à la patiente en mains propres du certificat médical descriptif à sa sortie de l'hôpital si elle ne souhaite pas déposer plainte

Les propositions A, D et E constituent le fondement du secret médical et relèvent du bon sens.
Les informations ne sont pas transmissibles au ***conjoint***, ni à un ***OPJ via le téléphone*** en l'absence de dérogation judiciaire présentée en main propre.

Question 12

Trois semaines après le passage aux urgences de Mme X, son conjoint, dont elle s'est séparée, adresse un courrier à l'hôpital pour se plaindre du certificat médical rédigé sur réquisition, qui lui a été transmis par son avocat. Il explique que le médecin n'a pas mis le récit des violences au conditionnel et qu'il s'estime accusé à tort. Dans ce contexte, quelle(s) responsabilité(s) médicale(s) peut (peuvent) être engagée(s) ?

A. La responsabilité disciplinaire
B. La responsabilité civile
C. La responsabilité pénale
D. La responsabilité administrative
E. La responsabilité sans faute

Il faut, comme dans toutes questions de ce type, évoquer les 3 types de responsabilité :

- **pénale,**
- **ordinale,**
- **administrative** (si faute inhérente au service dans un établissement public) ou **civile** (si faute grave détachable du service dans un établissement public, ou faute en libéral ou dans un établissement privé).

Le médecin urgentiste exerçant dans un établissement public, **la responsabilité administrative** peut être engagée.

Cependant, ***comme le médecin a omis de rapporter le récit de la patiente au conditionnel*** (le médecin est lui-même responsable de sa faute), ***on peut penser que la faute est potentiellement détachable du service*** : la **responsabilité civile** du médecin peut théoriquement également être engagée si la faute est bien reconnue comme détachable du service et est d'une gravité suffisante.

Cependant, le Collège de Médecine légale dit que la responsabilité civile d'un médecin travaillant dans un établissement public peut être engagée en cas de :

- faute commise **hors du service et n'ayant aucun lien avec le service** (par exemple, faute commise par un médecin dans le cadre d'une consultation privée) ;
- faute commise dans le service mais **s'en détachant en raison de l'intention de nuire** ou **de son exceptionnelle gravité** (par exemple, refus d'un chirurgien de se déplacer pour un patient grave nécessitant une opération en urgence, alors que l'interne de garde l'a averti de la gravité de la situation).

Je ne pense pas qu'il fallait retenir cette proposition, puisque les conditions citées dans le Collège ne sont pas remplies. Mais, comme toujours, il est difficile de donner une réponse exacte à ce type de questions.

Question 13

Onze semaines plus tard, Mme X revient à l'hôpital car elle se sait enceinte des suites des violences sexuelles qu'elle avait rapportées lors de l'admission. Elle souhaite bénéficier d'une interruption volontaire de grossesse. Quelle(s) est (sont) la (les) proposition(s) vraie(s) ?

A. Le médecin est obligé d'informer les services de police de cette grossesse
B. Une interruption volontaire de grossesse médicamenteuse peut être proposée à Mme X
C. Deux consultations sont proposées avant l'interruption volontaire de grossesse
D. L'accord du conjoint de Mme X est nécessaire pour le déclenchement de la procédure
E. L'accord du procureur de la République est nécessaire pour le déclenchement de la procédure

Le délai de réflexion de 7 jours n'est plus obligatoire depuis 2015, cependant une IVG nécessite bien **2 consultations** (qui peuvent avoir lieu le même jour).
La patiente étant majeure, ***il n'y a aucune indication d'informer quiconque de cette demande d'IVG.***
Les patientes mineures doivent cependant être accompagnées de la personne majeure de leur choix.
L'IVG médicamenteuse est autorisée selon la HAS en France jusqu'à 9 semaines d'aménorrhée (soit **7 semaines de grossesse**), mais la CNGOF l'autorise jusqu'à 14 semaines d'aménorrhée. ***Cependant, pour l'ECNi, la HAS fait foi.*** Ici la patiente est à 11 semaines de grossesse, soit 13 semaines d'aménorrhée (le rapport fécondant ayant eu lieu la veille de la précédente admission aux urgences il y a 11 semaines), seule la méthode chirurgicale est possible !

Pour aller plus loin avec L'ATBC

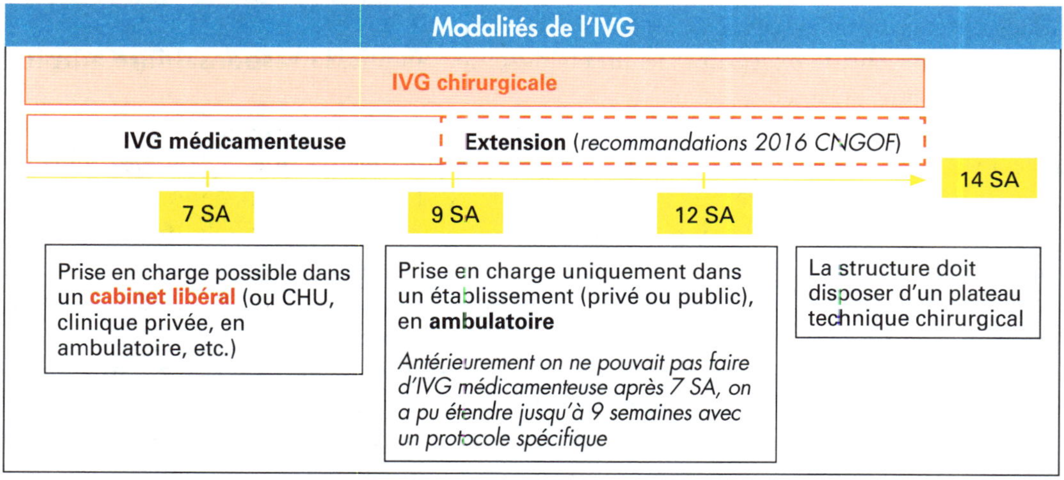

Nouvelles recos

Mise à jour des recommandations de la HAS
Selon la recommandation de la HAS de juin 2018 sur l'IVG, **la consultation post-IVG de contrôle à 2-3 semaines est devenue OBLIGATOIRE**. Le « Masson » de Gynécologie-Obstétrique n'est pas à jour sur ce point, où il est dit que cette consultation est optionnelle.

Dossier 13

Items 124, 238, 245, 267, 278, 282

Énoncé

(Corrigé p. 751)

Vous voyez en consultation un patient âgé de 57 ans qui souffre de douleurs épigastriques évoluant par crises, qui durent plusieurs jours et s'accompagnent de nausées.
Les 6 derniers mois, ces crises se reproduisaient initialement une fois par mois. Elles sont maintenant devenues bimensuelles et le patient est contraint de restreindre son alimentation du fait des nausées.
Il existe un amaigrissement progressif de 7 kg en deux ans. Le patient mesure 1 m 82 et pèse 66 kg.
Le patient est consommateur excessif de vin depuis son service militaire (une bouteille par jour) et de bière (2 à 3 par jour) et fume un paquet par jour depuis l'âge de 25 ans. Depuis 6 mois cette consommation d'alcool a été réduite.

Q1. Compte tenu des informations déjà disponibles, quel(s) symptôme(s) allez-vous chercher par l'interrogatoire pour orienter le diagnostic ?

A. Présence de ballonnements abdominaux
B. Coloration noire des selles
C. Irradiation des douleurs dans le dos
D. Déclenchement des douleurs par la prise alimentaire
E. Soulagement des douleurs par la prise d'antiacide

Q2. Les douleurs irradient dans le dos et sont accrues par la prise alimentaire. Les selles ne sont pas noires. Le patient ne prend pas d'anti-acide. Quels sont ou seraient les éléments en faveur d'une pathologie pancréatique ? (une ou plusieurs réponses exactes)

A. L'amaigrissement
B. L'irradiation dorsale des douleurs
C. Le déclenchement des douleurs par la prise alimentaire
D. Les nausées
E. Une pâleur conjonctivale

Q3. Vous suspectez une pathologie pancréatique chronique. Vous demandez un bilan biologique qui montre : ASAT 32 UI/L (N < 35) ; ALAT 80 UI/L (N < 35) ; phosphatases alcalines 180 UI/L (N < 110) ; bilirubinémie totale 25 µmol/L ; bilirubinémie conjuguée 15 µmol/L ; créatinine 62 µmol/L ; CRP 5 mg/L. Quel est l'examen complémentaire le plus pertinent à programmer ?

A. Tomodensitométrie abdomino-pelvienne sans et avec injection
B. Échographie du foie et des voies biliaires
C. Cholangiographie rétrograde par voie endoscopique
D. Écho-endoscopie des voies biliaires
E. Cholangiographie IRM

Q4. Vous faites réaliser une tomodensitométrie abdominale dont voici une image :

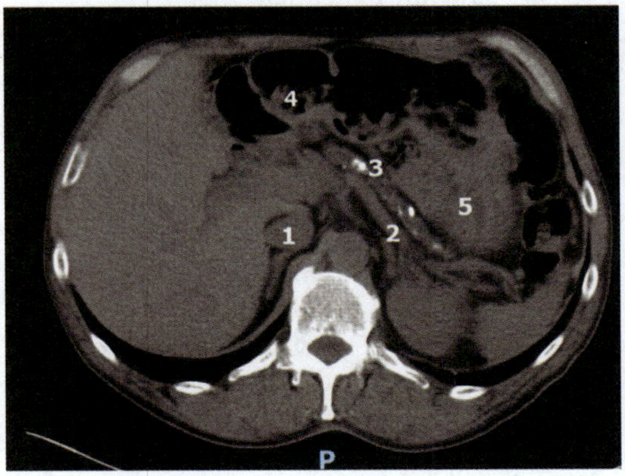

Les numéros représentent des structures anatomiques.
Quelle(s) est(sont) la(les) réponse(s) exacte(s) ?

A. 1 représente la veine porte
B. 2 représente un vaisseau splénique

C. 3 représente une calcification intra-pancréatique
D. 4 représente l'estomac
E. 5 représente le colon gauche

Q5. La tomodensitométrie a permis de confirmer le diagnostic de pancréatite chronique calcifiante. Il existe une dilatation modérée des voies biliaires intra-hépatiques et la voie biliaire principale est mesurée à 10 mm. Quelles anomalies de transit ou des selles cherchez-vous à l'interrogatoire dans ce contexte ? (une ou plusieurs réponses exactes)

A. Selles claires
B. Selles très nauséabondes
C. Selles flottantes
D. Présence de ténesme
E. Présence d'aliments non digérés dans les selles

Q6. Les selles sont décrites par le patient comme claires, mastic, très nauséabondes et flottantes.
Une écho-endoscopie des voies biliaires et du pancréas, réalisée secondairement, permet de montrer que l'obstacle pancréatique est lié à une fibrose. Il n'existe pas de lithiase dela voie biliaire principale. Le patient souffre quotidiennement de douleurs épigastriques qui ne sont soulagées que par les antalgiques morphiniques. Il a diminué sa consommation de bière. On note une perte de poids supplémentaire de 2 kg depuis un mois.
Quel(s) est(sont) le(s) facteur(s) favorisant cette perte de poids ?

A. Insuffisance pancréatique exocrine
B. Prise de morphiniques
C. Douleurs pancréatiques
D. Diminution de la consommation de bière
E. Cholestase

Q7. Compte tenu de cette pancréatite chronique alcoolique, une diminution de la consommation quotidienne d'alcool de 9 à 3 unités a été négociée.
À quelle diminution des apports caloriques quotidiens correspond-elle ?

A. 100 kcal
B. 200 kcal
C. 300 kcal
D. 400 kcal
E. 500 kcal

Q8. Le patient signale, outre la perte de poids survenant depuis plusieurs années, des mictions nocturnes dont la fréquence s'accentue. Sa glycémie à jeun se situe à 2,2 g/L (12 mmol/L). Le reste du bilan montre :
- **Ferritinémie 480 µg/L (N : 30-280)**
- **Albuminémie 27 g/L**
- **Triglycérides 0,45 g/L (N : 0,7-1,6)**
- **LDLc 0,55 g/ (N : 0,6-1,6)**
- **HDLc 0,25 g/L (N : 0,45-0,8)**
- **Fibrinogène 2,5 g/L (N : 2,2-3,8)**
- **Facteur V 65 % (N : 65-100)**

Sa bandelette urinaire montre : protéines 0 ; glucose +++ ; acétone traces ; globules rouges 0 ; leucocytes 0 ; nitrites 0.
À propos de sa situation métabolique, quelle est l'affirmation à privilégier ?

A. Il s'agit d'un diabète secondaire
B. Il s'agit d'un diabète de type I auto-immun
C. Il n'est pas possible d'établir le diagnostic de diabète sur la base des éléments actuels
D. Il s'agit d'un diabète de type II
E. Il s'agit d'un diabète de type I idiopathique

Q9. Son HbA1c est dosée à 8,6 %. Vous avez fait le choix d'une insulinothérapie. Compte tenu de vos objectifs d'HbA1c, quel(s) facteur(s) devrez-vous prendre en considération dans le choix de l'option entre un schéma basal bolus et un schéma ne comportant qu'une insuline lente (insulinothérapie simplifiée) ?

A. Caractère effectif du sevrage partiel de l'alcool
B. Environnement social/familial favorable
C. Alliance thérapeutique du patient
D. Présence d'une insuffisance rénale avec un débit de filtration glomérulaire estimé à 70 mL/min/1,73m2
E. Présence d'auto-anticorps anti-GAD et/ou IA2

Q10. Dans ce contexte de pancréatite chronique, quel(s) traitement(s) ou mesure(s) complémentaire(s) faut-il adjoindre en complément de son régime allégé en graisses ?

A. Vitamine K
B. Sevrage tabagique
C. Vitamine B12
D. Extraits pancréatiques à chaque repas
E. Fer

Q11. Le patient, motivé, a géré son schéma basal bolus avec l'aide d'un enregistrement continu du glucose et a arrêté de fumer.
Il se plaint de 6 hypoglycémies modérées hebdomadaires mal ressenties et, sur le dernier mois, de deux épisodes de quasi-coma ayant necessité une tierce personne pour son resucrage.

Quel(s) est (sont) le(s) facteur(s) susceptible(s) de majorer chez lui le risque hypoglycémique ?

A. Une reprise du tabagisme
B. Une reprise de l'éthylisme
C. La perte de fonction des cellules alpha
D. La présence d'une gastroparésie
E. La non-observance des extraits pancréatiques

Q12. Son enregistrement glycémique sur une semaine montre le profil suivant à propos de 3 jours représentatifs :

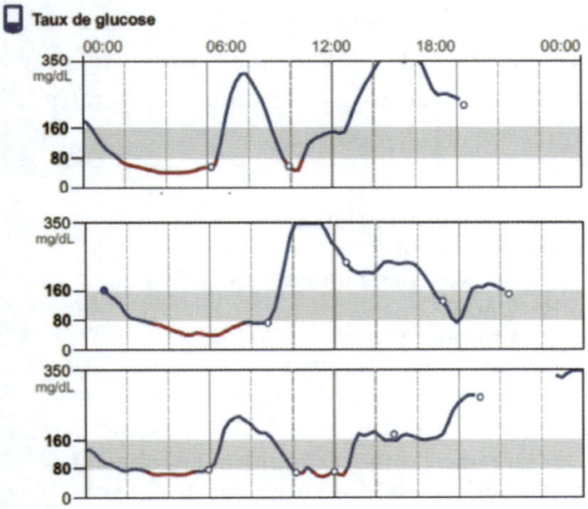

Quelle adaptation thérapeutique vous semble la plus pertinente ? (une seule réponse attendue)

A. Réduction de la dose de glargine le soir
B. Réduction de la dose d'insuline du petit déjeuner
C. Déplacement de l'injection de glargine du soir au matin
D. Pas de modification thérapeutique
E. Collation de sucres lents à 22 h

Q13. À la suite d'une hypoglycémie avec perte de connaissance, il chute et se plaint de lombalgies aiguës conduisant à découvrir une fracture-tassement cunéiforme de L1. Quel(s) est (sont) le(s) facteur(s) ayant concouru à son ostéoporose documentée lors d'une absorptiométrie biphotonique ?

A. Intoxication alcoolique chronique
B. Hyperparathyroïdie secondaire à la malabsorption
C. Diabète
D. Carence en folate
E. Tabagisme

Dossier 14

Items 143, 151, 185, 328

Énoncé

(Corrigé p. 761)

Vous voyez aux urgences un nourrisson âgé de 4 mois pour une fièvre à 39,3 °C. Il est né à terme et a fait deux bronchiolites à 1 et 3 mois. Il n'a jamais été allaité. Les parents signalent qu'il boit moins de la moitié de ses biberons depuis 24 heures et il a vomi les derniers biberons. L'examen clinique révèle un enfant ayant un cri plaintif, une rhinite, sa fréquence cardiaque est de 200 battements par minute, sa fréquence respiratoire à 70 par minute, son temps de recoloration cutanée est de 2 secondes.

Q1. Quel(s) est(sont) le ou les critère(s) de gravité chez cet enfant fébrile ?

A. Son cri plaintif
B. Son âge
C. Sa fréquence cardiaque
D. Sa fréquence respiratoire
E. Son temps de recoloration cutanée

Q2. Devant ce tableau clinique, quelle mesure prenez-vous immédiatement ? (une seule réponse attendue)

A. Bolus de NaCl 0,9 % 20 mL/kg
B. Ponction lombaire
C. Glycémie capillaire
D. Ionogramme sanguin
E. Paracétamol 15 mg/kg

Q3. Vous avez fait un remplissage vasculaire par du NaCl 0,9 %. Quinze minutes plus tard, ses constantes sont les suivantes : fréquence cardiaque 150 battements par minute, fréquence respiratoire 70 par minute, température 39,1 °C, temps de recoloration cutanée à 1 seconde. L'auscultation thoracique retrouve un murmure vésiculaire symétrique et un souffle systolique à 2/6. La palpation abdominale est normale et l'otoscopie montre un tympan droit hypervascularisé. L'enfant est réactif, sans hypotonie. Quel est le diagnostic le plus probable ?

A. Otite moyenne aiguë purulente
B. Bronchiolite aiguë
C. Pneumonie aiguë
D. Endocardite infectieuse
E. Méningite purulente

Q4. Vous évoquez une pneumonie à pneumocoque. Parmi les éléments suivants, quel(s) est(sont) celui (ceux) en faveur de ce diagnostic ?

A. La présence d'une rhinopharyngite
B. L'âge
C. Le début brutal
D. Un contage familial
E. La mauvaise prise alimentaire

Q5. La radio du thorax montre une opacité systématisée du lobe supérieur droit avec un bronchogramme aérien. Quel bilan réalisez-vous ?

A. Ionogramme sanguin
B. Antigène légionelle dans les urines
C. Hémocultures
D. PCR pneumocoque sur les sécrétions nasopharyngées
E. Bilan hépatique

Q6. Le bilan sanguin montre les résultats suivants : hémoglobine 115 g/L, leucocytes 20 G/L avec 75 % de polynucléaires neutrophiles, plaquettes 400 G/L, CRP 250 mg/L, natrémie 129 mmol/L, potassium 3,7 mmol/L, urée 1,5 mmol/L, créatinine 30 micromoles/L. Quels éléments physiopathologiques participent vraisemblablement à cette hyponatrémie ? (une ou plusieurs réponses exactes)

A. Déshydratation extracellulaire
B. Sécrétion d'hormone antidiurétique
C. Perfusion non adaptée
D. Insuffisance surrénale
E. Glomérulonéphrite post pneumoccocique

Q7. Vous évoquez une hyponatrémie aiguë dans un contexte de possible déshydratation extracellulaire et de sécrétion d'ADH

compliquant une pneumonie aiguë.
Vous mettez en place une perfusion adaptée aux troubles ioniques.
Parmi les propositions suivantes, quelle antibiothérapie proposez-vous ?

A. Amoxicilline *per os*
B. Amoxicilline intraveineux
C. Macrolide *per os*
D. Céfotaxime intraveineux
E. Bithérapie amoxicilline et macrolide

Q8. Vous avez débuté un traitement par amoxicilline 90 mg/kg/j par voie intraveineuse. 72 heures plus tard, le nourrisson reste toujours fébrile à 39,5 °C.
Vous réalisez une radio du thorax, interprétez les images que vous voyez.

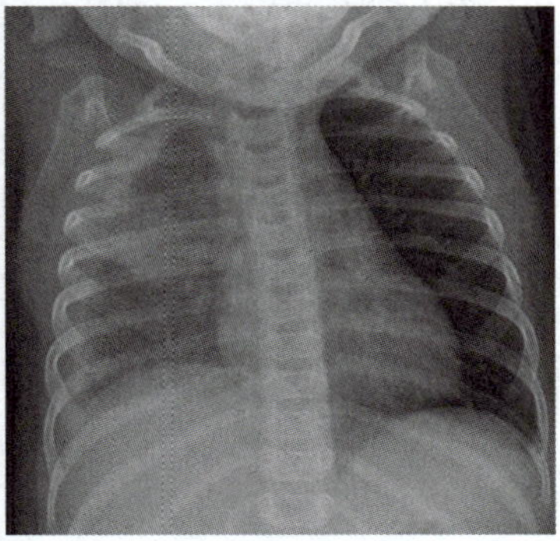

A. Cliché fait en position couchée
B. Incidence strictement de face
C. Présence d'un épanchement pleural liquidien droit
D. Présence d'une opacité péri-hilaire droite
E. Élargissement anormal du médiastin supérieur

Q9. Vous portez le diagnostic de pleurésie purulente et adaptez votre antibiothérapie. Quel(s) germe(s) doit ou doivent être couverts par cette antibiothérapie ?

A. *Streptococcus pneumoniae*
B. *Mycoplasma pneumoniae*
C. *Staphylococcus aureus*
D. *Streptococcus pyogenes*
E. *Haemophilus* non typable

Q10. L'évolution est favorable sous antibiothérapie et l'enfant sort d'hospitalisation 7 jours plus tard.
Il revient aux urgences à l'âge de 9 mois pour toux avec fièvre à 38,2 °C et gêne respiratoire. Les parents vous signalent qu'il a présenté une toux fébrile à l'âge de 7 mois traitée par antibiothérapie *per os*.
La prise de poids entre 6 et 9 mois a été de 750 g.
À l'auscultation vous entendez des sibillants bilatéraux.
Vous réalisez une radio de thorax qui montre un foyer systématisé du lobe inférieur gauche avec bronchogramme aérien. Devant cette récidive, quelle(s) est(sont) la(les) cause(s) à évoquer ?

A. Asthme du nourrisson
B. Déficit immunitaire
C. Corps étranger intra-bronchique
D. Malformation pulmonaire congénitale
E. Mucoviscidose

Q11. Quel(s) examen(s) complémentaire(s) effectuez-vous chez cet enfant ?

A. Explorations fonctionnelles respiratoires
B. Scanner thoracique
C. Endoscopie bronchique
D. Enquête immunitaire
E. PH-métrie

Q12. Pour l'exploration d'un déficit immunitaire, quel bilan de première intention effectuez-vous ?

A. Dosage pondéral des immunoglobulines
B. Phénotypage lymphocytaire
C. Sérologies post-vaccinales
D. Exploration des voies du complément
E. Dosage des IgE

Q13. Pour explorer la possibilité d'un déficit immunitaire, le bilan comprend un dosage pondéral des immunoglobulines et des sérologies post-vaccinales. La numération formule sanguine était normale.
Voici les résultats disponibles à ce stade : IgG 1 g/L (N 3,3-6,2), IgA 0,2 g/L (N 0,2-0,8), IgM 0,7 g/L (0,5-1,3).
Les sérologies post-vaccinales révèlent un défaut de production d'anticorps spécifiques.
Quel diagnostic vous semble le plus probable ? (une seule réponse attendue)

A. Déficit immunitaire commun variable
B. Déficit immunitaire combiné
C. Déficit immunitaire combiné sévère
D. Déficit en CD40 ligand
E. Absence de déficit immunitaire

Q14. Vous confirmez le diagnostic de déficit immunitaire commun variable.
Le calendrier vaccinal ayant été respecté jusqu'à l'âge de 9 mois, quel(s) est (sont) le(s) vaccin(s) indiqué(s) chez cet enfant pour les 6 prochains mois ?

A. Rougeole-oreillons-rubéole
B. Pneumococcique polyosidique
C. Méningococcique C
D. Varicelle
E. Hépatite B

Dossier 15

Items 74, 103, 115, 128, 337, 338

Énoncé

(Corrigé p. 772)

Une femme de 43 ans est hospitalisée au service des urgences pour une épaule gauche douloureuse depuis un malaise d'origine indéterminée avec perte de connaissance. Le malaise serait survenu la veille. Ce n'est que devant l'impotence fonctionnelle de l'épaule qu'elle se déplace aux urgences. L'examen clinique objective une luxation de l'épaule gauche. L'état cutané général est médiocre avec de multiples dermabrasions et quelques hématomes sur les membres. Sa situation sociale est précaire. Elle dit ne prendre aucun médicament. L'ECG réalisé ne met pas en évidence d'anomalie de la conduction.

Q1. Parmi les propositions suivantes concernant l'étiologie du malaise, laquelle (lesquelles) vous apporterai(en)t une information discriminante ?

A. Un retour lent à la conscience
B. Une morsure du bord latéral de langue
C. Une perte d'urine
D. La localisation des hématomes des membres
E. Une douleur abdominale

Q2. La luxation est prise en charge de façon orthopédique. Vous l'hospitalisez pour surveillance et bilan du malaise. La première nuit d'hospitalisation est difficile avec déambulation constante. Le lendemain matin, une agitation est constatée par le personnel et elle a arraché sa perfusion. Elle n'en voit pas l'intérêt et veut quitter l'établissement.
Vous constatez un tremblement des membres supérieurs lors du maintien de l'attitude. L'examen objectif (difficile eu égard à la faible coopération de la patiente) semble normal à l'exception d'une abolition des réflexes achilléens. L'interrogatoire est difficile ; spontanément son discours est décousu et peu cohérent.
Parmi les propositions suivantes concernant votre orientation diagnostique sur son état actuel, laquelle(lesquelles) est(sont) compatible(s) avec ce tableau ?

A. Pré délirium tremens
B. État de mal épileptique
C. Confusion mentale
D. Syndrome parkinsonien
E. Ictus amnésique

Q3. Quel(s) examen(s) complémentaire(s) biologique(s) effectuez-vous à ce stade pour avancer sur le contexte étiologique de cette patiente ?

A. Numération formule sanguine
B. Transaminases
C. Glycémie
D. Natrémie
E. Vitesse de sédimentation

Q4. La patiente reste agitée et peu compliante. À ce stade les résultats biologiques montrent un volume globulaire moyen (VGM) à 114 µm3(N < 100), des TGO (aspartame aminotransférase) à 155 (N < 40), TGP (alanine aminotransférase) à 63 (N < 40), une éthylémie nulle et une natrémie à 134 mmol/L.
Quel examen non biologique doit être effectué à ce stade et dans la journée ? (une seule réponse attendue)

A. Scanner cérébral
B. Écho-doppler des troncs supra-aortiques
C. Électroencéphalogramme
D. Électroneuromyogramme
E. Échographie abdominale

Q5. Le scanner cérébral met en évidence une atrophie diffuse et significative pour l'âge. Un électroencéphalogramme est réalisé mais est artéfacté par les mouvements de la patiente et ne permet pas d'interprétation fiable.
Parmi les propositions suivantes quelle(s) thérapeutique(s) mettez-vous en place à ce stade ?

A. Hydratation à base de sérum glucosé
B. Antibiothérapie anti-staphylocoque

C. Neuroleptique par voie parentérale
D. Supplémentation vitaminique
E. Benzodiazépine par voie parentérale

Q6. De façon concomitante à la pose de la voie veineuse, elle présente une perte de connaissance avec une période d'hypertonie généralisée puis de mouvements des 4 membres. Elle reçoit une benzodiazépine intraveineuse. Le réveil est progressif. Dans les heures qui suivent, la confusion et l'agitation se majorent ; la patiente est couverte de sueurs, elle tient des propos incohérents. La tension artérielle est à 180/110 mmHg. La fréquence cardiaque est à 110/min. La température est à 38,5 °C. L'examen clinique est difficile mais ne retrouve aucun signe évident de focalisation neurologique.
Parmi les propositions diagnostiques suivantes, laquelle(lesquelles) est(sont) exacte(s) ?

A. Bouffée délirante aiguë
B. Épilepsie généralisée idiopathique
C. Encéphalopathie toxique
D. Crise épileptique symptomatique
E. Délirium tremens

Q7. L'évolution clinique sous traitement est partiellement favorable. La patiente est moins agitée mais la confusion persiste. Vous avez contacté son médecin traitant qui confirme une consommation d'alcool importante et quotidienne, un tabagisme actif et sa précarité sociale.
En mettant la patiente en orthostatisme, la station debout vous apparaît très instable et la marche est impossible sans l'aide d'un tiers. Lors de l'examen vous notez un nystagmus multidirectionnel et une limitation bilatérale de l'abduction des yeux.
Parmi les hypothèses diagnostiques suivantes, laquelle(lesquelles) est(sont) compatible(s) avec le tableau clinique ?

A. Sclérose combinée de la moelle
B. Encéphalite herpétique
C. Encéphalite paranéoplasique
D. Encéphalopathie de Gayet-Wernicke
E. État de mal épileptique à expression confusionnelle

Q8. Vous évoquez le diagnostic d'encéphalopathie de Gayet-Wernicke. D'une manière générale, concernant le ou les mécanisme(s) physiopathologique(s) qui pourrai(en)t expliquer ou majorer les symptômes de cette pathologie, quelle(s) proposition(s) est(sont) exacte(s) ?

A. Apport récent de sérum glucosé isolé
B. Présence d'anticorps spécifiques
C. Déficit en thiamine (vitamine B1)
D. Déficit en cobalamine (vitamine B12)
E. Apports alimentaires insuffisants

Q9. Une IRM cérébrale est réalisée. Quelle est la séquence présentée ci-dessous ?

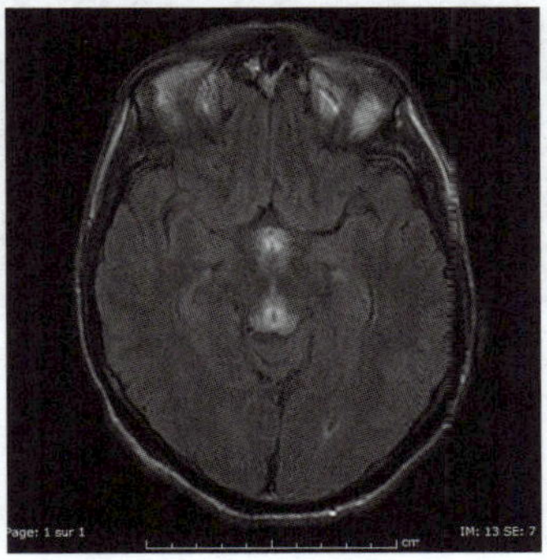

A. Diffusion
B. T2 FLAIR
C. T2
D. T1 avec injection de gadolinium
E. TOF (Time Of Flight) (Angio-IRM)

Q10. Parmi les propositions suivantes concernant cette IRM, quelle(quelles) est(sont) la(les) anomalie(s) visible(s) ?

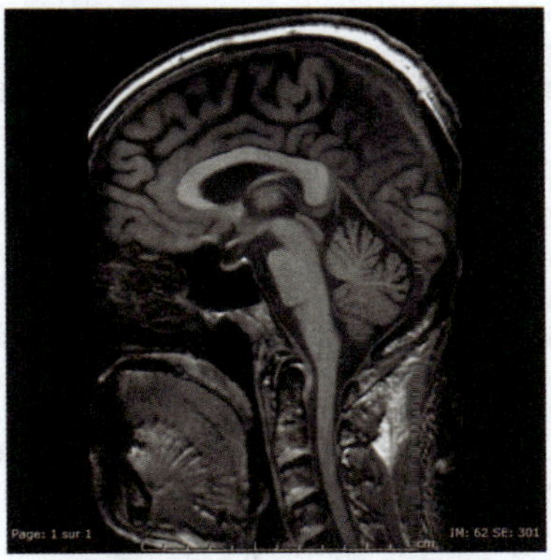

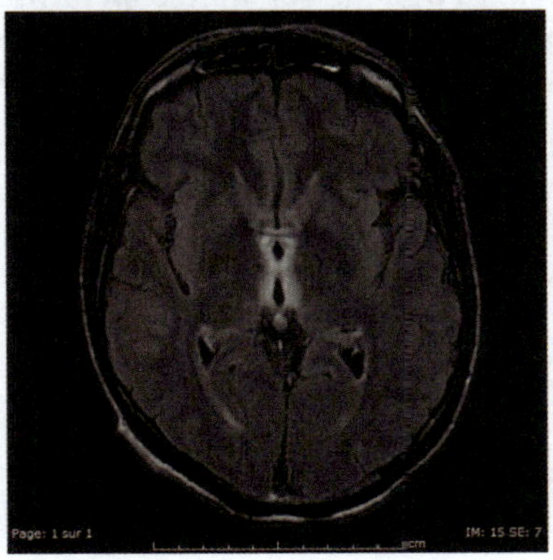

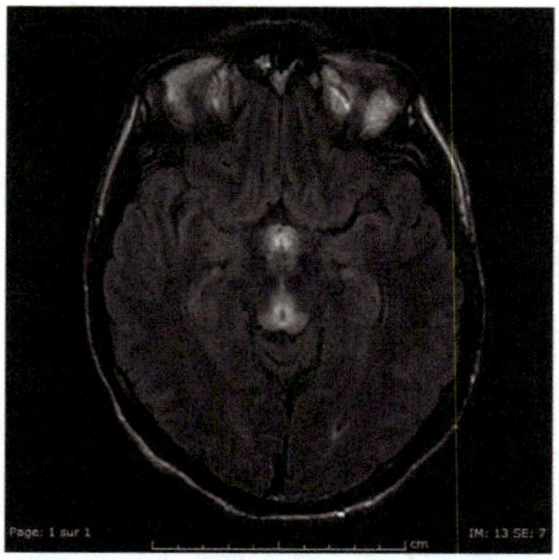

A. Atteinte des thalami médiaux
B. Hypersignal en périphérie du troisième ventricule
C. Hypersignal périaqueducal
D. Lésion protubérantielle
E. Atteinte de la substance blanche

Q11. Vous avez posé un diagnostic d'encéphalopathie de Gayet-Wernicke. Parmi les propositions suivantes concernant le traitement, laquelle mettez-vous en place dès à présent ?
A. Perfusion de soluté hypertonique
B. Antiépileptique par voie intraveineuse
C. Antiagrégant plaquettaire
D. Supplémentation en vitamine B1 par voie intraveineuse
E. Benzodiazépine par voie parentérale

Q12. L'évolution clinique est favorable après trois semaines d'hospitalisation. Elle a donc présenté des complications neurologiques d'un éthylisme chronique. Les paramètres biologiques sont normalisés hormis le VGM à 104 µm^3. Elle vous semble avoir bien compris la nécessité d'un sevrage définitif et total. Elle garde un bilan neuropsychologique anormal pour son âge avec quelques troubles visuo-spatiaux, du jugement et de la mémoire de travail. La marche est limitée en termes de périmètre, précautionneuse avec élargissement du polygone de sustentation, et tendance à l'accrochage de l'avant-pied. Quelle(s) est (sont) votre (vos) hypothèse(s) pour expliquer les troubles de la marche présentés par cette patiente ?
A. Apraxie à la marche
B. Syndrome cérébelleux statique
C. Syndrome lacunaire
D. Polyneuropathie
E. Myopathie alcoolique

**Q13. Vous avez pu recueillir quelques informations sociales : la patiente vit seule, n'a pas de parent proche, est au chômage depuis 9 mois.
Concernant la prise en charge médico-sociale, quelle(s) démarche(s) allez-vous engager ?**
A. Demande d'attribution d'allocation adulte handicapé
B. Suivi par l'assistante sociale de secteur
C. Proposition d'une mesure de protection juridique
D. Demande d'affection longue durée auprès de la Sécurité sociale
E. Suspension temporaire du permis deconduire

**Q14. Vous n'avez plus de nouvelles de cette patiente. Six mois plus tard, votre collègue psychiatre vous téléphone à son sujet. Elle est prise en charge aux urgences psychiatriques pour « délire ».
Vous allez la voir et constatez un raisonnement apparemment normal mais vous êtes étonné(e) par sa familiarité. Elle présente d'importants troubles de la mémoire prédominants sur les faits récents mais aussi sur les faits plus anciens. La patiente vous sollicite de façon répétée sur son devenir immédiat alors que vous avez déjà répondu à plusieurs reprises à cette même question.
Parmi les propositions diagnostiques suivantes, laquelle est exacte ?**
A. Ivresse aiguë
B. Syndrome de Korsakoff
C. Encéphalite paranéoplasique
D. Démence vasculaire
E. État de mal épileptique à expression confusionnelle

Q15. Parmi les propositions suivantes, quel(s) est(sont) l'(les) argument(s) sémiologique(s) qui caractérise(nt) un syndrome de Korsakoff ?
A. Troubles oculomoteurs
B. Rires et pleurs spasmodiques
C. Amnésie antérograde
D. Fabulations
E. Fausses reconnaissances

Dossier 16

Items 85, 328

Énoncé

(Corrigé p. 783)

Une femme âgée de 72 ans se présente aux urgences pour une épistaxis qui a débuté il y a quelques jours et s'est interrompue à plusieurs reprises. Depuis ce matin, il n'y a aucune possibilité de l'arrêter, un saignement persiste. La patiente est sous traitement anti-vitamine K pour une arythmie complète par fibrillation atriale paroxystique avec des contrôles réguliers de l'INR.

Q1. Après avoir rapidement recueilli les antécédents et les circonstances de survenue de l'épistaxis, quel(s) est (sont) le(s) geste(s) que vous pratiquez rapidement ?

A. Évacuation des caillots par mouchage
B. Compression nasale digitale durant dix minutes
C. Mise en place d'une voie veineuse
D. Prélèvements pour détermination du groupe sanguin
E. Évaluation de la présence d'une hémorragie postérieure par un examen pharyngé

Q2. Concernant la vascularisation des cavités nasales, quelle(s) est (sont) le(s) réponse(s) exacte(s) ?

A. Des branches de l'artère carotide interne vascularisent le cornet inférieur
B. La vascularisation provient principalement des branches de l'artère carotide externe
C. La principale artère est l'artère sphénopalatine
D. L'artère ethmoïdale antérieure est la branche terminale de la carotide externe
E. L'artère faciale participe à la vascularisation des cavités nasales

Q3. Quel(s) est (sont) le(s) élément(s) que vous recherchez à l'interrogatoire ?

A. Le caractère uni ou bilatéral du saignement
B. Un antécédent de perforation du septum nasal
C. La date et la valeur du dernier INR
D. Le côté par lequel l'épistaxis a débuté
E. L'abondance de l'épistaxis

Q4. À l'examen clinique, la patiente est pâle et en sueurs. L'épistaxis est à la fois antérieure et postérieure. La pression artérielle est à 150/95 mmHg avec une fréquence cardiaque régulière à 124/min. La température est à 37,5 °C et la saturation en oxygène à 98 %. Quel(s) est(sont) le(s) élément(s) en faveur d'une épistaxis grave chez cette patiente ?

A. Pâleur
B. Sueurs
C. Fréquence cardiaque
D. Pression artérielle
E. Hémorragie antérieure

Q5. Vous réalisez un prélèvement biologique. Quel(s) est(sont) le(s) paramètre(s) biologique(s) que vous demandez à ce stade ?

A. Ferritine
B. Bilan de coagulation comprenant TP, INR, TCA
C. Groupe Rh, RAI
D. Créatininémie
E. Hémogramme

Q6. Quelques minutes plus tard, la pression artérielle est à 85/55 mmHg et la fréquence cardiaque à 130/min. La patiente présente quelques marbrures au niveau des genoux. Quelle(s) mesure(s) proposez-vous à ce stade ? (une ou plusieurs réponses exactes)

A. Rechercher la cause de l'épistaxis
B. Remplissage vasculaire par sérum salé isotonique
C. Tarir l'hémorragie
D. Introduire de la noradrénaline intraveineuse en perfusion continue
E. Réaliser une artériographie

Q7. Le remplissage vasculaire a permis de stabiliser l'hémodynamique. Les marbrures ont disparu. Vous souhaitez localiser l'origine de l'épistaxis au niveau des cavités nasales. Quelle(s) est (sont) le(s) étape(s) nécessaires à la localisation du saignement ? (une ou plusieurs réponses exactes)

A. Vous faites moucher la patiente pour évacuer les caillots
B. Vous introduisez une mèche imprégnée de vasoconstricteur local dans la cavité nasale hémorragique
C. Vous explorez la cavité nasale dans sa globalité
D. Vous réalisez une artériographie
E. Vous demandez un scanner non injecté du massif facial

Q8. La patiente est calme et après votre examen endonasal, vous observez un saignement unilatéral provenant de la tache vasculaire. L'INR est à 2,5. Le reste du bilan est en attente. Quelle(s) est (sont) la (les) option(s) possible(s) pour tarir l'hémorragie ?

A. Mise en place d'une sonde à double-ballonnet
B. Cautérisation électrique première des vaisseaux hémorragiques
C. Prescription de vitamine K intraveineuse
D. Le retour à domicile sera autorisé en l'absence de récidive de l'épistaxis après une surveillance de quelques heures
E. Tamponnement postérieur avec une mèche grasse

Q9. Vous avez réalisé une cautérisation de la tache vasculaire. Malgré cela l'épistaxis persiste. Vous observez un saignement important sans pouvoir localiser l'origine exacte. Quelle est votre attitude immédiate ? (une seule réponse exacte)

A. Tamponnement antérieur avec une mèche grasse ou un tampon hémostatique
B. Tamponnement antéro-postérieur par une sonde à double ballonnet
C. Arrêt des antivitamines K
D. Ligature des artères ethmoïdales
E. Artériographie avec embolisation sélective

Q10. Malgré un tamponnement antérieur bien réalisé, vous observez une récidive précoce de l'épistaxis. Quelle est votre attitude ? (une réponse exacte)

A. Artériographie avec embolisation sélective
B. Ligature endonasale de l'artère sphénopalatine
C. Ligature de l'artère ethmoïdale antérieure
D. Ligature de l'artère ethmoïdale postérieure
E. Tamponnement antéro-postérieur par une sonde à double ballonnet

Q11. Vous avez réussi à tarir l'épistaxis, et vous décidez de rechercher l'étiologie. Concernant l'épistaxis « symptôme », quel(s) est(sont) le(s) diagnostic(s) que vous pouvez évoquer ?

A. Perforation septale
B. Complication d'une chirurgie endonasale
C. Cause tumorale
D. Maladie de Willebrand
E. Maladie de Rendu-Osler

Q12. Concernant l'épistaxis d'origine générale (« épistaxis épiphénomène »), quel(s) est(sont) le(s) diagnostic(s) que vous pouvez évoquer ?

A. Une thrombopathie
B. Une hémophilie
C. Une granulomatose avec polyangéite
D. Un purpura rhumatoïde
E. Une HTA à 250/120 mmHg

Q13. Au cours du bilan étiologique, vous demandez un scanner des sinus.

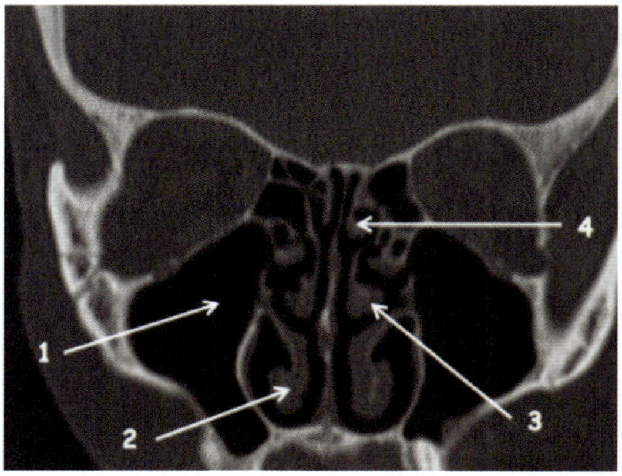

Sur cette coupe coronale tomodensitométrique des sinus, quelle(s) est (sont) la (les) proposition(s) exacte(s) ?

A. 1 représente le sinus maxillaire droit
B. 2 représente le cornet inférieur droit
C. 3 représente le cornet moyen gauche
D. 4 représente une masse tumorale
E. 4 représente le cornet postérieur gauche

Dossier 17

Items 73, 199, 200, 201, 205, 354

Énoncé

(Corrigé p. 791)

Vous voyez en consultation une femme de 61 ans, infirmière de nuit dans un service de pneumologie. Elle a dans ses antécédents un tabagisme débuté à l'âge de 18 ans et encore poursuivi avec une consommation actuelle de plus d'un paquet de 20 cigarettes par jour. Elle fume la même quantité depuis au moins les 25 dernières années. Il y a 18 mois, elle a présenté une douleur thoracique qui a permis de découvrir une sténose coronarienne ayant nécessité la pose d'un stent. Elle n'avait pas de suivi médical avant cet épisode. À cette période, une hypercholestérolémie et une hypertension artérielle ont également été dépistées. Depuis, elle reçoit comme traitement un antiagrégant, un bêtabloquant cardio-sélectif, une statine et un inhibiteur de l'enzyme de conversion.

Q1. Elle consulte pour une toux plutôt sèche évoluant depuis 3 mois. Cette toux est devenue très invalidante et la réveille la nuit. Vous évoquez la possibilité d'une toux aux inhibiteurs de l'enzyme de conversion (IEC). Parmi les réponses suivantes, laquelle (lesquelles) est (sont) exacte(s) concernant la toux aux IEC ?

A. Elle contre-indique les inhibiteurs de l'angiotensine II
B. Elle est dépendante de la dose utilisée
C. Elle peut toucher 5 % voire plus des patients traités par IEC
D. Elle est lié à un effet de classe
E. Elle survient habituellement au décours d'un épisode infectieux

Q2. Vous arrêtez son IEC et le remplacez par un inhibiteur de l'angiotensine II. La toux diminue en quelques jours et va disparaître en moins de 15 jours. Elle n'a pas d'expectoration. La patiente se plaint néanmoins d'une gêne à l'effort avec une sensation d'essoufflement à la marche à plat rapide et quand elle monte une pente légère, ce qu'elle a constaté depuis plusieurs mois lorsqu'elle rentre à son domicile. Vous cotez dans son dossier médical sa dyspnée par l'échelle de dyspnée chronique de la mMRC modifiée (échelle modifiée du Medical Research Council). Cette échelle évalue l'impact des activités physiques sur la dyspnée. Quel est le stade mMRC de cette patiente ?

A. Stade 0
B. Stade 1
C. Stade 2
D. Stade 3
E. Stade 4

Q3. Vous examinez la patiente. L'auscultation cardiaque est normale. L'auscultation pulmonaire trouve une diminution diffuse du murmure vésiculaire sans sibilant ni crépitant. Les vibrations vocales sont transmises. La percussion du thorax est globalement tympanique. Il n'y a pas de signe d'insuffisance cardiaque ni droite ni gauche. Elle pèse 44 kg et mesure 1,55 m. Quel(s) signe(s) clinique(s) témoigne(nt) d'une distension thoracique ?

A. Signe de Hoover
B. Œdème en pèlerine
C. Lèvres cyanosées
D. Thorax en tonneau
E. Hippocratisme digital

Q4. Vous réalisez une spirométrie dont voici le compte rendu. Parmi la (les) proposition(s) suivante(s), laquelle (lesquelles) est (sont) exacte(s) :

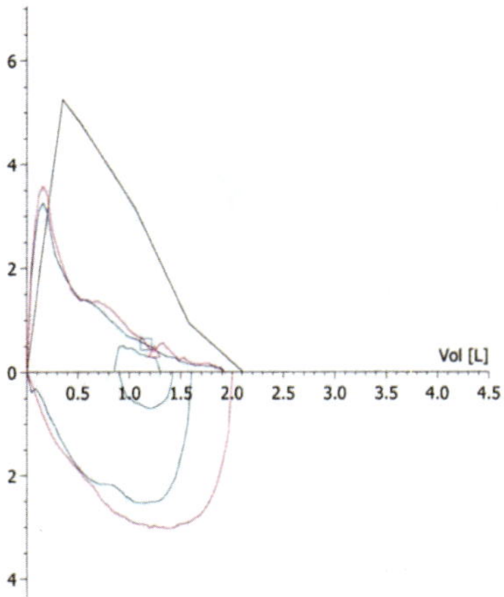

Substance		Mesuré	Théo	Limite	% Théo	Post-ventoline	% Post/pré
CVF	[L]	1,90	2,10	1,40	91	1,89	-1
VEMS	[L]	1,16	1,72	1,10	67	1,20	4
VEMS/CVL	[%]	53	75	65	70		
VEMS/CVF	[%]	61				64	5
DEP	[L/s]	3,25	5,26	3,78	62	3,57	10
DEM 75	[L/s]	1,48	4,79	2,58	31	1,47	-1
DEM 50	[L/s]	0,71	3,16	1,35	22	0,90	27
DEM 25	[L/s]	0,27	0,94	-0,19	29	0,30	11
DEM 25/75	[L/s]	0,58	2,41	1,02	24	0,69	18

A. Vous pouvez affirmer l'existence d'un syndrome obstructif
B. La CVL est supérieure à la CVF
C. Il existe une absence de réversibilité significative
D. Vous pouvez affirmer une insuffisance respiratoire chronique
E. Vous pouvez affirmer une distension thoracique

Q5. Vous complétez les examens par une radiographie pulmonaire de face et des épreuves fonctionnelles respiratoires (EFR) plus complètes.

Substance		Mesuré	Théo	Limite	% Théo	Post-ventoline	% Post/pré
Volume pulmonaire							
CVL	[L]	2,19	2,21	1,53	99		
VGT	[L]	4,35	2,54	1,72	171		
VR Pletch	[L]	3,53	1,96	1,38	180		
CPT	[L]	5,72	4,44	1,45	129		
VR/CPT	[%]	62	43	34	142		
Courbes débit volumes							
CVF	[L]	1,90	2,10	1,40	91	1,89	-1
VEMS	[L]	1,16	1,72	1,10	67	1,20	4
VEMS/CVL	[%]	53	75	65	70		
VEMS/CVF	[%]	61				64	5
DEP	[L/s]	3,25	5,26	3,78	62	3,57	10
DEM 75	[L/s]	1,48	4,79	2,58	31	1,47	-1
DEM 50	[L/s]	0,71	3,16	1,35	22	0,90	27
DEM 25	[L/s]	0,27	0,94	-0,19	29	0,30	11
DEM 25/75	[L/s]	0,58	2,41	1,02	24	0,69	18
Résistances - pressions							
sRaw	[cmH20*s]	21,66	9,81		221	21,60	
GRaw	[1/cmH20*s]	0,05	0,10		45	0,05	
Diffusion en apnée							
DLCO SB	[ml/min/mmHg]	6,2	19,1	13,4	33		
DLCOc SB	[ml/min/mmHg]	6,2	19,1	13,4	33		
DLCO/VA	[ml/min/mmHg/L]	1,47	4,31	2,70	34		
DLCOc/VA	[ml/min/mmHg/L]	1,47	4,31	2,70	34		
VA	[L]	4,23	4,29	3,30	99		

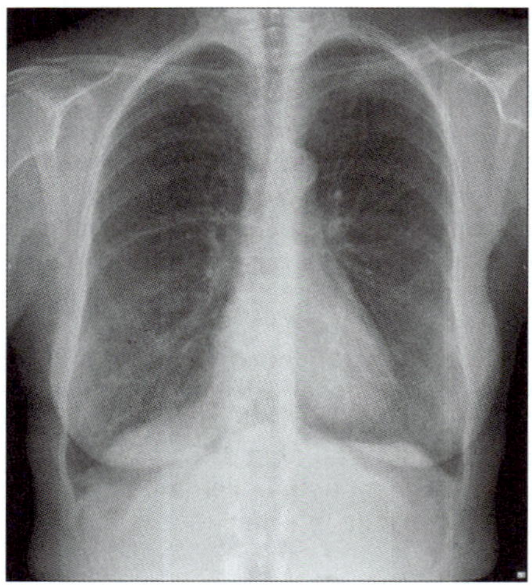

En tenant compte de l'histoire clinique, de l'examen clinique, de l'imagerie et des EFR, il est vrai que :

A. Vous pouvez affirmer une insuffisance respiratoire chronique
B. Vous pouvez affirmer une distension thoracique
C. Vous évoquez une BPCO
D. Vous suspectez un emphysème
E. Vous prescrivez une oxygénothérapie delongue durée

Q6. Étant donné la distension thoracique clinique, la distension thoracique sur la radiographie de poumon avec un aplatissement des coupoles diaphragmatiques et les EFR vous retenez le diagnostic de BPCO, vraisemblablement

en rapport avec un emphysème, ce d'autant qu'il y a une atteinte de la diffusion. Vous expliquez à la patiente que cette maladie est directement liée au tabagisme et que l'arrêt du tabac va être indispensable. Vous évaluez sa dépendance pharmacologique/nicotinique par l'intermédiaire du test de Fagerström. Quel(s) élément(s) est (sont) en faveur d'une dépendance pharmacologique forte ?

A. Inhaler complètement la fumée
B. Fumer du tabac brun
C. Fumer plus de 30 cigarettes par jour
D. Fumer une cigarette dès le réveil
E. Rouler soi-même ses cigarettes

Q7. **Après avoir évalué sa consommation de tabac et réalisé un entretien motivationnel, vous constatez que la patiente est motivée pour totalement arrêter de fumer. Elle a une dépendance pharmacologique à la nicotine importante avec la première cigarette fumée dans les 5 min après le réveil et encore entre 21 et 30 cigarettes par jour. Elle ne consomme pas d'autres produits psychoactifs. Vous lui prescrivez dans un premier temps des substituts nicotiniques sous forme orale. Quelle(s) est (sont) la (les) proposition(s) exacte(s) ?**

A. Il faudra lui prescrire une dose de 10 mg par jour de nicotine
B. Il n'existe aucune prise en charge ni remboursement
C. Les substituts nicotiniques ont peu d'effets secondaires
D. Les substituts nicotiniques sont plus efficaces qu'un placebo en cas de dépendance physique
E. Les substituts nicotiniques sont prescrits dans son cas hors AMM en raison des antécédents cardio-vasculaires

Q8. **La patiente va réussir à s'arrêter de fumer du jour au lendemain, et ce, en partie grâce aux substituts nicotiniques que vous allez pouvoir arrêter très progressivement. Elle n'a jamais présenté jusqu'alors d'épisode aigu d'aggravation de sa maladie respiratoire. Dans le cadre du traitement de sa BPCO, quelle(s) mesure(s) d'accompagnement de la prise en charge pharmacologique allez-vous mettre en place ?**

A. Arrêt de travail
B. Conseils d'activité physique
C. Régime pauvre en sel
D. Éviction du latex
E. Vaccinations anti-grippale annuelle et anti-pneumococcique

Q9. **Vous réalisez les vaccinations nécessaires. Concernant ses traitements médicamenteux, quelle(s) est (sont) la (les) proposition(s) exacte(s) ?**

A. Vous contre-indiquez son traitement bêtabloquant
B. Vous prescrivez un bronchodilatateur de courte durée d'action à la demande
C. Vous prescrivez un bronchodilatateur delongue durée d'action en une ou deux prises par jour
D. Vous prescrivez un corticostéroïde inhalé dans le cadre d'une association fixe
E. Vous prescrivez des diurétiques de l'anse à dose modérée

Q10. **Malgré les traitements mis en place, la patiente présente toujours une dyspnée de stade I de la mMRC. Vous envisagez une réhabilitation respiratoire. Concernant cette dernière, son efficacité a été démontrée sur :**

A. La capacité d'exercice
B. La consommation de soins
C. La dyspnée
D. La qualité de vie
E. Le VEMS

Q11. **La patiente a tiré grand bénefice de la réhabilitation respiratoire. Deux ans plus tard, elle est en retraite et vient vous revoir en consultation car elle se sent beaucoup plus essoufflée depuis quelques jours alors que son état était tout à fait stable jusqu'alors. Cette majoration de la dyspnée est associée à la réapparition d'une toux et d'expectorations purulentes. Vous suspectez une exacerbation de sa BPCO.**
Quelle(s) est (sont) la (les) proposition(s) exacte(s) ?

A. La majorité des exacerbations de la BPCO est d'origine infectieuse (virale, bactérienne, ou mixte)
B. La première exacerbation n'est habituellement pas grave
C. Le diagnostic d'exacerbation repose sur la majoration de la dyspnée, de la toux et/ou de l'expectoration
D. Le principal argument en faveur d'une infection bactérienne est la purulence de l'expectoration
E. Les bactéries le plus souvent en cause sont *Haemophilus influenzae*, *Pseudomonas aeruginosa* et *Moraxella catarrhalis*

Q12. Elle est admise aux urgences du centre hospitalier. L'infirmière qui la prend en charge vous appelle car elle est inquiète. Vous retrouvez à l'examen clinique une respiration abdominale paradoxale. Concernant la respiration abdominale paradoxale, quelle(s) est(sont) la(les) réponse(s) vraie(s) ?

A. Elle se définit comme le recul de la paroi antérieure de l'abdomen lors de l'inspiration en lieu et place de l'expansion abdominale attendue
B. Il s'agit d'une expiration abdominale active
C. Sa présence indique l'absence de participation du diaphragme à la ventilation qui est alors prise en charge par les muscles inspiratoires extra-diaphragmatiques
D. Sa constatation impose l'admission de la patiente dans une structure où une assistance ventilatoire peut être mise en place sans délai
E. Sa présence fait craindre la survenue d'une défaillance à court terme

Q13. Vous allez immédiatement transférer la patiente en soins intensifs respiratoires. La radiographie thoracique ne trouve pas de foyer infectieux ni de pneumothorax. L'analyse des gaz du sang en air ambiant montre un pH à 7,35, une PaO_2 à 50 mmHg et une $PaCO_2$ à 48 mmHg, HCO3- à 26 mmol/L.
Quel(s) traitement(s) allez-vous mettre en place ?

A. Des bronchodilatateurs en nébulisation
B. Une antibiothérapie systématique
C. Une kinésithérapie respiratoire
D. Une oxygénothérapie avec un débit d'oxygène titré afin d'obtenir une saturation pulsée en oxygène (SpO_2) comprise entre 88 % et 92 %
E. Une corticothérapie systémique de 3 semaines

Q14. L'évolution est favorable avec le traitement mis en place sans nécessité de ventilation mécanique. Elle peut sortir d'hospitalisation 8 jours plus tard. Elle retrouve progressivement son état habituel. Vous la revoyez 6 mois plus tard car elle vient de présenter quelques crachats de sang pur lors d'un effort de toux. Elle n'a pas d'autre symptôme par ailleurs. Sa dyspnée n'est pas majorée.
Quelle(s) est (sont) la (les) proposition(s) exacte(s) ?

A. Dans le contexte de cette patiente il faut éliminer jusqu'à preuve du contraire un cancer bronchique
B. L'administration de vitamine K doit être réalisée en urgence de principe
C. La prise de l'antiagrégant peut être la cause de l'hémoptysie dans ce contexte de BPCO
D. La tomodensitométrie thoracique injectée avec temps artériel est l'examen clé et sera réalisée si possible avant même une endoscopie bronchique
E. Malgré la bonne tolérance, la prise en charge doit être considérée comme une urgence

Dossier 18

Items 92, 193, 196

Énoncé

(Corrigé p. 804)

Un patient de 37 ans, mécanicien, souffre d'une douleur du milieu du dos depuis 2 mois. Il présente des difficultés d'endormissement et la douleur le réveille en deuxième partie de nuit. Les douleurs s'améliorent après une heure d'activité le matin alors que le repos allongé ne le soulage pas. Ses antécédents sont : une hypertension artérielle, un tabagisme actif à 20 paquets-année, un ulcère gastrique perforé il y a deux ans, une allergie à la pénicilline et un eczéma dans l'enfance. Il courait jusqu'alors régulièrement, deux fois une heure par semaine.

Q1. Quel(s) élément(s) cherchez-vous à l'interrogatoire sur ces douleurs pour avancer dans vos hypothèses diagnostiques ?

A. Irradiation en ceinture
B. Association à des céphalées
C. Diminution lors des repas
D. Mode d'appartition aigu ou progressif
E. Amélioration par l'élévation des bras

Q2. Chez ce patient, quelle(s) étiologie(s) devez-vous évoquer ?

A. Cancer bronchique
B. Spondyloarthrite
C. Dissection de l'aorte thoracique
D. Séquelle d'épiphysite vertébrale de croissance
E. Ulcère duodénal

Q3. La douleur s'est installée progressivement sur deux mois. Quel(s) élément(s) oriente(nt) vers le caractère inflammatoire de la douleur chez ce patient ?

A. Persistance malgré le repos
B. Réveil nocturne
C. Difficulté d'endormissement
D. Aggravation progressive de la douleur
E. Amélioration après une heure d'activité le matin

Q4. À l'examen clinique, la douleur est maximale à la palpation de l'épineuse située en regard des deux pointes de scapula. À quel niveau rachidien correspond cette localisation ?

A. 1re vertèbre thoracique
B. 2e vertèbre thoracique
C. 4e vertèbre thoracique
D. 7e vertèbre thoracique
E. 11e vertèbre thoracique

Q5. Devant cette dorsalgie inflammatoire située au niveau de la 7e vertèbre thoracique, que cherchez-vous en priorité à l'examen clinique ? (une ou plusieurs réponses exactes)

A. Une anomalie de la statique du rachis
B. Une bande d'hypoesthésie
C. Un signe de Hoffman
D. Un signe de Lasègue
E. Une hyperthermie

Q6. Quel(s) examen(s) prescrivez-vous en première intention chez ce patient ?

A. D-dimères
B. PSA
C. TSH
D. CRP
E. NFS

Q7. Il n'y a pas de syndrome inflammatoire et la NFS est sans anomalie. Un ECG réalisé de manière systématique est normal. Pour quelle(s) raison(s) décidez-vous de faire des examens d'imagerie ?

A. La durée d'évolution des symptômes
B. L'âge du patient
C. La localisation des douleurs
D. L'horaire des douleurs
E. L'antécédent d'ulcère

Q8. Chez ce patient présentant une dorsalgie inflammatoire avec un bilan biologique normal, quel examen d'imagerie vous semble le plus pertinent à ce stade ? (une seule réponse attendue)

A. Radiographie thoracique
B. Échographie cardiaque
C. Scanner thoraco-abdomino-pelvien
D. IRM rachidienne
E. Scintigraphie osseuse

Q9. L'IRM de l'ensemble du rachis réalisée rapidement est normale. À la consultation de suivi un mois plus tard, les douleurs dorsales se sont amendées progressivement et spontanément en un mois. Le patient reprend rendez-vous avec vous trois mois plus tard car il présente une douleur du genou droit depuis 2 jours.
Que cherchez-vous à l'examen physique ? (une ou plusieurs réponses exactes)
A. Un clinostatisme
B. Un flessum du genou
C. Un choc rotulien
D. Un réflexe cutané plantaire
E. Une douleur du bord latéral du genou lors de son extension (signe de l'essuie-glace)

Q10. Il existe un choc rotulien du genou droit. Le patient a 37,3 °C de température. Vous vous interrogez sur la réalisation d'une ponction du genou.
Quelle est l'affirmation vraie ?
A. Il faut ponctionner le genou car il existe un épanchement
B. Il ne faut pas ponctionner le genou car la douleur évolue depuis moins de 7 jours
C. Il ne faut pas ponctionner le genou car la température est normale
D. Il ne faut pas ponctionner le genou car le patient est jeune
E. Il ne faut pas ponctionner le genou car il y a un risque d'infecter le genou

Q11. Vous décidez de réaliser une ponction articulaire du genou droit. Quelle(s) est (sont) l'(les) affirmation(s) exacte(s) ?
A. Le patient doit être assis
B. La procédure exige une préparation cutanée antiseptique
C. Une antibiothérapie prophylactique est nécessaire
D. Un examen cytologique du liquide est indispensable
E. Un consentement écrit du patient doit être obtenu avant le geste

Q12. Le liquide de ponction articulaire présente 5500/mm^3 leucocytes. On ne trouve pas de germe à l'examen direct ni après mise en culture. Il n'y a pas de microcristaux. Quelle(s) étiologie(s) est (sont) la (les) plus probable(s) ?
A. Une poussée d'arthrose
B. Une goutte
C. Une spondyloarthrite
D. Un lupus
E. Une ostéonécrose

Q13. Vous suspectez une spondyloarthrite. Que faites-vous pour étayer ce diagnostic ? (une ou plusieurs réponses exactes)
A. Recherche d'une fessalgie à bascule
B. Recherche d'une talalgie
C. Recherche d'un psoriasis familial
D. Recherche d'un antécédent de doigt en « saucisse »
E. Réalisation d'un test aux AINS

Q14. La recherche du gène HLA B27 est positive. Le patient est inquiet et vous pose des questions. Que lui dites-vous ? (une ou plusieurs réponses exactes)
A. La présence du HLA B27 dans le sang est variable au cours de la vie
B. La présence du HLA B27 impose de protéger sa(son) partenaire au cours des rapports sexuels
C. Il faut en effectuer la recherche chez ses enfants
D. Le HLA B27 est présent chez plus de 90 % des patients atteints d'une spondylarthrite ankylosante
E. La grande majorité des sujets HLA B27+ n'auront jamais de spondyloarthrite

Q15. Le patient vous demande des conseils concernant sa prise en charge au long cours. Quelle(s) mesure(s) préconisez-vous ?
A. Régime sans gluten
B. Activité physique régulière
C. Sevrage tabagique
D. Anti-inflammatoires non stéroïdiens en cas de poussée
E. Éviction du lait de vache

Dossier 13

Corrigé

(Énoncé p. 735)

Question 1

Compte tenu des informations déjà disponibles, quel(s) symptôme(s) allez-vous chercher par l'interrogatoire pour orienter le diagnostic ?

A. Présence de ballonnements abdominaux
B. Coloration noire des selles
C. Irradiation des douleurs dans le dos
D. Déclenchement des douleurs par la prise alimentaire
E. Soulagement des douleurs par la prise d'antiacide

Nous sommes donc face à un patient alcoolo-tabagique (32 PA et 9 à 10 unités d'alcool par jour, une bouteille de vin contenant l'équivalent de 7 verres) présentant des douleurs épigastriques évoluant par crises associées à un amaigrissement et des nausées. Le diagnostic le plus probable est la **pancréatite chronique** (irradiation des douleurs dans le dos, déclenchement par la prise alimentaire), mais un **cancer** ou un **ulcère gastrique** peut également expliquer les symptômes (coloration noire des selles, soulagements des douleurs par la prise d'antiacide).

La présence de ***ballonnements abdominaux*** est aspécifique et ne nous oriente vers aucun diagnostic évoqué.

Nouvelles recos

Recommandations de Santé publique France de janvier 2019 sur la consommation alcoolique

Si vous consommez de l'alcool, pour limiter les risques pour votre santé au cours de votre vie, il est recommandé de :

- ne pas consommer plus de **10 verres standard par semaine** et pas plus de **2 verres standard par jour** *quel que soit le sexe* ;
- avoir des ***jours dans la semaine sans consommation.***

Question 2

Les douleurs irradient dans le dos et sont accrues par la prise alimentaire. Les selles ne sont pas noires. Le patient ne prend pas d'anti-acide.
Quels sont ou seraient les éléments en faveur d'une pathologie pancréatique ?
(une ou plusieurs réponses exactes)

A. L'amaigrissement
B. L'irradiation dorsale des douleurs
C. Le déclenchement des douleurs par la prise alimentaire
D. Les nausées
E. Une pâleur conjonctivale

La pathologie pancréatique se caractérise par :

- des douleurs **épigastriques**, **transfixiantes**, irradiant dans le **dos**, déclenchées par la prise **d'alcool** ou par **l'alimentation** ;

- un **amaigrissement** lié à une **appréhension à la prise alimentaire** ou à la **malabsorption** liée à l'insuffisance pancréatique exocrine ;
- des **nausées** et **vomissements** (2e signe retrouvé dans la pancréatite aiguë après la douleur dans > 50 % des cas).

Il peut exister des hémorragies à bas bruit dans la pancréatite chronique calcifiante (Wirsungorragie, rupture hémorragique de pseudokystes, varices cardio-tubérositaires liées à une hypertension portale), mais ***une pâleur conjonctivale*** est plus en faveur d'un ulcère ou d'un cancer.

Les nausées sont cependant aspécifiques et se retrouvent dans quasi toutes les pathologies digestives. Difficile de savoir si cette proposition était à cocher juste…

Pour aller plus loin avec L'ATBC

Complications des pseudokystes
• **Compression** : **thrombose portale** (*compression de la veine porte*), thrombose de la **veine splénique**, **hypertension portale segmentaire**, **vomissements**, **ictère** cholestatique (*VBP*) • **Hémorragie intrakystique** par **pseudo-anévrysme artériel** (*érosion des parois vasculaires par les enzymes pancréatiques*) • **Rupture splénique** (*rare mais classique*) • **Wirsungorragie** (*rare mais classique*) • **Infection**
Les complications des pseudokystes seront, à coup sûr, à la base des questions 13 à 15 d'un dossier de pancréatite chronique. Pensez surtout aux diverses compressions et à l'hémorragie intrakystique (avec sa physiologie particulière de formation d'un pseudo-anévrysme artériel par lyse des parois artérielles).

Question 3

Vous suspectez une pathologie pancréatique chronique.
Vous demandez un bilan biologique qui montre : ASAT 32 UI/L (N < 35) ; ALAT 80 UI/L (N < 35) ; phosphatases alcalines 180 UI/L (N < 110) ; bilirubinémie totale 25 µmol/L ; bilirubinémie conjuguée 15 µmol/L ; créatinine 62 µmol/L ; CRP 5 mg/L. Quel est l'examen complémentaire le plus pertinent à programmer ?

A. Tomodensitométrie abdomino-pelvienne sans et avec injection
B. Échographie du foie et des voies biliaires
C. Cholangiographie rétrograde par voie endoscopique
D. Écho-endoscopie des voies biliaires
E. Cholangiographie IRM

L'examen de référence dans la pancréatite chronique calcifiante est **la tomodensitométrie abdomino-pelvienne sans et avec injection de produit de contraste** : elle permet à la phase non injectée de visualiser les calcifications pancréatiques et à la phase injectée d'évaluer une éventuelle pancréatite aiguë, des pseudokystes ou une hypertension portale. La créatininémie du patient rend possible l'injection.

L'échographie peut être utile pour la détection d'anomalies pancréatiques, mais il s'agit d'un examen opérateur dépendant qui ne visualise pas la totalité du pancréas dans 30 % des cas.

La CPRE est un examen invasif non sans risque (5 % de pancréatite aiguë) réalisée sous anesthésie générale.

L'écho-endoscopie étudie finement l'anatomie des canaux pancréatiques mais est invasive et se réalise sous anesthésie générale.
La cholangio-IRM (= Bili-IRM) est utilisée pour étudier les voies biliaires (cancer des voies biliaires, lithiases).

⚠ Il faut faire la différence entre la cholangiographie-IRM et la ***cholangio-pancréatographie par résonance magnétique (CPRM)*** qui est l'examen de référence pour étudier les canaux pancréatiques.

La biologie du patient retrouve une augmentation des **ALAT**, des **PAL**, de la **bilirubine totale** (N < 20 umol/L) et de la **bilirubine conjuguée** (N < 5 umol/L), le tout suggérant **un sub-ictère à bilirubine conjuguée** (bilirubine entre 20 et 40 umol/L) sur **une probable cholestase**.

Question 4

Vous faites réaliser une tomodensitométrie abdominale dont voici une image :
Les numéros représentent des structures anatomiques. Quelle(s) est(sont) la(les) réponse(s) exacte(s) ?

A. 1 représente la veine porte
B. 2 représente un vaisseau splénique
C. 3 représente une calcification intra-pancréatique
D. 4 représente l'estomac
E. 5 représente le colon gauche

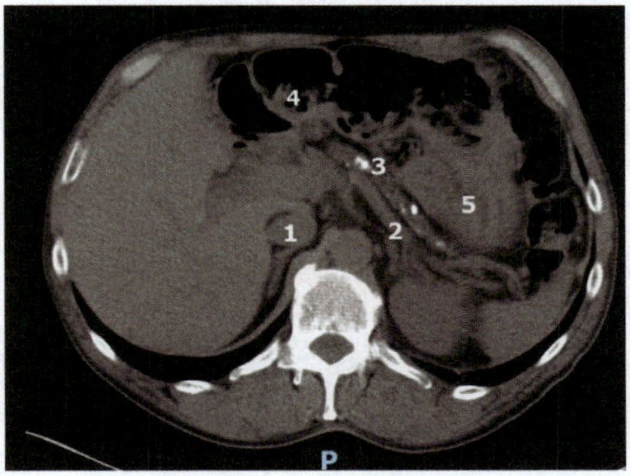

Il s'agit d'un **scanner abdominal non injecté** permettant de mettre en évidence les calcifications intra-pancréatiques.
1 = Veine cave inférieure.
2 = Vaisseau splénique.
3 = Calcification intrapancréatique.
4 = Côlon transverse.
5 = Estomac.

REMARQUE

Selon le Collège d'Hépato-Gastroentérologie, le diagnostic formel de pancréatite chronique calcifiante nécessite 3 critères :
- **anomalie canalaire typique** (alternance sténose-dilatation) à la ***CPRM*** ;
- **calcifications pancréatiques** (quasi pathognomonique) à la ***TDM abdominale non injectée*** ;
- insuffisance pancréatique **exocrine**.

Question 5

La tomodensitométrie a permis de confirmer le diagnostic de pancréatite chronique calcifiante. Il existe une dilatation modérée des voies biliaires intra-hépatiques et la voie biliaire principale est mesurée à 10 mm.
Quelles anomalies de transit ou des selles cherchez-vous à l'interrogatoire dans ce contexte ? (une ou plusieurs réponses exactes)

A. Selles claires
B. Selles très nauséabondes
C. Selles flottantes
D. Présence de ténesme
E. Présence d'aliments non digérés dans les selles

L'insuffisance pancréatique exocrine survient de façon quasi inéluctable après 10 ans d'évolution et traduit la destruction de plus de **90 %** de la glande. Elle entraîne une stéatorrhée qui possède les caractéristiques suivantes :

Stéatorrhée
• Débit fécal de graisses > **7 g/j** pour un régime apportant **100 g** de graisse (nécessite une supplémentation de 50 g/j) • Diminution de **l'élastase fécale** • Selles **claires**, de couleur **mastic**, très **nauséabondes**, **flottantes** et **tachant** le papier hygiénique comme un corps gras

La présence de ***ténesme*** évoque un syndrome rectal (ténesme + épreinte + faux besoins) et la présence ***d'aliments non digérés*** évoque une diarrhée motrice.

Pour aller plus loin avec L'ATBC

Étiologies des diarrhées chroniques				
Malabsorptive	**Exsudative**	**Motrice**	**Sécrétoire**	**Osmotique**
• Maladie **cœliaque** • **Insuffisance pancréatique exocrine** • **Cholestase** chronique • **Pullulation** microbienne • Maladie de **Crohn** • Maladie de **Whipple** • **Syndrome du grêle court**	• Toutes les causes d'ulcération (perte de substance muqueuse) : **MICI**, **entérocolites** infectieuse, radique… • Lymphangiectasie, obstacle lymphatique, cirrhose	• **Colopathie fonctionnelle** • **Hyperthyroïdie** • **CMT** • **Tumeurs carcinoïdes** • **Dysautonomie** (diabète, SMA)	• **MICI** (colite microscopique, RCH, Crohn) • Maladie des **laxatifs** • VIPomes, parasites, adénomes tubulovilleux	• **Laxatifs** • Coca-light, chewing-gum • **Déficit en lactase**, ou saccharase-isomaltase

Retenez bien les différentes classes de diarrhée chronique. Ce tableau a déjà fait l'objet d'une question en dossier ECNi (il fallait connaître les différentes causes de diarrhée en cas de maladie de Crohn. Vous voyez donc ici que la diarrhée de la maladie de Crohn peut être malabsorptive, exsudative et sécrétoire).
Anecdote : la RCH ne donne pas de diarrhée malabsorptive car la majorité de l'absorption est faite dans le grêle.

Question 6

Les selles sont décrites par le patient comme claires, mastic, très nauséabondes et flottantes. Une écho-endoscopie des voies biliaires et du pancréas, réalisée secondairement, permet de montrer que l'obstacle pancréatique est lié à une fibrose. Il n'existe pas de lithiase de la voie biliaire principale.
Le patient souffre quotidiennement de douleurs épigastriques qui ne sont soulagées que par les antalgiques morphiniques. Il a diminué sa consommation de bière. On note une perte de poids supplémentaire de 2 kg depuis un mois.
Quel(s) est(sont) le(s) facteur(s) favorisant cette perte de poids ?

A. Insuffisance pancréatique exocrine
B. Prise de morphiniques
C. Douleurs pancréatiques
D. Diminution de la consommation de bière
E. Cholestase

L'insuffisance pancréatique exocrine peut expliquer l'amaigrissement par malabsorption des graisses (1 gramme de graisse perdu fait perdre 9 kcal, donc s'il existe une stéatorrhée de 20 grammes, 180 kcal sont perdus).
Les douleurs pancréatiques sont déclenchées par la prise alimentaire ce qui pousse les patients à ne plus s'alimenter pour se soulager.
Les bières contiennent de l'alcool et sont très caloriques : 1 g d'alcool apporte 7 kcal (voir question suivante).
La cholestase entraîne une diarrhée par malabsorption des graisses pouvant conduire à une carence en vitamines liposolubles (ADEK). Ici, on ne nous donne que les PAL. Or une cholestase se définit par une augmentation conjointe des PAL ***ET*** des GGT. Je ne pense pas qu'il s'agisse d'un piège
Les morphiniques ne sont pas à l'origine d'une perte de poids.

Question 7

Compte tenu de cette pancréatite chronique alcoolique, une diminution de la consommation quotidienne d'alcool de 9 à 3 unités a été négociée. À quelle diminution des apports caloriques quotidiens correspond-elle ?

A. 100 kcal
B. 200 kcal
C. 300 kcal
D. 400 kcal
E. 500 kcal

Rappel

- 1 g d'alcool apporte **7 kcal**.
- Méthode du verre doseur : 1 verre standard (**25 cL** de bière, **12 cL** de vin, **2,5 cL** d'alcool fort) apporte **10 g d'alcool**.
- Méthode précise : **Gramme d'alcool** = **Quantité** (en L) x **8** x **degré d'alcool**.
- 1 bouteille de vin = **7 verres**, 1 bière de 33 cL = **1,5 verre**, 1 bière de 50 cL forte = **4 verres**, 1 bouteille à 40 % = **22 verres**.

Ici notre patient réduit sa consommation de 6 unités (9 à 3) ce qui correspond à une perte de 6 × 10 × 7 = 420 kcal.

⚠ Bien retenir les données suivantes :
- 1 g de **protéine** ou de **glucide** apporte 4 kcal.
- 1 g d'**alcool** apporte 7 kcal.
- 1 g de **lipide** apporte 9 kcal.

Question 8

Le patient signale, outre la perte de poids survenant depuis plusieurs années, des mictions nocturnes dont la fréquence s'accentue. Sa glycémie à jeun se situe à 2,2 g/L (12 mmol/L).
Le reste du bilan montre :
- **Ferritinémie 480 µg/L (N : 30-280)**
- **Albuminémie 27 g/L**
- **Triglycérides 0,45 g/L (N : 0,7-1,6)**
- **LDLc 0,55 g/ (N : 0,6-1,6)**
- **HDLc 0,25 g/L (N : 0,45-0,8)**
- **Fibrinogène 2,5 g/L (N : 2,2-3,8)**
- **Facteur V 65 % (N : 65-100)**

Sa bandelette urinaire montre : protéines 0 ; glucose +++ ; acétone traces ; globules rouges 0 ; leucocytes 0 ; nitrites 0. À propos de sa situation métabolique, quelle est l'affirmation à privilégier ?

A. Il s'agit d'un diabète secondaire
B. Il s'agit d'un diabète de type I auto-immun
C. Il n'est pas possible d'établir le diagnostic de diabète sur la base des éléments actuels
D. Il s'agit d'un diabète de type II
E. Il s'agit d'un diabète de type I idiopathique

Le patient présente une glycémie à jeun sur un seul dosage > 2 g/L et des signes cliniques d'hyperglycémie (amaigrissement, nycturie), ce qui est suffisant pour poser le diagnostic de **diabète**. Dans ce contexte de pancréatite chronique calcifiante, l'étiologie la plus probable est bien évidemment **un diabète secondaire à cette pancréatite**.

Rappel

Le diagnostic de diabète est affirmé par :
- 2 glycémies à jeun > 1,26 g/L.
- 2 glycémies non à jeun > 2 g/L.
- 1 glycémie non à jeun > 2 g/L + signes cliniques d'hyperglycémie.

Concernant le reste de la biologie, on retrouve :
- **une hyperféritinémie** liée à la consommation alcoolique ;
- **une hypoalbuminémie** en lien avec la dénutrition ;
- **une diminution des triglycérides et du cholestérol** en lien avec la stéatorrhée ;
- **un TP à la limite de la normale**, probablement en lien avec un déficit en vitamine K dû à la cholestase associée.

REMARQUE

- **Les facteurs vitamines K dépendant** sont les facteurs ***II, VII, IX, X***, la protéine ***C*** et la protéine ***S***.
- Le TP évalue les facteurs de **la voie commune *(I, II, V, et X)*** et de **la voie extrinsèque *(VII)*** tandis que le TCA explore **les voies commune** et **intrinsèque *(VIII, IX, XI, XII)***.
- En cas de début d'hypovitaminose K, il existe ***une diminution du TP isolée*** car ***le facteur ayant la demi-vie la plus courte est le facteur VII*** (6 heures) !

Question 9

Son HbA1c est dosée à 8,6 %. Vous avez fait le choix d'une insulinothérapie.
Compte tenu de vos objectifs d'HbA1c, quel(s) facteur(s) devrez-vous prendre en considération dans le choix de l'option entre un schéma basal bolus et un schéma ne comportant qu'une insuline lente (insulinothérapie simplifiée) ?

A. Caractère effectif du sevrage partiel de l'alcool
B. Environnement social/familial favorable
C. Alliance thérapeutique du patient
D. Présence d'une insuffisance rénale avec un débit de filtration glomérulaire estimé à 70 mL/min/1,73 m^2
E. Présence d'auto-anticorps anti-GAD et/ou IA2

La persistance d'une éventuelle consommation alcoolique entraîne un risque accru d'hypoglycémie surtout en cas de schéma basal bolus : on préféra dans ce cas l'insulinothérapie simplifiée.
Une alliance thérapeutique et un **environnement social favorable** sont des prérequis à la bonne utilisation du schéma basal bolus.

Pour aller plus loin avec L'ATBC

Insulinothérapie	
Schéma conventionnel	• **Prépubères** • **Insuline rapide + insuline intermédiaire** (NPH) ; en 2 injections, matin et soir
Schéma basal/ bolus	• « Physiologique », si difficulté d'équilibre, **adolescent** • Un **analogue lent + analogue rapide avant chaque repas** • Permet de « déplacer » les repas
Pompe à insuline	• **Jeune enfant** ++ (appétit capricieux, injections difficiles…) • **Débit de base** programmé + **bolus** administrés avant les repas

Même s'il ne faut pas savoir adapter le traitement d'un patient, il faut au moins connaître les avantages et caractéristiques de chaque modalité d'insulinothérapie.

L'insuline est utilisable ***quelle que soit la fonction rénale. La présence d'auto-anticorps*** n'a rien à voir avec le choix de l'insulinothérapie.

Nouvelles recos

Selon la recommandation de décembre 2019 de la Société française de Diabétologie, retenir que les traitements possibles en fonction du débit de filtration glomérulaire :

- DFG > 60 : **Tous**.
- DFG 60 - 30 : **Tous**, mais utiliser ½ dose de **metformine** et de **sulfamide**.
- DFG 30 - 15 : **insuline**, **répaglinide**, **GLP1RA** (lira-/séma-/dulaglutide) et **vildagliptine** (iDPP4).
- DFG < 15 : **insuline**, **répaglinide**, **vildagliptine**.

Question 10

Dans ce contexte de pancréatite chronique, quel(s) traitement(s) ou mesure(s) complémentaire(s) faut-il adjoindre en complément de son régime allégé en graisses ?

A. Vitamine K
B. Sevrage tabagique
C. Vitamine B12
D. Extraits pancréatiques à chaque repas
E. Fer

Dans la PPC, le traitement consiste :

Principes de traitement de la pancréatite chronique calcifiante
• Sevrage ***alcoolique*** (disparition des douleurs, meilleurs résultats des différentes thérapeutiques) • Sevrage ***tabagique*** (divise par 2 le risque de pancréatite aiguë, diminution de la mortalité toutes causes confondues) • Traitements de la **douleur** (médicament, chirurgie, endoscopie) • Traitement de **l'insuffisance exocrine** : Extrait pancréatique (CREON® indiqué seulement si ***amaigrissement*** ou ***stéatorrhée clinique***) à prendre pendant le repas. Ajout d'anti-sécrétoires gastriques en cas d'inefficacité • Traitement de **l'insuffisance endocrine** : Règles hygiéno-diététiques, antidiabétiques oraux, insuline. • Traitement des autres **complications** (sténoses biliaires, pseudokystes, hémorragies)

Un traitement par **vitamine K** est indiqué devant le TP à la limite basse probablement en lien avec la cholestase.

La ***vitamine B12*** (maladie de Biermer) et ***le fer*** (carence martiale) ne sont pas indiqués en l'absence de carence.

Question 11

Le patient, motivé, a géré son schéma basal bolus avec l'aide d'un enregistrement continu du glucose et a arrêté de fumer.
Il se plaint de 6 hypoglycémies modérées hebdomadaires mal ressenties et, sur le dernier mois, de deux épisodes de quasi-coma ayant necessité une tierce personne pour son resucrage.
Quel(s) est (sont) le(s) facteur(s) susceptible(s) de majorer chez lui le risque hypoglycémique ?

A. Une reprise du tabagisme
B. Une reprise de l'éthylisme
C. La perte de fonction des cellules alpha
D. La présence d'une gastroparésie
E. La non-observance des extraits pancréatiques

L'alcool est hypoglycémiant.

Dans la pancréatite chronique, il existe une destruction **des cellules bêta** (production d'insuline, responsable du diabète), mais également des **cellules alpha** (production de glucagon, hormone hyperglycémiante entrant en jeu lors d'une hypoglycémie) ce qui diminue la réponse pancréatique à l'hypoglycémie.

La gastro-parésie augmente la durée de la stagnation du bol alimentaire dans l'estomac, ce qui entraîne un risque d'hypoglycémie paradoxale postprandiale avec une hyperglycémie tardive.

Le tabac, contrairement à l'alcool n'a pas d'effet sur la glycémie.

La non-observance des extraits pancréatiques risque d'entraîner la réapparition de la stéatorrhée, engendrant une perte de graisse, mais est sans effet sur l'absorption du glucose.

Question 12

Son enregistrement glycémique sur une semaine montre le profil suivant à propos de 3 jours représentatifs :
Quelle adaptation thérapeutique vous semble la plus pertinente ? (une seule réponse attendue)

A. Réduction de la dose de glargine le soir
B. Réduction de la dose d'insuline du petit déjeuner
C. Déplacement de l'injection de glargine du soir au matin
D. Pas de modification thérapeutique
E. Collation de sucres lents à 22 h

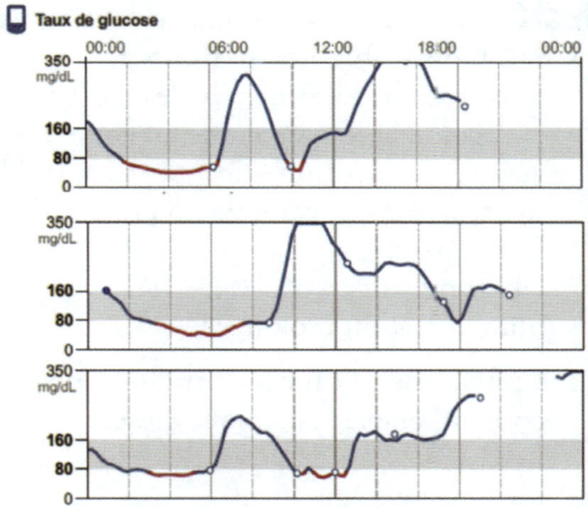

On constate sur ce graphique **une hypoglycémie la nuit, une hyperglycémie le matin après resucrage, une hypoglycémie avant le repas du midi** avec **une légère hyperglycémie le reste de la journée**. Le déplacement de l'insuline lente du soir au matin permettrait d'éviter l'hypoglycémie nocturne et de rééquilibrer les glycémies diurnes.

A : ***Réduire la dose d'insuline lente le soir*** réduirait l'hypoglycémie nocturne mais ne corrigerait pas les épisodes diurnes.

B : ***Réduire l'insuline du petit déjeuner*** ne corrigerait pas l'hypoglycémie nocturne.

D : Inacceptable.

E : ***Une collation à 22 h*** réduirait le risque d'hypoglycémie nocturne sans corriger les épisodes diurnes.

Question 13

À la suite d'une hypoglycémie avec perte de connaissance, il chute et se plaint de lombalgies aiguës conduisant à découvrir une fracture-tassement cunéiforme de L1.
Quel(s) est (sont) le(s) facteur(s) ayant concouru à son ostéoporose documentée lors d'une absorptiométrie biphotonique ?

A. Intoxication alcoolique chronique
B. Hyperparathyroïdie secondaire à la malabsorption
C. Diabète
D. Carence en folate
E. Tabagisme

Nouvelles recos

Recommandations HAS mai 2019 « Prévenir la survenue des fractures »

Les facteurs de risque de fracture (en dehors d'une DMO basse)

Chez l'ensemble des patients :

- fracture de fragilité, vertébrale ou périphérique, de découverte clinique ou radiologique ;
- corticothérapie systémique en cours ;
- autre traitement ou affection responsable d'ostéoporose : hypogonadisme prolongé, hyperthyroïdie évolutive non traitée, hypercorticisme, hyperparathyroïdie ;
- âge > 60 ans ;
- tabagisme ;
- immobilisation prolongée.

De plus, chez la femme ménopausée :

- corticothérapie systémique passée ;
- IMC < 19 ;
- ménopause avant 40 ans ;
- fracture de fragilité du col fémoral chez un parent du premier degré.

Enfin, certains facteurs n'accroissent pas le risque d'ostéoporose, mais augmentent le risque de chute :

- ***alcoolisme*** ;
- ***baisse de l'acuité visuelle*** ;
- ***troubles neuromusculaires*** et/ou ***orthopédique***.

La réponse à cette question se trouve dans cette recommandation.
Dans le Collège des enseignants d'Endocrinologie, **le diabète** est compté parmi les facteurs de risque endocrinologiques d'ostéoporose ***(mais n'est pas cité par le Collège des enseignants de Rhumatologie)***. La fin de ce DP étant très tournée vers l'endocrinologie, je compte cette proposition vraie. Pour une liste exhaustive des causes endocrinologiques d'ostéoporose se reporter à la question 12 du dossier 10 des annales de 2020).

⚠ Retenir donc que ***l'alcoolisme*** n'est plus un facteur de risque d'ostéoporose mais de chute !

Dossier 14

Corrigé

(Énoncé p. 738)

Question 1

Quel(s) est(sont) le ou les critère(s) de gravité chez cet enfant fébrile ?

A. Son cri plaintif
B. Son âge
C. Sa fréquence cardiaque
D. Sa fréquence respiratoire
E. Son temps de recoloration cutanée

Avec les éléments présentés à ce stade, on évoque une **bronchiolite aiguë** devant ce tableau associant rhinite, fièvre, mauvaise prise alimentaire chez ce nourrisson aux antécédents de bronchiolites.

Nouvelles recos

Cette question nous pousse à utiliser la Recommandation de novembre 2019 de la HAS sur la **bronchiolite aiguë du nourrisson** dont voici le tableau résumant les critères de gravité :

Bronchiolite aiguë du nourrisson (< 12 mois) Évaluation initiale	
Check List	✔ **État général/comportement/hypotonie**
	✔ **Critères de gravité** • Fréquence respiratoire sur 1 min (> 60/min ou < 30/min) • Fréquence cardiaque (> 180/min ou < 80/min) • Pauses respiratoires • Respiration superficielle • Signes de luttes respiratoires intenses (mise en jeu des muscles accessoires intercostaux inférieurs, sternocléidomastoïdiens, et un balancement thoraco-abdominal, battements des ailes du nez) • SpO_2 < 92 % ou cyanose • Alimentation < 50 % de la quantité habituelle sur 3 prises consécutives ou refus alimentaire
	✔ **Critères de vulnérabilité** • Âge corrigé < 2 mois, prématurité < 36 SA • Comorbidités (cardiopathie congénitale avec shunt, pathologie pulmonaire chronique dont dysplasie broncho-pulmonaire, pathologie neuro-musculaire, déficit immunitaire, polyhandicap) • Contexte socio-économique défavorable • Critères d'environnement (recours aux soins ne permettant pas un retour au domicile)

Le cri plaintif peut également être considéré comme **une altération de l'état de conscience et du comportement** constituant un argument en faveur de la gravité de la situation, mais ne fait pas partie des critères de gravité de la HAS… Difficile de savoir si cette proposition était juste.

⚠ C'est bien **l'INTENSITÉ** des signes de lutte qui est un élément de sévérité, ***et non pas leur simple présence.***

Question 2

Devant ce tableau clinique, quelle mesure prenez-vous immédiatement ? (une seule réponse attendue)

A. Bolus de NaCl 0,9 % 20 mL/kg
B. Ponction lombaire
C. Glycémie capillaire
D. Ionogramme sanguin
E. Paracétamol 15 mg/kg

REMARQUE

Il faut savoir que chez le jeune enfant, ***l'hypotension artérielle*** est de survenue tardive signant un état de choc décompensé (après les autres signes hémodynamiques et l'altération de la conscience) et n'est donc pas obligatoire pour définir un état de choc.

Ici devant la FC à 200 et le cri plaintif, on suspecte une instabilité hémodynamique : il faut donc réaliser immédiatement un **remplissage vasculaire de 20 mL/kg de NaCL**.
Les autres propositions n'ont pas leur place dans l'urgence immédiate, une hypoglycémie n'explique pas le tableau.

Question 3

Vous avez fait un remplissage vasculaire par du NaCl 0,9 %. Quinze minutes plus tard, ses constantes sont les suivantes : fréquence cardiaque 150 battements par minute, fréquence respiratoire 70 par minute, température 39,1 °C, temps de recoloration cutanée à 1 seconde. L'auscultation thoracique retrouve un murmure vésiculaire symétrique et un souffle systolique à 2/6. La palpation abdominale est normale et l'otoscopie montre un tympan droit hypervascularisé. L'enfant est réactif, sans hypotonie.
Quel est le diagnostic le plus probable ?

A. Otite moyenne aiguë purulente
B. Bronchiolite aiguë
C. Pneumonie aiguë
D. Endocardite infectieuse
E. Méningite purulente

Difficile de ne pas évoquer la ***bronchiolite*** devant ce tableau après avoir été incités à utiliser la nouvelle recommandation fraîchement sortie de la HAS, même s'il n'y a pas de sibilant à l'auscultation (le spasme bronchique ayant un rôle mineur dans la physiopathologie de la bronchiolite), la très grande majorité des étudiants a coché cette proposition… La suite du DP voulait qu'on évoque une **pneumopathie aiguë** probablement devant la gravité du tableau et la température élevée.
Le tympan **congestif** est expliqué par la fièvre et la rhinite, il ne s'agit pas d'une ***otite moyenne aiguë purulente*** (tympan rouge violacé, bombant, avec disparition des reliefs du marteau et du triangle lumineux).

Il n'existe aucun signe d'orientation vers une ***endocardite*** (le souffle systolique est probablement un souffle fonctionnel favorisé par la fièvre et la tachycardie, qu'il conviendra de réévaluer à distance de l'épisode) ni vers une ***méningite***.

Pour aller plus loin avec L'ATBC

Méthode pour identifier l'oreille sur une image de tympan

Si le **triangle lumineux** *et le* ***processus latéral*** (« grosse boule visible ») sont vers la gauche, comme ils sont situés en avant par définition, on est sur une oreille gauche. (En conséquence, vous remarquerez que le manche du marteau est à l'opposé, soit en bas et en arrière).

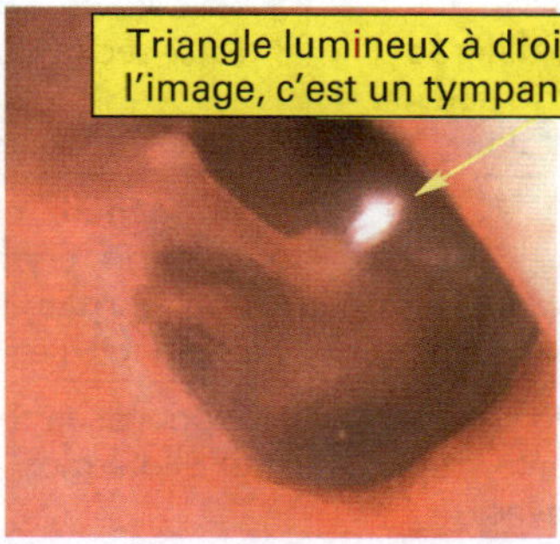

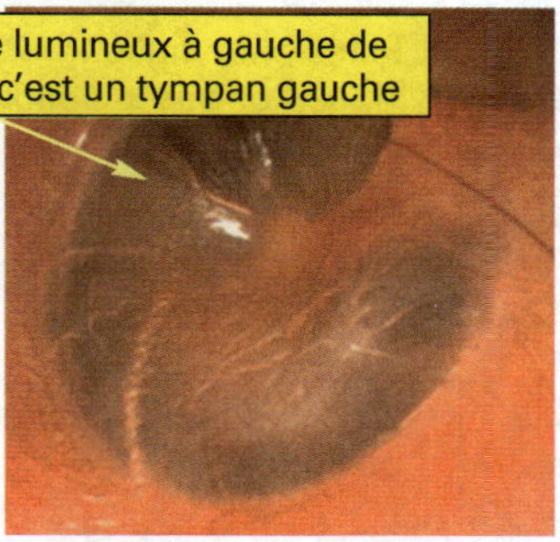

Une bonne méthode pour ne jamais se tromper. Ce n'est pas la méthode la plus élégante puisqu'on apprend par cœur « à droite de l'image = à droite », mais en période de stress intense vous êtes ainsi sûrs de ne pas vous tromper (alors qu'essayer de visualiser l'oreille en fonction de ses souvenirs de stage quand vous avez une fréquence cardiaque à 120 et des paresthésies dans les doigts… pas évident).

Question 4

Vous évoquez une pneumonie à pneumocoque.
Parmi les éléments suivants, quel(s) est(sont) celui (ceux) en faveur de ce diagnostic ?

A. La présence d'une rhinopharyngite
B. L'âge
C. Le début brutal
D. Un contage familial
E. La mauvaise prise alimentaire

La pneumonie à pneumocoque constitue la première cause de pneumopathie **avant l'âge de 3 ans**, est de survenue **brutale** et provoque **une altération de l'état général marquée**. ***Une rhinopharyngite*** et ***un contage familial*** sont plus en faveur d'une bronchiolite ou d'une pneumopathie virale/à germe atypique : la pneumopathie à pneumocoque ***n'est pas transmissible***.

Voici un tableau récapitulatif des différentes pneumopathies chez l'enfant tiré du Collège de Pédiatrie :

Orientation étiologique des pneumopathies aiguës chez l'enfant (Collège de Pédiatrie)			
	Virus	**Pneumocoque**	**Mycoplasme**
Âge	• Tout âge	• Tout âge, mais cause n° 1 < 3 ans	• **> 3 ans**
Contexte	• Épidémique	• Sporadique	• Épidémique
Mode de début	• Progressif	• **Brutal**	• Progressif
Fièvre	++	+++	+
Signes respiratoires	• Rhino-pharyngite, • Toux, Ronchis ± sibilants • **Pas de foyer auscultatoire**	• Toux parfois différée • Douleur thoracique • Foyer auscultatoire	• Toux sèche durable ± Foyer auscultatoire
Signes associés	• État général conservé • Diarrhée, • Éruption, myalgie	• **AEG** • **Tableau pseudo-appendiculaire** • **Signes pseudo-méningés**	• État général conservé • Éruption, **érythème polymorphe**, myalgie, conjonctivite
Radiographie pulmonaire	• Opacités mal limitées, bilatérales	• Opacité systématisée, habituellement unilobaire, avec bronchogramme aérien	• Opacités mal limitées et bilatérales
Biologie	• Syndrome inflammatoire absent/modéré	• **Syndrome inflammatoire franc**	• Syndrome inflammatoire modéré
Spécificité		• **SIADH** • **SHU**	• **Anémie hémolytique à anticorps froids** • **Dilatation des bronches** • **Hyperréactivité bronchique**

Question 5

La radio du thorax montre une opacité systématisée du lobe supérieur droit avec un bronchogramme aérien. Quel bilan réalisez-vous ?

A. Ionogramme sanguin
B. Antigène légionelle dans les urines
C. Hémocultures
D. PCR pneumocoque sur les sécrétions nasopharyngées
E. Bilan hépatique

Le ionogramme est indiqué en cas de ***prise de moins de 50 % des biberons***, de ***vomissements*** ou ***de perte de 5 % du poids***.
Les hémocultures sont indiquées en cas de ***pneumopathie hospitalisée***, ce qui sera évidemment le cas devant ce tableau sévère.

En cas de pneumopathie sévère hospitalisée, le bilan à réaliser est :

Bilan paraclinique de la pneumopathie hospitalisée en pédiatrie
• **RP** • **NFS, CRP, PCT** • **Hémoculture** • **Ionogramme, urée, créatinine** : en cas de ***mauvaise prise alimentaire***, de ***vomissements***, de ***perte de 5 % du poids*** • **Antigiénurie urinaire *Pneumocoque*** : utile ***si > 5 ans*** • **PCR *virale* et *mycoplasme* sur prélèvement nasopharyngés** : utile chez le ***nourrisson***

Question 6

Le bilan sanguin montre les résultats suivants : hémoglobine 115 g/L, leucocytes 20 G/L avec 75 % de polynucléaires neutrophiles, plaquettes 400 G/L, CRP 250 mg/L, natrémie 129 mmol/L, potassium 3,7 mmol/L, urée 1,5 mmol/L, créatinine 30 micromoles/L.
Quels éléments physiopathologiques participent vraisemblablement à cette hyponatrémie ? (une ou plusieurs réponses exactes)

A. Déshydratation extracellulaire
B. Sécrétion d'hormone antidiurétique
C. Perfusion non adaptée
D. Insuffisance surrénale
E. Glomérulonéphrite post pneumoccocique

La pneumonie à pneumocoque peut être responsable d'une **hyponatrémie par SIADH**, comme évoqué dans le tableau.
La déshydratation extracellulaire n'entraîne pas d'hyponatrémie, c'est **l'hyperhydratation intracellulaire**. **(Il y a une erreur dans l'énoncé de la question suivante, même aux ECNi !)**
Une perfusion de NaCl n'entraîne pas d'hyponatrémie, mais **une acidose hyperchlorémique à trou anionique normal.**
Une insuffisance surrénalienne se traduit biologiquement par une hyponatrémie associée à une hyperkaliémie, or nous avons une kaliémie limite basse.
La glomérulonéphrite post-pneumoccocique survient au moins 15 jours après l'épisode infectieux.

Question 7

Vous évoquez une hyponatrémie aiguë dans un contexte de possible déshydratation extracellulaire et de sécrétion d'ADH compliquant une pneumonie aiguë.
Vous mettez en place une perfusion adaptée aux troubles ioniques.
Parmi les propositions suivantes, quelle antibiothérapie proposez-vous ?

A. Amoxicilline *per os*
B. Amoxicilline intraveineux
C. Macrolide *per os*
D. Céfotaxime intraveineux
E. Bithérapie amoxicilline et macrolide

Le traitement de première intention de la pneumonie chez l'enfant est **l'amoxicilline** afin de cibler le pneumocoque. La voie **IV** est ici indiquée devant l'intolérance digestive de l'enfant.

Question 8

Vous avez débuté un traitement par amoxicilline 90 mg/kg/j par voie intraveineuse. 72 heures plus tard, le nourrisson reste toujours fébrile à 39,5 °C.
Vous réalisez une radio du thorax, interprétez les images que vous voyez.

A. Cliché fait en position couchée
B. Incidence strictement de face
C. Présence d'un épanchement pleural liquidien droit
D. Présence d'une opacité péri-hilaire droite
E. Élargissement anormal du médiastin supérieur

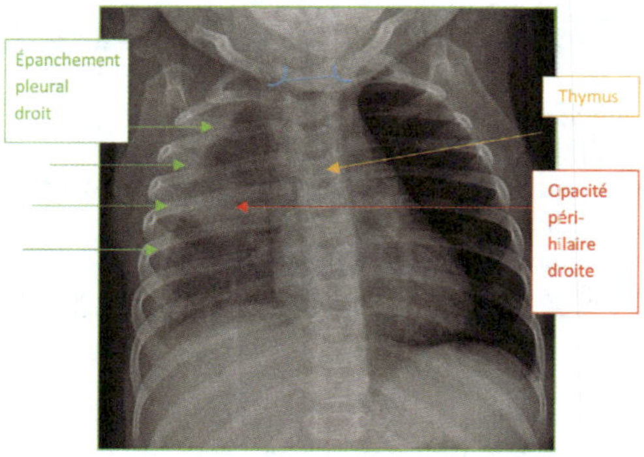

Il s'agit d'un **cliché couché** comme l'atteste l'absence de poche à air gastrique.
Il existe un **épanchement pleural droit** (flèches vertes) dans la partie latérale du poumon droit ainsi qu'une **opacité péri-hillaire droite** (flèche rouge). Ne pas oublier que ce cliché est réalisé en position couchée, donc le liquide migre vers la partie la plus déclive du poumon, c'est-à-dire la partie postéro-externe.
Le cliché n'est pas strictement de face car l'extrémité médiale des clavicules n'est pas à équidistance de la ligne des épineuses. De manière générale, il est difficile d'obtenir une radiographie comportant tous les critères de bonne qualité chez l'enfant, dans le doute, cochez que la radio ne l'est pas !
Le médiastin supérieur est de taille normale, attention à ne pas se laisser piéger par le **thymus** chez l'enfant, donnant faussement l'impression de l'existence d'un élargissement du médiastin supérieur.
Voici un tableau résumant les critères de bonne qualité de la radiographie pulmonaire :

Critères de bonne qualité de la radiographie pulmonaire	
Debout :	• Visualisation de la **poche à air gastrique**
De face et centrée :	• La distance séparant le **bord interne des clavicules est à équidistance à la ligne médiane** et **l'épineuse de la 3e vertèbre thoracique est centrée**
En inspiration :	• Au moins **6 arcs costaux antérieurs** au-dessus du diaphragme
Bonne exposition :	• Le **rachis** et les **vaisseaux** sont visibles derrière le cœur • La **trame vasculaire est visible jusqu'à 1,5 cm** de la périphérie du poumon

Question 9

Vous portez le diagnostic de pleurésie purulente et adaptez votre antibiothérapie. Quel(s) germe(s) doit ou doivent être couverts par cette antibiothérapie ?

A. *Streptococcus pneumoniae*
B. *Mycoplasma pneumoniae*
C. *Staphylococcus aureus*
D. *Streptococcus pyogenes*
E. *Haemophilus* non typable

Il est dit dans Collège de Pédiatrie à la page 702, qu'en cas de pleurésie purulente, une **antibiothérapie IV à forte dose doit être débutée**, ciblant **le pneumocoque, le staphylocoque doré et le streptocoque A** comme, par exemple, **C3G + vancomycine ou rifampicine**.

Question 10

L'évolution est favorable sous antibiothérapie et l'enfant sort d'hospitalisation 7 jours plus tard.
Il revient aux urgences à l'âge de 9 mois pour toux avec fièvre à 38,2 °C et gêne respiratoire. Les parents vous signalent qu'il a présenté une toux fébrile à l'âge de 7 mois traitée par antibiothérapie *per os*.
La prise de poids entre 6 et 9 mois a été de 750 g.
À l'auscultation vous entendez des sibillants bilatéraux.
Vous réalisez une radio de thorax qui montre un foyer systématisé du lobe inférieur gauche avec bronchogramme aérien. Devant cette récidive, quelle(s) est(sont) la(les) cause(s) à évoquer ?

A. Asthme du nourrisson
B. Déficit immunitaire
C. Corps étranger intra-bronchique
D. Malformation pulmonaire congénitale
E. Mucoviscidose

Toujours selon la nouvelle recommandation de la HAS sur la bronchiolite, **l'asthme de l'enfant** répond à une nouvelle définition que l'on trouve dans la recommandation complète de 40 pages (et non dans la fiche mémo…) :

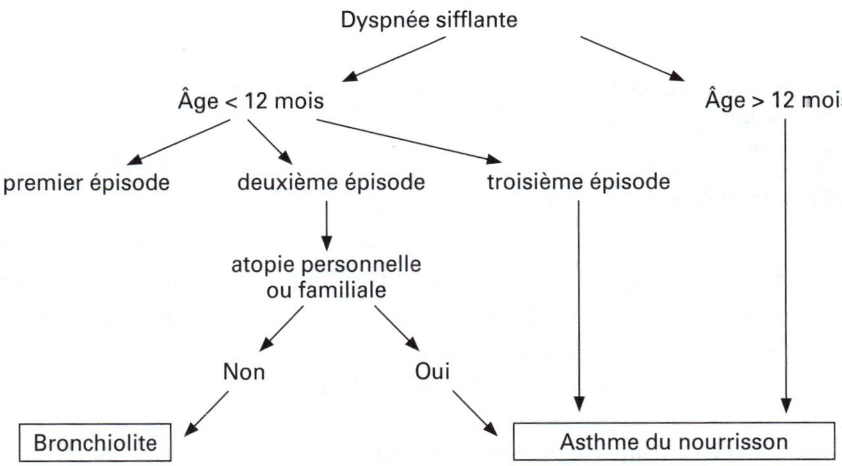

L'enfant a donc présenté **3** épisodes de dyspnée sifflante avant 1 an, il faut donc évoquer **un asthme**.
Il faut bien sûr évoquer **un déficit immunitaire** devant ces multiples épisodes infectieux.
Une mucoviscidose est aussi à évoquer devant des épisodes infectieux uniquement pulmonaires récurrents, d'autant plus que la sensibilité du test de Guthrie n'est pas parfaite (faux négatif de 3 %). ***(Il fallait compter juste cette proposition dans un DP similaire aux ECNi blanches inter-facultaires de décembre 2019 devant un enfant présentant de multiples épisodes infectieux pulmonaires.)***

Le premier épisode de pneumonie documenté par la radio était du côté droit, mais ce nouvel épisode est du côté gauche : Or ***une malformation pulmonaire*** ou ***un corps étranger*** sont à évoquer en cas d'épisodes infectieux à répétition survenant toujours dans la même région du poumon.

Rappel : Signes devant faire évoquer un déficit immunitaire

Signes devant faire évoquer un déficit immunitaire
• Infections récurrentes des VA hautes et basses : – ≥ 8 otites/an (pendant l'automne et l'hiver) si l'enfant a moins de 4 ans – ≥ 4 otites/an (pendant l'automne et l'hiver) si l'enfant a 4 ans ou plus – ≥ 2 pneumonies/an – ≥ 2 sinusites/an • ≥ 1 infection sévère à pneumocoque, *haemophilus, neisseria* (méningite, sepsis) • Infections à pyogènes récurrentes (cutanée, invasive, tissulaire) • Infections récurrentes avec le même type de germe • Infections inhabituelles : – germe opportuniste – diarrhée infectieuse persistante – muguet ou candidose cutanée récidivante • **Cassure de la courbe staturo-pondérale** • Eczéma, auto-immunité, inflammation chronique ou lymphoprolifération (ADP et HSMG) • Antécédents familiaux de déficit immunitaire ou mêmes signes cliniques

Question 11

Quel(s) examen(s) complémentaire(s) effectuez-vous chez cet enfant ?

A. Explorations fonctionnelles respiratoires
B. Scanner thoracique
C. Endoscopie bronchique
D. Enquête immunitaire
E. PH-métrie

L'enquête immunologique est indiquée afin de dépister un déficit immunitaire.

Le scanner thoracique peut être ici utile pour explorer l'anatomie pulmonaire ainsi que pour le bilan d'une éventuelle mucoviscidose.

Les EFR ne sont pas réalisables avant 3 ans pour la pléthysmographie et avant 6 ans pour la spirométrie.

La pH-métrie est utilisée pour documenter un RGO.

L'endoscopie bronchique est utilisée pour documenter un éventuel corps étranger et est bien trop invasive à ce stade.

Pour aller plus loin avec L'ATBC

EFR et âge de l'enfant		
< 3 ans	Entre 3 et 6 ans	> 6 ans
Non recommandées	• Pas d'expiration forcée • Mesure des résistances des voies aériennes possible (*pléthysmographie*)	**EFR possibles** (courbe débit-volume)

Ne cochez jamais l'utilisation des EFR dans le très classique dossier d'asthme du nourrisson qui a fait ses 3 bronchiolites !

Question 12

Pour l'exploration d'un déficit immunitaire, quel bilan de première intention effectuez-vous ?

A. Dosage pondéral des immunoglobulines
B. Phénotypage lymphocytaire
C. Sérologies post-vaccinales
D. Exploration des voies du complément
E. Dosage des IgE

Le bilan de première intention d'un déficit immunitaire évoqué dans le Collège de Pédiatrie est :

Bilan de première intention devant la suspicion d'un déficit immunitaire chez l'enfant
• **NFS** • **Dosage pondéral des immunoglobulines** (IgA, IgG, IgM) • **Sérologies post-vaccinales et post-infectieuses** • +/– ***Frottis sanguin*** si infection invasive (sepsis, méningite) (recherche de corps de Jolly en faveur d'une hyposplénie) • +/– ***RP*** ou ***TDM thoracique***, ***TDM sinusien***, ***Échographie*** ou ***TDM abdominale*** à discuter.

Par la suite, le bilan de seconde intention est :

Bilan de seconde intention devant la suspicion d'un déficit immunitaire chez l'enfant		
Résultat du bilan de 1re intention	**Examen de 2e intention**	**Type de DI**
Si bilan *anormal*	• **Phénotypage des lymphocytes T, B et NK** • **Test de transformation lymphoblastique**	• Déficit de l'immunité humorale • Déficits immunitaires combinés
Si bilan *normal* et *infection tissulaire*	• **Étude de la phagocytose** (NBT, DHR) • **Étude du chimiotactisme** • **Dosage des IgE**	• Granulomatose septique chronique • Défaut d'adhérence leucocytaire • Syndrome hyper-IgE (Job-Buckley)
Si bilan *normal* et *infection invasive*	• **Dosage du complément** • **Dosage des sous-classes d'IgG 1 à 4** • **Frottis sanguin** (corps de Jolly)	• Déficit du complément • Déficit en sous-classe IgG • Hyposplénie

Question 13

> **Pour explorer la possibilité d'un déficit immunitaire, le bilan comprend un dosage pondéral des immunoglobulines et des sérologies post-vaccinales. La numération formule sanguine était normale.**
> **Voici les résultats disponibles à ce stade : IgG 1 g/L (N 3,3-6,2), IgA 0,2 g/L (N 0,2-0,8), IgM 0,7 g/L (0,5-1,3).**
> **Les sérologies post-vaccinales révèlent un défaut de production d'anticorps spécifiques.**
> **Quel diagnostic vous semble le plus probable ? (une seule réponse attendue)**
> A. Déficit immunitaire commun variable
> B. Déficit immunitaire combiné
> C. Déficit immunitaire combiné sévère
> D. Déficit en CD40 ligand
> E. Absence de déficit immunitaire

Question très bancale, qui a sûrement été neutralisée.
Selon la question suivante la réponse est le **DICV**. Or dans le Collège des enseignants de Médecine interne, le diagnostic du DICV nécessite ***un âge > 4 ans*** et ***le diagnostic est généralement porté à l'âge adulte car le DICV est longtemps asymptomatique***.
On serait donc plus tenté de cocher **le déficit combiné sévère** qui se ***manifeste très précocement lors de la première année de vie*** devant ces 3 épisodes de pneumopathies et les 3 bronchiolites avant 1 an.
Voici les critères diagnostiques du DICV évoqués dans le *Medline* de Médecine interne :

Critères diagnostiques du DICV
• ≥ **1 élément clinique :** – susceptibilité aux infections – manifestation auto-immune – maladie granulomateuse – lymphoprolifération polyclonale inexpliquée – et/ou antécédents familiaux
• Diminution marquée des **IgG** et des **IgA**
• ≥ **1 élément biologique :** – faible réponse vaccinale (et/ou absence d'iso-hémagglutinine) – baisse < 70 % des cellules mémoires switchées B
• Exclusion des autres causes **d'hypogammaglobulinémie secondaire**
• Âge **> 4 ans**
• En l'absence de **déficit profond en lymphocytes T**

Question 14

> **Vous confirmez le diagnostic de déficit immunitaire commun variable.**
> **Le calendrier vaccinal ayant été respecté jusqu'à l'âge de 9 mois, quel(s) est (sont) le(s) vaccin(s) indiqué(s) chez cet enfant pour les 6 prochains mois ?**
> A. Rougeole-oreillons-rubéole
> B. Pneumococcique polyosidique
> C. Méningococcique C
> D. Varicelle
> E. Hépatite B

Calendrier simplifié des vaccinations 2020

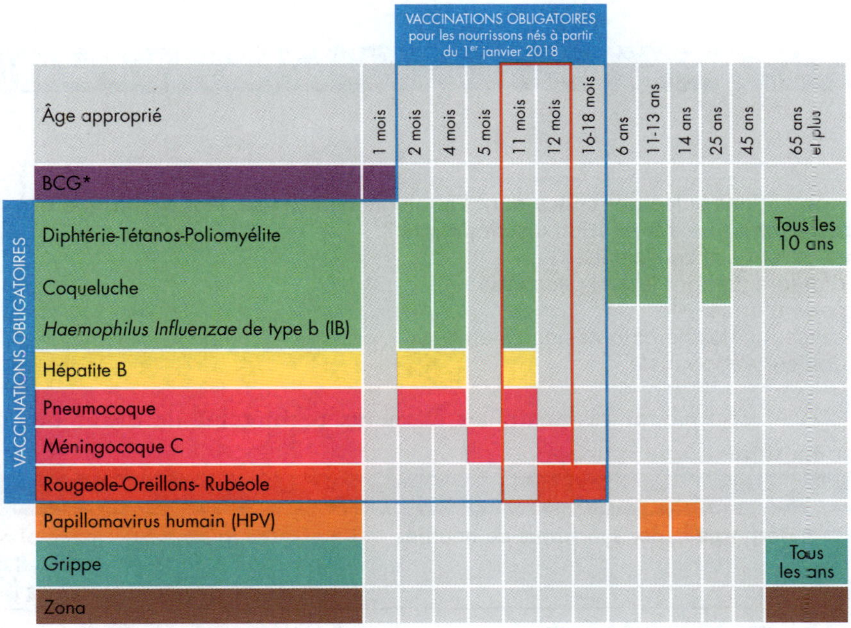

De 9 à 15 mois, les vaccins recommandés sont donc : le vaccin héxavalent **DTPCa-Hib-VHB** et le **Pneumocoque** à 11 mois, le **Méningocoque C** et la première dose de **ROR** à 12 mois.

Cependant, pour l'enfant présentant un déficit immunitaire, les vaccins vivants sont contre-indiqués : c'est le cas du ROR !

Rappel :

Les vaccins vivants sont :

- Rougeole-Oreillons-Rubéole
- Fièvre jaune
- Varicelle, Zona
- Rotavirus
- BGC
- Dengue (apparu dans le Pilly 2020 à la page 26)

Mises à jour Pilly 2020

- Pour les nourrissons nés après janvier 2018, il existe désormais **11 vaccins obligatoires**.
- Il existe un nouveau vaccin vivant contre la **dengue**.

Dossier 15

Corrigé

(Énoncé p. 740)

Question 1

Parmi les propositions suivantes concernant l'étiologie du malaise, laquelle(lesquelles) vous apporterai(en)t une information discriminante ?

A. Un retour lent à la conscience
B. Une morsure du bord latéral de langue
C. Une perte d'urine
D. La localisation des hématomes des membres
E. Une douleur abdominale

Voici un tableau comparatif résumant les éléments permettant de distinguer un malaise d'origine épileptique d'une syncope :

	Épilepsie	Syncope
Mécanisme	• **Décharge hyper-synchrone de neurone**	• **Hypoperfusion cérébrale globale passagère** de début rapide et d'une durée de quelques secondes (> 6-8 s)
Durée de l'épisode	• Durée **prolongée** > 1 minute	• Durée **brève** < 1 minute
Avant l'épisode	• **Aura possible** : hallucinations visuelles, auditives, olfactives, sensitives, mnésiques • Survenue pendant le **sommeil**	• **Nausées**, **vomissements**, **embarras gastrique** • Sensation de **froid**, **sueurs** • Sensation de **tête vide** • **Vision cotonneuse**
Pendant l'épisode	• **Mouvements tonico-cloniques prolongés** > 30 secondes • **Cyanose** ou **rougeur** du visage • **Hypertonie** • Morsure **latérale** de langue	• **Myoclonies inconstantes de courte durée** (< 15 s), limitées aux membres supérieurs (hypoxie neuronale transitoire) • **État de mort apparent**, **pâleur** • **Hypotonie**
Après l'épisode	• Reprise **lente** de la conscience • **Confusion** postcritique, somnolence • **Céphalées**, **douleurs musculaires** • **Luxation postérieure d'épaule**	• Retour **immédiat** à la conscience • **Pas de confusion postcritique** • **Nausées**, **vomissements**, **pâleur**, **asthénie** possible
Signes non spécifiques : • ***Chute traumatique*** • ***Perte d'urine*** (relâchement du tonus sphinctérien si vessie pleine) • ***Morsure du bord distal de la langue***		

La chute traumatique et ***la perte d'urine*** n'ont aucune valeur diagnostique car elles se retrouvent dans les 2 cas.

Une douleur abdominale n'oriente spécifiquement vers aucune étiologie.

Question 2

La luxation est prise en charge de façon orthopédique. Vous l'hospitalisez pour surveillance et bilan du malaise. La première nuit d'hospitalisation est difficile avec déambulation constante. Le lendemain matin, une agitation est constatée par le personnel et elle a arraché sa perfusion. Elle n'en voit pas l'intérêt et veut quitter l'établissement.
Vous constatez un tremblement des membres supérieurs lors du maintien de l'attitude. L'examen objectif (difficile eu égard à la faible coopération de la patiente) semble normal à l'exception d'une abolition des réflexes achilléens. L'interrogatoire est difficile ; spontanément son discours est décousu et peu cohérent.
Parmi les propositions suivantes concernant votre orientation diagnostique sur son état actuel, laquelle(lesquelles) est(sont) compatible(s) avec ce tableau ?

A. Pré délirium tremens
B. État de mal épileptique
C. Confusion mentale
D. Syndrome parkinsonien
E. Ictus amnésique

La patiente présente une agitation et un discours peu cohérent dans un contexte post-opératoire : il s'agit d'une **confusion mentale**.
Les tremblements des membres supérieurs sont compatibles avec un **pré-délirium tremens** dans ce contexte d'agitation, d'autant plus que l'abolition des réflexes achilléens nous oriente vers une possible polyneuropathie alcoolique associée.
Un état de mal épileptique tonico-clonique se définit par une CTCG persistant plus de 5 min ou > 2 CTGC successives sans reprise de conscience.
Un syndrome parkinsonien n'est pas à l'origine d'une agitation aiguë.
Un ictus amnésique est une amnésie antérograde brève (durant 4-8 heures), comportant une amnésie lacunaire de l'épisode et une amnésie rétrograde limitée de quelques heures. Le tableau est accompagné d'une perplexité anxieuse, de questions itératives et d'une désorientation uniquement temporelle. Il survient typiquement chez le sujet âgé de plus de 50 ans.

Mise à jour Collège de Réanimation 2018
L'état de mal ***non*** convulsivant est défini comme 2 crises successives en **10-15 min** ou 1 crise de durée > **10-15 min** ***(ancienne définition de 30 min)***.

Pour aller plus loin avec L'ATBC

Tableau 354 : Classification des états de mal épileptique	
État de mal tonicoclonique généralisé	Le plus fréquent, **activité continue ou intermittente**, altération marquée de la **conscience**. **Décharges paroxystiques bilatérales** à l'EEG
État de mal larvé (*subtle status epilepticus*)	Si l'état de mal persiste, **dissociation électromécanique** → l'activité paroxystique persiste mais **pas de transmission du message moteur** car souffrance cérébrale ++. Tableau dominé par le **coma** et les **désordres neurovégétatifs**, quelques **brèves contractions axiales** ou du visage. Diagnostic à l'EEG, ou succède à un état de mal insuffisamment traité, ou traité par AG
État de mal partiel	Souvent sur **lésions vasculaires ou tumorales**, ou dans le cadre des **encéphalopathies** épileptiques de l'enfant

Les dossiers d'épilepsie se terminent ou commencent quasiment systématiquement par un état de mal, il faut donc connaître toutes ses variantes.

Question 3

Quel(s) examen(s) complémentaire(s) biologique(s) effectuez-vous à ce stade pour avancer sur le contexte étiologique de cette patiente ?

A. Numération formule sanguine
B. Transaminases
C. Glycémie
D. Natrémie
E. Vitesse de sédimentation

Le bilan recommandé pour explorer une épilepsie selon le Collège des enseignants de Neurologie est :

Bilan étiologique après une crise tonico-clonique	
Biologie	• **Ionogramme** • **Calcémie** • Bilan **rénal** • Bilan **hépatique**
Toxicologie	• **Alcoolémie**
Imagerie	• **IRM injecté** ou **à défaut scanner** : indiquée devant toute crise inaugurale, isolée, ne s'intégrant pas d'emblée et de façon évidente dans un syndrome épileptique non lésionnel. (En pratique, seules **l'épilepsie-absence**, **l'épilepsie myoclonique juvénile** et **l'épilepsie à paroxysme rolandique** ne la justifient pas). L'examen peut être pratiqué à distance si l'examen neurologique est normal.
EEG	• **EEG** : dans les heures suivant la crise (rentabilité maximale dans les 24-48 heures).

Une **NFS** est également indiquée dans ce contexte de confusion et pour rechercher des signes évocateurs de consommation alcoolique (macrocytose). Par contre, ***la vitesse de sédimentation*** ne nous est d'aucune utilité.

Question 4

La patiente reste agitée et peu compliante. À ce stade les résultats biologiques montrent un volume globulaire moyen (VGM) à 114 μm^3 (N < 100), des TGO (aspartame aminotransférase) à 155 (N < 40), TGP (alanine aminotransférase) à 63 (N < 40), une éthylémie nulle et une natrémie à 134 mmol/L.
Quel examen non biologique doit être effectué à ce stade et dans la journée ? (une seule réponse attendue)

A. Scanner cérébral
B. Écho-doppler des troncs supra-aortiques
C. Électroencéphalogramme
D. Électroneuromyogramme
E. Échographie abdominale

La patiente présente donc une **confusion** dans un contexte de **probable crise d'épilepsie** avec **chute**, il faut réaliser précocement **un scanner cérébral** afin d'éliminer une lésion traumatique. Pour rappel, une imagerie cérébrale est indiquée dans le bilan d'une épilepsie ne s'intégrant pas de façon évidente dans un syndrome épileptique non lésionnel et est à effectuer rapidement si l'examen neurologique est anormal (confusion).
L'EEG est recommandé systématiquement dans le bilan d'une épilepsie, mais pas en urgence (au mieux dans les 24-48 heures).
Les autres examens n'ont aucune indication dans le cas présent.

Question 5

Le scanner cérébral met en évidence une atrophie diffuse et significative pour l'âge. Un électroencéphalogramme est réalisé mais est artéfacté par les mouvements de la patiente et ne permet pas d'interprétation fiable.
Parmi les propositions suivantes quelle(s) thérapeutique(s) mettez-vous en place à ce stade ?

A. Hydratation à base de sérum glucosé
B. Antibiothérapie anti-staphylocoque
C. Neuroleptique par voie parentérale
D. Supplémentation vitaminique
E. Benzodiazépine par voie parentérale

Le scanner cérébral ne mettant pas en évidence de processus lésionnel pouvant expliquer la crise et la confusion, notre principale hypothèse diagnostic est une **crise d'épilepsie sur sevrage alcoolique** (évoquée devant l'atrophie cérébrale diffuse, la macrocytose à la NFS, l'altération du bilan hépatique et l'alcoolémie nulle) accompagné d'un **délirium tremens débutant.**

Rappel : Syndrome de sevrage et délirium tremens

(± prévention) Syndrome de sevrage	Délirium tremens
• Surveillance du contrôle du syndrome de sevrage • Hydratation PO (2-3 L/jour) • Supplémentation en ***vitamines B1, B6, PP PO*** • Correction troubles hydro-électrolytiques • ***± BZD ½ vie longue (diazépam) :*** – À dose décroissante – Pendant maximum 7-10 jours – Si signe de sevrage • Surveillance 1 ×/4 h par le ***score de Cushman***	• Hospitalisation en soins intensifs • Réhydratation IV • ***Vitamines B1, B6, PP IV*** fortes doses (et B1 avant toute perfusion de sérum glucosé et poly-vitamines) • Correction troubles hydro-électrolytiques • ***BZD voie IV :*** – ½ vie longue (diazepam) – à hautes doses – jusqu'à sédation • Surveillance (constantes, hydratation, iono, créat., phosphorémie) • <u>2de ligne</u> : corticothérapie IV ou neuroleptique

RQ : en cas d'insuffisance hépatique, on préfère une BZD métabolisée par conjugaison (plutôt qu'oxydation) comme le ***lorazépam***.

Les benzodiazépines sont indiquées devant la présence de signe de sevrage (tremblements des membres supérieurs).

⚠ ***L'hydratation par sérum glucosé est contre-indiquée chez un patient potentiellement carencé en vitamine B1*** (alcoolisme, dénutrition) sans avoir effectué un dosage de la vitamine B1 car elle peut entraîner et aggraver un ***syndrome de Gayet-Wernicke***.

Question 6

De façon concomitante à la pose de la voie veineuse, elle présente une perte de connaissance avec une période d'hypertonie généralisée puis de mouvements des 4 membres. Elle reçoit une benzodiazépine intraveineuse. Le réveil est progressif. Dans les heures qui suivent, la confusion et l'agitation se majorent ; la patiente est couverte de sueurs, elle tient des propos incohérents. La tension artérielle est à 180/110 mmHg. La fréquence cardiaque est à 110/min. La température est à 38,5 °C. L'examen clinique est difficile mais ne retrouve aucun signe évident de focalisation neurologique.
Parmi les propositions diagnostiques suivantes, laquelle(lesquelles) est(sont) exacte(s) ?

A. Bouffée délirante aiguë
B. Épilepsie généralisée idiopathique
C. Encéphalopathie toxique
D. Crise épileptique symptomatique
E. Délirium tremens

Il s'agit d'une **crise d'épilepsie symptomatique** secondaire à un **sevrage alcoolique** avec **délirium tremens** qui se définit comme un syndrome confuso-onirique avec propos incohérents, agitation, hallucinations visuelles avec zoopsie et scène d'agression.

REMARQUE

Lors d'un sevrage alcoolique et d'un délirium tremens, on utilise le **score de Cushman** pour adapter la surveillance et les traitements médicamenteux afin d'éviter la survenue d'accident de sevrage. Ce score est composé de 7 variables (**fréquence cardiaque**, **pression artérielle systolique**, **fréquence respiratoire**, **tremblements**, **sueurs**, **agitation**, et **troubles sensoriels**) et a fait l'objet d'une question dans un des DP des annales de 2019.

Question 7

L'évolution clinique sous traitement est partiellement favorable. La patiente est moins agitée mais la confusion persiste. Vous avez contacté son médecin traitant qui confirme une consommation d'alcool importante et quotidienne, un tabagisme actif et sa précarité sociale. En mettant la patiente en orthostatisme, la station debout vous apparaît très instable et la marche est impossible sans l'aide d'un tiers. Lors de l'examen vous notez un nystagmus multidirectionnel et une limitation bilatérale de l'abduction des yeux.
Parmi les hypothèses diagnostiques suivantes, laquelle(lesquelles) est(sont) compatible(s) avec le tableau clinique ?

A. Sclérose combinée de la moelle
B. Encéphalite herpétique
C. Encéphalite paranéoplasique
D. Encéphalopathie de Gayet-Wernicke
E. État de mal épileptique à expression confusionnelle

La réponse se trouve dans le premier chapitre du Collège de Neurologie « Complication neurologique de l'alcool », chapitre trop souvent délaissé par les étudiants mais qui est déjà tombé 2 fois aux ECNi depuis 2016.

Voici un tableau résumant les points importants à connaître concernant **le syndrome de Gayet-Wernicke** :

Syndrome de Gayet Wernicke	
Définition	• Encéphalopathie aiguë due à une carence en **vitamine B1**
Cause	• **Carence d'apport** (anorexie, grève de la faim, régime pauvre en protéines…) • **Carence d'absorption** (gastrite chronique, Bypass, gastrectomie, trouble du transit…) • **Accroissement des besoins en B1 de l'organisme** (apport de glucose)
Clinique	• Syndrome **confusionnel** • Troubles **oculomoteurs** : paralysie du **VI** (abduction), paralysie de fonction, nystagmus pendulaire • Syndrome **cérébelleux statique** • **Hypertonie** oppositionnelle
Paraclinique	• **Vitamine B1** : Effondrée • **IRM cérébrale** : Hypersignal FLAIR du corps mamillaire, des Thalami postéro-médians, de l'aire périaqueducale et de part et d'autre du V3
Traitement	• **Vitaminothérapie B1** en urgence IM ou IV • L'hydratation abondante est proscrite et doit être maîtrisée afin de prévenir une myélinose centropontique
Prévention	• **Tout patient alcoolique chronique dénutri doit bénéficier d'une supplémentation systématique en vitamine B1 notamment avant un apport glucosé.**

⚠ Ne jamais perfuser de soluté glucosé avant d'avoir supplémenté en vitamine B1 !

Question 8

Vous évoquez le diagnostic d'encéphalopathie de Gayet-Wernicke.
D'une manière générale, concernant le ou les mécanisme(s) physiopathologique(s) qui pourrai(en)t expliquer ou majorer les symptômes de cette pathologie, quelle(s) proposition(s) est(sont) exacte(s) ?

A. Apport récent de sérum glucosé isolé
B. Présence d'anticorps spécifiques
C. Déficit en thiamine (vitamine B1)
D. Déficit en cobalamine (vitamine B12)
E. Apports alimentaires insuffisants

Réponse dans le tableau de la question précédente.

Question 9

Une IRM cérébrale est réalisée.
Quelle est la séquence présentée ci-dessous ?

A. Diffusion
B. T2 FLAIR
C. T2
D. T1 avec injection de gadolinium
E. TOF (Time Of Flight) (Angio-IRM)

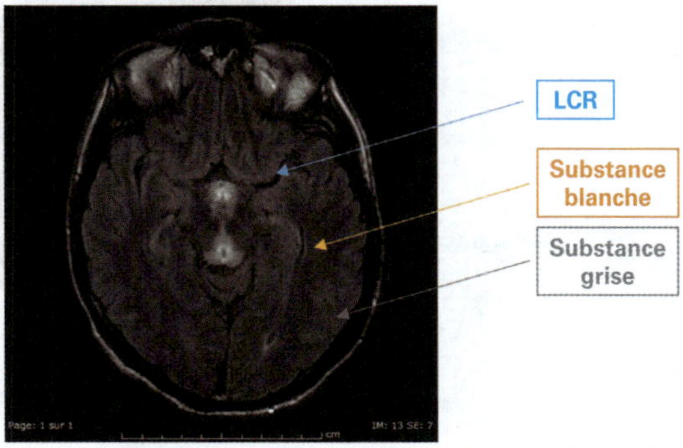

La substance ***blanche est grise*** et la ***substance grise est blanche*** : il s'agit d'une séquence anti-anatomique donc du **T2**. Le LCR des cornes temporales des ventricules latéraux apparaît en hyposignal : il s'agit d'une séquence **T2 FLAIR**.

⚠ La séquence TOF, appelée également angio-IRM est une séquence utilisée dans le bilan des AVC et ***ne nécessite pas d'injection de gadolinium*** contrairement à l'angioscanner cérébral qui nécessite bien une injection de produit de contraste.

Question 10

Parmi les propositions suivantes concernant cette IRM, quelle(quelles) est(sont) la(les) anomalie(s) visible(s) ?

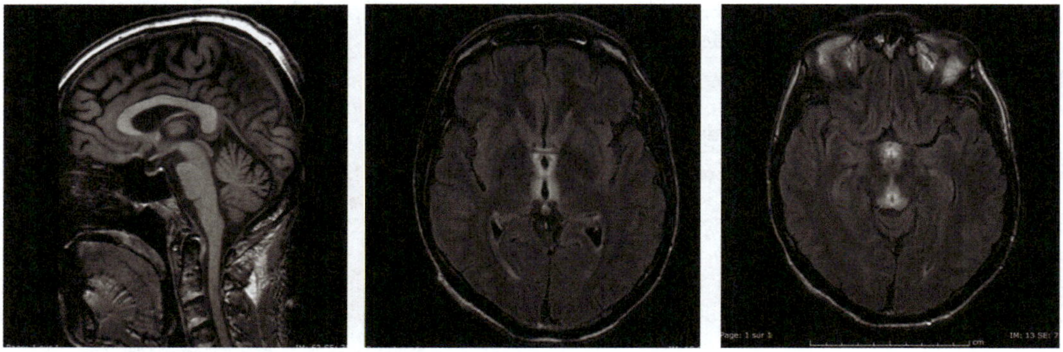

A. Atteinte des thalami médiaux
B. Hypersignal en périphérie du troisième ventricule
C. Hypersignal périaqueducal
D. Lésion protubérantielle
E. Atteinte de la substance blanche

Cette question est de loin la plus exigeante en neuro-anatomie jamais tombée à l'ECNi. Extrêmement discriminante pour les (rares) externes qui sauront y répondre. Avant d'interpréter ces images, il faut absolument en comprendre l'anatomie qui est très complexe :

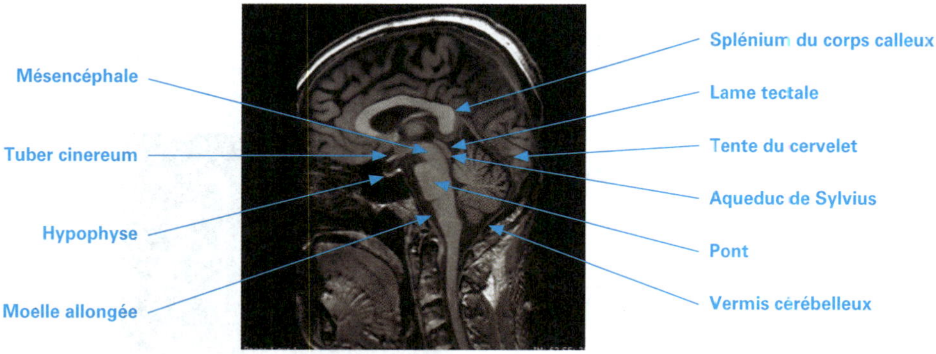

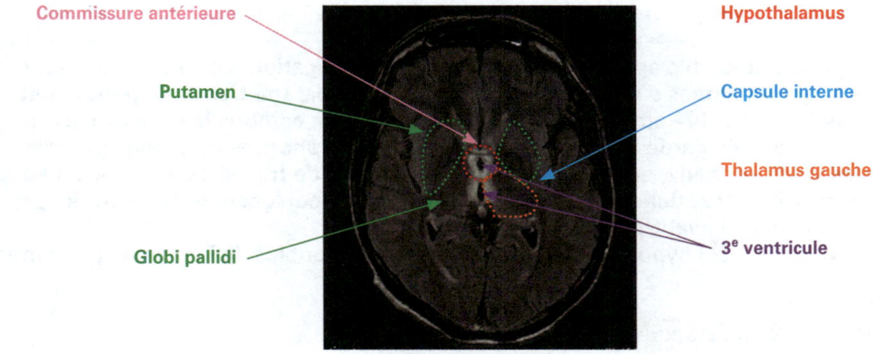

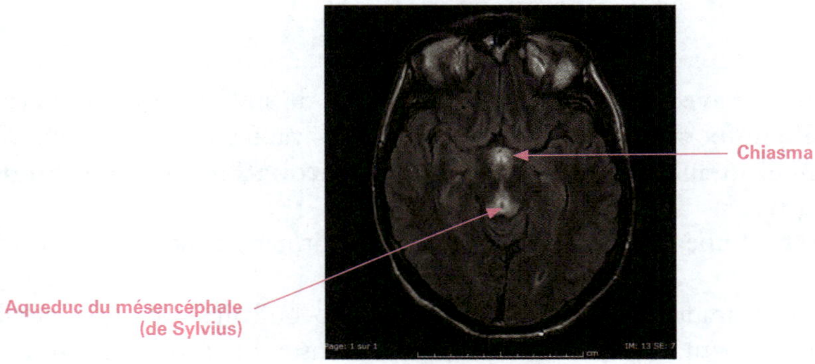

Une fois l'anatomie maîtrisée, on voit bien évidemment une atteinte **des thalami médiaux**, et donc une atteinte en **périphérie du troisième ventricule** (puisque les thalami médiaux sont au contact du V3). On retrouve sur l'autre image l'hypersignal **péri-aqueducal**. Pour la E, l'atteinte péri-aqueducal est bien une atteinte de **la substance blanche**.
Aucune image ne passe par ***le pont*** ici (trop haute) donc on ne peut pas la cocher.

Pour aller plus loin avec L'ATBC

Une atteinte **péri-aqueducale** et **autour du V3** (qui sont des zones « riches » en **aquaporine 4**) est très évocatrice d'une pathologie à la mode, **la neuromyélite optique**, à la marge du programme, mais ayant toutefois fait son apparition dans le dernier Collège d'Ophtalmologie à la page 207 avec **la neuromyélite optique de Devic** en diagnostic différentiel de la sclérose en plaques.

Question 11

Vous avez posé un diagnostic d'encéphalopathie de Gayet-Wernicke. Parmi les propositions suivantes concernant le traitement, laquelle mettez-vous en place dès à présent ?

A. Perfusion de soluté hypertonique
B. Antiépileptique par voie intraveineuse
C. Antiagrégant plaquettaire
D. Supplémentation en vitamine B1 par voie intraveineuse
E. Benzodiazépine par voie parentérale

Le traitement à mettre en place est une **vitaminothérapie B1 par voie IV ou IM**.

Question 12

L'évolution clinique est favorable après trois semaines d'hospitalisation. Elle a donc présenté des complications neurologiques d'un éthylisme chronique. Les paramètres biologiques sont normalisés hormis le VGM à 104 µm3. Elle vous semble avoir bien compris la nécessité d'un sevrage définitif et total. Elle garde un bilan neuropsychologique anormal pour son âge avec quelques troubles visuo-spatiaux, du jugement et de la mémoire de travail. La marche est limitée en termes de périmètre, précautionneuse avec élargissement du polygone de sustentation, et tendance à l'accrochage de l'avant-pied.
Quelle(s) est (sont) votre (vos) hypothèse(s) pour expliquer les troubles de la marche présentés par cette patiente ?

A. Apraxie à la marche
B. Syndrome cérébelleux statique
C. Syndrome lacunaire
D. Polyneuropathie
E. Myopathie alcoolique

La marche précautionneuse avec élargissement du polygone de sustentation est évocatrice d'un **syndrome cérébelleux statique** et l'accrochage de l'avant-pied est dû à un déficit des releveurs de la jambe, atteinte évocatrice d'une **polyneuropathie axonale longueur dépendante alcoolique**.
Une apraxie à la marche est une incapacité à générer le pas normal, aboutissant à la perte de la capacité de marcher.
Un syndrome lacunaire se traduit par un syndrome pseudo-bulbaire, des rires et pleurs sardoniques, une marche à petit pas, des troubles sphinctériens et des troubles cognitifs.
Une myopathie se caractérise par une atteinte motrice pure proximale et se traduit par une démarche dandinante.

⚠ L'ataxie cérébelleuse est la seule ataxie (parmi les 3 ataxies : cérébelleuse, proprioceptive et vestibulaire) ***non aggravée par la fermeture des yeux***.

Question 13

Vous avez pu recueillir quelques informations sociales : la patiente vit seule, n'a pas de parent proche, est au chômage depuis 9 mois.
Concernant la prise en charge médico-sociale, quelle(s) démarche(s) allez-vous engager ?

A. Demande d'attribution d'allocation adulte handicapé
B. Suivi par l'assistante sociale de secteur
C. Proposition d'une mesure de protection juridique
D. Demande d'affection longue durée auprès de la Sécurité sociale
E. Suspension temporaire du permis de conduire

On peut effectivement proposer à la patiente d'être suivie par **l'assistante sociale de son secteur** et de bénéficier d'une **mesure de protection juridique** en fonction de l'importance de ses troubles.
L'AAH est attribuée par la maison départementale des personnes handicapées (MDPH) aux personnes de 20 à 80 ans n'ayant jamais ou insuffisamment travaillé et ayant un taux d'incapacité de plus de 80 %. Or, ici la patiente a déjà travaillé puisqu'elle est au chômage depuis 9 mois. Cependant, une demande de reconnaissance de la qualité de travailleur handicapé (**RQTH)** peut être faite à la MDPH afin de faciliter le retour au travail.

Le médecin ne peut pas suspendre le permis de conduire, mais c'est sur démarche de la patiente elle-même auprès de la Commission médicale du Permis de conduire que les capacités à conduire seront étudiées et qu'un avis sera rendu.
Les séquelles liées à l'OH ne font pas partie des 30 ALD prises en charge par la CPAM, seules les « formes graves d'affections musculaires et neuropathiques, l'épilepsie grave, la maladie d'Alzheimer et autres démences évoluées » sont prises en charge concernant la neurologie. L'état neurologique de la patiente n'est pas assez grave pour satisfaire ces critères.

Pour aller plus loin avec L'ATBC

Épilepsie et permis de conduire
• Le **médecin ne déclare pas à l'assureur** que le patient est épileptique, mais celui-ci peut le **faire** (*recommandé ++ sinon, pas de prise en charge des dégâts par l'assurance en cas d'accident, le patient sera déclaré « inapte à conduire » par son assureur*) • Le médecin ne déclare pas non plus à la préfecture que le patient est épileptique, mais il **conseille le patient** de passer en **commission du permis de conduire** pour obtenir une autorisation
Permis classiques
• Autorisation définitive de conduire chez un épileptique : 5 ans sans crise • Crise d'épilepsie provoquée : en fonction de l'avis du neurologue, généralement **3 mois** • Première crise non provoquée : après **6 mois sans crise** et examen médical (parfois moins si bon pronostic) • Épilepsie (même si crise pendant le sommeil, ou sensitive pure) : **aptitude temporaire après 1** an sans crise • Modification du traitement d'un épileptique : **6 mois** sans conduite recommandé
Permis poids lourds
• L'épilepsie n'est plus une contre-indication formelle • Autorisation définitive si absence de crise **sans traitement pendant 10 ans** • Crise d'épilepsie non provoquée : **aptitude temporaire si 5 ans sans traitement sans crise**
Un tableau à l'extrême limite du programme, mais qui fait partie du quotidien des épileptologues. Avoir quelques notions semble utile.

Question 14

Vous n'avez plus de nouvelles de cette patiente. Six mois plus tard, votre collègue psychiatre vous téléphone à son sujet. Elle est prise en charge aux urgences psychiatriques pour « délire ». Vous allez la voir et constatez un raisonnement apparemment normal mais vous êtes étonné(e) par sa familiarité. Elle présente d'importants troubles de la mémoire prédominants sur les faits récents mais aussi sur les faits plus anciens. La patiente vous sollicite de façon répétée sur son devenir immédiat alors que vous avez déjà répondu à plusieurs reprises à cette même question. Parmi les propositions diagnostiques suivantes, laquelle est exacte ?

A. Ivresse aiguë
B. Syndrome de Korsakoff
C. Encéphalite paranéoplasique
D. Démence vasculaire
E. État de mal épileptique à expression confusionnelle

La patiente présente un **syndrome de Korsakoff**, complication possible d'une encéphalopathie de Gayet-Wernicke, dont les principales informations à connaître sont regroupées dans le tableau suivant :

Syndrome de Korsakoff	
Définition	• Trouble neurologique d'origine multifactorielle dont une carence en **vitamine B1** • Lésion des corps mamillaires, du trigone, du gyrus cingulaire et des noyaux dorso-médians du thalamus → Atteinte du **circuit de Papez** (syndrome **amnésique** et **aphasique**) et **frontale** (syndrome **frontal**).
Cause	• Le plus souvent la conséquence une encéphalopathie de **Gayet-Wernicke** non traitée • Parfois **inaugurale d'emblée** • Autres causes : séquelle **d'encéphalite herpétique**, **d'infarctus cérébral postérieur bilatéral**, **tumeur**
Sémiologie	• Syndrome **amnésique** : amnésie antérograde avec « oubli à mesure », désorientation temporo-spatiale, anosognosie associée à des fausses reconnaissances et fabulations • **Aphasie** potentiellement associée • Syndrome **frontal** inconstant
Paraclinique	• **IRM cérébrale** : Atrophie des **corps mamillaires**
Traitement	• **Vitaminothérapie B1 par voie IV ou IM**, d'efficacité inconstante et partielle

Question 15

Parmi les propositions suivantes, quel(s) est(sont) l'(les) argument(s) sémiologique(s) qui caractérise(nt) un syndrome de Korsakoff ?

A. Troubles oculomoteurs
B. Rires et pleurs spasmodiques
C. Amnésie antérograde
D. Fabulations
E. Fausses reconnaissances

Les réponses à cette question se trouvent dans le tableau de la question précédente.
Les troubles oculomoteurs se retrouvent dans le syndrome de Gayet-Wernicke.
Les rires et pleurs spasmodiques se retrouvent dans le syndrome lacunaire.

Dossier 16

Corrigé

(Énoncé p. 743)

Question 1

Après avoir rapidement recueilli les antécédents et les circonstances de survenue de l'épistaxis, quel(s) est (sont) le(s) geste(s) que vous pratiquez rapidement ?

A. Évacuation des caillots par mouchage
B. Compression nasale digitale durant dix minutes
C. Mise en place d'une voie veineuse
D. Prélèvements pour détermination du groupe sanguin
E. Évaluation de la présence d'une hémorragie postérieure par un examen pharyngé

Les premières mesures systématiques devant toute épistaxis sont :

- **évacuation des caillots par mouchage énergique,** tête légèrement **surélevée** et penchée **en avant** ;
- **puis compression bidigitale simple de l'aile du nez pendant 10 minutes.**

Un **examen rhinoscopique** et **pharyngé** est systématique après évacuation des caillots afin de déterminer l'abondance, la poursuite ou non du saignement, le siège antérieur ou postérieur, l'origine localisée ou diffuse.

Devant cette patiente de 72 ans sous AVK présentant un saignement récidivant et persistant, il faut mettre en place **une voie veineuse périphérique** et prélever **une détermination de groupe sanguin** en vue d'un potentiel remplissage ou d'une transfusion en cas de retentissement hémodynamique de la spoliation sanguine.

Question 2

Concernant la vascularisation des cavités nasales, quelle(s) est (sont) le(s) réponse(s) exacte(s) ?

A. Des branches de l'artère carotide interne vascularisent le cornet inférieur
B. La vascularisation provient principalement des branches de l'artère carotide externe
C. La principale artère est l'artère sphénopalatine
D. L'artère ethmoïdale antérieure est la branche terminale de la carotide externe
E. L'artère faciale participe à la vascularisation des cavités nasales

Vascularisation artérielle des fosses nasales

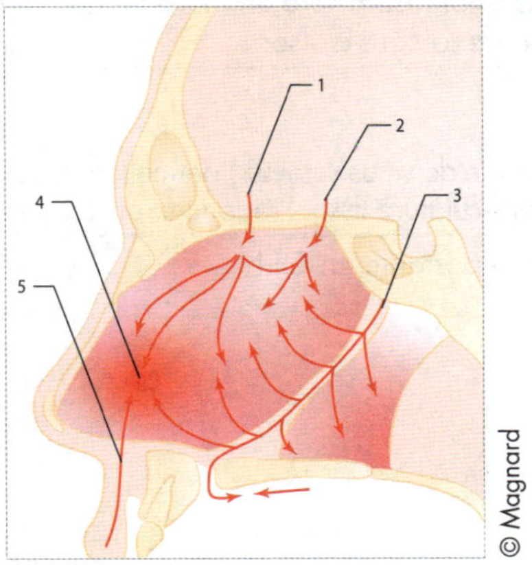

1 : Artère éthmoïdale antérieure
2 : Artère éthmoïdale postérieure
3 : Artère sphénopalatine
4 : Taches vasculaires de Kiesselbach
5 : Artère de la sous-cloison

La vascularisation artérielle des fosses nasales est résumée dans le tableau suivant :

Vascularisation des fosses nasales			
	Origine	**Branches**	**Vascularisation**
Artère sphéno-palatine (Artère principale des fosses nasales)	• Branche terminale de **l'artère maxillaire interne** (issue de la carotide externe)	• **Artère des cornets** (paroi externe) qui donne l'**artère du cornet moyen** et **du cornet inférieur**	• Cornet moyen • Cornet inférieur
		• **Artère de la cloison** (paroi interne) qui donne l'**artère du cornet supérieur** et **artères septales**	• Cornet supérieur • Septum
Artère de la sous-cloison	• **Artère faciale** (issue de la carotide externe)		• Partie antéro-inférieure de la cloison
Artères ethmoïdales	• **Artère ophtalmique** (issu de la carotide interne)	• **Artère ethmoïdale postérieure**	• Région olfactive de la muqueuse
		• **Artère ethmoïdale antérieure**	• Portion pré-turbinale de la paroi externe • Sinus frontal

La zone d'anastomose des 3 systèmes artériels (artère sphéno-palatine + artère ethmoïdale antérieure + artère de la sous-cloison) forme la **tache vasculaire de Kiesselbach** située sur la partie antérieure du septum nasal.

Pour aller plus loin avec L'ATBC

Anatomie et vascularisation des fosses nasales	
• **Épithélium unistratifié**, membrane basale puis **chorion** composé de 3 couches (lymphoïde – glandulaire – vasculaire) → très **fine** • **Au contact direct** du squelette (pas de couche graisseuse entre la muqueuse et l'os)	
Vascularisation	
Artérielle	• **Carotide externe** : artère **sphénopalatine** (*branche externe [artère des cornets] et branche interne [artère de la cloison]*) et **artère de la sous-cloison** (branche de l'artère faciale) • **Carotide interne** : artère ethmoïdale postérieure (*région olfactive*) et **antérieure** NB : tache vasculaire de **Kiesselbach** → *anastomose artère* ***ethmoïdale antérieure***, **sphénopalatine et artère faciale** via l'artère de la sous-cloison
Veineuse	• Réseau **profond** (os et cartilage) • Réseau **superficiel** (sous-épithélial) • Réseau **central** (système caverneux → ensemble de **sinus veineux**) permettant la turgescence de la muqueuse nasale grâce à une **riche musculature lisse**. Prédomine au cornet inférieur

Un tableau pour faire la différence. L'anatomie est très importante en ORL.

Question 3

Quel(s) est (sont) le(s) élément(s) que vous recherchez à l'interrogatoire ?

A. Le caractère uni ou bilatéral du saignement
B. Un antécédent de perforation du septum nasal
C. La date et la valeur du dernier INR
D. Le côté par lequel l'épistaxis a débuté
E. L'abondance de l'épistaxis

Toutes ces informations sont bien entendu à rechercher lors de l'interrogatoire.

Question 4

À l'examen clinique, la patiente est pâle et en sueurs. L'épistaxis est à la fois antérieure et postérieure. La pression artérielle est à 150/95 mmHg avec une fréquence cardiaque régulière à 124/min. La température est à 37,5 °C et la saturation en oxygène à 98 %.
Quel(s) est(sont) le(s) élément(s) en faveur d'une épistaxis grave chez cette patiente ?

A. Pâleur
B. Sueurs
C. Fréquence cardiaque
D. Pression artérielle
E. Hémorragie antérieure

Selon le Collège des enseignants d'ORL, une épistaxis grave est définie par :

Facteurs de gravité de l'épistaxis (Collège d'ORL)	
Abondance	Moins bien évaluable par **le caractère bilatéral** ou **antéro-postérieur** que le **retentissement général** (hypotension, tachycardie, pâleur, sueurs, marbrure, obnubilation…)
Durée et répétition	
Terrain	Coronaropathie, sténose carotidienne…
Trouble de la coagulation	Acquis (anticoagulants, antiagrégants) ou constitutionnel (Willebrand, Hémophilie…)

Dans le Collège, il est clairement dit que ***le caractère antéro-postérieur*** est un mauvais critère pour évaluer la gravité, cette réponse n'était donc pour moi pas à retenir.

Question 5

Vous réalisez un prélèvement biologique. Quel(s) est(sont) le(s) paramètre(s) biologique(s) que vous demandez à ce stade ?

A. Ferritine
B. Bilan de coagulation comprenant TP, INR, TCA
C. Groupe Rh, RAI
D. Créatininémie
E. Hémogramme

Devant cette épistaxis grave du fait du ***retentissement clinique*** et ***du terrain (AVK),*** il est important d'évaluer la crasse sanguine (**NFS**, **bilan de coagulation**), et de réaliser une **détermination du groupe sanguin** en vue d'une éventuelle transfusion. De plus, la **créatininémie** peut être demandée pour évaluer le retentissement rénal de la spoliation sanguine (insuffisance rénale fonctionnelle) ainsi que pour avoir une estimation de la fonction rénale de base avant une éventuelle embolisation artérielle (qui utilise des produits de contraste).

La ferritine n'est pas utile à ce stade, mais pourra être demandée secondairement après la résolution de l'épisode aigu afin d'évaluer les réserves martiales et envisager une supplémentation en cas de carence.

Question 6

Quelques minutes plus tard, la pression artérielle est à 85/55 mmHg et la fréquence cardiaque à 130/min. La patiente présente quelques marbrures au niveau des genoux.
Quelle(s) mesure(s) proposez-vous à ce stade ? (une ou plusieurs réponses exactes)

A. Rechercher la cause de l'épistaxis
B. Remplissage vasculaire par sérum salé isotonique
C. Tarir l'hémorragie
D. Introduire de la noradrénaline intraveineuse en perfusion continue
E. Réaliser une artériographie

La patiente présente un état de choc hémorragique. Il faut réaliser sans délai un **remplissage vasculaire par sérum salé isotonique** afin de stabiliser son état hémodynamique. Il faut de plus essayer de **contrôler et de tarir l'hémorragie pour limiter les pertes sanguines.** Je ne suis pas sûr cependant que cette proposition a été retenue juste car l'énoncé de la question suivante ne parle que du remplissage… Difficile de savoir si le correcteur attendait une ou plusieurs réponses à cette question…
La recherche de ***la cause de l'épistaxis*** et son ***traitement éventuel par artériographie*** ne sont pas la priorité pour le moment, il faut déjà stabiliser la patiente !
La noradrénaline est indiquée d'emblée en cas de collapsus menaçant avec une PAD < 40 mmHg ou secondairement en cas d'inefficacité du remplissage à 30 mL/kg.

Question 7

Le remplissage vasculaire a permis de stabiliser l'hémodynamique. Les marbrures ont disparu. Vous souhaitez localiser l'origine de l'épistaxis au niveau des cavités nasales.
Quelle(s) est (sont) le(s) étape(s) nécessaires à la localisation du saignement ? (une ou plusieurs réponses exactes)

A. Vous faites moucher la patiente pour évacuer les caillots
B. Vous introduisez une mèche imprégnée de vasoconstricteur local dans la cavité nasale hémorragique
C. Vous explorez la cavité nasale dans sa globalité
D. Vous réalisez une artériographie
E. Vous demandez un scanner non injecté du massif facial

La localisation du saignement se fait initialement *via* l'examen clinique : après **évacuation des caillots par mouchage** et **introduction d'une mèche imprégnée de vasoconstricteurs locaux** afin d'obtenir la rétractation de la muqueuse et de limiter le saignement, une **rhinoscopie complète** des fosses nasales est effectuée.
L'artériographie est une procédure thérapeutique pouvant localiser l'origine du saignement en repérant l'artère en cause, mais n'est pas indiquée à ce stade.
Le scanner peut être utile en seconde intention pour évaluer une masse suspecte de malignité par exemple.

Question 8

La patiente est calme et après votre examen endonasal, vous observez un saignement unilatéral provenant de la tache vasculaire. L'INR est à 2,5. Le reste du bilan est en attente.
Quelle(s) est (sont) la (les) option(s) possible(s) pour tarir l'hémorragie ?

A. Mise en place d'une sonde à double-ballonnet
B. Cautérisation électrique première des vaisseaux hémorragiques
C. Prescription de vitamine K intraveineuse
D. Le retour à domicile sera autorisé en l'absence de récidive de l'épistaxis après une surveillance de quelques heures
E. Tamponnement postérieur avec une mèche grasse

En cas de d'épistaxis **localisée à la tache vasculaire,** la démarche à suivre est la suivante :

Démarche thérapeutique de l'épistaxis localisée à la tache aveugle	
1	Mouchage énergétique et Compression bidigitale pendant 10 minutes
2	Si échec : Cautérisation de la tache vasculaire

Donc en cas de saignement persistant à la compression bidigitale, le traitement à envisager est **une cautérisation de la tache vasculaire.** Elle s'effectue après **anesthésie locale par Xylocaïne® +/- naphazoline** (effet vasoconstricteur, contre-indiquée en cas **d'épilepsie non contrôlée** et **avant 6 ans**) par **méthode chimique** (**nitrate d'argent** en perle ou liquide, **acide chromique)** ou par **méthode électrique** en 2e intention (à la **pince bipolaire).**

La sonde double ballonnet et ***le tamponnement postérieur*** sont indiqués en cas d'épistaxis de localisation indéterminée.

La prescription de vitamine K ne va pas permettre de « tarir » ni de stopper l'hémorragie au niveau de la tache vasculaire, mais de limiter l'importance du saignement en contrôlant la coagulation. Formulation ambiguë, je vous l'accorde…

De plus, l'action de la vitamine K n'est pas immédiate puisqu'elle possède un délai d'action de 6 heures pour une action prolongée : elle a surtout pour but d'éviter la remontée de l'INR. On utilise le PPSB (complexe pro-thrombinique) pour antagoniser rapidement les AVK (action immédiate mais durée d'action limitée à 6 heures).

La patiente vient de présenter un choc hémorragique, ***un retour à domicile*** est bien sûr inapproprié.

⚠ La cautérisation ne doit jamais être bilatérale et simultanée car il existe un risque de **perforation de la cloison nasale.**

Question 9

Vous avez réalisé une cautérisation de la tache vasculaire. Malgré cela l'épistaxis persiste.
Vous observez un saignement important sans pouvoir localiser l'origine exacte.
Quelle est votre attitude immédiate ? (une seule réponse exacte)

A. Tamponnement antérieur avec une mèche grasse ou un tampon hémostatique
B. Tamponnement antéro-postérieur par une sonde à double ballonnet
C. Arrêt des antivitamines K
D. Ligature des artères ethmoïdales
E. Artériographie avec embolisation sélective

La prise en charge **d'une épistaxis de localisation indéterminée** est très codifiée dans le Collège. Voici un tableau récapitulatif de la démarche thérapeutique à suivre.

	Démarche thérapeutique de l'épistaxis de localisation indéterminée
1	**Mouchage énergétique** et **Compression bidigitale pendant 10 minutes**
2	Si échec : **Tamponnement antérieur**
3	Si échec : **Tamponnement antéropostérieur**
4	Si échec : **Ligature de l'artère éthmoïdale antérieure** ou **Coagulation/Embolisation de l'artère sphéno-palatine**

Il faut donc effectuer **un tamponnement antérieur** en seconde intention.

REMARQUE

Aucun geste n'est effectué sur ***les artères ethmoïdales postérieures***, ni sur ***l'artère faciale***. Retenez bien que les gestes s'effectuent sur les ***artères ethmoïdales antérieures*** et ***sphénopatalatine***.

⚠ L'embolisation de l'artère ethmoïdale antérieure est ***contre-indiquée*** en raison du risque **d'AVC** ou **d'OACR**.

Question 10

Malgré un tamponnement antérieur bien réalisé, vous observez une récidive précoce de l'épistaxis. Quelle est votre attitude ? (une réponse exacte)

A. Artériographie avec embolisation sélective
B. Ligature endonasale de l'artère sphénopalatine
C. Ligature de l'artère ethmoïdale antérieure
D. Ligature de l'artère ethmoïdale postérieure
E. Tamponnement antéro-postérieur par une sonde à double ballonnet

Après échec de la compression puis du tamponnement antérieur, on passe au **tamponnement antéro-postérieur**.

⚠ Une antibiothérapie par Augmentin® ou clarythromycine de **5 j** est indiquée en cas de **tamponnement non résorbable laissé en place plus de 48 heures** et pour **tout méchage chez un patient atteint de la maladie de Rendu-Osler.**

Question 11

Vous avez réussi à tarir l'épistaxis, et vous décidez de rechercher l'étiologie. Concernant l'épistaxis « symptôme », quel(s) est(sont) le(s) diagnostic(s) que vous pouvez évoquer ?

A. Perforation septale
B. Complication d'une chirurgie endonasale
C. Cause tumorale
D. Maladie de Willebrand
E. Maladie de Rendu-Osler

L'épistaxis « symptôme » renvoie aux causes **locales** contrairement à **l'épistaxis « épiphénomène »** désignant les causes **générales**. Il existe également **l'épistaxis « maladie »** correspondant à l'épistaxis **essentielle** sans cause retrouvée.
Voici un tableau récapitulatif des différentes causes d'épistaxis :

Étiologies des épistaxis		
Épistaxis « symptôme » = locale	Infectieuses et inflammatoires (rares)	**Rhino-sinusite aiguë**
	Traumatiques (fréquentes)	**Corps étranger, traumatisme, perforation septale, chirurgie, fracture frontobasale, fistule carotido-caverneuse…**
	Tumorales	**Fibrome nasopharyngé** de l'adolescent, **angiome de la cloison**, **cancers** rhinosinusiens, du cavum, mélanome muqueux…
Épistaxis « épiphénomène » = générale	HTA	
	Hémostase primaire	**Vascularite** : Purpura rhumatoïde, purpura infectieux… **Thrombopénie** : PTI, immunoallergique… **Thrombopathie constitutionnelle** : Glanzmann, Willebrand… **Thrombopathie acquise** : AINS, Aspirine®, antiagrégant, insuffisance rénale, hémopathie…
	Hémostase secondaire	**Constitutionnel** : Hémophilie… **Acquis** : Anticoagulant, insuffisance hépatique, CIVD…
	Maladie vasculaire	Maladie de **Rendu-Osler**, **scorbut**, maladie de **Wegner** (granulomatose avec polyangéite), rupture **d'anévrisme** carotidien intra-caverneux…
Épistaxis « essentielle » = maladie	Facteurs favorisants	**Grattage**, **soleil**, phénomène **vasomoteur**, facteurs **endocriniens** (puberté, grossesse, période prémenstruelle), **athériosclérose**

Question 12

Concernant l'épistaxis d'origine générale (« épistaxis épiphénomène »), quel(s) est(sont) le(s) diagnostic(s) que vous pouvez évoquer ?

A. Une thrombopathie
B. Une hémophilie
C. Une granulomatose avec polyangéite
D. Un purpura rhumatoïde
E. Une HTA à 250/120 mmHg

Réponse à la question précédente.
Une hémophilie peut être évoquée chez cette patiente car il existe également des **hémophilies acquises** touchant les sujets âgés (femmes et hommes) ou la femme jeune dans un contexte de post-partum, comme abordé dans le Collège d'Hématologie. Proposition hasardeuse, je l'avoue, car quand on parle d'hémophilie, on pense aux hémophilies congénitales A et B liées à l'X et ne touchant que les hommes (sauf exception)…
Ici, je pense qu'il ne fallait pas évoquer ***le purpura rhumatoïde*** car il s'agit d'un vascularite de l'enfant, survenant généralement chez le jeune garçon entre 2 et 8 ans.

Question 13

Au cours du bilan étiologique, vous demandez un scanner des sinus.
Sur cette coupe coronale tomodensitométrique des sinus, quelle(s) est (sont) la (les) proposition(s) exacte(s) ?

A. 1 représente le sinus maxillaire droit
B. 2 représente le cornet inférieur droit
C. 3 représente le cornet moyen gauche
D. 4 représente une masse tumorale
E. 4 représente le cornet postérieur gauche

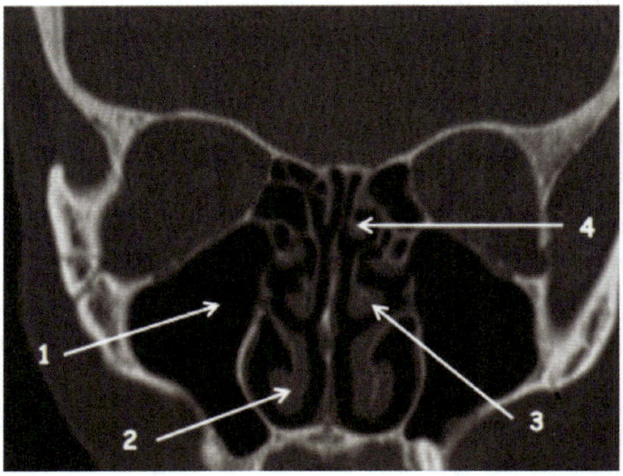

1 = Sinus maxillaire droit.
2 = Cornet inférieur droit.
3 = Cornet moyen gauche.
4 = Cornet supérieur gauche.

Il s'agit d'un **scanner des sinus en coupe coronale/frontale** passant au niveau des cornets ***sans masse tumorale suspecte***.

Dossier 17

Corrigé

(Énoncé p. 745)

Question 1

Elle consulte pour une toux plutôt sèche évoluant depuis 3 mois. Cette toux est devenue très invalidante et la réveille la nuit. Vous évoquez la possibilité d'une toux aux inhibiteurs de l'enzyme de conversion (IEC).
Parmi les réponses suivantes, laquelle (lesquelles) est (sont) exacte(s) concernant la toux aux IEC ?

A. Elle contre-indique les inhibiteurs de l'angiotensine II
B. Elle est dépendante de la dose utilisée
C. Elle peut toucher 5 % voire plus des patients traités par IEC
D. Elle est lié à un effet de classe
E. Elle survient habituellement au décours d'un épisode infectieux

REMARQUE

Il s'agit d'une **toux chronique** définie par sa persistance depuis plus de **3 semaines**. Toute toux chronique nécessite la réalisation d'une **radiographie pulmonaire**.

Les IEC sont responsables de toux chez **5 à 20 %** des patients traités. Cet effet indésirable survient précocement dans les **1 à 6 semaines** après l'introduction des traitements et est dû à **un effet de classe lié à l'inhibition de la dégradation des bradykinines**. Cette toux n'est ***pas due à la dose administrée*** et disparaît rapidement après l'arrêt **(< 6 semaines)**. ***Les ARA2 ne sont pas contre-indiqués*** et leur introduction est même recommandée en cas d'intolérance aux IEC en 2ᵉ intention (car plus coûteux), bien qu'ils puissent induire une toux par le même mécanisme mais de manière moins fréquente.

Question 2

Vous arrêtez son IEC et le remplacez par un inhibiteur de l'angiotensine II. La toux diminue en quelques jours et va disparaître en moins de 15 jours. Elle n'a pas d'expectoration. La patiente se plaint néanmoins d'une gêne à l'effort avec une sensation d'essoufflement à la marche à plat rapide et quand elle monte une pente légère, ce qu'elle a constaté depuis plusieurs mois lorsqu'elle rentre à son domicile. Vous cotez dans son dossier médical sa dyspnée par l'échelle de dyspnée chronique de la mMRC modifiée (échelle modifiée du *Medical Research Council*). Cette échelle évalue l'impact des activités physiques sur la dyspnée. Quel est le stade mMRC de cette patiente ?

A. Stade 0
B. Stade 1
C. Stade 2
D. Stade 3
E. Stade 4

Voici l'échelle mMRC de la dyspnée utilisée en Pneumologie à connaître sur le bout des doigts :

Échelle mMRC	
Stade 0	Je suis essoufflé uniquement pour un effort important.
Stade 1	Je suis essoufflé quand je me dépêche à plat ou quand je monte une pente légère.
Stade 2	Je marche moins vite que les gens de mon âge à plat ou je dois m'arrêter quand je marche à mon pas à plat.
Stade 3	Je m'arrête pour respirer après 90 m ou quelques minutes à plat.
Stade 4	Je suis trop essoufflé pour quitter ma maison ou rien que pour m'habiller.

⚠ L'échelle ***NYHA*** (de 1 à 4) est validée uniquement pour ***les pathologies cardio-vasculaires***.

Question 3

Vous examinez la patiente. L'auscultation cardiaque est normale. L'auscultation pulmonaire trouve une diminution diffuse du murmure vésiculaire sans sibilant ni crépitant. Les vibrations vocales sont transmises. La percussion du thorax est globalement tympanique. Il n'y a pas de signe d'insuffisance cardiaque ni droite ni gauche. Elle pèse 44 kg et mesure 1,55 m.
Quel(s) signe(s) clinique(s) témoigne(nt) d'une distension thoracique ?

A. Signe de Hoover
B. Œdème en pèlerine
C. Lèvres cyanosées
D. Thorax en tonneau
E. Hippocratisme digital

Les signes de distension thoracique visibles à la radiographie pulmonaire sont :

Distension thoracique radiographique	• Aplatissement des **coupoles diaphragmatiques** (de profil) • Augmentation des **espaces clairs rétrosternal et rétro-cardiaque** (de profil) • Augmentation du **diamètre thoracique antéro-postérieur = thorax en tonneau** (de profil) • **Horizontalisation des côtes** (de face)

Les signes de distension thoracique évaluables cliniquement sont :

Distension thoracique clinique	• **Thorax en tonneau** • **Signe de Hoover** : le diamètre transversal de la partie inférieure du thorax diminue paradoxalement à l'inspiration

L'œdème en pèlerine correspond à un œdème cervico-thoracique et se retrouve dans le syndrome cave supérieur.
Les lèvres cyanosées et ***l'hippocratisme digital*** traduisent une hypoxie.

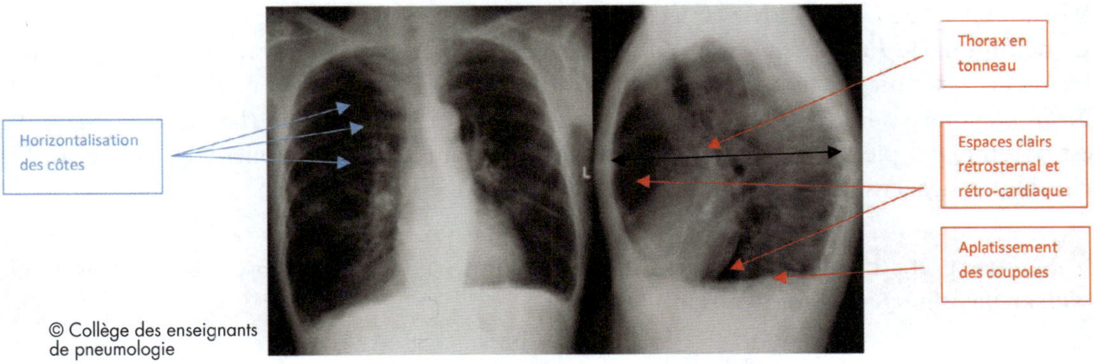

© Collège des enseignants de pneumologie

Question 4

Vous réalisez une spirométrie dont voici le compte rendu. Parmi la (les) proposition(s) suivante(s), laquelle (lesquelles) est (sont) exacte(s) :

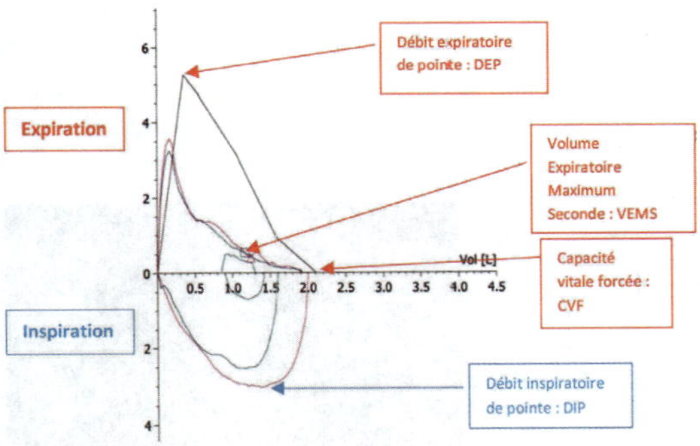

Substance		Mesuré	Théo	Limite	% Théo	Post-ventoline	% Post/pré
CVF	[L]	1,90	2,10	1,40	91	1,89	-1
VEMS	[L]	1,16	1,72	1,10	67	1,20	4
VEMS/CVL	[%]	53	75	65	70		
VEMS/CVF	[%]	61				64	5
DEP	[L/s]	3,25	5,26	3,78	62	3,57	10
DEM 75	[L/s]	1,48	4,79	2,58	31	1,47	-1
DEM 50	[L/s]	0,71	3,16	1,35	22	0,90	27
DEM 25	[L/s]	0,27	0,94	-0,19	29	0,30	11
DEM 25/75	[L/s]	0,58	2,41	1,02	24	0,69	18

A. Vous pouvez affirmer l'existence d'un syndrome obstructif
B. La CVL est supérieure à la CVF
C. Il existe une absence de réversibilité significative
D. Vous pouvez affirmer une insuffisance respiratoire chronique
E. Vous pouvez affirmer une distension thoracique

Voici un tableau résumant les connaissances nécessaires à l'interprétation des EFR :

Interprétation des EFR pour l'ECNi	
Trouble ventilatoire obstructif	• Diminution du coefficient de Tiffeneau **VEMS/CVF < 70**
Trouble ventilatoire restrictif	• Diminution **CPT < 80 %** de la valeur prédite (avec diminution conjointe de la VEMS et de la CVF et préservation d'un coefficient de Tiffeneau > 70)
Trouble ventilatoire mixte	• **VEMS/CVF < 70** et **CPT < 80 %** de la valeur prédite
Distension thoracique	• **CPT > 120 %** et **VR/CPT > 30 %**
Réversibilité significative	• Augmentation du **VEMS > 200 mL** et **> 12 %**
Réversibilité complète	• Normalisation du rapport **VEMS/CVF** et du **VEMS**
Trouble de la diffusion	• **TLCO ou DLCO < 70 %**

Ici le VEMS/CVF est de **61 %** donc on peut affirmer **le trouble ventilatoire obstructif**. Après Ventoline®, le VEMS augmente de **4 %** et le VEMS/CVF passe à **64 %** : il n'existe donc ***pas de réversibilité significative.***

VEMS/CVL (53 %) < VEMS/CVF (61 %) donc **CVL > CVF**.
La définition de ***l'insuffisance respiratoire*** correspond à une définition purement gazométrique et se définit par une PaO_2 < 70 mmHg sur un gaz du sang à l'état stable.
Nous n'avons pas les données suffisantes pour affirmer une ***distension thoracique*** car la CPT est obtenue par pléthysmographie en mesurant les volumes non mobilisables (VR et CPT) par dilution gazeuse avec de l'hélium.

⚠ L'interprétation du rapport de Tiffeneau (VEMS/CVF) ne se base pas sur le ***% de la valeur théorique***, mais sur le rapport **mesuré** !

Question 5

Vous complétez les examens par une radiographie pulmonaire de face et des épreuves fonctionnelles respiratoires (EFR) plus complètes.
En tenant compte de l'histoire clinique, de l'examen clinique, de l'imagerie et des EFR, il est vrai que :

Substance		Mesuré	Théo	Limite	% Théo	Post-ventoline	% Post/pré
Volume pulmonaire							
CVL	[L]	2,19	2,21	1,53	99		
VGT	[L]	4,35	2,54	1,72	171		
VR Pletch	[L]	3,53	1,96	1,38	180		
CPT	[L]	5,72	4,44	1,45	129		
VR/CPT	[%]	62	43	34	142		
Courbes débit volumes							
CVF	[L]	1,90	2,10	1,40	91	1,89	-1
VEMS	[L]	1,16	1,72	1,10	67	1,20	4
VEMS/CVL	[%]	53	75	65	70		
VEMS/CVF	[%]	61				64	5
DEP	[L/s]	3,25	5,26	3,78	62	3,57	10
DEM 75	[L/s]	1,48	4,79	2,58	31	1,47	-1
DEM 50	[L/s]	0,71	3,16	1,35	22	0,90	27
DEM 25	[L/s]	0,27	0,94	-0,19	29	0,30	11
DEM 25/75	[L/s]	0,58	2,41	1,02	24	0,69	18
Résistances - pressions							
sRaw	[cmH20*s]	21,66	9,81		221	21,60	
GRaw	[1/cmH20*s]	0,05	0,10		45	0,05	
Diffusion en apnée							
DLCO SB	[ml/min/mmHg]	6,2	19,1	13,4	33		
DLCOc SB	[ml/min/mmHg]	6,2	19,1	13,4	33		
DLCO/VA	[ml/min/mmHg/L]	1,47	4,31	2,70	34		
DLCOc/VA	[ml/min/mmHg/L]	1,47	4,31	2,70	34		
VA	[L]	4,23	4,29	3,30	99		

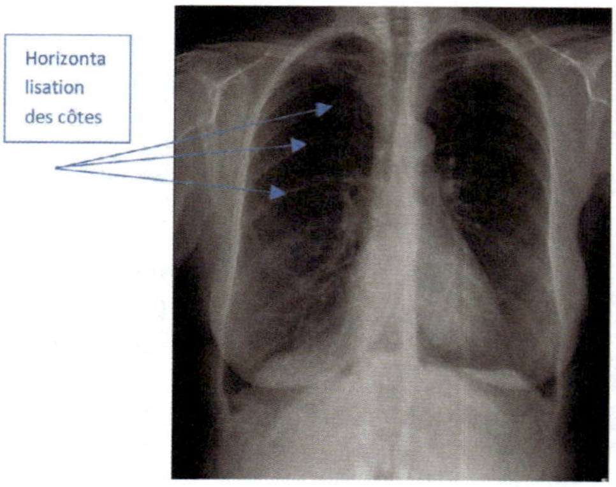

A. Vous pouvez affirmer une insuffisance respiratoire chronique
B. Vous pouvez affirmer une distension thoracique
C. Vous évoquez une BPCO
D. Vous suspectez un emphysème
E. Vous prescrivez une oxygénothérapie de longue durée

La CPT est à **129 %** et le VR/CPT est à **142 %** : On peut donc affirmer **la distension thoracique**. De plus on retrouve les signes radiographiques de distension thoraciques évoqués précédemment avec une horizontalisation des côtes et un aplatissement des coupoles.
La présence d'un trouble ventilatoire obstructif non réversible chez cette patiente tabagique chronique nous pousse à évoquer une **BPCO**. Devant l'association BPCO + distension thoracique + trouble de la diffusion (DLCO/VA à 33 %) il faut évoquer un **emphysème associé**.

On ne peut toujours pas affirmer ***l'insuffisance respiratoire*** chronique sans gaz du sang et donc pas prescrire son traitement qui est ***l'oxygénothérapie de longue durée*** le cas échéant.

Pour aller plus loin avec L'ATBC

Physiopathologie de l'hypoxémie dans la BPCO
• **Troubles de la diffusion** avec diminution du DLCO en cas d'emphysème (*par destruction alvéolaire*) • **Effet shunt** (***destruction des alvéoles*** *plus précoces que la destruction des capillaires d'où une* ***zone perfusée mal ventilée***)

Peut-être le tableau le plus discriminant de cet item. Les étudiants ont souvent en tête une hypoxémie par hypoventilation globale dans la BPCO, mais cela n'arrive qu'à un stade très tardif, et ce n'est certainement pas la première étiologie d'hypoxémie ! C'est avant tout un effet shunt et des troubles de la diffusion qui sont à l'origine de l'hypoxémie dans la BPCO.
Attention, si l'hypoventilation globale n'est pas la première cause de l'hypoxémie, il est évident qu'il y a une part d'hypoventilation alvéolaire dans la BPCO, puisqu'il existe aux gaz du sang une hypercapnie (or, rappel de deuxième cycle, la capnie reflète directement la ventilation alvéolaire : hypocapnie si hyperventilation, hypercapnie si hypoventilation).

Question 6

Étant donné la distension thoracique clinique, la distension thoracique sur la radiographie de poumon avec un aplatissement des coupoles diaphragmatiques et les EFR vous retenez le diagnostic de BPCO, vraisemblablement en rapport avec un emphysème, ce d'autant qu'il y a une atteinte de la diffusion. Vous expliquez à la patiente que cette maladie est directement liée au tabagisme et que l'arrêt du tabac va être indispensable. Vous évaluez sa dépendance pharmacologique/nicotinique par l'intermédiaire du test de Fagerström.
Quel(s) élément(s) est (sont) en faveur d'une dépendance pharmacologique forte ?

A. Inhaler complètement la fumée
B. Fumer du tabac brun
C. Fumer plus de 30 cigarettes par jour
D. Fumer une cigarette dès le réveil
E. Rouler soi-même ses cigarettes

Le test de Fagerström est composé de 6 questions et permet de mesurer la dépendance à la nicotine :

Test de Fagerström
1. Le matin, combien de temps après vous être réveillé fumez-vous votre première cigarette ?
2. Trouvez-vous qu'il est difficile de vous abstenir de fumer dans les endroits où c'est interdit ?
3. A quelle cigarette renonceriez-vous le plus difficilement ?
4. Combien de cigarettes fumez-vous par jour, en moyenne ?
5. Fumez-vous à intervalles plus rapprochés durant les premières heures de la matinée que durant le reste de la journée ?
6. Fumez-vous lorsque vous êtes malades au point de rester au lit presque toute la journée ?

Le score complet est évoqué dans les Collèges mais n'est pas à connaître par cœur.

Retenez uniquement le test de Fagerström simplifié (appelé ***Heaviness of Smoking Index*-HSI**) recommandé par la HAS et composé des questions **1** et **4** du test complet :

HSI	
1. Le matin, combien de temps après vous être réveillé fumez-vous votre première cigarette ? • Moins de 5 minutes = 3 pts • 6 à 30 minutes = 2 pts • 31 à 60 minutes = 1 pt • Après plus d'1 heure = 0 pt	**4. Combien de cigarettes fumez-vous par jour, en moyenne ?** • 10 ou moins = 0 pt • 11 à 20 = 1 pt • 21 à 30 = 2 pts • 31 ou plus = 3 pts
Interprétation : • **0-1** : pas de dépendance ; • **2-3** : dépendance modérée ; • **4-5-6** : dépendance forte.	

Question 7

Après avoir évalué sa consommation de tabac et réalisé un entretien motivationnel, vous constatez que la patiente est motivée pour totalement arrêter de fumer. Elle a une dépendance pharmacologique à la nicotine importante avec la première cigarette fumée dans les 5 min après le réveil et encore entre 21 et 30 cigarettes par jour. Elle ne consomme pas d'autres produits psychoactifs. Vous lui prescrivez dans un premier temps des substituts nicotiniques sous forme orale.

Quelle(s) est (sont) la (les) proposition(s) exacte(s) ?

A. Il faudra lui prescrire une dose de 10 mg par jour de nicotine
B. Il n'existe aucune prise en charge ni remboursement
C. Les substituts nicotiniques ont peu d'effets secondaires
D. Les substituts nicotiniques sont plus efficaces qu'un placebo en cas de dépendance physique
E. Les substituts nicotiniques sont prescrits dans son cas hors AMM en raison des antécédents cardio-vasculaires

On considère qu'une cigarette équivaut à 1 mg de nicotine : cette patiente fumant 20 cigarettes par jour, soit 1 paquet, exige un dosage de sa substitution de **20 mg par jour**.

Point sur les nouvelles législations concernant les substituts nicotiniques

- Depuis le 26 janvier 2016, les **médecins**, les **sages-femmes**, les **médecins du travail,** les **chirurgiens-dentistes,** les **infirmiers** et les **masseurs-kinésithérapeutes** peuvent prescrire des substituts nicotiniques.
- Depuis le 1er janvier 2019, les substituts nicotiniques **sont remboursés sur prescription à 65 % par l'Assurance maladie obligatoire, et ce, sans limite de remboursement.** ***Le forfait d'aide au sevrage tabagique de 150 € par an n'existe plus.***

Les substituts nicotiniques ont **peu d'effets secondaires**, ils peuvent être prescrits au cours de la **grossesse** et chez les personnes atteintes de **pathologies cardiovasculaires**. Ils diminuent les signes de sevrage et ont une efficacité prouvée contre placébo.

Question 8

La patiente va réussir à s'arrêter de fumer du jour au lendemain, et ce, en partie grâce aux substituts nicotiniques que vous allez pouvoir arrêter très progressivement. Elle n'a jamais présenté jusqu'alors d'épisode aigu d'aggravation de sa maladie respiratoire.
Dans le cadre du traitement de sa BPCO, quelle(s) mesure(s) d'accompagnement de la prise en charge pharmacologique allez-vous mettre en place ?

A. Arrêt de travail
B. Conseils d'activité physique
C. Régime pauvre en sel
D. Éviction du latex
E. Vaccinations anti-grippale annuelle et anti-pneumococcique

Les moyens de prise en charge de la BPCO sont :

Moyens thérapeutiques dans la BPCO
• **Traitement pharmacologique** : bronchodilatateurs et corticothérapie inhalée • Aide au **sevrage du tabac** • Vaccinations **antigrippale** annuelle et **anti-pneumococcique** • Conseils **d'activité physique** • Conseils **diététiques** • **Réhabilitation respiratoire** si dyspnée/handicap persistant • **Oxygénothérapie de longue durée** (OLD) et **ventilation assistée non invasive** (VNI) • **Chirurgie et endoscopie interventionnelle** de l'emphysème

Aucune indication ***d'un arrêt de travail, d'éviction du latex*** (en l'absence d'allergie prouvée) et ***de prescription de diurétique*** (en l'absence de signe de surcharge cardiaque) dans la BPCO.

⚠ **L'arrêt total et définitif du tabac** constitue la seule mesure qui ***modifie l'histoire naturelle de la maladie*** (interrompre la progression de l'obstruction bronchique et de retarder l'apparition de l'insuffisance respiratoire).

⚠ **L'arrêt total et définitif du tabac** et **l'oxygénothérapie de longue durée** sont les 2 seules mesures ***diminuant la mortalité*** chez les patients BPCO.

Question 9

Vous réalisez les vaccinations nécessaires.
Concernant ses traitements médicamenteux, quelle(s) est (sont) la (les) proposition(s) exacte(s) ?

A. Vous contre-indiquez son traitement bêtabloquant
B. Vous prescrivez un bronchodilatateur de courte durée d'action à la demande
C. Vous prescrivez un bronchodilatateur de longue durée d'action en une ou deux prises par jour
D. Vous prescrivez un corticostéroïde inhalé dans le cadre d'une association fixe
E. Vous prescrivez des diurétiques de l'anse à dose modérée

Schéma de la stratégie thérapeutique du patient BPCO dans le Collège des enseignants de Pneumologie :

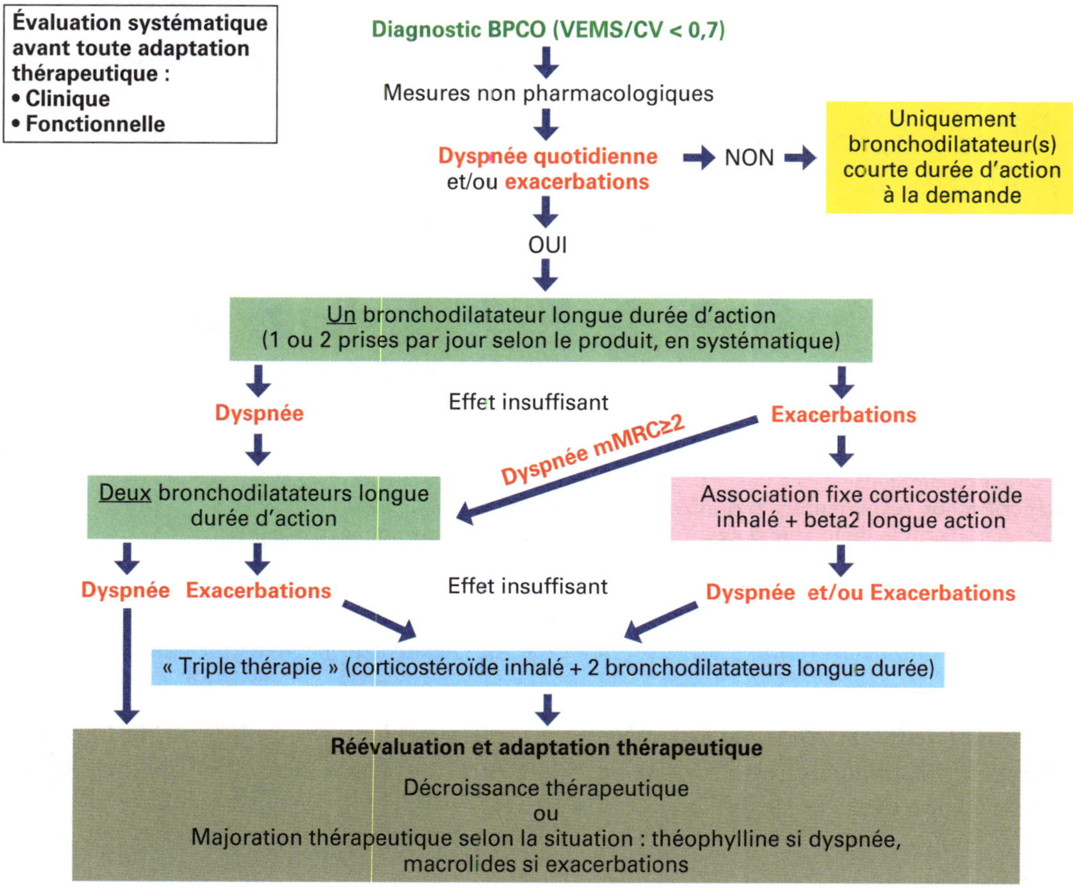

Tout patient BPCO doit recevoir un **bronchodilatateur de courte durée d'action à la demande.**

De plus il faut prescrire un **bronchodilatateur de longue durée d'action** car la patiente présente une dyspnée quotidienne (« sensation d'essoufflement à la marche à plat rapide et quand elle monte une pente légère, ce qu'elle a constaté depuis plusieurs mois lorsqu'elle rentre à son domicile » dans l'énoncé de la question 2).

Pas d'indication de ***corticostéroïdes*** en l'absence d'exacerbations.

Pas d'indication de ***diurétique*** en l'absence de signe de surcharge cardiaque.

REMARQUE

Les bêtabloquants ne sont plus contre-indiqués dans la BPCO, les études ayants démontré une diminution de la mortalité chez les patients BPCO traités par bêtabloquants et relevant de cette indication. ***Ils restent cependant contre-indiqués pour l'asthme !***

Question 10

Malgré les traitements mis en place, la patiente présente toujours une dyspnée de stade I de la mMRC. Vous envisagez une réhabilitation respiratoire. Concernant cette dernière, son efficacité a été démontrée sur :

A. La capacité d'exercice
B. La consommation de soins
C. La dyspnée
D. La qualité de vie
E. Le VEMS

La réhabilitation respiratoire (Collège des Enseignants de Pneumologie)	
Définition	• Approche **globale** et **multidisciplinaire** des pathologies respiratoires chroniques
Principes	• Aide à l'arrêt du **tabac** • Optimisation du **traitement pharmacologique** • Réentraînement à **l'exercice** • **Kinésithérapie** de drainage bronchique • **Éducation thérapeutique** du patient • Prise en charge **psychosociale** • Prise en charge **nutritionnelle**
Mise en place	• **Multiple** : À domicile, en ambulatoire, ou dans des centres spécialisés
Indication	• Recommandée à partir du moment où il existe une dyspnée ou un handicap malgré le traitement quel que soit le stade de la maladie
Bénéfice	Son efficacité est démontrée à ***long terme*** (jusqu'à 2 ans) sur : • **la dyspnée** • **les capacités d'exercice** • **la qualité de vie** • **la consommation de soins**

La réhabilitation respiratoire n'a pas de bénéfice démontré sur ***la VEMS***.

Question 11

La patiente a tiré grand bénéfice de la réhabilitation respiratoire. Deux ans plus tard, elle est en retraite et vient vous revoir en consultation car elle se sent beaucoup plus essoufflée depuis quelques jours alors que son état était tout à fait stable jusqu'alors. Cette majoration de la dyspnée est associée à la réapparition d'une toux et d'expectorations purulentes. Vous suspectez une exacerbation de sa BPCO.
Quelle(s) est (sont) la (les) proposition(s) exacte(s) ?

A. La majorité des exacerbations de la BPCO est d'origine infectieuse (virale, bactérienne, ou mixte)
B. La première exacerbation n'est habituellement pas grave
C. Le diagnostic d'exacerbation repose sur la majoration de la dyspnée, de la toux et/ou de l'expectoration
D. Le principal argument en faveur d'une infection bactérienne est la purulence de l'expectoration
E. Les bactéries le plus souvent en cause sont *Haemophilus influenzae*, *Pseudomonas aeruginosa* et *Moraxella catarrhalis*

Rappel

L'exacerbation de la BPCO est :

- définie comme un événement aigu caractérisé par une aggravation, sur une **durée de plus de 24 heures, des symptômes respiratoires** (**dyspnée**, **toux**, **expectoration** : volume, purulence), **conduisant à une modification thérapeutique** (↑ bronchodilatateur, corticothérapie systémique, antibiotique) ;
- **sévère,** s'il y a une ***indication d'hospitaliser le patient*** ;

La première exacerbation est bien sûr ***potentiellement grave***.

La majorité des exacerbations sont **d'origine infectieuse** (virale 50 %, bactérienne 25 %, mixte 25 %), dont **le principal argument est la purulence de l'expectoration**.

Les 3 bactéries principalement en cause sont ***Haemophilus influenzae***, ***Streptococcus pneumoniae*** et ***Moraxella catarrhales***.

Pseudomonas aeruginosa est rarement en cause, il se retrouve le plus souvent chez les patients les plus sévères (VEMS < 50 % de la valeur prédite) ou ayant séjourné en milieu hospitalier.

Question 12

Elle est admise aux urgences du centre hospitalier. L'infirmière qui la prend en charge vous appelle car elle est inquiète. Vous retrouvez à l'examen clinique une respiration abdominale paradoxale. Concernant la respiration abdominale paradoxale, quelle(s) est(sont) la(les) réponse(s) vraie(s) ?

A. Elle se définit comme le recul de la paroi antérieure de l'abdomen lors de l'inspiration en lieu et place de l'expansion abdominale attendue
B. Il s'agit d'une expiration abdominale active
C. Sa présence indique l'absence de participation du diaphragme à la ventilation qui est alors prise en charge par les muscles inspiratoires extra-diaphragmatiques
D. Sa constatation impose l'admission de la patiente dans une structure où une assistance ventilatoire peut être mise en place sans délai
E. Sa présence fait craindre la survenue d'une défaillance à court terme

Les réponses A, C, D et E sont exactes et sont tirées (au mot près !) du Collège des enseignants de Pneumologie. Elles regroupent toutes les informations à connaître sur **la respiration abdominale paradoxale** pour l'ECNi.

Il ne faut pas confondre **les signes de lutte** avec **les signes de faillite**.

Signes de lutte (Collège des enseignants de Pneumologie)	
Polypnée superficielle	**Accélération de la fréquence respiratoire** associée à une **diminution du volume courant**
Pouls Inspiratoire	Contraction des **muscles inspiratoires du cou** (scalènes, sterno-cléido-mastoïdien)
Signe de Campbell	Raccourcissement **inspiratoire de la trachée extra-thoracique**
Tirage intercostal	Contraction des **muscles inspiratoires intercostaux**
Battement des ailes du nez	Contraction **inspiratoire des muscles *Alae*** (dilatation des orifices externes du nez)
Expiration abdominale active	Contraction des **muscles abdominaux expiratoires**

Signes de faillite (Collège des enseignants de Pneumologie)	
Respiration paradoxale	**Balancement thoraco-abdominal**
Cyanose	Coloration **bleutée** des téguments et muqueuses
Astérixis	**Flapping tremor**
Trouble de la vigilance	Retentissement **neurologique**

⚠ **La bradypnée** témoigne d'une **défaillance neurologique** et ***non respiratoire*** : C'est un signe d'extrême gravité conduisant à un arrêt respiratoire imminent si aucune thérapeutique n'est mise en place rapidement.

Pour aller plus loin avec L'ATBC

Cyanose
• Traduit une **hypoxémie profonde** (signe tardif) → **> 5 dg/dL d'hémoglobine désaturée** dans le sang capillaire • Pour un patient avec **14 g/dL d'hémoglobine**, la cyanose apparaît pour une **saturation à 80** % (soit PaO_2 à 45-50 mmHg) • Plus le patient est anémié, moins il y aura d'hémoglobine désaturée (si le patient est **à 9 g/dL, il aura une cyanose pour une saturation à 65** % **soit une PaO_2 à 33 mmHg**). À l'inverse, la cyanose est d'autant plus importante que le sujet a un taux d'Hb élevé • Encore plus tardive chez l'individu à peau noire
Un concept très important que celui de cyanose, les QCM sont très simples à écrire (« La cyanose est d'autant plus importante que le sujet est anémié » semble cochable, or c'est complètement faux...).

Question 13

Vous allez immédiatement transférer la patiente en soins intensifs respiratoires. La radiographie thoracique ne trouve pas de foyer infectieux ni de pneumothorax. L'analyse des gaz du sang en air ambiant montre un pH à 7,35, une PaO_2 à 50 mmHg et une $PaCO_2$ à 48 mmHg, HCO3- à 26 mmol/L. Quel(s) traitement(s) allez-vous mettre en place ?

A. Des bronchodilatateurs en nébulisation
B. Une antibiothérapie systématique
C. Une kinésithérapie respiratoire
D. Une oxygénothérapie avec un débit d'oxygène titré afin d'obtenir une saturation pulsée en oxygène (SpO_2) comprise entre 88 et 92 %
E. Une corticothérapie systémique de 3 semaines

Sur le gaz du sang, on constate une **acidose** (pH < 7,38) **respiratoire** ($PaCO_2$ > 44 mmHg) **non compensée** (HCO3- < 26 mmol/L) ainsi qu'une **hypoxémie** (pO_2 < 80–90 mmHg).

⚠ Ne pas confondre :

- ***L'hypoxémie*** : diminution de la quantité d'oxygène transportée dans le **sang**, se traduisant par une **$p0_2$ diminuée**.
- ***L'hypoxie*** : inadéquation entre les besoins **tissulaires** en oxygène et les apports, se traduisant par une augmentation des **lactates sanguins**.

Le traitement d'une **exacerbation de BPCO hospitalisée** comprend :

Traitement d'une exacerbation de BPCO avec indication d'hospitalisation
• **Aérosol de bronchodilatateur** de courte durée d'action B2-mimétique (salbutamol 5 mg) avec comme vecteur de l'air • **Aérosol d'anticholinergique** (ipratropium 0,5 mg) ***si exacerbation sévère*** • **Corticothérapie PO** (prednisolone < 0,5 mg/kg/J) de courte durée sans décroissance sur 5-7 jours • **Antibiothérapie systémique** de 5-7 J si ***l'expectoration est purulente***, ou si ***la BPCO sous-jacente est très sévère*** (stade 4) ou s'***il existe des signes cliniques de gravité*** • **Oxygénothérapie** à débit titré pour ***une cible de*** SpO_2 ***entre 88 % et 92 %*** • **HBPM** à dose préventive • **Kinésithérapie respiratoire** en cas de ***sécrétions bronchiques abondantes*** • **VNI** si ***acidose avec pH < 7,35***

L'antibiothérapie est indiquée à la fois par la purulence des expectorations et la gravité clinique.
La kinésithérapie est indiquée devant la purulence des expectorations et la majoration de la toux.

REMARQUE

La prise en charge d'une exacerbation de BPCO à domicile suit les mêmes règles, mais ***l'*** O_2, ***la VNI, les HBPM*** et la ***corticothérapie*** (uniquement prescrite en 2e intention en l'absence d'amélioration après 48 heures de traitement) ne sont pas indiqués.

⚠ Contrairement à l'asthme, chez un patient BPCO on utilise **l'air** comme vecteur des nébulisations et non pas ***l'*** O_2 qui risquerait d'augmenter l'hypercapnie en inhibant la commande respiratoire par l'hyperoxie.

Question 14

L'évolution est favorable avec le traitement mis en place sans nécessité de ventilation mécanique. Elle peut sortir d'hospitalisation 8 jours plus tard. Elle retrouve progressivement son état habituel. Vous la revoyez 6 mois plus tard car elle vient de présenter quelques crachats de sang pur lors d'un effort de toux. Elle n'a pas d'autre symptôme par ailleurs. Sa dyspnée n'est pas majorée.
Quelle(s) est (sont) la (les) proposition(s) exacte(s) ?

A. Dans le contexte de cette patiente il faut éliminer jusqu'à preuve du contraire un cancer bronchique
B. L'administration de vitamine K doit être réalisée en urgence de principe
C. La prise de l'antiagrégant peut être la cause de l'hémoptysie dans ce contexte de BPCO
D. La tomodensitométrie thoracique injectée avec temps artériel est l'examen clé et sera réalisée si possible avant même une endoscopie bronchique
E. Malgré la bonne tolérance, la prise en charge doit être considérée comme une urgence

La patiente présente un épisode d'hémoptysie définie par un saignement provenant des voies aériennes sous glottiques. Il s'agit d'une urgence dont le risque vital est dominé par **l'asphyxie** *via* l'inondation alvéolaire ou par obstruction bronchique ***(et non pas par choc hémorragique)***. **Tout patient présentant une hémoptysie doit être hospitalisé**.

L'examen à demander est **l'angioscanner pulmonaire** au temps artériel bronchique afin de localiser le saignement, déterminer sa cause, et réaliser une cartographie bronchique en vue d'une éventuelle embolisation. L'étiologie principale à suspecter est un **cancer broncho-pulmonaire** devant le terrain tabagique de la patiente.
Aucune indication ***d'administration de vitamine K*** en l'absence de traitement par AVK.
L'antiagrégant peut faciliter le saignement, mais n'est pas « la cause » de l'hémoptysie qu'il convient d'explorer.

⚠ La BPCO n'est pas une cause d'hémoptysie et doit faire rechercher une autre étiologie, notamment un cancer bronchique du fait du terrain !

Pour aller plus loin avec L'ATBC

Critères de gravité d'une hémoptysie (*selon les réanimateurs*)
• **Abondance** • **Terrain** • **Mauvaise tolérance respiratoire** (et pas l'anémie ou la tolérance hémodynamique, qui sont des signes tardifs) • **Mécanisme artériel pulmonaire** (car **pas d'efficacité du traitement vasoconstricteur**, les artères pulmonaires étant peu dotées de fibres musculaires lisses) → **cancer bronchique**, **causes infectieuses** (tuberculose et faux anévrysme de Rasmussen, pneumonie nécrosante, **aspergillose**) ou **inflammatoire** (maladie de Behçet)
Tableau directement issu d'une question de l'ECNi blanche 2017. Il fallait bien connaître ces notions de gravité, notamment en cas de mécanisme artériel pulmonaire (très discriminant, peu connu des étudiants, et pas du tout intuitif).

Dossier 18

Corrigé

(Énoncé p. 749)

Question 1

Quel(s) élément(s) cherchez-vous à l'interrogatoire sur ces douleurs pour avancer dans vos hypothèses diagnostiques ?

A. Irradiation en ceinture
B. Association à des céphalées
C. Diminution lors des repas
D. Mode d'appartition aigu ou progressif
E. Amélioration par l'élévation des bras

Le patient présente une **dorsalgie** d'allure **inflammatoire** (réveil nocturne, dérouillage matinal, non améliorée par le repos).
Devant toute douleur, il faut évaluer la **date** et le **mode de survenue**, **l'intensité**, la **localisation**, **l'irradiation**, le **type**, le **caractère aiguë ou chronique**, **l'évolution**, les **signes associés**, les **facteurs aggravants** et ceux qui **soulagent**.
Devant toute dorsalgie, il convient de rechercher et d'éliminer **une dorsalgie secondaire** avant de conclure à une dorsalgie commune :

Étiologies des dorsalgies secondaires	
Pathologie non rachidienne	• **Cardiovasculaire** : insuffisance coronaire (angor, IDM), péricardite, anévrisme de l'aorte thoracique • **Pleuropulmonaire** : cancer bronchique, pleurésie infectieuse ou néoplasique, tumeur médiastinale • **Digestive** : ulcère gastrique ou duodénal, affection hépatobiliaire, œsophagite, pancréatite, gastrite, cancer de l'estomac, de l'œsophage ou du pancréas • **Urologique** : lithiase rénale chronique, hydronéphrose, tumeur rénale (rare, le plus souvent à l'origine d'une lombalgie que d'une dorsalgie)
Pathologie rachidienne	• **Spondylodiscite infectieuse ou à germes banals** • **Spondylarthrite** • **Fractures ostéoporotiques** • **Tumeurs intrarachidiennes** : neurinome, épendymome, méningiome… • **Tumeurs malignes** : métastase, myélome • **Tumeurs bénignes** : ostéoblastome, angiome vertébral, ostéome ostéoïde… • **Maladie de Paget**

L'irradiation en ceinture peut nous faire évoquer la compression d'un nerf intercostal par une masse.
La diminution des douleurs lors des repas peut nous orienter vers un ulcère gastrique.
L'association rachialgie + ***céphalée*** est évocatrice de la maladie de Horton, cependant ce n'est pas une étiologie à évoquer devant un patient de 37 ans. La disparition de la douleur à ***l'élévation des bras*** ne nous oriente vers rien.

Question 2

Chez ce patient, quelle(s) étiologie(s) devez-vous évoquer ?

A. Cancer bronchique
B. Spondyloarthrite
C. Dissection de l'aorte thoracique
D. Séquelle d'épiphysite vertébrale de croissance
E. Ulcère duodénal

Devant cette dorsalgie de rythme inflammatoire, il faut évoquer une **spondyloarthrite** (homme jeune), **un cancer bronchique** (métastase vertébrale chez un patient fumeur) ainsi qu'**un ulcère duodénal** (du fait de l'antécédent d'ulcère perforé).
La dorsalgie étant d'allure inflammatoire, ***une séquelle d'épiphysite vertébrale de croissance (maladie de Scheuermann)*** n'est pas à évoquer puisqu'il s'agit d'une cause de dorsalgie mécanique commune.
Une dissection de l'aorte thoracique se traduit par une douleur d'apparition brutale, migratrice (débutant dans le thorax puis évoluant vers le dos et les lombes), très intense, difficilement calmée par les antalgiques majeurs, sans position antalgique ne suivant ni un rythme mécanique, ni un rythme inflammatoire et ne s'exprimant pas de manière chronique.

Dorsalgies mécaniques communes = statiques = fonctionnelles
• **Cyphoscoliose** • **Hernie discale** • **Arthrose** • **Troubles musculaires** • **Dérangement intervertébral mineur** • **Dystrophie de croissance** : maladie de Scheuermann • **Cyphose sénile de Schmorl** : maladie de Scheuermann compliquée d'arthrose vertébrale

Question 3

La douleur s'est installée progressivement sur deux mois. Quel(s) élément(s) oriente(nt) vers le caractère inflammatoire de la douleur chez ce patient ?

A. Persistance malgré le repos
B. Réveil nocturne
C. Difficulté d'endormissement
D. Aggravation progressive de la douleur
E. Amélioration après une heure d'activité le matin

Voici un tableau comparatif des 2 types de douleurs en rhumatologie :

Allure mécanique	Allure inflammatoire
• Douleur à **l'effort**, à la **mobilisation** • Douleur **diurne** • **Aggravation** par l'activité • Douleur nocturne uniquement lors des **mouvements** • Dérouillage **< 30 min**	• Douleur au **repos** • Douleur **nocturne en fin de nuit** • **Amélioration** par les mouvements • Réveils **nocturnes en fin de nuit** • **Raideur matinale** avec dérouillage **> 30 min**

Des réveils nocturnes en fin de nuit sont évocateurs de douleurs d'allure inflammatoire, mais pas ***des difficultés d'endormissement*** qui se retrouvent chez le sujet anxieux. ***L'aggravation progressive des douleurs*** n'oriente pas sur le type de douleurs.

Question 4

À l'examen clinique, la douleur est maximale à la palpation de l'épineuse située en regard des deux pointes de scapula. À quel niveau rachidien correspond cette localisation ?

A. 1re vertèbre thoracique
B. 2e vertèbre thoracique
C. 4e vertèbre thoracique
D. 7e vertèbre thoracique
E. 11e vertèbre thoracique

Pour répondre à cette question, plusieurs solutions s'offrent à vous :

- soit vous êtes doté de **souplesse** (ce qui n'était pas mon cas) et vous essayez de palper l'épineuse correspondant à la pointe de la scapula ;
- soit vous connaissez les repères de **projection de la scapula sur le thorax ;**
- soit vous regardez **la radiographie pulmonaire de la question 5 du DP précédant**, et vous recherchez en regard de quelle côte se situe la pointe de la scapula.

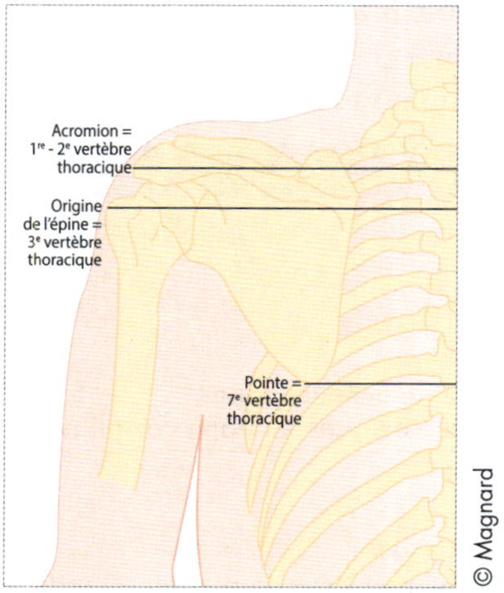

Question 5

Devant cette dorsalgie inflammatoire située au niveau de la 7e vertèbre thoracique, que cherchez-vous en priorité à l'examen clinique ? (une ou plusieurs réponses exactes)

A. Une anomalie de la statique du rachis
B. Une bande d'hypoesthésie
C. Un signe de Hoffman
D. Un signe de Lasègue
E. Une hyperthermie

La recherche d'une **anomalie de la statique rachidienne** et d'une **bande d'hypoesthésie** fait partie de l'examen clinique du rachis. Une **hyperthermie** est à rechercher dans ce contexte de rachialgie inflammatoire pour dresser des arguments en faveur d'une spondylodiscite.

Le signe de Lasègue est à effectuer dans un contexte de sciatalgie et de lombalgie, ce qui n'est pas le cas ici puisque nous sommes face à une dorsalgie. Il correspond au déclenchement d'une douleur radiculaire en réalisant une flexion passive de la cuisse sur le bassin, jambe tendue, chez un patient en décubitus dorsal.

Le signe de Hoffman correspond à une réponse en flexion rapide et brève des doigts quand on relâche une flexion forcée de la dernière phalange du médius. Il indique une atteinte du faisceau pyramidal.

Question 6

Quel(s) examen(s) prescrivez-vous en première intention chez ce patient ?
A. D-dimères
B. PSA
C. TSH
D. CRP
E. NFS

Les examens biologiques de première intention à prescrire devant une dorsalgie sont une **NFS** et une **CRP** en vue de rechercher un syndrome inflammatoire biologique.
Un ***PSA*** peut être utile en fonction du contexte, par exemple chez un homme âgé avec suspicion de cancer prostatique métastatique, mais pas chez notre patient.

Question 7

Il n'y a pas de syndrome inflammatoire et la NFS est sans anomalie. Un ECG réalisé de manière systématique est normal.
Pour quelle(s) raison(s) décidez-vous de faire des examens d'imagerie ?
A. La durée d'évolution des symptômes
B. L'âge du patient
C. La localisation des douleurs
D. L'horaire des douleurs
E. L'antécédent d'ulcère

Nouvelles recos

Recommandation HAS de mars 2019 sur la lombalgie commune

Bien que cette recommandation s'applique théoriquement aux « Lombalgies », il fallait l'utiliser pour répondre aux questions 7 et 8 de ce dossier.
Globalement, les points importants à retenir de cette recommandation sont :
- la **durée** des différents types de lombalgies (lombalgie chronique si > 3 mois) ;
- les signes évocateurs d'une **lombalgie secondaire** (« drapeaux rouges ») ;
- l'évaluation du **risque de chronicité** (« drapeaux jaunes ») ;
- les facteurs de risque **d'incapacité prolongée au travail** ou **d'obstacle au retour au travail** (« drapeaux bleus et noirs ») ;
- l'abandon de la **radiographie** ;
- la réalisation d'une **IRM** rachidienne en cas de « **drapeaux rouges** » ;
- la réalisation d'une **IRM** lombaire en cas de **lombalgie évoluant depuis plus de 3 mois**.

DRAPEAUX ROUGES

- → Douleur de type non mécanique : douleur d'aggravation progressive, présente au repos et en particulier durant la nuit.
- → Symptôme neurologique étendu (déficit dans le contrôle des sphincters vésicaux ou anaux, atteinte motrice au niveau des jambes, syndrome de la queue-de-cheval).
- → Paresthésie au niveau du pubis (ou périnée).
- → Traumatisme important (tel qu'une chute de hauteur).
- → Perte de poids inexpliquée.
- → Antécédent de cancer.
- → Usage de drogue intraveineuse, ou usage prolongé de corticoïdes (par exemple thérapie de l'asthme).
- → Déformation structurale importante de la colonne.
- → Douleur thoracique (rachialgies dorsales).
- → Âge d'apparition inférieur à 20 ans ou supérieur à 55 ans.
- → Fièvre.
- → Altération de l'état général.

Selon les « drapeaux rouges » de la recommandation de la HAS, une **IRM rachidienne** doit être prescrite pour notre patient (de ***37 ans***) car il présente une **douleur d'allure inflammatoire** (évoluant depuis ***2 mois***) et une **rachialgie dorsale**.

Question 8

Chez ce patient présentant une dorsalgie inflammatoire avec un bilan biologique normal, quel examen d'imagerie vous semble le plus pertinent à ce stade ? (une seule réponse attendue)

A. Radiographie thoracique
B. Échographie cardiaque
C. Scanner thoraco-abdomino-pelvien
D. IRM rachidienne
E. Scintigraphie osseuse

Une **IRM** est directement proposée devant la présence de « drapeaux rouges », la recommandation ne parle plus de la ***radiographie***.

Question 9

L'IRM de l'ensemble du rachis réalisée rapidement est normale. À la consultation de suivi un mois plus tard, les douleurs dorsales se sont amendées progressivement et spontanément en un mois. Le patient reprend rendez-vous avec vous trois mois plus tard car il présente une douleur du genou droit depuis 2 jours.
Que cherchez-vous à l'examen physique ? (une ou plusieurs réponses exactes)

A. Un clinostatisme
B. Un flessum du genou
C. Un choc rotulien
D. Un réflexe cutané plantaire
E. Une douleur du bord latéral du genou lors de son extension (signe de l'essuie-glace)

Devant cette douleur, il faut réaliser un examen complet du genou :

- **Inspection** : posture, marche, axe, mobilité active, œdème, tuméfaction, état cutané, amyotrophie… ;
- **Palpation** : recherche d'un épanchement intra-articulaire (signe du glaçon, choc rotulien), d'un kyste poplité, d'une douleur, interligne méniscale… ;
- **Mobilité passive** : mobilité dans les différents plans, testing ligamentaire, manœuvre méniscale, testing du *fascia lata* (manœuvre de l'essuie-glace).

Un clinostatisme correspond à une difficulté à décoller le talon du plan du lit en décubitus dorsal et se recherche en cas de pathologie de hanche.

Le réflexe cutané plantaire (signe de Babinski) traduit un syndrome pyramidal, c'est-à-dire une atteinte du système nerveux central (encéphale et moelle épinière).

Pour aller plus loin avec L'ATBC

Syndrome d'impotence clinostatique

- Le patient ne peut **décoller le talon du lit** alors que la **mobilisation passive** est conservée et que le déficit est moindre lors de l'orthostatisme (**marche conservée**)
- Parfois **douleurs projetées** au genou
- Étiologies : pathologie ostéolytique du **toit du cotyle** +++, lésion du muscle droit fémoral (rare)

Métastase osseuse du toit du cotyle à l'origine d'un syndrome clinostatique du membre inférieur

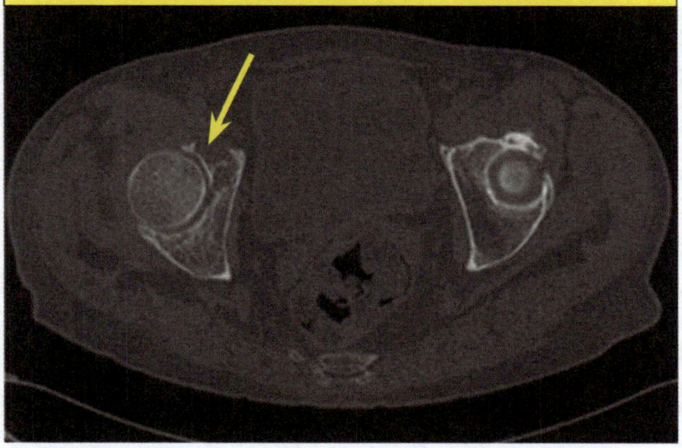

Un syndrome assez peu connu, mais avec un aspect séméiologique très pertinent qui pourrait parfaitement faire l'objet d'une question isolée.

Question 10

Il existe un choc rotulien du genou droit. Le patient a 37,3 °C de température. Vous vous interrogez sur la réalisation d'une ponction du genou.
Quelle est l'affirmation vraie ?

A. Il faut ponctionner le genou car il existe un épanchement
B. Il ne faut pas ponctionner le genou car la douleur évolue depuis moins de 7 jours
C. Il ne faut pas ponctionner le genou car la température est normale
D. Il ne faut pas ponctionner le genou car le patient est jeune
E. Il ne faut pas ponctionner le genou car il y a un risque d'infecter le genou

⚠ Dogme en Rhumatologie : **Tout épanchement articulaire ponctionnable doit être ponctionné !**

Voici 2 tableaux importants à retenir sur la ponction articulaire :

Contre-indications à la ponction articulaire (relatives en cas de suspicion d'arthrite septique)
• **Infection cutanée** en regard • **Prothèse** intra-articulaire • **Fracture** intra-articulaire • **Coagulopathie** ou **anticoagulant** • **Thrombopénie** < 50 G/L

Ponction articulaire et risque hémorragique		
Risque faible	Possible sous **anticoagulants** et **bi-antiagrégants**	• Ponction **d'épaule**, de **genou**, du **poignet**, de **cheville**
Risque modéré	Possible sous **aspirine** uniquement. Contre-indiquée sous ***anticoagulants*** et ***antiagrégants autres que l'aspirine***	• Ponction du **rachis** ou de **hanche** • **Capsulodistension** • **Lavage articulaire**
Risque élevé	Contre-indiquée sous ***anticoagulants*** et ***antiagrégants y compris l'aspirine***	• **Biopsie disco-vertébrale**

Question 11

Vous décidez de réaliser une ponction articulaire du genou droit. Quelle(s) est (sont) l'(les) affirmation(s) exacte(s) ?

A. Le patient doit être assis
B. La procédure exige une préparation cutanée antiseptique
C. Une antibiothérapie prophylactique est nécessaire
D. Un examen cytologique du liquide est indispensable
E. Un consentement écrit du patient doit être obtenu avant le geste

Rappel sur les ponctions articulaires

Les ponctions articulaires ne sont pas dénuées de risques et doivent être effectuées selon des règles définies :

- Ponction **directe** pour les articulations superficielles ***(genoux, chevilles, poignets)*** ;
- Ponction **sous guidage radiographique ou échographique** pour les articulations plus profondes ***(hanches, épaules)*** ;
- Mise en condition : **préparation cutanée antiseptique**, +/- **Anesthésie locale** si nécessaire ;
- Systématiquement : Analyse **cytologique**, **biochimique**, **microbiologique** et recherche de **cristaux**.
- Éventuellement : Acide urique, auto-anticorps, complément, PCR…

Concernant la ponction de genou, celle-ci s'effectue chez un patient **allongé en décubitus dorsal** en piquant au bord supéro-externe de la rotule. Un consentement **oral** ***(et non écrit)*** après une information du bénéfice/risque attendu est nécessaire.

Question 12

Le liquide de ponction articulaire présente 5500/mm^3 leucocytes. On ne trouve pas de germe à l'examen direct ni après mise en culture. Il n'y a pas de microcristaux.
Quelle(s) étiologie(s) est (sont) la (les) plus probable(s) ?

A. Une poussée d'arthrose
B. Une goutte
C. Une spondyloarthrite
D. Un lupus
E. Une ostéonécrose

Pour aller plus loin avec L'ATBC

Biologie de la ponction articulaire		
	Liquide mécanique	**Liquide inflammatoire**
Aspect macroscopique	Liquide **clair**, **visqueux**	Liquide **opaque**
Cytologie	**< 1 000** cellules/mm^3 avec **PNN < 50 %**	**> 2 000** cellules/mm^3 avec **PNN > 50 %**
Protéines	**< 40** g/L	**> 40** g/L
Pathologies	**Arthrose**	Arthrite **infectieuse**, **microcristalline**, **inflammatoire** (PR, SpA, connectivites)

Ne vous faites pas piéger, le liquide « mécanique » est visqueux tout comme le liquide articulaire normal, et c'est le liquide inflammatoire qui est « anormal » en étant faiblement visqueux, fluide ! Vous remarquerez aussi que tous les liquides inflammatoires sont composés de > 50 % de PNN et pas seulement l'arthrite infectieuse.

Il s'agit donc d'un liquide articulaire inflammatoire (éliminant ***la poussée d'arthrose*** et ***l'ostéonécrose***) sans microcristaux (éliminant ***la goutte***.)
La présence de rachialgies inflammatoires et d'une arthrite inflammatoire de genou chez cet homme jeune évoque **une spondyloarthrite** en première intention.
Le lupus, quant à lui, touche volontairement les petites articulations distales (inter-phalangiennes proximales) et survient dans 9 cas sur 10 chez la femme.
Voici un tableau présentant les étiologies à évoquer en fonction du liquide articulaire :

Orientation diagnostique en fonction du liquide articulaire		
Liquide mécanique	**Liquide inflammatoire**	**Hémarthrose**
• **Arthrose** en poussée • Lésion **méniscale** • Lésion **chondrale** (ostéo-chondrite) • Lésion **traumatique** • Pathologie osseuse juxta-articulaire (**algodystrophie**, **fissure**, **ostéonécrose**, rarement **tumeur**) responsable d'un épanchement réactionnel • **Chondromatose** • **Arthropathie nerveuse**	• Arthrite **septique bactérienne** • Arthrite **microcristalline** • Arthrite de **rhumatisme inflammatoire**	• Traumatisme avec **lésion ligamentaire** et/ou **ostéo-articulaire** : entorse… • **Hémarthrose iatrogène** (ponction traumatique • **Chondrocalcinose** • **Arthrite septique** • **Synovite villonodulaire** (tumeur de la synoviale) • **Trouble de la coagulation** (Hémophilie, AVK…)

⚠ L'absence de germes à la **culture** (et non simplement à ***l'examen direct***) permet d'exclure une arthrite septique.

Question 13

Vous suspectez une spondyloarthrite.
Que faites-vous pour étayer ce diagnostic ? (une ou plusieurs réponses exactes)

A. Recherche d'une fessalgie à bascule
B. Recherche d'une talalgie
C. Recherche d'un psoriasis familial
D. Recherche d'un antécédent de doigt en « saucisse »
E. Réalisation d'un test aux AINS

Il faut rechercher les signes en faveur d'une spondyloarthrite tels qu'une **fessalgie à bascule**, une **talalgie** (aponévrosite plantaire inférieure), **un doigt en saucisse** (= dactylite : atteinte inflammatoire de l'ensemble d'un doigt/orteil (MTP, IPP et IPD) ± associée à une enthésite se traduisant cliniquement par la tuméfaction globale de l'orteil ou du doigt), des antécédents de **psoriasis**, une **uvéite**, des signes de **MICI**…
Le test aux AINS est ici contre-indiqué car le patient présente comme antécédent un ulcère gastrique perforé !

Pour aller plus loin avec L'ATBC

3 localisations dermatologiques du psoriasis qui évoquent un rhumatisme psoriasique

- Cuir chevelu
- Plis inguinaux et interfessiers
- Unguéale

Des notions simples extraites du cours sur le rhumatisme psoriasique, qui semblent hautement tombables car le QCM est tout trouvé (on vous propose les autres atteintes du psoriasis comme distracteurs).

Étiologies de dactylite (= enthésopathie inflammatoire [enthésite + ténosynovite] + arthrite tripolaire)

- Rhumatisme psoriasique
- Autres spondyloarthrites
- Arthrite
- Goutte
- Sarcoïdose
- Maladie de Still

Les quelques étiologies de dactylites sont, elles aussi, relativement tombables, c'est à savoir.

Question 14

La recherche du gène HLA B27 est positive. Le patient est inquiet et vous pose des questions. Que lui dites-vous ? (une ou plusieurs réponses exactes)

A. La présence du HLA B27 dans le sang est variable au cours de la vie
B. La présence du HLA B27 impose de protéger sa(son) partenaire au cours des rapports sexuels
C. Il faut en effectuer la recherche chez ses enfants
D. Le HLA B27 est présent chez plus de 90 % des patients atteints d'une spondylarthrite ankylosante
E. La grande majorité des sujets HLA B27+ n'auront jamais de spondyloarthrite

HLA B27	
Définition	• Allèle normal du **complexe majeur d'histocompatibilité** (CMH)
Risque relatif	• RR de **200**, une des plus fortes associations actuellement connues
Prévalence	• **6 à 8 %** dans la population générale • **90 %** dans la spondylarthrite ankylosante • 63 à 75 % dans l'arthrite réactionnelle • 50 à 70 % dans le rhumatisme psoriasique et la spondyloarthrite associée aux MICI
Utilité	• ***Absent, il ne permet pas d'écarter le diagnostic*** (10 % d'authentiques SPA sont HLA B27-) • ***Positif, conforte un cas clinique douteux sans pour autant l'affirmer*** (97 % des patients HLA-B27+ n'ont pas de spondylarthropathie)
Place dans la stratégie diagnostique	• Utile seulement en cas de ***doute*** diagnostique • ***Pas de dépistage systématique de l'entourage***

La présence du gène HLA B27 est inscrite dans le **génome**, sa présence est donc **stable** au cours de la vie et est transmissible à sa descendance (et ***non pas par voie sexuelle*** !)

⚠ La présence du gène HLA B27 est **exceptionnelle dans la population africaine** : sa présence est donc plus discriminante, et constitue même un facteur de gravité de l'évolution des spondyloarthrites.

Question 15

Le patient vous demande des conseils concernant sa prise en charge au long cours. Quelle(s) mesure(s) préconisez-vous ?

A. Régime sans gluten
B. Activité physique régulière
C. Sevrage tabagique
D. Anti-inflammatoires non stéroïdiens en cas de poussée
E. Éviction du lait de vache

Le sevrage tabagique est à préconiser pour ce patient d'autant plus que le tabagisme dans les spondyloarthrites est :

- un facteur de progression radiologique vers **l'ankylose** ;
- de **moindres réponses aux anti-TNFα ;**
- et de progression **des atteintes pulmonaires secondaires des spondyloarthrites**.

L'activité physique régulière accompagnée de kinésithérapie est nécessaire afin de limiter les répercussions rachidiennes et respiratoires.
Le régime sans gluten (indiqué dans la maladie cœliaque) et ***l'éviction du lait de vache*** (indiqué dans l'allergie aux protéines du lait de vache) sont des distracteurs. ***Les AINS*** sont contre-indiqués du fait de l'antécédent d'ulcère gastrique perforé.

Rappel : Complications spécifiques aux spondyloarthrites

Complications propres des spondyloarthrites
• Atteinte systémique : **amylose AA** • Atteinte pulmonaire : **dysplasie bulleuse kystique des apex**, **fibrose pulmonaire**, **syndrome restrictif** • Atteinte cardiaque : **insuffisance aortique**, **trouble de conduction** (BAV) • Atteinte osseuse : **ostéoporose** avec **risque fracturaire** en cas d'ankylose • Atteinte neurologique : **dilatation du cul-de-sac dural**

Sommaire par items

PEFC 10-31-1895

Achevé d'imprimer en France en décembre 2020
sur les presses de l'imprimerie Chirat - N° 202011.0215
Dépôt légal : janvier 2021 - N° éditeur : MAGSI20200123